豪华精装版

【珍藏本】

中医膏方全书

SHIYONG ZHONGYI FANGYAO CONGSHU

ZHONGYI GAOFANG QUANSHU

主编 ／ 周德生 吴兵兵

湖南科学技术出版社

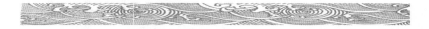

《中医膏方全书》编委会名单

主　编：周德生　吴兵兵

副主编：邓　龙　刘利娟　肖志杰　周颖璨　王洪海　周达宇

编　委：（按姓名拼音为序）

蔡昱哲　曹　雯　陈　艳　陈　瑶　陈娉婷　陈湘鹏

陈祥军　陈卫蓉　邓　龙　郭雅玲　胡　华　黄素芬

季梦漂　江元璋　黎秋凤　李　娟　李　珊　李　中

李彩云　刘　凯　刘　翔　刘利娟　刘永光　彭丽萍

全咏华　谭惠中　唐　璜　王洪海　王瑾西　王琦威

危致芊　吴兵兵　吴　芳　吴雪芳　向艳南　肖志红

肖志杰　谢运军　谢志胜　熊　涛　徐　艳　杨　柳

杨婉璐　颜思阳　尹秀东　袁英媚　张　娜　钟　捷

周达宇　周德生　周　韩　周颖璨　邹　霞　朱　婷

前　言

随着人民生活水平的提高，健康保健意识也逐渐增强，中医膏方不仅深受老年人青睐，也受到中青年朋友的追捧，甚至自己制作膏方，膏方的普遍应用在医患人群中已经形成共识。膏方又称膏剂，指药物浓缩成膏状的制剂。膏方有外敷和内服两种。外敷膏方是中医外治法中常用药物剂型，除用于皮肤、疮疡等疾患以外，还在内科和妇产科等病症中使用；内服膏方，因其起到滋补作用，也有人称其为滋补药，广泛地使用于内科、外科、妇产科、儿科、骨伤科、眼耳鼻咽喉口腔科等疾患及大病后体虚者。膏方之制订，遵循辨证论治法度，具备理、法、方、药之程序，不仅养生，更能治病。因膏方使用时间长，医者必须深思熟虑，立法力求平稳，不能小有偏差。偶有疏忽，与病情不合，不能竟剂而废，医者与患者皆遭损失。故开一般处方易，而膏方之制订难。膏方是一门学问，又属中华文化之遗泽，应当传承不息，发扬光大。但是，现在市面上全面介绍膏方的书籍并不多，而从全科疾病的具体病种方面介绍膏方临床应用的书籍更是未见。在浩瀚的文献资料里寻找行之有效、方便实用、安全可靠的中医膏方，犹如沙里淘金。有鉴于此，我们组织该领域的专家、教授编写了这本《中医膏方全书（珍藏本）》（豪华精装版）。

在编写过程中，我们坚持理论与实践相结合，做到资料详尽，表述规范，临床适用，通俗易懂，方便查阅。本书作为临床工具书和大众参考书，体现了科学性、实用性、效能性，内容详实、涵盖面广、通俗易懂、言简意赅、重点突出、条理清楚。本书绪论介绍膏方的历史渊源、现代研究、功效特点、处方要点、制作方法、服用方法，再以科属疾病为纲，首先介绍具体病种的概况，然后介绍若干临床上行之有效的膏方。正文分内科疾病、外科疾病、妇产科疾病、儿科疾病、传染性疾病、眼耳鼻咽喉口腔科疾病、养生与美容7篇，共计46章，收集膏方超过4000余首。每个膏方均按方名、药物组成、制法、使用方法、用量、适应证等编写。本书参考了大量古今书籍、期刊、电子出版物等医学文献资料，囿于篇幅，未一一列明出处，敬请谅解。尽管我们精心编制，但由于工作量巨大，文献资料繁多，编者学识水平有限，个人见解不同，书中缺点和错误在所难免，希望广大读者批评指正。在此谨向本书有关参考文献的作者及出版社表示衷心的感谢！

本书适合于中西医临床工作者、中西医院校师生、膏方研究者、膏方爱好者、中医爱好者以及患者和患者家属阅读参考。

湖南中医药大学第一附属医院
周德生

《中医膏方全书（珍藏本）》

目 录

绪 论

第一篇 内科疾病

目录

中医膏方全书（珍藏本）

第二篇　外科疾病

中医膏方全书（珍藏本）

中医膏方全书（珍藏本）

第三篇　妇产科疾病

第四篇 儿科疾病

第五篇 传染性疾病

中医膏方全书（珍藏本）

第六篇　眼耳鼻咽喉口腔科疾病

第七篇　养生与美容

绪　论

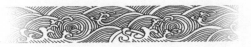

膏方，又称"膏""膏剂"，指药物浓缩成糊状的制剂，是最古老的方剂剂型之一。膏方可分为内服和外用两种剂型。内服膏方有流浸膏、浸膏、煎膏3种，是将饮片再三煎熬，去渣浓缩，加冰糖或蜂蜜收膏，可长期服用。秦伯未曰："膏方者，盖煎熬药汁成脂液而所以营养五脏六腑之枯燥虚弱者也，故俗亦称膏滋药。""膏方非单纯补剂，乃包含救偏却病之义。"滋补药多采用膏剂，故又称膏滋药，有滋补强身、抗衰延年、治病的作用；外用膏方有软膏和硬膏2种，即临床上常用的软膏及硬膏药，古代又称软膏为药膏，称硬膏为薄贴，常用于外科疮疡疾患或风寒痹痛等证，其效甚佳。关于膏方的历史渊源、膏方的现代研究、膏方的功效特点、膏方的处方要点、膏方的制作、膏方的适用人群、膏方的服用方法等，兹介绍如下。

一、膏方的历史渊源

（一）膏方的产生

膏方历史悠久，起于汉唐，世代相传。内服膏滋是由汤药（煎剂）浓缩演变发展而来，凡汤丸之有效者，皆可熬膏服用，有相当漫长的发展历史。早在《五十二病方》中具有膏剂40余方，如肪膏、脂膏、久膏、蛇膏、彘膏、豹膏等，其用法有"膏弁""膏之"。《黄帝内经》记载有豕膏、马膏，主要供外用。东汉末年，张仲景的《金匮要略》中的大乌头煎（乌头、蜜），猪膏发煎（猪膏、乱发），其制法类似现代膏滋方的制法，也是将膏滋方作为内服的最早记录。

（二）膏方的发展

唐代孙思邈的《备急千金要方》中膏方的制剂有水煎去渣，取汁，浓缩及内服的特征。如金水膏功效润肺化痰，将药味水煎去渣后浓缩，加炼蜜收膏。《备急千金要方》中有个别"煎"方已与现代膏滋方大体一致。如苏子煎，将药味捣碎，取汁，去滓，熬如脂状，纳蜜，煎如饴状，治阴虚咳喘已久，功能养阴润肺，降气化痰。宋朝膏方蓬勃发展，南宋时《洪氏集验方》收载的琼玉膏是一首著名的膏方，时至今日，仍广为沿用。王焘的《外台秘要》载"古今诸家煎方六首"，这些煎方均强调作为滋补强壮之剂。《肘后备急方》诸膏方制剂有用苦酒（即醋）与猪油作溶剂的特点，药制成后，既可外用以摩病处，又可内服。如黑膏（生地黄、豆豉、猪膏、雄黄粉、麝香等），功能清热解毒，活血散结。南北朝时陈延之的《小品方》中有地黄煎（生地黄），是单独一味作为滋补膏方。唐以前称膏者，有内服也有外用，作用以治疗为主；称煎者多作内服，除用于治疗外，亦已作为药饵补剂用于养生。琼玉膏方中含有动物类药的习惯也流传下来，如《圣济总录》栝蒌根膏，此时膏方兼有治病和滋养的作用。宋朝膏逐渐代替煎，基本沿袭唐代风格，用途日趋广泛，膏方更趋完善和成熟，表现为膏方的命名正规、制作规范，膏专指滋补类方剂，煎指水煎剂；数量大大增加，临床运用更加广泛。

（三）膏方的成熟

膏方发展至明清，已进入成熟阶段。正规命名，规范制作，数量繁多，运用广泛。明代缪希雍《炮炙大法》曰："膏者熬成稠膏也。"膏已成为滋润补益类方剂的专用名称。王肯堂《证治准绳》所载通声膏，功用补气润肺，化痰利窍，专治气阴耗伤之咳嗽气促，胸中满闷，语声不出之症。明代《景岳全书》所载两仪膏，以气血双补，形气兼顾。治疗气血两亏，嗜欲劳伤，胃败脾弱，下元不固诸证。明代倪朱谟著《本草汇言》，内载柿饼膏等多种膏方，并阐明膏滋制备和服用方法等。韩天爵《韩氏医通》，收录有"霞天膏"，治沉疴痼疾等。洪基著《摄生总要》，从壮阳填精法立论，纂辑了诸如"龟鹿二仙膏"（鹿角、龟甲、枸杞子、人参）等著名的抗衰老膏方，至今仍在临床上得到广泛使用。龚廷贤著《寿世保元》集抗衰老膏方，如"茯苓膏""银叶膏"等，亦多佳处。清代叶天士《临证指南医案》中载有膏方医案，《叶氏医案存真》中，治精血五液衰夺，阳化内风之证，治咳甚呕血吐食，均"进膏滋药"。吴尚先著《理瀹骈文》，载有内服膏方，吴氏基于外治与内治相通之理，指出："凡汤丸之有效者皆可熬膏。"

中
医
膏
方
全
书
（
珍
藏
本
）

（四）膏方的盛行

近代，膏方续有发展，历史悠久的中药店，如北京同仁堂、杭州胡庆余堂、上海雷允上、童涵春堂等均有自制膏滋药，如首乌延寿膏、八仙长寿膏、葆春膏、参鹿补膏等，制合方法，皆有其独特之长，在临床被广泛应用，在国内外都享有一定的声誉。中医药书籍收集的膏方数量大增，1962年中医研究院中药研究所与沈阳药学院合编的《全国中药成药处方集》载膏方58首，其数量多于此前任何一部方书的膏方。1989年由中国药材公司与国家医药管理局中成药情报中心合编的《全国中成药产品集》，所收膏方增至152首。许多著名中医专家，均有配制和应用膏滋防治疾病的经验体会，如秦伯未在运用膏方上卓有成效。蒲辅周在调理慢性病时喜用膏丸缓图，临床治验甚多。近代名家亦擅长以膏论治，如《张聿青膏方》《秦伯未膏方》《颜德馨膏方真迹》《海派中医妇科膏方选》《冬令调补择膏方——上海市中医医院名家膏方精粹》等，颇具影响。随着人民生活水平的提高，保健意识逐渐加强，一人一方、量身定做的膏方由于具有治病防病、调养滋补、入口甘怡、适宜保存、针对性强等特点越来越受到人们的关注和推崇。

二、膏方的现代研究

（一）膏方作用机制

现代医学认为中药复方的作用是多靶点，实验研究也证明膏方在调节机体激素水平、免疫和清楚机体有害物质方面起到重要作用。

1. 调节激素水平：激素是人体的重要物质，人体通过调节激素水平高低从而适应复杂变化的内外环境，激素水平的异常会导致多种疾病。现代研究证实膏方能够调节机体的激素水平，预防和治疗某些激素紊乱引起的疾病。研究人员通过研究发现，哮喘模型大鼠经补肾平喘膏方干预后，各组的糖皮质激素受体（GR）水平均显著上升，其可能通过上调GR水平起到预防和治疗哮喘的作用。再如，骨质疏松是绝经后女性常见的疾病，是由于绝经后妇女卵巢功能下降，雌激素明显减少，破坏细胞活性超过了成骨细胞，而

导致净骨量减少，骨强度降低，骨脆性增加的代谢性疾病。研究证实，用雌激素治疗本病有效，而服用膏方中的强骨膏能改善患者的症状，研究人员通过对服用强骨膏前后患者的骨密度及雌二醇水平的检测，发现治疗后雌二醇明显增高，骨密度值也得到明显提高。这说明强骨膏能改善调节机体的雌二醇，从而改善症状。

2. 清除自由基：自由基是机体氧化过程中产生的一种离子，易和其他物质发生反应，从而破坏正常细胞结构。自由基时刻产生，而机体同时存在自由基清除系统，两者达到一个动态平衡。若清除能力降低，自由基积聚，就会导致细胞和组织的损害，从而引发衰老和疾病。研究表明琼玉膏能提高实验老鼠下丘脑超氧化物歧化酶和谷胱甘肽过氧化酶活性、降低氧化脂含量，有效地防止自由基攻击，从而延缓衰老，改善衰老症状。

3. 抑制细胞增殖，促进细胞凋亡：细胞凋亡是指由体内因素触发细胞内预存的死亡因素而导致的细胞死亡的过程，是一种程序化的死亡过程，现代医学认为凋亡不足是肿瘤发病的重要机制之一。研究表明肺岩宁膏能明显减少C57BL/6Lewis肺癌荷瘤小鼠的肺转移灶数，降低肺转移的发生率（$P<0.05$），显著提高荷瘤小鼠的免疫功能，使小鼠的质量、脾指数、胸腺指数均明显高于空白组（$P<0.05$），对Lewis肺癌转移有一定的抑制作用，但对Lewis肺癌皮下移植癌无明显抑制作用。研究发现黄参膏对胃癌前病变细胞凋亡及BCL-2蛋白表达的影响时发现，黄参膏能有效地改善胃黏膜细胞凋亡指数。陈氏等观察琼玉膏对顺氨氯铂在肺腺癌细胞株GLC-82培养中的细胞增殖抑制的影响。采用血清药理学方法研究该方对肺腺癌细胞株GLC-82的细胞周期及凋亡等的影响。表明该方有加强化疗的抑制癌细胞分裂及诱发癌细胞凋亡的作用。这些研究为膏方应用与肿瘤的治疗提供了理论依据。

4. 调节机体免疫：在一项有关"中风膏的血液流变学与免疫功能的研究"中，研究者发现中风膏对机体免疫功能具有双向调节的功能，一方面促使小鼠胸腺及脾脏萎缩，

抑制细胞免疫反应，同时可以抑制二硝基氯苯所激发的迟发型变态反应；另一方面，能促进免疫球蛋白的合成，提高血清抗体的生成，提高中性粒细胞百分比，反映机体非特异免疫功能的增加。

（二）膏方的安全性

通常情况下膏方的应用是安全的，但是近年来也有对服用膏方后出现不良反应的报道，如服用龟鹿二仙膏致血压升高；蜜炼川贝枇杷膏致小儿过敏；龟苓膏致紫癜症血尿等报道。在临床工作中一方面要按照中医的辨证论治处方开药，另一方面要加强膏方安全性的研究和指导，避免不良事件的发生。

三、膏方的功效特点

膏方与传统汤剂相比较，药材饮片要经过煎煮后浓缩加工制成，所以浓度高，膏体滋润，药效相对稳定、持久。膏方是在中医药体系中产生的一种制剂类型，秉承传统中医药的整体观念以及辨证论治的思想。中医基础理论包括阴阳学说、藏象学说、精气神学说、气血津液学说等，膏方正是在各种中医基础学说的基础上加以辨证施治，根据患者个体差异，为每位患者量身打造的中药方剂。膏方组方配伍与运用与一般的中药汤剂相比截然不同，其更强调全方位的、整体的调理。膏方的临床使用中，医生将为每位患者量身定制处方，以达到平衡阴阳、培补五脏、扶正祛邪、调和气血的多方面功效，并且针对每位患者的年龄、性别、体质强弱，加以地域、气候的因素而辨证论治，做到一人一方，一料一灶，不同于市场上广为流通的固定组方中成药。

膏方善于补虚扶弱，凡气血不足、五脏亏损、体质虚弱，或因外科手术、产后以及大病、重病、慢性消耗性疾病恢复期出现各种虚弱症状，均宜冬令进补膏方，能有效促使虚弱者恢复健康，增强体质，改善生活质量。气血衰退、精力不足、脏腑功能低下的老年人可以在冬令进补膏滋药，以抗衰延年。中年人由于机体各脏器功能随着年龄增加而逐渐下降，出现头晕目眩、腰疼腿软、神疲乏力、记忆衰退等，进补膏方可以增强体质，

防止早衰，纠正亚健康状态。总之，膏方最大的特点就是针对性强，克服了中成药、保健品千人一方的缺点，实现了因人、因时制宜的个体化治疗原则，非一般补品可比；再者中药膏方药味相对较多，兼顾面广，适合比较复杂的疾病的治疗而且口感好，不伤脾胃，适宜久服，简单方便。正因为膏方具有上述优点，并具有补虚和疗疾两方面的独特作用，所以千百年来深受医家和百姓信赖。膏方除了必要的因人而异的处方外，一般还会选用人参、西洋参、紫河车粉、冬虫夏草等贵重滋补品，以及阿胶、鹿角胶、龟甲胶等胶类，能大补元气、滋阴壮阳、填补精血，所以膏方既能疗疾，又能补虚。

因此，膏方具有如下特点：①由于原料是经过煎煮浓缩加工制成的，所以，有效成分含量较高。②作用比较全面、稳定持久。③体积小，便于携带。④服用方便，既可直接食用，又可用温水冲化饮服。⑤蜜膏的效用比较缓和，以滋补为主。

四、膏方的处方要点

（一）组方原则

1. 辨证论治：是选用膏方的前提。膏方在补虚的同时，又能疗疾，并有扶羸补虚、治病祛邪的作用。膏方处方用药的原则是辨证论治。因此，在调配和选用膏方时，要兼顾正与邪、标与本、虚与实之间的关系，以调整人体的气血阴阳，达到扶正祛邪、治疗疾病的目的。切勿盲目进补。内服膏药大多都是滋补类药物组成，如果患者不虚，无虚证表现，就不一定要吃膏方来进补。另一方面，膏方虽是一种非常好的滋补剂，但绝不仅仅是一种滋补剂。它能祛病邪，疗顽疾，用于因虚损而致的某些顽症痼疾，是一种非常好的便于服用的治疗剂型。所以临床使用时一定选择适合的膏方。膏方处方需要因人施治，疗疾与养生相结合，根据体质等客观情况进行构架，对服用者辨证论治，不同体质特点和症状、体征而化裁，适度调节组方，这符合在多数原则下的个体化治疗思路，即"量体裁衣"。

2. 阴平阳秘：《素问·生气通天论》曰：

"阴平阳秘，精神乃治。"人的生命活动，是以阴阳为依据的，阴阳平衡，人则健康无恙，延年益寿。人之所以生病就是阴阳失去相对平衡，出现阴阳偏盛或阴阳偏衰的结果，这也是人体衰老的根源。所以，治疗上就应调整阴阳，以期恢复阴阳的动态平衡，而达到防治疾病、延年益寿的目的。膏方的组方应以阴阳平衡为总则。

3. 气血调和：气属阳，主动，是构成人体和维持人体生命活动的最基本物质，是各组织器官功能活动的动力，具有卫表御邪和固摄、推动、调节血液、精液、津液的生成、输布和排泄的作用。血属阴，主静，行于脉中循环周身，营养五脏六腑、皮毛肌肉筋骨、四肢九窍等器官组织，是维持人体生命活动的物质基础。气血两者互生互根，"气为血帅，血为气母"。气病可波及血母，血病亦可波及于气。气血循行受阻，血滞血瘀，新血不生，器官组织失于濡养，致使人的生理功能障碍，乃至衰弱，各种病理变化随之而生。因此，气血失和是脏腑病变的整体病理反应，也是疾病和衰老的重要病机。故人体要健康长寿就必须气血充盈调和以流畅为贵。治疗上：治气必治血，治血必调气。通过调补疏通气血，就可调理脏腑组织功能，延缓衰老，治愈疾病。故《素问·至真要大论》曰："血气正平，长有天命。"膏方的组方应以气血充盈调和流畅为基础，方显膏方特色。

4. 注重脾胃，兼顾肾脏：脾为仓廪之官，后天之本，主运化水谷精微，气血生化之源；胃主受纳腐熟，人体的生长发育，生命的维持全靠脾胃的功能供给。《灵枢·五味》曰："谷不入半日则气衰，一日则气少矣。"《医宗必读》亦曰："有胃气则生，无胃气则死。"均说明了脾胃对人体的生长发育、生命存亡的重要性。膏方中常多用补益滋腻易于出膏之品，一方面，脾胃能运化吸收，可达到补益调理之功，但同时也易滞纳胃气，阻碍脾运，故在膏方组方时，常佐以运脾健胃之品，如苍术运脾；炒谷麦芽以醒脾开胃；陈皮、焦楂曲以消食化积导滞。另一方面，若体质存有脾胃虚弱或痰湿偏盛之证，服用膏方后则更易壅滞脾胃，阻碍运化吸收，甚

至于加重病情。故宜在服膏方之前服用一些开路方，或健脾益胃，或健脾化痰除湿。总之，脾胃健运，方能使膏方功效彰显。肾之精气，是人体生命活动的根本，人体的衰老，取决于肾气的盛衰。肾为人体的先天之本、阴阳之根，调补肾的阴阳即可调补全身阴阳平衡。故膏方之补重在补肾，应据肾阴肾阳的虚衰组方用药。

5. 一人一方，个体用药：膏方不同于其他补药，其用药多，服药时间较长，且每人的体质类型和疾病情况不同，不宜用成方膏方。而应针对患者的具体情况：根据体质类型的虚实，如血虚者以补血为主，重在补脾益肝肾；气虚者以补气为主，重在健脾益气；阴虚者以养阴为主，重在滋养肝肾；阳虚者以温阳为主，重在温补肾阳。但应注意补勿过偏，宜循序渐进，否则宜致阴阳气血失衡，诱发或加重病情。据年龄的大小，年老者脏器衰弱、气血不足运行迟缓，宜在补益气血的同时增加行气活血之品。但应注意老年人元气已衰，用攻之法，及病即止，不可猛攻伤正，损伤元气；中年人脏气始衰，又多于七情劳逸所伤，用药宜补泻并行；小儿为稚阴稚阳之体，调养宜用甘淡之品。据男女性别之异，女子以肝为用，常伤于情志，故用药常辅以疏肝理气解郁之品。据基础疾病的有无，若有心血管疾病及糖尿病应多用活血化瘀通络之品。另外还应注意先天禀赋、后天调养等。总之，均需经仔细辨证后一人一方、个体用药配制膏滋。这样膏方的针对性强，疗效才能得以充分发挥。

6. 循证选择胶类及辅料：膏方中常用胶类既可补虚又可赋形，如阿胶、龟甲胶、鳖甲胶、鹿角胶等。应据证之寒热虚实选择。虚热者可选择龟甲胶、鳖甲胶；虚寒者可选择鹿角胶；血虚者可选择阿胶。膏方的辅料中常用饴糖和蜂蜜既可以补虚又可以矫味。但糖尿病等特殊患者应应用代糖制品，如木糖醇、元贞糖、甜菊糖、甜蜜素等。若大便稀溏者则慎用或不用蜂蜜。

（二）选药原则

膏方的主要作用是滋补保健、扶正祛邪。膏方组成也分为补益类药物和驱邪类药物。

在临床工作中可以在辨证论治的基础上根据患者的体质而选用药物。

1. 气虚体质：主要成因在先天不足、后天失养或病后气亏。其体质特征为体型偏胖或胖瘦均有，平素语音低怯，气短懒言，肢体容易疲乏，精神不振，易出汗，性格内向、情绪不稳定、胆小不喜欢冒险，易患感冒，易哮喘，多兼有过敏体质。调体以培补元气、补气健脾为原则。代表方有四君子汤、补中益气汤。常用药为生黄芪、生晒参、西洋参、炒白术、茯苓、陈皮、炙桂枝、五味子、防风、大枣、炙甘草等。

2. 阳虚体质：可由先天不足，如孕育时父母体弱或年长受孕、早产，或平素偏嗜寒凉损伤阳气、久病阳亏或年老阳衰等引起。其体质特征为形体白胖，平素畏冷，手足不温，喜热饮食，精神不振，睡眠偏多，大便溏薄，小便清长。性格多沉静、内向。易病痰饮、肿胀、泄泻、阳痿。调体以补肾温阳、益火之源为原则。代表方为金匮肾气丸、右归丸。常用药为附子、肉桂、肉苁蓉、杜仲、紫石英、补骨脂、菟丝子、淫羊藿、巴戟天、紫河车等。

3. 阴虚体质：与先天不足，或久病失血，纵欲耗精，积劳伤阴有关。体质特征多见体形瘦长而手足心热，平素易口燥咽干，口渴喜冷饮，大便干燥，性情多急躁，常失眠多梦。调体以滋补肾阴，壮水制火为原则。代表方为六味地黄丸、左归丸等。常用药物为枸杞子、杭白菊、杭白芍、生地黄、山药、山茱萸、牡丹皮、茯苓、泽泻、石斛、地骨皮等。

4. 痰湿体质：多因脾虚失司，水谷精微运化障碍，以致湿浊留滞。成因于先天遗传，或后天过食肥甘以及病后水湿停聚。体质特征为体型肥胖，面色淡黄而暗，且多脂，多汗且黏，胸闷身重不爽，痰多，性格温和善忍耐。易患消渴、中风、胸痹、咳喘等病。调体以健脾利湿，化痰泻浊为原则。代表方为参苓白术散、二陈汤、三子养亲汤等。常用药为党参、白术、茯苓、甘草、陈皮、陈半夏、山药、扁豆、薏苡仁、砂仁、莱菔子、紫苏子等。

5. 湿热体质：多湿热蕴结不解，形成于先天禀赋或久居湿地，体质特征为面垢油光，易生痤疮粉刺，容易口苦口干，身重困倦，便干，尿赤，性格多急躁易怒。易患疮疖、黄疸、热淋等病。调体以分消湿浊，清泻伏火为原则。代表方为泻黄散、泻青丸、甘露消毒丹等。常用药为藿香、栀子、石膏、甘草、防风、龙胆、当归、茵陈、大黄、羌活、苦参、地骨皮、贝母、石斛、茯苓、泽泻等。

6. 瘀血体质：多因先天禀赋，或后天损伤，忧郁气滞，久病入络等。体质特征常见面色晦暗，皮肤偏暗或色素沉着，发易脱落，容易出现瘀斑，易患疼痛，口唇暗淡或紫，舌质暗有点、片状瘀斑。心情易急躁健忘。易患出血、中风、胸痹等病。调体以活血祛瘀，疏通经络为原则。代表方为桃红四物汤、大黄䗪虫丸等。常用药为桃仁、红花、三棱、莪术、当归、川芎、大黄、土鳖虫、赤芍等。

7. 气郁体质：多与先天遗传，或后天情志所伤有关。形体特征以瘦者为多，常见性格内向不稳定、忧郁脆弱、敏感多疑，对精神刺激适应能力较差，平素忧郁面貌，神情多烦闷不乐。胸胁胀满，或走窜疼痛或咽喉有异物感，或乳房胀痛，睡眠较差，食欲减退，惊悸怔忡，健忘，痰多，大便多干。易患郁证、脏躁、百合病、不寐、梅核气、惊恐等病。调体以疏肝解郁，条达安神为原则。代表方为逍遥散、柴胡疏肝散、甘麦大枣汤、酸枣仁汤等。常用药为淮小麦、炙甘草、大枣、柴胡、枳壳、陈皮、青皮、制香附、玫瑰花、绿梅花、合欢花、柏子仁、砂仁、炒白芍、炒白术、广地龙、佛手、莲子、百合、制延胡索、川楝子、当归等。

8. 特禀体质：系指由于先天性或遗传因素所形成的一种特殊体质状态，如先天性、遗传性生理缺陷，先天性、遗传性疾病，变态反应性疾病，原发免疫缺陷等。该体质对季节气候适应能力差，易患花粉症，易引发宿疾，易药物过敏。过敏体质者主要是肺气不足，卫外不同，则易受外邪内侵，形成风团、瘾疹、咳喘等。过敏体质者调体以益气固表，养血消风为原则。代表方为玉屏风散、消风散、过敏煎等，常用药物有黄芪、白术、防风、蝉蜕、乌梅、益母草、当归、生地黄等。

五、膏方的制作方法

（一）浸泡

先将配齐的药料检查一遍，把胶类药拣出另放。然后把其他药物统统放入容量相当的洁净砂锅内，加适量的水浸润药料，令其充分吸收膨胀，稍后再加水以高出药面 10 厘米左右，浸泡 24 小时。

（二）煎煮

把浸泡后的药料上火煎煮。先用大火煮沸，再用小火煮 1 小时左右，转为微火以沸为度约 3 小时，此时药汁渐浓，即可用纱布过滤出头道药汁，再加清水浸润原来的药渣后即可上火煎煮，煎法同前，此为二煎，待至第三煎时，气味已淡薄，滤净药汁后即将药渣倒弃（如药汁尚浓时，还可再煎 1 次）。将前三煎所得药汁混合一处，静置后再沉淀过滤，以药渣愈少愈佳。

（三）浓缩

将过滤净的药汁倒入锅中进行浓缩，可以先用大火煎熬，加速水分蒸发，并随时撇去浮沫，让药汁慢慢变稠厚，再改用小火进一步浓缩，此时应不断搅拌，因为药汁转稠厚时极易黏底烧焦，以搅拌到药汁滴在纸上不散开为度，此时方可暂停煎熬，这就是经过浓缩而成的清膏。

（四）收膏

把蒸烊化开的胶类药与糖（以冰糖和蜂蜜为佳）倒入清膏中，放在小火上慢慢熬炼，不断用铲搅拌，直至能扯拉成旗或滴水成珠（将膏汁滴入清水中凝结成珠而不散）即可。在收膏的同时，可以放入准备好的药末（如鹿茸粉、人参粉、珍珠粉、琥珀粉、紫河车粉），要求药末极细，在膏中充分拌匀。还有，可根据需要放入核桃仁、龙眼肉、大枣肉等一起煎煮时取汁，在收膏时一起放入可充分发挥其作用。

（五）存放

待收好的膏冷却后，装入清洁干净的瓷质容器内，先不加盖，用干净纱布将容器口遮盖上，放置一夜，待完全冷却后，再加盖，放入阴凉处。

六、膏方的适用人群

（一）体虚易感者

因为种种原因导致患者体质较差，抗病能力下降，气候稍有变化即易诱发感冒，每月反复发作多次，通过膏方调治，可以提高患者机体的免疫力，增强机体抵抗疾病的能力，从而减少感冒发作次数。

（二）亚健康状态者

现代人生活节奏快，工作压力大，劳动强度高，加上烟酒、应酬、情绪紧张、睡眠不足等，造成人体的各项正常生理功能大幅度减退，未老先衰，出现头晕目眩、耳鸣眼花、腰痛腿软、神疲乏力、心悸失眠、记忆力降低等，工作、生活质量明显下降，但体格检查往往正常。

（三）癌症患者及患者放疗和化疗后调养

中药通过扶正固本、理气活血、清热解毒、软坚散结、化痰除湿、以毒攻毒、养阴清热等方法治疗癌症。癌症患者不同时期的症状不同，中医通过辨证论治对不同时期的患者进行治疗，扶正祛邪，增强患者机体抗病、防病的能力。放疗和化疗后的患者元气大伤、身体虚弱，通过中医膏方调理扶正固本，有助于患者的恢复。

（四）慢性疾病患者

如慢性支气管炎、慢性哮喘、慢性腹泻、慢性心功能不全、慢性肾功能不全等，长期反复发作，导致患者机体阴阳失衡，脏腑功能失调，病情反复容易复发，或病经久不愈等，通过膏方调理，补其不足，泄其有余，恢复机体的阴阳平衡，最终达到减少复发次数，减轻疾病发作时的症状，提高患者的生存质量，并最终达到部分患者临床痊愈的功效。

（五）围绝经期妇女、产后妇女，术后患者的调养

围绝经期妇女多因雌激素分泌发生变化而引发各种病症，产后妇女、术后妇女元气大伤，身体虚弱，通过膏方调治，均可提高患者机体的免疫力，有助于患者恢复。

中医膏方全书（珍藏本）

（六）伤科、外伤、皮肤病患者

膏剂中的软膏与膏药在中国应用甚早。在《素问·痈疽》篇中已有"疏砭之，涂以豕膏"的记载。汉代名医华佗在施用外科手术后，常习用"神膏"以促进伤口愈合。膏药常应用于消肿、拔毒、生肌等外治方面；但它通过外贴，还能起到内治作用，如驱风寒、和气血、消痰痞、通经活络、祛风湿、治跌打损伤等。适用于关节疼痛、僵直、深部肌肉酸痛，肌肤麻木，深部脓肿，骨折，伤筋等症。取其祛风化湿，行气活血，续筋接骨之作用，如万应膏、接骨膏等。有用以治疗表者，如体表痈、疖、疽、疔等疮疡诸疾，具有消肿定痛，去腐生肌，收口，保护疮口等作用，如太乙膏、独角莲膏、阳和解凝膏、冲和膏等。

（七）特殊人群

特殊人群如职业女性、老年人等。爱美是女性的天性，现代女性更追求年轻漂亮，养颜护肤，中医通过调节气血、安神等达到驻容养颜、抗衰老作用；老年人气血衰退，精力不足，脏腑功能低下，可以进补膏药，恢复脏腑气血阴阳的平衡以达到抗衰延年的目的。

七、膏方的服用方法

（一）服用季节

一年四季皆可服用，但冬季服用为多，服用时间多在冬至开始，因冬至后万物收藏，阳气内敛，冬三月为封藏之季节，更适合补养，起到补养正气、充填阴精的效果，而且冬季气候寒冷，对前人来说，更加有利于膏方的保存。《素问·四气调神大论》有"冬不藏精，春必病温"之说，通过膏方滋补，养精蓄锐，改善体质，更好地生活、工作和学习。

（二）服用时间

1. 餐前服膏方：一般在餐前30～60分钟时服药。病在下焦，欲使药力迅速下达者，宜餐前服。

2. 餐后服膏方：一般在餐后15～30分钟时服药。病在上焦，欲使药力停留上焦较久者，宜餐后服。

3. 睡前服膏方：一般在睡前15～30分钟时服用。适用于补心脾、安心神、镇静安眠的药物。

（三）膏方服用剂量及方法

膏方服用剂量的多少，应根据膏方的性质、疾病的轻重以及患者体质强弱等情况而决定。一般每次服用膏方取常用汤匙1匙为准（合15～20毫升），可直接服用或用开水冲服。

（四）膏方的服用饮食禁忌

1. 服膏方期间忌口：如因误食所忌饮食，常能使膏方疗效降低，或引起不良反应。如服含有人参、黄芪等补气的膏方时，应忌食萝卜，因萝卜是破气消导之品。服膏方时一般不宜用茶叶水冲饮，因茶叶能解药性而影响疗效。如患者属阳虚有寒者，忌食生冷饮食；如属阴虚火旺者，则忌辛辣刺激性食物；如为哮喘病者，宜忌食虾蟹腥味等。

2. 其他注意事项：在服用膏滋药期间发生感冒、发热、咳嗽喘促、胃肠炎或呕吐、腹泻等急性疾病时应暂停服用。服后出现胃纳不佳者应减量观察。

第一篇 内科疾病

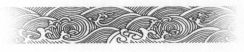

第一章 呼吸系统疾病

急性上呼吸道感染

急性上呼吸道感染是指鼻腔、咽或咽喉部急性炎症的统称，是呼吸道最常见的一种传染病。常见病因为病毒感染，少数由细菌引起。可通过含有病毒的飞沫或被污染的用具传播。多数为散发性，常在气候突变时流行。人体在受凉、淋雨、过度疲劳时易诱发，尤其是老幼体弱或有慢性呼吸道疾患时易诱发。目前，由病毒引起的上呼吸道感染病理机制尚不清楚，主要表现为鼻腔及咽黏膜充血水肿及上皮细胞破坏，少量单核细胞浸润，有浆液性及黏液性炎性渗出。临床上主要症状为咳嗽和咳痰，一般病势不重，常继发支气管炎、肺炎、鼻旁窦炎、心肌炎等症，也可引起原有疾病的急性发作，如慢性支气管炎、肺源性心脏病急性发作等。

本病中医学称为"感冒"。北宋《仁斋直指方·诸风》曰："感冒风邪，发热头痛，咳嗽声重，涕唾稠黏。"中医学认为感冒是由于人体感受风邪或时行疫毒，导致了肺卫失和，以鼻塞、流涕、喷嚏、头痛、咳嗽、恶寒、发热、全身不适等为主要表现的外感疾病。根据其病情轻重不同，其轻者一般通称伤风；其重者，称为重伤风。若病情较重，并且在一个时期内广泛流行，不分男女老少，证候多相类似，称为时行感冒。本病病位在肺卫，病性多属邪实，然而根据体质差异也可兼见气、血、阴、阳等虚弱之象，临床多分为风寒、风热、气虚、阴虚等证型。

【膏方集成】

1. 京都念慈庵川贝枇杷膏：川贝母、南沙参、茯苓、桔梗、法半夏、瓜蒌子、远志、苦杏仁、生姜、甘草各150克，枇杷叶、化橘红、五味子、款冬花各30克，浓煎，加杏仁水、薄荷脑各10克；辅以麦芽糖、蜂蜜各60克，糖浆500克，收膏。成人每次15毫升，每日3次；小儿减半，口服。适用于上呼吸道感染痰多咳嗽、喉痛声哑、哮喘不适或因睡眠不足、烟酒过多引致的喉干舌燥、肝火上升者。

2. 奚氏固卫清肺化痰膏方：黄芪、百合、浮小麦、地黄、茯苓、山药、核桃仁各100克，乌梅、白术、女贞子、墨旱莲、太子参、半夏、陈皮、砂仁、防风、辛夷、苍耳子、桔梗、紫菀、款冬花、桑皮、黄芩、前胡、鱼腥草、浙贝母、糯稻根、芦根、炙鸡内金各50克，浓煎；辅以西洋参、大枣、阿胶各150克，莲子300克，冰糖30克，收膏。每日早、晚各15毫升，开水冲服。适用于反复上呼吸道感染，偶有天气变化而致咳嗽者；或平素易感冒，感冒后咳嗽迁延难愈者。

3. 奚氏扶正化痰膏方：黄芪、茯苓、熟地黄、枸杞子、牡蛎、丹参、天麻、当归、桑椹各300克，白术、防风、荆芥、辛夷、苍耳子、桔梗、紫菀、白芍、茯神、木香、陈皮、半夏、甘草、山茱萸、泽泻、芡实、金樱子、桑螵蛸、补骨脂、骨碎补、石斛、牡丹皮、菟丝子、益智、桑白皮、炒栀子、炙远志、黄连、黄芩、薏苡仁、桃仁、贝母、枳实、沙苑子、玄参、夏枯草各100克，鹿茸、龟甲胶、生晒参、砂仁、川贝母、蝉蜕、五味子各60克，浓煎；辅以山药、莲子、核桃仁各150克，大枣、阿胶各200克，冰糖50克，收膏。每日早、晚各15毫升，开水冲服。适用于反复上呼吸道感染、哮喘、咳嗽发作频繁者；或咳则尿出、流泪，夜寐不宁，

《中医膏方全书（珍藏本）》

大便溏软者。

4. 小儿感冒阿胶膏方：煅龙骨、煅牡蛎、核桃仁、大枣、东阿阿胶、白冰糖各200克，炙黄芪150克，潞党参、太子参、云茯苓、白术、菟丝子、麦冬、白扁豆、山药、制黄精、枸杞子、炙鸡内金、山楂、香谷芽、炙甘草各100克，青防风、厚朴、广陈皮、姜半夏、光杏仁、麻黄根、山茱萸各50克，桑椹60克。除东阿阿胶、白冰糖外，上药需浸一宿，以武火煎取三汁，沉淀沥清；文火收膏，加入东阿阿胶（陈酒烊化）、白冰糖，最后加大枣、核桃仁，熬至滴水成珠为度。每服10毫升，温开水调送，清晨最宜。适用于素体禀赋不足，出生后反复易感；汗出浸衣，夜寐尤甚；面色欠华，纳谷欠馨，大便干燥，舌质淡红，苔薄白，脉细软；证属形气未充，表卫不固，营卫失和者。

5. 感冒防治1号膏方：人参、紫苏、荆芥、前胡、红景天、谷芽、麦芽、鹿角各100克，党参、茯苓各200克，黄芪300克，白术、防风、刺五加、灵芝、黄精、山药各150克，桂枝、桔梗各60克，细辛、甘草各90克，阿胶250克，蛤蚧1对。如形寒怕冷重者，加附子60克、肉桂各20克。上药除阿胶、人参、蛤蚧外，其余药物加水煎煮3次，滤汁去渣，合并滤液，加热浓缩成清膏，人参另煎兑入，蛤蚧研粉调入，再将阿胶加适量黄酒浸泡后隔水炖烊，冲入清膏和匀，最后加蜂蜜300克收膏即成。每次15～20克，每日2次，开水调服。适用于平常容易感冒气阳两亏证者，多倦怠乏力、气短懒言、四肢不温、苔薄白、舌淡胖、脉细。

6. 感冒防治2号膏方：玉竹300克，灵芝、生地黄、熟地黄、麦冬、白芍、山药、南沙参、北沙参、黄精、枸杞子、女贞子、白薇、葛根各150克，陈皮、当归、川芎、桔梗、甘草各60克，白术、荆芥、防风、神曲各100克，阿胶300克。如大便干结者，加桑椹、火麻仁150克。上药除阿胶外，其余药物加水煎煮3次，滤汁去渣，合并滤液，加热浓缩成清膏，再将阿胶加适量黄酒浸泡后隔水炖烊，冲入清膏和匀，最后加蜂蜜300克收膏即成。每次15～20克，每日2次，开

水调服。适用于平常容易感冒阴血不足证者，多见面色萎黄、唇甲色淡、心悸头晕、口干咽燥、大便干燥、苔少、脉细或细数。

7. 玉屏风防感膏：黄芪、白参、防风、红枣、鹿角胶各100克，白术、茯苓、熟地黄、陈皮各50克。加水煎煮，合并滤液，加热浓缩成清膏，再加鹿角胶、白参（打粉）各30克，收膏即成。每次15～30克，每日2次，开水调服。适用于血液病、恶病质、免疫功能低下等患者反复上呼吸道感染，或继发细菌感染使用抗生素治疗之后。

8. 时氏热毒清膏：金银花、大青叶各20克，荆芥、薄荷、桔梗、藿香、神曲、蝉蜕各12克，芦根30克，甘草9克，上药研末加糖浆500毫升煎煮，文火煎30分钟后滤汁去渣，进一步煎后加热成膏，冷却收藏备用。用时每次10克，每日2～3次，至体温恢复正常不再反跳停药。高热患者药后体温不减，剂量增加1/3～1/2，至体温下降再恢复原剂量。适用于小儿上呼吸道感染、流行性感冒高热者。

9. 四季抗病毒灵膏：鱼腥草、芦根各50克，连翘、苦杏仁各30克，荆芥、菊花、甘草各20克，桔梗、桑叶、薄荷、紫苏叶各10克。上药研末加糖浆500毫升煎煮，文火煎30分钟后滤汁去渣，再进一步武火煎制成膏，最后冷却收藏备用。成人每次10～20克，每日3次；小儿2～5岁每次5克，5～7岁每次5～10克，每日3次；口服。适用于上呼吸道感染、病毒性感冒、流感等病毒性感染疾患，症见头痛，发热，流涕，咳嗽等。

10. 海南胆木浸膏：黄胆木茎粉末5克，加60%乙醇50毫升，回流30分钟，滤过，蒸干，然后再0.5%氢氧化钠溶液处理，除去不溶部分，再蒸干。得浸膏，压片或者装胶囊使用。每次1.0～1.5克，每日3次，口服。适用于急性扁桃体炎、咽喉炎、上呼吸道感染、支气管炎、肺炎、结膜炎、睑腺炎、牙周脓肿、水痘合并感染、中耳炎、烧伤感染、泌尿系统感染以及手术后预防感染等。

11. 复方木芙蓉涂鼻膏：木芙蓉叶、地榆各30份，冰片、薄荷脑各1份。制膏。使用时取本品适量涂于双侧鼻腔内，每日早、

晚各 1 次。切勿接触眼睛，鼻黏膜损伤者慎用。适用于感冒引起的鼻塞，流涕，打喷嚏，鼻腔灼热。

12. 伤风感冒舒缓软膏：芦荟汁 50 克，桉树油、椰子油、迷迭香油、熏衣草油、矿物油、香料各适量。凡士林 300 克赋形制膏。外用少许涂擦婴幼儿鼻翼两侧，以及胸口、颈部、后背、胸部、咽喉、足底等处，并在涂擦处轻轻按摩，每日 3～5 次。成人涂擦鼻翼两侧、眉心、人中、咽喉等处，每日 3～5 次。勿入口、鼻、眼以及皮肤破损处。服用本膏可令患者更安静和放松，更容易入睡，适用于感冒后有鼻塞、咳嗽等症状的患者。

13. 复方黄柏膏：黄柏 30 克，薄荷 2 克，冰片 3 克，水基质 65 克。将黄柏加水煎 30～60 分钟，取汁，入薄荷细粉，冰片细粉，溶于黄柏液内，然后将药液与水基质混匀浓缩制膏，分装于长管内，每管 6 克，备用。外用，取本膏少许涂入两鼻孔内，适量即可，每日 3 次。适用于预防感冒。

14. 复方紫苏软膏：紫苏、板蓝根、大青叶、菊花、鲜生姜（取汁）各 200 克，樟脑、羊毛脂、蜂蜡各 100 克，醋精 300 毫升，薄荷少许，凡士林加至 1000 克。先将前 4 味中草药煎煮 2 次，过滤取滤液，将姜汁加入药液中，浓缩成流浸膏。将樟脑与薄荷细粉、羊毛脂、蜂蜡溶化后加入流浸膏中，拌匀；入醋精与基质混合后加入流浸膏，搅拌均匀即成软膏，分装成盒。外用，取本膏少许涂于鼻孔周围或鼻翼两侧，每日早、晚各 1 次。根据当地疫情和气候变化，酌情增加涂擦次数。适用于预防感冒。

15. 实表膏：羌活、防风、川芎、白芷、白术、黄芪、桂枝、白芍、甘草、柴胡、黄芩、半夏各等份。上药共为粗末，用麻油熬，黄丹收膏，储罐备用。外用，每取本膏适量，做成小饼，贴于心口上，外用胶布固定，每日换药 1 次。适用于体虚感冒以及表虚自汗，风寒感冒。一般用药 2～5 日，均收良效。凡卫阳不固，外感风邪所致外感诸症，用之皆效，本方亦用麻油熬煎后研细，用白酒调敷心口上。

16. 荆防感冒膏：荆芥、连翘各 12 克，防风 10 克，薄荷 9 克，葱白、菊花各 20 克，柴胡 6 克。先将上药（除葱白外）共研细末，入葱白共捣烂如泥，捏成药饼若干个，备用。外用，取上药饼分别贴敷于双足心涌泉穴，双手心劳宫穴、肺俞、大椎、合谷穴。外以敷料覆盖，胶布固定，每日换药 1 次。适用于风寒风热感冒。

17. 地榆软膏：地榆、大蒜各 10 克，薄荷 2 克，冰片 4 克，食醋精 10 毫升，凡士林 100 克。先将地榆洗净切片，加冷水浸泡 1～2 小时，加热煮沸 30 分钟，过滤去渣，待冷至 50 ℃再缓缓加入食盐并搅拌，有沉淀析出即可。静置 12 小时，上清液弃去，取沉淀物干燥备用。另将大蒜捣烂如泥，备用。先将薄荷研细，加入冰片、地榆粉研细混匀，再加入蒜泥、香精充分调匀，最后加入食醋精迅速调匀后，立即加入凡士林调匀成褐色软膏。储瓶，密封，备用。外用，每日睡前涂鼻 1 次，每次用软膏 0.2 克涂于双侧鼻腔内。适用于预防感冒。

18. 解表退热浸膏：柴胡、赤芍、白芷、羌活各 20 千克，甘草 10 千克，板蓝根、葛根、桔梗各 30 千克，黄芩（去糟朽）40 千克，生石膏 100 千克。将上述药材加工洗净。将白芷、赤芍打碎块，生石膏打碎渣，备用。将生石膏（先煎 4 小时再下群药）、柴胡、赤芍、甘草、桔梗、黄芩、板蓝根、葛根煮提 3 次，时间分别为 2 小时。白芷、羌活（约 24 小时）提油，油尽收药液。合并以上药液，沉淀过滤，减压浓缩至相对密度 1.3 的稠膏（50 ℃），兑入老蜜 50%（120 ℃）加热搅匀，待膏凉到 48 ℃～52 ℃时兑入挥发油混匀。每 50 千克成品膏兑入防腐剂 0.5%（苯甲酸钠 0.4%，尼泊金乙酯 0.1%，用乙醇溶化）搅匀。每支装 7.5 克。每次 1 支，每日 3 次，热开水冲服。适用于由外感风寒入里引起的发热作冷，头痛口渴，全身倦痛。

19. 防感膏：黄芪 150 克，党参、白术、板蓝根各 100 克，易患风寒感冒者，加防风 30 克。上药加清水煎煮 2 次，混合，再将药渣压榨取汁，与煎液混合过滤，浓缩至 200～300 毫升。另取砂糖（红、白糖均可）或蜂蜜适量，与浓缩液混合拌匀，再炼，放入茶杯

中医膏方全书（珍藏本）

内备用。本膏分 10 次服，每日 2 次，口服。如无不良反应，一般可连服 1 个月，多数能减少感冒的发生。适用于体虚，冬春季易患伤风感冒者。

20. 退热膏：薄荷 32 克，大黄、当归、赤芍、甘草各 15 克，僵蚕（炒）6 克。上药用麻油熬，再用黄丹加六一散收膏备用。外用，贴胸口。敷胸亦治丹痧。适用于小儿风热，并通治小儿五脏郁热。

21. 加味参芪膏：人参 30 克，党参、阿胶、白术、茯苓各 150 克，黄芪 300 克，前胡、桂枝、防风、紫苏、荆芥各 100 克，细辛、桔梗各 60 克，生甘草 50 克，蛤蚧 1 对。如怕冷重且头身痛明显者加附子 60 克，麻黄、白芷各 100 克，羌活 30 克；如平时身体倦怠明显者去桔梗、前胡，加生晒参粉、紫河车粉各 50 克。上药除阿胶、人参、蛤蚧外，余药煎水 3 次，滤汁去渣，合并滤液，加热浓缩成清膏，人参另煎，兑蛤蚧研粉调入，再将阿胶加适量黄酒浸泡后隔水炖烊，冲入清膏和匀，最后加蜂蜜 300 克，收膏即成。每次 15～30 克，每日 2 次，开水调服。适用于反复感冒（气阳两亏型）。平时多有倦怠乏力，气短懒言，四肢不温等。

22. 参麦玉竹膏：玉竹 300 克，白薇、山药、生地黄各 150 克，麦冬 250 克，沙参 200 克，川芎、桔梗各 60 克，葛根、薄荷、荆芥、防风各 100 克，甘草 50 克。如有咽喉干涩不利者加牛蒡子、金银花、射干各 100 克；如平时心悸头昏，唇甲苍白者去桔梗、薄荷、葛根，加当归 100 克，白芍、枸杞子、女贞子各 150 克。上药加水煎煮 3 次，滤汁去渣，合并滤液；加热浓缩成清膏，再加蜂蜜 300 克，收膏即成。每次 15～30 克，每日 2 次，开水调服。适用于反复感冒（阴血不足型）。平时多见面色苍白，唇甲色淡，心悸头晕，口干咽燥等。

23. 牛荷膏：广牛胶 300 克，薄荷油 30 克。先将广牛胶熔化，候温将薄荷油加入搅匀，涂于纸上，备用。外用，取上药膏，剪成小片，取 2 片，贴于两侧太阳穴，每日或隔日换药 1 次。适用于感冒头痛，全身疼痛。

24. 花翘膏：金银花、连翘、甘草、荆芥穗各 12 克，桔梗、淡豆豉、薄荷各 9 克，牛蒡子、淡竹叶各 6 克。上药以麻油 150 毫升熬枯去渣，入黄丹 150 克（边加边搅拌）收膏，储存备用。外用，用时取药膏适量，涂于布或纸上，分别贴于锁骨切迹上方和咽喉区（会厌上方两侧）。每日或隔日换药 1 次。适用于伤风感冒，扁桃体炎（蛾痧）。

25. 银翘膏：金银花、板蓝根各 30 克，连翘 18 克，甘草、荆芥穗、桔梗、牛蒡子各 12 克，淡豆豉、淡竹叶各 6 克，薄荷 15 克。上药加水煎煮 3 次，过滤去渣，合并滤液，浓缩至清膏状，另取冰糖适量，熬成糊状兑入收膏，储存备用。每次 9～15 克，每日 2 次，开水调服。适用于感冒发热，微恶风寒，头痛咳嗽，咽喉肿痛。

26. 金银膏：金银花 240 克，赤芍、贝母各 30 克，玄参、连翘各 90 克，菊花、桑叶、牛蒡子、天花粉、竹叶、甘草、牡丹皮各 60 克，薄荷、芦根、桔梗各 45 克。上药加清水煎煮 3 次，过滤去渣，合并滤液，浓缩成清膏，加蜂蜜 300 克收膏即成，储存备用。每次 9～15 克，每日 2 次，开水调服。适用于感冒头痛，身热咳嗽，体倦无力。

27. 羌桔膏：羌活、连翘（去心）、桔梗各 225 克，白芷、川芎、柴胡、赤芍、防风、黄芩各 150 克，天花粉、玄参（去节）、葛根、大青叶、竹叶、炒牛蒡子各 300 克，甘草 75 克。以上各药加清水煎煮 3 次，过滤去渣，合并滤液浓缩至将药汁滴于毛头纸上背面不洇为标准，收清膏。每 500 克清膏兑蜂蜜 1000 克收膏装瓶。每次 30 克，每日 1～2 次，白开水冲服。适用于感冒头痛，身热畏寒，四肢发软，骨节酸痛，小便赤黄。

28. 阳痧救急膏：苍术 90 克，神曲（炒）、藿香、陈皮、枳壳、生姜、薤白、大蒜头、山楂（炒）、菖蒲、麦芽、黄芩（酒炒）、半夏各 60 克，厚朴、羌活、防风、荆芥、白芷、杏仁、香附、乌药、青皮、大腹皮、槟榔、草果、木瓜、郁金、细辛、香薷、白术、川芎、车前子、凤仙花、白芥子、花椒、陈佛手（干）、黄连（姜汁炒透）、大黄、猪苓、木通、泽泻、莱菔子各 30 克，紫苏子、柴胡（炒）、干葛根、薄荷各 21 克，吴茱萸、川乌、甘草各 15 克，滑石 120 克。以上 50 味药用麻油 15000 毫升熬枯去渣，再入雄黄、朱砂、砂仁、白矾、降香、木香、丁香、官桂各 15 克细粉，搅匀收膏，储存备用。外用，用时取药膏适量，贴肚脐。适用于风寒暑湿（病毒性感冒），胃肠疼痛吐泻（胃肠道炎）。

29. 宁嗽膏：麻黄、杏仁、桔梗、甘草、知母、川贝母、款冬花、黄芩、紫菀各 15克，黄连 3 克，香附 6 克，牛胆南星 30 克。上药加清水煎煮 3 次，过滤去渣，合并滤液浓缩至清膏状，加蜂蜜 100 克收膏，储存备用。每次 1 茶匙（约 15 克），小儿酌减，每日 2 次，白开水送服。适用于小儿感冒，恶寒头痛，呕吐咳嗽，喘促身热，惊风抽搐，口燥舌干，面部潮红，小便短涩。

急性气管-支气管炎

急性气管-支气管炎是指病毒、细菌等微生物感染，或某些物理、化学性刺激或过敏反应等因素引起的气管-支气管黏膜的急性炎症。往往因为受凉或过度疲劳削弱了上呼吸道的生理防御功能，所以常于冬春及气候突变时节，或过度劳累后发病。最常见的还是由于引起急性上呼吸道炎症的病毒或细菌由上向下蔓延，引起气管和支气管黏膜充血、水肿，纤毛细胞脱落损伤，黏膜下层有炎症细胞浸润，分泌物增加。临床主要症状有咳嗽与咳痰。

本病属于中医学"咳嗽"范畴。病因为外感与内伤。外感为六淫外邪侵袭肺系；内伤主要是脏腑功能失调。肺主司呼吸，开窍于鼻，外合皮毛，为气机升降出入的通道。外感六淫邪气，或从口鼻而入或皮毛而受，肺失肃降则痰液滋生，阻塞气管，影响肺气出入，引起咳嗽；肺脾功能失调，内生痰浊，阻塞气管，亦可导致肺气上逆而咳嗽。暴咳为肺咳之属于新起者，病程短暂，经治疗多能痊愈；如治不及时，或正不胜邪，邪恋于肺，则可反复发作为久咳。本病的病位主脏在肺，与肝、脾有关，久则及肾。临床上多急性起病，以邪实为主，证常见风寒、风热、

燥热、凉燥等咳嗽。

【膏方集成】

1. 二乌气管炎膏：川乌、草乌、麻黄、细辛、白芷、天南星、白附子、花椒、皂角（去核皮）各 150 克，香油 250 毫升。将上述药物放入香油内炸枯后去渣，再把油熬开，放入樟丹 400 克用木棒搅动，待樟丹熟后，滴水成珠，试其硬度（卡段为度）。此时将锅离开火焰使温度下降，膏药能拔丝时，就放冰片（细粉）100 克搅匀，2 分钟后，加研细的砒石 20 克，薄荷脑 4 克。搅匀摊于牛皮纸或百部上备用。外用，先针灸天突穴 1～1.5寸，不留针（斜刺），将膏药 1 块（10～15克）贴于刺过的穴位上固定。5 日更换 1 次，3 贴为 1 个疗程。进行第二疗程时须休息 7～10 日后再用。适用于支气管炎。

2. 牙皂虫草气管炎膏：猪牙皂 120 克，冬虫夏草 90 克，肉桂、生半夏、天南星各 9克，冰片 6 克，铅粉 220 克，芝麻油 500 毫升。先将猪牙皂、半夏、天南星入麻油中炸枯去渣，再将余药研细末，依次加入麻油中，搅匀，收膏备用。外用，用时每次取膏适量，贴于膻中穴。3 日更换 1 次。9 日为 1 个疗程。适用于急、慢性支气管炎。

3. 白芥子膏：白芥子 30 克，面粉 90克。先将白芥子研为极细末，与面粉混合均匀，备用。外用，用时取上药粉适量，用水调成饼（饼的大小视背部面积大小而定），每晚临睡前贴敷于肺俞穴。早晨去掉。一般连用至愈。适用于急性支气管炎。

4. 贝母二冬膏：天冬、麦冬各 120 克，川贝母 180 克，冰糖 240 克。先将川贝母研细粉过 120 目筛，另置。天冬酌情切断，同麦冬分次水煎，取煎出液，至味尽，去渣。将煎出液合并，用文火浓缩成清膏，冰糖用适量开水加热溶化，加入上列清膏内，再加入川贝母细粉，搅匀，收膏即得。置瓶备用。每次 1 匙（约 10 毫升），每日 2 次，温开水冲服。适用于肺热咳嗽，痰多。

5. 止咳宁嗽膏：枇杷叶、芦根、苦杏仁、橘红、紫菀、桔梗、甘草、麻黄、白前各等份。蜂蜜适量。按膏滋制剂制成膏剂。每瓶装 250 克，备用。每次 9 克，每日 2～3

次，温开水送服。适用于感冒咳嗽，支气管炎。

6. 四仁膏：胡椒 7 粒，桃仁 30 粒，杏仁 4 粒，栀子 3 粒。上药共捣烂如泥，以鸡蛋清调如糊状备用。外用，用时每取膏泥适量，分别贴敷于双足底涌泉穴，上盖敷料，用胶布固定。每日换药 1 次。适用于外感咳嗽。

7. 葛根膏：枳壳 9 克，紫苏叶、前胡、半夏、甘草、瓜元、党参、广皮、桔梗各 6 克，云茯苓、葛根各 12 克，木香 3 克。将上药加清水煎煮 2 次，至味尽，过滤，合并两次滤液，并浓缩至稀膏状，用红糖适量熬成糊状收膏，储瓶备用。每次 9 克，每日 3 次，温开水送服。适用于感冒咳嗽，发热头痛，气管炎。

8. 五味膏：五味子、当归、青皮、桑皮、甘草、川贝母、清半夏、茯苓各 6 克，杏仁 3 克。以上 9 味药加清水煎煮 2 次，至味尽过滤去渣，合并 2 次滤液，并浓缩至稀膏状，熬成糊状收膏，储瓶备用。每次 6 克，每日 3 次，温开水送服。适用于支气管炎、气管炎。

9. 千金膏：金钗石斛 1000 克。金钗石斛不易出汁，必须多煮，时间宜长，用清水煎煮 3 次成浓汁，去渣滤清，合并 3 次滤液，并浓缩成糊状，加白蜜 1500 克收膏，分装，备用。每次 6 克，每日 2～3 次，开水和服。适用于肺热咳嗽，急性支气管炎。

10. 咳嗽膏：①鱼腥草 15 克，青黛、蛤蚧各 10 克，葱白 3 根，冰片 0.3 克，罂粟壳、五味子各 30 克，蜂蜜适量。先将前 3 味药共研细末，与后 2 味共捣烂如泥，或加少许蜂蜜调和成膏状备用。②将罂粟壳、五味子共研细末，每取 30 克药粉，用蜂蜜调和成膏状备用。外用，急性患者用①方，慢性患者用②方，取上药膏敷于肚脐（脐部先行常规消毒），外用纱布覆盖，胶布固定。急性患者每日换药 1 次，慢性患者每 2～3 日换药 1 次。适用于慢性支气管炎。

11. 清火贵金膏：生地黄、黄芩、川芎、黄柏、菊花各 500 克，生栀子、生石膏（打碎）、竹茹、茯苓、半夏各 250 克，黄连 90

克，当归 100 克，白芍 750 克，砂仁（捣碎）120 克。上药加清水煎煮 3 次，至味尽过滤去渣，合并 3 次滤液，并浓缩至糊状。每 180 克糊兑蜂蜜 300 克，煎熬收膏，冷后，分装，备用。每次 1 汤匙，每日 3 次，开水和服。适用于肺热咳嗽。

12. 通宣理肺膏：紫苏叶 500 克，生桑皮、枳壳（麸炒）各 240 克，甘草 1000 克，生石膏 60 克，杏仁（去皮炒）、桔梗、麻黄、制半夏 180 克，浙贝母、款冬花各 90 克，广皮、百合、葛根各 120 克，前胡 360 克。上药加清水煎煮 3 次，至味尽过滤，去渣，合并 3 次滤液，并浓缩成清膏状。每 5000 克清膏兑蜜 1000 克，煎熬成膏状收膏，冷后装瓶备用。每次 30 克，每日 2 次，开水冲服。适用于感冒风寒，咳嗽，气喘，发热，头痛，鼻塞不通。

13. 雪梨膏：秋梨 5000 克，白糖（后入）20000 克，贝母、麦冬、萝卜、白茅根、藕汁各 500 克，鲜生姜、生地黄各 250 克。将上药捣烂加清水煎煮 2 次，至味尽过滤去渣，合并 2 次滤液。每 500 克清膏兑蜜 1000 克，煎熬收膏，冷后装瓶备用。每次 15 克，每日 2～3 次，开水冲服。适用于咳嗽痰喘，咯血口渴。

14. 清金止咳膏：红梨汁、白梨汁、萝卜汁、白蜂蜜各 90 克，杏仁、川贝母各 60 克。先将杏仁、川贝母捣碎研细，待用。将 3 汁置砂锅内，加入杏仁、川贝母末，炭火煎熬，过滤去渣，加白蜂蜜收膏，瓷罐收储，备用。每次 6 克，每日 2～3 次，温开水冲服。适用于肺热咳嗽，肺痿肺燥，干咳，呛咳，失音失血，咽喉肿痛，哮喘声哑，痰咳不爽，呼吸急迫。

15. 清肺抑火膏：黄芩 7000 克，黄柏、前胡各 2000 克，天花粉、生栀子、桔梗各 4000 克，大黄 6000 克，苦参、知母各 3000 克。上药加清水煎煮 3 次，至味尽过滤去渣，合并 3 次滤液，并浓缩至清膏状。每 500 克清膏兑蜂蜜 1000 克煎熬收膏。冷后装瓶备用。每次 30 克，每日 1～2 次，温开水冲服。适用于肺热咳嗽，痰涎壅盛，咽喉肿痛，大便干燥，小便黄赤。外感风寒咳嗽者及孕妇忌用。

16. 秋梨膏：秋梨 96000 克，麦冬、百合、贝母各 960 克，款冬花 720 克，冰糖 19200 克。将前 5 味药共捣烂，加清水煎熬 2 次，至味尽过滤去渣，并浓缩至清膏状。每 480 克清膏兑蜂蜜 480 克，煎熬收膏，冷后装瓶备用。每次 15 克，每日 2 次，开水温化送下。适用于咳嗽口干，失音气促。

17. 枇杷膏：鲜枇杷叶 50000 克，冰糖适量。将枇杷叶洗干净，去核，加清水煎煮 2 次，至味尽过滤去渣，合并 2 次滤液，并浓缩成清膏。每 500 克清膏兑冰糖 1024 克，煎熬收膏。冷后装瓶备用。每次 15 克，每日 2 次，开水冲服。适用于咳嗽，干呕气逆，咽痛音哑，痰中带血等症。

18. 枇叶膏：鲜枇杷叶（洗净、去毛）2500 克，川贝母 15 克，莲子（去心）、麦冬、大枣、生地黄、玄参（去芦）各 300 克，天冬 15 克，蜂蜜适量。上药加清水煎煮 3 次，至味尽过滤去渣，合并 3 次滤液，并浓缩至清膏状。每 500 克清膏兑蜂蜜 1000 克煎熬收膏。冷后装瓶备用。每次 30 克，每日 2 次，温开水冲服。适用于支气管炎，虚热咳嗽，气逆喘促，咽肿声哑，口燥舌干，痰中带血。忌食辛辣油腻等物。

19. 梨贝膏：秋梨 50000 克，萝卜、麦冬各 500 克，鲜藕节 700 克，鲜生姜 240 克，浙贝母 550 克。将上药洗净捣碎，加清水煎煮 2 次，至味尽过滤去渣，合并 2 次滤液，并浓缩至清膏状。每 500 克清膏兑蜂蜜 1000 克，冰糖 500 克，煎熬收膏。冷后装瓶备用。每次 20～30 克，每日 2 次，温开水冲服。适用于咳嗽，痰喘，痰中带血，咽干口渴，声重音哑。

慢性支气管炎

慢性支气管炎是由感染或非感染因素引起的气管、支气管黏膜及其周围组织的慢性非特异性炎症。临床上以咳嗽、咯痰或伴有喘息及反复发作的慢性过程为特征。早期症状轻微，多在冬季发作，春暖后缓解，晚期炎症加重，症状长年存在，不分季节。本病

的病理变化为气管、支气管腺体增生肥大，分泌功能亢进，黏膜上皮的杯状细胞增多，支气管壁多数充血、水肿、炎症细胞浸润和纤毛组织增生。疾病进展又可并发阻塞性肺气肿，甚至肺动脉高压、肺源性心脏病，严重影响劳动力和健康。

本病多归属于中医学"咳嗽""喘证""哮病"范畴，在合并肺气肿时则与"肺胀"相似。现在国家标准《中医临床诊疗术语》中命名为"久咳"。久咳病名始见于《外台秘要·久咳坐卧不得方》。中医学认为本病的发生和发展主要与外邪的反复侵袭，内脏功能（特别是肺、脾、肾三脏的功能）失调密切相关。基础病理以脾、肾阳虚为本，痰浊夹邪壅肺为标，其病情发展是由实到虚，由肺气虚开始，终至发展为肺、脾、肾三脏俱虚。总之，本病病位在肺，与肝、肾关系密切，并可涉及心、脾。病性多虚实夹杂，正虚以脏腑气虚为主或兼阴虚。久咳反复发作迁延不愈，病可由气及血，出现心肺同病，则为肺心病。

【膏方集成】

1. 马钱膏：马钱子、花椒各 3 克，牵牛子、杏仁各 6 克。上药共研极细粉，储瓶备用。外用，用时取上药粉 3 克，用黄酒适量，调成糊状，置于 7 平方厘米胶布上，贴于膻中穴，5～7 日换药 1 次，3 次为 1 个疗程。适用于慢性支气管炎。

2. 二冬膏：天冬、麦冬各 960 克。取上药上品，称量配齐。将上药洗净置于铜锅内，加适量清水，加热煎煮，水量蒸发减少时，可适当续水，煮 3～5 小时，将煎汁取出静置。续入清水再煎，如此 3～4 次，将残渣取出压榨，榨出汁与煎汁合并过滤，静置。取清汁置于铜锅内，加热煎炼，表面起泡沫时，随之捞出，汁转浓时，即降低火力，同时用铜勺轻入锅底，不停搅动，防止焦化，炼成清膏，取少许滴于能吸潮的纸上检视，以不渗纸为度。每取清膏 300 克，另取蜂蜜 300 克合并入锅，加热微炼，搅拌均匀，取出过滤，除去泡沫，入缸待凉，分装（每瓶 60 克）备用。每次 9～15 克，每日 1～2 次，温开水冲服。适用于由肺阴不足引起的咳嗽，

中医膏方全书（珍藏本）

咽喉疼痛，声哑失音，或痰中带血等症。风寒咳嗽、湿盛痰多者忌服。消化不良、便溏者不宜服用。忌食生冷、油腻及辛辣之物。

3. 玉竹膏：玉竹、冰糖各 2400 克。取上药上品，称量配齐。将玉竹予碎断，洗净，以清水加热煎煮，水量蒸发减少时，可适当续水。煎煮 4～5 小时，将汁取出。续入清水再煎，如此 3～4 次，将残渣取出压榨，榨出汁与煎汁合并过滤，静置。将冰糖捣碎，取部分清汁溶化过滤，合并清汁置于铜锅内，加热煎炼，表面起泡沫时，随之捞出，汁转浓时，即降低火力，同时用铜勺轻入锅底不停搅动，防止焦化，炼成稠膏，取少许滴于能吸潮的纸上检视，以不渗纸为度，取出药液，入缸除净浮沫待凉。分装，备用。每次 15 克，每日 2 次，温开水冲服。适用于肺热阴虚、脾胃虚弱引起的干咳烦躁，胸脘不舒。

4. 二子膏：紫苏子、广柑皮、冰糖、白糖、红糖各 500 克，鲜橙子 1 个。将上药置于瓦罐内，加开水适量密封，用稻壳或锯木面，微火煎熬 15 小时左右，待冷后用纱布过滤，取汁再熬去其水分收膏，装瓶备用。每日早、晚各服 15～20 毫升，开水送下。适用于慢性支气管炎，喘咳。入服之有效，病未愈者，可续服 1～2 付。同时应严戒烟酒，忌食辛辣。

5. 麝香膏：麝香 5 克，生姜汁 15 毫升。将麝香研细，以生姜汁调成糊状，每一小胶布上摊匀 1.5 克药膏，备用。外用，一般可取肺俞（双）、膻中、定喘、膏肓等穴贴之。于夏季初伏时贴，10 日换药 1 次，从头伏贴至二伏、三伏为止。适用于慢性气管炎，支气管哮喘。

6. 哮喘膏：制天南星、桔梗、川贝母（去心）、细辛、杏仁（去皮）、生甘草各 15 克，白苏子、生紫菀、生麻黄各 9 克，麻油 187 毫升。将诸药投入麻油中煎熬，至药焦枯时，用云皮纸过滤，去药渣，再加白蜜 125 克，生姜汁 125 毫升，慢火浓缩成膏，约重 375 克，储罐备用。成人每次 1 汤匙（约 10 毫升），每日五更用开水冲服。小儿酌减。适用于慢性气管炎，哮喘，小儿哮喘病。

7. 缓图膏：潞党参、制何首乌、云茯苓、续断、霞天曲、杜赤豆、清炙黄芪、炒白术、光杏仁、山药、北沙参（元米炒）各 90 克，清炙甘草 15 克，大麦冬（去心）、山茱萸、炒当归、焦白芍、仙半夏、炙款冬、广橘红、侧柏叶、槐花炭、贯众炭、木耳炭各 45 克，煅龙骨、煅牡蛎、生薏苡仁、大枣、大熟地黄（砂仁 18 克拌炒）各 120 克。再加驴皮胶、鳖甲胶各 120 克，冰糖 180 克。以上 29 味药加清水煎煮 2 次，至味尽过滤去渣取汁，2 次滤液混合，并浓缩至清膏状，再加驴皮胶、鳖甲胶、冰糖溶化，拌匀，文火收膏，收储备用。冬令服用，每次 10～15 克，每日 2～3 次，温开水冲服。适用于脾肺两虚所致之咳嗽、便血。

8. 咳嗽膏：潞党参、清炙黄芪、大熟地黄（砂仁 24 克拌炒）、炒白术、山茱萸、山药、制黄精、菟丝子、补骨脂、光杏仁、川贝母、嫩桑枝（酒炒）、熟女贞子、金毛狗脊（炙）、甘枸杞、柏子仁、云茯神各 90 克，熟附片 30 克，川桂枝 9 克，大白芍、仙半夏、橘络、丝瓜络各 45 克，炒当归 60 克，白莲子、核桃仁各 120 克，再加驴皮胶 120 克，龟鹿二仙胶 60 克，冰糖 250 克。以上 26 味药加清水煎煮 2 次，至味尽过滤去渣取汁，将两汁混合，并浓缩至清膏。再加驴皮胶、龟鹿二仙胶、冰糖溶化拌匀，文火煎熬收膏，储瓶备用。每次取本膏适量（1 汤匙），每日 2～3 次，温开水冲服。适用于咳嗽。

9. 蜂油膏：猪板油、蜂蜜、米糖各 120 克。先将猪板油熬油去渣改文火，加入蜂蜜、米糖溶化，拌匀，收膏，收储备用。每次 1 匙，每日数次，入口中含化、吞服。适用于年老体虚，咳嗽日久，不能卧，多年不愈者。可用于老年性慢性支气管炎。

10. 银杏膏：陈细茶（研细）、白果肉各 120 克，核桃仁 1120 克，糯米 250 克。将白果肉、核桃仁捣碎，与陈细茶同入锅内，加清水适量，加热熬炼成清膏，再加蜂蜜收膏，储瓶备用。每次 1 匙，不拘时服。适用于咳嗽年久吐痰。

11. 润肺百花膏：茯苓、百合各 120 克，阿胶 15 克，款冬花 30 克，天冬、杏仁、麦冬各 60 克，川贝母 6 克。上药加清水适量，煎煮 3 次，至味尽过滤去渣取汁，合并 3 次滤液，并浓缩成清膏，加白蜜 1240 克溶化，拌匀收膏，冷后储瓶备用。每次 15 克，每日 2 次，温开水冲服。适用于肺弱咳嗽痰中带血。

12. 久咳膏：麻黄、老生姜各 240 克，陈皮、紫苏梗各 500 克。将上述药物切细（陈皮后下 2 小时），加水煮沸 4～5 小时，过滤后再煮沸 4～5 小时（加红糖 500 克）最后熬成膏状，储瓶备用。每次 10～20 毫升，小儿每次 2～5 毫升，成人每日 3 次，温开水冲服。适用于阴虚劳热的久咳症（症见舌尖红，两颧发赤或痰中带血，脉虚数等）。肺结核患者及属于热性病例不宜用。

13. 百贝膏：百部 120 克，川贝母 60 克，冰糖 500 克。先将百部加水 500 毫升，文火煎成 300 毫升，去渣，川贝母加水研细令成粉，另把冰糖加水熬成滴水成珠时，同上药混匀，熬 1 小时后即成，装入瓶内备用。每次 3 毫升，每日 3 次，开水溶化后服之。适用于慢性单纯性支气管炎。

14. 臭蒲膏：臭蒲根粉 120 克，干姜粉 12 克，松香 300 克，樟脑 90 克。若要加强止咳平喘作用，可去干姜粉，加洋金花 6 克。先将松香熔化，停止加热，先入樟脑，后入臭蒲根粉及干姜粉，搅拌均匀制成膏剂，储罐备用。外用，每取本膏适量，分别贴于前胸（即鸠尾、巨阙、上脘穴位）和后背（即肝、胆、脾、胃俞穴处），每晚于膏药上热敷。每隔 3～5 日换药 1 次，10 日为 1 个疗程。适用于老年慢性支气管炎。

15. 云芝膏：野生云芝 30 克，鱼腥草 10 克，干地龙 20 克，法半夏 15 克，陈皮 5 克。上药加水煎煮 3 次，过滤去渣，合并滤液，浓缩成浸膏，加蜂蜜适量，制成膏滋 200 毫升，收储备用。每次 15～30 毫升，每日 3 次，温开水冲服。适用于慢性气管炎、支气管炎。

16. 止咳膏：生杏仁 250 克，百部、白前各 500 克。上药加清水适量，煎煮 3 次，过滤，合并 3 次滤液，并浓缩至糊状，加入蜂蜜 150 克收膏，储瓶备用。每次 10～20 毫升（1～2 茶匙），每日 2～3 次，温开水送服，

小儿酌减。适用于病邪犯肺，肺气上逆所致之咳嗽、痰多等症，可用于急、慢性支气管炎，感冒咳嗽及小儿百日咳。

17. 麻杏止咳膏：炙麻黄、白芥子、桂枝各 100 克，杏仁、白芍、紫苏子、莱菔子、半夏各 150 克，细辛 60 克，干姜、五味子、炙甘草各 50 克。如怕冷明显者加附子 50 克；痰白而多者加茯苓 150 克，苍术 100 克，薤白 100 克。上药加清水煎煮 3 次，滤汁去渣，合并滤液，加热浓缩成清膏，再加蜂蜜 300 克收膏即成，储瓶备用。每次 15～30 毫升，每日 2 次，开水调服。适用于慢性支气管炎（外寒内饮型），症见恶寒，周身酸楚，咳嗽痰多，色白黏腻，气短喘息，舌苔白滑。

18. 桑麻止咳膏：大枣、炙麻黄各 100 克，桑白皮、生石膏各 300 克，生姜 15 克，甘草 50 克，黄芩 200 克，杏仁、制半夏、紫苏子、栀子各 150 克。如痰稠咯出不易者加瓜蒌皮 150 克，鱼腥草 300 克；痰鸣喘息者加射干、葶苈子各 150 克。上药加清水煎煮 3 次，滤汁去渣，合并滤液加热浓缩成清膏，再加蜂蜜 300 克，收膏即成，储瓶备用。每次 15～30 毫升，每日 2 次，开水调服。适用于慢性支气管炎（痰热郁肺型），症见咳嗽喘息，胸满气粗，痰黄黏稠，烦躁口渴，溲黄便干，舌红苔黄。

19. 滋阴止咳膏：五味子 100 克，生地黄、山药、龟甲胶各 200 克，山茱萸、牡丹皮、泽泻、茯苓、桑白皮各 150 克。如气喘明显者加生白果（打碎）150 克，赭石 200 克；咳痰不爽者加川贝母 100 克，瓜蒌皮 150 克。上药除龟甲胶外，余药加清水煎煮 3 次，滤汁去渣，合并滤液，加热浓缩成清膏，再将龟甲胶加适量黄酒泡后隔水炖烊，冲入清膏中和匀，最后加蜂蜜 300 克，收膏即成，储瓶备用。每次 15～30 克，每日 2 次，开水调服。适用于慢性支气管炎（肺肾阴虚型），症见气短动则甚，腰膝酸软，夜尿频数，咳甚遗尿，咳痰量少，舌红少苔。

20. 归地止咳膏：熟地黄 200 克，当归、黄芩、紫苏子、莱菔子、白术、半夏各 150 克，陈皮、大枣各 100 克，生姜 30 克。如喘咳气短，动则甚者加沉香 10 克，痰色转黄者

中医膏方全书（珍藏本）

加鱼腥草 300 克，黄芩 200 克。上药加清水煎煮 3 次，滤汁去渣，合并滤液，加热浓缩成清膏，再加蜂蜜 300 克，收膏即成，储瓶备用。每次 15～30 克，每日 2 次，开水调服。适用于慢性支气管炎（肺脾两虚、痰浊内阻型），症见痰多咳喘，少气懒言，困倦乏力，胃胀纳差，大便溏薄，反复感冒，舌苔白厚。

21. 益气化瘀膏：人参 50 克，熟地黄 200 克，黄芪、山药各 300 克，白术、山茱萸、党参、桃仁、赤芍、茜草、阿胶各 150 克，红花 100 克。如喘咳气短者加核桃仁 150 克，淫羊藿 200 克；咳痰量多者加茯苓 150 克，陈皮 100 克，瓜蒌 200 克。上药除阿胶、人参外，余药加清水煎煮 3 次，滤汁去渣，合并滤液，加热浓缩成清膏，人参另煎兑入，再将阿胶加适量黄酒，浸泡后隔水炖烊，冲入清膏和匀，最后加蜂蜜 300 克收膏即成，储瓶备用。每次 15～30 克，每日 2 次，开水调服。适用于慢性支气管炎（气虚血瘀型），症见自汗恶风，反复感冒，气短难续，动则益甚，口唇发绀，舌质淡有瘀斑。

22. 补肾纳气膏：五味子、阿胶、人参各 100 克，冬虫夏草 30 克，茯苓、枸杞子、女贞子、淫羊藿、山茱萸、丹参、鹿角胶各 150 克，蛤蚧 1 对。如面色暗、唇舌紫者加桃仁 150 克，红花 100 克；气短明显者加核桃仁 150 克。上药除人参、冬虫夏草、蛤蚧、阿胶、鹿角胶外，余药加清水煎煮 3 次，滤汁去渣，合并滤液，加热浓缩成清膏，将冬虫夏草、蛤蚧烘干研为细粉，阿胶、鹿角胶加适量黄酒浸泡后炖烊，人参另煎兑入，一并冲入清膏和匀，再加蜂蜜 300 克收膏即成，储瓶备用。每次 15～30 克，每日 2 次，开水调服。适用于慢性支气管炎（肺肾气虚型），症见咳嗽气喘，动则加重，乏力，腰膝酸软，夜尿频数等。

23. 归皮膏：当归、青皮、五味子、桑皮、甘草、川贝母、半夏、茯苓、杏仁各 12 克，乳香、没药各 6 克，丁香 3 克。用香油 150 毫升，将前 9 味药熬枯去渣，再将乳香、没药、丁香研细粉掺入后，搅匀，最后加黄丹 120 克收膏，收储备用。外用，贴背部。

第 4、第 5 胸椎体处两侧。适用于慢性气管炎（久咳者）。

24. 贝红膏：川贝母、橘红、款冬花、党参、远志各 9 克，麻黄、前胡各 10 克，杏仁、五味子、马兜铃各 6 克。上药用香油 150 毫升炸枯去渣后，加入黄丹收膏，储存备用。外用，摊贴支气管区。适用于慢性气管炎（久咳病）。

25. 归子膏：当归、五味子、青皮、桑白皮、甘草、川贝母、半夏、茯苓、杏仁各 6 克。用香油 150 毫升将上药熬煎至焦枯后去渣，加入黄丹 120 克收膏，储存备用。外用，摊贴气管区。适用于慢性支气管炎（久咳病）。

26. 冬花膏：款冬花、川贝母、橘红、党参、远志、前胡各 6 克，杏仁、五味子各 3 克，麻黄、马兜铃各 5 克。上药加清水煎煮 3 次，滤汁去渣，合并滤液，加热浓缩成清膏，加入适量红糖，熬成糊状收膏，储存备用。每次 6 克，每日 3 次，开水调服。适用于慢性气管炎（久咳病）。

27. 贝母二冬膏：川贝母 30 克，天冬、麦冬、冰糖各 500 克。先将川贝母研为细粉，备用。再将天冬、麦冬加清水煎煮 3 次，滤汁去渣，合并滤液，加热浓缩成清膏，加入冰糖，和匀令冷，入川贝母面，搅匀即成，储存备用。每次 1 匙（约 10 毫升），每日 3 次，开水调服。适用于肺胃燥热、痰喘咳嗽。

28. 梨参膏：梨 12000 克，沙参、川贝母各 750 克。将上药捣碎，加水煎熬，滤汁去渣，加热浓缩成清膏（或川贝母研末兑入）。每 500 克清膏加蜜 7500 毫升，冰糖 5000 克，搅匀收膏，储存备用。每次 150 毫升，每日 2 次，温开水冲服。适用于咳嗽痰喘，慢性气管炎。

29. 小叶膏：烈香杜鹃 100 克，黄芪、蒲公英各 10 克。用水熬蒸烈香杜鹃，然后用乙醇提膏，再将黄芪、蒲公英加水煎煮 2 次，滤汁去渣，合并滤液，加热浓缩成清膏，入杜鹃膏和匀，再加入红糖适量收膏即成。储存备用。每次 1 茶匙（约 10 毫升），每日 3 次，温开水冲服。适用于咳嗽痰喘（慢性气管炎）。

30. 复方枇杷叶膏：枇杷叶 62.5 克，橙皮、桔梗、紫菀各 20.83 克，氯化铵 20 克，干芦根 31.25 克，甘草浸膏 3.646 克，苯甲酸 1 克，盐酸麻黄碱 0.3 克，饴糖 916.6 克，蔗糖 69.61 克。先取橙皮，用水蒸气蒸馏制取芳香水约 33 毫升，将橙皮残渣与枇杷叶、桔梗、紫菀、干芦根加 6 倍量清水煎煮 1 小时，滤过，再加 3 倍量水继续煎煮 1 小时，滤液合并以蒸浓缩使成约 170 毫升，同时将盐酸麻黄碱与氯化铵溶于浓缩液中，滤过，取饴糖加蔗糖、甘草浸膏、苯甲酸加热煮沸，滤过，放冷加入芳香水及浓缩液炼制成膏，使全量成 1000 克即得，储瓶备用。每次 10～15 毫升，每日 4～5 次，温开水冲服。适用于咳嗽。

31. 安咳膏：川乌、草乌、麻黄、干姜、桂枝各 200 克，白芥子 100 克。上药用麻油煎熬至焦枯，去渣，加黄丹收膏蒸成黑膏药，每张 15 克，即成"安咳膏"。或用乙醇提取以上药物有效成分，均匀摊于医用胶浆中，用与制作"伤湿止痛膏"相类似的工艺过程。制成"安咳胶膏"。外用，单纯型：贴敷膻中穴，肺俞穴（双）；喘息型：贴敷膻中穴，定喘穴（双）。每次贴 2 日，持续换药，10 日为 1 个疗程。适用于老年慢性支气管炎。

阻塞性肺气肿

肺气肿是指终末细支气管远端部分（包括呼吸性细支气管、肺泡管、肺泡囊和肺泡）的气管弹性减退、持久性过度膨胀、充气和肺容积增大，或同时伴有气管壁破坏的病理状态。多由肺和支气管疾病或肺组织退行性改变所引起，且为慢性不可复性疾病。按其发病原因可分为旁间隔性肺气肿、阻塞性肺气肿、代偿性肺气肿、老年性肺气肿。由遗传因素引起的肺气肿（多见于国外）、间质性肺气肿不属于肺气肿范畴。本节重点讲述阻塞性肺气肿。临床上主要以喘息、气急、活动后明显或加剧为特征。引起阻塞性肺气肿的常见疾病有慢性支气管炎、支气管哮喘、支气管扩张、肺尘埃沉着病（尘肺）、肺结核等，尤其以慢性支气管炎为多见。

本病以喘息为主要症状，相当于中医学"喘证"与"肺胀"范畴。国家标准《中医临床诊疗术语》的病名定义中，认为肺胀是继发于肺咳、哮病等之后的，以胸中胀闷、咳嗽咳痰、气短而喘为主要临床表现的肺系疾病。由于久咳、久喘、久哮、反复感受外邪，伤之于肺，呼吸功能紊乱，气窒于胸，滞留在肺，痰瘀互结气管肺管，致肺体胀满，缩张无力，失其敛降而成肺胀。病理因素主要为痰浊水饮与血瘀，肺气郁滞，脾之健运失调，津液不化，凝聚成痰。渐因肺虚不能气化津液，脾虚无力转输，肾虚无力蒸化，而致痰浊潴留更甚，咳喘持续难愈而成肺胀。病机关键主要为痰浊水饮与瘀血互为影响，兼见同病。病理性质有虚实两方面，有邪者为实，因邪壅于肺，宣降失司；无邪者属虚，因肺不主气，肾失摄纳。本病发作时则多以本虚标实为主。病位首先在肺，继则影响脾肾，后期病及于心。

【膏方集成】

1. 冬令咳喘膏：潞党参、山药、云茯苓、炙黄芪、焦白术、大熟地黄各 120 克，山茱萸、益智、天冬、麦冬、紫苏子、苦杏仁、黑附块各 90 克，五味子、川桂枝各 30 克，淡干姜、北细辛各 24 克，青防风、西砂仁、炙甘草、净麻黄、广陈皮各 45 克，上沉香 15 克，银杏肉、核桃仁各 60 克，生晒参（另煎汁）50 克，蛤蚧（去头、足研末）1 对，驴皮胶 300 克。上药除生晒参、蛤蚧、驴皮胶外，余药放入大紫铜锅内，水浸一宿，浓煎 2～3 次，滤取清汁去渣，煎膏浓缩到一定药汁，将驴皮胶用陈酒烊化倒入锅内，最后冲入人参汤、蛤蚧末和冰糖 500 克，收膏，以滴水成珠为度，收储备用。煎膏在冬至前，服膏在冬至后，立春前为宜。每次 1 大食匙，每日早、晚各服 1 次，开水冲服。如遇伤风，停食勿服。适用于老人虚喘，慢性气管炎伴有肺气肿及哮喘病恢复期属气虚阳虚者。坚持冬令服用，每多次获得预期效果。老年虚喘，可自配服用。服膏药期间忌食虾、蟹、海味、萝卜、红茶、牛羊肉及一切酸辣食物。

2. 扶正平喘膏：党参、白术、茯苓各 30 克，赭石 50 克，紫苏子 15 克，前胡、陈皮

23

各9克，五味子6克。上药共研细末，和匀，储瓶备用。外用，用时每取本散15克，以米醋适量调和成稠糊状，作药饼2个，分贴敷于双足涌泉穴上，上盖敷料，胶布固定。每日换药1次，10次为1个疗程。适用于肺气肿。本病为顽固之疾，治非一日，必须坚持治疗，其效始著，若配合足部按摩使用，可缩短疗程，提高疗效。

3. 慢阻肺贴膏：麻黄、杏仁、葶苈子、紫苏子、白芥子各等份，细辛、冰片各适量。上药研磨成粉，过128目筛，用姜汁、蒜泥、蜂蜜兑入调成膏糊状备用。外用，辨证选用背部两侧穴位：大椎、肺俞、风门、厥阴、心俞等。选择在三伏天及三九天（最热、最冷时间）各3次，药物外敷穴位。外用纱布、胶布固定，时间一般不超过3小时，以稍稍起疱不破为最佳。若患者自觉穴贴处疼痛难忍，当立即去除贴敷药物，以免皮肤破溃致局部感染，10日重复贴药1次，3次为1个疗程。患者治疗前应当局部清洁皮肤，禁止空腹治疗，另灸煿肥厚之品当忌之。若局部起疱破溃者可按烫伤处理，予湿润烫伤膏外用。适用于慢性阻塞性肺疾病。治疗期间暂时停用其他药物。

4. 苏子降气汤膏：①半夏、紫苏子各75克，甘草60克，前胡、厚朴各30克，陈皮、当归各40克，肉桂45克，生姜2片，大枣1枚，薄荷3克。②干姜、葱白、薤白、韭白、蒜头、艾叶各12克，槐枝、柳枝、桑枝、冬青枝、菊花各48克，苍耳子、凤仙草、石菖蒲、白芥子、莱菔子、花椒、乌梅各6克，发团18克，桃枝48克。将以上两组药物浸泡于2470克芝麻油内，冬十、秋七、春五、夏三日，置锅内慢火熬至药枯去渣，熬药油成，下黄丹收存，再入炒铅粉各60克，密陀僧、松香各24克，赤石脂、木香、砂仁、官桂、丁香、檀香、雄黄、白矾、轻粉、乳香、没药各6克，后入龟甲胶、鹿角胶（酒蒸化）各12克拌匀制成膏，分摊于红布上，折叠备用。外用，将膏药加温变软，揭开贴于肺俞穴、气海穴处。适用于上实下虚之支气管哮喘现痰涎壅盛、喘咳气短、胸膈满闷，咽喉不利，肢体虚浮，舌苔白滑或白腻。也可用

于上实下虚之慢性支气管炎、肺气肿、心脏病性哮喘等咳嗽气喘、呼吸困难者。孕妇禁贴。

5. 温肾纳气膏：肉桂12克，熟地黄、核桃仁、山药各30克，桃枝、牡丹皮、茯苓各24克，附子、泽泻、人参、蛤蚧、山茱萸、五味子、补骨脂、脐带各20克。辅药：生姜、葱白、干姜、薤白、韭白、艾叶、侧柏叶各6克，石菖蒲、白芥子、莱菔子、花椒、大枣、乌梅各8克，发团9克。用麻油1300克，将以上药物熬枯去渣，熬油成下丹搅匀，再入铅粉30克，密陀僧、松香各12克，赤石脂、木香、砂仁、官桂、丁香、檀香、雄黄、白矾、轻粉、降香、乳香、没药各3克，龟胶、鹿胶（酒蒸化）各6克，搅匀收膏。外用，将膏药化开，摊贴于肾俞、俞府、复溜穴上。适用于气虚喘促，呼多吸少，动则喘甚，汗出，畏寒肢冷，面部虚浮，舌质淡或青紫，脉象细弱。慢性支气管炎并肺气肿、肺源性心脏病（简称肺心病）。孕妇禁贴。

6. 补肾纳气膏：人参、阿胶、五味子各100克，冬虫夏草30克，茯苓、枸杞子、女贞子、淫羊藿、鹿角胶、山茱萸、丹参各150克，蛤蚧1对。上药除人参、冬虫夏草、蛤蚧、阿胶、鹿角胶外，余药加清水煎煮2次，滤汁去渣，合并滤液，加热浓缩成清膏，将冬虫夏草、蛤蚧烘干研为细粉，阿胶、鹿角胶加适量黄酒浸泡后炖烊，人参另煎兑入，一并冲入清膏和匀，再加蜂蜜300克收膏即成，储瓶备用。每次15～30克，每日2次，开水调服。适用于慢性支气管炎（肺肾气虚型），症见咳嗽气喘，动则加重，乏力，腰膝酸软，夜尿频数等。

7. 新制咳喘膏：白芥子、细辛、甘遂、白芷、川乌、草乌各100克。将上药共研细末，在密封干燥处保存，用时取药末35克（小孩酌减），用姜汁调成膏状，分成7～8块（咳七喘八），摊于5厘米×5厘米方形硬纸上，折叠备用。外用，咳嗽者贴于背部：大杼（双）、肺俞（双）、心俞（双）、膻中7穴，哮喘者加腹部气海穴。用胶布固定，一般第1次贴6～8小时，第2次贴4～6小时，

第 3 次贴 4 小时左右，儿童一般贴 3～6 小时。冬季可适当延长，亦可根据患者的耐受能力时间可缩短或延长，贴 3 次为 1 个疗程，每次间隔 10～15 日，此为缓解期的治法。急性期可连续治疗：第 1 日贴背部大杼（双）、肺俞（双）、心俞（双）穴和胸部膻中穴，喘加腹部气海穴。第 2 日贴背部大椎、身柱、灵台穴、胸部华盖、中府（双）穴。第 3 日贴手部鱼际（双）穴，足部涌泉（双）穴，有兼症者可根据病情或按辨证选穴施治。休息7～15 日，再继续贴治。适用于慢性阻塞性肺疾病：急、慢性气管炎，慢性气管炎并肺气肿，喘息性气管炎并肺气肿，支气管哮喘，小儿急、慢性支气管肺炎，小儿支气管哮喘，百日咳等。个别患者贴后出现痛痒难忍，余无不良反应。

慢性肺源性心脏病

慢性肺源性心脏病（简称慢性肺心病）是肺组织、胸廓或肺动脉血管的慢性病变导致肺循环阻力增加，肺动脉高压，进而引起右心室肥厚、扩张，最终发展为右心功能代偿不全及呼吸衰竭的一种心脏病。临床上以反复咳喘、咳痰、水肿、发绀等为主要特征。早期心肺功能尚能代偿，晚期出现呼吸循环衰竭，并伴有多种并发症。慢性肺心病的急件发作以冬春季为主，肺心功能衰竭常因急性呼吸道感染引起。本病 80%～90% 是由慢性支气管炎、肺气肿引起，并且急性呼吸道感染常诱发肺、心功能衰竭及难以逆转的多器官功能衰竭，病死率较高。

本病属于中医学"喘证""痰饮""心悸""水肿""肺胀"等范畴。在国家标准《中医临床诊疗术语》中定义为"肺心病"，系指因肺病日久痰气阻滞，进而导致心脉瘀阻，以咳嗽气喘、咳痰、心悸、水肿、唇舌紫暗为主要表现的肺病及心的疾病。中医学认为本病的发生多因内伤之咳、哮、喘、饮等慢性肺部疾患迁延失治，久病肺虚，肺失宣降。肺虚及脾，脾虚生湿生痰，痰浊潴留，肺虚及肾，肾不纳气，日久累及心，肺虚卫外不固，招致外邪六淫反复侵袭，使本病反复发

作加剧。因此，肺心病的发生，病位首先在肺，进而侵及脾、肾、心等脏，致使病情复杂，变证蜂起，经久不愈。

【膏方集成】

1. 肺心膏：炙麻黄、连翘、淫羊藿、金银花、丹参、红花、车前草各 10 克，老茶树根 30 克，广地龙 9 克，降香 6 克。上药共研细末，储瓶备用，用时调敷。外用，用时每取药末 15 克，以食醋适量调和成软膏状，贴敷两足心涌泉穴上，外以纱布包扎固定。每日换药 1 次。10 次为 1 个疗程。适用于肺心病。

2. 二仙膏：桃仁（去皮尖）、核桃仁各等份。将上药捣烂和匀，加红糖适量调制成膏，收储备用。每次 10 克，每日 3 次，温开水送服。适用于高血压心脏病、冠状动脉粥样硬化性心脏病（简称冠心病）、肺心病。

3. 振心膏：茯苓 20 克，党参、白术各 12 克，白芍、生姜各 8 克，桂枝、甘草各 6 克，熟附子 10 克。上方配 10～15 剂合在一起，加水煎熬 3 次，滤汁去渣，合并药液，加热浓缩，加适量砂糖，文火收膏。每次 1 匙，每日 2～3 次，白开水送服。适用于肺心病。

4. 肺心病膏：蒲公英、菟丝子、补骨脂、紫花地丁、麻黄根、淫羊藿、鱼腥草、炒白芍、野荞麦根、黄荆子、葶苈子各 300 克，桂枝、苍术、紫菀、款冬花、法半夏、白术、杜仲、枸杞子、青皮、陈皮、山药、胡颓叶各 150 克，熟地黄 200 克，川椒目、附片、甘草、山茱萸、麻黄、巴戟天各 100 克，蜈蚣、全蝎各 30 克。另：阿胶 300 克，龟甲胶 100 克，西洋参、紫河车粉各 60 克，蛤蚧 3 对，饴糖、冰糖各 250 克。按膏滋制剂制成膏剂。每日 1 匙，每日 2～3 次，温开水送服。适用于肺心病。

5. 滋肺膏：人参、三七粉、天冬各 30 克，麦冬 50 克，生地黄、百合各 120 克，旋覆花 90 克，陈皮、青皮、清半夏、马兜铃、紫苏子、白及、川贝母粉各 60 克，冰糖 250 克，诃子肉 150 克，雪梨汁 200 毫升。先将川贝母、三七研为极细末备用。继将诸药（冰糖、雪梨汁除外）水煎 3 次，过滤去渣取

汁。三汁混合用文火浓煎，最后加入川贝母粉、三七粉、雪梨汁、冰糖拌匀收膏，盛于瓷瓶内备用，存放阴凉处。每次2羹匙，每日2~3次，口服。1个月为1个疗程，连服3个疗程。适用于慢性气管炎，肺气肿，肺心病，支气管扩张等症。

支气管哮喘

支气管哮喘（简称哮喘）是气管的一种慢性变态反应性炎症性疾病。它是由嗜酸性粒细胞、肥大细胞和T淋巴细胞等多种炎性细胞参与的气管炎症。这种炎性使易感者对各种激发因子具有气管高反应性和广泛的、可逆性气流阻塞。临床上表现为反复发作性的喘息、呼气性呼吸困难、胸闷或咳嗽等症状，常在夜间和（或）清晨发作、加剧，常常出现广泛多变的可逆性气流受限，多数患者可自行缓解或治疗后缓解。目前，多数认为哮喘与变态反应、气管炎性、气管反应性增高及神经等因素相互作用有关。主要病理变化是气管上皮炎性细胞浸润，支气管平滑肌肥厚，黏膜及黏膜下血管增生，黏膜水肿，上皮脱落，基膜显著增厚。

根据支气管哮喘的临床特征，中医学称为"哮病"。古时也有"哮吼""哮喘"等病名。哮病之名首先见于《证治汇补·哮病》。在国家标准《中医临床诊疗术语》的病名定义中指出：哮病多因感受外邪，或饮食情志等失调，诱动内伏于肺的痰饮，痰气阻塞，使肺气不得宣降，以突然出现呼吸喘促，喉间哮鸣有声为主要表现的肺系发作性疾病。本病总属正虚邪实，缓解期以正虚为主。邪实主要为痰油内停，久病则可有瘀血的病机存在。正虚可表现为肺虚、脾虚、肾虚。

【膏方集成】

1. 复方麻黄膏：麻黄、紫菀、杏仁各33克，川贝母15克，生姜汁、蜂蜜、香油各30克。先将香油煮沸，加蜂蜜煮沸后，再加生姜汁煮沸，最后将前4味药共研细末，置于药油中，煎5~6分钟，拌匀即可成膏，收储备用。每次1汤匙，每日2次，于餐后30分钟用温开水送服。上药分14日服完，为1个

疗程，隔7日后再继续服第2个疗程。适用于支气管哮喘。本方在哮喘发作期或间歇期都可服用。但间歇期每次半汤匙，每日2次。若哮喘甚者可配合西药平喘。

2. 哮喘膏（一）：制天南星、桔梗、川贝母（去心）、细辛、杏仁（去皮尖）、生甘草各15克，生麻黄、白苏子、生紫菀各9克，麻油180克。先将前9味药入麻油煎枯，滤渣取汁，再入白蜜、生姜汁各120克，用文火熬制成膏。以滴水成珠为度，收储备用。于每日五更用开水冲服1匙，若用老生姜煎开水服尤妙。小儿酌减，3岁以内服1/4~1/3，3岁以上服1/2，10岁以上服2/3，15岁以上同成人量。发作期可适当加量，并可多服1次。适用于秋冬感冒而出现呼吸困难、咳嗽、喘息的支气管哮喘者。忌食生冷、油腻及螃蟹等发物，戒烟酒。合并有咯血及发热等症状时忌服。

3. 哮喘膏（二）：制天南星、法半夏、桔梗、川贝母、细辛、杏仁、生甘草、五味子各15克，生麻黄、白苏子、款冬花、生紫菀各9克，麻油200克，白蜜、生姜汁各120克。先将前12味药放入麻油中浸泡24小时，再煎枯去渣，滤净取汁，然后加入白蜜及生姜汁，以文火熬炼成膏，以滴水成珠为度，收储备用。于每日五更鸡鸣时用开水冲服1小匙（小儿酌减）。适用于支气管哮喘，证属风寒犯肺、气机失和。服药期间禁食生冷、酒、虾、蟹等物。

4. 哮喘膏（三）：生川乌、生甘草、野百合各36克，当归12克，马钱子、官桂、赤芍、仙鹤草、老鹳草各48克，鲜桑枝、鲜枣枝、鲜桃枝、鲜槐枝、鲜柳枝各30克。将上药放入铜锅内，用菜油3000克浸泡3日。熬后去药渣，当熬至滴水不散时，将广丹（炒如麦色）1000克徐徐撒入（此时须用文火），并以桃、柳粗枝2根（用麻皮扎在一起）不停地搅拌均匀，至滴水成珠为度。用较薄的牛皮纸和棉布裱成膏药布，裁成5厘米见方大小，将膏药放在布面上摊成3.3厘米直径的圆形膏药，收储备用。外用，临用时烘软，在膏药中心加入纯净的白信粉0.2克，贴于身柱穴。春、秋、冬季时，成人贴3

昼夜，儿童酌减，盛夏及初秋，成人贴 6～10 小时，儿童酌减。揭去膏药后，皮肤局部微红，出现十几粒或几十粒像痱子大小的丘疹是最理想的有效反应。若出现绿豆大小的水疱也是较好的反应，为治疗有效的先兆，反应部位 2～3 日后可轻轻洗揩。一般以连贴 3 次为 1 个疗程。适用于支气管哮喘。治疗期间及治疗半年后，忌食鱼腥、公鸡肉、鹅肉、猪头肉等。

5. 参蛤麻杏膏：生晒参（如用党参剂量加倍）、生姜、麻黄（去节）各 60 克，杏仁 100 克，炙甘草 50 克，大枣（去核）120 克，蛤蚧 2 对，白果肉 20 枚。将生晒参另煎，收膏时冲，蛤蚧（去头、足）研细末冲入收膏，余药加水浸泡 1 宿，浓煎 3 次，去渣，滤取 3 次清汁，再浓缩，冲入生晒参汁和蛤蚧末，和匀，再加入冰糖 500 克，收膏装瓶备用。每日早、晚各服 1 食匙，开水冲服。不分男女老幼，常年均可服用。适用于支气管哮喘缓解期及慢性支气管炎伴有肺气肿等病。服药期间，切忌酒、烟、红茶、萝卜、鱼腥及一切过敏性食物、辛辣食物、生冷果品。若伤风停食，可缓服数日。

6. 麻菀膏：麻黄、紫菀、川贝母、杏仁各 45 克，鲜姜汁、蜂蜜、芝麻油各 300 克。先将芝麻油煮沸，加入蜂蜜，再煎沸，再加姜汁，煮沸后加入上述（4 味）药材细末，调匀，煮 5～10 分钟即成膏，储瓶备用。哮喘症状重者，每次 1 茶匙，每日早、晚各 1 次，餐后半小时用温开水送服。症状轻者，用量减半。14 日为 1 个疗程。每疗程间休 3～5 日再行下一个疗程。适用于支气管哮喘。

7. 保肺膏：鹿茸、明附片各 100 克，防风、生绵黄芪、白术、党参各 150 克，炮姜、母丁香各 30 克，黄芪（酒炒）300 克，上肉桂、紫苏叶各 20 克。先将肉桂、丁香研成细粉，余药用清水 4000 毫升浸一宿，次日入锅中煎煮，至水干为原 1/2 量后，再将药倾入茶油 2000 克同煎，该药用绢筛去净渣，再煎至滴水成珠后，入黄丹 270 克，然后将肉桂、丁香细粉加入，和匀，收膏摊布上，须至 25～30 克重，收储备用。外用，贴背部第 3 节肺俞（双）穴上。适用于老幼新旧哮喘。

8. 马兜铃膏：马兜铃 15 克，甘草、银杏各 30 克，糯米 75 克，麻黄 7.5 克，枸骨叶 150 克。上药共研细末，储瓶备用。外用，每次取上药末的 1/3，以生理盐水 100 毫升调成厚糊状，分做 6 个药饼，敷涂于百劳、肺俞、膏肓 3 对穴位。适用于热哮。

9. 消喘膏：白芥子、延胡索各 21 克，细辛、甘遂各 12 克。上药共为细末，以姜汁调成膏状，备用。外用，每年夏季三伏天使用，初伏、二伏、三伏各 1 次，连贴 3 年。每次取上药膏的 1/3，分成 6 份，搓成球状，压扁成方圆 1 寸，贴于双侧肺俞、心俞、膈俞 6 个穴位上，用油纸、胶布固定。每次贴 12 小时取去。适用于支气管哮喘。若加麝香 1.5 克，研细末，分做 6 份，每个药饼上放 1 份，再贴于穴位，可提高疗效。

10. 温白膏：生麻黄、白芥子、紫菀各 10 克，天南星、半夏、桔梗、川贝母、细辛、杏仁、甘草各 15 克，生姜 32 克。上药入麻油 500 毫升中熬煎至焦枯，滤油去渣，熬至滴水成珠时，加入黄丹收膏，阿胶 32 克搅匀即得，备用。外用，用时取此膏适量做一饼状，贴于双侧肺俞穴，纱布覆盖，胶布固定。每日或隔日换药 1 次。适用于支气管哮喘。

支气管扩张

支气管扩张是常见的慢性支气管化脓性疾病，大多继发于呼吸道感染和支气管阻塞，尤其是儿童或青年时期患麻疹、百日咳合并支气管肺炎，由于破坏支气管管壁，形成支气管腔扩张和变形。临床表现主要为慢性咳嗽，伴大量咳脓痰和反复咯血。主要的发病因素为支气管-肺组织的感染和支气管阻塞，两者相互影响，导致支气管扩张的发生和发展。亦有先天性发育缺陷及遗传因素引起者，但较为少见。病理改变主要表现为柱状和囊状两种，且常混合存在，柱状最常见，也是破坏最轻的，但是随着病情发展，破坏严重，乃出现囊状扩张。好发部位多见于肺下叶，左下叶支气管扩张较右下叶为多见。左下叶与舌叶的支气管扩张常同时存在，而在上叶尖支与后支者较为少见，如有多数为结核性。

根据本病的主要临床表现，可归属于中医学"咯血""咳血"等范畴。国家标准《中医临床诊疗术语》中的病名定义为"肺络张"。由于感受六淫之邪，未经发越停留肺中，蕴发为热，邪热犯肺，蕴结不解，而引起支气管扩张。正气虚弱，肺虚卫外不固，或素有痰热蕴肺，或嗜酒过度，恣食肥美，以致湿热内盛等则是人体易受外邪导致本病的内在因素。内外之邪干及肺气，肺失清肃则为咳嗽，损伤肺络血溢脉外则为咯血。本病发病以邪实为主，但经久不愈，肺肾不足而成虚实夹杂之证。

【膏方集成】

1. 支扩膏：生地黄、天冬、茯神、夏枯草、川贝母、当归身、冬虫夏草各 60 克，熟地黄 240 克，蒸白术、紫丹参、远志、银柴胡、五味子各 48 克，川楝肉、酸枣仁各 36 克，龟甲、北沙参、北枸杞各 120 克，川黄连 30 克，甘草 24 克。以上 21 味药，用清水适量，文火煎熬，取其头、二剂之药液，滤汁去渣，合并滤液，加热浓缩成清膏，再加入适量蜂蜜和冰糖（各约 150 克）收膏，收储备用。每次 10～15 克，每日 3 次，温开水送服。适用于支气管扩张大咯血。凡因肾精亏虚，水不涵木，木火刑金，肺络损伤而致咯血之症均可用之。本方用于肺结核咯血，同样能收到非常满意的效果。

2. 咯血贴膏：肉桂末、冰片各 3 克，硫黄末、大蒜粉各 9 克。上药共为细末，用蜂蜜适量调成膏状备用。如无大蒜粉，可用新鲜大蒜约 9 克，捣泥兑入。外用，将上膏分成 2 等份，置于透气医用胶粘带或医用胶布中间，洗足后敷贴双侧涌泉穴。成人男性一般贴 6～8 小时，成人女性贴 4～6 小时，儿童贴 3 小时后揭去。临床上，用药宜结合年龄大小、性别不同施药，年龄小、女性患者药量可少一点。同时根据涌泉穴局部皮肤情况，如皮肤充血明显者，可采用隔日疗法、3 日疗法，或者双足涌泉穴交替贴用咯血贴。为预防局部皮肤发红、起疱等反应，可先在足底皮肤擦少许液状石蜡或其他食油类。该剂 2 次为 1 个疗程，一般使用 1～2 个疗程获效。敷贴 2 次后，咯血未见好转者，可根据病情，结合其他措施治疗。适用于支气管扩张咯血。

3. 止嗽膏：别直参、西洋参各 30 克（2 味另煎汁，冲入收膏），山药、甜杏仁、炒酸枣仁、炒杜仲、煅龙骨、煅牡蛎、女贞子、墨旱莲、西绵芪各 90 克，蒸白术、北沙参（元米炒）、天冬、麦冬、冬虫夏草、菟丝子、山茱萸、旋覆花、稆豆衣、覆盆子、当归身、甘枸杞各 45 克，炒熟地黄、大芡实、茯神、核桃仁各 120 克。再加驴皮胶（蛤粉炒成珠）250 克，冰糖 300 克。上药除 2 参外，加水煎煮 2～3 次，滤汁去渣，合并滤液，加热浓缩成清膏，再加驴皮胶、冰糖，溶化后，冲入 2 参药汁，文火收膏，收储备用。每取本膏滋适量，每日 2～3 次，温开水冲服。适用于支气管扩张咳嗽吐血（咳血）。

4. 止血膏：西洋参、人参须、广橘络、广橘白各 30 克（前 2 味另煎汁，冲入收膏），北沙参（元米炒）、白术、大麦冬（去心）、炒池菊、肥玉竹、炒枯芩、玄参、侧柏炭、竹沥半夏各 45 克，黄芪（水炙）、山药、细生地黄、甜杏仁（去皮尖）、净连翘、藕节、生薏苡仁、血燕根、茯神各 90 克，煅石决明、海蛤壳各 120 克，川贝母 60 克。再加驴皮膏、枇杷叶膏、冰糖各 250 克。上药加水煎煮 3 次，滤汁去渣，合并滤液，加热浓缩成清膏，再加驴皮胶、枇杷叶膏、冰糖，溶化后冲入 2 参煎汁，文火收膏，收储备用。每次取此膏滋适量，每日 3 次，温开水冲服。适用于支气管扩张咳呛咯血。平时宜戒烟戒酒，劳逸结合。

5. 咯血膏：沙参、炒川楝子、生牡蛎、钩藤、生地榆、槐花各 9 克，细生地黄、生白芍各 12 克，海浮石、青龙齿、白及各 15 克，女贞子 24 克，仙鹤草 60 克，川贝母 6 克。上药加水煎煮 3 次，滤汁去渣，合并滤液，加热浓缩成稠膏状，加蜂蜜 150 克收膏，备用。也可共研细末，制成散剂。膏滋：每次 10～15 克，每日 3 次，口服。散剂：每次 9 克，每日 3 次，口服。病情重者，也可用本方水煎服，每日 1 剂。适用于支气管扩张咯血。

6. 百紫膏：紫河车粉 30 克，鸡蛋壳 90

克、百部、明党参、白及各 120 克，冰糖 1000 克。上药除冰糖、白及外，皆以低温焙干，或太阳晒干，分别研为细末，过细筛如日常所食之面粉样，白及含大量胶质，极难成粉，须拌以净砂大火拌炒，炒至微黄褐色，干燥后，再过细筛，上药研成极细粉后混合，加水适量，用时放入冰糖，以沙锅煎熬成糊状成膏即可，收储备用。如加入适量防腐剂，则可存放使用。每次 1 大茶匙，每日 2～3 次，温开水送服。适用于肺结核（纤维空洞型及其他型肺结核），症见低热干咳咳血、咯血等。

7. 如神宁嗽膏：天冬（去心）240 克，杏仁（泡去皮）、贝母（去心）、百部、百合各 120 克，款冬花 150 克，紫菀 90 克。上药共研细末，以长流水煎煮 3 次，入饴糖 240 克，蜂蜜 500 克，再熬，再加阿胶、白茯苓（水飞，去膜）各 120 克，晒干，研末，二味入煎汁内，调匀如糊成膏，收储备用。每次 3～5 匙，每日 2～3 次，温开水送服。适用于阴虚火动，吐血咯血，咳嗽痰涩，喘急。

8. 天冬膏：天冬 2500～5000 克。上药先用温水洗净，再用半温水浸泡 1 小时，即去水，待软透至骨，去皮心，捣碎，入砂锅内，先加水 5 碗，煎至一半，滤去汁，再加水煎，再滤汁，如此 3 次，将 3 汁混合，文火浓缩成膏，再加入蜂蜜 120 克拌匀熬成膏，收储埋土 3 日以去火毒。每次 2～3 匙，不拘时服，白汤送下。适用于血虚肺燥，皮肤皲裂，肺疾咳，咯脓血，吐血，喘急，咳嗽失音等。

呼吸衰竭

呼吸衰竭是因各种原因引起呼吸功能严重障碍，使肺脏通气和（或）换气功能不足，不能进行有效的气体交换，导致机体缺氧，或伴有二氧化碳潴留，从而产生一系列病理生理改变的临床综合征。其标准为在海平面、静息状态、呼吸空气的情况下，动脉血氧分压（PaO_2）<60 毫米汞柱，伴或不伴有动脉血二氧化碳分压（$PaCO_2$）>50 毫米汞柱。临床上称低 PaO_2 而 $PaCO_2$ 正常或降低的为

Ⅰ型呼吸衰竭，低 PaO_2 和高 $PaCO_2$ 的为Ⅱ型呼吸衰竭。根据发病缓急，呼吸衰竭有急性和慢性两类。急性呼吸衰竭指呼吸功能原来正常，由于突发因素抑制呼吸，或呼吸功能突然衰竭，因机体不能很快代偿，需及时抢救，才能挽救生命。慢性呼吸衰竭多继发于慢性呼吸系统疾病，如慢性阻塞性肺疾病、重度肺结核等，其呼吸功能损害逐渐加重，虽有缺氧和（或）二氧化碳潴留，但通过机体代偿适应，仍能坚持日常生活活动，称代偿性慢性呼吸衰竭。一旦并发呼吸道感染，或因其他原因增加呼吸生理负担，即出现严重缺氧、二氧化碳潴留和酸中毒的临床表现，称失代偿性慢性呼吸衰竭。

中医学无呼吸衰竭之病名，其内容散见于"喘证""肺胀""昏迷""闭脱"等病证中。清程杏轩《医述》提出"肺衰"之病名："肺主皮毛，皱纹多且深，则肺衰矣。"因肺主气司呼吸，根据肺脏生理病理特点及呼吸衰竭的发病特征，中医学对本病以"肺衰"命名。肺衰指因肺脏的各种长期疾患，或因邪毒伤肺，或心、脑、肾等脏病变及肺，使肺气衰竭，不能吐故纳新，浊气痰瘀内阻，以喘息抬肩、唇紫、肢凉、咳逆痰塞为主要表现的一类危重急证。其病位在肺，与心、脑、肾、脾、大肠等脏腑密切相关，肺衰多属虚实错杂，本虚标实，其虚责之于肺、肾、心衰竭，其实责之于热毒、痰火。瘀血、水湿壅滞于肺。

【膏方集成】

1. 参芪膏：党参、蜂蜜各 50 克，黄芪 15 克，核桃仁、诃子肉、桑白皮各 15 克，甘草 10 克，氨茶碱 0.3 克。先将中药加水煎煮 3 次，过滤去渣取汁，合并 3 次滤液，用文火浓缩成清膏，再加入氨茶碱（研细）、蜂蜜搅拌均匀，制成稀糊膏状，储罐备用。每次 30 毫升，每日 2 次，于早餐前、晚餐后服之。10 日为 1 个疗程。适用于慢支喘息型迁延期（偏气虚者）。

2. 止喘膏：川乌、当归、白及、茯苓、草乌、乌药各 18 克，连翘、白芷、木鳖子、赤芍、官桂、白薇各 24 克，猪牙皂、桑枝、枣枝、桃枝、柳枝、槐枝各 15 克。上药先用

中医膏方全书（珍藏本）

中医膏方全书（珍藏本）

麻油 1500 克浸泡一夜后，熬焦去渣，入飞黄丹 500 克，使如麦色，急以桃柳枝 2 根搅至滴水成珠状，入乳香、没药细末各 12 克，搅匀收膏，摊于 4 厘米×4 厘米细白布上，每张摊药膏 10 克左右，收储备用。外用，贴敷肺俞穴（双），每贴 2 日一换，3 贴为 1 个疗程，或配合西药对症治疗。适用于毛细支气管炎（咳喘）。

3. 止咳平喘膏：黄芩、大黄各 30 克，麻黄 20 克，细辛 6 克，葶苈子 24 克，丹参 15 克。上药共为细末，用鲜姜汁调成糊状，制成 0.5 厘米×1 厘米×2 厘米大小药饼备用。外用，取上药饼，分贴于穴位，用胶布固定。穴取大杼、定喘、肺俞（双）、天突、膻中，每次取 6～7 个穴位，贴 8～12 小时取下。每日换药 1 次。6 次为 1 个疗程。适用于咳喘。

4. 冬花膏：款冬花、前胡、川贝母、橘红、党参、远志各 6 克，麻黄、马兜铃各 5 克，杏仁、五味子各 3 克。上药加水煎煮 3 次，过滤去渣取汁，合并 3 次滤液，加热浓缩成清膏状，加红糖适量熬成糊状收膏，储罐备用。每次 6 克，每日 3 次，温开水冲服。适用于久咳病、慢性喘息型气管炎。

5. 参地膏：熟地黄、黄精、补骨脂、黑芝麻、麦冬、五味子、玉竹各 100 克，人参 50 克，黄芪 120 克，蛤蚧 1 对，肉桂 15 克，核桃仁 150 克。如有汗出较多者加牡蛎 150 克，糯稻根 100 克；如有夜间遗尿者加益智、桑螵蛸各 100 克。上药除黑芝麻、核桃仁、人参、蛤蚧外，余药加水煎煮 3 次，滤汁去渣，合并滤液，加热浓缩成清膏，黑芝麻、核桃仁研碎，蛤蚧涂以蜜、酒，放火上烘脆，合人参分别为细末，冲入清膏和匀，最后加入蜂蜜 300 克收膏即成，收储备用。每次 10～20 克，每日 2 次，开水调服。适用于小儿哮喘（肾气亏虚型）。表现为咳喘气短，形体瘦弱，腰酸膝软，遗尿苔薄，舌淡，脉虚。

成人呼吸窘迫综合征

成人呼吸窘迫综合征（ARDS）是由多种原因诱发的急性进行性缺氧性呼吸衰竭为主要特征的综合征。患者原来的心肺功能正常，但由于多种肺内外原因引起肺脏血管与组织间液体运行功能紊乱，以致肺含水量增加引起肺顺应性减低，肺泡萎陷不张，肺通气血液比例失调等病理和病理生理变化而出现严重低氧血证和极度呼吸困难等临床表现。本病病死率很高，一般都在 50％ 以上。近年来由于临床的重视，能够早期发现以及开展机械呼吸及呼气末正压治疗后，收到一定效果，病死率有所下降。经治愈后，呼吸功能多能逐渐恢复正常。

本病属于中医学"喘证"范畴。中医在其长期实践中，对本病认识较早，中医学著作里所记载的伤损、产后、温病、失血、痈疽等原因所致的喘证，有明确的诱因，原无肺部疾患，而以呼吸窘迫为突出表现，与本病的临床表现相似。对本病产生的病因病机，中医学认为以外感湿热病毒致邪热壅肺，则肺气郁闭，浊气上迫而喘，伤损、产后、瘀血内阻后，瘀血阻遏肺气，气机升降失常而喘，烧烫伤或病毒内攻致热毒壅遏肺气而作喘，水湿犯肺，肺失肃降，水湿输布无权，肺气不能肃降，上逆而喘，血虚不能载气，气散失统故亦作喘。从临床分析本病一般多表现为虚实夹杂，本虚标实。虚在于肺、肾两脏，实在于瘀血、水湿或热毒等壅滞肺气。

【膏方集成】

1. 清金膏：天冬 240 克，麦冬、贝母、杏仁（去皮）、白粉葛末各 120 克，蜂蜜 500 克。先将前 4 味药共研粗末，加清水适量，煎煮 3 次，过滤去渣取汁，合并 3 次滤液，加热（文火）浓缩至 2500 毫升，再加入葛粉末、蜂蜜搅拌均匀，共熬制成稠膏，入坛内，重汤煮一日，成膏取出，储存备用。每日不拘时，频频服之，或每次 15～30 克，每日 3 次，温开水送服。适用于成人呼吸窘迫综合征，尤适宜于能饮酒者。

2. 涌泉膏：大海龙 1 对，生附子 75 克，零陵香、穿山甲、冬虫夏草、高丽参、花椒、母丁香、锁阳各 15 克，香麻油 1000 毫升，黄丹 325 克，制阳起石末、麝香各 25 克。先将生附子切去节头，用童便、甘草水浸泡 5 日后，洗净，与大海龙、零陵香、穿山甲、锁阳一起切碎，用香麻油浸（春五、夏三、秋七、冬十日）。然后用木炭火熬至药枯去渣，将油再熬至滴水成珠时，称准质量，每500克药油加黄丹325克，用小火熬至滴水成珠，用槐枝不住地搅拌再下制阳起石末、麝香末、冬虫夏草末、高丽参末、花椒末、母丁香末搅匀，埋土内7日以去火毒，收储备用。外用，每次用膏3克，摊如钱大，贴两足心（涌泉穴），10日一换，直至治愈为度。适用于成人呼吸窘迫综合征。临床表现为下元虚损，五劳七伤，咳嗽痰喘气急，左瘫右痪，手足麻木，筋骨疼痛，腰脚软弱，男子遗精，白浊，妇女赤白带下等症。

3. 甘白喘息膏：甘遂、白芥子、细辛、白芷、姜半夏各等份。上药共为细末，用生姜汁调成糊状，做成5个药饼备用。外用，取上药饼，分别贴敷两侧心俞、肺俞、膈俞穴上，外以敷料覆盖，胶布固定，每日换药1次（贴8～12小时后取下）。适用于成人呼吸窘迫综合征。

4. 宣肺降逆膏：麻黄、紫苏子、白芥子各15克，细辛、桔梗各6克。上药共为细末，以食醋调和成稠糊状，储罐备用。外用，用时取本膏20克，分作两饼，贴敷双足底涌泉穴上，上盖敷料，胶布固定，必要时可加敷肺俞（双）、定喘（双）穴。每日换药1次。10次为1个疗程。适用于成人呼吸窘迫综合征。若与足部按摩配合使用，可缩短疗程，提高疗效。本方亦可制成膏滋内服，内外并治，效果更好。即上药加水煎煮3次，合并滤液，加热浓缩成清膏，加蜂蜜250克收膏即得。每次10～20毫升，每日3次，温开水送服。

5. 冬花膏：款冬花、前胡、川贝母、橘红、党参、远志各6克，麻黄、马兜铃各5克，杏仁、五味子各3克。上药加水煎煮3次，过滤去渣取汁，合并3次滤液，加热浓缩成清膏状，加红糖适量熬成糊状收膏，储罐备用。每次6克，每日3次，温开水冲服。适用于成人呼吸窘迫综合征。

6. 润肺百花膏：百合（蒸、焙）、款冬花各2500克。上药加水6倍量，煮沸3小时，共3次，每次取汁过滤去渣，合并滤液加热浓缩到12500毫升，加白蜜5000克，熬成浓糊状收膏，储瓶备用。每次9克，每日2～3次，开水冲服。适用于成人呼吸窘迫综合征。

7. 神效百花膏：五味子60克，百合、款冬花、牡丹皮、麦冬、前胡、桔梗、紫菀、天花粉、陈皮各120克，乌药30克，玄参、沙参、杏仁、川贝母、柿霜各60克。上药共为细末，加蜂蜜调和为膏，备用。每次9克，每日3次，开水冲服。适用于成人呼吸窘迫综合征。

8. 二母膏：麦冬、天冬、知母、川贝母（研面兑入）各120克。将前3味药加水煎煮3次，过滤去渣，合并3次滤液，加热浓缩成清膏，再加川贝母末、白蜜收膏，储罐备用。每次10克，每日2～3次，开水化服。适用于成人呼吸窘迫综合征。

9. 四子麻黄膏：麻黄10克，苍术、细辛、紫苏子、白芥子、莱菔子、葶苈子各5克，公丁香、肉桂、天南星、半夏各3克，人造麝香1克。上药共为细末，储瓶备用。外用，每取药粉适量（每次约5克），以生姜汁调和成膏状，分别贴敷于膻中、定喘（双）、肺俞（双）穴上，上盖敷料，胶布固定。每日换药1次，10日为1个疗程。适用于成人呼吸窘迫综合征。

10. 止咳平喘膏：黄芩、大黄各30克，麻黄20克，细辛6克，葶苈子24克，丹参15克。上药共为细末，储瓶备用。外用，用时每取药粉适量，用鲜生姜汁调和成膏，制成约0.5厘米×1厘米×2厘米大小，敷于大杼、定喘、肺俞（均敷双穴）、天突、膻中穴上（每次取6个或7个穴），贴8～12小时取下，每日换药1次，6次为1个疗程。适用于成人呼吸窘迫综合征，咳喘。

肺　炎

肺炎是由病原微生物（如细菌、病毒、真菌、支原体、衣原体、立克次体、寄生虫）或其他因素（如放射线、化学、免疫损伤、过敏及药物等）引起的肺实质炎症，包括终末气管、肺泡腔及肺间质等在内。病原体在人体呼吸道防御功能和免疫力低下时进入呼吸道，滋生繁殖，引起肺组织充血水肿及细胞浸润等炎性改变。临床上由于致病因素的强弱不同，体质差异，其表现轻重不一，主要有发热、胸痛、咳嗽、心悸、气促、肺浸润、炎性体征和相应 X 线表现。肺炎种类繁多，一般按病理和解剖可分为大叶性肺炎、小叶性肺炎和间质性肺炎 3 种，按病因分类则可分为细菌性肺炎、病毒性肺炎、真菌性肺炎、支原体肺炎及其他病原体所致肺炎。

根据本病的临床表现，属于中医学"风温""肺炎喘嗽""马脾风"等范畴。其发病多因感受风邪和正气不足，风邪常夹寒、夹热，郁闭肺卫，入里化热，损伤气津，致痰内生，痰阻肺闭，宣肃失职。其病位在肺，可内窜心、肝，后期常累及脾胃，主要病机为肺气郁闭，痰热壅肺。主要病理产物是痰热。在病程中，邪毒炽盛，还可波及营血，或邪毒内陷、心阳暴脱，或正虚邪恋、缠绵不愈等多种变化。

【膏方集成】

1. 蜜膏：秋梨 20 个，大枣 1000 克，鲜藕 1500 克，鲜生姜 300 克，冰糖、蜂蜜各适量。先将梨、枣、藕、姜砸烂取汁，加热熬膏。入冰糖溶化后，再加蜂蜜收膏。收储备用。口服。可每日早、晚随意服用。适用于肺炎。

2. 豆腐次水膏：滤豆腐次水（废水）。收集豆腐次水，煎熬，用武火浓缩去豆腐次水的 90%，剩 10% 用文火浓缩，边煎边用玻璃棒或竹筷搅拌，至挑起丝状流膏为度（7500 克次水浓缩为 100～150 克），装入大玻璃瓶备用。外用，用 2 厘米×2 厘米方块牛皮纸，或普通较厚纸块制成小膏药，封贴肺俞、天突、膻中、喘息等穴，用胶布固定。每日换药 1 次。每次选穴 2 对，轮流封贴或 4 穴同时封贴。小儿体质较好、年龄较大、病情较轻者单用，体质弱、年龄小、病情急者与草药或西药合用。适用于小儿肺炎，支气管炎。

3. 肺炎膏（一）：天花粉、黄柏、乳香、没药、樟脑、大黄、生天南星、白芷各等份。上药共为细末，以温食醋调成膏状，收储备用。外用，用时取本膏适量置于纱布上贴于胸部（上自胸骨上窝，下至剑突，左右以锁

骨中线为界），每 12～24 小时换药 1 次。适用于小儿支气管肺炎。

4. 肺炎膏（二）：紫苏子 30 克，雄黄 9 克，细辛、没药各 15 克。上药共为细末，用醋调和成膏状，收储备用。外用，用时取膏药贴敷于胸部听到啰音最明显的部位。要经常保持药物湿润，如干燥，用醋洒湿或取下重新用醋调湿后再敷。每剂可连敷 2～3 次。适用于痰鸣长久，迁延不愈的各种类型的肺炎。

5. 健脾泻火膏：党参、白术、茯苓、甘草、生地黄、白芍、当归、川芎、黄连、瓜蒌、半夏、沉香、朱砂、紫苏子、鱼腥草各等份。上药用麻油熬干，然后共为细末，用温水或低度白酒调成膏状，收储备用。外用，用时取本膏药适量贴敷于肚脐（脐孔）上，外以纱布盖上，胶布固定。每日换药 1 次，敷至治愈为止。适用于各型肺炎，对肺虚有痰火者尤宜。

6. 十味肺炎膏：紫苏子 30 克，生麻黄、雄黄、桃仁、金银花、连翘各 9 克，桔梗、薄荷、鱼腥草、白矾各 6 克。上药共为细末，和匀，储瓶备用。外用，用时每取本散适量，用米醋调和成稠糊状，贴敷于双足底涌泉穴，上盖敷料，胶布固定。每日换药 1 次，5～10 日为 1 个疗程。必要时可加敷胸部（啰音处）肺俞（双）穴。适用于各型肺炎。

7. 清热败毒膏：金银花、连翘、牛蒡子、蒲公英、紫花地丁、鱼腥草、板蓝根各 100 克。上药加水煎煮 2 次，滤汁去渣，合并药液，加热浓缩，加入适量炼蜜，文火收膏。每次 1 匙，每日 3 次，白开水送服。适用于各型肺炎。

8. 安咳膏：川乌、草乌、麻黄、干姜、桂枝各 200 克，白芥子 100 克。上药共为细末，和匀，储瓶备用。外用，上药用麻油煎熬，去渣，入黄丹收膏，摊成黑膏药，每张 15 克。单纯型贴敷膻中、肺俞穴（双），喘息型贴敷膻中、定喘穴。每次贴敷 2 日，持续换药，10 日为 1 个疗程。适用于慢性气管炎。

9. 莨菪消喘膏：炙白芥子、延胡索、细辛、甘遂、东莨菪碱注射液。将以上 4 味中药按 2：2：2：1 的比例，碾成碎末，混合均

匀，密封保存。每次取药粉 5 克，以东莨菪碱注射液 0.6 毫克混合成膏状，以成形略湿为宜，分成 2 等份，每份压成 2 厘米直径的药饼备用。外用，将以上药饼置于 3.5 厘米×3.5 厘米的胶布上，贴敷于穴位上，一般 2～8 小时局部有痒、烧灼痛等感觉即可取下药，个别患者如果反应轻，可适当延长贴敷时间。选肺俞、膈俞、百劳、膏肓穴及阿是穴肺部啰音显著处。每次 2 个穴，2 日 1 次，4 次为 1 个疗程。适用于小儿肺炎啰音消失迟缓。注意事项：贴敷后反应较剧，起水疱时应立即取下，以防造成皮肤损伤。治疗期间停用其他一切药物。如在贴敷穴位的局部出现红、肿、痒、痛或米粒样水疱样反应，用消毒针头刺破后涂以甲紫溶液即可。

10. 消啰膏：大黄、赤芍、川芎、葶苈子各 2 份，丁香 1 份。上药为细末备用。外用，在其他常规治疗的基础上，将上述药末适量，用开水调成膏糊状，涂于纱布上，敷于背部啰音显著处，外用胶布固定。每次 2 小时，每日 1 次，直至肺部啰音消失。贴敷时可在 2 层纱布间加用塑料薄膜以避免药物快速干燥。适用于小儿肺炎后期啰音不消。

肺脓肿

肺脓肿是由多种病原菌引起的肺部组织化脓性感染形成的脓腔。早期为化脓性炎症，继而坏死、液化，外周有肉芽组织包围形成脓肿。脓肿向支气管腔内溃破，咳出大量脓臭痰后出现脓腔及液平面。根据脓肿的病因和发病原理，可分为吸入性肺脓肿、血源性肺脓肿、继发性肺脓肿和阿米巴肺脓肿 4 型。病理变化为早期细支气管阻塞，肺组织发炎，小血管栓塞，肺组织化脓性坏死，终致形成脓肿。临床特征是高热、咳嗽和咳大量脓臭痰，部分患者有胸痛发作。多发生于壮年，男多于女，自抗生素广泛应用以来，发病率有明显降低。

本病中医学称为"肺痈"，是肺叶生疮形成脓肿的一种病证，属内痈之一。临床以发热、咳嗽、胸痛、咳吐大量腥臭痰，甚至咳吐脓血为特征。主要由于各种原因致邪热郁肺，内蕴不解，蒸液成痰，邪壅肺络，气血凝滞，而致痰热与瘀血互结，血败肉腐而化脓，肺络损伤，肺痈溃破外泄，故成痈化脓。根据临床症状和病程发展，可分为初期、成痈期、溃疡期、恢复期 4 个阶段。病位在肺，病理性质主要为邪盛的实热证候。

【膏方集成】

1. 云母膏：云母、焰硝、甘草各 128 克，槐枝、桑白皮、柳枝、侧柏叶、橘皮各 64 克，花椒、白芷、没药、赤芍、肉桂、当归、黄芪、血竭、菖蒲、白及、川芎、白薇、木香、防风、厚朴、桔梗、柴胡、党参、苍术、黄芩、龙胆、合欢皮、乳香、茯苓各 15 克。以上 32 味药用麻油熬，黄丹收，加香麻油 32 克拌匀即成。收储备用。外用，外贴肺俞、膏肓、厥阴俞、中府穴。适用于肺痈（肺脓肿）。

2. 清肺热膏药：①生石膏、冬瓜子、蒲公英、白茅根各 30 克，知母、黄芩、栀子、四季青、野菊花各 12 克，地骨皮、瓜蒌皮、桑白皮、鱼腥草、野荞麦根、芦根、牛蒡子、金银花、连翘各 15 克，前胡、浙贝母、筋骨草、生甘草各 10 克。②桑叶 58 克，白菊花（连根）、槐枝、柳枝、桑枝各 48 克，枇杷叶 34 克，竹叶 24 克，侧柏叶、橘叶各 12 克，凤仙（全株）、莱菔子各 6 克。将以上 2 组药物浸泡于 750 克芝麻油内，冬十、秋七、春五、夏三日，置锅内慢火熬至药枯去滓，熬药油成，下黄丹收存，再入生石膏 24 克，青黛、海浮石、蛤粉、硼砂、白矾、轻粉各 6 克，后入牛胶（酒蒸化）24 克，拌匀制成膏，分摊于红布上，折叠备用。外用，将膏药加温变软，揭开贴于中府、肺俞、孔最穴处。适用于肺痈初期，临床表现发热，咳嗽喘促气急，痰黄稠黏，口渴，舌干红苔黄燥，脉数滑。孕妇禁贴。

3. 苇根汤膏药：①苇茎 120～240 克，薏苡仁 48～60 克，冬瓜子 50 克，桃仁 18 克。②生姜、葱白、竹叶、侧柏叶、橘叶各 6 克，桑叶、菊花、槐枝、柳枝、桑枝各 24 克，枇杷叶 12 克，凤仙草、百合、莱菔子各 9 克，花椒、乌梅各 1.5 克。将以上 2 组药物浸泡于 570 克芝麻油内，冬十、秋七、春五、夏

中医膏方全书（珍藏本）

三日，置锅内慢火熬至药枯去渣，熬药油成，下黄丹收存，再入生石膏12克，青黛、海浮石、蛤粉、硼砂、白矾、轻粉各3克，后入牛胶（酒蒸化）12克，拌匀制成膏，分摊于红布上折叠备用。外用，将膏药加温变软，揭开待稍温，贴于肺俞、丰隆穴处。适用于肺痈成痈期，临床表现壮热不退，咳嗽气急，咳吐黄稠脓痰，气味腥臭，胸胁疼痛，转侧不利，烦躁不安，口燥咽干，舌燥红，苔黄腻，脉象滑数或洪数。也可用于支气管扩张合并感染、慢性支气管炎、肺结核吐脓性痰或血性痰而气味臭秽者。孕妇禁贴。

4. 肺痈膏：金银花120克，玄参、麦冬、瓜蒌子、桔梗各15克，百部10克，贝母、天花粉、当归各9克，蒲公英50克，苍术、生甘草各15克，皂角刺5克。将上药研为细末，加鲜马齿苋汁调拌成糊状，收储备用。外用，均匀敷于胸部、肺俞和阿是穴（压痛点）上，外以纱布盖上，每日换药1次。适用于肺痈脓成未成者均可用之。

5. 理肺膏：诃子（去壳）、百药煎、五味子（微炒）、条参（去芦）、款冬花蕊、杏仁、知母、贝母、甜葶苈子、紫菀、百合、甘草节各15克。上药共为细末，用白茅根洗净称1500克，研取自然汁，入瓷石器中熬成膏，更添入好蜜60克，再熬匀，收储备用。每次10～15克，每日1～2次，温开水送服。适用于肺痈正作，咳唾不利，胸膈迫塞。

肺纤维化

肺纤维化又称肺纤维化病、弥漫性肺间质纤维化，包括间质性肺炎、特发性肺纤维化、结节病、肺尘埃沉着病（尘肺）、过敏性肺炎等。是由于各种原因引起的肺泡壁炎症，有淋巴细胞或巨噬细胞浸润，间质中有蛋白性渗出物，最后发展为肺间质纤维化。本病估计有130多种，为我国常见的多发病。发病年龄多见青中年，以40～70岁发病率最高。男性多于女性，四季均可发病。但发病前1～2年多有严重呼吸系感染病史。病程个体差异大，平均存活期4～6年，常呈慢性经过或多年缓解。临床以咳嗽、咳痰、咯血及

进行性呼吸困难为主要特征，晚期可发生肺源性心脏病及右心衰征象。

根据临床表现，本病属于中医学"肺痿""咳嗽""喘证""哮证""虚劳"等范畴。中医学认为本病由先天不足，禀赋薄弱，正气虚衰，又复感外邪，肺中津液受损，肺叶萎弱，咳嗽日久，久病伤及脾肾。本病的病机主要是气虚、阴虚、痰热瘀阻3个方面。以肺气虚损为病理基础，乃本虚标实之证，本虚不仅在肺，尚与脾、肾有关，标实则多以痰、瘀为主。中医学对本病的治疗积累了较多经验，有利于使本病症状减轻、延长寿命。

【膏方集成】

1. 补肺膏：鳖甲1个，党参、玄参、黄芪、紫菀、麦冬、天冬、熟地黄、生地黄、地骨皮、山药、贝母、知母、百合各60克，柏子仁、黄柏、白芍、橘红、牡丹皮、桔梗、赤伏苓、杏仁、香附、当归、五味子、秦艽、天花粉、炒黄芩、黑栀子、枸杞子各30克，炒柴胡、郁金、白术、川芎、炒蒲黄、炙桑枝、黄连、半夏、胆南星、甘草各15克，紫苏子9克，薄荷6克，牡蛎4克，乌梅7个。用麻油4670克，先将鳖甲炸枯去渣，再入上药炸枯，滤去渣，熬油至滴水成珠，兑入黄丹搅匀，离火，再入牛胶（酒蒸化）、白及各60克拌匀，收膏备用。外用，将膏药化开，贴双肺俞穴上。适用于肺痈、肺痿及阴虚火旺证。戒烟，避免过食黏腻肥甘之品，以免生湿助痰。

2. 滋阴壮水膏：生龟甲500克，玄参120克，生地黄、天冬各90克，丹参、熟地黄、山茱萸、黄柏、知母、麦冬、当归、白芍、牡丹皮、地骨皮各60克，党参、白术、黄芪、川芎、柴胡、连翘、桑白皮、杜仲、熟牛膝、薄荷、郁金、羌活、防风、香附、蒲黄、秦艽、枳壳、杏仁、贝母、青皮、橘皮、半夏、胆南星、荆芥、桔梗、天花粉、炒远志、女贞子、柏子仁、熟酸枣仁、紫菀、菟丝饼、钗石斛、山药、续断、巴戟天、黑栀子、茜草、红花、川黄连、黄芩、泽泻、车前子、木通、甘遂、大戟、炒五味子、五倍子、金樱子、炒延胡索、炒五灵脂、生甘草、木鳖子、蓖麻子、炮穿山甲、羚羊角、

犀角、生龙胆、生牡蛎、吴茱萸各30克，滑石120克。辅药：生姜、炒干姜各30克，葱白、韭白、蒜头各60克，槐枝、柳枝、桑枝、枸杞根、冬青枝各240克，凤仙草、墨旱莲、益母草各1株，冬霜叶、白菊花、侧柏叶各120克，石菖蒲、小茴香、花椒各30克，发团60克。用麻油1500克将生龟甲浸后熬枯去渣备用。用麻油12000克将上药浸后熬枯去渣，合龟甲油并熬，油成后下丹频搅，再入炒铅粉500克，生石膏120克，青黛、轻粉各30克，磁石（醋煅）60克，官桂、砂仁、木香各30克，朱砂15克，牛胶（酒蒸化）120克搅匀收膏。外用，将膏药化开，贴于胸背、神阙、丹田处。适用于午后发热、咳嗽痰血，或郁热衄血、吐血、涎唾带血，心烦口干，惊悸喘息，眼花耳鸣，两颧发赤，喉舌生疮，盗汗梦遗，腰脊痛，腿足痿软，妇女骨蒸潮热、经水不调，少腹热痛。孕妇禁贴。

3. 补阴膏：沙参、天冬、麦冬、枸杞子、玉竹各30克，石斛、女贞子、桑寄生、楮实子、鳖甲、百合、墨旱莲、西洋参各24克。龟甲、薏仁、鸡子黄各20克。辅药：羊乳根20克，葱白、薤白、韭白、苍耳草、凤仙草、干艾、发团、侧柏叶各6克，苦丁茶20克，乌梅、石菖蒲、大枣各3克，桃枝4克。用麻油1570克，将上药浸泡，上锅熬枯，捞去渣，熬油至滴水成珠，下丹频搅，再下炒铅粉30克，密陀僧、松香、赤石脂、木香、砂仁、官桂、丁香、檀香、雄黄、白矾、轻粉、降香、没药各3克，龟甲胶、鹿角胶（酒蒸化）各6克，搅匀，摊于红布上备用。外用，将膏药化开，贴于肾俞、肺俞、中府、太溪穴上。适用于阴虚证（包括肾阴虚、肺阴虚、胃阴虚、肝阴虚），临床表现为潮热、盗汗、遗精，干咳，咯血，虚热，烦渴，舌绛，苔刺少津，口干，不饥，胃中嘈杂，干呕，两眼干涩，视力减退，头眩眼花等。孕妇禁贴。

4. 补气膏：人参、白术、大枣各12克，党参、紫河车、金雀根、黄精、明党参各15克，太子参、黄芪各20克，山药、陈仓米各30克，甘草、王浆、白扁豆、饴糖、手掌参

各10克。辅药：生姜、葱白、石菖蒲各6克，狼把草、金雀花各15克，发团9克，桃枝24克。用麻油1070克将上药浸泡，上锅熬枯，熬油至滴水成珠，下丹频搅，再入炒铅粉30克，密陀僧、松香各12克，赤石脂、木香、砂仁、官桂、丁香、檀香、雄黄、白矾、轻粉、降香、制乳香、没药各3克，龟甲胶（酒蒸化）、鹿角胶（酒蒸化）各6克，搅匀收膏。外用，将膏药化开，贴于气海、关元、足三里、膻中、肺俞穴上。适用于气虚证（脾肺气虚），症见倦怠乏力，食欲不振，脘腹虚胀，大便溏泻，甚或浮肿、脱肛、动则气喘、自汗等。孕妇禁贴。

5. 参芪白术膏：党参、黄芪各300克，白术、杏仁、焦山楂、茯苓各150克，陈皮、半夏各100克，炙甘草50克。如是形寒怕冷，肢冷便溏者加桂枝、干姜各100克；如是纳食不香者加鸡内金、炒麦芽各150克。上药加水煎煮3次，滤汁去渣，合并滤液，加热浓缩成清膏，再加蜂蜜300克，收膏即成，储瓶备用。每次15～30克，每日2次，温开水调服。适用于哮喘（缓解期、脾气亏虚型），表现为平素痰多，倦怠乏力，食少便溏，每因饮食失当而诱发。

胸腔积液

胸腔积液是由胸膜原发或其他疾病继发而引起的胸膜腔液体潴留，主要原因是炎症所导致的渗出液和非炎症病因所产生的漏出液两大类。化脓性感染造成的胸腔积液称为脓胸。较多血液进入胸膜腔称为血胸。胸导管或其他淋巴管破裂，使乳糜液漏入胸膜腔者，称为乳糜胸。引起胸腔积液的原因很多，国内资料统计以结核分枝杆菌感染最为多见，结核分枝杆菌可从原发的肺门淋巴结病灶通过淋巴管到达胸膜，也可以胸膜下结核病灶蔓延至胸膜引起结核性胸膜炎。近年来恶性积液也逐渐增多，占25％以上。本病多发于壮年，男多于女。

本病属于中医学"饮证（悬饮）"范畴，是临床上的常见病，其发病因素为内、外二因。外因为寒邪袭肺，饮邪流胁，悬结不散，

中
医
膏
方
全
书
（
珍
藏
本
）

寒湿浸渍，由表及里，困遏脾胃运化功能，水湿聚而成饮。内因为饮食不节。暴饮暴食，饥饱不均，恣食生冷，伤及脾胃，或素体素虚，食少饮多，水停不消，阻滞阳气，中州失运，湿聚成饮，或阳气虚弱、劳倦、纵欲太过，久病体虚，伤及脾肾之阳，水液失于输化，停而为饮。这些因素往往相互影响，致使脾、肺、肾功能失调，三焦不利，气管闭塞，津液停聚胸胁化为悬饮。悬饮的病理性质总属阳虚阴盛。本病初期急发者多责之于肺、三焦，而病久必邪恋正损，虚及脾肾，故常见饮邪郁化为痰热，阻塞气机变化，形成虚实夹杂之证。

【膏方集成】

1. 泻肺逐饮膏：葶苈子、桑白皮、白芥子、猪牙皂、丹参、桃仁、瓜蒌皮、香附、延胡索各 50 克，生甘草 10 克。上药共为细末，以蜂蜜、食醋各半调和成稠膏状，收储备用。外用，用时取此药膏适量，平摊于纱布上（约 0.5 厘米厚）贴敷于前胸和两胁部，上盖敷料，外用胶布固定。每日换药 1 次，10 日为 1 个疗程。适用于胸腔积液。

2. 黑膏药：水蓬花（或子）、大黄、当归、三棱、莪术、穿山甲、秦艽、芫花、京大戟、芦荟、肉桂、血竭各 10 克。用麻油熬，黄丹收膏。大张重 20 克，小张重 10 克。外用，贴肚腹（温热软化后用）。适用于胸膜积水，胀满疼痛，积聚痞块，四肢浮肿，小便不利等症。孕妇忌贴。

3. 消炎膏：肉桂、公丁香、生天南星、樟脑、山柰各 60 克，猪牙皂 30 克，白芥子 15 克。上药共为细末，用医用凡士林配成 30%药膏，平摊于敷料上备用。外用，贴敷于胸膜炎部位，胶布固定。隔日换药 1 次，至胸腔积液完全吸收为止。适用于胸腔积液。

4. 贴胸消水膏：甘遂 6 份，细辛 4 份，葶苈子、川芎各 3 份，乳香 2 份，水蛭 1 份。上药共为细末分装备用。外用，用时将上述药末用凉开水调成膏糊状，涂于纱布成 8 厘米×10 厘米和 3 厘米×3 厘米大小，敷于胸腔积液相对应的背部皮肤和肺俞穴。每次敷贴 6 小时后取下。若敷贴部位出现皮肤过敏可提前取下。适用于结核性渗出性胸膜炎。

5. 痰饮膏：干姜、花椒、细辛、桂枝、川乌、附子各 12 克，肉桂 4 克，铅丹适量。按常规方法配制成膏。外用，从初伏开始，选双侧肺俞、膻中穴，局部清洁，取膏药 3 克，摊在小块辅料上，贴敷所选穴位上，胶布固定，48 小时后去掉，间歇 4 小时重复贴敷，直至末伏结束。适用于胸腔积液。

肺　癌

肺癌是原发性支气管肺癌的简称，是最常见的肺部原发性恶性肿瘤之一，起源于支气管黏膜，临床上简称肺癌。近年来，肺癌的发病率和病死率在世界各国都急剧上升。在我国的北京、上海等地，肺癌的发病率和病死率分别为各种癌肿的首位或第 2 位。肺癌的临床症状表现取决于其发生部位、发展阶段和并发症。早期多无明显的症状和体征，仅 X 线检查时发现，多数患者以反复或持续咳嗽（干咳或呛咳）咳吐白色泡沫状黏液或痰涎，经常规抗感染治疗无效，再以 X 线或 CT 检查而发现。有部分患者也可以出现胸闷、胸痛或咯血、呼吸急促等症状。至晚期，患者可出现低热、咳嗽不已、形体消瘦等，或因肿瘤压迫、转移而引起其他并发症。

本病属于中医学"肺积""咳嗽""咯血"等范畴。中医学原无肺癌这一病名，现亦称为肺癌。其发病原因主要由于体内脏腑功能失调、正气内虚、外界毒邪乘虚而入，导致气血津液代谢失常，气滞、血瘀、痰湿停聚，邪毒内结于肺所致。发病可累及五脏六腑，病性多属正虚邪实，以正虚为发病基础。中医药治疗和中西医结合治疗肺癌有一定优势，可以显著提高疗效，并在提高患者生存质量，以及防治化疗的毒副反应方面取得了不少成绩，这些在动物实验研究中都已得到验证。

【膏方集成】

1. 抗癌膏：①常春花、喜树、黄药子、白英、龙葵、天葵子、蜂房、葵树子、蟑螂、猕猴根、菝葜各 20 克，半枝莲 40 克，藤藜根、灵芝各 60 克，鹿衔草、骨碎补各 24 克，黄芪、白花蛇舌草、败酱草、猪苓、瞿麦、莪术各 30 克，半边莲 50 克，全蝎 10 克。

②生姜、葱白、薤白、韭白、蒜头、艾叶、侧柏叶、苍耳草、凤仙草各6克，槐实、柳枝、桑枝、冬青枝、菊花、桃枝各24克，石菖蒲、白芥子、莱菔子、花椒各3克，发团9克。将以上2组药物浸泡于2490克芝麻油内，冬十、秋七、春五、夏三日，置锅内慢火熬至药枯去滓，熬药油成，下黄丹收存，再入炒铅粉30克，密陀僧、松香各12克，赤石脂、木香、砂仁、官桂、丁香、檀香、雄黄、白矾、轻粉、降香、制乳香、没药各3克，后入龟甲胶、鹿角胶（酒蒸化）各12克，拌匀制成膏，去火毒，分摊于红布上，折叠备用。外用，将膏药加温变软，揭开贴于璇玑穴（食管癌）、中脘穴（食管癌）、膈俞穴（白血病）、心俞穴、膏肓穴（肺癌）、膺窗穴（肺癌）、太乙穴（肠癌）、乳根穴（乳腺癌）、府舍穴、期门穴处。适用于肺癌、鼻咽癌、食管癌、胃癌、肠癌、肝癌、乳腺癌、膀胱癌、白血病。孕妇禁贴。

2. 镇痛消肿膏：蟾酥、马钱子、生川乌、生天南星、生白芷、姜黄、冰片各等份。制成硬膏。外敷。适用于晚期癌肿疼痛。

3. 安庆膏：麻黄6200克，铅粉2500克。将麻黄、铅粉制成膏，摊成膏药备用。外用，用时将安庆消瘤散薄掺于药膏上，外贴局部。适用于脑肿瘤、肝癌、骨肿瘤、胰腺癌、肺癌等。敷贴位置根据病变、痛点、近端有关穴位三结合的原则选定，药粉范围应略大于病变及痛点范围。隔日换1次。13个月为1个疗程。

4. 消坚止痛膏：延胡索、当归、乌药、生川乌、丹参、鼠妇虫、土鳖虫、重楼、山乌龟、血竭、芙蓉叶、冰片各等份。上药共为细末，储瓶备用。外用，取上述药末适量，用陈醋调为膏糊状，均匀摊于棉垫上，其面积大小较疼痛范围稍大，敷贴于痛处，纱布覆盖，胶布固定。每24小时更换1次。7日为1个疗程。适用于癌症晚期疼痛。皮肤有皮疹、溃疡及感染者禁用。

5. 明黄止痛膏：白矾、雄黄、青黛、乳香、没药、皮硝各60克，血竭30克，冰片、蒜汁、米醋、猪胆汁各100克，氮酮10克，乳膏基质1000克。将前8味共为细末，过7号筛，筛细粉加入蒜汁、氮酮、米醋、猪胆汁拌匀，然后用乳膏基质研磨均匀，在9厘米×9厘米的麝香镇痛膏上摊涂2.5克药膏，摊涂面积为4厘米×4厘米，上覆一层纱布即成。外用，贴敷部位：病灶疼痛处腹、背前后对贴及神阙、肾俞等穴位，先清洁消毒所选部位，然后贴敷上膏，胶布固定，每贴连续贴10～16小时。适用于晚期癌痛。

6. 神龙化瘤克癌膏：白芷、白芥子、川芎各8克，川楝子、乳香、延胡索、莪术、姜黄各10克，天南星、没药、预知子、三棱、夏枯草各12克，丹参15克。取上药研成细粉，调匀，装瓶备用。外用，取药粉15～20克，置于容器中，兑入适量凡士林调匀，然后均匀涂于药用纱布上，先将患者肿瘤疼痛部位用温水洗净或用75％乙醇擦拭干净，然后将药膏敷贴于疼痛部位，外用胶布固定。每次外敷8～10小时，每日1次，20次为1个疗程。适用于癌症疼痛。

第二章 心血管疾病

《中医膏方全书（珍藏本）》

急性心力衰竭

急性心力衰竭多由各种心脏病变在不同诱因影响下发生急性心功能不全，导致心排血量减低、组织器官灌注不足和（或）急性淤血综合征。可分为左心衰、右心衰和全心衰，也可分为收缩功能衰竭和舒张功能衰竭。据我国50家医院住院病例调查，心力衰竭住院率占同期心血管病的20%。急性心力衰竭临床以急性左心衰较常见，主要表现为急性肺水肿，重者伴心源性休克。急性右心衰较少见，临床可发生急性右室心肌梗死和大块肺栓塞等。急性肺水肿的症状包括突发严重呼吸困难，呼吸频率30～40次/分钟，强迫端坐位、面色灰白、发绀、大汗、烦躁、频繁咳嗽、咳粉红色泡沫样痰等，极重者可因脑缺氧而神志模糊。急性心力衰竭是临床常见急症之一。

中医学虽无急性心力衰竭病名，根据心悸、咳喘、咯血、发绀等表现，相当于中医学"惊悸""怔忡""痰饮""血证"等范畴。

【膏方集成】

1. 熊氏补心膏：生黄芪、葶苈子、益母草各15克，熟附片9克，党参、麦冬、芦荟、丹参各12克，炙甘草4.5克，五味子3克。上方配5～10剂，将药合在一起，加水煎熬3次，滤汁去渣，合并药汁，加热浓缩，加适量炼蜜，文火收膏。每次1匙，每日3次，白开水送服。适用于急性心力衰竭症状缓解后气喘，呼吸困难者。

2. 补天运气膏：人参须30克，北沙参、制何首乌、当归身、大麦冬、大白芍、甘枸杞、豆衣、池菊炭、江枳壳、川贝母、浙贝

母、陈皮、仙鹤草各45克，炒冬术、炒玉竹、冬青子、茯神各60克，青龙齿、炒酸枣仁、沙苑子、炒杜仲、桑寄生、绵芪皮、甜杏仁、薏苡仁、香谷芽各90克，熟地黄、大枣各120克。上味浓煎2次，滤汁去渣，加驴皮胶180克，陈酒烊化，煎熬，再入枇杷叶膏、白纹冰糖各180克，文火收膏，以滴水成珠为度。每次1匙，每日3次，白开水送服。适用于急性心力衰竭症状缓解后夜不能寐，口干舌燥，两颧潮红阴虚者。

3. 九转还魂膏：桂枝9克，麦冬、白术、制何首乌、山茱萸、黄金玉、橘白络、款冬花、川百合、合欢花各45克，党参、西绵芪、大白芍、云茯神、川石斛、甜杏仁、黑芝麻、熟地黄、女贞子、蒺藜、火麻仁各90克，核桃仁、青龙齿各120克。上药浓煎2次，滤汁去渣，加驴皮胶、龟鹿二仙胶各120克，煎熬，再入白纹冰糖500克，文火收膏，以滴水成珠为度。每次1匙，每日3次，白开水送服。适用于急性心力衰竭症状缓解后心悸不已，夜眠不舒，口舌咽燥，脉细数者。

4. 王氏调荣膏：细辛、桂枝、莪术、赤茯苓、延胡索、当归、川芎、白芷、槟榔、大腹皮、炒桑白皮、瞿麦穗、赤芍、陈皮、炒葶苈子、制大黄各9克，炙甘草15克。上方配5～10剂，将药合在一起，加水煎熬3次，滤汁去渣，合并药汁，加热浓缩，加适量炼蜜，文火收膏。每次1匙，每日3次，白开水送服。适用于急性心力衰竭，尤其是急性右心衰症状缓解后水肿不退者。

5. 拯阳膏：黄芪、熟地黄各30克，白术、附子各9克，干姜（炒黄）5克，炙甘草3克。将药合在一起，加水煎熬3次，滤汁去

渣，合并药汁，加热浓缩，加适量炼蜜，文火收膏。每次 1 匙，每日 3 次，白开水送服。适用于急性心力衰竭突然昏迷，不省人事，四肢厥冷，大汗淋漓，阳气欲脱者。

慢性心力衰竭

慢性心力衰竭又称慢性心功能不全，是临床极为常见的危重症，常是所有不同病因器质性心脏病的主要并发症，因心脏受累、功能出现障碍的一种以心排血量减少、组织器官灌注不足、静脉系统淤血为临床特征的综合征，多为慢性过程。基本的临床表现是体循环、肺循环淤血和心排血量减少及由此引起的交感神经兴奋现象。根据心力衰竭的部位可分为左心衰、右心衰和全心衰，根据心脏功能受损的病理生理基础，又分为收缩性和舒张性心功能不全。中国心力衰竭诊断和治疗指南（2014）提倡临床上将心力衰竭分为 A、B、C、D 4 期。A 期：将来发生心力衰竭的高危人群，但没有器质性心脏病或心力衰竭症状；B 期：心脏有结构性异常或重构，无心力衰竭症状；C 期：器质性心脏病既往或目前有心力衰竭症状；D 期：需要特殊干预治疗的难治性心力衰竭。临床上以左心衰比较常见，多见于高血压心脏病、冠心病、病毒性心肌炎、原发性扩张型心肌病和二尖瓣及主动脉瓣关闭不全等，单纯右心衰较少见，可见于肺源性心脏病、肺动脉瓣狭窄、房间隔缺损等。右心衰常继发于左心衰后的肺动脉高压，最后导致全心衰。随着人群年龄结构的老化，心力衰竭的发病率逐年增加。

本病属于中医学"心悸""喘证""痰饮""水肿""胸痹"等范畴，系大多数心血管病的最终并发症。慢性心力衰竭患者的病程长、病因病机复杂，与心脏受损，肾阳虚衰，元气不足，心血瘀阻，水饮内停有关，为虚实夹杂之证。心力衰竭的主要临床征象是心悸、喘促不得卧、尿少水肿、肝积及唇甲青紫等。

【膏方集成】

1. 养心膏：西洋参 30 克，冬虫夏草、金沸草、山茱萸、陈皮、竹茹各 45 克，天冬、麦冬各 60 克，北沙参、甜杏仁、川贝母、绵芪皮、冬青子、炒酸枣仁、生薏苡仁各 90 克，海蛤壳、茯神、大枣、糯稻根须各 120 克。上药浓煎 2 次，滤汁去渣，加驴皮胶、鳖甲胶各 120 克，煎熬，再入白纹冰糖 300 克，文火收膏以滴水成珠为度。如遇外感伤风，内伤食滞时停服，病愈后继续服用。服膏期间，忌食一切辛辣及生冷食品。适用于慢性心力衰竭之心悸气短，疲乏，盗汗口干，舌红苔少的气阴两虚患者。

2. 温阳升率膏：麻黄 5 克，细辛 3 克，熟附子（先煎 40 分钟）、桂枝、黄芪、太子参各 20 克，淫羊藿 10 克，丹参 15 克，远志、柏子仁、麦冬、玄参、生地黄各 30 克。上药浓煎 2 次，滤汁去渣，加驴皮胶、鳖甲胶各 120 克，煎熬，再入白纹冰糖 300 克，文火收膏以滴水成珠为度。适用于慢性心力衰竭之心悸气短，动则尤甚，面色㿠白，形寒肢冷，舌淡苔白心阳虚患者。

3. 熊氏补心膏：五味子 3 克，炙甘草 4.5 克，熟附子 9 克，党参、丹参、麦冬、茯苓各 12 克，生黄芪、葶苈子、益母草各 15 克。上方配 5～10 剂，将药物合在一起，加水煎熬 3 次，滤汁去渣，合并药汁，加热浓缩，加炼蜜 500 克，文火收膏。每次 1 匙，每日 3 次，白开水送服。如遇外感伤风，内伤食滞时停服，病愈后继续服用。服膏期间忌食一切辛辣及生冷食品。适用于慢性心力衰竭之心悸气短，面目、四肢轻度浮肿，大便溏薄者。

4. 慢性心衰二号膏：黄连、炙甘草各 60 克，木香 90 克，肉桂、五加皮各 120 克，丹参、蜂蜜、黄酒各 200 克，茯苓、泽泻、车前子、葶苈子、大腹皮、白鲜皮、蛇床子、苦参、甘松、海螵蛸、生龙骨、生牡蛎各 300 克，黄芪 450 克。上药浓煎 2 次，滤汁去渣，加阿胶 500 克，煎熬，再入白纹冰糖 300 克，文火收膏以滴水成珠为度。早、晚空腹各 1 匙，开水冲服或含化。如遇外感伤风，内伤食滞时停服，病愈后继续服用。服膏期间忌食一切辛辣及生冷食品。适用于慢性心力衰竭之呼吸困难，胸闷憋气，头晕无力，口唇发绀，腰背部、中下腹及双下肢皮肤散在红

中医膏方全书（珍藏本）

色丘疹，双下肢轻度水肿，舌质暗红者。

5. 益心膏：炙甘草40克，附子、三七、五味子、桂枝各100克，防己120克，桃仁、陈皮、半夏、白术、麦冬、人参、丹参、红花、赤芍、川芎、郁金、泽泻、大枣各200克。上药浓煎2次，滤汁去渣，加阿胶、木糖醇各200克，文火收膏以滴水成珠为度。每次9克，早、晚各1次，口服。连续使用2个月为1个疗程。如遇外感伤风，内伤食滞时停服，病愈后继续服用。服膏期间忌食一切辛辣及生冷食品。适用于慢性心力衰竭之心悸气短，胸胁作痛，颈部青筋暴露，胁下痞块，下肢浮肿，面色晦暗，唇甲青紫者。

6. 温阳通脉膏：西红花5克，龙眼肉100克，柴胡、炒白芍、生甘草、生晒参各140克，香附、当归、川芎、党参、枳实、葶苈子、茯苓、仙茅、淫羊藿各210克，核桃仁250克。上药浓煎2次，滤汁去渣，加饴糖200克，冰糖300克，阿胶500克，煎熬，文火收膏以滴水成珠为度。每次1匙，每日3次，白开水送服。如遇外感伤风，内伤食滞时停服，病愈后继续服用。服膏期间忌食一切辛辣及生冷食品。适用于慢性心力衰竭之心悸短气，乏力，动则气喘，身寒肢冷，尿少浮肿，腹胀便溏，面色灰青，胸胁作痛，颈部青筋暴露，胁下痞块者。

7. 鹿茸养元膏：天冬、紫梢花、甘草、续断、熟地黄、牛膝、菟丝子、远志、虎骨、淡苁蓉、杏仁、马钱子、谷精草、麦冬、蛇床子、大附子、生地黄、官桂各9克。上药用花生油1120克置锅内慢火熬至药枯去渣，下黄丹240克，入以下药末：人参、鹿茸、母丁香、雄黄、雌黄、阳起石、乳香、没药、鸦片灰、木香、蟾蜍、沉香、龙骨、赤石脂各9克，蛤蚧1对，制松香120克，后入麝香9克，拌匀制成膏，去火毒，每取9克摊红布上，折叠备用。外用，用时将膏药加温化软，揭开待稍温，贴于神阙穴上，或贴于腰眼上，1个月换1次。适用于阳虚，色欲劳倦。

8. 无价宝膏：甘草100克，远志、牛膝、肉苁蓉、虎骨、续断、蛇床子、鹿茸、天冬（去心）、生地黄、熟地黄、肉豆蔻、川楝子、麦冬、紫梢花、木鳖子、杏仁、官桂

（去皮）、大附子（去皮）、谷精草、菟丝子、金墨鹩鸽油各50克。上药用香油700克煎至黑色，去滓再煎至滴水成珠为度；下飞过黄丹80克，用柳条不住手频搅，不散为度；再下雄黄、龙骨、硫黄、赤石脂，再熬1次；又下乳香、没药、麝香、木香、阿芙蓉各50克，海马、石燕子各2对，沉香30克，阳起石、蟾酥、丁香各20克。上药为细末，放入膏内，搅匀出火，入瓷器盛之，备用。用时将缎或皮摊涂膏药贴小腹上，连贴3贴，5日1换。9日内常饮酒，引谷道肾经气通，再用1贴贴脐上。适用于阳虚，心悸、胸痛，伴腰部冷痛者。

9. 补气膏：山药、陈仓米各30克，桃枝24克，黄芪、太子参各20克，党参、明党参、黄精、紫河车、金雀根、狼把草、金雀花各15克，人参、白术、大枣各12克，白扁豆、饴糖、手掌参各10克，发团9克，生姜、葱白、石菖蒲各6克。上药浸泡，用麻油1070克浓煎，上锅熬枯，熬油至滴水成珠，下丹频搅，再入炒铅粉30克，密陀僧、松香各12克，赤石脂、木香、砂仁、官桂、丁香、檀香、雄黄、白矾、轻粉、降香、制乳香、没药各3克，龟甲胶（酒蒸化）、鹿角胶（酒蒸化）各6克。搅匀收膏。外用，用时将膏药化开，贴于气海、关元、足三里、膻中、肺俞穴上。适用于气虚证（脾、肺气虚），倦怠乏力，食欲不振，脘腹虚胀，大便溏泄，甚或浮肿，脱肛，动则喘气，自汗等。

10. 参归膏：党参、当归、续断、延胡索、木瓜、甘草各60克，炙全蝎50克，炙蜈蚣20条，炙蜂房2只，积雪草、甘松各30克。上药共为极细末，储瓶或水泛为丸如梧桐子大，备用。每次6克，每日3次，水酒各半加热送服。适用于腰背臀及下肢酸痛隐隐，按揉则舒，喜温恶寒，头晕如飘，目视昏花，动则加重，一侧或两侧下肢软弱无力，甚者痿废不用，面色苍白，唇口麻木色白，舌淡，脉细弱无力。

快速性心律失常

快速性心律失常是常见的心内科疾病，

它包括各种原因的过早搏动、心动过速、扑动、颤动、预激综合征，发作特点：①多为突然发作，突然终止，多在情绪激动及疲劳状态下发作。②患者感到突然出现心慌、胸闷、气短、乏力，部分患者会出现大汗淋漓，低血压，故会引起头晕甚至晕倒。③反复频繁的发作且病史较长者常易出现心脏扩大，称为心律失常性心肌病，但这种心肌病变是可逆的，即心动过速治愈后心脏的大小能恢复正常。快速性心律失常可见于无器质性心脏病者，但心脏病患者发生率更大。

本病属于中医学"心悸""怔忡"等范畴。快速性心律失常临床常见症状有心慌不安、心跳剧烈、伴有气短乏力、胸闷胸痛、汗出烦躁、头晕目眩、夜寐不安、舌质淡或暗红、有瘀点、瘀斑、苔薄白或少苔、黄腻、脉象多见促、结、代、数、疾、涩等。其病因有外邪入侵，情志失调，饮食不节损伤脾胃，劳倦内伤，先天禀赋不足、大病久病失养等。其病理特点离不开"虚""瘀""痰""热"。

【膏方集成】

1. 养心安神膏：川雅连 15 克，黛灯心 20 克，太子参、北沙参、细生地黄、淡竹叶、竹茹、江枳壳、大麦冬、半夏、紫丹参、合欢花、首乌藤各 45 克，炒川贝母 60 克，北秫米、冬青子、牛膝、连翘（带心）、玄参、蒺藜、生酸枣仁、黑芝麻各 90 克，辰茯神 120 克，青龙齿、珍珠母各 150 克。上药浓煎 2 次，滤汁去渣，加驴皮胶 180 克，鳖甲胶 120 克（上胶陈酒烊化），煎熬，再入白纹冰糖 500 克，文火收膏，以滴水成珠为度。每日早、晚开水冲服 1 大匙。如遇外感伤风，内伤食滞时停服，病愈后继续服用。服膏期间忌食一切辛辣及生冷食品。适用于快速心律失常，症见心慌不安，心跳加快，夜寐不安，醒后心烦不能安卧者。

2. 育阴清热膏：香附 30 克，甘草、池菊花、黑豆衣、当归炭、牡丹皮各 45 克，厚杜仲、墨旱莲、地骨皮、细子芩、女贞子、川石斛各 60 克，大生地黄、西洋参、炒酸枣仁、茯神、大熟地黄、党参、沙苑子、椿皮、制何首乌、大天冬、柏子仁、海螵蛸、杭白

芍、白术、橘白各 90 克。上药宽水煎 3 次，去渣再煎极浓，加阿胶、龟甲胶各 150 克熔化冲入收膏，以滴水成珠为度。每日早、晚开水冲服 1 大匙。如遇外感伤风，内伤食滞时停服，病愈后继续服用。服膏期间忌食一切辛辣及生冷食品。适用于快速性心律失常，症见心悸不已，头晕目眩，口干舌燥，女性还可见月经过多，甚至 1 个月内再至者。

3. 心安康膏：五味子 60 克，沙参、麦冬、茯苓、丹参、首乌藤、远志、酸枣仁各 90 克，莲心 100 克，珍珠母 300 克。上药加水煎煮 3 次，滤汁去渣。将药液合并，加热浓缩，再加 300 克蜂蜜，文火收膏。每次 1 匙，每日 3 次，白开水送服。如遇外感伤风，内伤食滞时停服，病愈后继续服用。服膏期间忌食一切辛辣及生冷食品。适用于快速性心律失常，症见心脏猛烈跳动，精神不安，疲乏无力，胸闷，头晕，恶心呕吐，面色苍白。

4. 天王补心膏：西洋参、青龙齿、酸枣仁、茯苓、茯神、生地黄、熟地黄各 120 克，黄连 30 克，肉桂 15 克，桔梗 60 克，生晒参、当归、天冬、麦冬、远志、柏子仁、丹参、炒知母、炒黄柏、玄参、山茱萸、牡丹皮、龟甲胶、鹿角胶、阿胶各 90 克，冰糖 250 克。将西洋参和生晒参一起用清水煎煮 30 分钟，去渣取汁。将除龟甲胶、鹿角胶、阿胶、西洋参、生晒参、冰糖以外的药物一起研成细末，用水煎煮 3 次，分别去渣取汁。将 3 次所得的药液合并在一起，调入参汁、龟甲胶、鹿角胶、阿胶和冰糖，用小火煎煮浓缩至呈膏状，装入瓷瓶中保存。每次 20 毫升，每日 3 次，用温开水送服。适用于快速性心律失常，症见心悸不宁、心烦少寐、头目昏眩、五心烦热、耳鸣、腰膝酸楚、男子遗精、女子经少经闭、舌质红、脉细数等。

5. 陈氏逐瘀膏：生黄芪 300 克，丹参 120 克，桃仁、酸枣仁、红花、川芎、赤芍、白芍、川牛膝、当归、生地黄、枳壳、柴胡、瓜蒌皮、广地龙、生蒲黄、葛根、延胡索、鳖甲胶、鹿角胶、郁金各 90 克，煅龙骨、煅牡蛎各 250 克，青皮 45 克，冰糖 250 克。将除鳖甲胶、鹿角胶、冰糖以外的药物一起研

成细末，用水煎煮 3 次，分别去渣取汁。将 3 次所得的药液合并在一起，调入鳖甲胶、鹿角胶和冰糖，用小火煎煮浓缩至呈膏状，装入瓷瓶中保存。每次 20 毫升，每日 3 次，用温开水送服。适用于心悸怔忡、胸闷、短气喘息、心痛时作、面色晦暗、唇甲青紫、舌质暗或有瘀斑、脉涩或结代等血脉瘀阻症状的心律失常患者使用。

6. 定心膏：三七 9 克，红花、川牛膝、苦参、黄连、酸枣仁、半夏各 20 克，麦冬、生地黄、茯苓、党参、灵芝、丹参、赤芍、瓜蒌各 45 克。上药浓煎 2 次，滤汁去渣，加驴皮胶 180 克，鳖甲胶 120 克（上胶陈酒烊化），煎熬，再入白纹冰糖 500 克，文火收膏，以滴水成珠为度。每日早、晚开水冲服 1 大匙。如遇外感伤风，内伤食滞时停服，病愈后继续服用。服膏期间忌食一切辛辣及生冷食品。适用于快速性心律失常，症见心悸，胸闷、喘息、心烦不得眠，口干舌燥，五心烦热，舌红少苔。

7. 琥珀安神膏：桔梗、琥珀、龙骨、人参、茯苓、甘草各 50 克，柏子仁霜、五味子、酸枣仁、天冬、当归、大枣、麦冬各 100 克，生地黄 400 克。上药浓煎 2 次，滤汁去渣，加蜂蜜 500 克煎熬，文火收膏，以滴水成珠为度。每日早、晚开水冲服 1 大匙。如遇外感伤风，内伤食滞时停服，病愈后继续服用。服膏期间忌食一切辛辣及生冷食品。适用于快速性心律失常，症见心悸怔忡，健忘，记忆力减退，形体消瘦，头晕目眩，梦遗滑精，潮热盗汗，心烦少寐，舌质红，脉细数。

缓慢性心律失常

缓慢性心律失常是指有效心搏每分钟低于 60 次的各种心律失常。多见于窦性心动过缓、病态窦房结综合征、房室阻滞等。临床表现为心悸、胸闷、头晕、黑矇、晕厥等，脉象多迟缓结代，严重时可出现心源性意识障碍、阿-斯综合征，甚至死亡。其发生多与迷走神经张力过高、心肌病变、某些药物影响、高血钾有关。

本病属于中医学"心悸""怔忡""眩晕""厥证""胸痹"等范畴。本病与饮食失宜、七情内伤、劳倦内伤、久病失养、药物影响有关。

【膏方集成】

1. 康福补膏：川芎、甘草、远志各 40 克，生晒参、黄芪、山药、白扁豆、陈皮、木香、半夏、茯苓、当归、枸杞子、白芍、熟地黄、金樱子、女贞子、菟丝子、核桃仁、牛膝、玉竹各 90 克，白术、何首乌、墨旱莲、续断各 150 克。先将生晒参加水煎煮 2 次，滤取汁备用，再将参渣与余药加水煎熬 2 次，滤汁去渣，与参汁混合，加热浓缩成膏，再加入砂糖 300 克，加热浓缩收膏即成。每次 15 克，每日 2 次，空腹温开水化服。适用于缓慢性心律失常，症见心悸气短，夜寐不宁，腰酸膝软，舌质淡胖，苔薄，脉细弱。

2. 养阴益气膏：西洋参 30 克，冬虫夏草、金沸草、山茱萸、新会皮、炒竹茹各 45 克，北沙参、甜杏仁、川贝母、绵芪皮、生地黄、熟地黄、冬青子、炒酸枣仁、薏苡仁、枇杷叶各 90 克，茯神、大枣、浮小麦、苍龙齿、糯稻根须各 120 克。上药浓煎 2 次，滤汁去渣，加驴皮胶、鳖甲胶各 120 克（陈酒烊化），煎熬，再入白纹冰糖 300 克，文火收膏，以滴水成珠为度。每日早、晚开水冲服 1 大匙。如遇外感伤风，内伤食滞时停服，病愈后继续服用。服膏期间忌食一切辛辣及生冷食品。适用于缓慢性心律失常，症见午后潮热，心悸不宁，睡眠不畅，咳嗽气短。

3. 温补心肾膏：附子块 20 克，山茱萸、淫羊藿、仙茅、女贞子、巴戟天各 30 克，生地黄、熟地黄、山药、龙眼肉、党参各 50 克。上药加水煎煮 3 次，每次 2 小时，滤出药汁去渣，合并药液，浓缩，加炼蜜 300 克，文火炼制收膏，以滴水成珠为度。每次 1 匙，每日 2 次，温开水冲服。如遇外感伤风，内伤食滞时停服，病愈后继续服用。服膏期间忌食一切辛辣及生冷食品。适用于缓慢性心律失常，症见腰酸膝冷，畏寒喜暖，下肢水肿，心悸气短。

4. 洞天长春膏：山药、泽泻各 31.3 克，白术、甘草各 62.5 克，南沙参、杜仲、川芎、百合、茯苓、白芍各 93.8 克，何首乌、牛膝、当归、陈皮各 125 克，党参、黄芪、狗脊、女贞子、覆盆子各 156.3 克，熟地黄 250 克，糖 300 克。上药除糖外，加水煎煮 2 次，滤取药汁，合并滤液，加热浓缩成清膏，再加糖搅匀，浓缩，滤过，收储备用。每次 9～15 克，每日 2 次，空腹温开水送服。如遇外感伤风，内伤食滞时停服，病愈后继续服用。服膏期间忌食一切辛辣及生冷食品。适用于缓慢性心律失常，症见心悸怔忡，面色无华，倦怠乏力，耳鸣健忘，头晕目眩，自汗盗汗，口干咽燥，短气声怯，腰膝酸痛，遗精阳痿。

5. 卫生培元膏：鹿茸 8 克，远志、陈皮各 12 克，肉桂 16 克，炙甘草、川芎、丹参、酸枣仁、砂仁各 20 克，白术、当归、白芍各 40 克，黄芪、茯苓、杜仲、枸杞子各 60 克，人参、山药各 80 克，党参、熟地黄各 320 克。上药浓煎 2 次，加入蜂蜜 500 克煎熬，滤汁去渣，文火收膏，以滴水成珠为度。每次 1 匙，每日 2 次，温开水冲服。如遇外感伤风，内伤食滞时停服，病愈后继续服用。服膏期间忌食一切辛辣及生冷食品。适用于缓慢性心律失常，症见心悸健忘，手足不温，头晕目眩，神疲乏力，气短易出汗，腰膝酸软，大便不实，舌淡脉细。

6. 脑灵素膏：鹿茸 12.3 克，鹿角胶、人参各 24.6 克，龟甲 62 克，麦冬、远志、酸枣仁、熟地黄、茯苓各 123 克，枸杞子、大枣各 246 克，蔗糖 369 克，五味子、苍耳子各 492 克，淫羊藿 615 克，黄精 738 克。先将人参、鹿茸、鹿角胶、龟甲、远志、茯苓、麦冬、黄精、蔗糖分研成细粉，其余药物加水煎煮 2 次，滤汁去渣，合并滤液，掺入药粉，加热浓缩成膏，以滴水成珠为度。每次 1 匙，每日 2 次，温开水冲服。如遇外感伤风，内伤食滞时停服，病愈后继续服用。服膏期间忌食一切辛辣及生冷食品。适用于缓慢性心律失常，由气血亏虚、心肾不足所致心悸怔忡，神疲乏力，遗精，阳痿，眩晕健忘，舌质淡红，苔薄白滑，脉沉细者。

7. 延年益寿膏：山药（姜汁拌炒）、补骨脂（黑芝麻拌炒，去芝麻不用）各 125 克，

川牛膝、菟丝子、甘枸杞、杜仲（去皮，姜汁拌炒）各 250 克，赤何首乌、白何首乌（黑豆拌蒸晒）、赤茯苓、白茯苓（人乳拌蒸晒）各 500 克，炼蜜 600 克。上药各如法炮制后，共研为细末，加炼蜜制成蜜膏，文火收膏，以滴水成珠为度。每次 1 汤匙，每日 2 次，空腹以开水化服。适用于缓慢性心律失常，症见面色萎黄，腰膝酸软，头晕目眩，耳鸣，心悸，失眠多梦，遇事善忘。

8. 十四友膏：朱砂 0.3 克，龙齿 6 克，熟地黄、白茯苓、白茯神、人参、酸枣仁、柏子仁、紫石英、肉桂、阿胶、当归、黄芪、远志各 30 克。上药分研为细末，除朱砂外，余药混合拌匀，滤汁去渣，加蜂蜜 500 克煎熬，文火收膏，以滴水成珠为度。每次 6 克，每日 1 次，于睡前用大枣汤送服。适用于缓慢性心律失常，症见眩晕昏沉，神志不宁，夜卧不安，心悸怔忡以及遗精自浊等。

9. 左归不老膏：砂仁 24 克，石斛、冬虫夏草、蛤粉各 30 克，炙甘草 45 克，吉林参、西洋参、川贝母、化橘红各 60 克，续断、川杜仲、牛膝、枸杞子、炙远志、狗脊、天冬、麦冬、五味子、南沙参、北沙参、云茯苓、当归、赤芍、白芍、百合、山茱萸、法半夏、炙鸡内金、杏仁、桃仁、鸡血藤、菟丝子各 90 克，炒白术、香橼皮各 100 克，酸枣仁 120 克，太子参、紫丹参、肥玉竹、山药、制何首乌各 150 克，生薏苡仁、大生地黄、炙黄芪各 300 克。上药共煎浓汁，文火熬糊，入龟甲胶、鹿角胶各 90 克，白纹冰糖 500 克，溶化收膏。每日晨以沸水冲饮 1 匙。如遇外感伤风，内伤食滞时停服，病愈后继续服用。服膏期间忌食一切辛辣及生冷食品。适用于缓慢性心律失常，症见心悸不已，形体消瘦，腰膝酸软，心动过缓，夜寐不安，纳食不馨，脉细缓等。

10. 中阳补火膏：干姜 24 克，降香 30 克，炙地鳖 45 克，桔梗、牛膝、炒枳壳、炙甘草各 60 克，人参、王不留行、威灵仙、皂角刺、生蒲黄、京三棱、莪术、炙麻黄、苍术、白术、细辛、柴胡、当归、菖蒲、桃仁、生半夏、大枣、川芎、陈皮、红花、薤白各 90 克，淡附片、杭白芍、川桂枝、生地黄、

熟地黄、益母草、生山楂各 150 克，毛冬青、黄芪、决明子各 300 克。上药共煎浓汁，文火熬糊，入龟甲胶、鹿角胶各 90 克，白纹冰糖 500 克，溶化收膏。每日晨以沸水冲饮 1 匙。如遇外感伤风，内伤食滞时停服，病愈后继续服用。服膏期间忌食一切辛辣及生冷食品。适用于缓慢性心律失常，表现为心悸不宁，胸痹隐痛，面色灰暗，形消神怠，失眠多梦，畏寒肢冷，脉迟缓，舌红苔薄白。

11. 致中和膏：紫河车 30 克，降香、川桂枝、桔梗各 45 克，炒枳壳 60 克，人参、生蒲黄、柴胡、当归、红花、菖蒲、炙甘草、炙鳖甲、防风、白术、川芎、灵芝、法半夏、陈皮、巴戟天、炙远志、柏子仁、云茯苓、百合、大枣、麦冬、五味子、炙乌梅、栀子各 90 克，党参 120 克，紫丹参、酸枣仁、紫贝齿各 150 克，炙黄芪、淮小麦各 300 克。上药共煎浓汁，文火熬糊，入龟甲胶、鹿角胶各 90 克，白纹冰糖 500 克，溶化收膏。每日晨以沸水冲饮 1 匙。如遇外感伤风，内伤食滞时停服，病愈后继续服用。服膏期间忌食一切辛辣及生冷食品。适用于缓慢性心律失常，症见心胸懊恼，易于疲劳，尚有嗳气，脸色无华，夜卧不安，脉缓，舌淡苔白。

休　克

休克是机体遭受强烈刺激引起的以微循环障碍为主的急性循环功能不全。常由大量出血、严重创伤、外科大手术、失水、烧伤、严重感染、过敏反应及某些药物的毒性作用等原因引起。根据发病原因，休克分为感染性休克、失血和失液性休克、心源性休克、过敏性休克等。

中医学无"休克"的病名，一般认为其属于"厥脱"。厥脱是临床常见的危重病证之一，是厥证和脱证的总称。"厥证"一词出自《素问·厥论》，有两种含义：①指昏厥，不省人事，手足厥逆为主症者（《张氏医通·厥》）。②指阴阳气不相顺接而致之四肢厥冷（《伤寒论·辨厥阴病脉证并治》）。临床上由于病因和证候的不同，又可分为寒厥、热厥、阴厥、阳厥、薄厥、煎厥、大厥、蛔厥、痰

厥等。脱证是指阴阳气血津液严重耗损的综合征。由于各种致病因素急剧影响，导致人体阴阳平衡失调，气血逆乱，阳气衰亡，阴血外脱。但是厥脱并论，并不是两病简单相加，而是厥向脱转，脱必兼厥，虚中夹实，病机复杂。但其病机总的来说不离虚实两端。

【膏方集成】

1. 通瘀膏：木香、泽泻各 10 克，红花、乌药、香附、青皮各 12 克，当归 15 克，山楂 18 克。上药浓煎 2 次，滤汁去渣，加驴皮胶 180 克，鳖甲胶 120 克（上胶陈酒烊化），煎熬，再入白纹冰糖 500 克，文火收膏，以滴水成珠为度。每日早、晚开水冲服 1 大匙。如遇外感伤风，内伤食滞时停服，病愈后继续服用。服膏期间忌食一切辛辣及生冷食品。适用于休克，表现为突然昏倒，不省人事，牙关紧闭，面赤唇紫。舌红，脉沉弦。

2. 消食保和膏：莱菔子、茯苓各 10 克，竹茹、麦芽各 12 克，陈皮、半夏、连翘各 15 克，山楂、神曲各 20 克。上药浓煎 2 次，滤汁去渣，加驴皮胶 180 克（上胶陈酒烊化），煎熬，再入白纹冰糖 500 克，文火收膏，以滴水成珠为度。每日早、晚开水冲服 1 大匙。如遇外感伤风，内伤食滞时停服，病愈后继续服用。服膏期间忌食一切辛辣及生冷食品。适用于休克，症见暴饮过食之后突然昏厥，气息窒塞，脘腹胀满，苔厚腻，脉滑实。

3. 熊氏补心膏：生黄芪、葶苈子、益母草各 15 克，熟附片 9 克，党参、麦冬、芦荟、丹参各 12 克，炙甘草 4.5 克，五味子 3 克。上方配 5～10 剂，将药合在一起，加水煎熬 3 次，滤汁去渣，合并药汁，加热浓缩，加适量炼蜜，文火收膏。每次 1 匙，每日 3 次，白开水送服。适用于急性心力衰竭休克症状缓解后气喘，呼吸困难者。

4. 补天运气膏：人参须 30 克，北沙参、制何首乌、当归身、大麦冬、大白芍、甘枸杞、稆豆衣、池菊炭、江枳壳、川贝母、浙贝母、陈皮、仙鹤草各 45 克，炒冬术、炒玉竹、冬青子、抱茯神各 60 克，青龙齿、炒酸枣仁、沙苑子、炒杜仲、桑寄生、绵芪皮、甜杏仁、薏苡仁、香谷芽各 90 克，熟地黄、大枣各 120 克。上药浓煎 2 次，滤汁去渣，

加驴皮胶 180 克（陈酒烊化），煎熬，再入枇杷叶膏、白纹冰糖各 180 克，文火收膏，以滴水成珠为度。每次 1 匙，每日 3 次，白开水送服。适用于急性心力衰竭休克症状缓解后夜不能寐，口干舌燥，两颧潮红阴虚者。

5. 九转还魂膏：桂枝 9 克，麦冬、白术、制何首乌、黄精萸、黄金玉、橘白络、款冬花、川百合、合欢花各 45 克，党参、西绵芪、大白芍、云茯神、川石斛、甜杏仁、黑芝麻、熟地黄、女贞子、蒺藜、火麻仁各 90 克，核桃仁、青龙齿各 120 克。上药浓煎 2 次，滤汁去渣，加驴皮胶、龟鹿二仙胶各 120 克，煎熬，再入白纹冰糖 500 克，文火收膏，以滴水成珠为度。每次 1 匙，每日 3 次，白开水送服。适用于急性心力衰竭休克症状缓解后心悸不已，夜眠不舒，口舌咽燥，脉细数者。

6. 王氏调荣膏：细辛、桂枝、莪术、赤茯苓、延胡索、当归、川芎、白芷、槟榔、大腹皮、炒桑白皮、瞿麦穗、赤芍、陈皮、炒葶苈子、制大黄各 9 克，炙甘草 15 克。上方配 5～10 剂，将药合在一起，加水煎熬 3 次，滤汁去渣，合并药汁，加热浓缩，加适量炼蜜，文火收膏。每次 1 匙，每日 3 次，白开水送服，适用于急性心力衰竭，尤其是急性右心衰休克症状缓解后水肿不退者。

7. 拯阳膏：黄芪、熟地黄各 30 克，白术、附子各 9 克，干姜（炒黄）5 克，炙甘草 3 克。将药合在一起，加水煎熬 3 次，滤汁去渣，合并药汁，加热浓缩，加适量炼蜜，文火收膏。每次 1 匙，每日 3 次，白开水送服。适用于急性心力衰竭突然昏迷，不省人事，四肢厥冷，大汗淋漓，阳气欲脱者。

8. 朱砂膏：朱砂、硼砂、焰硝各 7.5 克，金箔、银箔各 5 片，石膏 18 克，麦冬（去心）20 粒。上药为细末，加水煎煮 2 次，滤汁去渣，合并药汁，加热浓缩，再加适量炼蜜，文火收膏。每次 15 克，每日 3 次。适用于急性心力衰竭，不省人事。

9. 合掌膏：川乌、草乌、斑蝥、巴豆、细辛、胡椒、白矾、干姜、麻黄各等份，醋适量。除醋外，余药共为细末，加水煎熬 3 次，滤汁去渣，合并药汁加醋，加热浓缩，

再加适量炼蜜，文火收膏。每次 15 克，每日 3 次。适用于急症昏迷，不省人事。

10. 还元膏：胡椒、细辛各 1 克，干姜 2 克，白酒适量。上药共为细末，白酒调膏备用。外用，外敷脐部，纱布包扎，再用热水袋热熨，至出汗则止。适用于晕厥后面白唇青，手足发冷，肚冷等。

11. 辟邪膏：降真香、白胶香、沉香、虎头骨、小叶莲、龙胆、人参、茯苓、雄黄各 1.5 克，麝香 3 克，蜜适量。上药合在一起，加水煎熬 3 次，滤汁去渣，合并药汁，加热浓缩，加适量炼蜜，文火收膏。每次 15 克，每日 3 次。适用于中恶暴卒，心腹刺痛，闷乱欲死，腹大而满者。

12. 熄风豁痰滋肾膏：生地黄、熟地黄、山药、枸杞子、楮实子、沙苑子、桑寄生、续断、炙地龙、炙僵蚕、川芎、赤芍、白芍、丹参、嫩钩藤、粉葛根各 150 克，山茱萸、墨旱莲各 120 克，淫羊藿、淡苁蓉、生天南星各 200 克，红花 80 克，明天麻、菖蒲各 100 克，全蝎、蜈蚣（微火烘脆，勿使焦，研极细粉）各 40 克。上药除全蝎、蜈蚣外，用清水隔夜浸泡，煎 3 次，去渣取汁，文火缓缓浓缩，加陈阿胶（打碎，用陈绍酒 250 克炖烊）140 克，加冰糖 500 克，放入全蝎、蜈蚣粉乘热收膏。每日早、晚各 1 匙，开水冲服。如遇感冒发热，伤食停滞，请暂停服用。服膏期间，应忌莱菔、茶以及咖啡、烟酒、辛辣刺激性食物。避免过于劳累，注意适当休息。适用于一氧化碳中毒休克醒后辨证属肝肾不足，阳亢瘀阻证，多见于头痛反复发作，以巅顶及眉棱为甚，经期痛甚，伴恶心呕吐，脉弦细，舌苔薄腻，舌质淡胖青。

原发性高血压与高血压急症

原发性高血压是以体循环动脉压增高为主要表现的临床综合征。根据目前采用的国际统一标准，收缩压≥140 毫米汞柱，或舒张压≥90 毫米汞柱就可以确定为高血压。原发性高血压是一个危害人们身体健康的最常见的心血管病之一。目前我国的高血压患者在 1 亿人以上，据统计我国成人中原发性高血压

患病率为 11.88％，全世界目前的发病有两个趋势。一是发病年龄降低，中青年患者增多，二是发病率普遍上升，转归严重，最终多死于脑血管病和心衰竭、肾衰竭。高血压急症包括恶性高血压、高血压脑病、高血压危象等。

本病与中医学"风眩"相似，根据临床症状亦可归属于"眩晕""头痛""中风""肝阳"等范畴。

【膏方集成】

1. 五味蓖麻膏：冰片 10 克，附子、吴茱萸各 20 克，蓖麻仁 50 克，生姜 150 克。先将蓖麻仁、吴茱萸、附子 3 味药共研细末，与生姜共捣烂如泥，再入冰片（研细末），和匀或加食醋适量调成软膏状，收储备用。外用，每次取本膏 30 克，做成 2 个药饼，于每晚临睡前分别敷于两足心涌泉穴上，外加纱布固定。7 日为 1 个疗程，连用 3～4 个疗程。敷药期间停用一切降血压药。适用于原发性高血压。

2. 龟甲养阴膏：山茱萸、桑椹各 15 克，女贞子、墨旱莲、枸杞子各 20 克，龟甲、鳖甲各 25 克，淡菜 30 克。先将龟甲、鳖甲加清水煎煮 2 小时，取汁，药渣再入诸药加水煎煮 3 次，滤汁去渣，合并滤液和龟甲煎汁，和匀，加热浓缩成清膏，再加蜂蜜 150 克收膏即成。每次 15～30 克，每日 3 次，饭后半小时用温开水调服。如遇外感伤风，内伤食滞时停服，病愈后继续服用。服膏期间忌食一切辛辣及生冷食品。适用于高血压，症见眩晕耳鸣，失眠健忘，精神委靡，口燥咽干，腰膝酸软，发落齿摇，五心烦热，舌体瘦红，无苔，脉细数。

3. 育阴潜阳膏：琥珀 1.5 克，朱砂 1 克，胆南星 10 克，五味子 12 克，磁石 15 克，人参、杜仲、桑寄生、地龙各 18 克，生地黄、何首乌、石决明各 24 克，钩藤、沙苑子各 30 克。先将后 12 味药加水煎煮 3 次，滤汁去渣，合并滤液，加热浓缩成膏，再加蜂蜜 100 克收膏，最后将琥珀、朱砂研成细末放入，拌匀即成。每次 15～30 克，每日 3 次，饭后温开水冲服。如遇外感伤风，内伤食滞时停服，病愈后继续服用。服膏期间忌食一

切辛辣及生冷食品。适用于高血压，症见头晕，心悸气短，寐差，时有胃痛，泛酸纳差，舌尖红无苔，脉细数无力。

4. 降压膏：熟地黄 7500 克，臭牡丹 10000 克，桑枝 12500 克，冬青、夏枯草各 15000 克，槐角 25000 克。将以上生药洗净混合，用纱布袋装好，投入陶器缸内，加 3 倍量水（以淹没生药水面高出 10 厘米为度）浸泡 30 分钟，煮沸 2 小时，如此反复 2 次，分别过滤，合并药液，加入糖浆，过滤，浓缩至 57000 毫升即得。每次 1 匙，每日 3 次，温开水调服。如遇外感伤风，内伤食滞时停服，病愈后继续服用。服膏期间忌食一切辛辣及生冷食品。2 个月为 1 个疗程。适用于各种类型高血压，症见头晕头痛，视物模糊。

5. 二麻降压膏：天麻 10 克，罗布麻 100 克，黄芩、玄参、夏枯草、杭白菊、草决明各 150 克，钩藤、酸枣仁、生地黄各 200 克，生龙骨 300 克。上药加水煎煮 3 次，滤汁去渣，合并滤液，加热浓缩成清膏，再加蜂蜜 300 克收膏即成。每次 15～30 克，每日 2 次，白开水调服。如遇外感伤风，内伤食滞时停服，病愈后继续服用。服膏期间忌食一切辛辣及生冷食品。适用于原发性高血压，表现为高血压，伴有头痛较剧，目红面赤，急躁易怒，口苦等。

6. 龙牡降压膏：白菊花、白芍各 60 克，枸杞子 100 克，玄参、桑椹各 150 克，牛膝、生地黄、女贞子、桑寄生、龟甲胶各 200 克，生龙骨、生牡蛎各 300 克。上药除龟甲胶外加水煎煮 3 次，滤汁去渣，合并滤液，加热浓缩成清膏，再将龟甲胶加适量黄酒浸泡后隔水炖烊，冲入清膏和匀，最后加蜂蜜 300 克，收膏即成。每次 15～30 克，每日 2 次，温开水调服。如遇外感伤风，内伤食滞时停服，病愈后继续服用。服膏期间忌食一切辛辣及生冷食品。适用于原发性高血压，表现为眩晕耳鸣，腰膝酸软，精神委靡，烦躁失眠等。

7. 降压灵膏：薄荷、黄连各 45 克，柴胡、明玳瑁各 60 克，紫贝齿、蛤蚧粉、净山茱萸、泽泻、钩藤、白菊花、明天麻、海藻、粉牡丹皮、生栀子、桑皮叶、黄芩、炒知柏、

莲子心、生蒲黄、半夏、云茯苓、川芎、赤芍、白芍、杏仁、桃仁、红花、苍术、白术、紫草各90克，生石决明、石韦、肥玉竹、紫丹参、蒺藜各150克，大生地黄、水牛角、黄芪各300克，地锦草400克。上药共煎浓汁，文火熬糊，再入鳖甲胶、龟甲胶各60克，兑白糖500克，熔化收膏。每日清晨沸水冲饮1匙。如遇外感伤风，内伤食滞时停服，病愈后继续服用。服膏期间忌食一切辛辣及生冷食品。适用于原发性高血压兼有高血糖、高血脂，症见面部潮红，心烦易怒，夜寐不安，头晕胸痞，易于气怯，小便浑浊。

8. 舒心降压膏：小茴香24克，紫河车30克，炙甘草、桔梗各45克，人参、西洋参、炮穿山甲、炒枳壳各60克，蒺藜、生蒲黄、苍白术、韭菜子、蛇床子、鹿角、杭白芍、海藻、法半夏、葛根、蒲公英、当归、灵芝、山茱萸、桃仁、菟丝子、巴戟天、枸杞子、茯苓、赤芍、白及各90克，玉竹120克，虎杖150克，煅牡蛎180克，炙黄芪、决明子、生山楂、活磁石各300克。上药共煎浓汁，文火熬糊，再入龟甲胶、鹿角胶、驴皮胶各60克，白纹冰糖500克，熔化收膏。每次1汤匙，每日3次，口服。如遇外感伤风，内伤食滞时停服，病愈后继续服用。服膏期间忌食一切辛辣及生冷食品。适用于原发性高血压并有胃溃疡，症见胸闷太息，头晕少寐，耳鸣乏力，脉细缓等。

9. 疏肝降压膏：大川芎、广木香各30克，广陈皮、京赤芍、生槐米各90克，生山楂、枸杞子各100克，生地黄、炒枳壳、熟地黄、山茱萸、制何首乌、川杜仲、炒黄芩、福泽泻、牛膝、夏枯草、明天麻、合欢皮、炒酸枣仁、柏子仁、瓜蒌子、续断各120克，山药150克，桑寄生、菟丝子各240克，煅龙骨、煅牡蛎、首乌藤、茶树根各300克。上药浓煎3次，去渣取汁，用西洋参粉60克调匀。取鳖甲胶300克，阿胶100克，麦芽糖250克烊化收膏，每日早、晚各服1汤匙，温水冲服。如遇外感伤风，内伤食滞时停服，病愈后继续服用。服膏期间忌食一切辛辣及生冷食品。适用于原发性高血压，症见眩晕，视物模糊，时见耳鸣，烦劳，甚则见颈项板

紧不舒，手指麻木，夜寐不安，大便干结，心情急躁，烦躁易怒，激动时可见面红耳赤，口干，腰膝酸软无力，舌质红，苔薄腻，脉细弦等。

10. 通脉控压膏：炙甘草30克，炙远志50克，广陈皮、赤芍、川红花各60克，泽兰叶90克，焦白术、全当归各100克，炒党参、半夏、北沙参、大麦冬、川石斛、天花粉、玄参、制何首乌、炒黄芩、生槐米、白芍、桃仁、广地龙、川牛膝、紫丹参、柏子仁、炒酸枣仁、合欢皮、广郁金、炒枳壳、泽泻各120克，黄芪、女贞子、墨旱莲、首乌藤、麦芽各150克，桑寄生240克。上药浓煎3次，去渣取汁，另取西洋参100克浓煎后取汁冲入调匀，入鳖甲胶250克，阿胶100克，益母草膏150克，冰糖250克烊化收膏。每日早、晚1汤匙，温水冲服。如遇外感伤风，内伤食滞时停服，病愈后继续服用。服膏期间忌食一切辛辣及生冷食品。适用于原发性高血压，症见心悸怔忡，胸痛胸闷，神疲乏力，面色无华等。

11. 平肝潜阳膏：罗布麻、天麻各100克，黄芩、栀子、玄参、夏枯草、杭白菊、草决明各150克，生地黄、钩藤、酸枣仁各200克，生龙骨300克。上药加水煎煮3次，滤汁去渣，合并滤液，加热浓缩成清膏，再加蜂蜜300克，收膏即成。每次15～30克，每日2次，开水调服。如遇外感伤风，内伤食滞时停服，病愈后继续服用。服膏期间忌食一切辛辣及生冷食品。适用于原发性高血压，表现为血压呈波动趋势，在情绪不稳定、过度紧张时，出现头晕、头胀、头痛，并兼目赤、口苦、心烦、易怒，甚则失眠、多梦、小便黄赤、大便干结，舌红苔黄，脉弦或弦滑。兼冠心病者，则心神不宁或心率加快；兼脑动脉硬化者，头痛甚，目眩，视物模糊；兼中风者，四肢有一过性发麻，身躯震颤，甚则语言不利，脉滑而数。

12. 肝肾阴虚膏：白菊花60克，枸杞子100克，玄参、桑椹各150克，牛膝、生地黄、女贞子、桑寄生、龟甲胶各200克，生龙骨、生牡蛎各300克。上药除龟甲胶外，余药加水煎煮3次，滤汁去渣，合并滤液，

加热浓缩成清膏，再将龟甲胶加适量黄酒浸泡后隔水炖烊，冲入清膏和匀，最后加蜂蜜300克收膏即成。每次15～30克，每日2次，开水调服。如遇外感伤风，内伤食滞时停服，病愈后继续服用。服膏期间忌食一切辛辣及生冷食品。适用于原发性高血压，主要表现为血压偏高程度不等，但比较稳定。本证型多见于老年患者和素体阴虚或阳亢者，属于缓进型一类的患者，病程长，发展慢。症状为头晕目眩，间歇性头痛，健忘失眠，咽干口燥，两胁胀痛，腰膝酸软，五心烦热，肢体麻木，舌红少苔，脉多弦细。老年患者则兼有舌干少津，尤以夜间和晨起时突出，还有肠枯便秘等。

13. 复方降压膏：槐花4.5克，夏枯草、益母草各6克，龙眼肉、藁本各7.5克，生杜仲、黄芩、当归、川芎、黄芪、钩藤、生地黄各9克。以上药10倍量，加水煎煮3次，滤汁去渣，合并滤液，加热浓缩成清膏，再加蜂蜜300克收膏即成。每次15～30克，每日3次，温开水调服。如遇外感伤风，内伤食滞时停服，病愈后继续服用。服膏期间忌食一切辛辣及生冷食品。适用于原发性高血压，症见前额部胀痛，眩晕。

冠状动脉粥样硬化性心脏病

冠状动脉粥样硬化性心脏病（简称冠心病），包括心绞痛、心肌梗死等。其中心绞痛又称冠心病心绞痛，包括冠心病稳定型心绞痛和冠心病不稳定型心绞痛。心绞痛是冠状动脉供血不足，心肌急剧、暂时的缺血与缺氧所引起的临床综合征。其特点为阵发性的前胸压榨性疼痛，主要位于胸骨后部，可放射到心前区与左上肢，或伴有其他症状，常发生于劳动或情绪激动时，持续数分钟，休息或用硝酸酯制剂后消失。

冠心病的证候早在《内经》中即有记载，如《灵枢·五邪》曰："邪在心，则病心痛。"《素问·藏气法时论》曰："心病者，胸中痛，胁支满，胁下痛，膺背肩胛间痛，两臂内痛。"《金匮要略》作了进一步阐述，并在治疗上根据不同证候，制定了栝蒌薤白白酒汤

等9首方剂。后世医学家对本病的认识又有更深的发展，如隋巢元方在其《诸病源候论》中认为心痛又有虚实两大类，并指出临床上有"久心病"证候，伤于正经者病重难治。又如明朝时期，对心痛与胃脘痛、厥心痛与真心痛等，有了明确的鉴别。

【膏方集成】

1. 舒心膏：五灵脂15克，细辛、高良姜各21克，降香、木鳖子、穿山甲、皂角刺、胆南星、川黄连、巴豆仁、生蒲黄、九节菖蒲、太子参、麦冬、天冬、血竭、柳枝、桑枝、桃枝、冬青子各30克，五味子、黄芪、丹参、桃仁、红花、川芎、生龙骨、生牡蛎、牛角粉、天花粉、萆薢仁、生草乌、生天南星、槐枝、透骨草、徐长卿、苍耳子各60克，牛心、牛胆各1个，麻油1750毫升。先用麻油将牛心、牛胆炸焦枯之后除去，再加余下药物，熬焦黄之后，去渣炼油，至滴水成珠时，加入陶丹600克，拌匀收膏。稍凉后加入下列药物：冰片、檀香、寒水石、密陀僧各30克，三七、白矾各21克，芒硝、朱砂、赤石脂各15克，牛胶90克。搅匀后，分别摊为直径7厘米膏药。外用时将膏药温熨化开，再贴于胸或背部疼痛处，如疼痛部位不固定，则直接贴于心前区。1次可贴1～4张。痛重可多贴，痛轻则少贴。胸有痰梗塞者勿用。适用于冠状动脉粥样硬化性心绞痛，表现为心胸阵痛，如刺如绞，固定不移，入夜为甚，伴有胸闷心悸，面色晦暗，舌质紫暗或瘀斑，舌下络脉青紫，脉沉涩或结代。

2. 活血养心膏：炒枳壳、苦桔梗、香砂仁、广陈皮各15克，醋柴胡、全当归、炒远志、五味子、麦冬、川芎各30克，三七、紫丹参、血琥珀、杭白芍、朱茯神、柏子仁、党参、卧蛋草、生地黄、炙甘草各60克。上药加水煎煮3次，滤汁去渣，合并滤液，以文火浓缩成清膏，再加蜂蜜300克收膏即成。每次15～30克，每日3次，温开水送服。如遇外感伤风，内伤食滞时停服，病愈后继续服用。服膏期间忌食一切辛辣及生冷食品。适用于冠状动脉粥样硬化性心绞痛，表现为心胸隐痛，久发不愈，心悸盗汗，心烦少寐，腰膝酸软，耳鸣头晕，气短乏力，舌红，苔

少，脉细数。

3. 心痛膏：桂枝 60 克，大枣、冰糖各 120 克，阿胶、党参、麦冬、五味子、炙甘草各 180 克，鸡血藤、龟甲、生地黄各 300 克。上药加水煎煮 3 次，滤汁去渣，合并滤液，以文火浓缩成清膏，再加蜂蜜 300 克收膏即成。每次 15～30 克，每日 3 次，温开水送服。如遇外感伤风，内伤食滞时停服，病愈后继续服用。服膏期间忌食一切辛辣及生冷食品。适用于冠状动脉粥样硬化性心绞痛，表现为胸闷气短，遇寒则痛，心痛彻背，形寒肢冷，动则气喘，心悸汗出，不能平卧，腰酸乏力，面浮足肿，舌淡胖等。

4. 化痰祛瘀强心膏：降香、九香虫各 24 克，野山参、血竭各 30 克，木香 45 克，牛膝、青皮各 60 克，柴胡、赤芍、白芍、当归、川芎、炒枳壳、红花、桃仁、生甘草、五灵脂、延胡索、金铃子、苏木、香附、乌药、法半夏、云茯苓、广郁金、百合、炙远志各 90 克，薤白、苍术、白术、淡附片、川桂枝、生蒲黄、紫丹参、酸枣仁、鹿角胶各 150 克，黄芪、活磁石各 300 克。上药加水浓煎 3 次，文火煎熬，滤汁去渣，合并滤液，再入鹿角胶 150 克，麦芽糖 500 克，溶化收膏即成。每日早晨以沸水冲饮 1 匙。如遇外感伤风，内伤食滞时停服，病愈后继续服用。服膏期间忌食一切辛辣及生冷食品。适用于冠状动脉粥样硬化性心绞痛，表现为心胸窒闷或如物压，气短喘促，多形体肥胖，肢体沉重，脘痞，痰多口黏，舌苔浊腻，脉滑，痰浊化热则心痛如灼，心烦口干，痰多黄稠，大便秘结，舌红、苔黄腻，脉滑数。

5. 益气化瘀膏：檀香 15 克，川黄连 24 克，冬虫夏草 30 克，玉桔梗、莲子心、佛手、青皮、陈皮各 45 克，枳壳 60 克，西洋参（另煎）、白术、苍术、赤芍、牛膝、莪术、牡丹皮、红花、黑栀子、柴胡、法半夏、鸡内金、川郁金、川芎、杏仁、桃仁、茯苓、菖蒲、生香附、香橼皮各 90 克，生蒲黄、紫丹参、生山楂、肥玉竹各 150 克，黄芪、决明子、生麦芽、大生地黄各 300 克。上药加水煎煮 3 次，文火熬糊，入鳖甲胶、阿胶各 90 克，白纹冰糖 500 克，溶化收膏。每日晨

以沸水冲饮 1 匙。如遇外感伤风，内伤食滞时停服，病愈后继续服用。服膏期间忌食一切辛辣及生冷食品。适用于冠状动脉粥样硬化性心绞痛，表现为心胸隐痛，反复发作，胸闷气短，动则喘息，心悸易汗，倦怠懒言，面色苍白、舌淡暗或有齿痕，苔薄白，脉弱或结代等。

6. 暖心补阳膏：血竭粉 15 克，公丁香、淡干姜各 24 克，野山参、三七各 30 克，青皮、陈皮、木香、炙甘草各 45 克，淡附片、川桂枝、细辛、生蒲黄、赤芍、白芍、五灵脂、桃仁、川芎、当归、红花、巴戟天、补骨脂、菟丝子、柴胡、大枣、枳壳、白术、苍术各 90 克，紫丹参、山药、玉竹、茯苓、党参各 150 克，黄芪、大熟地黄各 300 克。上药共煎 3 次，去渣后文火熬糊，入龟甲胶、鹿角胶 150 克，饴糖 500 克，溶化收膏。每日晨以沸水冲饮 1 杯。如遇外感伤风，内伤食滞时停服，病愈后继续服用。服膏期间忌食一切辛辣及生冷食品。适用于冠状动脉粥样硬化性心绞痛，表现为心胸痛如缩窄，遇寒而作，胸闷心悸，甚则喘息不得卧，遇寒则痛，心痛彻背，形寒肢冷，动则气喘，心悸汗出，腰酸乏力，面浮足肿等。

7. 疏肝补血膏：沉香粉、血竭各 15 克，降香 30 克，天麻 45 克，吉林人参（另煎）、西洋参（另煎）、小青皮、橘红、炒枳壳各 60 克，柴胡、黑栀子、生蒲黄、法半夏、杏仁、桃仁、预知子、赤芍、海藻、川郁金、红花、菖蒲、玉苏子、葶苈子、苍术、白术、川芎、桑白皮、云茯苓、菟丝子各 90 克，紫丹参、鸡血藤、南山楂、蒺藜各 150 克，灵芝 180 克，黄芪、熟地黄各 300 克。上药浓煎去渣，文火熬糊，入鳖甲胶 120 克，白纹冰糖 500 克，溶化收膏。每日晨以沸水冲饮 1 匙。如遇外感伤风，内伤食滞时停服，病愈后继续服用。服膏期间忌食一切辛辣及生冷食品。适用于冠状动脉粥样硬化性心绞痛，表现为心胸阵痛，如刺如绞，固定不移，入夜为甚，伴有胸闷心悸，面色晦暗，胸隐痛，久发不愈，心悸盗汗，心烦少寐、腰膝酸软、耳鸣头晕等。

8. 缓心痛膏：佛手、桔梗各 45 克，西

洋参、生晒参（另煎）、青皮各 60 克，熟女贞子、墨旱莲、生白芍、天冬、麦冬、续断、川杜仲、牡丹皮、知母、黄柏、狗脊、净山茱萸、牛膝、粉豆衣、泽泻、茯苓、赤芍、百合、石斛、南沙参、北沙参、生蒲黄各 90 克，当归、白术、乌玄参、杏仁、肥玉竹、山药各 120 克，紫丹参、鸡血藤各 150 克，大生地黄、煅牡蛎、决明子各 300 克。上药浓煎，文火熬糊，入龟甲胶、阿胶各 90 克，白纹冰糖 500 克，溶化收膏。每次 15～30 克，每日 3 次，每日晨以温开水调服。如遇外感伤风，内伤食滞时停服，病愈后继续服用。服膏期间忌食一切辛辣及生冷食品。适用于冠状动脉粥样硬化性心绞痛，表现为心胸隐痛，久发不愈，心悸盗汗，心烦少寐，腰膝酸软，耳鸣头晕，气短乏力，舌红，苔少，脉细数等。

9. 调补心肝膏：参三七、珍珠粉各 9 克，防风、明天麻、青皮、陈皮各 45 克，绿萼梅、枳壳、桔梗、菖蒲各 60 克，吉林人参、西洋参、牡丹皮、栀子、海藻、灵芝、当归、葛根、柴胡、炙远志、炒白术、肥玉竹、柏子仁、茯苓、茯神木、赤芍、白芍、法半夏、蒲黄各 90 克，沙苑子 100 克，紫丹参、党参、酸枣仁、生地黄、熟地黄、决明子各 150 克，炙黄芪、珍珠母、紫贝齿、海牡蛎各 300 克。上药共煎 3 次，去渣后文火熬糊，入龟甲胶、鹿角胶 90 克，白纹冰糖600 克，烊化收膏，以滴水成珠为度。每日晨以沸水冲饮 1 匙。如遇外感伤风，内伤食滞时停服，病愈后继续服用。服膏期间忌食一切辛辣及生冷食品。适用于冠状动脉粥样硬化性心绞痛，症见心悸怔忡，头晕胸痞，身心疲惫，舌淡苔白，脉小数。

心肌梗死

心肌梗死是指由于绝对性冠状动脉功能不全，伴有冠状动脉供血区的持续性缺血而导致的较大范围心肌梗死。绝大多数（95%）的心肌梗死局限于左心室一定范围，并大多累及心壁各层（透壁性梗死），少数病例仅累及心肌的心内膜下层（心内膜下梗死）。

本病中医称为"真心痛"，心痛之极危重者。《灵枢·厥病》曰："真心痛，手足清至节，心痛甚，且发夕死，夕发旦死。"《诸病源候论·心病诸候》曰："心为诸脏主而藏神，其正经不可伤，伤之而痛为真心痛。"《医碥·心痛》曰："真心痛，其证卒然大痛，咬牙噤口，气冷，汗出不休，面黑，手足青过节，冷如冰，且发夕死，夕发旦死，不治。不忍坐视，用猪心煎取汤，入麻黄、肉桂、干姜、附子服之，以散其寒，或可死中求生。"其真心痛恰在心窝之中，伴手足冰冷，面目青红（《辨证录·心痛门》）。

【膏方集成】

1. 吴茱萸膏：吴茱萸、炮姜、桂心、干漆、槟榔、青皮、木香、白术、当归、桔梗、附子各 30 克。上药加水煎煮 3 次，滤汁去渣，合并滤液，文火收膏，以滴水成珠为度，最后加蜂蜜 300 克调和成膏。每次 15～30 克，每日 3 次，热酒送服不拘时，或心痛发作时服。适用于心肌梗死，症见气闷欲绝，面色青灰，四肢逆冷，畏寒口淡，舌质淡苔白，脉沉迟。

2. 强心大补膏：人参 20 克，五味子、桂枝各 50 克，川芎 100 克，当归、麦冬、玉竹、山楂、益母草各 150 克，淫羊藿、茯苓、泽泻各 200 克，葶苈子 250 克，黄芪 300 克。上药加水煎煮 3 次，滤汁去渣，合并滤液，以文火浓缩成清膏，再加蜂蜜 300 克收膏即成。每次 15～30 克，每日 2 次，温开水送服。如遇外感伤风，内伤食滞时停服，病愈后继续服用。服膏期间忌食一切辛辣及生冷食品。适用于心肌梗死，表现为气喘，胸闷隐痛，舌质暗红苔薄白，脉结代等。

3. 金不换膏：川芎、生川乌、细辛、天麻、牛膝、防风、熟地黄、生草乌、羌活、当归、大黄、五加皮、生杜仲、山药、桂枝、香附、白芷、威灵仙、红花、青风藤、连翘、橘皮、远志、穿山甲、续断、桃仁、乌药、鬼箭羽、白薇、苍术、桑枝、何首乌、赤芍、独活、榆枝、金银花、槐枝、僵蚕、柳枝、荆芥穗、苦参、大风子各 15 克，蜈蚣 1 条。上药用香油 7200 毫升炸枯去渣，炼沸，入黄丹 3000 克，搅匀成膏，另入血竭、乳香、没药、轻粉、升药、樟脑各 18 克，每 7200 毫升膏油加入以上细粉搅匀即成。每次 1 克，痛时即服。适用于心肌梗死，表现为胸闷、心悸、心前区隐痛，气短乏力，四肢酸痛，唇甲青紫，舌质暗红，脉细涩。

4. 益气活血膏：三七粉 50 克，桃仁、人参、五味子、桂枝、炙甘草各 100 克，党参、茯苓、当归、川芎、赤芍各 150 克，葛根、丹参、阿胶各 200 克。上药除阿胶、三七粉外，其余药物加水煎煮 3 次，滤汁去渣，合并滤液，加热浓缩成清膏，调入三七粉，再将阿胶加适量黄酒浸泡后隔水炖烊，冲入清膏，和匀，最后加入蜂蜜 300 克，收膏即成。每次 1 汤匙，每日 3 次，开水调服。如遇外感伤风，内伤食滞时停服，病愈后继续服用。服膏期间忌食一切辛辣及生冷食品。适用于心肌梗死，症见心悸，气短，动则气喘，胸闷隐痛，唇甲青紫，舌质暗红，脉结代等。

5. 滋阴活血膏：三七粉 50 克，龟甲胶、五味子各 100 克，当归、川芎、赤芍、桃仁各 150 克，生地黄、熟地黄、女贞子、枸杞子、墨旱莲、阿胶各 200 克，丹参 300 克。上药中除龟甲胶、阿胶、三七粉外，余药加水煎煮 3 次，滤汁去渣，合并滤液，加热浓缩成清膏，调入三七粉，再将阿胶、龟甲胶分别加适量黄酒浸泡后隔水炖烊，冲入清膏和匀，最后加蜂蜜 300 克收膏即成。每次 1 汤匙，每日 3 次，开水调服。如遇外感伤风，内伤食滞时停服，病愈后继续服用。服膏期间忌食一切辛辣及生冷食品。适用于心肌梗死，症见心痛时轻时重，劳累后易发，心悸烦闷，失眠多梦，腰酸耳鸣，口干，便秘等。

6. 温通活血膏：肉桂 30 克，细辛、干姜各 50 克，附子 60 克，阿胶 100 克，枳实、桂枝、川芎、赤芍、当归、鹿角胶各 150 克，薤白、丹参、党参各 200 克，黄芪 300 克。上药除鹿角胶、阿胶外，余药加水煎煮 3 次，滤汁去渣，合并滤液，加热浓缩，再将鹿角胶、阿胶加适量黄酒浸泡后隔水炖烊，冲入清膏和匀，最后加蜂蜜 300 克，收膏即成。每次 1 汤匙，每日 3 次，开水调服。如遇外感伤风，内伤食滞时停服，病愈后继续服用。服膏期间忌食一切辛辣及生冷食品。适用于心肌梗死，症见心痛彻背，遇寒加剧，得温痛减，形寒肢冷，面色苍白，甚则喘而不得卧等。

7. 通瘀化饮膏：五味子、炙甘草、制川乌各 90 克，麦冬、桃仁、川芎、土鳖虫、柴胡、地龙、沙苑子、蒺藜、山茱萸、附子、鸡内金、鳖甲胶各 120 克，三棱、莪术、枳壳、当归、葛根、骨碎补、天麻、钩藤、山药、牡丹皮、丹参、泽泻、牛膝、猪苓、茯苓、白术、白芍、桂枝、车前子、羌活、独活、秦艽、肉苁蓉、龟甲胶各 150 克，淫羊藿、生石决明、生地黄、熟地黄、千年健、桑寄生、杜仲、何首乌、生晒参、阿胶各 200 克，核桃仁 250 克，黄芪 300 克，元贞糖 500 克。药中除龟甲胶、阿胶、鳖甲胶外，余药加水煎煮 3 次，滤汁去渣，合并滤液，加热浓缩成清膏，调入三七粉，再将阿胶、龟甲胶分别加适量黄酒浸泡后隔水炖烊，冲入清膏和匀，最后加蜂蜜 300 克收膏即成。每次 1 汤匙，每日 3 次，开水调服。如遇外感伤风，内伤食滞时停服，病愈后继续服用。服膏期间忌食一切辛辣及生冷食品。适用于心肌梗死，症见胸痛气短，双下肢浮肿，头晕耳鸣，口干目糊，全身酸痛，夜寐不安，大便偏干，舌淡红等。

风湿性心脏病

风湿性心脏病（简称风心病），是风湿性炎症引起的慢性心脏瓣膜损害，并由此产生不同程度的瓣膜狭窄或关闭不全，或两者同时存在，并导致心脏血流动力学改变，出现一系列临床症候群。

本病相当于中医学"风湿心痹"。《素问·痹论》曰："脉痹不已，复感于邪，内舍于心。"意指因痹证未愈，病延日久，或反复风寒温热之邪侵袭，病邪由经络而传入心，损伤心之户房与脉络，使心体胀大，血脉运行不畅，甚至心脏搏击失常，出现心悸、气促、颧颊暗红、腹胀、心脏杂音等症。正如《素问·痹论》中所述："心痹者，脉不通，烦则心下鼓，暴上气而喘。"本病以风湿心痹

第二章 心血管疾病

中医膏方全书（珍藏本）

51

命名，一方面其病因与风湿有关，另一方面则有别于另外一种外邪内舍于心的温毒心瘅。本病证候为心悸、喘促、咯血、水肿，或伴有关节疼痛。病位在心，涉及肺、脾、肾。病性多虚实夹杂。

【膏方集成】

1. 参芪龙牡膏：桂枝、炙甘草各60克，黄芪、百合、麦冬各150克，太子参200克，淮小麦、龙骨、牡蛎各300克，大枣70枚。上药加水煎煮3次，滤汁去渣，合并滤液，加热浓缩煎成清膏，再加蜂蜜300克收膏即成，收储备用。每次15～30克，每日2次，开水调服。如遇外感伤风，内伤食滞时停服，病愈后继续服用。服膏期间忌食一切辛辣及生冷食品。适用于风心病语声低微，气短乏力，面色无华，皮肤苍白等。

2. 桃红郁桂膏：桂枝、川芎、香附、红花各60克，郁金90克，赤芍、桃仁各120克，丹参150克，益母草300克。上药加水煎煮3次，滤汁去渣，合并滤液，加热浓缩成清膏，再加蜂蜜300克，文火收膏，以滴水成珠为度。每次1汤匙，每日早、晚各1次，开水调服。如遇外感伤风，内伤食滞时停服，病愈后继续服用。服膏期间忌食一切辛辣及生冷食品。适用于风心病呼吸困难，咳嗽咳血，心悸胸痛，舌质暗红者。

3. 防己芪术膏：汉防己50克，玉竹、白术各90克，黄芪180克，白茯苓400克。上药加水煎煮3次，滤汁去渣，合并滤液，煎成清膏，再加蜂蜜300克收膏即成，储瓶备用。每次15～30克，每日2次，开水调服。如遇外感伤风，内伤食滞时停服，病愈后继续服用。服膏期间忌食一切辛辣及生冷食品。适用于风心病发热疼痛，水肿及小便量少者。

4. 桂附益母膏：桂枝、葶苈子、杏仁各90克，熟附块、丹参、黄芪各150克，赤芍、茯苓、桃仁各120克，益母草、赤小豆各300克。上药加水煎煮3次，滤汁去渣，合并滤液，加热浓缩成清膏，再加蜂蜜300克收膏即成。每次15～30克，每日2次，开水调服。如遇外感伤风，内伤食滞时停服，病愈后继续服用。服膏期间忌食一切辛辣及生冷食品。适用于风心病心悸，腰酸膝冷，下肢水肿，遗精阳痿等。

5. 温阳利水膏：绵黄芪、汉防己、野白术、桂枝、川附片、米党参、云苓块、福泽泻、淡猪苓、片姜黄、豨莶草、金狗脊、功劳叶、酸枣仁、地龙肉、车前子、墨旱莲、炙甘草梢各30克，薏苡仁60克。上药加水煎煮3次，滤汁去渣，合并滤液，加热浓缩成清膏，再加蜂蜜300克收膏即成。每次15～30克，每日2次，开水调服。如遇外感伤风，内伤食滞时停服，病愈后继续服用。服膏期间忌食一切辛辣及生冷食品。适用于风心病气短声微，畏寒喜暖，关节疼痛，水肿尿少者。

6. 鹿角地黄膏：酒川芎、九节菖蒲各15克，大生地黄、柏子仁、陈阿胶、龙眼肉、紫河车、制何首乌、朱茯神、麦冬、蒺藜、炒远志、沙苑子、黄菊花、密蒙花、谷精草、磁朱丸、酸枣仁各30克，石决明60克，鹿角胶300克。上药加水煎煮3次，滤汁去渣，合并滤液，加热浓缩成清膏，再加蜂蜜300克收膏即成。每次15～30克，每日2次，开水调服。如遇外感伤风，内伤食滞时停服，病愈后继续服用。服膏期间忌食一切辛辣及生冷食品。适用于风心病面色苍白，爪甲无华，声低胆怯，心悸怔忡等。

7. 扶阳益阴膏：红参、熟附片、炙甘草、菖蒲、炙远志、五味子各100克，当归、炒白术、阿胶各120克，酸枣仁、茯苓各200克，猪苦胆10个。上药除红参、阿胶、猪苦胆外，余药加水煎煮3次，滤汁去渣，合并滤液，加热浓缩成清膏，加入研成细末的红参和猪苦胆，和匀，再将阿胶加黄酒适量浸泡后，隔水炖烊，冲入清膏，拌匀，最后加蜂蜜300克收膏即成。每次15～30克，每日2次，开水调服。如遇外感伤风，内伤食滞时停服，病愈后继续服用。服膏期间忌食一切辛辣及生冷食品。适用于风心病心悸喘促，大汗淋漓，四肢厥冷，尿少神冠等。

8. 风心救逆膏：炙甘草、香附、石菖蒲、远志各15克，失笑散24克，红花25克，川桂枝、王不留行、京三棱、莪术、川郁金、广郁金各30克，当归尾、桃仁、丹参各45

克。上药加水煎煮 3 次，滤汁去渣，合并滤液，加热浓缩成清膏，再加蜂蜜 300 克收膏即成。每次 15～30 克，每日 2 次，开水调服。如遇外感伤风，内伤食滞时停服，病愈后继续服用。服膏期间忌食一切辛辣及生冷食品。适用于风心病心悸怔忡，呼吸困难，咳嗽咯血，四肢厥冷，大便溏泄等。

感染性心内膜炎

感染性心内膜炎是病原微生物感染引起的心脏内膜和心脏瓣膜的急性、亚急性炎症病变，多伴有赘生物形成。心脏瓣膜最常受累，心脏间隔缺损部位、腱索或心壁内膜也可累及。临床特点是发热、心脏杂音、栓塞现象和血培养阳性等。因抗生素的应用，本病发病率有所下降，临床表现不典型，但心血管各种创伤性检查和治疗措施的开展又成为本病的重要危险因素。

本病与中医学"心瘅"相类似，也可归属于"瘟病""心悸""胸痹""瘀证"等范畴。本病多见于先天禀赋不足，或久病体虚，或饮食不节，或房劳过度，或情志失调，耗伤气血阴精，导致正气不足，卫外不固，温热毒邪乘虚而入。或经卫传气血，由表及里，也可直中气分，或直达营血，热入营阴，迫血妄行，甚至逆传心包，变生危证。病至后期，余邪未尽，阴液已伤，热邪恋于阴分，或阴虚血涩，瘀血内停，或虚热内扰心神，湿热之邪，耗气伤阴，气阴两虚，气血不足，心失所养，则诸证丛生。

【膏方集成】

1. 三黄消毒膏：甘草、大黄各 6 克，黄连 12 克，知母、金银花、连翘、青天葵、野菊花各 15 克，黄芩 18 克，紫花地丁、蒲公英各 25 克，石膏（先煎）30 克。上药加水煎煮 3 次，滤汁去渣。将药液合并，加热浓缩，再加 300 克蜂蜜，文火收膏。每次 1 匙，每日 3 次，白开水送服。如遇外感伤风，内伤食滞时停服，病愈后继续服用。服膏期间忌食一切辛辣及生冷食品。适用于感染性心内膜炎，症见胸闷心悸，口渴引饮，或有斑疹隐隐，大便秘结，小便黄赤，舌红，苔黄，脉数。

2. 解毒通淋膏：升麻 30 克，制大黄 50 克，生甘草、炒黄柏、车前子、焦栀子各 100 克，萹蓄、瞿麦、石韦、川牛膝各 150 克，滑石 200 克。上药加水煎煮 3 次，滤汁去渣，将药液合并，加热浓缩，再加 300 克蜂蜜，文火收膏。每次 1 匙，每日 3 次，白开水送服。如遇外感伤风，内伤食滞时停服，病愈后继续服用。服膏期间忌食一切辛辣及生冷食品。适用于感染性心内膜炎，表现为尿频、尿急、尿痛。

3. 活血驱毒膏：狼毒、月季花、凌霄花各 6 克，川芎、乳香、没药、姜黄、水蛭、苏木、鬼箭羽、鸡屎藤、凤仙子、自然铜、穿山甲、皂角刺、干漆各 10 克，红花、牛膝、五灵脂、刘寄奴、泽兰、王不留行、马鞭草各 12 克，三棱、莪术、延胡索、土牛膝、鸡血藤各 15 克，丹参 20 克，益母草 30 克，辅药：葱白、韭黄各 60 克，蒜头、积雪草、毛冬青、连钱草各 12 克，菖蒲、干姜、炮姜、大枣各 6 克，乌梅 3 克。上药共用油适量，以干药 500 克，干油 1500 克，鲜药 500 克来计算，分熬丹收再入赤石脂、紫石英、陈壁土、发灰煅各 6 克制成膏。每次 1 匙，每日 3 次，白开水送服。如遇外感伤风，内伤食滞时停服，病愈后继续服用。服膏期间忌食一切辛辣及生冷食品。适用于感染性心内膜炎，症见心悸怔忡，皮肤瘀斑或紫红，或肌肤甲错，或肢体偏瘫，舌质紫暗或有瘀点、瘀斑，脉象细涩。

4. 补阳地黄膏：红花 6 克，蒲黄 10 克，山茱萸、泽泻、桃仁各 12 克，茯苓、干地黄、牡丹皮、赤芍各 15 克，益母草 18 克，黄芪 30 克。上药加水煎煮 3 次，滤汁去渣。将药液合并，加热浓缩，再加 300 克蜂蜜，文火收膏。每次 1 匙，每日 3 次，白开水送服。如遇外感伤风，内伤食滞时停服，病愈后继续服用。服膏期间忌食一切辛辣及生冷食品。适用于感染性心内膜炎，症见心悸怔忡，皮肤瘀斑或紫红，或肌肤甲错，或肢体偏瘫，舌质紫暗或有瘀点、瘀斑，脉象细涩。

5. 清火败毒膏：甘草 6 克，淡竹叶、人参（单煎）、黄芩各 10 克，生地黄、连翘各

15 克，丹参 20 克，白茅根、麦冬各 30 克，生石膏 40 克。上药加水煎煮 3 次，滤汁去渣。将药液合并，加热浓缩，再加 300 克蜂蜜，文火收膏。每次 1 匙，每日 3 次，白开水送服。如遇外感伤风，内伤食滞时停服，病愈后继续服用。服膏期间忌食一切辛辣及生冷食品。适用于感染性心内膜炎，症见发热汗出伴口渴，心悸，间断气促，小便短少，大便秘结，舌暗红苔黄，脉结数。

6. 三化升降膏：人工牛黄（冲）1 克，全蝎 6 克，蝉蜕、酒大黄、羌活、枳实、厚朴、远志各 10 克，郁金、姜黄、石菖蒲各 12 克，僵蚕 15 克，钩藤（后下）30 克。上药加水煎煮 3 次，滤汁去渣，将药液合并，加热浓缩，再加 300 克蜂蜜，文火收膏。每次 1 匙，每日 3 次，白开水送服。如遇外感伤风，内伤食滞时停服，病愈后继续服用。服膏期间忌食一切辛辣及生冷食品。适用于感染性心内膜炎，症见低热，微恶风寒，头晕，失语，饮水过快则有反呛，右侧肢体乏力，微觉麻木，纳差，大便 3 日未行者。

7. 葶苈苓真膏：干姜 6 克，附子、红参、生姜各 10 克，桂枝、猪苓、白术各 12 克，葶苈子 15 克，茯苓、泽泻各 30 克，大枣 5 枚。上药加水煎煮 3 次，滤汁去渣，将药液合并，加热浓缩，再加 300 克蜂蜜，文火收膏。每次 1 匙，每日 3 次，白开水送服。如遇外感伤风，内伤食滞时停服，病愈后继续服用。服膏期间忌食一切辛辣及生冷食品。适用于感染性心内膜炎，症见心悸，喘促，乏力，水肿，面色㿠白，形寒怕冷，舌淡苔白，脉涩。

原发性心肌病

原发性心肌病是指原因未明的以心肌病变为主的心脏病而言。通常将原发性心肌病分为充血型、肥厚型、限制型和闭塞型。充血型心肌病又称扩张型心肌病，病变以心肌变性、萎缩和纤维化为主，部分心肌呈代偿性肥大，心室、心房扩大，心室腔内常有附壁血栓形成。肥厚型心肌病可分为梗阻性和非梗阻性。非梗阻性肥厚型心肌病，病变在左心室室壁和室间隔，左心室流出道无梗阻和压力差。梗阻性肥厚型心肌病，又称特发性肥厚型主动脉瓣狭窄，病变以室间隔为主，其厚度超过左心室游离壁的 1.5 倍，左心室流出道发生梗阻和压力差。限制型心肌病以心肌强直而不肥厚为特征。闭塞型心肌病则以纤维增生和附壁血栓形成以致心室腔变小为特征，两者均可导致心室舒张期充盈受限。

本病属于中医学"心悸""喘症""胸痹""水肿"范畴。本病症状比较繁杂，但总以心悸、胸闷为主要表现，临证之时重在辨明病位，分清虚实缓急。若属心肺同病，多见咳喘，心肾同病则见水肿、喘促，兼见气促不得卧，四肢厥冷，尿少浮肿者属重症急症。

【膏方集成】

1. 益气养阴通络膏：五味子、桂枝各 10 克，川芎、益母草各 15 克，南沙参、北沙参、麦冬各 20 克，丹参 25 克，生地黄 30 克。上药浓煎 2 次，滤汁去渣，加驴皮胶 180 克，鳖甲胶 120 克（上胶陈酒烊化），煎熬，再入白纹冰糖 500 克，文火收膏，以滴水成珠为度。每日早、晚开水冲服 1 大匙。如遇外感伤风，内伤食滞时停服，病愈后继续服用。服膏期间忌食一切辛辣及生冷食品。适用于原发性心肌病，表现为动则心悸，咳喘气急，烦躁不安，头晕目眩，盗汗乏力，舌质红，苔薄白或薄黄，脉细数。

2. 通阳活血膏：川芎、赤芍、红花、牛膝、当归、桔梗各 12 克，生地黄、黄精、补骨脂各 15 克，益母草、丹参、首乌藤各 20 克。上药浓煎 2 次，滤汁去渣，加驴皮胶 180 克，鳖甲胶 120 克（上胶陈酒烊化），煎熬，再入白纹冰糖 500 克，文火收膏，以滴水成珠为度。每日早、晚开水冲服 1 大匙。如遇外感伤风，内伤食滞时停服，病愈后继续服用。服膏期间忌食一切辛辣及生冷食品。适用于原发性心肌病，表现为胸闷不舒，胸痛心悸，气短乏力，舌质紫暗，或有瘀点瘀斑，苔薄白，脉涩或结代。

3. 养心安神膏：川雅连 15 克，黛灯心 20 克，太子参、北沙参、细生地黄、淡竹叶、竹茹、江枳壳、大麦冬、半夏、紫丹参、合欢花、首乌藤各 45 克，炒川贝母 60 克，北秫米、冬青子、牛膝、连翘（带心）、玄参、沙苑子、生酸枣仁、黑芝麻各90克，辰茯神120克，青龙齿、珍珠母各150克。上药浓煎2次，滤汁去渣，加驴皮胶180克，鳖甲胶（上胶陈酒烊化）120克，煎熬，再入白纹冰糖500克，文火收膏，以滴水成珠为度。每日早、晚开水冲服1大匙。如遇外感伤风，内伤食滞时停服，病愈后继续服用。服膏期间忌食一切辛辣及生冷食品。适用于原发性心肌病，症见心慌不安，心跳加快，夜寐不安，醒后心烦不能安卧者。

4. 天王补心膏：西洋参、青龙齿、酸枣仁、茯苓、茯神、生地黄、熟地黄各120克，黄连30克，肉桂15克，桔梗60克，生晒参、当归、天冬、麦冬、远志、柏子仁、丹参、炒知母、炒黄柏、玄参、山茱萸、牡丹皮、龟甲胶、鹿角胶、阿胶各90克，冰糖250克。将西洋参和生晒参一起用清水煎煮30分钟，去渣取汁。将除龟甲胶、鹿角胶、阿胶、西洋参、生晒参、冰糖以外的药物一起研成细末，用水煎煮3次，分别去渣取汁。将3次所得的药液合并在一起，调入参汁、龟甲胶、鹿角胶、阿胶和冰糖，用小火煎煮浓缩至呈膏状，装入瓷瓶中保存。每次20毫升，每日3次，温开水送服。如遇外感伤风，内伤食滞时停服，病愈后继续服用。服膏期间忌食一切辛辣及生冷食品。适用于原发性心肌病具有心悸不宁、心烦少寐、头目昏眩、五心烦热、耳鸣、腰膝酸楚、男子遗精、女子经少经闭、舌质红、脉细数等阴虚火旺症状的患者使用。

5. 定心膏：三七9克，红花、川牛膝、苦参、黄连、酸枣仁、半夏各20克，麦冬、生地黄、茯苓、党参、灵芝、丹参、赤芍、瓜蒌各45克。上药浓煎2次，滤汁去渣，加驴皮胶180克，鳖甲胶120克（上胶陈酒烊化），煎熬，再入白纹冰糖500克，文火收膏，以滴水成珠为度。每日早、晚开水冲服1大匙。如遇外感伤风，内伤食滞时停服，病愈后继续服用。服膏期间忌食一切辛辣及生冷食品。适用于原发性心肌病，症见失常心悸、胸闷、喘息、心烦不得眠、口干舌燥、五心烦热，舌红少苔。

6. 琥珀安神膏：桔梗、琥珀、龙骨、人参、茯苓、甘草各50克，柏子仁霜、五味子、酸枣仁、天冬、当归、大枣、麦冬各100克，生地黄400克。上药浓煎2次，滤汁去渣，加蜂蜜500克，煎熬，文火收膏，以滴水成珠为度。每日早、晚开水冲服1大匙。如遇外感伤风，内伤食滞时停服，病愈后继续服用。服膏期间忌食一切辛辣及生冷食品。适用于原发性心肌病，表现为心悸怔忡，健忘，记忆力减退，形体消瘦，头晕目眩，梦遗滑精，潮热盗汗，心烦少寐，舌质红，脉细数。

7. 活血养心膏：炒枳壳、苦桔梗、香砂仁、广陈皮各15克，醋柴胡、全当归、炒远志、五味子、麦冬、川芎各30克，三七、紫丹参、血琥珀、杭白芍、朱茯神、柏子仁、党参、卧蛋草、生地黄、炙甘草各60克。上药加水煎煮3次，滤汁去渣，合并滤液，以文火浓缩成清膏，再加蜂蜜300克收膏即成。每次15~30克，每日3次，温开水送服。如遇外感伤风，内伤食滞时停服，病愈后继续服用。服膏期间忌食一切辛辣及生冷食品。适用于原发性心肌病，表现为心胸隐痛，久发不愈，心悸盗汗，心烦少寐、腰膝酸软、耳鸣头晕，气短乏力，舌红，苔少，脉细数。

8. 化痰祛瘀强心膏：降香、九香虫各24克，野山参、血竭各30克，木香45克，牛膝、青皮各60克，柴胡、赤芍、白芍、当归、川芎、炒枳壳、红花、桃仁、生甘草、五灵脂、延胡索、金铃子、苏木、香附、乌药、法半夏、云茯苓、广郁金、百合、灸远志各90克，薤白、苍术、白术、淡附片、川桂枝、生蒲黄、紫丹参、酸枣仁各150克，黄芪、活磁石各300克。上药加水浓煎3次，文火煎熬，滤汁去渣，合并滤液，再入鹿角胶150克，麦芽糖500克，熔化收膏即成。每日晨以沸水冲饮1匙。如遇外感伤风，内伤食滞时停服，病愈后继续服用。服膏期间忌食一切辛辣及生冷食品。适用于原发性心肌病，表现为心胸窒闷或如物压，气短喘促，多形体肥胖，肢体沉重，脘痞，痰多口黏，舌苔浊腻，脉滑、痰浊化热则心痛如灼，心烦口干，痰多黄稠，大便秘结，舌红、苔黄腻，脉滑数。

9. 肝补血膏：沉香粉、血竭各 15 克，降香 30 克，天麻 45 克，吉林人参（另煎）、西洋参（另煎）、小青皮、橘红、炒枳壳各 60 克，柴胡、黑栀子、生蒲黄、法半夏、杏仁、桃仁、预知子、赤芍、海藻、川郁金、红花、菖蒲、玉苏子、葶苈子、苍术、白术、川芎、桑白皮、云茯苓、菟丝子各 90 克，紫丹参、鸡血藤、南山楂、蒺藜各 150 克，灵芝 180 克，黄芪、熟地黄各 300 克。上药浓煎去渣，文火熬糊，入鳖甲胶 120 克，白纹冰糖 500 克，溶化收膏。每日晨以沸水冲饮 1 匙。如遇外感伤风，内伤食滞时停服，病愈后继续服用。服膏期间忌食一切辛辣及生冷食品。适用于原发性心肌病，表现为心胸阵痛，如刺如绞，固定不移，入夜为甚，伴有胸闷心悸，面色晦暗，胸隐痛，久发不愈，心悸盗汗，心烦少寐、腰膝酸软，耳鸣头晕等。

病毒性心肌炎

病毒性心肌炎是指病毒感染引起的以心肌非特异性炎症为主要病变的心肌疾病，有时可累及心包和心内膜。病情轻重不一，轻者临床表现较少，重者可发生严重心律失常、心力衰竭、心源性休克，甚至猝死。初期临床表现有发热、咽痛、腹泻、全身酸痛等，后则感心悸心慌、胸闷胸痛、倦怠乏力等。随着风湿性心肌炎的减少，本病的发病率有逐年增高的趋势，目前已成为危害人们健康的常见病。本病可发生于任何年龄，正常成人患病率约 5%，儿童更高，男性较女性多见，以秋、冬季节多见，大部分患者预后较好。

本病与中医学“心瘅”相似，可归属于中医学“心悸”“胸痹”等范畴。

【膏方集成】

1. 健脾养心膏：炙甘草、龙眼肉各 90 克，黄芪、白术、当归、炙远志、生地黄各 100 克，灵芝 120 克，党参、茯苓、酸枣仁、大枣、阿胶各 150 克，鸡血藤 200 克。上药除阿胶外，余药加水煎煮 3 次，滤汁去渣，合并滤液，加热浓缩成膏，再将阿胶加适量

黄酒浸泡后隔水炖烊，冲入清膏，和匀，最后加蜂蜜 300 克收膏即成。每次 15～30 克，每日 2 次，开水调服。如遇外感伤风，内伤食滞时停服，病愈后继续服用。服膏期间忌食一切辛辣及生冷食品。适用于病毒性心肌炎后遗症，表现为心悸，头晕，面色少华，倦怠乏力等。

2. 桂附救心膏：制附子 60 克，桂枝 90 克，五味子、炙甘草、苦参各 100 克，黄芪、党参、麦冬、阿胶各 50 克，淫羊藿、丹参各 180 克，生龙骨、生牡蛎各 300 克。上药除阿胶外，余药加水煎煮 3 次，滤汁去渣，合并滤液，加热浓缩为清膏，再将阿胶加适量黄酒浸泡后隔水炖烊，冲入清膏和匀，最后加入蜂蜜 300 克收膏即成。每次 15～30 克，每日 2 次，白开水调服。如遇外感伤风，内伤食滞时停服，病愈后继续服用。服膏期间忌食一切辛辣及生冷食品。适用于心肌炎后遗症，表现为心悸症状较重者，常有面白少华，形寒肢冷。

3. 归红护心膏：玫瑰花、檀香、琥珀、红花、陈皮各 60 克，川芎 90 克，当归、桃仁、延胡索、茯苓、郁金各 100 克，丹参、石菖蒲、赤芍各 150 克。上药加水煎煮 3 次，滤汁去渣，合并滤液，加热浓缩成清膏，再加蜂蜜 300 克，文火收膏，以滴水成珠为度。每次 15～30 克，每日 2 次，白开水送服。如遇外感伤风，内伤食滞时停服，病愈后继续服用。服膏期间忌食一切辛辣及生冷食品。适用于病毒性心肌炎后遗症，表现为心悸，胸闷，气憋，心痛，大便溏薄，纳差等。

4. 清心养阴膏：黄芩、炙甘草、大青叶各 9 克，沙参、蒲公英各 12 克，麦冬 15 克，连翘 18 克，玄参、生地黄各 30 克。上药加水煎煮 3 次，滤汁去渣，合并滤液，加热浓缩成清膏，再加蜂蜜 100 克收膏即成。如遇外感伤风，内伤食滞时停服，病愈后继续服用。服膏期间忌食一切辛辣及生冷食品。每次 15～30 克，每日 2 次，温开水送服。适用于病毒性心肌炎后遗症，表现为心悸怔忡，五心烦热，口干咽燥等。

5. 银花膏：合欢皮、北五加皮、苦参各 15 克，金银花、连翘、板蓝根各 30 克，丹参

50克。上药加水煎煮3次，滤汁去渣，合并滤液，加热浓缩成清膏，再加蜂蜜100克收膏即得。如遇外感伤风、内伤食滞时停服，病愈后继续服用。服膏期间忌食一切辛辣及生冷食品。每次15～30克，每日3次，温开水送服。适用于病毒性心肌炎。

6. 补肾益心膏：西洋参、生晒参各60克，白术、当归、白芍、大麦冬、女贞子、山药、茯苓、牡丹皮、山茱萸、泽泻、炙远志、百合、柏子仁、五味子、珠儿参、川石斛、牛膝、仙茅、大枣、木瓜各90克，玉竹、龟甲、灵芝各120克，嫩桑枝、鸡血藤、太子参、紫丹参各150克，淫羊藿180克，生地黄、熟地黄各200克，黄芪、淮小麦、决明子各300克。上药共煎浓汁，文火煎熬，再入鳖甲胶60克，龟甲胶90克，白纹冰糖500克，溶化收膏。如遇外感伤风、内伤食滞时停服，病愈后继续服用。服膏期间忌食一切辛辣及生冷食品。每日晨以沸水冲饮1匙。适用于病毒性心肌炎后遗症，表现为心悸怔忡，腰膝酸软，夜卧不安，夜尿频多，遗精滑精。

7. 气阴双补膏：降香24克，小青皮、佛手各45克，人参、西洋参、炒枳壳、桔梗各60克，生蒲黄、川芎、茯苓、柏子仁、百合、五味子、麦冬、白术、山茱萸、当归、赤芍、白芍、大枣、海藻、菖蒲、炙远志各90克，酸枣仁、北沙参、淮小麦、玉竹各120克，紫丹参150克，炒地黄、大生地黄各180克，紫河车1具。上药共煎浓汁，文火煎熬，再入龟甲胶、鹿角胶、阿胶各60克，白纹冰糖500克，溶化收膏，以滴水成珠为度。每日晨以沸水冲饮1匙。如遇外感伤风、内伤食滞时停服，病愈后继续服用。服膏期间忌食一切辛辣及生冷食品。适用于病毒性心肌炎后遗症，表现为少气乏力，语声低微，心烦不寐，两颧潮红等。

8. 强心补血膏：炙甘草90克，当归、黄芪、白术、生地黄各100克，灵芝120克，党参、茯苓、酸枣仁、大枣、阿胶各150克，鸡血藤200克。上药除阿胶外，余药加水煎煮3次，滤汁去渣，合并滤液，加热浓缩成清膏，再将阿胶加适量黄酒浸泡后隔水炖烊，冲入清膏和匀，最后加蜂蜜300克收膏即成。每次15～30克，每日2次，开水调服。如遇外感伤风、内伤食滞时停服，病愈后继续服用。服膏期间忌食一切辛辣及生冷食品。适用于病毒性心肌炎后遗症，表现为心悸头晕，面色少华，形寒肢冷等。

9. 温补心阳膏：制附子60克，桂枝90克，五味子、苦参、炙甘草各100克，黄芪、党参、淫羊藿、丹参、麦冬、阿胶各150克，生龙骨、生牡蛎各300克。上药除阿胶外，余药加水煎煮3次，滤汁去渣，合并滤液，加热浓缩成清膏，再将阿胶加适量黄酒浸泡后隔水炖烊，冲入清膏和匀，最后加蜂蜜300克，收膏即成。每次15～30克，每日2次，开水调服。如遇外感伤风、内伤食滞时停服，病愈后继续服用。服膏期间忌食一切辛辣及生冷食品。适用于病毒性心肌炎后遗症，表现为心悸怔忡，气短声微，形寒体虚易感冒。

急性心包炎

急性心包炎是细菌、病毒、自身免疫、物理、化学等多种因素引起的心脏脏层和壁层的急性炎症。病因较多，可来自心包本身疾病，也可为全身性疾病的一部分，临床上以结核性、非特异性、肿瘤者多见，全身性疾病如系统性红斑狼疮、尿毒症等病变易累及心包引起心包炎。临床除原发疾病的表现外，以心前区疼痛、心包摩擦音、呼吸困难和一系列心电图改变为特点。其治疗包括对原发疾病的病因治疗、解除心脏压塞和对症治疗，自然病程及预后取决于病因。结核是国内心包炎首位病因，男性多于女性。

渗出性心包炎中医学称为"支饮"。《金匮要略》曰："咳逆倚息，短气不得卧，其形如肿，谓之支饮。"支饮是指水液在体内运化输布失常，停聚某些部位的一列病症。随着病情的进展，出现厥脱证候时，则属"心厥"范畴。

【膏方集成】

1. 银花解毒膏：甘草6克，薏苡仁、浙贝母、桔梗、薄荷、淡竹叶、芦根各10克，荆芥穗、豆豉、黄芩、泽泻、大青叶各12

中医膏方全书（珍藏本）

克，金银花、连翘、牛蒡子各15克。上药浓煎2次，滤汁去渣，加驴皮胶180克，鳖甲胶120克（上胶陈酒烊化），煎熬，再入白纹冰糖500克，文火收膏，以滴水成珠为度。每日早、晚开水冲服1大匙。如遇外感伤风、内伤食滞时停服，病愈后继续服用。服膏期间忌食一切辛辣及生冷食品。适用于急性心包炎，表现为恶寒发热，口渴咽干，烦躁汗出，咳嗽，心悸气短，胸闷胸痛，舌质红，苔薄白，脉浮数或结代等。

2. 月华膏：川贝母6克，天冬、山药、茯苓、桑叶、三七各10克，菊花、阿胶、沙参、麦冬各15克，百部、生地黄、熟地黄各20克。上药浓煎2次，滤汁去渣，加驴皮胶180克，鳖甲胶120克（上胶陈酒烊化），煎熬，再入白纹冰糖500克，文火收膏，以滴水成珠为度。每日早、晚开水冲服1大匙。如遇外感伤风、内伤食滞时停服，病愈后继续服用。服膏期间忌食一切辛辣及生冷食品。适用于急性心包炎，表现为午后发热，两颧潮红，五心烦热，自汗或盗汗，心悸气短，咳嗽，痰中带血，舌红少津，脉细数或促、结代等。

3. 仙方活命膏：甘草6克，贝母、陈皮、赤芍、穿山甲、乳香、没药各10克，黄芩、黄连、黄柏、防风各12克，金银花、皂角刺、白芷、天花粉、当归尾各15克。上药浓煎2次，滤汁去渣，加驴皮胶180克，鳖甲胶120克（上胶陈酒烊化），煎熬，再入白纹冰糖500克，文火收膏，以滴水为度。每日早、晚开水冲服1大匙。如遇外感伤风、内伤食滞时停服，病愈后继续服用。服膏期间忌食一切辛辣及生冷食品。适用于急性心包炎，表现为发热面赤，咳嗽气急，烦躁不安，胸闷胸痛，心悸，舌红苔黄，脉数有力。

4. 宣痹除湿膏：连翘、栀子、半夏、秦艽、香附各10克，蚕沙、薏苡仁、赤小豆、防己、杏仁各15克，滑石20克。上药浓煎2次，滤汁去渣，加驴皮胶180克，鳖甲胶120克（上胶陈酒烊化），煎熬，再入白纹冰糖500克，文火收膏，以滴水成珠为度。每日早、晚开水冲服1大匙。如遇外感伤风、内伤食滞时停服，病愈后继续服用。服膏期间

忌食一切辛辣及生冷食品。适用于急性心包炎，表现为发热气急，口干口苦，烦闷不安，关节红肿热痛，心悸胸痛，小便黄赤，舌红，苔黄浊或腻，脉滑数。

5. 补肾益心膏：西洋参、生晒参各60克，白术、当归、白芍、大麦冬、女贞子、山药、茯苓、牡丹皮、山茱萸、泽泻、炙远志、百合、柏子仁、五味子、珠子参、川石斛、牛膝、仙茅、大枣、木瓜各90克，玉竹、龟甲、灵芝各120克，嫩桑枝、鸡血藤、太子参、紫丹参各150克，淫羊藿180克，生地黄、熟地黄各200克，黄芪、淮小麦、决明子各300克。上药共煎浓汁，文火煎熬，再入鳖甲胶60克，龟甲胶90克，白纹冰糖500克，溶化收膏。如遇外感伤风、内伤食滞时停服，病愈后继续服用。服膏期间忌食一切辛辣及生冷食品。每日晨以沸水冲饮1匙。适用于急性心包炎，表现为气喘胸痛，心悸不已，精神委靡，面色无华，腰酸腿软，恶寒肢冷，下肢水肿，口有尿味，少尿无尿，心包积液，舌质淡等。

6. 洞天长春膏：山药、泽泻各31.3克，白术、甘草各62.5克，南沙参、杜仲、川芎、百合、茯苓、白芍各93.8克，何首乌、牛膝、当归、陈皮各125克，党参、黄芪、狗脊、女贞子、覆盆子各156.3克，熟地黄250克，糖300克。上药除糖外，加水煎煮2次，滤取药汁，合并滤液，加热浓缩成清膏，再加糖搅匀，浓缩，滤过，收储备用。每次9～15克，每日2次，空腹温开水送服。如遇外感伤风、内伤食滞时停服，病愈后继续服用。服膏期间忌食一切辛辣及生冷食品。适用于急性心包炎恢复期，表现为心悸怔忡，面色无华，倦怠乏力，耳鸣健忘，头晕目眩，自汗盗汗，口干咽燥，短气声怯，腰膝酸痛，遗精阳痿者。

7. 十四友膏：朱砂0.3克，龙齿6克，熟地黄、白茯苓、白茯神、人参、酸枣仁、柏子仁、紫石英、肉桂、阿胶、当归、黄芪、远志各30克。上药分研为细末，除朱砂外，余药混合，拌匀，滤汁去渣，加蜂蜜500克，煎熬，文火收膏，以滴水成珠为度。如遇外感伤风、内伤食滞时停服，病愈后继续服用。

服膏期间忌食一切辛辣及生冷食品。每次 6 克，每日 1 次，于睡前用大枣汤送服。适用于急性心包炎恢复期，表现为眩晕昏沉，神志不宁，夜卧不安，心悸怔忡以及遗精白浊等。

缩窄性心包炎

缩窄性心包炎是指心包增厚、僵硬、纤维化后包围心脏，使心脏舒张充盈受限而产生一系列循环障碍的病症。临床以呼吸困难、颈静脉充盈、肝大、水肿等为特点。发病率占心脏病的 1.25%～1.60%，占各种心包炎的 20.7%，以青壮年居多，男多于女 (1.5∶1)。

目前中医病名尚未统一。根据喘促气短、腹胀、胁痛、水肿等主要临床表现，本病属于中医学"心悸""胸痹""喘证""水肿"等范畴。轻者仅有气紧、乏力、腹胀等症，随着病情的进展，出现心力衰竭、心房颤动时，则属于"心衰""心动悸"等范畴。

【膏方集成】

1. 逐瘀膏：甘草 6 克，牛膝 9 克，桃仁、薤白、半夏、红花、赤芍、桔梗、川芎各 10 克，瓜蒌、当归、枳壳、柴胡各 15 克，生地黄 20 克。上药加水煎煮 3 次，每次 2 小时，滤出药汁，去渣，合并药液，浓缩，加炼蜜 300 克，文火炼制收膏，以滴水成珠为度。每次 1 匙，每日 2 次，温开水冲服。如遇外感伤风、内伤食滞时停服，病愈后继续服用。服膏期间忌食一切辛辣及生冷食品。适用于缩窄性心包炎，症见心悸怔忡，喘促气短，胸闷胸痛，胁下胀满疼痛，口唇青紫，纳呆肢肿，身体困重，舌质紫暗或有瘀斑，苔白腻，脉涩或结代等。

2. 养阴益气膏：西洋参 30 克，冬虫夏草、金沸草、山茱萸、新会白、炒竹茹各 45 克，北沙参、甜杏仁、川贝母、绵芪皮、生地黄、熟地黄、冬青子、炒酸枣仁、薏苡仁、枇杷叶各 90 克，茯神、大枣、浮小麦、苍龙齿、糯稻根须各 120 克。上药浓煎 2 次，滤汁去渣，加驴皮胶、鳖甲胶各 120 克（上胶陈酒烊化）煎熬，再入白纹冰糖 300 克，文火收膏，以滴水成珠为度。每日早、晚开水

冲服 1 大匙。如遇外感伤风、内伤食滞时停服，病愈后继续服用。服膏期间忌食一切辛辣及生冷食品。适用于缩窄性心包炎，症见午后潮热，心悸不宁，呼吸困难，咳嗽气短。

3. 康福补膏：川芎、甘草、远志各 40 克，生晒参、黄芪、山药、白扁豆、陈皮、木香、半夏、茯苓、当归、枸杞子、白芍、熟地黄、金樱子、女贞子、菟丝子、核桃仁、牛膝、玉竹各 90 克，白术、何首乌、墨旱莲、续断各 150 克。先将生晒参加水煎煮 2 次，滤取汁备用，再将参渣与余药加水煎熬 2 次，滤汁去渣，与参汁混合，加热浓缩成膏，再加入砂糖 300 克，加热浓缩收膏即成。每次 15 克，每日 2 次，空腹以温开水化服。如遇外感伤风、内伤食滞时停服，病愈后继续服用。服膏期间忌食一切辛辣及生冷食品。适用于缩窄性心包炎，症见心悸气短，夜寐不宁，腰膝酸软，舌质淡胖，苔薄，脉细弱。

4. 延年益寿膏：山药（姜汁拌炒）、补骨脂（黑芝麻拌炒，去芝麻不用）各 125 克，川牛膝、菟丝子、甘枸杞、杜仲（去皮，姜汁拌炒）各 250 克，赤何首乌、白何首乌（黑豆拌蒸晒）、赤茯苓、白茯苓（人乳拌蒸晒）各 500 克，炼蜜 600 克。上药各如法炮制后，共研为细末，加炼蜜制成蜜膏，文火收膏，以滴水成珠为度。每次 1 汤匙，每日 2 次，空腹以开水化服。如遇外感伤风、内伤食滞时停服，病愈后继续服用。服膏期间忌食一切辛辣及生冷食品。适用于缩窄性心包炎，表现为面色萎黄，腰膝酸软，头晕目糊，耳鸣，心悸，失眠多梦，遇事善忘。

5. 益心膏：炙甘草 40 克，附子、三七、五味子、桂枝各 100 克，防己 120 克，桃仁、陈皮、半夏、白术、麦冬、人参、丹参、红花、赤芍、川芎、郁金、泽泻、大枣各 200 克。上药浓煎 2 次，滤汁去渣，加阿胶、木糖醇各 200 克，文火收膏，以滴水成珠为度。每次 9 克，每日早、晚各 1 次，口服。连续使用 2 个月为 1 个疗程。如遇外感伤风、内伤食滞时停服，病愈后继续服用。服膏期间忌食一切辛辣及生冷食品。适用于缩窄性心包炎，症见心悸气短，胸胁作痛，颈部青筋暴露，胁下痞块，下肢浮肿，面色晦暗，唇

中
医
膏
方
全
书
（
珍
藏
本
）

甲青紫。

6. 鹿角地黄膏：酒川芎、九节菖蒲各15克，大生地黄、柏子仁、陈阿胶、龙眼肉、紫河车、制何首乌、朱茯神、麦冬、蒺藜、炒远志、沙苑子、黄菊花、密蒙花、谷精草、磁朱丸、酸枣仁各30克，石决明60克，鹿角胶300克。上药加水煎煮3次，滤汁去渣，合并滤液，加热浓缩成清膏，再加蜂蜜300克收膏即成。每次15～30克，每日2次，开水调服。如遇外感伤风、内伤食滞时停服，病愈后继续服用。服膏期间忌食一切辛辣及生冷食品。适用于缩窄性心包炎，症见面色苍白，爪甲无华，声低胆怯，心悸怔忡等。

7. 天王补心膏：西洋参、青龙齿、酸枣仁、茯苓、茯神、生地黄、熟地黄各120克，黄连30克，肉桂15克，桔梗60克，生晒参、当归、天冬、麦冬、远志、柏子仁、丹参、炒知母、炒黄柏、玄参、山茱萸、牡丹皮、龟甲胶、鹿角胶、阿胶各90克，冰糖250克。将西洋参和生晒参一起用清水煎煮30分钟，去渣取汁。将除龟甲胶、鹿角胶、阿胶、西洋参、生晒参、冰糖以外的药物一起研成细末，用水煎煮3次，分别去渣取汁。将3次所得的药液合并在一起，调入参汁、龟甲胶、鹿角胶、阿胶和冰糖，用小火煎煮浓缩至呈膏状，装入瓷瓶中保存。每次20毫升，每日3次，用温开水送服。如遇外感伤风、内伤食滞时停服，病愈后继续服用。服膏期间忌食一切辛辣及生冷食品。适用于缩窄性心包炎，表现为心悸不宁、心烦少寐、头目昏眩、五心烦热、耳鸣、腰膝酸楚、男子遗精、女子经少经闭、舌质红、脉细数等阴虚火旺症状。

8. 琥珀安神膏：桔梗、琥珀、龙骨、人参、茯苓、甘草各50克，柏子仁霜、五味子、酸枣仁、天冬、当归、大枣、麦冬各100克，生地黄400克。上药浓煎2次，滤汁去渣，加蜂蜜500克，煎熬，文火收膏，以滴水成珠为度。每日早、晚开水冲服1大匙。如遇外感伤风、内伤食滞时停服，病愈后，继续服用。服膏期间忌食一切辛辣及生冷食品。适用于缩窄性心包炎，症见心悸怔忡，健忘，记忆力减退，形体消瘦，头晕目眩、

梦遗滑精，潮热盗汗，心烦少寐，舌质红，脉细数。

心血管神经症

心血管神经症是由于高级神经功能失调，引起心血管一系列症状的功能性疾病，在病理解剖上无心脏血管器质性病变。本病可发生于任何年龄，大多数发生于青壮年，男女均可患本病，常因情绪激动，持续过度兴奋，长期忧虑，导致中枢神经正常活动发生紊乱，受自主神经调节的心血管系统继而失调。

临床上以心悸、心前区痛、呼吸憋闷、全身乏力、易激动、多汗、颤抖、失眠为特点。本病属于中医学"郁证""虚劳""百合""脏躁""厥证""哑风""梅核气""奔豚"等范畴。多由七情所伤、湿热内蕴等原因伤及心、肺、脾、肝、肾各个脏腑所致。

【膏方集成】

1. 滋肾填精膏：川芎30克，龙眼肉50克，山茱萸、杜仲、鹿角胶各100克，熟地黄、山药、枸杞子、何首乌、丹参、茯苓、龟甲胶各150克，白芍200克，桑椹250克。上药除鹿角胶、龟甲胶外，余药加水煎煮3次，滤汁去渣，合并滤液，加热浓缩成清膏，再将鹿角胶、龟甲胶加适量黄酒后隔水炖烊，冲入清膏和匀，最后加蜂蜜300克收膏即成。每次15～30克，每日2次，白开水调服。如遇外感伤风、内伤食滞时停服，病愈后继续服用。服膏期间忌食一切辛辣及生冷食品。服药同时应注意自我调控，保证睡眠充足，适当参加体育锻炼，做到劳逸结合，身心健康，保持精神愉快，摆脱不必要的烦恼对大脑功能的影响，忌烟酒，少食脂肪，宜吃鸡蛋、瘦肉等以保证营养。适用于心血管神经症，症见记忆力减退，失眠多梦，腰膝酸软，心悸胸闷等。

2. 夏星苓术膏：川芎30克，胆南星、陈皮各60克，半夏、天麻、白术、枳实、泽泻、生山楂、神曲各100克，茯苓150克。上药加水煎煮3次，滤汁去渣，合并滤液，加热浓缩成清膏，再加蜂蜜300克收膏即成。每次15～30克，每日2次，白开水调服。如

遇外感伤风、内伤食滞时停服，病愈后继续服用。服膏期间忌食一切辛辣及生冷食品。服药同时应注意自我调控，保证睡眠充足，适当参加体育锻炼，做到劳逸结合，身心健康，保持精神愉快，摆脱不必要的烦恼对大脑功能的影响，忌烟酒，少食脂肪，宜吃鸡蛋、瘦肉等以保证营养。适用于心血管神经症，症见心悸不宁，饮食不佳，痰多黏稠等。

3. 人参滋补膏：人参 30 克，干地黄、熟地黄、白术、续断各 150 克，合欢皮 200 克，菟丝子、墨旱莲、桑寄生各 300 克，狗脊、首乌藤各 400 克，仙鹤草 500 克，鸡血藤 600 克。将人参加清水煎煮 30 分钟，去渣取汁。上药除人参外加水煎煮 3 次，滤汁去渣，合并滤液，静置 2 日以上，取上清液，浓缩后加蔗糖 167 克，再加入人参煎液，搅匀，浓缩至稠膏即得。每次 15～30 克，每日 2 次，白开水调服。如遇外感伤风、内伤食滞时停服，病愈后继续服用。服膏期间忌食一切辛辣及生冷食品。适用于心血管神经症，表现为面色无华，精神疲惫，四肢无力，腰膝酸软，失眠健忘，头晕耳鸣，须发早白，脉沉细等。

4. 养心安神膏：川雅连 15 克，黛灯心 20 克，太子参、北沙参、细生地黄、淡竹叶、竹茹、江枳壳、大麦冬、半夏、紫丹参、合欢花、首乌藤各 45 克，炒川贝母 60 克，北秫米、冬青子、牛膝、连翘（带心）、玄参、蒺藜、生酸枣仁、黑芝麻各 90 克，辰茯神 120 克，青龙齿、珍珠母各 150 克。上药浓煎 2 次，滤汁去渣，加驴皮胶 180 克，鳖甲胶 120 克（上胶陈酒烊化），煎熬，再入白纹冰糖 500 克，文火收膏，以滴水成珠为度。每日早、晚开水冲服 1 大匙。如遇外感伤风、内伤食滞时停服，病愈后继续服用。服膏期间忌食一切辛辣及生冷食品。适用于心血管神经症，症见心慌不安，心跳加快，夜寐不宁，醒后心烦不能安卧。

5. 育阴清热膏：香附 30 克，甘草、池菊花、黑豆衣、当归炭、牡丹皮各 45 克，厚杜仲、墨旱莲、地骨皮、细子芩、女贞子、川石斛各 60 克，大生地黄、西洋参、炒酸枣仁、茯神、大熟地黄、党参、沙苑子、椿皮、

制何首乌、大天冬、柏子仁、海螵蛸、杭白芍、白术、橘白各 90 克。上药宽水煎 3 次，去渣再煎极浓，加阿胶、龟甲胶各 150 克熔化冲入收膏，以滴水为度。每日早、晚开水冲服 1 大匙。如遇外感伤风、内伤食滞时停服，病愈后继续服用。服膏期间忌食一切辛辣及生冷食品。适用于心血管神经症，症见心悸不已，头晕目眩，口干舌燥，女性还可见月经过多，甚至 1 个月再至者。

6. 天王补心膏：西洋参、青龙齿、酸枣仁、茯苓、茯神、生地黄、熟地黄各 120 克，黄连 30 克，肉桂 15 克，桔梗 60 克，生晒参、当归、天冬、麦冬、远志、柏子仁、丹参、炒知母、炒黄柏、玄参、山茱萸、牡丹皮、龟甲胶、鹿角胶、阿胶各 90 克，冰糖 250 克。将西洋参和生晒参一起用清水煎煮 30 分钟，去渣取汁。将除龟甲胶、鹿角胶、阿胶、西洋参、生晒参、冰糖以外的药物一起研成细末，用水煎煮 3 次，分别去渣取汁。将 3 次所得的药液合并在一起，调入参汁、龟甲胶、鹿角胶、阿胶和冰糖，用小火煎煮浓缩至呈膏状，装入瓷瓶中保存。每次 20 毫升，每日 3 次，用温开水送服。如遇外感伤风、内伤食滞时停服，病愈后继续服用。服膏期间忌食一切辛辣及生冷食品。适用于心血管神经症，表现为心悸不宁、心烦少寐、头目昏眩、五心烦热、耳鸣、腰膝酸楚、男子遗精、女子经少经闭、舌质红、脉细数等阴虚火旺症状。

7. 琥珀安神膏：桔梗、琥珀、龙骨、人参、茯苓、甘草各 50 克，柏子仁霜、五味子、酸枣仁、天冬、当归、大枣、麦冬各 100 克，生地黄 400 克。上药浓煎 2 次，滤汁去渣，加蜂蜜 500 克，煎熬，文火收膏，以滴水成珠为度。每日早、晚开水冲服 1 大匙。如遇外感伤风、内伤食滞时停服，病愈后继续服用。服膏期间忌食一切辛辣及生冷食品。适用于心血管神经症，症见心悸怔忡，健忘，记忆力减退，形体消瘦，头晕目眩，梦遗滑精，潮热盗汗，心烦少寐，舌质红，脉细数。

8. 疏肝补血膏：沉香粉、血竭各 15 克，降香 30 克，天麻 45 克，吉林人参（另煎）、西洋参（另煎）、小青皮、橘红、炒枳壳各 60

克，柴胡、黑栀子、生蒲黄、法半夏、杏仁、桃仁、预知子、赤芍、海藻、川郁金、红花、菖蒲、玉苏子、葶苈子、苍术、白术、川芎、桑白皮、云茯苓、菟丝子各90克，紫丹参、鸡血藤、南山楂、蒺藜各150克，灵芝180克，黄芪、熟地黄各300克。上药浓煎去渣，文火熬糊，入鳖甲胶120克，白纹冰糖500克，溶化收膏。每日晨以沸水冲饮1匙。如遇外感伤风、内伤食滞时停服，病愈后继续服用。服膏期间忌食一切辛辣及生冷食品。适用于心血管神经症，表现为心胸阵痛，如刺如绞，固定不移，入夜为甚，伴有胸闷心悸，面色晦暗，胸隐痛，久发不愈，心悸盗汗，心烦少寐，腰膝酸软，耳鸣头晕等。

9. 暖心补阳膏：血竭粉15克，公丁香、淡干姜各24克，野山参、三七各30克，青皮、陈皮、木香、炙甘草各45克，淡附片、川桂枝、细辛、生蒲黄、赤芍、白芍、五灵脂、桃仁、川芎、当归、红花、巴戟天、补骨脂、菟丝子、柴胡、大枣、枳壳、白术、苍术各90克，紫丹参、山药、玉竹、茯苓、党参各150克，黄芪、大熟地黄各300克。上药共煎3次，去渣后文火熬糊，入龟甲胶、鹿角胶各150克，饴糖500克，溶化收膏，每日晨以沸水冲饮1杯。如遇外感伤风、内伤食滞时停服，病愈后继续服用。服膏期间忌食一切辛辣及生冷食品。适用于心血管神经症，表现为心胸痛如缩窄，遇寒而作，形寒肢冷，胸闷心悸，动则气喘，心悸汗出，不能平卧，腰酸乏力，面浮足肿等。

10. 水火相济膏：西洋参、紫河车、玉桔梗、江枳壳、牛膝各60克，炒知柏、泽泻、仙茅、淡苁蓉、赤芍、白芍、巴戟天、柴胡、五灵脂、杏仁、桃仁、枸杞子、女贞子、墨旱莲、麦冬、滁菊花、熟大黄、川芎、续断、牡丹皮、云茯苓、炙远志、山茱萸各90克，山药、当归身、肥玉竹、火麻仁各120克，制何首乌、淫羊藿、丹参、酸枣仁各150克，大熟地黄300克。每日晨服用1汤匙，温开水送服。如遇外感伤风、内伤食滞时停服，病愈后继续服用。服膏期间忌食一切辛辣及生冷食品。适用于心血管神经症，表现为心悸失眠，腰膝酸冷，畏寒怕冷，舌淡苔白等。

第三章　消化系统疾病

急性胃炎

急性胃炎是指各种病因所致的胃黏膜急性炎症。主要表现为胃黏膜充血、水肿、渗出、糜烂和出血，如胃黏膜主要病损为糜烂和出血，则称急性糜烂性胃炎或急性出血性胃炎，又称急性胃黏膜病变。根据病因的不同，还可分为急性单纯性胃炎、急性腐蚀性胃炎和急性化脓性胃炎等。不同病因所致的急性胃炎症状不同，无论何种原因所致，通常有上腹不适或饱胀、上腹疼痛、食欲不振及恶心、呕吐等症状。其中，急性胃黏膜病变是上消化道出血中的常见原因，通常引起呕血和黑便，严重者发生休克和循环衰竭。

本病属于中医学"胃脘痛""胃痞""呕吐"等范畴。根据本病的病因、临床症状及舌脉表现，临床上中医多数按食滞胃脘型、暑湿犯胃型、胃热炽盛型、寒邪犯胃型、肝郁气滞型等对急性胃炎进行施治。

【膏方集成】

1. 温胃散寒膏：①高良姜、干姜、生姜、丁香、花椒、胡椒、肉桂、附子、山柰、荜茇、厚朴各20克，吴茱萸24克，小茴香、荜澄茄各12克。②葱白36克，艾叶、薤白、韭白、石菖蒲各18克，木瓜、花椒、白芥子、大枣、乌梅各9克。将以上2组药物浸泡于430克芝麻油内，置锅内慢火熬至药枯去滓，熬药油成，下黄丹收存，再入木香、砂仁、官桂、乳香、没药各9克，后入牛胶（酒蒸化）36克，拌匀成膏，分摊于红布上。外用，将膏药加温变软，揭开贴于胃俞、建里穴处，涂成3毫米厚、2厘米×2厘米大小，外用外科敷料固定。12小时后取下，一

般每周2～4贴。适用于胃脘疼痛，绵绵不止，喜热喜按，恶寒，泛吐清水，呕吐呃逆，舌苔白滑，脉象迟者。

2. 保和丸膏：①山楂300克，六曲、半夏、茯苓各100克，陈皮、连翘、炒莱菔子、麦芽各50克。②生姜、竹茹各50克，石菖蒲15克，葱白、薤白、韭白、藿香各30克，槐枝、柳枝各120克，乌梅1.5克，凤仙草、竹叶各60克。将以上2组药物浸泡于3810克芝麻油内，置锅内慢火熬至药枯去滓，熬药油成，下黄丹收存，再入生石膏120克，寒水石60克，青黛15克，牡蛎、玄明粉各30克，后入牛胶（酒蒸化）60克，拌匀成膏，分摊于红布上。外用，将膏药加温变软，揭开贴于中脘、足三里穴处，涂成3毫米厚、2厘米×2厘米大小，外用外科敷料固定。12小时后取下，每周2～4贴。适用于饮食积滞所致的胃脘胀满疼痛拒按，嗳腐吞酸，或呕吐不消化之食物，吐后较舒，不思食，舌苔厚腻，脉象滑者。

3. 芩连栀芍膏：黄芩、黄连、栀子各9克，白芍、甘草各15克，金仙膏1贴。将以上药物共碾成细末，以凉水调和成膏状，涂于脐内，再用金仙膏外贴于脐中内封芩连栀芍膏于脐内，每2日换药1次。适用于热性胃痛，胃脘疼痛，胀满，痛处灼热感，口干而苦，恶心呕吐，吐出物为胃内容物，有酸臭味或苦味，饮食喜冷恶热，大便干结，尿黄，舌质红，苔黄厚或黄腻，脉弦滑。

4. 胃气痛膏：青皮、川楝子、吴茱萸、延胡索各12克。将以上药物共碾成细末，加少量水调和成膏状，填满脐孔，盖以纱布，胶布固定。适用于气滞胃痛，胃脘胀满，攻撑作痛，痛及两胁，情志不畅时更甚，或呕

中医膏方全书（珍藏本）

吐吞酸，饮食减少，舌质淡红，苔薄白，脉弦者。

5. 清胃膏：生地黄、滑石、芦根、枇杷叶（去毛）、芭蕉叶、竹叶各120克，大麦冬、天花粉各90克，黄连、知母、当归、瓜蒌子、生姜、竹茹、葱白、韭白、薤白、藿香、生白芍、石斛、天冬、干葛、生甘草各60克，玄参、丹参、苦参、羌活、枳实、槟榔、防风、秦艽、枯黄芩、川郁金、大贝母、香白芷、石菖蒲、半夏、化橘红、苦桔梗、连翘、川芎、柴胡、前胡、胆南星、山药、忍冬藤、蒲黄、杏仁、火麻仁、紫苏子、炙甘草、青皮、地骨皮、桑白皮、黄柏、黑栀子、赤芍、牡丹皮、红花、五味子、五倍子、胡黄连、升麻、白术、甘遂、大戟、细辛、车前子、泽泻、木通、皂角、蓖麻仁、木鳖子、羚羊角、镑犀角、穿山甲、大黄、芒硝各30克，茅根、桑叶各147克，槐枝、柳枝、桑枝、白菊花各240克，凤仙草1株，乌梅3个。用麻油10千克将以上药物浸透熬枯去渣下丹频搅，再入生石膏240克，牛胶（酒蒸化）、寒水石各120克，青黛30克，牡蛎粉、玄明粉各60克，搅匀收膏。外用，将膏药化开，分贴于上脘、中脘、下脘3穴上。适用于胃中血不足，燥火用事，或心烦口渴，或呕吐黄水，或噎食不下，或食下吐出，或消谷善饥，或大呕吐血，或大便难者。

6. 暖脐膏：当归、白芷、乌药、小茴香、香附、八角茴香各80克，木香40克，乳香、母丁香、没药、肉桂、沉香各20克，麝香3克。乳香、母丁香、没药、肉桂、沉香粉碎成细粉，与麝香配研，过筛，混匀，其余当归等7味酌予碎断，与食用植物油4800克同置锅内炸枯，去渣，滤过，炼至滴水成珠，另取红丹1500～2100克，加入油内搅匀，收膏，将膏浸泡于水中。取膏，用文火熔化，加入上述粉末，搅匀，分摊于布或纸上，制成每张3～15克重。外用，加温软化，贴于脐上。适用于寒凝气滞所致的脘腹痞满，大便溏泻等。

7. 青梅膏：青梅若干。将上药洗净去核，捣烂榨汁，用布过滤，储广口浅盆（陶瓷）中，置于炭火上蒸发水分，浓缩至饴糖状。待冷，凝固如胶，储入瓶中备用。放置多年不坏，且越久越佳。用时取本膏溶化于开水饮服。小儿可加些白糖送服。成人每次取纯膏3克（小儿视年龄大小酌减），每日3次，餐前服。若急性重症，须加大用量才可奏效。适用于胃脘胀满，攻撑作痛，或呕吐吞酸，饮食减少，舌质淡红，苔薄白。

8. 附姜扶阳膏：炮姜30克，附子10克，食盐5克，葱白60克。先将前3味药共为细末，入葱白共捣烂如泥，和匀成膏状，备用。外用，用时每取本膏30克，外敷于双手心劳宫穴和神阙穴上，包扎固定。每日换药1次，中病即止。适用于大伤元气导致的上腹不适或饱胀、上腹疼痛、食欲不振及恶心、呕吐等症状，舌淡红，苔白，脉沉细。

9. 天香膏：天麻90克，小茴香、附子、菟丝子、川芎各60克，木香、川乌、草乌、干姜、白芷各30克。用香油1500毫升入诸药熬枯去渣，再加入黄丹熬膏，摊时每500克入丁香、乳香、没药、肉桂（细面）各3克和匀，每贴4.2克重（净油）。收储备用。外用，化开摊布贴脐部。适用于寒凝气滞所致的脘腹痞满，大便溏泄等。

慢性胃炎

慢性胃炎是指不同病因引起的胃黏膜的慢性炎症或萎缩性病变，临床上十分常见，占接受胃镜检查患者的80%～90%，男性多于女性，随年龄增长发病率逐渐增加。慢性胃炎缺乏特异性症状，症状的轻重与胃黏膜的病变程度并非一致。大多数患者常无症状或有程度不同的消化不良症状，如上腹隐痛、食欲减退、餐后饱胀、反酸等。浅表性胃炎一般以上腹部隐痛为多见，若有胆汁反流，则有明显持久的上腹部不适、疼痛，尤以食后为甚，可伴有或不伴有恶心和胆汁呕吐。当发展到萎缩性胃窦炎时，则多有上腹部胀满，可伴有或不伴有腹痛。慢性浅表性胃炎，预后良好，但如处理不当或迁延日久，少数可演变为萎缩性胃炎。萎缩性胃炎伴有重度肠腺化生或（和）不典型增生者有癌变可能，慢性萎缩性胃炎的癌变率每年约为1%。

根据临床表现，本病属于中医学"胃痛""胃脘痛""痞满"或"嘈杂"等范畴。在国家标准《中医临床诊疗术语》的病名定义中，"胃络痛""胃胀"和"胃痞"分别与慢性胃炎的浅表性胃炎、萎缩性胃炎和肥厚性胃炎相近或相对应。目前本病西医暂无特效的治疗药物，若能根据其主症和舌苔、脉象的不同，从不同方面辨证施治，确能取得长远的疗效。

【膏方集成】

1. 温胃膏：黄芪、党参各300克，桂枝、干姜各100克，白芍、白术、茯苓各150克，炙甘草、吴茱萸各50克，延胡索200克，阿胶30克。上药除阿胶外，余药加水煎煮3次，滤汁去渣，合并滤液，加热浓缩成清膏，再将阿胶加适量黄酒浸泡后隔水烊化，冲入清膏和匀，再加蜂蜜、饴糖各200克收膏即成。每次15～30克，每日2次，开水调服。适用于脾胃虚寒所致的胃冷隐痛，喜按喜热，纳少便溏，得食痛减，遇冷加重，餐后饱胀，舌淡苔白的症状。

2. 养阴益胃膏：北沙参、麦冬、玉竹、白芍、石斛、天冬、龟甲胶、阿胶各150克，生地黄200克，淡竹叶、枸杞子各100克。上药除龟甲胶、阿胶外，余药加水煎煮3次，滤汁去渣，合并滤液，加热浓缩成清膏，再将龟甲胶和阿胶以适量黄酒浸泡后隔水炖烊，冲入清膏和匀，最后加蜂蜜、饴糖各200克收膏即成。每次15～30克，每日2次，开水调服。适用于胃阴亏虚所导致的胃热隐痛，口干舌燥，纳呆干呕，大便干结，舌红少津的症状。

3. 祛瘀膏：党参、生大黄、阿胶各100克，丹参200克，生蒲黄、神曲、五灵脂各150克，木香30克，三七粉50克，陈皮、檀香各60克。上药除三七粉、阿胶外，余药加水煎煮3次，滤汁去渣，合并滤液，加热浓缩成清膏，再将阿胶加适量黄酒浸泡后隔水烊化，将三七粉冲入清膏和匀，再加蜂蜜、饴糖各200克收膏即成。每次15～30克，每日2次，开水调服。适用于瘀血停胃所致的胃痛如割，痛久拒按，痛处不移，入夜尤甚，食后痛重，舌质紫暗的症状。

4. 和胃化痰膏：茯苓、白术、制半夏、枳实各150克，桂枝、苍术、厚朴、陈皮、荜茇各100克，阿胶60克。上药除阿胶外，余药加水煎煮3次，滤汁去渣，合并滤液，加热浓缩成清膏，再将阿胶加适量黄酒浸泡后隔水炖烊，冲入清膏和匀，再加蜂蜜、饴糖各200克收膏即成。每次15～30克，每日2次，开水调服。适用于痰饮停胃所致的胃脘疼痛，胸腹满闷，呕吐痰涎，口黏不爽，口淡不饥，舌苔白厚腻等症状。

5. 清热祛湿膏：黄连、厚朴各100克，栀子、制半夏、藿香、黄芩、佩兰、川楝子各150克，六一散（包）200克，吴茱萸40克，阿胶60克。上药除阿胶外，余药加水煎煮3次，滤汁去渣，合并滤液，加热浓缩成清膏，再将阿胶加适量黄酒浸泡后隔水炖烊，冲入清膏和匀，再加蜂蜜、饴糖各200克收膏即成。每次15～30克，每日2次，开水调服。适用于湿热犯胃所致的胃脘热痛，胸脘痞满，口苦口黏，纳呆嘈杂，肛门灼热，大便不爽，小便不利，舌苔黄腻等症状。

6. 健脾膏：朝鲜参、砂仁各15克，山药、鸡内金、芡实、乌药、莲须、阿胶、龟鹿二仙膏各30克，肉豆蔻、半夏各24克，党参、土茯苓、当归、黄精、白术各60克，黄芪、熟地黄、五灵脂各90克，广木香、化橘红各18克，补骨脂45克，冰糖适量。上药除冰糖、阿胶、龟鹿二仙膏外，其余诸药水煎3次，过滤去渣取汁，用文火浓缩至膏状，再加冰糖、阿胶、龟鹿二仙膏收膏。每日早、晚各1食匙，口服。适用于慢性胃痛，每于劳累、感寒或过食之后胃部即感胀满疼痛。

7. 和胃膏：人参（去芦）、藿香叶（去土）、水银、枇杷叶（先炙去毛，生姜汁涂，炙令香熟）、白茯苓各30克，甘草（炙）、肉豆蔻（面裹煨熟）、硫黄（研细，入铁铫同水银拌匀，于火上炒，研如泥状，放冷）各15克。将以上药物除硫黄、水银外研磨为末，然后将硫黄、水银炒匀入之，再研匀细，炼蜜和膏。每1岁儿服梧桐子许，生姜、枣汤化下，量大小加减。若治反胃，服1皂子许。适用于胃肠不适之症，不思饮食，胸腹胀痛，呕哕恶心，噫气吞酸，面黄肌瘦，怠惰嗜卧，常多自利。

8. 调肝和胃膏：党参、竹茹各 9 克，生杭芍、金石斛、桑叶各 12 克，焦三仙 27 克，生甘草、广木香（研）各 3 克，枳壳、白术各 6 克，橘红 5 克。共以水熬透，去滓，再熬浓汁，兑炼蜜收膏。每日 15 克，白开水冲服。适用于肝阴不足，脾胃不和之证。

9. 萎缩性胃炎膏：大黄、玄明粉、生地黄、当归、枳实各 32 克，厚朴、陈皮、木香、槟榔、桃仁、红花各 15 克。以上药物研末用温开水调成膏糊状，贴敷于脐部，外用纱布固定，48 小时换 1 次药。适用于慢性萎缩性胃炎，反复上腹部疼痛，纳差。

10. 贴脐膏：姜黄 20 克，九香虫 100 克，刺猬皮 10 克，虻虫、香附、穿山甲各 30 克，乳香 40 克。以上药物研末，用凡士林调和成膏，填满脐内，胶布固定。每日换药 1 次。适用于萎缩性胃炎，症见上腹部灼痛、胀痛、钝痛或胀满、痞闷，尤以食后为甚，食欲不振，恶心，嗳气，便秘或腹泻等症状，严重者可有消瘦，贫血，脆甲，舌炎或舌乳头萎缩，少数胃黏膜糜烂者可伴有上消化道出血。

11. 参附术姜膏：黄芪、党参各 300 克，桂枝、干姜各 100 克，白芍、白术、茯苓各 150 克，吴茱萸、炙甘草各 50 克，延胡索 200 克。上药加水煎煮 3 次，滤汁去渣，合并滤液，加热浓缩成清膏，人参 50 克另煎兑入，蛤蚧 1 对研粉调入，再将阿胶 100 克加适量黄酒浸泡后隔水炖烊，冲入清膏和匀，最后加蜂蜜 300 克收膏即成。每次 15～20 克，每日 2 次，开水调服。适用于脾胃虚寒型慢性胃痛，表现为胃冷隐痛，喜按喜热，纳少便溏，得食痛减，遇冷加剧，餐后饱胀。

12. 参地二冬膏：北沙参、麦冬、白芍、石斛、枸杞子、玉竹、龟甲胶、竹叶、天冬各 150 克，生地黄 200 克。上药除龟甲胶外，其余药物加水煎煮 3 次，滤汁去渣，合并滤液，加热浓缩成清膏，再将龟甲胶加适量黄酒浸泡后隔水炖烊，冲入清膏和匀，最后加蜂蜜 300 克收膏即成。每次 15～20 克，每日 2 次，开水调服。适用于胃阴亏虚型慢性胃痛，表现为胃热隐痛，口干舌燥，纳呆干呕，大便干结，舌红少津者。

13. 参黄二香膏：党参、生大黄各 100 克，丹参 200 克，生蒲黄、神曲、五灵脂各 150 克，木香、三七粉各 30 克，檀香、陈皮各 60 克。上药除三七粉外，其余药物加水煎煮 3 次，滤汁去渣，合并滤液，加热浓缩成清膏，再将三七粉加适量黄酒浸泡后，冲入清膏和匀，最后加蜂蜜 300 克收膏即成。每次 15～20 克，每日 2 次，开水调服。适用于瘀血停胃型慢性胃痛，表现为胃痛加剧，痛久拒按，痛处不移，入夜尤甚，食后痛甚者。

14. 温胃膏：高良姜、白芥子、细辛、延胡索各 30 克。上药共为细末，储存备用。外用，用时取药末 30 克，以生姜汁适量调和成糊状，分敷两足心涌泉穴和中脘穴。上盖敷料，胶布固定，每日换药 1 次。10 次为 1 个疗程。同时配合本膏内服，每次 10 毫升，每日 2～3 次，温开水送服。适用于寒性胃脘痛。

15. 贴敷手心膏：胡椒 25 粒，丁香 20 粒，广木香、广丹各 6 克，生白矾 15 克，食盐 5 克。上药共为细末，和匀，过筛，加米醋适量调和成糊状。外用，外敷双手劳宫穴和神阙穴，包扎固定，以两手掌相合放于阴部，覆盖睡卧，取微汗出即愈。每日换药 1 次，中病即止。适用于慢性胃脘痛。

16. 龙蛇健胃膏：龙胆、陈皮、白芍、丹参各 10 克，白花蛇舌草、仙鹤草、蒲公英、黄芪各 15 克，山药 12 克，甘草 6 克。上药加水煎煮 3 次，滤汁去渣，合并滤液，加热浓缩成清膏，最后加蜂蜜 300 克收膏即成。每次 15～20 克，每日 2 次，开水调服。适用于胃脘部间断性疼痛不止者。

消化性溃疡

消化性溃疡主要指发生于胃和十二指肠的慢性溃疡，是一种多发病、常见病。溃疡的形成有多种因素，其中酸性胃液对黏膜的消化作用是溃疡形成的基本因素，因此而得名。酸性胃液接触的任何部位，如食管下段、胃肠吻合术后吻合口、空肠，以及具有异位胃黏膜的梅克尔憩室等均可发生溃疡。绝大多数的溃疡发生于十二指肠和胃，故又称胃和十二指肠溃疡。本病患者少数可无症状，或以出血、穿孔等并发症的发生作为首次症状，但绝大多数患者是以周期性、节律性上腹部疼痛为主要症状，并伴有反胃、泛酸、恶心呕吐等其他胃肠道临床表现。消化性溃疡是全球性多发病，但在不同国家、不同地区，其发病率相差悬殊。本病可发生于任何年龄，但以青壮年发病者居多，男性多见，胃与十二指肠溃疡的发病率比例为 1∶4。其常见的并发症为穿孔、幽门梗阻、大出血、癌变，如不积极治疗可危及生命。

根据本病的临床表现，属于中医学"胃痛"或"胃脘痛"的范畴，且与"血证"相关。在国家标准《中医临床诊疗术语》的病名定义中，消化性溃疡属于"胃疡"的范畴。在疾病的初期有肝郁气滞、肝郁脾虚、阴虚胃热、寒热错杂等多种证型，后期则主要表现为痰瘀互结、气滞血瘀、脾胃虚寒、气虚阴虚血瘀等。中医对本病的治疗研究较为广泛、深入，就疗效而言，对易治性溃疡与常规西药相仿，但对难治性溃疡在控制复发，提高溃疡愈合质量方面具有明显的优势，特别是中药的综合治疗作用，更是中医药的优势所在。

【膏方集成】

1. 溃疡膏（一）：柴胡 19 克，白芍、枳实、羌活（微火焙干，为末冲服）各 15 克，吴茱萸 6 克，瓦楞子、海螵蛸各 20 克。以上药物研末，炼蜜为膏。每次 6～10 克，每日 3 次，口服。适用于消化性溃疡，症见中上腹疼痛，唾液分泌增多，胃灼热，反胃，泛酸，嗳气，恶心，呕吐等。

2. 溃疡膏（二）：生附子、巴戟天、炮姜、炒茴香各 30 克，官桂 21 克，党参、白术、当归、吴茱萸、炒白芍、白茯苓、高良姜、甘草各 15 克，木香、丁香各 12 克，沉香末 9 克，麝香 1 克。将前 15 味药粉碎，把麻油加热至沸后，放入诸药炸枯，过油去滓，再熬炼成膏状，加入黄丹，兑入麝香和沉香末搅拌均匀，摊成膏药。外用，贴敷时使其温化，敷于中脘、脾俞穴。每日换敷 1 次，

两穴可交替选用。适用于胃和十二指肠溃疡。

3. 胃痛膏：核桃仁（炒深黄，研细）、小麦（炒深黄）、猪板油（炼成液体）、蜂蜜各 250 克，白矾（研细）60 克。上药混合一起搅拌成膏状。每次 1 小匙，每日 3 次，餐前服。适用于胃和十二指肠溃疡疼痛剧烈者。

4. 胃宁膏：细辛 250 克，生蒲黄 150 克，九香虫 100 克。以上药研成细末，加蜂蜜调和成膏状。每次 5 克，每日 2～3 次，口服。适用于消化性溃疡胃脘疼痛，吐酸水，恶心欲呕者。

5. 左金丸合金铃子膏：阿胶、吴茱萸、姜竹茹、甘草、牡丹皮各 6 克，黄连 3 克，延胡索、川楝子、郁金、栀子、赤芍各 10 克。上药除阿胶外，余药加水煎煮 3 次，滤汁去渣，合并滤液，加热浓缩成清膏，再将阿胶加适量黄酒浸泡后隔水炖烊，冲入清膏和匀，再加蜂蜜、饴糖各 200 克收膏即成。每次 15～30 克，每日 2 次，开水调服。适用于肝胃郁热所致的胃痛吞酸，嗳气频频，脘腹胀满，口苦口干，烦躁易怒，两胁肋部胀痛，每遇情志不遂时则加重，舌质淡红，苔白，脉弦。

6. 理中小建中膏：阿胶、炮姜、木香、陈皮、甘草各 6 克，党参、白术、桂枝各 10 克，白芍 15 克，大枣 5 枚，饴糖 1 匙。上药除阿胶和饴糖外，余药加水煎煮 3 次，滤汁去渣，合并滤液，加热浓缩成清膏，再将阿胶加适量黄酒浸泡后隔水炖烊，冲入清膏和匀，再加蜂蜜 200 克和饴糖收膏即成。每次 15～30 克，每日 2 次，开水调服。适用于脾胃虚寒所致的胃脘胀痛隐痛，遇寒痛甚，喜按、喜热饮，纳差，便溏，神疲乏力，懒言，舌质淡或舌边有齿痕，苔薄白，脉细弱。

7. 阿胶柴胡疏肝膏：阿胶、柴胡、枳壳、青皮、木香、甘草各 6 克，香附、白芍、川楝子、延胡索、香橼皮各 10 克。上药除阿胶外，余药加水煎煮 3 次，滤汁去渣，合并滤液，加热浓缩成清膏，再将阿胶加适量黄酒浸泡后隔水炖烊，冲入清膏和匀，再加蜂蜜、饴糖各 200 克收膏即成。每次 15～30 克，每日 2 次，开水调服。适用于肝郁气滞所致的胃痛吞酸，嗳气频频，脘腹胀满，口

《中医膏方全书》（珍藏本）

苦口干、烦躁易怒、两胁肋部胀痛、每遇情志不遂时则加重，舌质淡红，苔白、脉弦者。

8. 健脾理气膏：党参、白术、白芍、广郁金、蒲公英、茯苓各100克，淡附片、莪术各30克，炙甘草60克，熟地黄、砂仁、柴胡、延胡索、煅瓦楞子各50克，赭石200克，广木香、白及各150克，陈阿胶250克，冰糖1000克。以上药物（除阿胶、冰糖外）水煎3次去渣后，合并煎液浓缩，加冰糖、阿胶收膏。每次20克，每日2次，口服。适用于脾肾亏虚，肝气郁滞所致的消化性溃疡。

9. 二白黄芪膏：黄芪、白术各30克，木香、瓦楞子、桂枝、炮姜、白及各20克。上药共为细末，储存备用。外用，用时取药末30克，以生姜汁适量调和成糊状，外敷于双侧足底涌泉穴和中脘穴上，上盖敷料，胶布固定。每日换药1次，15次为1个疗程。适用于胃和十二指肠溃疡（虚寒型），胃脘部冷痛者。

10. 两用膏：干姜、砂仁、紫苏梗、延胡索、白及各30克。上药共为细末，储存备用。外用，用时每取散30克，用米醋适量调和成稀糊状，外敷于双手心劳宫穴和中脘穴上，包扎固定，每日换药1次，10日为1个疗程；同时加用本方内服。适用于胃和十二指肠溃疡（脾胃虚寒，肝气犯胃型），症见易怒、情志不遂、胃寒痛者。

11. 补胃膏：饴糖360克，黄芪250克，白芍240克，生姜、炙甘草各50克，桂枝120克，党参、大枣、当归、白术各200克，陈皮、半夏、曲芽各100克，蜂蜜1000克。上药除饴糖、蜂蜜外，余药用冷水浸泡12小时，用文火煎煮3次，滤汁去渣，合并3次滤液，加热浓缩成清膏，即加入饴糖、蜂蜜，稍加熬炼收膏，储存备用。小儿每次20克，每日3次，餐后服；成人酌加。适用于消化性溃疡，胃痛不适，少气懒言者。

肝 硬 化

肝硬化是由不同致病因素长期反复损伤肝脏，使肝细胞广泛变性坏死，肝细胞不规则再生，伴结缔组织增生与纤维化，正常肝小叶结构破坏，被不具备正常组织结构与功能的假小叶所取代。临床上早期可无症状，后期可出现肝功能进行性减退、门静脉高压症和继发性多系统功能受累。其并发症有肝性脑病、上消化道大出血、肝肾综合征、原发性肝癌、肝肺综合征，其中肝性脑病是肝硬化最常见的死亡原因。在我国城市50～60岁年龄男性组肝硬化死亡率为112/10万。

从肝硬化的临床主要证候看，本病属于中医学"臌胀""积聚"等病范畴，在国家标准《中医临床诊疗术语》的病名定义中，肝硬化归属于"肝积""臌胀"范畴，因其病因复杂，病势缠绵反复，到后期往往合并有严重的并发症，是目前临床亟待解决、攻克的疑难病之一。从中医学的角度来看，本病功能代偿期可参照"积聚"论治，失代偿期、有腹水者，则按"臌胀"论治。

【膏方集成】

1. 理气祛瘀膏：柴胡60克，青皮90克，陈皮、郁金、制香附、当归、莱菔子、阿胶、山楂各100克，桃仁、三棱、莪术、鳖甲胶各150克，丹参、鸡血藤各300克，生甘草30克。上药除鳖甲胶、阿胶外，余药加水煎煮3次，滤汁去渣，合并滤液，加热浓缩成清膏，再将鳖甲胶、阿胶加适量黄酒浸泡后隔水炖烊，冲入清膏和匀，最后加蜂蜜300克收膏即成。每次15～30克，每日2次，开水调服。适用于气滞血瘀所致的肝区胀痛或刺痛，按之硬而不坚，面色晦暗，体倦乏力等。

2. 补虚化瘀膏：生地黄、当归、党参、白术、制大黄、穿山甲、阿胶各100克，川芎60克，白芍、生黄芪、茯苓、山药、黄精、何首乌、三棱、莪术、鳖甲胶各150克，丹参300克，土鳖虫90克。上药除鳖甲胶、阿胶外，余药加水煎煮3次，滤汁去渣，合并滤液，加热浓缩成清膏，再将鳖甲胶、阿胶加适量黄酒浸泡后隔水炖烊，冲入清膏和匀，最后加蜂蜜300克收膏即成。每次15～30克，每日2次，开水调服。适用于正虚郁结所致的肝区疼痛逐渐加重，按之坚硬，面色黧黑，形体消瘦，食欲不振，头晕眼花。

3. 复肝膏：蜂蜜、蜂蜡、紫苏子（炒

熟，粉碎）、香油各 250 克。取香油、蜂蜡加热熔化成液体，加入蜂蜜搅拌，继续加温至表面有一层白色絮状泡沫时，撤离火源，放置 10 分钟，倒入紫苏子，搅拌成膏状，再冷凝成块。成人每次 15 克，每日 3 次，白开水送服。适用于肝硬化肝区疼痛，腹大胀满，小便短少，脉弦者。

4. 消水膏：地蝼蛄、路路通、商陆各 50 克，麝香 1 克。将前 3 味药共研成细末，再入麝香同研细，和匀，加入蜂蜜 150 克炼成膏状。每次 10 克，每日 2 次，白开水送服。适用于肝硬化腹水，腹大胀满，绷急如鼓，皮色苍黄，脉络显现者。

5. 独角莲膏：香油 1000 克，白附子 500 克，独角莲 400 克。首先将香油加热至 180℃，入独角莲炸枯为度，过滤去渣，再熬炼至 320℃时，下丹离火，搅拌成膏。外用，用时加热摊于布上贴于患处。适用于肝硬化所致的肝区疼痛、肿大者。

6. 消痞狗皮膏：阿魏 30 克，肉桂、公丁香各 15 克，麝香 3 克，木香 12 克，乳香、没药各 18 克。上药共为细末，用万应膏药 500 克，半隔水炖化，将药末掺入搅匀、收膏。外用时将适量膏药化开，贴于患处，再用暖手揉百余转。适用于痞块血块，癥瘕积聚，腹胀疼痛等症。

7. 魏蚣膏：阿魏 9 克，蜈蚣 3 条，麝香 1.2 克，全蝎 7 个，鸡蛋 1 枚，蜂蜜 60 克，葱白 3 根，皂角 21 克。上药共为细末，用酒糟拳头大 1 块，共捣烂，加入葱白 7 根、蜂蜜少许，搅合成膏。外用，根据痞块大小，将膏摊于布上，敷于患处。适用于肝脾大，毒瘀交结所形成的痞块。

8. 三圣膏：未化石灰块 250 克，大黄 30 克，桂心 15 克，陈醋 120 克。上药除陈醋外研末，将石灰块置瓦器中炒至淡红色，离炉火，候热稍减，下大黄末，在炉外炒，候热减，下桂心炒，加入陈醋，上锅熬，搅成黑膏，离火备用。外用，用厚牛皮纸摊膏，贴于患处。适用于积聚，痞块，腹部疼痛，大便不通者。

9. 车前桂遂熨法：车前草 30 克，肉桂 9 克，甘遂 6 克，独头蒜 2 个，葱白 3 根。将前

3 味药共为细末，加入蒜、葱白共捣烂如膏状，敷于脐上，盖以纱布，胶布固定，再用热水袋熨于患处。每日换药热熨 1 次，10 次为 1 个疗程。适用于肝硬化腹水，小便不利，腹部胀满者。

10. 肝硬化膏：熟附片 60 克，党参 50 克，生黄芪 24 克，补骨脂 12 克，冬虫夏草 15 克，土鳖虫 10 克，炒蒲黄 9 克，海金沙 30 克，夜明砂 20 克，肉桂、槟榔、厚朴、广藿香各 6 克。上药除附片打粉外，余药加水煎煮 3 次，滤汁去渣，合并滤液，掺入附片粉，加热浓缩成清膏状，储存备用。每日早、中、晚各 1 汤匙，口服。适用于肝硬化腹水，腹部胀满，腰部冷痛，少气懒言者。

11. 治肝膏：丹参 100 克，牡蛎、党参、胡黄连、附子、柴胡、金银花、连翘、黄柏、苍术、厚朴、赤芍、当归、焦三仙各 50 克，大黄 250 克，牵牛子、郁金、香附、砂仁各 25 克，槟榔片 30 克，皮硝 200 克，麝香 0.6 克，活乌鸡 1 只。先将前 20 味药共为细末，后放皮硝、麝香、乌鸡泥（活体拔毛，杀死后去头足，不用铁器，用石头砸成肉糊，加米醋适量，制成 1000 克左右），白酒 100 毫升，与上述药末共捣拌均匀成膏，分摊于一块布上，待用。外用，用时取药布膏敷于肝区，卧床休息，24 小时后将药膏取下，继续卧床休息 3～5 日。可连续外敷 2～3 次。适用于肝硬化，急、慢性肝炎，情志不遂，精神不佳，大便不通，舌暗红者。

12. 复方猫眼草膏：鲜猫眼草、金针棵根茎、大葱各 1650 克。将上药放入铁锅内，加水浸泡 35～48 小时，药液熬至 2000～2500 毫升时，经挤压去药渣，将药液过滤后，放入沙锅内继续用文火煎煮，浓缩至 250～300 毫升，即趁热摊置于浆过的家织布或帆布上。外用，用时先制好膏药，待黏稠不烫时，以脐为中心贴敷腹部。1 次贴敷 5～7 日，或直至膏药脱落，必要时可隔 3～7 日再敷第 2 剂。适用于肝硬化腹水，症见腹部胀满，腹部按压痛厉害。

13. 消肿利水膏：大戟、芫花、甘遂、海藻、甘草、莱菔子、益母草各 15 克，牛膝 10 克，葱白 30 克。将葱白捣烂如泥，再将上

《中医膏方全书（珍藏本）》

药共为细末，然后与葱泥混合均匀，并加适量食醋调和成膏，备用。外用前，用麝香少许或生姜涂擦脐周皮肤，再敷膏药，上盖4层敷料，用绷带包扎。注意敷药后腹部皮肤颜色改变和患者感觉，一般用药60分钟左右，腹内肠鸣，肛门排气，相继排尿，腹胀减轻，尿量增加。个别患者敷药后，皮肤发痒，潮红，如有疼痛难忍，立即取下膏药，用香油涂之，休息1～2日，药量减半再用，每1～2日敷药1次，每次3～6小时，每张膏药用1次。可专用本膏外敷，亦可配合用内服药。适用于肿胀、癃闭，腹部胀满，腹水不消者。

14. 软肝膏：太子参、鳖甲各30克，白术、茯苓各15克，楮实子、菟丝子各12克，丹参18克，萆薢10克，甘草6克，土鳖虫3克，三棱、莪术各9克。上药共为细末，以陈醋调匀成软膏状备用。外用，用时取膏药30～45克，分贴敷于肝区，肝俞穴上，外以纱布盖上，胶布固定。隔日换药1次，10次为1个疗程。适用于肝硬化，症见腹部胀满，小便不利，纳差，舌暗红。

15. 复方参芪膏：石柱参、土鳖虫各15克，青皮30克，七厘散9克，郁金、鸡内金各18克，党参80克，黄芪、山药50克，鳖甲胶100克，蛤蚧、阿胶各适量。上药除土鳖虫、七厘散、石柱参、蛤蚧、阿胶外，其余药物加水煎煮3次，滤汁去渣，合并滤液，加热浓缩成清膏，石柱参另煎兑入，土鳖虫、蛤蚧研粉与七厘散一并调入，再将阿胶加适量黄酒浸泡后隔水炖烊，冲入清膏和匀，最后加蜂蜜300克收膏即成。每次15～20克，每日2次，开水调服。适用于肝硬化，症见气懒言，倦怠乏力，腹水难消。

16. 消坚膏：吴茱萸、蝼蛄各20克，甘遂、大黄各5克，上药共为细末，和匀，过筛，储存备用。外用，用时取药末30克，以蜂蜜适量，调和成软膏状，分贴敷于足底涌泉穴和肚脐上，上盖敷料，胶布固定。每日换药1次。10次为1个疗程。适用于早期肝硬化及晚期肝硬化腹水，症见腹部冷痛，大便不通。

17. 柴胡散结膏：柴胡60克，青皮90克，陈皮、郁金、香附、当归、莱菔子、山楂各100克，桃仁、三棱、鳖甲胶、莪术各150克，鸡血藤300克，生甘草30克。上药除鳖甲胶外，其余药物加水煎煮3次，滤汁去渣，合并滤液，加热浓缩成清膏，最后加蜂蜜300克收膏即成。每次15～20克，每日2次，开水调服。适用于肝硬化（气滞血瘀型），表现为肝区胀痛或刺痛，按之硬而不坚，面色晦暗，体倦乏力。

18. 参芪四物膏：生地黄、当归、党参、白术、大黄、穿山甲各100克，川芎60克，白芍、黄芪、茯苓、山药、黄精、何首乌、鳖甲胶、莪术各150克，丹参300克，土鳖虫90克。上药除鳖甲胶外，其余药物加水煎煮3次，滤汁去渣，合并滤液，加热浓缩成清膏。先将鳖甲浸泡7日，清水洗刷后取出，下锅煮之，加阿胶、冰糖、香油适量浓缩成胶，冲入清膏和匀，最后加蜂蜜300克收膏即成。每次15～20克，每日2次，开水调服。适用于肝硬化（体虚郁结型），症见肝区疼痛逐渐加重，按之坚硬，面色黧黑，形体消瘦，食欲不振，头晕眼花。

19. 腹水草膏：腹水草10克。上药洗净，取全草加水煎煮3次，滤汁去渣，合并滤液，加热浓缩成清膏，加冰糖30克，熬成糊状收膏即成，储存备用。每次15克，每日2次，空腹时白开水调服。适用于肝硬化腹水，血吸虫病腹水。

20. 阿魏化痞膏：①三棱、莪术、穿山甲、大黄、当归、蜣螂、白芷、厚朴、香附、大蒜、生川乌、生草乌、使君子、蓖麻仁、胡黄连各60克，黄丹3000克，香油8000毫升，黄丹3000克，香油8000毫升。②阿魏240克，樟脑、雄黄、肉桂各180克，乳香、没药、芦荟、血竭各36克。先将香油入锅内，烧热，投入①组药前15味药，熬至药物焦枯，捞出药渣，以文火继续熬炼至滴水成珠时徐徐加入黄丹，边加边搅拌，熬制成膏，离火，再将②组药共为细末，按500克膏油调入药粉15克，和匀收膏，摊入备好的膏药布上对折，收储备用。外用，用时取膏药热烘软化后，贴于患处和肚脐上。适用于气滞血凝，腹部肿块，肝脾大，胸胁胀满，肚腹疼痛以及妇女癥瘕血块。

21. 虎蛇膏：党参、黄芪各125克，薏苡仁、山药、白扁豆、虎杖、白花蛇舌草各150克，丹参、当归、白术各100克，生甘草、神曲、焦麦芽、焦山楂各50克。上药加水煎煮3次，滤汁去渣，合并滤液，加热浓缩成清膏，最后加蜂蜜300克收膏即成。每次15～20克，每日2次，开水调服。适用于早期肝硬化，症见倦怠乏力，纳差，精神不佳。

22. 愈肝膏：党参、白术、赤芍、白芍、枸杞子、制何首乌、黄精、木香、云茯苓、陈皮各9克，山茱萸3克，黄芪、刘寄奴、鬼箭羽、生地黄、熟地黄、鳖甲、龟甲、丹参、茵陈各12克，当归6克，柴胡、甘草各4.5克，大枣5枚。上药加水煎煮3次，滤汁去渣，合并滤液，加热浓缩至100毫升，最后加蜂蜜30克煎制成膏。每次15～20克，每日2次，开水调服。适用于肝硬化腹水，症见气血两亏，脸色苍白。

23. 田基黄膏：茵陈、泽泻各90克，栀子、枳壳各30克，上大黄、猪苓各60克，马鞭草120克，田基黄150克，泽泻、水红花子、六一散各75克。上药加水煎煮3次，滤汁去渣，合并滤液，加热浓缩成清膏，最后加蜂蜜300克收膏即成。每次15～20克，每日2次，开水调服。适用于肝硬化腹水，症见脸色黄白，唇色暗红。

慢性胰腺炎

慢性胰腺炎是由多种原因引起的胰腺实质局限性、节段性或弥漫性的慢性炎性病变，病程呈反复性发作，最终导致胰腺实质和胰管组织的不可逆性损害，并伴有不同程度的胰腺内、外分泌功能障碍。慢性胰腺炎分慢性复发性胰腺炎和慢性无痛性胰腺炎两种类型。慢性复发性胰腺炎在慢性胰腺损害的基础上常反复发作，无痛性胰腺炎组织损害较少见。慢性胰腺炎特征为反复发生的上腹疼痛伴有不同程度的胰腺外分泌和内分泌功能失调，引起胰腺不同程度的外、内分泌功能不足。主要临床表现为反复发作或持续腹痛、消瘦、腹泻或脂肪泻，后期出现腹部囊性包块、黄疸和糖尿病等。迄今为止，其发病机制、病理生理和疾病过程仍不很清楚。常见的治疗方法有外科手术治疗、内镜治疗、药物的胰酶替代治疗等，治疗仅限于缓解症状或对其并发症的处理，效果并不理想。

根据其临床表现，本病属于中医学"腹痛""胁痛""胃脘痛"和"腹泻"范畴。在国家标准《中医临床诊疗术语》中，本病对应地被纳入脾病类，因其病本在胰，其证多见实热，故以"胰胀"名之。中医药疗法通过整体调理可以较好地缓解患者症状，提高其生活质量。

【膏方集成】

1. 黄石膏：大黄、生石膏各30克，桐油适量。将大黄、石膏研成细末，以桐油调和至膏状，直接敷于脐上，盖以纱布，胶布固定，每日换药1次。适用于脾胃实热所致的腹满痛拒按，持续性或阵发性加剧，呕吐频繁，呕吐后腹痛不缓解，发热口干，大便干结，小便短赤，舌质红，苔黄厚或黄燥焦干，脉洪数或弦数。

2. 降香膏：降香30克。将其研成细末，以水调和成膏状，直接敷于脐上，盖以纱布，胶布固定。每日换药1次。适用于血瘀所致的腹痛经久不愈，痛如针刺，时轻时重，痛处固定不移，拒按，舌质紫暗或有瘀斑，脉涩等。

3. 花椒贯楝膏：花椒15克，贯众、苦楝皮各30克。上药加水煎煮，去渣，将药汁浓缩成膏，外敷脐部，即下蛔虫。适用于脘胁疼痛，阵阵而发，似钻上顶，痛时汗出肢冷，痛后如常人，可有吐蛔，舌红苔薄白或微黄而腻，脉弦紧。

4. 胃苓膏：茯苓、苍术、陈皮、白术、官桂、泽泻、猪苓、厚朴各9克，党参15克。将上药研末，炼蜜为膏。每次6克，每日3次，口服。适用于脾胃湿热所致的病程较长，反复发作，大便稀溏，含有不消化的食物，饮食稍有不慎，大便次数即明显增加，食后脘闷不舒，面色萎黄，怠倦乏力，舌淡苔白，脉缓弱。

5. 木香理气膏：青橘皮30克，桔梗、

槟榔各 15 克，木香、杏仁各 9 克。上药共为细末，炼蜜为膏，如梧桐子大。每次 20 颗梧桐子，每日 3 次，姜汤送下。适用于肝郁气滞所致的腹中阵痛或窜痛，恶心呕吐，不思饮食，口苦咽干，热象不显，舌质淡红，苔薄白或黄白，脉弦细或紧。

6. 调中清热化湿膏：云茯苓 18 克，广皮、焦茅术、藿香梗、大腹皮、条苓（酒炒）、豆蔻各 9 克，紫厚朴（炙）、酒连炭（研）各 6 克，香附（炙）、生杭芍、泽泻各 12 克。上药以水煎透，去滓，再熬浓汁，少兑炼蜜为膏。每次 1 匙，每日 3 次，白开水冲服。适用于肝脾湿热所致的腹痛遍及右上腹或上腹，常连及肩背，口苦胸闷，恶心呕吐，便秘或不爽，小便黄浊，多有黄疸，舌质红，苔黄腻，脉弦滑或弦数。

7. 健脾理肝膏：丹参 15 克，白芍 20 克，党参、茯苓、郁金、木香、厚朴、苍术、三棱、莪术、鸡内金、柴胡、枳壳、川楝子、延胡索、槟榔、沉香各 10 克，乳香、没药各 5 克。上药为细末，炼蜜为膏。每次 6 克，每日 3 次，口服。适用于肝郁脾虚所致的上腹部隐隐胀痛或突发疼痛，并向左胸、肩及腰部放射，疼痛时轻时重，反复发作，腹痛便溏，纳呆，舌淡，苔薄黄而腻，脉弦细。

慢性胆囊炎

胆囊炎是由于细菌感染，浓缩的胆汁或反流入胆囊的胰液的化学刺激所引起的胆囊炎性疾病。急性者发病急，症状明显，治疗则迅速痊愈，或治疗不及时，或治疗不当，超过 3 个月则为慢性胆囊炎，病程长，症状时隐时现，反复发作。临床症状主要是上腹部不适，持续性钝痛或右肩胛区疼痛，胃部灼热，嗳气，泛酸，厌食油腻等所谓的"消化不良"症状，但是许多慢性胆囊炎患者可持续多年无临床症状。本病常与胆道结石合并存在，根据有无结石可分为慢性结石性胆囊炎和慢性非结石性胆囊炎，如无特殊检查，一般临床上很难鉴别诊断。本病发病率前者占 85%～95%，临床上女性多于男性，发病年龄以 30～50 岁多见，病史可达十余年或更

长。如无特殊检查，一般临床上很难鉴别诊断。

本病属于中医学"胁痛""腹痛""胃脘痛""呕吐""黄疸"等范畴。中医学认为本病是因湿、热、瘀等邪阻滞于胆，或因情志郁怒等刺激，使胆气郁滞不舒而致。在国家标准《中医临床诊疗术语》的病名定义中，属于"胆胀"的范畴。本病较为顽固，常反复发作，且多数合并有胆石病，正气尚旺者，一般预后良好，若体质虚弱而经常发作者，则预后较差。

【膏方集成】

1. 硝矾黄金膏：硝石、皂矾、黄连、滑石粉各 60 克，姜黄、广郁金各 50 克，鸡内金 100 克，吴茱萸、甘草各 10 克，参三七 30 克。以上药物共为末，加鸡蛋清 10 枚加水适量调稀，另加青黛 30 克，搅匀收膏。每次 2 克，每日早、晚各 1 次，温开水送服。适用于肝胆气滞所致的右胁腹隐痛或胀痛，时轻时重，时作时止，随情志变化而增减，口苦恶心，胃纳减少，嗳气频作，脘腹胀满，舌红苔薄白，脉弦者。

2. 硝金膏：玉米须 1500 克，郁金、鸡内金各 500 克，茵陈、生栀子各 250 克，芒硝 120 克，火硝 60 克，猪胆 2 个。将以上药物用清水浸泡一宿，浓煎取汁去渣，入蜂蜜收膏。每次大半匙，每日 3 次，开水送服。适用于肝胆湿热所致胁肋疼痛，或钝痛或胀痛，腹胀纳呆，口苦咽干，身目发黄，嗳腐吞酸，身重肢倦，大便秘结或溏而不爽，小便黄赤，色红苔黄腻，脉弦滑数者。

3. 黄柏桃胡膏：黄柏 40 克，桃仁、延胡索各 30 克，冰片 12 克。以上药物共研为末，过筛，加入凡士林 120 克，调成膏剂。外敷胆囊区（即右上腹压痛点），直径 3～5 厘米，外用纱布铺盖，胶布固定，每隔 24 小时换药 1 次。连续治疗 7 日，症状消失而愈。但愈后应续敷 3 日，以巩固疗效。适用于慢性胆囊炎急性发作，疼痛不止，局部肿胀者。

4. 消胆石膏：香附、五灵脂、鸡内金各 500 克，柴胡、枳实、厚朴、金钱草、木通各 260 克，冰片 3 克。以上药物研细末过筛，麻油熬膏备用。外用，敷天宗、期门、日月、

梁门、阳陵泉、外丘、光明、足三里、胆囊、肝俞、胆俞穴。每次选 4～6 穴，每日 1 次。连敷 1～3 个月。适用于胆囊炎、胆石症，症见剧烈疼痛，小便困难。

5. 利胆化石膏：金钱草 380 克，鹅不食草、海金沙、茵陈、赤芍各 30 克，鱼脑石 20 克，鸡内金 45 克，珍珠母 90 克，石韦 36 克，虎杖 50 克，延胡索、姜黄、郁金各 18 克，白芥子 6 克，王不留行 60 克。上药用麻油熬，黄丹收膏。外用，用时将膏药烤热后贴在胆区、胆俞、神阙、阿是穴。每 2 日更换 1 次。12 次为 1 个疗程，中间可间歇 6 日。适用于胆囊炎所致的右胁胀痛，痛彻肩背等症。

6. 消肿止痛膏：大黄、蒲黄、浙贝母各 20 克，吴茱萸 10 克，冰片 5 克。以上药物研为细末，用清水调拌成膏状，敷于胆囊疼痛处，用敷料覆盖，外用胶布固定。每日换药 1 次，连用 3～5 日。适用于胆囊炎疼痛不止，脘腹胀满等症。

7. 三草止痛膏：金钱草、龙胆、车前草、黄柏、延胡索、桃仁、郁金、鸡内金、川楝子各 30 克，海金沙、大黄各 15 克。上药除大黄外，其余药物 5 倍量加水煎煮 3 次，滤汁去渣，合并滤液，加热浓缩成清膏，加入大黄粉，最后加蜂蜜 300 克收膏即成。每次 15～20 克，每日 2 次，开水调服。也可以服用原方煎煮汤剂，每日 1 剂。适用于急、慢性胆囊炎，胆石症，症见腹部胀痛，小便不利、大便不通。

8. 胆宁膏：虎杖、茵陈各 12 克，生大黄、郁金各 9 克，青皮、陈皮各 6 克。上药除大黄外，其余药物 5 倍量加水煎煮 3 次，滤汁去渣，合并滤液，加热浓缩成清膏，加入大黄粉，最后加蜂蜜 300 克收膏即成。每次 15～20 克，每日 2 次，开水调服。也可以服用原方煎煮汤剂，每日 1 剂。适用于慢性胆囊炎，胆囊结石症，症见腹部隐痛，大便不通，脸色暗黄。

胃食管反流病

胃食管反流病是一种胃食管反流，由胃和十二指肠内容物，主要是酸性胃液或酸性胃液加胆汁反流至食管所引起的食管黏膜的炎症、糜烂、溃疡和纤维化等病变。近年来，通过对食管酸碱度的监测，发现 48％～79％ 的酸反流异常者有反流性食管炎。本病好发部位在食管中下段，以下段最多。常和慢性胃炎、消化性溃疡或食道裂孔疝等病并存，但也可单独存在。其临床表现为胸骨后烧灼感或疼痛，胃食管反流，咽下困难，出血及贫血，除可致食管狭窄、出血、溃疡等并发症外，反流的胃液尚可侵蚀咽部、声带和气管而引起慢性咽炎、慢性声带炎和气管炎。

根据本病的临床表现，属于中医学"反胃""嘈杂""吐酸"范畴。在国家标准《中医临床诊疗术语》的病名定义中，反流性食管炎属于"食管瘅"的范畴。本病绝大多数患者的预后较好，中医对于本病的治疗具有见效快、疗效好等特点。

【膏方集成】

1. 参芪二黄膏：炙黄芪、党参各 200 克，白术、茯苓、山药各 150 克，白芍 300 克，黄芩、干姜、陈皮、柿蒂各 60 克，黄连 30 克，炙甘草 90 克。上药加水煎煮 3 次，滤汁去渣，合并滤液，加热浓缩成清膏，再加蜂蜜、饴糖各 200 克收膏即成。每次 15～30 克，每日 2 次，开水调服。适用于脾胃虚弱所致的偶尔有咽下困难、泛吐清水、疲乏无力、食欲不振等。

2. 二夏膏：半夏、竹茹、郁金、牡丹皮、栀子各 100 克，陈皮 60 克，茯苓、枇杷叶、夏枯草、白芍、川楝子各 150 克，黄连 50 克，炙甘草 60 克。上药加水煎煮 3 次，滤汁去渣，合并滤液，加热浓缩成清膏，再加蜂蜜、饴糖各 200 克收膏即成。每次 15～30 克，每日 2 次，开水调服。适用于肝胃郁热所致的急躁易怒、胸骨后有烧灼样疼痛，可连及两胁肋，食后症状加重，口苦口干，泛酸吐苦水等。

3. 二术丹参膏：丹参、郁金、枳实、半夏、厚朴、苍术、白术、紫苏、沙参各 100 克，瓜蒌皮、茯苓、旋覆花各 150 克，陈皮 60 克。上药加水煎煮 3 次，滤汁去渣，合并滤液，加热浓缩成清膏，再加蜂蜜、饴糖各 200 克收膏即成。每次 15～30 克，每日 2 次，

中医膏方全书（珍藏本）

开水调服。适用于痰气互阻所致的吞咽时有顿阻感、嗳气呃逆、呕吐痰涎、胸腹部胀闷等。

4. 五味瓜蒌膏：生栀子、淡豆豉、制半夏各 100 克，黄连 50 克，瓜蒌 300 克。上药加水煎煮 3 次，滤汁去渣，合并滤液，加热浓缩成清膏，再加蜂蜜、饴糖各 100 克收膏即成。每次 15～30 克，每日 2 次，开水调服。适用于脾胃湿热所致的胸骨后烧灼痛，胃脘隐痛嘈杂，口苦黏腻，恶热饮，口吐酸水或苦水，口干口臭，口渴不喜饮，纳少，大便干，苔黄腻，脉濡数。

5. 复方甘桔膏：桔梗、黄芩、桃仁、法半夏各 30 克，甘草 15 克，金银花 50 克，山豆根、北沙参、石斛各 20 克，锡类散 10 支，蜂蜜 300 克。先将前 9 味药共为细末，掺入锡类散同研和匀，炼蜜为膏，储瓶备用。每次 5～10 克，每日 3 次，于餐前开水调服。15 日为 1 个疗程。适用于阴虚胃燥所致胸骨后灼热感，反酸嗳气，时作干呕，口干咽燥，渴喜冷饮，似饥而不欲食，大便干结，舌红少苔，脉细数。

功能性消化不良

功能性消化不良属于功能性胃肠病分类中胃肠功能障碍性疾病，是消化系统常见病。临床上以上腹部不适或疼痛，尤其餐后加重，上腹饱胀、嗳气、胃灼热、恶心、呕吐、反胃等一组无器质性原因的慢性或间歇性上消化道症状为主要表现。现代医学认为本病的发病机制十分复杂，已知的一些因素包括胃肠动力障碍、内脏感觉异常、胃酸分泌异常、精神心理因素异常、自主神经功能紊乱、胃肠激素分泌异常等，有关幽门螺杆菌感染尚有争议。本病缺乏十分满意的治疗方法，常用的治疗方法主要为精神安慰，消除紧张状态，避免食物及药物的刺激，戒饮浓茶、浓咖啡，戒酒，抗酸药治疗。目前西医主要应用促动力药、抑酸药、抗抑郁与焦虑药等治疗，价格昂贵，只对部分患者或某一症状有效，常需联合多种药物治疗，且停药后易复发。

本病属于中医学"胃脘痛""痞满""嘈杂""呕吐""纳呆""腹胀""反胃"范畴。系脾胃运化失常，中焦气机壅滞，胃失通降所致，其病机总属虚实夹杂。众多学者大量临床研究显示，中医学治疗功能性消化不良具有疗效确切、不良反应小的优势。

【膏方集成】

1. 柿蒂浸膏：柿蒂 100 克。取柿蒂粗粉，按渗滤法，用 30％乙醇湿润 6 小时后，以 30％乙醇为溶媒浸渍 48 小时后，收取滤液，回收乙醇并浓缩成稠膏。每次 15～30 毫升，每日 2 次，温开水送服。适用于呕吐、干哕、呃逆、嗳气等症状。

2. 山楂膏：山楂 250 克，槟榔 30 克，白糖 180 克。将山楂、槟榔炒焦研细末，与白糖一同入锅，加清水适量，熬成清膏状，备用。每日 2 汤匙，餐后用开水送服。连服 10 日为 1 个疗程。适用于胃酸过少引起的腹胀，食欲不振等。

3. 消胀膏：厚朴、枳壳、制香附各等份。上药加清水煎煮 3 次，滤汁去渣，合并滤液，加热浓缩成清膏，再加蜂蜜 150 毫升收膏即成。每次 15～30 毫升，每日 2 次，开水调服。适用于肝胃气滞所引起的腹胀。

4. 一贯煎膏：北沙参、麦冬、当归身各 90 克，生地黄 300 克，枸杞子 150 克，川楝子 45 克。上药加水煎煮 3 次，滤汁去渣，合并滤液，加热浓缩成清膏，再加蜂蜜 200 克收膏即成。每次 1 汤匙，每日 3 次，开水冲服。适用于肝胃不和所致的胃脘胀满，攻撑作胀，疼痛连胁，吞酸吐苦，脉虚弦等。

5. 资生健脾膏：党参、茯苓各 60 克，炒白术、炒柏子仁各 45 克，砂仁（研）、木香、山药、紫姜朴各 30 克，陈皮、炒枳实各 36 克，炒三仙（即炒山楂、炒麦芽、炒神曲）120 克，炙甘草 15 克。上药加水煎煮 3 次，滤汁去渣，合并滤液，文火加热浓缩，加入适量炼蜜为膏。每次 12 克，每日 2 次，白开水冲服。适用于脾胃虚弱导致的胃脘痞闷隐痛，喜按喜温纳呆便溏，面色无华，神疲乏力，少气懒言，语声低微，劳累后加重，舌淡苔薄白，脉细弱。

6. 参芪术姜膏：黄芪、党参各 300 克，桂枝、干姜各 100 克，白芍、白术、茯苓各 150 克，炙甘草 50 克，延胡索 200 克。上药加水煎煮 3 次，滤汁去渣，合并滤液，加热浓缩成清膏，再加蜂蜜、饴糖各 200 克收膏即成。每次 15～30 克，每日 2 次，开水调服。适用于脾胃阳虚导致的胃脘隐痛，呕逆不食，食入不化，形寒肢冷，口淡无味，喜温喜按，舌淡胖苔白腻，脉虚缓。

7. 参地二冬膏：北沙参、麦冬、玉竹、白芍、石斛、枸杞子、天冬、龟甲胶各 150 克，生地黄 200 克，淡竹叶 100 克。上药除龟甲胶外，余药加水煎煮 3 次，滤汁去渣，合并滤液，加热浓缩成清膏，再将龟甲胶加适量黄酒浸泡后隔水炖烊，冲入清膏和匀，最后加蜂蜜、饴糖各 200 克收膏即成。每次 15～30 克，每日 2 次，开水调服。适用于胃阴不足导致的胃脘痞闷，饥不欲食，口干咽燥，手足心热，烦渴便秘，舌红少苔，脉细数。

8. 参黄二香膏：党参、生大黄各 100 克，丹参 200 克，生蒲黄、五灵脂、神曲各 150 克，木香、三七粉各 30 克，檀香、陈皮各 60 克。上药除三七粉外，余药加水煎煮 3 次，滤汁去渣，合并滤液，加热浓缩成清膏，将三七粉冲入清膏和匀，再加蜂蜜、饴糖各 200 克，收膏即成。每次 15～30 克，每日 2 次，开水调服。适用于气滞血瘀导致的胃脘胀满，胃痛加剧，痛久拒按，痛处不移，入夜尤甚，食后痛甚，舌质紫暗，脉涩。

9. 苓桂二术膏：茯苓、白术、制半夏、枳实各 150 克，桂枝、苍术、厚朴、陈皮、荜茇各 100 克。上药加水煎煮 3 次，滤汁去渣，合并滤液，加热浓缩成清膏，再加蜂蜜、饴糖各 200 克，收膏即成。每次 15～30 克，每日 2 次，开水调服。适用于脾虚湿盛导致的胃脘痞闷隐痛，喜按喜温纳呆便溏，面色无华，神疲乏力，少气懒言，语声低微，劳累后加重，舌淡苔薄白，脉细弱。

10. 连朴六一膏：黄连、厚朴各 100 克，栀子、制半夏、藿香、黄芩、佩兰、川楝子各 150 克，吴茱萸 40 克，六一散（包）200 克。上药加水煎煮 3 次，滤汁去渣，合并滤液，加热浓缩成清膏，再加饴糖 200 克收膏

即成。每次 15～30 克，每日 2 次，开水调服。适用于湿热阻胃导致的胃脘灼热，胀痛痞满，口苦口臭，渴而不欲饮，恶心呕吐，烦躁易怒，泛酸口干，小便黄赤，舌红苔黄腻，脉滑数。

肠易激综合征

肠易激综合征是指一组包括持续或间歇发作的腹痛、腹胀、排便习惯和大便形状异常而又缺乏生化学和形态学可解释的症候群。本病好发于 18～45 岁人群，以女性为主，其发病率逐年升高，所占门诊比例日渐升高，其反复发作的临床不适，给患者带来很多不良影响。现代医学认为其起发病与自主神经功能紊乱、精神状态、激素分泌和机体对激素的应激异常等因素有关，是消化内科中常见且难治的一种疾病。临床特点以腹痛、腹胀为主，或伴有腹泻，或伴有便秘，或伴有腹泻与便秘交替发作，症状持续存在或间歇发作。本病尚无特效药物治疗，药物治疗的目的在于改善患者的肠道动力学的紊乱状态，从而缓解症状，但停药后症状多再出现。

根据临床表现，本病属于中医学"泄泻""腹痛""郁证""阳结""阴结""脾约"等范畴。中医学认为，脾胃素虚、情志影响、精神紧张，致肝气郁结，横逆乘脾胃运化失常而致功能紊乱。中医辨证治疗具有独到之处，常从肝郁脾虚、寒热错杂、肠道津亏、脾胃虚弱、瘀阻肠络和脾肾虚寒 6 个方面辨证，可获得较满意的疗效。

【膏方集成】

1. 二白膏：白胡椒 3 克，白芥子 5 克，香附 9 克，广木香 6 克，生姜（去皮）适量。先将前 4 味药共研细末，和匀，取生姜捣烂绞汁调和成膏，收储备用。外用，用时取药膏适量，作饼，贴敷肚脐上按紧，外以纱布覆盖，胶布固定。每日换药 1 次，中病即止。适用于寒气凝滞导致的腹痛、腹胀、排便习惯和大便形状异常，舌淡红、苔白，脉沉迟。

2. 水蓬膏：水蓬花、大黄、当归尾、芫花、大戟、穿山甲、三棱、莪术、秦艽、芦荟、血竭、肉桂各 15 克。先将水蓬花等前 9

中医膏方全书（珍藏本）

味药酌予碎断，另取麻油 7200 克，置锅内加热，将水蓬花等 9 味药末倒入，炸枯，捞出残渣，取油过滤，即为药油。取药油依法炼制，去火毒，再将芦荟、肉桂、血竭碾为细粉，和匀过 80～100 目筛，即成细料。取膏油加热熔化，待爆音停止，水汽去尽，晾温，兑入细料搅匀，摊膏，收储备用。外用，温热化开，贴敷于患处或肚脐上。适用于瘀阻肠络导致的腹泻日久，泻后有不尽感，腹部有刺痛，痛有定处，按之痛甚，面色晦暗，口干不欲多饮，舌边有瘀斑，或舌质暗红，脉弦涩。

3. 资生健脾膏：党参、茯苓各 60 克，炒白术、炒柏子仁各 45 克，砂仁（研）、木香、山药、厚朴各 30 克，陈皮、炒枳实各 36 克，炒三仙（即炒山楂、炒麦芽、炒神曲）120 克，炙甘草 15 克。上药加水煎煮 3 次，滤汁去渣，合并滤液，文火加热浓缩，加入适量炼蜜为膏。每次 12 克，每日 2 次，白开水冲服。适用于脾胃气虚导致的大便时溏时泻，水谷不化，不思饮食，食后脘闷不舒，稍进油腻与刺激性食物大便次数明显增多，上腹部隐隐作痛，面色萎黄，精神疲惫，舌淡苔白，脉缓。

4. 阳和启脾膏：党参、白术、黄芪、鹿角、当归、香附各 45 克，白芍、川芎、独活、附子、干姜、阿魏、橘皮、三棱、花椒、草果各 30 克。用麻油 1500 克将药炸枯，去渣，再熬油至滴水成珠，下飞净黄丹 560 克，再将肉桂、沉香、丁香各 9 克，研细末，候油冷，加入搅习成坨，每坨 140 克，候去火气，3 日后方可摊贴，装瓷罐内备用。贴于神阙穴或脐上脐下。适用于黎明之前，脐周作痛，肠鸣即泻，泻后痛减，大便溏薄，多有不消化食物，腰腹部畏寒明显，四肢欠温，或夜尿增多，舌质淡胖，苔白，脉沉细无力。

5. 养阴益胃膏：北沙参、麦冬、玉竹、白芍、石斛、天冬、龟甲胶、阿胶各 150 克，生地黄 200 克，淡竹叶、枸杞子各 100 克。上药除龟甲胶、阿胶外，余药加水煎煮 3 次，滤汁去渣，合并滤液，加热浓缩成清膏，再将龟甲胶和阿胶以适量黄酒浸泡后隔水炖烊，冲入清膏和匀，最后加蜂蜜、饴糖各 200 克

收膏即成。每次 15～30 克，每日 2 次，开水调服。适用于肠道津亏导致的顽固性便秘，大便3～4 日一行，硬结难下，大便为卵石状、羊屎状，部分患者可在左下腹触及条索状包块，少腹疼痛，伴失眠、头痛、烦闷、手足汗出，舌红苔少或苔燥，脉弦。

6. 阿龟地黄膏：熟地黄、枸杞子、菟丝子、黄精、桑椹、肉苁蓉、山药各 150 克，山茱萸 100 克，何首乌、茯苓各 200 克，龟甲胶 100 克，阿胶 150 克。上药除阿胶、龟甲胶外，余药加水煎煮 3 次，滤汁去渣，合并 3 次滤液，加水浓缩成清膏，再将阿胶、龟甲胶加适量黄酒浸泡后隔水炖烊，冲入清膏和匀，再加蜂蜜 300 克收膏即成，储存备用。每次 10～20 克，每日 2 次，开水冲服。适用于肝肾不足引起的营养不良，表现为形体消瘦，头晕头痛，腰膝酸痛，或先天不足者。

7. 阿胶补血膏：阿胶、熟地黄、党参、黄芪、枸杞子、白术各等份，另加麦芽糖、蜂蜜各 60 克，糖浆 500 克，收膏。每次 15～30 克，每日 2 次，早、晚空腹用开水冲服。感冒时暂停服用。适用于营养不良，肺脾虚弱，久病体弱所致的心悸健忘，面色萎黄，头昏目眩，或短气乏力，多汗自汗，或食欲不振，脘腹痞胀等症的患者。

8. 调元肾气膏：生地黄（酒煮）120 克，山茱萸、山药、牡丹皮、白茯苓各 60 克，人参、当归身、泽泻、麦冬、龙骨、地骨皮各 30 克，木香、砂仁各 9 克，黄柏（盐水炒）、知母各 15 克，另加蜂蜜 20 克，收膏。每次 20～35 克，每日 2 次，早、晚餐后开水冲服。适用于营养不良，肾阴受损，阴虚生内热，低热、消瘦，肾气亏而失荣的患者。

9. 鸡血藤膏：鸡血藤、熟地黄、大枣、何首乌各 150 克，丹参 125 克，党参 100 克，当归 90 克，女贞子、枸杞子各 50 克，白芍 75 克，肉桂 15 克。上药加水煎煮 3 次，滤汁去渣，合并 3 次滤液，加水浓缩成清膏，再加蜂蜜 300 克收膏即成。适用于气阴两亏之营养不良。

10. 参芪苓术膏：黄芪、白术、陈皮、半夏、谷芽各 100 克，党参、神曲、阿胶、

枳壳各 150 克，茯苓 200 克，炙甘草、升麻各 30 克，柴胡 50 克，厚朴 60 克，薏苡仁 300 克。上药除阿胶外余药加水煎煮 3 次，滤汁去渣，合并 3 次滤液，加热浓缩成清膏状，最后加蜂蜜 300 克，收膏即成，储存备用。每次 15～30 克，每日 2 次，开水调服。一料服完，可再制一料，直至症状改善为止。适用于营养不良，形体消瘦伴脾胃虚弱，食欲不振，呕吐恶心，腹泻便溏等。

11. 参归膏：党参、当归、续断、延胡索、木瓜、甘草各 60 克，炙全蝎 50 克，炙蜈蚣 20 条，炙蜂房 2 只，积雪草、甘松各 30 克。上药加水煎煮 3 次，滤汁去渣，合并 3 次滤液，加热浓缩成清膏状，最后加蜂蜜 300 克，收膏即成，储存备用。每次 6 克，每日 3 次，水、酒各半加热送服。适用于头颈项上肢酸痛隐隐，按揉则舒，喜温恶寒，头晕如飘，目视昏花，头痛眩晕，动辄加重，一侧或两侧肢体软弱无力，甚者瘫痪不用，面色苍白，唇口麻木色白，舌淡，脉细弱无力。

慢性腹泻

慢性腹泻是临床常见的症状，可见于西医学的慢性结肠炎、慢性痢疾、过敏性结肠炎、非特异性溃疡性结肠炎等各种疾病。主要表现为大便次数增多，排便量增加，粪便溏薄，甚者水样便或含有黏液，多数患者伴有不同程度的腹痛、腹胀等症状。腹泻超过 2 个月或间歇期在 2～4 周内的复发性腹泻即为慢性腹泻。目前西医对本病无特效治疗方法，且极易复发。

中医学认为本病多由外邪、饮食、情志、体虚等多方面因素导致脾胃运化功能障碍，小肠受盛和大肠传导失常而成泄泻。故张景岳有"泄泻之本无不由于脾胃"之说。根据其临床表现，本病属于中医学"泄泻""痢疾"范畴，腹泻伴黏液脓血便者属"痢疾"，腹泻不伴黏液脓血便者属"泄泻"。多由饮食不节损伤脾胃引起，还与不规范使用抗生素、先天禀赋不足、情志失调等有关。在国家标准《中医临床诊疗术语》的病名定义中，慢性腹泻属于"久泄""大瘕泄"的范畴。中医学在慢性腹泻的辨证治疗方面积累了丰富的经验。

【膏方集成】

1. 十香暖脐膏：肉果 90 克，木通 200 克，泽泻、猪苓、苍术、高良姜、川厚朴、肉桂各 100 克。上药以香油 2500 毫升炸枯去渣，入樟丹收膏，收储备用。外用，贴脐。适用于脾阳虚损导致的大便时溏时泻，迁延反复，饮食减少，腹胀不舒，喜温喜按，稍进油腻，则大便次数增加，面色萎黄，神疲倦怠，舌淡苔薄腻，脉细弱。

2. 腹泻膏：白胡椒 9 克，干姜 6 克，鲜姜、葱白各适量，香油或豆油 500 毫升，樟丹 250 克。先将香油或豆油、白胡椒、干姜、鲜姜、葱白置小锅内浸泡 6～8 小时，然后加温，直至将上药物炸枯，滤油去渣。再炼油至滴油成珠，再放入樟脑，边放边搅，待出现大量泡沫呈黑褐色时，取下小锅，取少许膏置冷水中，以不粘手为度，再放冷水中 72 小时去火毒，温化后将膏药涂于小方纸或布上制成 200 贴。放阴凉处备用。外用，用时将膏药用文火化开，贴于脐眼上，隔日一换。适用于脾阳虚损导致的大便时溏时泻，迁延反复，饮食减少，腹胀不舒，喜温喜按，稍进油腻，则大便次数增加，面色萎黄，神疲倦怠，舌淡苔薄腻，脉细弱。

3. 白术止泻膏：白术、芡实各 200 克，白芍、枳壳、山药各 300 克，陈皮、党参、柴胡各 100 克，乌药 60 克，白扁豆、石榴皮各 150 克，甘草 30 克。以上 12 味药加水煎煮 3 次，滤汁去渣，合并滤液，加热浓缩成清膏，再加蜂蜜 300 克，拌匀收膏即成，储瓶备用。每次 15～30 毫升，每日 2 次，开水调服。适用于肝郁脾虚导致平时多有胸胁胀闷，嗳气食少，每因抑郁恼怒或情绪紧张之时，发生腹痛泄泻，舌淡红，脉弦。

4. 参芪苓术膏：党参、茯苓、白术、山药各 200 克，黄芪、薏苡仁各 300 克，白扁豆、莲子、阿胶各 150 克，砂仁、人参各 50 克，陈皮、桔梗各 100 克。以上 13 味，除莲子、阿胶、人参外，余药加水煎煮 3 次，滤汁去渣，合并滤液，加热浓缩成清膏。人参另煎兑入，莲子炖至酥烂捣成泥状后调入，再将阿胶加适量黄酒浸泡后隔水炖烊，冲入清膏，和匀，最后加蜂蜜 300 克，收膏即成，收储备用。每次 15～30 克，每日 2 次，开水调服。适用于脾胃虚弱导致的大便时溏时泻，腹痞满胀痛，不欲饮食，水谷不化，稍进油腻之物，则大便次数增多，饮食减少，脘腹胀闷不舒，面色萎黄，肢倦乏力，舌淡苔白，脉弦。

5. 加味四神膏：补骨脂、肉豆蔻、鹿角胶各 150 克，吴茱萸 50 克，五味子、干姜各 100 克，党参、白术各 200 克。上药除鹿角胶外，余药加水煎煮 3 次，滤汁去渣，合并滤液，加热浓缩成清膏，再将鹿角胶加适量黄酒浸泡后，隔水炖烊，冲入清膏，和匀，最后加蜂蜜 300 克，收膏即成，收储备用。每次 15～30 克，每日 2 次，开水调服。适用于脾肾阳虚导致的大便时溏时泻，迁延反复，饮食减少，腹胀不舒，喜温喜按，稍进油腻，则大便次数增加，面色萎黄，神疲倦怠，舌淡苔薄腻，脉细弱。

6. 党参膏：党参 28800 克。将上药加水煎煮 3 次，滤汁榨净，合并 3 次滤液及榨出液，过滤，加热蒸发成清膏（浓汁），加入冰糖 10000 克，熬煎，和匀收膏，收储备用。每次 1 汤匙，每日 2 次，开水化服。适用于大便时溏时泻，腹痞满胀痛，不欲饮食，水谷不化，稍进油腻之物，则大便次数增多，饮食减少，脘腹胀闷不舒，面色萎黄，肢倦乏力，舌淡苔白，脉弦。

7. 桂金止泻膏：肉桂、鸡内金各 3 克，硫黄、枯矾、五倍子各 6 克，白胡椒 1.5 克，吴茱萸 5 克，葱白 5 根。上药除葱白外，其余诸药共为细末。再入葱白共捣烂如泥，再加食醋适量调和拌匀成膏，收储备用。外用，用时取本膏适量，平摊脐中，按紧，上盖敷料，外以胶布固定。每次贴敷 2～3 小时揭下，每日 1 次。适用于脾肾阳虚导致的大便时溏时泻，迁延反复，饮食减少，腹胀不舒，喜温喜按，稍进油腻，则大便次数增加，面色萎黄，神疲倦怠，舌淡苔薄腻，脉细弱。

8. 涩肠止泻膏：①补骨脂、肉豆蔻、吴茱萸、诃子、五味子、附子各 20 克，赤石脂、芡实、莲子各 30 克，禹余粮、乌梅、石榴皮、椿皮、金樱子各 24 克，炮姜、干姜各 12 克。②生姜、韭白、榆白、桃枝各 12 克，益母草、蕲菜、车前草、石菖蒲、花椒、白芥子各 3 克，皂角、赤小豆各 6 克。将以上两组药物浸泡于 1580 克芝麻油内，冬十、秋七、春五、夏三日，置锅内慢火熬至药枯去滓，熬药油成，下黄丹收存，再入炒铅粉 30 克，松香 24 克，密陀僧、生石膏各 12 克，陈壁土、白矾、轻粉各 6 克，官桂、木香各 3 克，后入牛胶（酒蒸化）12 克，拌匀制成膏，分摊于红布上，折叠备用。外贴，将膏药加温变软，揭开贴于天枢、神阙、上巨虚穴处。适用于久泻、久痢导致的肛门下脱，形寒肢冷，腰膝酸软，舌淡苔白，脉象沉细。

9. 肠安膏：黄芪 15 克，肉桂、黄连各 3 克，公丁香、冰片各 5 克，白术、白及、白芷各 10 克，白头翁 30 克，小茴香 6 克。上药共为细末备用。每次取上述药末 5～6 克，用米醋调成稠膏状，敷于神阙穴，伤湿止痛膏覆盖固定，2 日换药 1 次。1 个月为 1 个疗程。适用于脾肾阳虚导致的大便时溏时泻，迁延反复，饮食减少，腹胀不舒，喜温喜按，稍进油腻，则大便次数增加，面色萎黄，神疲倦怠，舌淡苔薄腻，脉细弱。

肝性脑病

肝性脑病是急、慢性严重肝功能失调或障碍，使内源性或外源性代谢产物未经肝脏的生物转化，或首次通过作用代谢清除，以致在体内潴积，影响中枢神经系统功能，出现以精神、神经症状为主的肝脑综合征。临床可见程度不同的神志改变，早期见欣快，继则躁动、谵妄，后期转入昏睡及昏迷状态。肝性脑病是肝病中最严重的一种并发症，目前临床对此缺少特别有效的治疗手段，主要依据其发病机制，采取综合治疗措施，如消除诱因、防止并发症，减少肠内毒物的生成和吸收以及促进有毒物质的代谢清除。

本病属于中医学"谵妄""昏迷""神昏""厥逆"等范畴，因肝疏泄功能失常，气机不畅，清气不升，浊气不降，肠胃等腑气不通，湿浊腑实痰瘀内生，上犯神明而发为本病。

病位在肝与脑，与肠胃关系密切。临床上以精神烦躁、神志昏蒙为主症。治疗上，《医学入门》明确指出"肝与大肠相通，肝病宜疏通大肠"，《内经》中有"得神者昌，失神者亡"的论述。传统肝性脑病的治疗既往多采用西医治疗，但通过临床观察，有些患者效果并不理想。基于中医学对肝性脑病的认识以及辨证理论，应用中西医结合的方法治疗慢性肝病所致肝性脑病，与同期单用西医治疗进行对比，中西医结合的方法治疗具有毒副作用少，效果较理想的优势，特别是采用中药汤剂保留灌肠颇具特色。

【膏方集成】

1. 清心化痰膏：①胆南星90克，连翘、郁金、黄连、麦冬、生大黄、枳实、橘红、葶苈子、黄芩、朴硝各60克，生地黄、玄参、丹参、苦参、川芎、当归、白芍、生蒲黄、杏仁、牡丹皮、桔梗、前胡、知母、贝母、瓜蒌、半夏、槟榔、枳壳、大戟、青皮、天麻、黑栀子、甘遂、川黄柏、独活、防风、细辛、旋覆花、芫花（醋炙）、木通、泽泻、车前子、生甘草、木鳖、蓖麻仁、皂角、穿山甲、地龙、瓦楞子、羚羊角、犀角、僵蚕、全蝎各30克，滑石120克。②生姜、竹茹、薄荷、石菖蒲各60克，柳枝、淡竹叶、桑枝、槐枝各240克，凤仙草、紫苏子、莱菔子各30克，白芥子15克。将以上两组药物浸泡于8000克芝麻油内，冬十、秋七、春五、夏三日，置锅内慢火熬至药枯去渣，熬药油成，下黄丹收存，再下生石膏240克，礞石（硝煅）、密陀僧各120克，青黛、雄黄、白矾各60克，硼砂、朱砂、轻粉各30克，加牛黄清心丸1粒，滚痰丸9克，抱龙丸（郁金、天竺黄各30克，雄黄15克，白矾9克，以菖蒲汁调不落水猪心血为丸）15克，拌匀制成膏，分摊于红布上，折叠备用。外用，将膏药加温变软，揭开贴于胸口处。适用于湿浊痰蒙导致的胸脘痞闷，面色苍白，泛恶痰多，精神呆滞，表情淡漠，言语不清，神志昏蒙模糊，逐渐转为嗜睡状态，舌苔厚腻，脉象濡细。

2. 开心窍膏：牛黄15克，郁金36克，石菖蒲45克，远志、胆南星各30克，麝香、冰片、苏合香、竹沥各9克，天竺黄45克。辅药：生姜（连皮）、葱白（连须）、韭白、大蒜头各6克，槐枝（连花或角）、柳枝、桑枝（均连叶）、白菊（连根叶）各30克，苍耳草、淡竹叶、芭蕉（无蕉用桑叶）、桃枝（连叶）、芙蓉叶各12克，石菖蒲3克，以上皆取鲜者，如无，则用干者。用麻油1330克将上药浸透，上锅熬枯，捞去滓，熬油宜老，以1滴试之，不爆方下甲。黄丹宜炒，但勿炒过，过之则无力且不黏。下丹后频搅，令匀，多搅愈妙。再下铅粉30克，雄黄、白矾、硼砂、青黛、轻粉、乳香、没药各3克，生石膏24克，牛胶（酒蒸化）12克，搅匀收膏。外敷，用时将膏药化开，贴于神阙、涌泉（在足心陷中）、丰隆穴上。适用于痰迷心窍导致的意识不清，神志错乱，神呆目滞，举止失常，昏迷不省人事，喉口痰鸣，舌苔白腻，脉沉弦滑。

3. 阿胶三甲复脉膏：羚羊角粉0.3克，生地黄、白芍、麦冬、龟甲、鳖甲各12克，牡蛎30克，麻仁、黄芩、栀子各9克，黄连3克，甘草6克。上药加水煎煮3次，滤汁去渣，合并3次滤液，加热浓缩滤液，再加入适量烊化阿胶调和，至滴水成珠即可收膏，收储备用。每次5克，每日3次，口服。用此膏之前首先需患者神志较为清楚，不能吞咽口服者禁用。适用于阴虚阳亢导致的躁动不安，循衣摸床，狂叫乱语，遂转昏迷，口鼻肝臭，两手震颤或抽搐，舌干唇燥，脉弦细。

4. 涤痰膏方：半夏、桃仁、茯苓、赤芍各9克，胆南星、石菖蒲各12克，陈皮、甘草、红花、川芎各6克。上药加水煎煮3次，滤汁去渣，合并3次滤液，加热浓缩滤液成清膏，再加入烊化阿胶适量调和，至滴水成珠即可收膏。每次5克，每日3次，口服。适用于痰浊闭阻清窍导致的意识不清，神志错乱，神呆目滞，举止失常，昏迷不省人事，喉口痰鸣，舌苔白腻，脉沉弦滑。

5. 补虚化瘀膏：生地黄、当归、党参、白术、制大黄、穿山甲、阿胶各100克，川芎60克，白芍、生黄芪、茯苓、山药、黄精、何首乌、三棱、莪术、鳖甲胶各150克，

《中医膏方全书》（珍藏本）

丹参300克，土鳖虫90克。上药除鳖甲胶、阿胶外，余药加水煎煮3次，滤汁去渣，合并滤液，加热浓缩成清膏，再将鳖甲胶、阿胶加适量黄酒浸泡后隔水炖烊，冲入清膏和匀，最后加蜂蜜300克收膏即成。每次15～30克，每日2次，开水调服。适用于肝硬化肝性脑病属气虚血瘀导致的意识不清，神志错乱，神呆目滞，举止失常，舌紫苔白，脉涩。

食 管 癌

食管癌是主要起于食管鳞状上皮和柱状上皮的恶性肿瘤，鳞癌约占90%，腺癌约占10%，是我国常见的恶性肿瘤之一。食管癌可发生在食管任何部位，据我国统计资料显示，食管中段最多，下段次之，上段最少。食管癌最典型的临床表现为进行性吞咽困难，但早期症状多不明显，有时仅感吞咽食物时不适、食物停滞感或有噎塞感。随病情的发展而发生进行性吞咽困难，从进干饭到半流质到流质，直到全部梗阻滴水不入。我国是食管癌发病率高的国家之一，年死亡率超过100/10万人以上者有19个县市，年死亡率最高者达303.37/10万人。早期食管癌可通过手术切除获得根治，但大多数患者发现时即至中晚期，无法通过手术得到根治，往往采取以姑息性手术或放疗、化疗为主的治疗，总体疗效欠佳，且放疗、化疗不良反应较大，影响患者的生活质量。

本病在中医文献中多属于"噎膈""膈噎""噎塞"等范畴，传统称为"噎食症""倒食"。如《内经》有"三阳结谓之膈""饮食不下，膈咽不通，食则吐"的记载。这些描述与现代医学的食管癌症状十分相似。在国家标准《中医临床诊疗术语》的病名定义中，本病亦定为"食管癌"。因食管癌的病机为痰瘀搏结，阻塞管道，引起食管狭窄，甚至梗阻所致，临床以局部症状为实，全身症状为虚。治疗仍以祛邪为主，采取化痰散结、逐瘀通管为法，佐以益气健脾、养血滋阴、淡渗利湿之品以扶正祛邪。临床治疗以行气、化痰、破结行瘀为总则，可明显改善临床症状，提高患者的生活质量。

【膏方集成】

1. 抗癌膏：紫草、生黄芪、金银花、山豆根、白花蛇舌草、紫丹参、薏苡仁、黄柏各1500克，香橼750克。上药共为细末，过100目筛，和匀，炼蜜为膏。每次10～20克，每日3次，口服。适用于吞咽梗阻，进食疼痛，硬食难下，汤水可入，形体消瘦，口干咽燥，大便干结，五心烦热，脉细弦数，舌红少苔或有裂纹。

2. 八仙膏：生藕汁、生姜汁、梨汁、萝卜汁、甘蔗汁、白果汁、竹沥、蜂蜜各等份。将以上各汁混合一起，置饭上蒸熟，浓缩成膏即可，储瓶备用。任意食之，或每次20克，每日3次，口服。适用于吞咽梗阻，进食疼痛，硬食难下，汤水可入，形体消瘦，口干咽燥，大便干结，五心烦热，脉细弦数，舌红少苔或有裂纹。

3. 膈噎膏：人乳、牛乳、蔗浆、梨汁、芦根汁、龙眼肉浓汁、生姜汁、人参浓汁各等份，唯姜汁少许。上药混匀，隔汤熬成膏，入炼蜜等份收膏即成。储瓶备用。口服，徐徐频服之。适用于吞咽梗阻，进食疼痛，硬食难下，汤水可入，形体消瘦，口干咽燥，大便干结，五心烦热，脉细弦数，舌红少苔或有裂纹。

4. 龙蛭通噎膏：守宫9克，水蛭、急性子、甘草各10克，黄药子、山慈菇各12克，赭石30克，冬虫夏草6克，沉香4克，重楼20克，威灵仙15克。口干甚者加天冬、麦冬各15克，川石斛30克；疼痛者加川芎9克，当归、五灵脂各15克；痰涎壅盛加海浮石30克，紫苏子15克，韭菜子10克；吐酸者加海螵蛸、煅瓦楞子各30克，浙贝母15克；便干加肉苁蓉、决明子各30克。上药除冬虫夏草、沉香、守宫外，余药加水煎煮3次，滤汁去渣，合并3次滤液，加热浓缩成清膏，再将冬虫夏草、沉香、守宫共研为细末，兑入清膏中，和匀即成。每毫升含生药2克，储瓶备用。每次15～20毫升，每日4次，口服。1个月为1个疗程。适用于吞咽困难，食不得下，食而复吐，饮水难下，胸膈疼痛，日渐加重，疼而拒按，面色晦暗，大便秘结，小便量少，舌红少津，或带青紫，脉细涩。

5. 黄独膏：黄独 9 克，斑蝥、马尿泡各 0.15 克，败酱草、白英各 20 克，金银花 12 克，急性子 3 克，龙葵、瞿麦、山豆根各 6 克。上药除斑蝥外，余药加水煎煮 2 次，滤汁去渣，合并 2 次滤液，加热浓缩成清膏状，再加入适量糖和斑蝥粉和匀，收膏即成，储瓶备用。每次 10 克，每日 3 次，开水调服。同时可与猕猴桃膏交替服用。适用于吞咽梗阻，进食疼痛，硬食难下，汤水可入，形体消瘦，口干咽燥，大便干结，五心烦热，脉细弦数，舌红少苔或有裂纹。

6. 猕猴桃膏：斑蝥 0.15 克，猕猴桃 30 克，黄药子 60 克，草河车、山豆根、夏枯草、白鲜皮、败酱草各 120 克，肿节风 9 克。上药加水煎煮 3 次，滤汁去渣，合并 3 次滤液，加热浓缩成清膏，用红糖适量熬成糊状收膏，储瓶备用。每次 6 克，每日 3 次，开水调服。可同时与黄独膏交替服用。适用于吞咽梗阻，进食疼痛，硬食难下，汤水可入，形体消瘦，口干咽燥，大便干结，五心烦热，脉细弦数，舌红少苔或有裂纹。

7. 气阳双补膏：人参 5 克，白术、橘红、熟地黄、山茱萸、菟丝子、肉桂、制附子各 10 克，茯苓、山药、杜仲各 12 克，甘草 6 克，大枣 10 枚，生姜 5 片。上药加水煎煮 2 次，滤汁去渣，合并 2 次滤液，加热浓缩成清膏状，再加入适量甘蔗汁与红糖，和匀，收膏即成，储瓶备用。每次 5～10 克，每日 2 次，口服。适用于吞咽困难，时就症重，饮食不下，泛吐清涎，口涌泡沫，精神疲惫，形寒肢冷，胸闷气短，面浮足肿，舌淡苔白，脉细弱。

8. 鸡血藤膏：鸡血藤、熟地黄、制何首乌、大枣各 150 克，丹参 125 克，白芍 75 克，党参 100 克，当归 90 克，女贞子、枸杞子各 50 克，肉桂 15 克。上药加水煎煮 3 次，滤汁去渣，合并 3 次滤液，加热浓缩成清膏状，再加糖适量收膏即成，收储备用。每次 15～30 克，每日 3 次，开水调服，10 日为 1 个疗程。适用于食管癌化疗、放疗后属气阴两虚者。

9. 参芪苓术膏：黄芪、白术、陈皮、制半夏、谷芽各 100 克，党参、枳壳、神曲、阿胶各 150 克，茯苓 200 克，炙甘草、升麻各 30 克，柴胡 50 克，厚朴 60 克，薏苡仁 300 克。上药除阿胶外，余药加水煎煮 3 次，滤汁去渣，合并 3 次滤液，加热浓缩成清膏状，再将阿胶加适量黄酒浸泡后隔火炖烊，冲入清膏和匀，最后加入蜂蜜 300 克，收膏即成，收储备用。每次 15～30 克，每日 2 次，开水调服，直至症状改善为止。适用于食管癌放疗、化疗后属气血不足者。

10. 阿龟地黄膏：熟地黄、枸杞子、菟丝子、黄精、桑椹、肉苁蓉、山药、阿胶各 150 克，山茱萸、龟甲胶各 100 克，制何首乌、茯苓各 200 克。上药除阿胶、龟甲胶外，余药加水煎煮 3 次，滤汁去渣，合并 3 次滤液，加热浓缩成清膏，再将阿胶、龟甲胶加适量黄酒浸泡后隔火炖烊，冲入清膏和匀，最后加蜂蜜 300 克收膏即成，收储备用。每次 15～30 克，每日 2 次，开水调服。1 料为 1 个疗程。适用于食管癌放疗、化疗后属肝肾不足，吞咽困难，饮食难下，倦怠乏力者。

胃　癌

胃癌是起于胃上皮的恶性肿瘤，是最常见的恶性肿瘤之一。我国每年约有 16 万人死于胃癌，居消化系统肿瘤死亡的第一位。胃癌的发病在两性间，不同年龄、不同国家或地区，甚至同一地区不同时期都有很大差别。男性胃癌的发病率和死亡率均高于女性，男女之比为 2：1。发病年龄以中老年人居多，40～60 岁占 2/3。早期胃癌 70% 以上无症状，或仅有轻度非特异性消化道不适症状，极易被人忽视。进展期胃癌最早出现的症状是上腹痛，常同时伴有纳差、厌食、体重减轻。其常见的并发症有消化道出血、幽门梗阻和穿孔。临床上一旦确诊，治疗效果不理想。进展期胃癌患者如任其发展，一般从症状出现到死亡，平均约 1 年，大约有 30% 的患者接受根治性手术后可存活 5 年以上，胃癌 5 年总体生存率在 10% 左右。

根据其不同发展阶段，本病属于中医学"脘痛""反胃""噎膈""积聚"等病范畴。

中医膏方全书（珍藏本）

当癌瘤引起贲门狭窄，导致进行性吞咽困难时，与噎膈的噎食不利，甚至食入即吐的症状非常相似，当癌瘤引起幽门狭窄或完全梗死时，其临床表现似于张仲景所说的"反胃"。在国家标准《中医临床诊疗术语》的病名定义中，仍以"胃癌"命名。若能根据患者的临床症状予以恰当的中药治疗，确能改善患者的生活质量和延长寿命。

【膏方集成】

1. 健脾散结膏：炒党参 18 克，炒白术、炒谷芽、炒麦芽、莪术、三棱、佛手各 15 克，猪苓、生薏苡仁、炒薏苡仁、山药各 20 克，藤梨根、鸟不宿、龙葵各 30 克，白花蛇舌草 60 克，天冬、麦冬各 12 克。上药加水煎煮 3 次，滤汁去渣，合并 3 次滤液，加适量饴糖，再加热浓缩至 250 克即可，储瓶备用。每次 20 克，每日 3 次，温开水冲服。3 个月为 1 个疗程。适用于胸闷脘痛，呕吐痰涎，腹胀便溏，痰核累累，舌苔滑腻，舌质黯淡，脉细而濡。

2. 胃癌膏：莪术、三棱、甘草各 15 克，黄药子、阿魏、乳香、没药各 24 克，硇砂、木鳖子各 12 克，蟾酥 9 克，延胡索、天仙藤各 30 克，蜂房、生玳瑁各 18 克，鸡内金 45 克。上药共为细末，过 100 目筛，和匀，炼蜜为膏，储瓶备用。每次 10 克，每日 2～3 次，温开水送服。1 个月为 1 个疗程。适用于胃脘刺痛，灼热疼痛，食后剧痛，口干欲饮，脘胀拒按，心下触块，呕血便血，肌肤甲错，舌质紫暗或有瘀斑，苔薄白或白腻，脉沉弦。

3. 猕猴桃膏：斑蝥 0.15 克，猕猴桃 30 克，黄药子 60 克，草河车、山豆根、夏枯草、白鲜皮、败酱草各 120 克，肿节风 9 克。上药加水煎煮 3 次，滤汁去渣，合并 3 次滤液，加热浓缩成清膏，用红糖适量熬成糊状收膏，储瓶备用。每次 6 克，每日 3 次，开水调服。可同时与黄独膏交替服用。适用于胃脘刺痛，灼热疼痛，食后剧痛，口干欲饮，脘胀拒按，心下触块，呕血便血，肌肤甲错，舌质紫暗或有瘀斑，苔薄白或白腻，脉沉弦。

4. 黄独膏：黄独 9 克，斑蝥、马尿泡各 0.15 克，败酱草、白英各 20 克，金银花 12 克，急性子 3 克，龙葵、瞿麦、山豆根各 6 克。上药除斑蝥外，余药加水煎煮 2 次，滤汁去渣，合并 2 次滤液，加热浓缩成清膏状，再加入适量糖和斑蝥粉和匀，收膏即成，储瓶备用。每次 10 克，每日 3 次，开水调服，同时可与猕猴桃膏交替服用。适用于胃脘刺痛，灼热疼痛，食后剧痛，口干欲饮，脘胀拒按，心下触块，呕血便血，肌肤甲错，舌质紫暗或有瘀斑，苔薄白或白腻，脉沉弦。

5. 桂心膏：桂心 45 克，生地黄 2500 克，茯苓、广木香、炒鳖甲各 300 克，牡丹皮 500 克，白花蛇舌草 40 克，炒钩藤 150 克，白英、补血草、牡荆叶各 90 克，马钱子 0.3 克。上药加水煎煮 3 次，滤汁去渣，合并 3 次滤液，加热浓缩成清膏，加冰糖适量熬成糊状收膏，储瓷罐备用。每次 6 克，每日 2 次，开水调服。适用于胃脘灼热，嘈杂难忍，食后痛甚，便秘小便赤，舌红少苔，甚至舌绛无苔，脉细数。

6. 葵花膏：葵花杆芯、猕猴桃、蛇莓各 30 克。上药加水煎煮 3 次，滤汁去渣，合并 3 次滤汁，加热浓缩成清膏，加冰糖适量熬成糊状收膏，储瓷罐备用。每次 7 克，每日 3 次，开水调服，同时加服猕猴桃膏 6 克。适用于胃脘刺痛，灼热疼痛，食后剧痛，口干欲饮，脘胀拒按，心下触块，呕血便血，肌肤甲错，舌质紫暗或有瘀斑，苔薄白或白腻，脉沉弦。

7. 瞿麦膏：瞿麦、山豆根、生黄芪、党参、白术、茯苓、当归、炒柴胡、黄芩、麦冬、陈皮各 6 克，赤芍、知母、夏枯草各 9 克，石斛 15 克，天花粉、猕猴桃各 30 克，生薏苡仁 20 克，白花蛇舌草 60 克。上药加水煎煮 3 次，滤汁去渣，合并 3 次滤液，加热浓缩成清膏，再加冰糖或红糖熬成糊状收膏，储瓷罐备用。每次 15 克，每日 3 次，开水调服。适用于面色无华，面目虚肿，畏寒身冷，全身乏力，心悸气短，头晕目眩，自汗盗汗，脉虚细无力，舌苔薄白，舌质胖淡，边有齿印。

8. 喜神消痛膏：刺猬皮 100 克，血竭、生乳香、生没药、川芎、土鳖虫各 50 克，冰片 15 克。上药除血竭、乳香、没药、冰片外，余药用香油 1500 毫升浸泡 5～6 小时后，加热熬至药焦枯，滤油去渣，再炼油至沸，离火，加黄丹 1000 克，边搅边加，至匀收膏，然后将血竭、乳香、没药、冰片研成细末，兑入膏内和匀即成。待温摊膏备用。外用，使用时先把患者疼痛的部位清洗干净，再取膏药烘热软化（以不烫伤皮肤为度），敷贴在患部（疼痛处），并用手轻轻在膏药上按摩 3～5 分钟，48 小时换药 1 次。8 次为 1 个疗程。适用于胃脘刺痛，灼热疼痛，食后剧痛，口干欲饮，脘胀拒按，心下触块，呕血便血，肌肤甲错，舌质紫暗或有瘀斑，苔薄白或白腻，脉沉弦。

9. 参芪蛇舌膏：白花蛇舌草、生黄芪各 30 克，党参 20 克，女贞子、枸杞子各 15 克，补骨脂、菟丝子、白术各 10 克，生甘草 8 克。上药加水煎煮 3 次，滤汁去渣，合并 3 次滤液，加热浓缩成清膏，再加蜂蜜 100 克，收膏即成，储瓷罐备用。每次 15～30 克，每日 2 次，口服。可配合化疗服用。适用于面色无华，面目虚肿，畏寒身冷，全身乏力，心悸气短，头晕目眩，自汗盗汗，脉虚细无力，舌苔薄白，舌质胖淡，边有齿印。

10. 四根膏：藤梨根、半枝莲、水杨梅根、野葡萄根各 180 克，凤尾草、白茅根各 45 克。将上药洗净，切碎，加水煎煮 3 次，滤汁去渣，合并 3 次滤液，加热浓缩成清膏，再加红糖 100 克溶化收膏，储罐备用。每次 15～30 克，每日 2 次，口服。1 个月为 1 个疗程。适用于胃脘灼热，嘈杂难忍，食后痛甚，便秘小便赤，舌红少苔，甚至舌绛无苔，脉细数。

11. 鸡血藤膏：鸡血藤、熟地黄、制何首乌、大枣各 150 克，丹参 125 克，白芍 75 克，党参 100 克，当归 90 克，女贞子、枸杞子 50 克，肉桂 15 克。上药加水煎煮 3 次，滤汁去渣，合并 3 次滤液，加热浓缩成清膏状，再加糖适量收膏即成，收储备用。每次 15～30 克，每日 3 次，开水调服。10 日为 1 个疗程。适用于胃癌化疗、放疗后属气阴两虚者，口干口苦，皮肤干燥。

12. 参芪苓术膏：黄芪、白术、陈皮、制半夏、谷芽各 100 克，党参、枳壳、神曲、阿胶各 150 克，茯苓 200 克，炙甘草、升麻各 30 克，柴胡 50 克，厚朴 60 克，薏苡仁 300 克。上药除阿胶外，余药加水煎煮 3 次，滤汁去渣，合并 3 次滤液，加热浓缩成清膏状，再将阿胶加适量黄酒浸泡后隔火炖烊，冲入清膏和匀，最后加入蜂蜜 300 克，收膏即成，收储备用。每次 15～30 克，每日 2 次，开水调服，直至症状改善为止。适用于胃癌放疗、化疗后属气血不足者，脸色苍白，倦怠乏力，纳差者。

13. 阿龟地黄膏：熟地黄、枸杞子、菟丝子、黄精、桑椹、肉苁蓉、山药、阿胶各 150 克，山茱萸、龟甲胶各 100 克，制何首乌、茯苓各 200 克。上药除阿胶、龟甲胶外，余药加水煎煮 3 次，滤汁去渣，合并 3 次滤液，加热浓缩成清膏，再将阿胶、龟甲胶加适量黄酒浸泡后隔火炖烊，冲入清膏和匀，最后加蜂蜜 300 克收膏即成，收储备用。每次 15～30 克，每日 2 次，开水调服。1 料为 1 个疗程。适用于胃癌放疗、化疗后属肝肾不足者，腰部酸痛，肢体倦怠者。

原发性肝癌

原发性肝癌是指肝细胞或肝内胆管细胞发生的癌，为我国常见的消化系统恶性肿瘤之一，具有起病隐匿、潜伏期长、高度恶性、进展快、侵袭性强、易转移、预后差等特点。其死亡率在消化系统恶性肿瘤中列第 3 位，仅次于胃癌和食管癌。全世界每年有 26 万人患上肝癌，其中约 45％就发生在我国，其中江苏启东和广西扶绥的发病率最高。值得注意的是，世界各地原发性肝癌发病率有上升的趋势。本病可发生于任何年龄，以 40～49 岁为最多，男女之比为（2～5）∶1。其真正的发病原因目前尚不清楚，可能与感染病毒、遗传、生活习惯不良、环境污染等因素有关。手术切除目前被公认为是治疗肝癌的最有效的办法，近 30 多年来由于概念的更新，诊断和治疗方法的进步，本病患者得到早期诊断和早期治疗的增多，早期肝癌的根治切除率和术后 5 年生存率明显提高，但在确诊时，大多数患者已经失去手术机会。

中医学认为本病多由饮食内伤，情志失

调，肝郁脾虚导致气滞血瘀，湿热火毒蕴结于肝脏，日久渐积而成。故有"积聚""癥瘕""黄疸""臌胀""胁痛"等称谓。中医学治疗肝癌具有悠久的历史和丰富的经验。从《黄帝内经》到《金匮要略》《圣济总录》《张氏医通》等，对肝癌的症状和病机皆有详尽的论述，认为其病机主要为气滞血瘀与火毒内蕴，还有肝火盛、脾气虚、肾水亏等。近年来，临床上采用辨证分型治疗，常用治法有健脾理气、滋阴养血、清热解毒、活血祛瘀等，以扶正攻邪为总则，在组方时扶正祛邪可同时兼顾、互有偏重，也可根据患者的体质、病程，先攻后补或先补后攻。总之，中医药在肝癌的治疗中发挥重要作用，可以提高肿瘤患者的免疫功能，消除全身的异常状态，抑制杀伤肿瘤细胞，从而能明显地提高生活质量及延长生存期。

【膏方集成】

1. 丹甲金蛇膏：丹参、生牡蛎各 120 克，鳖甲 150 克，香附、川楝子、赤芍、白芍、鸡内金各 90 克，木香 60 克，白花蛇舌草、紫花地丁各 300～600 克，金钱草 300 克。上药加水煎煮 3 次，至味尽滤汁去渣，合并 3 次滤液，加热浓缩成清膏状，再加白蜜 300 克，收膏即成，收储备用。每次 15～30 克，每日 2 次，白开水调服。1 个月为 1 个疗程。适用于右胁下积块，按之质硬，胀痛或刺痛窜及两胁，情志抑郁，烦躁易怒，嗳气脘闷，大便不调，舌质紫暗或瘀斑，苔薄白，脉弦或涩。

2. 黄虎健脾膏：炙黄芪、黄精、太子参、虎杖、白花蛇舌草各 150 克，生薏苡仁 250 克，茯苓、猪苓、白术各 75 克，泽泻、香附、苍术各 50 克，柴胡、陈皮各 40 克，炙鳖甲、丹参、红花、生甘草各 60 克。上药加水煎煮 3 次，至味尽滤汁去渣，合并 3 次滤液，加热浓缩成清膏，再加白蜜 300 克收膏即成，收储备用。每次 15～30 克，每日 2～3 次，开水调服。2 个月为 1 个疗程。适用于两胁胀痛，嗳气纳呆，泛吐酸水，口淡食少，大便软溏，舌淡，苔薄白，脉弦。

3. 马钱子膏：马钱子、半枝莲、薏苡仁各 20 克，黄独、瞿麦、山豆根、生黄芪、甘草各 9 克，白英 30 克，党参 6 克，蛤蟆皮 3 克，肿节风、三尖杉各 15 克。上药除蛤蟆皮外，余药加水煎煮 3 次，滤汁去渣，合并 3 次滤液，加热浓缩成清膏，加糖适量收膏，另将蛤蟆皮烘焙干研成细末，加入膏内搅匀即成，收储备用。每次 15 克，每日 3 次，开水调服。1 个月为 1 个疗程。适用于两胁胀痛，嗳气纳呆，泛吐酸水，口淡食少，大便软溏，舌淡，苔薄白，脉弦。

4. 鸡血藤膏：鸡血藤、熟地黄、制何首乌、大枣各 150 克，丹参 125 克，白芍 75 克，党参 100 克，当归 90 克，女贞子、枸杞子各 50 克，肉桂 15 克。上药加水煎煮 3 次，滤汁去渣，合并 3 次滤液，加热浓缩成清膏状，再加糖适量收膏即成，收储备用。每次 15～30 克，每日 3 次，开水调服。10 日为 1 个疗程。适用于肝癌化疗、放疗后属气阴两虚者。

5. 参芪苓术膏：黄芪、白术、陈皮、制半夏、谷芽各 100 克，党参、枳壳、神曲、阿胶各 150 克，茯苓 200 克，炙甘草、升麻各 30 克，柴胡 50 克，厚朴 60 克，薏苡仁 300 克。上药除阿胶外，余药加水煎煮 3 次，滤汁去渣，合并 3 次滤液，加热浓缩成清膏状，再将阿胶加适量黄酒浸泡后隔火炖烊，冲入清膏和匀，最后加入蜂蜜 300 克，收膏即成，收储备用。每次 15～30 克，每日 2 次，开水调服，直至症状改善为止。适用于肝癌放疗、化疗后属于气血不足者，倦怠乏力，肢体乏力，脸色苍白。

6. 阿龟地黄膏：熟地黄、枸杞子、菟丝子、黄精、桑椹、肉苁蓉、山药、阿胶各 150 克，山茱萸、龟甲胶各 100 克，制何首乌、茯苓各 200 克。上药除阿胶、龟甲胶外，余药加水煎煮 3 次，滤汁去渣，合并 3 次滤液，加热浓缩成清膏，再将阿胶、龟甲胶加适量黄酒浸泡后隔火炖烊，冲入清膏和匀，最后加蜂蜜 300 克收膏即成，收储备用。每次 15～30 克，每日 2 次，开水调服。1 料为 1 个疗程。适用于肝癌放疗、化疗后属于肝肾不足，腹部疼痛，腰部疼痛，脸色潮红者。

7. 蟾酥膏：蟾酥、生川乌、重楼、红花、莪术、冰片各等份。依法制成橡皮膏，收储备用。外用，用时取膏药贴于疼痛部位。

适用于右胁下积块，按之质硬，胀痛或刺痛，窜及两胁，情志抑郁，烦躁易怒，嗳气脘闷，大便不调，舌质紫暗或瘀斑，苔薄白，脉弦或涩。

8. 肝癌止痛膏：柴胡、白芍各 100 克，生鳖甲 150 克，干蟾皮、乳香、没药、川芎、三棱、莪术、炙穿山甲、山慈菇、半枝莲、白花蛇舌草各 30 克，麝香 5 克，白芷 20 克，青皮 50 克。先将乳香、没药、麝香、白芷共研细末，其他药物用麻油 5000 毫升浸泡，然后慢火将药物炸至焦黄色时捞出。再将药油过滤加热至 300 ℃～320 ℃，熬至滴水成珠，加樟丹，搅拌至不粘手，软硬合适，放凉水中去毒。用时将药膏化开，加入上述药粉，拌匀，摊膏备用。外用，用时取膏药温热化开，贴敷痛处，7 日换药 1 次。适用于肝癌后期疼痛剧烈者。

中医膏方全书（珍藏本）

第四章　泌尿系统疾病

急性肾炎

　　急性肾炎又称急性肾小球肾炎，是一种常见的严重威胁人类健康的免疫反应性疾病，多见于儿童和青年，男性多于女性。本病的发生与全身其他部位的感染有密切关系，其中以链球菌引起的上呼吸道感染最为常见，其次为皮肤感染。但本病的发生并非因细菌直接感染肾脏引起炎症，而是与病原体相关的抗原-抗体复合物所介导的肾小球炎症反应，造成肾小球大量变性坏死，临床表现为血尿、蛋白尿、水肿、高血压、少尿等。虽然只有少数患者会出现严重的后果，但如治疗不及时可以造成急性肾衰竭、充血性心力衰竭等危象而威胁生命，所以应引起足够重视。

　　本病属于中医学"水肿""肾风""血尿"等范畴。人体的水液有赖于肺之通调、脾之传输以及肾之开阖来共同完成，所以，本病主要病变在肺、脾、肾三脏，以肾为根本，同时与三焦、膀胱亦有关系。

【膏方集成】

　　1. 急肾膏：金银花、白茅根、连翘各30克，黄芪、益母草、生地黄、党参各20克，白术、陈皮、黄芩、山药、枸杞子、茯苓、牡丹皮、车前子各10克。上药以10倍量加水煎煮3次，滤汁去渣，合并3次滤液，加热浓缩成清膏，再加蜂蜜300克收膏即成。每次15～30克，每日2～3次，开水调服。适用于眼睑浮肿，尿少色赤，身发疮痍的急性肾炎。

　　2. 利水消肿膏：蓖麻子仁40克，石蒜10枚，商陆6克，田螺5枚。先将蓖麻子去壳，与石蒜共捣烂如泥成膏状，外用时取本膏30克，外敷于手足心（劳宫、涌泉）上，包扎固定。每日换药1次，7次为1个疗程。连用1～2个疗程。适用于全身浮肿，小便不利，面色苍白，四肢倦怠，舌淡苔白，脉沉细者。

　　3. 玉米须膏：玉米须500克，白茅根350克，冬瓜皮400克，车前草300克，土牛膝叶150克。上药加水煎煮3次，滤汁去渣，合并3次滤液，加热浓缩成清膏，再加蜂蜜300克收膏即成。每次15～30克，每日2～3次，开水调服。适用于浮肿，高血压，小便不利，面色苍白，四肢倦怠，舌淡苔白，脉沉细者。

　　4. 白益膏：白茅根30克，益母草20克，车前草、萹蓄各15克，半枝莲、玉米须各10克。上药以10倍量加水煎煮3次，滤汁去渣，合并3次滤液，加热浓缩成清膏，再加蜂蜜300克收膏即成。每次15～30克，每日2～3次，开水调服。适用于全身浮肿，小便不利，面色苍白，四肢倦怠，舌淡苔白，脉沉细。

　　5. 行水膏：黑丑、白丑、川芎、当归、赤芍、黄连、川郁金、苦参、知母、商陆、枳实、连翘壳、槟榔、郁李仁、大腹皮、防风、杏仁、胆南星、茵陈、天花粉、紫苏子、独活、青皮、广陈皮、藁本、瓜蒌子、柴胡、地骨皮、白鲜皮、牡丹皮、威灵仙、旋覆花、生蒲黄、猪苓、牛蒡子、马兜铃、白芷、升麻、川楝子、地肤子、车前子、牛膝、香附子、莱菔子、土茯苓、川草薢、生甘草、海藻、昆布、瞿麦、萹蓄、土鳖虫、蓖麻仁、干地龙、凤仙草（全株干者用）、九节菖蒲、花椒、白芥子、皂角、赤小豆、蟋蟀、穿山甲、苍术各 30 克，生半夏、防己、黄芩、黄柏、苦葶苈子、甘遂、红芽大戟、芫花、木通各 9 克，生白术、芒硝、黑栀子、桑白皮、泽泻各 60 克，浮萍 90 克，延胡索、厚朴、附子、乌药、龟甲各 15 克，飞滑石、生姜、韭白、葱白、榆白、桃枝各 120 克，大蒜石、杨柳枝、槐枝、桑枝各 240 克，苍耳草、益母草各 360 克，马齿苋、紫花地丁各 500 克（鲜者）、车前草 500 克。用麻油 15 升，将上药熬枯去渣，入丹（适量）收膏，再加铅粉（炒）500 克，松香 240 克，密陀僧、生石膏各 120 克，白矾、轻粉各 60 克，官桂、木香各 30 克，牛胶（酒蒸化）120 克搅匀即可。外用，用时取膏上贴于心口，中贴脐眼，下贴丹田或患处。适用于怔忡、水气喘嗽、水结胸、阳水肿满等。

6. 肾炎膏：炙黄芪、白茅根、海螵蛸、生牡蛎、连须、花龙骨各 300 克，大蓟、小蓟、防风、芡实、六一散（包）、炙杜仲、炒白术各 100 克，生地黄 200 克，生谷芽 50 克。上药以 10 倍量加水煎煮 3 次，滤汁去渣，合并 3 次滤液，加热浓缩成清膏，再加蜂蜜 300 克收膏即成。每次 15～30 克，每日 2～3 次，开水调服。适用于脾肾阴虚症见水肿已退，口干或有低热盗汗，腰酸小便黄，大便干，舌红少苔，脉细数者。

7. 参芪肾气膏：党参、山药、茯苓、肉桂（焗）各 15 克，黄芪、熟地黄各 180 克，山茱萸、牡丹皮各 120 克，炙甘草 60 克，熟附子（先煎）、泽泻各 100 克。腰酸痛者加川杜仲 150 克，续断 120 克；镜下血尿不止者加小蓟 150 克，白茅根 200 克；尿蛋白不消者加芡实 200 克，覆盆子 180 克。上药以 10 倍量加水煎煮 3 次，滤汁去渣，合并 3 次滤液，加热浓缩成清膏，再加蜂蜜 300 克收膏即成。每次 15～30 克，每日 2～3 次，开水调服。适用于脾肾气虚症见水肿已退，或晨起面部稍肿，神疲乏力，腰酸冷，夜尿频数，腹胀纳呆，口淡不渴，舌淡红，苔薄白，脉微细者。

8. 急性肾炎验膏：浮萍、知母各 25 克，滑石、当归各 20 克，白茅根 100 克，细辛 5 克，麻黄、生侧柏叶、地肤子、猪苓、薏苡

仁、连翘各 15 克，阿胶适量。上药除阿胶外，其余药物加水煎煮 3 次，滤汁去渣，合并滤液，加热浓缩成清膏，再将阿胶加适量黄酒浸泡后隔水炖烊，冲入清膏和匀，最后加蜂蜜 300 克收膏即成。每次 15～20 克，每日 2 次，开水调服。适用于急性肾炎后期康复治疗。

急进性肾小球肾炎

急进性肾小球肾炎简称急进性肾炎，是一组病情急骤，由蛋白尿、血尿迅速发展为无尿（或少尿）性肾衰竭，预后差的肾小球肾炎的总称。本病发病率不高，临床多见于 15～50 岁中青年患者，男性居多，男女比率约为 2∶1，但 5～87 岁均有发病者。春、夏季发病者较多，可呈急剧发病，但多数病例呈隐袭发病，较快地发展为尿毒症。由于本病是肾小球疾病中病情最险恶者，曾报道 90% 以上此类患者于发病 1 年内发展为终末期肾衰竭，死亡率相当高，新技术、新疗法的应用，目前预后已大为改观，只要治疗及时、正确，病情常可缓解。

本病在中医学文献中无系统记载，根据其发生、发展及主要临床特点，发病早期似属"风水"范畴，随着病情迅速发展，肾功能急骤变化，又可按"关格""癃闭"等病进行辨证施治。本病的形成，多因饮食不节、七情内伤、妊娠、劳倦等因素致内伤正虚，外邪乘虚而入。首先犯肺，继而直中脾肾，致肺、脾、肾三脏气化功能失常，水液代谢紊乱，湿浊潴留，浊毒内生，壅塞三焦，升降失司，而发为本病。

【膏方集成】

1. 螺蒜车前膏：田螺、大蒜、车前草各 100 克。将田螺去壳取肉，大蒜去皮，车前草（新鲜）洗净，备用，再将以上 3 药同置容器内，捣或研成糊状或膏状，供敷黏用。将其膏状药敷于脐上，覆盖油纸，以胶布固定，敷贴 2～3 日后可换新药膏。适用于急进性肾炎引起的水肿、尿少、血尿、蛋白尿、高血压患者。

2. 蒂豆消肿膏：瓜蒂 5 个，丁香 5 枚，

中医膏方全书（珍藏本）

赤小豆5粒。将以上诸药混合均匀，共研成细末，过120目筛，装瓶备用。用空心麦管或小纸筒蘸少许吹入鼻，隔1日1次。适用于肾炎急性发作期引起急性发作的血尿、蛋白尿、水肿、高血压或伴短暂氮质血症为主要特征的患者。

3. 蒜蓖膏：鲜石蒜8个，蓖麻子（去壳）80粒。将鲜石蒜去皮，蓖麻子去壳，洗净备用。再将以上2种药放置容器中捣成膏状备用。将药膏涂敷于涌泉穴1昼夜，如未愈，如前法再用药1次。适用于肾炎急性发作期引起急性发作的血尿、蛋白尿、水肿、高血压或伴短暂氮质血症的患者。

4. 一味葎草膏：取葎草300克，切碎，混以盐卤5%～8%。捣成泥膏，敷于额骨、顶骨交界处，3日后更换于剑突下，再用3日改敷于脐下耻骨上方，每次8～9克，9日为1个疗程。可反复使用2～3个疗程。适用于精神委靡，面色晦暗，面目虚浮，头昏纳呆，泛恶呕吐，口气秽浊，尿少尿闭的肾炎患者。

5. 一味田螺膏：田螺。取田螺3个，加葱白7根，共捣烂如泥膏，加白酒50毫升，面粉适量，调匀，做成药饼敷于脐部，外用绷带固定。适用于全身水肿，按之如泥，甚至不能睁眼，手不能举，足不能行，腹胀如鼓，呼气急促，食不能进，二便不通等。

6. 一味朴硝膏：芒硝、玄明粉各30克。在上方中加入大蒜100克，同捣为泥膏。外敷于气海、关元穴，并用热水袋外熨少腹半小时或1小时。适用于急进性肾炎所致的排尿困难，点滴而出，全身水肿的患者。

7. 行水利湿大膏：泽泻、茯苓、猪苓、车前子各30克，木通、桂枝、通草各20克，薏苡仁、赤小豆各60克，防己、冬瓜皮、白术各24克，生姜、韭白、葱白、榆白、桃枝各12克，石菖蒲、花椒、白芥子、赤小豆、皂角各6克。两药共用油适量，以干药500克用油1500克，鲜药500克用油500克来计算，分熬丹收，再入炒铅粉30克，松香24克，密陀僧、生石膏各12克，陈壁土、白矾、轻粉各6克，官桂、木香各3克，牛胶（酒蒸化）12克，成膏。分别敷于脾俞、肾俞、水分等穴。适用于水肿，小便短少，身

重神倦，纳呆，泛恶，苔白腻，脉沉缓等症的患者。

8. 温肾解毒膏：紫苏、南刘寄奴、绿豆、丹参各300克，党参、白术各150克，半夏、熟附子（先煎）各90克，黄连、砂仁（后下）各30克，生大黄90～150克，生姜60克。若呕恶甚、苔腻者加竹茹、旋覆花；皮肤痒者加地肤子、白鲜皮、苦参；面色苍白，口唇淡者加黄芪、当归、鸡血藤，神昏加菖蒲、胆南星、天竺黄；抽搐者加龙骨、牡蛎、白芍、牛膝、夏枯草等。上药加水煎煮3次，滤汁去渣，合并3次滤液，加热浓缩成清膏，再加蜂蜜300克收膏即成。每次15～30克，每日2次，温开水调服。适用于脾肾阳虚，浊毒上犯，症见精神委靡，面色晦暗，面目虚浮，头昏纳呆，泛恶呕吐，口气秽浊，尿少尿闭，或并见皮肤瘙痒及各种出血症状（皮肤瘀斑、便血、尿血、呕血），甚则神昏抽搐，舌质红苔黄腻，脉细无力者。

9. 三仙膏：生萝卜、鲜藕、蜂蜜各250克，梨2个。将生萝卜、鲜藕、梨切碎绞汁再加蜂蜜制成膏汁。可生服，亦可将汁蒸熟，冷服，3～4日分次服完。适用于急进性肾炎，小便混浊，小便涩痛。

10. 蜜百合膏：新鲜百合500克，蜂蜜300克。将新鲜百合加适量水于锅中煎煮，后滤汁去渣拌蜂蜜于锅内微火烧之，至不粘手，取出放凉即可成膏。可每日服50克，分数次食之。适用于急进性肾炎辅助治疗，伴口干，皮肤干燥。

慢性肾小球肾炎

慢性肾小球肾炎简称慢性肾炎，系由多种原发性肾小球疾病所致的一组长病程（1年至数十年）的，以蛋白尿、水肿、高血压为临床表现的疾病。最终多发展成渐进性慢性肾衰竭。仅少数慢性肾炎是由急性肾炎发展而来（病情不愈直接迁延，或临床痊愈若干时间后重出现），而绝大多数慢性肾炎是由病理类型决定，其病情必定迁延发展，起病即属慢性肾炎，与急性肾炎无关，如IgA肾病、非IgA肾病系膜增生性肾炎、局灶性肾小球

硬化、膜性增生性肾炎、膜性肾病等。一般认为起始因素仍为免疫介导性炎症，但在其病变慢性化进展中，除了免疫炎症因素外，非免疫非炎症因素也占有一定地位，如病程中出现高血压导致肾小球内高压，以及肾功能不全时残存肾单位代偿导致肾小球高滤过，均可促进肾小球硬化。

中医文献中虽无慢性肾炎这一名称，但可以找到类似慢性肾炎临床表现的一些病证。水肿是本病的主要临床症状，故慢性肾炎的大部分内容可归于"水肿"范畴。当水肿不明显，而以疲乏无力、腰痛、头晕、蛋白尿及血尿等为主要表现时，可归于"虚劳""腰痛""眩晕""尿血"等范畴内。

【膏方集成】

1. 温阳利水膏：别直参（黄芪水炙）、熟附片、白术各90克，甘草（水炙）15克，山药、炒当归、甘枸杞各50克，炒熟地黄（砂仁24克拌炒）100克，大黄炭、云茯苓、煨益智、炒泽泻、广陈皮、焦薏苡仁、大枣各120克，补骨脂、厚朴、豆蔻、炒枳壳、牛膝各45克。另加龟鹿二仙胶90克，驴皮胶120克。上药除别直参外，余药加水煎煮3次，滤汁去渣，合并3次滤液，加热浓缩成清膏，再将别直参汁冲入清膏，然后将龟鹿二仙胶、驴皮胶加入清膏予溶合均匀，收膏即成。冬令进补，每次1汤匙，每日3次，温开水调服。适用于浮肿明显，面色㿠白，畏寒肢冷，腰脊酸痛或胫酸腿软，神疲、纳呆或便溏的脾肾阳虚型（阴水）慢性肾炎患者。

2. 健脾益肾膏：生地黄、熟地黄、茯苓、泽泻、山药、山茱萸、菟丝子、党参、川牛膝、牛膝、车前子、生黄芪、炒白术、益母草、丹参、炙甘草各300克，阿胶100克，龟甲胶200克。如四肢怕冷明显者加附子（切片）30克，肉桂15克；如反复感冒者加防风150克，荆芥100克；如顽固性血尿者加墨旱莲、仙鹤草各300克，三七90克，山楂根150克；如严重蛋白尿者加莲子100克，芡实300克，白果、鹿衔草各150克。上药除阿胶、龟甲胶外，余药加水煎煮3次，滤汁去渣，合并3次滤液，加热浓缩成清膏，再将阿胶、龟甲胶加适量黄酒浸泡后隔水炖烊，冲入清膏和匀，然后加蜂蜜300克收膏即成。每次15～30克，每日2次，开水调服。适用于水肿明显，四肢发冷，腰腿酸软、纳差，大便溏薄的脾肾虚损型慢性肾炎患者。

3. 健脾利湿膏：防己、黄芪、白术、苍术、茯苓、党参、猪苓、泽泻各300克，阿胶、龟甲胶各120克，桂枝、川牛膝、冬瓜皮、川芎、延胡索各60克。如脘腹胀满，食欲不振者加陈皮、山药、砂仁、豆蔻各300克；如大便溏薄者加薏苡仁、白扁豆、山药各300克。上药除阿胶、龟甲胶外，余药加水煎煮3次，滤汁去渣，合并3次滤液，加热浓缩成清膏，再将阿胶、龟甲胶加适量黄酒浸泡后隔水炖烊，冲入清膏和匀，然后加蜂蜜300克收膏即成。每次15～30克，每日2次，开水调服。适用于水肿明显，脘腹闷胀，神疲乏力的脾虚湿困型慢性肾炎患者。

4. 逐水消肿膏：黑丑、白丑各63克，红糖120克，老姜300克，大枣60克。先将老姜、大枣加水煎煮3次，滤汁去渣，合并3次滤液，加热浓缩成清膏，再将黑丑、白丑共研为细末，与红糖一并撒入清膏和匀收膏即成。上药分成等份，2日半服完，餐前空腹服。本方对肾病综合征水钠潴留引起的水肿，有逐水消肿之功能，适用于水湿内停，症见神疲乏力、面色萎黄，胸闷腹胀，颜面四肢浮肿，舌淡，苔白腻，脉濡缓者。

5. 涂脐膏：猪苓（去皮）、地龙、针砂各30克。上药共为极细末，外用时取药末适量，擂葱涎调成膏，外敷腰肾部或脐中，绢帛束之，以小便多为度，每日贴2次。适用于肾气内伤之水肿，症见腰脊酸痛，疲倦乏力，浮肿，尿频或夜尿多，舌质淡红、有齿痕，苔薄白，脉细者。

6. 三豆消肿膏：白扁豆、赤小豆、黑豆各150克，忍冬藤300克，紫花地丁、凤尾草、芡实各200克，玉米须100克。加水煎煮3次，滤汁去渣，合并3次滤液，加热浓缩成清膏，再加蜂蜜300克收膏即成。每次15～30克，每日2次，温开水调服。适用于面浮肢肿，身热汗出，口渴不欲饮，腹胀纳少，尿黄短小，四肢浮肿，延及全身，舌淡，舌红苔黄腻，脉滑数者。

7. 芪生肾炎膏：黄芪 450 克，桑寄生、当归、赤芍各 250 克，丹参、苦参、红花、益母草、大黄、鸡内金各 100 克，桃仁 10 克，生甘草 80 克。上药除鸡内金外，余药加水煎煮 3 次，滤汁去渣，合并 3 次滤液，加热浓缩成清膏，再将鸡内金研成细末，加蜂蜜 300 克一并兑入清膏，收膏即成。每次 15～30 克，每日 2 次，开水调服。适用于脾肾气虚，症见面浮肢肿，面色萎黄，少气乏力，易感冒，腰脊酸痛，舌质淡，苔白润，有齿印，脉细弱者。

8. 阳和膏：炙麻黄 50 克，干姜 120 克，肉桂 30 克，白芥子 60 克，黄芪 180 克，茯苓、泽泻、生地黄各 150 克。若伴胸腔积液，咳嗽气促不能平卧者，加用葶苈子 120 克；若脾虚症状明显，重用黄芪 300 克，党参 150 克；若有腹水加用五皮饮，兼有瘀血，面色黧黑，腰痛固定，痛如针刺，舌质黯红，或舌上有瘀点加用泽兰 120 克，丹参、益母草各 150 克。上药加水煎煮 3 次，滤汁去渣，合并 3 次滤液，加热浓缩成清膏，加蜂蜜 300 克一并兑入清膏，收膏即成。每次 15～30 克，每日 2 次，开水调服。适用于脾肾阳虚，症见浮肿明显，面色㿠白，畏寒肢冷，腰脊酸痛或胫酸腿软，神疲，纳呆或便溏，男子遗精、阳痿、早泄，女子月经失调，舌嫩淡胖，有齿痕，脉沉细或沉迟无力者。

9. 补脾利湿膏：防己、苍术、党参、泽泻、川牛膝各 100 克，黄芪 300 克，白术、茯苓、猪苓各 150 克，桂枝、川芎各 30 克，延胡索 60 克，冬瓜皮 200 克。上药加水煎煮 3 次，滤汁去渣，合并滤液，加热浓缩成清膏后，加蜂蜜 300 克收膏即成。每次 15～30 克，每日 2 次，开水调服。适用于脾虚湿盛，症见神疲乏力，面色萎黄，胸闷腹胀，颜面四肢浮肿，舌淡，苔白腻，脉濡缓。

10. 二地膏：生地黄、熟地黄、泽泻、菟丝子、党参、川牛膝、牛膝、炒白术、丹参各 150 克，茯苓、山药、山茱萸、车前子、生黄芪、益母草各 300 克，炙甘草 30 克，龟甲胶 200 克。上药除龟甲胶外，余药加水煎煮 3 次，滤汁去渣，合并滤液，加热浓缩成清膏，再将龟甲胶加适量黄酒浸泡后隔水炖

烊，冲入清膏和匀，最后加蜂蜜 300 克收膏即成。每次 15～30 克，每日 2 次，开水调服。适用于腰脊酸痛，疲倦乏力，浮肿，纳少，脘胀，大便溏，尿频或夜尿多，舌质淡红、有齿痕，苔薄白，脉细者。

隐匿型肾小球肾炎

隐匿型肾小球肾炎又称无症状性蛋白尿（或）血尿，一般是指症状隐匿，病情绵长，有持续性蛋白尿或血尿或发作性肉眼血尿的一组肾小球疾病。患者常在体格检查或偶然情况下尿常规检查发现异常，而无水肿、高血压及肾功能改变。临床表现可以为无症状性血尿、无症状性蛋白尿，或两者均有，但可以是一种表现更为突出。临床上发病年龄以 20～30 岁为多，男性高于女性。本病大部分病情稳定，进展缓慢，患者可长期保持良好的肾功能，甚至可以自愈，预后良好。

根据本病的临床表现，多属于中医学"血尿""尿浊""虚劳"等范畴。本病的病位主要在心、脾、肾三脏，因其临床表现主要关系到气血调和和升清降浊，藏精生血，阴阳平衡等方面的功能失常。由于脏腑之间的相互联系，互为影响，也就造成本病在病变过程中常出现心脾同病、脾肾俱伤，并涉及肺、肝、膀胱、小肠、三焦等脏器受累，脏腑同病，出现脏器功能失调的变化。

【膏方集成】

1. 补气健脾膏：菟丝子 240 克，蒺藜、覆盆子、白莲须、炒党参、生黄芪、炙黄芪、地骨皮、料豆衣、福泽泻、川杜仲、制何首乌、郁金、紫丹参、大生地黄、金樱子、续断各 120 克，墨旱莲 300 克，枸杞子 100 克，山药、南芡实、云茯苓、女贞子、合欢皮、金毛狗脊、焦谷芽、焦麦芽各 150 克，炒白术、山茱萸各 90 克，赤小豆、生薏苡仁、五味子各 30 克，炙远志 50 克，广陈皮 60 克。上药浓煎 3 次，取汁去渣，另用紫河车末 100 克冲入调匀，取阿胶、鳖甲胶各 150 克，冰糖 250 克烊化收膏。每日早、晚各服 1 食匙，开水调服。适用于脾肾气虚，症见小便色淡红，日久不愈，肢倦乏力，少气懒言，面色

无华，纳差，便溏，舌淡、体胖、边有齿痕，苔白，脉沉细者。

2. 滋阴宁血膏：生地黄、玄参、忍冬藤、板蓝根各 150 克，棕榈炭、阿胶珠、炒蒲黄、地榆炭各 100 克。上药加水煎煮 3 次，滤汁去渣，合并 3 次滤液，加热浓缩成清膏，然后加蜂蜜 300 克收膏即成。每次 15～30 克，每日 2 次，开水调服。适用于肝肾阴虚，症见腰膝酸软，小便色赤，视物不清，烦躁易怒，头晕耳鸣，口渴咽干，手足心热，舌红少苔，脉细数者。

3. 补中益气膏：党参、黄芪各 150 克，白术、当归、柴胡、陈皮、茯苓、山药、茜草、地榆炭各 120 克。若大便溏、腹痛可用参苓白术散加马齿苋 30 克、槐花、侧柏叶各 120 克，荆芥穗 60 克。上药加水煎煮 3 次，滤汁去渣，合并 3 次滤液，加热浓缩成清膏，然后加蜂蜜 300 克收膏即成。每次 15～30 克，每日 2 次，开水调服。适用于脾胃气虚，症见小便色淡红，日久不愈，肢倦乏力，少气懒言，面色无华，纳差，便溏，舌淡、体胖、边有齿痕，苔白，脉沉细者。

4. 程氏萆薢分清膏：茯苓、猪苓、生地黄、白术、乌药、萆薢、益智各 120 克，甘草梢 60 克，泽泻 150 克。若便秘不通者加生大黄；尿中有血者加大蓟、小蓟、藕节；大便黄赤加通草、胆草；若湿热伤阴者加生地黄、知母、白茅根；若舌暗红有瘀象者加赤芍、桃仁、红花。上药加水煎煮 3 次，滤汁去渣，合并 3 次滤液，加热浓缩成清膏，然后加蜂蜜 300 克收膏即成。每次15～30 克，每日 2 次，开水调服。适用于湿热内蕴，症见小便灼热，尿血或尿浑浊，口苦口黏，胸闷纳呆，口渴不欲饮，舌红苔黄腻，脉濡数者。

5. 五子衍宗黄芪膏：黄芪 300 克，枸杞子、车前子（另包）各 200 克，菟丝子 150 克，五味子 60 克，覆盆子 100 克。上药加水煎煮 3 次，滤汁去渣，合并 3 次滤液，加热浓缩成清膏，然后加蜂蜜 300 克收膏即成。每次 15～30 克，每日 2 次，开水调服。适用于肝肾阴虚，症见腰膝酸软，小便色赤，视物不清，烦躁易怒，头晕耳鸣，口渴咽干，手足心热，舌红少苔，脉细数者。

6. 滋肾化瘀清利膏：女贞子 100 克，墨旱莲、生侧柏叶、石韦各 150 克，马鞭草、白花蛇舌草、益母草、白茅根各 300 克。上药加水煎煮 3 次，滤汁去渣，合并 3 次滤液，加热浓缩成清膏，然后加蜂蜜 300 克收膏即成。每次 15～30 克，每日 2 次，开水调服。适用于肾阴不足，瘀水互结，症见肢体浮肿，延及全身，身重困倦，面色晦暗，胸闷纳呆，泛恶，舌淡紫，苔薄白，脉沉涩者。

7. 知柏地黄膏：知母、石斛、麦冬、地骨皮、牡丹皮各 120 克，黄柏 100 克，生地黄、茯苓、白茅根各 200 克，仙鹤草、山药、泽泻各 150 克，山茱萸 90 克。若尿血，小便短赤加小蓟、藕节；若蛋白尿长期不消者加生牡蛎、金樱子、莲须；五心烦热者加青蒿、鳖甲；咽干渴加石斛、麦冬、天花粉。上药加水煎煮 3 次，滤汁去渣，合并 3 次滤液，加热浓缩成清膏，然后加蜂蜜 300 克收膏即成。每次 15～30 克，每日 2 次，开水调服。适用于脾胃气虚，症见小便色淡红，日久不愈，肢倦乏力，少气懒言，面色无华，纳差，便溏，舌淡、体胖、边有齿痕，苔白，脉沉细者。

8. 益气养阴膏：菟丝子 240 克，沙苑子、覆盆子、大生地黄、白莲须、炒党参、金樱子、续断、川杜仲、制何首乌、广郁金、紫丹参、地骨皮、料豆衣、福泽泻、生黄芪、炙黄芪各 120 克，女贞子、山药、南芡实、云茯苓、金毛狗脊、墨旱莲、合欢皮、焦谷芽、焦麦芽各 150 克，山茱萸、炒白术各 90 克，赤小豆、薏苡仁、五味子各 30 克，广陈皮 60 克。上药浓煎 3 次，取汁去渣，另用紫河车粉 100 克冲入调匀，取阿胶、鳖甲胶各 150 克，冰糖 250 克烊化收膏。每日早、晚各服 1 食匙，开水冲服。适用于面目虚浮，神疲乏力，心悸气短，口干，腰背酸软，纳食减少，夜寐汗多，小便多泡沫，舌质红，苔少，脉象细软者。

9. 滋阴宁血膏：生地黄、玄参、忍冬藤、板蓝根各 15 克，棕榈炭、阿胶珠、炒蒲黄、地榆炭各 10 克，阿胶适量。上药除阿胶外，其余药物加水煎煮 3 次，滤汁去渣，合并滤液，加热浓缩成清膏，再将阿胶加适量黄酒浸泡后隔水炖烊，冲入清膏和匀，最后加蜂蜜 300 克收膏即成。每次 15～20 克，每日 2 次，开水调服。适用于肾炎血尿者，口干，乏力，小便淋漓不尽者。

肾病综合征

肾病综合征是由国外学者于 1932 年提出用以概括肾小球疾病的一组症候群，临床表现主要为大量蛋白尿、低蛋白血症、高度水肿、高脂血症等特征。肾病综合征在临床上分为继发性肾病综合征和原发性肾病综合征，两者均具有相同的病理变化、临床表现及代谢改变。免疫介导及炎症介导性肾小球损伤在本病发病中发挥着重要作用，肾小球基底膜通透性的变化是肾病综合征发生蛋白尿的基本原因，而肾小管上皮细胞重吸收原尿中的蛋白，并对之进行分解代谢的能力对蛋白尿的形成也有一定的影响。尿蛋白排出量的多少受到肾小球滤过率（GFR）、血浆清蛋白浓度和蛋白摄入量等因素的影响。低张尿并严重血尿时可以令尿蛋白增加，这是由于红细胞溶解释放出血红蛋白的缘故。

本病属于中医学"水肿""虚劳"范畴，常因外感六淫，或内伤七情，使全身气化功能失常所致。病位多在肺、脾、肾、三焦。若因外邪而致水肿者，病变部位开始多责之肺及上焦。所以古人归纳水肿的基本病机为：其标在肺，其制在脾，其本在肾，其中以脾为制水之脏，实为水肿病机的关键。而肾气亏虚，失于封藏，不能固摄，精微下泄亦可致尿蛋白产生。现代医家也多从肺、脾、肾三脏辨证论治本病。

【膏方集成】

1. 健脾益肾膏：党参、龟甲胶、黄芪各 200 克，白术、茯苓、山药、黄精、泽泻、防己、生地黄、熟地黄各 150 克，山茱萸 300 克，猪苓 100 克。上药除龟甲胶外，余药加水煎煮 3 次，滤汁去渣，合并 3 次滤液，加热浓缩成清膏，再将龟甲胶加适量黄酒浸泡后隔水炖烊，冲入清膏和匀，然后加蜂蜜 300 克收膏即成。每次 15～30 克，每日 2 次，开

水调服。适用于脾肾两亏型，症见全身浮肿，腰膝酸软，食少纳呆，舌淡苔薄白，脉细弱者。

2. 补脾利湿膏Ⅰ：黄芪、薏苡仁、莲子、玉米须、石韦、白花蛇舌草各 300 克，白术、菟丝子、淫羊藿、杜仲各 150 克，防风 30 克，苍术、茯苓、狗脊、龟甲、生地黄、黄柏、巴戟天、桑寄生、当归、续断各 120 克，党参、山药、金樱子各 200 克。另以生晒参粉、紫河车粉各 100 克，龟甲胶 150 克，冰糖 500 克，黄酒为引。上药除龟甲胶、生晒参粉、紫河车粉外，余药加水煎煮 3 次，滤汁去渣，合并 3 次滤液，加热浓缩成清膏，再将龟甲胶、生晒参粉、紫河车粉加适量黄酒浸泡后隔水炖烊，冲入清膏和匀，然后加蜂蜜 300 克收膏即成。每次 15～30 克，每日 2 次，开水调服。适用于脾肾两虚，湿热内蕴型，症见全身水肿、皮肤绷急光亮，尿少色黄，心烦急躁，口苦口黏，脘闷恶心，腹胀便秘，或大便黏滞不爽，舌红苔黄腻，脉滑数者。

3. 补脾利湿膏Ⅱ：黄芪 600 克，小石韦、淫羊藿各 200 克，山药、薏苡仁各 300 克，益母草、苍术、白术、金樱子、当归、菟丝子、莲子各 150 克，续断、狗脊、土茯苓、山茱萸、红花、桃仁、何首乌、山楂、枸杞子、黄精、陈皮、猪苓、茯苓各 250 克。另以生晒参粉、紫河车粉各 100 克，龟甲胶 150 克，冰糖 500 克，黄酒为引。上药除龟甲胶、生晒参粉、紫河车粉外，余药加水煎煮 3 次，滤汁去渣，合并 3 次滤液，加热浓缩成清膏，再将龟甲胶、生晒参粉、紫河车粉加适量黄酒浸泡后隔水炖烊，冲入清膏和匀，然后加蜂蜜 300 克收膏即成。每次 15～30 克，每日 2 次，开水调服。适用于脾肾两虚，气血不足型，症见水肿已退，或晨起面部稍肿，神疲乏力，腰酸冷，夜尿频数，腹胀纳呆，口淡不渴，舌淡红，苔薄白，脉微细。

4. 滋阴清利膏：生地黄、熟地黄、猪苓、滑石各 150 克，山药、女贞子各 200 克，墨旱莲 300 克，泽泻、牡丹皮、龟甲胶、知母各 100 克，黄柏 60 克。上药除龟甲胶外，余药加水煎煮 3 次，滤汁去渣，合并 3 次滤

液，加热浓缩成清膏，再将龟甲胶加适量黄酒浸泡后隔水炖烊，冲入清膏和匀，然后加蜂蜜300克收膏即成。每次15～30克，每日2次，开水调服。适用于阴虚湿热型，症见水肿消退，肉眼血尿消失，病情进入恢复期，症见身倦乏力，腰背酸胀，面红烦热，口干咽痛，小便色黄，镜下血尿，大便不畅，舌红，苔薄黄或少苔，脉细数。

5. 活血利水膏：丹参、赤芍、防己、牛膝、五加皮、黄芪各150克，川芎、桃仁各100克，益母草300克，郁金、泽兰、红花各60克。上药加水煎煮3次，滤汁去渣，合并3次滤液，加热浓缩成清膏，然后加蜂蜜300克收膏即成。每次15～30克，每日2次，开水调服。适用于瘀水交阻型，症见肢体浮肿，延及全身，身重困倦，面色晦暗，胸闷纳呆，泛恶，舌淡紫，苔薄白，脉沉涩者。

6. 活血膏：黄芪、党参各300克，当归、川芎、丹参各150克，红花120克，茯苓、泽泻、牛膝各240克，水蛭30克，地龙100克，甘草50克。上药除地龙、水蛭外，余药加水煎煮3次，滤汁去渣，合并3次滤液，加热浓缩成清膏，再将地龙、水蛭研为细末，并加蜂蜜300克和匀收膏即成。每次15～30克，每日2次，开水调服。2个月为1个疗程。适用于血瘀内停，症见面色黧黑萎黄，唇舌肌肤有瘀点或色素沉着，尿少、纳差、浮肿、泛恶，舌质暗或有瘀点、瘀斑，苔腻，脉弦或濡者。

7. 六味地黄膏：生地黄、山茱萸、山药、云茯苓、牡丹皮、福泽泻、生黄芪、炙黄芪各150克，炒党参60克，炒白术、熟地黄、薏苡仁各120克，制半夏、广陈皮各60克，菟丝子240克，蒺藜、覆盆子、川杜仲、续断、炒黄芩、桑寄生、牛膝、生槐米、牡蛎、女贞子、墨旱莲、南芡实、金樱子、制何首乌、明天麻、小石韦、制黄精、焦谷芽、焦麦芽各200克。加水煎煮3次，滤汁去渣，合并3次滤液，加热浓缩成清膏，再加蜂蜜300克收膏即成。每次15～30克，每日2～3次，开水调服。适用于尿少、腹痛、腰酸的脾肾、肝阳偏亢的肾病综合征患者。

8. 当归芍药膏：当归、川芎各90克，

白芍300克，茯苓、泽兰、丹参、益母草、牛膝、白术各120克，泽泻150克。上药加水煎煮3次，滤汁去渣，合并3次滤液，加热浓缩成清膏，再加蜂蜜300克收膏即成，每次15～30克，每日2～3次，开水调服。适用于瘀血内停，症见面色黧黑萎黄，唇舌肌肤有瘀点或色素沉着，尿少、纳差、浮肿、泛恶，舌质暗或有瘀点、瘀斑，苔腻，脉弦或濡者。

9. 地黄膏：生地黄、熟地黄、山药、云茯苓、墨旱莲、女贞子、焦谷芽、焦麦芽、生黄芪、炙黄芪各150克，山茱萸、福泽泻、炒白术、沙苑子、覆盆子、续断、炒黄芩、牛膝、生槐米、南芡实、金樱子、制何首乌、明天麻、小石韦、制黄精、薏苡仁各120克，牡丹皮、制半夏、广陈皮、炒党参各60克，川杜仲20克，牡蛎（先下）300克，桑寄生240克。上药加水浓煎3次，取汁去渣，取阿胶、鳖甲胶各150克，冰糖250克烊化收膏。每日早、晚各服1食匙，开水冲服。适用于肾病综合征，症见眼面及四肢轻度浮肿，尿少、眩晕腰痛，面红升火，口干不欲多饮，血压偏高，舌红苔薄腻，脉弦细者。

10. 降糖膏：生黄芪300克，生石膏180克，芦根150克，天花粉、绿豆衣、葛根、生白果各120克，鸡内金、谷芽、麦芽、黑玄参、西洋参、佩兰叶各100克，野苍术、金石斛、鲜石斛各60克。用麻油1490克煎熬，捞去渣，熬油至滴水成珠，下丹搅匀，离火，候温入生石膏120克，搅匀，收膏。每次10～20克，每日2次，开水调服。适用于糖尿病肾病倦怠乏力，自汗盗汗，气短懒言，口渴喜饮，五心烦热，心悸失眠，少尿无尿者。

11. 参蛤降糖膏：人参25克，蛤蚧2对，生地黄、生山药、桑椹、天花粉、黄精、黄芪、生石膏各100克，枸杞子、天冬、葛根、山茱萸、白术各50克。上药加水煎煮3次，滤汁去渣，合并3次滤液，加热浓缩成清膏，再加蜂蜜300克收膏即成。每次15～30克，每日2次，开水调服。适用于2型糖尿病，成人糖尿病肾病，幼儿稳定型糖尿病，症见神疲乏力，少气懒言，口咽干燥，大便

《中医膏方全书》（珍藏本）

偏干，眩晕耳鸣，视物模糊，腰膝酸软，舌暗胖，脉弦细。

12. 苓地二皮膏：生地黄、山药各 300 克，茯苓、泽泻、牡丹皮、山茱萸、黄精、龟甲胶、地骨皮各 150 克，制附子 100 克，肉桂 50 克。上药除龟甲胶外，余药加水煎煮 3 次，滤汁去渣，合并 3 次滤液，加水浓缩成清膏，再将龟甲胶适量黄酒浸泡后，隔水炖烊，冲入清膏和匀，再加元贞糖 80 克收膏即成，储存备用。每次 10～20 克，每日 2 次，开水冲服。适用于糖尿病晚期，表现为神疲乏力、胸闷心悸、头晕、气短、下肢水肿等。

13. 下消膏：党参、苦参、黄芪、生地黄、熟地黄、天冬、麦冬、五味子、枳壳、天花粉、黄连、知母、茯苓、泽泻、山药、牡蛎、乌梅、葛根、浮萍各 300 克。装入擦净的雄猪肚内，用麻油 1720 克煎熬，炸至猪肚焦枯，捞去渣，熬油至滴水成珠，下丹搅匀，离火，候温入益元散搅匀，收膏。每次 10～20 克，每日 2 次，开水调服。适用于糖尿病口舌干燥，五心烦热，尿量增多者。

糖尿病肾病

糖尿病肾病又称糖尿病性肾小球硬化症，是一种以血管损害为主的肾小球病变。早期多无症状，血压可正常或偏高。用放射免疫法测定尿微量白蛋白排出量＞200 微克/分钟，此期称为隐匿性肾病或早期肾病。如能积极控制高血压及高血糖，病变可望好转。如控制不良，随病变的进展可发展为糖尿病肾病，此时可有如下临床表现：蛋白尿、浮肿、高血压、肾功能不全、贫血、视网膜病变等。本病是糖尿病特有的严重的微血管并发症，也是糖尿病患者死亡的主要原因。糖尿病肾病发生率随糖尿病类型不同而不同，1 型糖尿病发生率 40%～50%，2 型糖尿病发生率约 20%。目前，糖尿病肾病在终末期肾衰竭中占首位，约占 36.39%。糖尿病患者一旦发生肾脏损害，出现持续性蛋白尿，则肾功能持续性减退直至终末期肾衰竭，至今尚无有效的措施阻止其发生与发展。

本病属于中医学"消渴病""腰痛""关格"等范畴。中医学对本病的认识较早，从病因、病机到临床治疗都有详细的记录，积累了丰富的临床经验，近年来中医学对本病研究更加深入，进展较快。特别是结合了现代医学的先进技术和理论，使本病的疗效有进一步地提高。本病的病机主要为消渴日久，缠绵不断，使脏腑功能失调，阴阳气血虚弱而发病。病变脏腑重在肝、脾、肾三脏，而旁涉痰、瘀、水三者。临床上根据病理演变，可按以下 4 型辨证论治：气阴两虚型、肝肾不足型、脾肾两虚型、肾虚血瘀型。一般采用健脾益气、补益肝肾、活血利水等治疗大法辨证施治。

【膏方集成】

1. 六味地黄大膏：熟地黄 160 克，山茱萸、山药各 80 克，泽泻、茯苓、牡丹皮各 60 克，生姜、葱白、韭白、蒜头、干艾叶、侧柏叶各 18 克，槐枝、柳枝、桃枝、桑枝、冬青枝、菊花各 72 克，苍耳草、凤仙草、石菖蒲、白芥子、莱菔子、花椒、大枣、乌梅各 9 克，发团 27 克。将上药用油适量，以干药 500 克用油 1500 克，鲜药 500 克用油 500 克来计算，分熬丹收，再入铅粉 90 克，松香、密陀僧各 36 克，赤石脂、木香、砂仁、官桂、丁香、檀香、雄黄、白矾、轻粉、降香、没药各 9 克，另用龟甲胶、鹿角胶各 18 克（酒蒸化）成膏。外用，贴于中极、志室穴。适用于肾阴亏虚，症见腰膝酸软、头晕目眩、耳鸣耳聋、盗汗、遗精、消渴、骨蒸潮热、手足心热、牙齿松动、小便淋漓、舌红苔少、脉细数等症状的患者。

2. 金匮肾气膏：熟附片、山茱萸各 10 克，肉桂 7 克，熟地黄、茯苓、山药、牡丹皮、泽泻、白术、补骨脂各 15 克，淫羊藿 25 克。兼有贫血甚者加菟丝子、鹿角胶；水肿甚者加益母草、泽兰、桑白皮；便稀溏者加白扁豆、薏苡仁、诃子肉；尿混浊沫多者合用水陆二仙丹，可加覆盆子、车前子。加水煎煮 2 次，滤汁去渣，合并 2 次滤液，加热浓缩成膏。适用于阴阳两虚，症见神疲面暗，倦怠懒言，口干不欲饮，腰膝酸软，肢冷畏寒，纳呆便干或溏，全身水肿，尿少或夜尿多或头晕目眩，舌淡胖，边有齿痕，苔白腻或花剥，脉沉细无力。

3. 健脾益肾膏：吉林人参（另煎冲）、粉丹皮、陈皮、川芎、乌药、西洋参（另煎冲）各 60 克，生地黄、熟地黄各 50 克，丹参、肥玉竹各 150 克，天花粉、炒苍白术、净赤芍、生白芍、大麦冬、扁豆衣、生蒲黄（包）、五味子、茯苓、防风、功劳叶、灵芝、甘杞子、百合、大枣、山茱萸、续断、炙鸡内金、当归、厚杜仲、菟丝子、制黄精各 90 克，大砂仁、小黄连各 24 克，知母、山药、党参各 120 克，黄芪、地锦草各 300 克，炙甘草 30 克。煎取浓汁，文火熬糊，入龟甲胶 90 克，蛋白糖 500 克，溶化收膏。每日晨以沸水冲饮 1 匙。适用于脾肾交虚，气阴不足，症见口干舌燥，烦渴多饮，消瘦乏力，尿频清长，尿浊且甜，腰膝酸软，夜尿频繁，尿多混浊，乏力纳呆，舌瘦暗红，少苔，脉细数。

4. 壮肾膏：淫羊藿（酒浸）、杜仲（酒炒）、大茴香、小茴香、补骨脂（酒炒）各 150 克，远志 120 克，巴戟天、肉苁蓉（酒浸）各 180 克，青盐 240 克。上药加水煎煮 3 次，滤汁去渣，合并 3 次滤液，加热浓缩成清膏，再加蜂蜜 300 克收膏即成。每次 15～30 克，每日 2 次，开水调服。适用于肾经虚损，症见腰腿遍身疼痛的患者。

5. 参蛤降糖膏：人参 25 克，蛤蚧 2 对，生地黄、生山药、桑椹、天花粉、黄精、黄芪、生石膏各 100 克，枸杞子、天冬、葛根、山茱萸、白术各 50 克。上药加水煎煮 3 次，滤汁去渣，合并 3 次滤液，加热浓缩成清膏，再加蜂蜜 300 克收膏即成。每次 15～30 克，每日 2 次，开水调服。适用于 2 型糖尿病，成人糖尿病肾病，幼儿稳定型糖尿病，症见神疲乏力，少气懒言，口咽干燥，大便偏干，眩晕耳鸣，视物模糊，腰膝酸软，舌暗胖，脉弦细。

6. 黄连降糖膏：黄连 120 克，人参 80 克，天花粉、泽泻各 100 克。上药加水煎煮 3 次，滤汁去渣，合并 3 次滤液，加热浓缩成清膏，再加蜂蜜 300 克收膏即成。每次 15～30 克，每日 2 次，开水调服。适用于口干舌燥，烦渴多饮，消瘦乏力，尿频清长，尿浊

且甜，腰膝酸软，舌瘦暗红，少苔，脉细数等。

7. 滋肾养肝膏：石斛、小黄连各 30 克，苍术、白术、天花粉、山药各 120 克，知母、肥玉竹、桑寄生、虎杖、紫丹参、生山楂各 150 克，黄柏、柴胡、赤芍、白芍、南沙参、北沙参、桑白皮、灵芝、当归、山茱萸、泽泻、滁菊花、功劳叶、桃仁、杏米仁、甘杞子、冬青子、茯苓、牡丹皮、生蒲黄（包）、续断各 90 克，地锦草 500 克，黄芪 320 克，生地黄（蛤粉 90 克同拌）310 克，生甘草 45 克，决明子 300 克，西洋参（另煎冲）、玉桔梗、炙乌梅、紫河车各 60 克。煎取浓汁，文火熬糊，入龟甲胶 90 克，鳖甲胶 50 克，蛋白糖 500 克，烊化收膏。每日晨以沸水冲饮 1 匙。适用于肝肾不足，痰热交困，症见腰酸、神萎、肺卫不固、消渴、阴虚内热，舌红苔薄，脉弦数者。

8. 消渴八昧膏：枸杞子、生地黄、熟地黄、山茱萸、山药、茯苓、牡丹皮、泽泻、柴胡、白术、黄芩各 150 克，白芍 200 克，肉桂 70 克，当归 120 克，淫羊藿 250 克。上药加水煎煮 3 次，滤汁去渣，合并 3 次滤液，加热浓缩成清膏，再加蜂蜜 300 克收膏即成。每次 15～30 克，每日 2 次，开水调服。适用于肝肾气阴两虚，症见神疲乏力，少气懒言，口咽干燥，大便偏干，眩晕耳鸣，视物模糊，腰膝酸软，舌暗胖，脉弦细。

9. 滋阴清火膏：大生地黄、云茯苓、墨旱莲、炙鳖甲、生黄芪、炒酸枣仁、首乌藤、煅龙齿、白茅根各 150 克，山茱萸、福泽泻、女贞子、续断、金毛狗脊、北沙参、制何首乌、黑玄参、柏子仁各 120 克，山药、川石斛、天花粉各 300 克，牡丹皮、广陈皮各 60 克，川黄柏、肥知母、大麦冬、肥玉竹、地骨皮、京赤芍、广郁金各 100 克。上方浓煎 3 次，取汁去渣，另用西洋参 100 克浓煎取汁冲入，再用鳖甲胶、龟甲胶、麦芽糖各 150 克烊化收膏。每日早、晚各服 1 食匙，开水冲服。适用于糖尿病肾病，症见口干咽燥，渴饮，眩晕，腰痛，乏力，心悸，夜寐不安，大便燥结，舌质光红，苔少，脉象细弦。

中医膏方全书（珍藏本）

IgA 肾病

IgA 肾病又称 Berger 病，"IgA-Igg 系膜沉积性肾炎""IgA 系膜性肾炎"等，是我国最常见的原发性肾小球疾病，发病率较高，约占原发性肾小球肾炎的 1/3。IgA 肾病的特点是反复发作性肉眼血尿或镜下血尿，伴有系膜 IgA 广泛沉积，同时有系膜细胞增多，基质增生，系膜区电子致密物沉积。近年来对 IgA 肾病的长期追踪和观察，许多临床资料证明它并不是一种良性疾病，有 15%～20% 的患者在 10 年内最终发展成慢性肾衰竭。但发展的快慢有很大的个体差异。本病以儿童和青年为主，30 岁以下者约占总发病数的 80%，男女之比为（3～2）∶1。

本病属于中医学"尿血""尿浊"范畴。目前多数医家倾向于把 IgA 肾病分为急性发作期与慢性持续期论治，急性发作期的病机以邪实为主，有因肺胃风热毒邪壅盛，下迫肾与膀胱，以致血溶受伤，亦有因心火炽盛，移热于小肠与膀胱，逐步尿血者，再者肠胃湿热和膀胱湿热均可迫而下行。慢性迁延期的病机以正虚为主，尤以脾肾气阴两虚最为多见，因脾不统血，血随气陷，加之肾虚封藏失职，血从小便而出，亦有因肝肾阴虚，虚热内蕴，血失所藏而致尿血者，偶可见到因脾肾气虚、阳虚，摄血无权的虚寒性尿血证。本病在本虚之中其病机转化多呈现阴虚→气阴两虚→阴阳两虚的过程，而且常因外感、劳累、饮食不当、情志失调等诱因诱发而呈急性发作，使病情进一步加重。

【膏方集成】

1. 芪术补虚膏：黄芪 200 克，白术、苍耳子、辛夷、生地黄、龟甲各 120 克，大枣、防风、乌梅各 90 克，川芎、桂枝、甘草、五味子各 60 克，白芷 30 克，干姜 10 克，葛根 100 克，柴胡 45 克，鹅不食草、女贞子、墨旱莲、谷芽、麦芽、山药、生地榆、茯苓、黄精各 150 克。另以晒参粉、紫河车粉各 50 克，蜂蜜、阿胶各 200 克，冰糖 500 克，黄酒为引。上药除阿胶、蜂蜜、生晒参粉、紫河车粉外，余药加水煎煮 3 次，滤汁去渣，合并 3 次滤液，加热浓缩成清膏，再将阿胶、生晒参粉、紫河车粉加适量黄酒浸泡后隔水炖烊，冲入清膏和匀，然后加蜂蜜 300 克收膏即成。每次 15～30 克，每日 2 次，开水调服。适用于气阴不足，脾肾亏虚，症见乏力气短，腰膝酸痛，手足心热，自汗咽干，舌淡红，苔薄白，脉细数无力的 IgA 肾病患者。

2. 芪归大补膏 I：黄芪、龙葵、马鞭草、薏苡仁各 200 克，白术、苍耳子、辛夷、续断、狗脊、枸杞子、山楂各 120 克，大枣、防风各 90 克，穿山甲、桂枝、甘草各 60 克，鹅不食草、女贞子、墨旱莲、谷芽、麦芽、山药、菟丝子、桑寄生各 150 克，细辛 30 克，淫羊藿、葛根各 100 克。另以晒参粉、紫河车粉各 50 克，蜂蜜、阿胶各 200 克，冰糖 500 克，黄酒为引。上药除阿胶、蜂蜜、生晒参粉、紫河车粉、穿山甲外，余药加水煎煮 3 次，滤汁去渣，合并 3 次滤液，加热浓缩成清膏，再将阿胶、生晒参粉、紫河车粉、穿山甲加适量黄酒浸泡后隔水炖烊，冲入清膏和匀，然后加蜂蜜 300 克收膏即成。每次 15～30 克，每日 2 次，开水调服。适用于气虚血瘀型，症见乏力气短、腰部刺痛，面色黧黑，血尿不断，舌边瘀紫，脉沉涩的 IgA 肾病患者。

3. 芪归大补膏 II：黄芪、龙葵、马鞭草、薏苡仁各 200 克，白术、苍耳子、辛夷、续断、狗脊、枸杞子、山楂、功劳叶各 120 克，大枣、防风各 90 克，九香虫、刺猬皮、穿山甲、桂枝、甘草各 60 克，鹅不食草、女贞子、墨旱莲、谷芽、麦芽、山药、菟丝子、淫羊藿、桑寄生各 150 克，葛根、鸡内金、白茅根各 100 克。另以晒参粉、紫河车粉各 50 克，蜂蜜、阿胶各 200 克，冰糖 500 克，黄酒为引。上药除阿胶、蜂蜜、生晒参粉、紫河车粉、穿山甲外，余药加水煎煮 3 次，滤汁去渣，合并 3 次滤液，加热浓缩成清膏，再将阿胶、生晒参粉、紫河车粉、穿山甲加适量黄酒浸泡后隔水炖烊，冲入清膏和匀，然后加蜂蜜 300 克收膏即成。每次 15～30 克，每日 2 次，开水调服。适用于气虚血瘀型，症见乏力气短、腰部刺痛，面色黧黑，血尿不断，舌边瘀紫，脉沉涩的 IgA 肾病患者。

4. 芪归大补膏Ⅲ：黄芪、龙葵、马鞭草、薏苡仁各 200 克，大枣、防风各 90 克，穿山甲、桂枝、甘草各 60 克，鹅不食草、女贞子、白术、墨旱莲、谷芽、麦芽、山药、菟丝子、淫羊藿、桑寄生各 150 克，续断、狗脊、枸杞子、熟地黄、生地黄、山楂各 120 克，佛手、乌梅、柴胡、炮附子各 90 克，葛根、鸡内金、白茅根各 100 克。另以晒参粉、紫河车粉各 50 克，龟甲胶 150 克，冰糖 500 克，黄酒为引。上药除阿胶、蜂蜜、生晒参粉、紫河车粉、穿山甲粉外，余药加水煎煮 3 次，滤汁去渣，合并 3 次滤液，加热浓缩成清膏，再将阿胶、生晒参粉、紫河车粉、穿山甲粉、龟甲胶加适量黄酒浸泡后隔水炖烊，冲入清膏和匀，然后加蜂蜜 300 克收膏即成。每次 15～30 克，每日 2 次，开水调服。适用于气虚血瘀型，症见乏力气短，腰部刺痛，面色黧黑，血尿不断，舌边瘀紫，脉沉涩的 IgA 肾病患者。

5. 蒲苓膏：蒲公英 250 克，土茯苓、萹蓄各 300 克，淡竹叶、地肤子、车前草各 150 克。上药加水煎煮 3 次，滤汁去渣，合并 3 次滤液，加热浓缩成清膏，再加白蜜 300 克。每次 15～30 克，每日 2 次，温开水调服。适用于小便混浊、乳糜尿患者。

6. 治浊固本膏：莲须、黄连各 60 克，白茯苓、砂仁、益智、姜半夏、黄柏、猪苓各 30 克，炙甘草 90 克。若小便混浊，白如米泔，凝如膏糊者加萆薢；若下元虚冷者加乌药；兼小便淋沥者加车前子、木通。上药加水煎煮 3 次，滤汁去渣，合并 3 次滤液，加热浓缩成清膏，再加白蜜 300 克。每次 15～30 克，每日 2 次，空腹温酒或开水调服。适用于小便混浊，遗精，神疲腰酸，苔腻者。

7. 化浊膏：椿皮 96 克，干姜、白芍、黄柏各 32 克。麻油熬，黄丹收。本方清热利湿，贴于气海穴，重在清利下焦。适用于尿赤，血尿，尿频不爽，脘闷纳呆，腰酸，舌质红，舌苔黄腻，脉滑数者。

8. 归脾膏：党参、龙眼肉各 150 克，黄芪 300 克，白术 100 克，当归 200 克，远志 120 克，生姜 50 片，木香、大枣各 60 克。若尿血较多可酌情加仙鹤草、地榆、蒲黄、紫草、棕榈炭；若气虚下陷而见少腹坠胀者可加升麻、柴胡；气虚及阳，脾胃虚寒，畏寒，便溏者可加炮姜、艾叶、鹿角霜、桂枝。上药加水煎煮 3 次，滤汁去渣，合并 3 次滤液，加热浓缩成清膏，再加白蜜 300 克。每次 15～30 克，每日 2 次，空腹温酒或温开水调服。适用于气不摄血，症见神疲乏力，面色无华，镜下血尿不断，劳累后加重，心悸气短，舌质淡，边有齿痕，苔薄白，脉沉细弱者。

狼疮肾炎

狼疮肾炎是以肾脏损害为主要表现的系统性红斑狼疮，是一种累及多系统、多器官的具有多种自身抗体并有明显的免疫紊乱的自身免疫性疾病。系统性红斑狼疮患者大多有肾脏累及的临床表现，如蛋白尿、红白细胞尿，管型尿及肾小管和小球滤过功能的变化。根据一般病理检查，患系统性红斑狼疮时肾脏受累者约占 90％，加上电子显微镜及免疫荧光检查，则几乎所有系统性红斑狼疮均有程度不同的肾脏病变。随着糖皮质激素及细胞毒药物的应用，本病的预后已有了很大的改观，但肾脏受累及进行性肾功能损害仍是本病主要的死亡原因之一。

中医学文献中虽无狼疮肾炎这一名称，但可以找到类似狼疮肾炎临床表现的一些病证。本病可归属于中医学"阴阳毒""温毒发斑""水肿""腰痛""热痹""虚劳"范畴。中医学认为，本病的发生，是由内外因综合所致，符合伏气温病的发病特点。强调素体肝肾阴亏，体质薄弱，阴虚内热是发病的内在因素，后天感染湿热毒邪，烈日曝晒，情志激惹，过度疲劳，妇女经产，饮食不节或药物过敏等为诱发或加重因素。现代医家多将其分为 4 型进行辨证论治。

【膏方集成】

1. 温阳利水膏：熟附片、别直参各 30 克，黄芪、山药、白术、熟地黄、益智、泽泻各 90 克，云茯苓、大黄炭、阿胶、薏苡仁、大枣各 120 克，甘草（水炙）15 克，炒当归、木瓜、陈皮、甘枸杞各 45 克，补骨脂、厚朴、豆蔻、炒枳壳各 35 克，牛膝 60 克，另加龟鹿二仙胶 90 克。上药除龟鹿二仙胶、阿胶外加水浓煎 2 次，滤汁去渣，再加龟鹿二仙胶，阿胶，文火收膏，收储备用。冬令进补，每次 1 汤勺，每日 3 次，温开水调服。适用于全身乏力，少气懒言，畏寒肢冷，腰膝酸软，足跟疼痛，纳少腹胀，尿清便溏，或水肿明显，舌淡胖有齿痕，苔白，脉沉迟无力等。

2. 肾康膏：紫丹参、益母草、生白茅根各 100 克，夏枯草、桑白皮、生槐花各 50 克，土茯苓、藿香、泽泻各 30 克。上药加水煎煮 3 次，滤汁去渣，合并 3 次滤液，加热浓缩成清膏，再加蜂蜜 300 克收膏即成。每次 15～30 克，每日 2 次，开水调服。适用于狼疮肾炎，症见水肿延久不退，肿势轻重不一，四肢或全身浮肿，以下肢为主，皮肤瘀斑，腰部刺痛，或伴血尿，舌紫暗，苔白，脉沉细涩者。

3. 杞菊地黄膏：熟地黄、山茱萸、干山药各 12 克，泽泻、牡丹皮、茯苓（去皮）、枸杞子、菊花各 9 克。若尿热尿血者可用知柏地黄汤加马鞭草、侧柏叶、大蓟、小蓟；若头晕耳鸣加僵蚕、菊花、磁石。上药 3 付，加水煎煮 3 次，滤汁去渣，合并 3 次滤液，加热浓缩成清膏，再加蜂蜜 300 克收膏即成。每次 15～30 克，每日 2 次，开水调服。适用于肝肾阴虚，症见两目干涩，五心烦热，口干咽燥，发脱齿摇，腰膝酸痛，或长期低热，颧红盗汗，头晕耳鸣，大便干结，尿赤灼热，舌嫩红，苔少或光剥，脉细数者。

4. 补中益气膏：黄芪 30 克，炙甘草 12 克，人参、当归、橘皮、升麻、柴胡、白术、附子各 6 克，肉桂 2 克，仙茅、淫羊藿各 15 克。若兼腹中痛者加白芍以柔肝止痛；头痛者加蔓荆子、川芎；头顶痛者加藁本、细辛以疏风止痛；咳嗽者加五味子、麦冬以敛肺止咳；兼气滞者加木香、枳壳以理气解郁。本方亦可用于虚人感冒，加紫苏叶少许以增辛散之力。上药 3 付加水浓煎 3 次，滤汁去渣，合并 3 次滤液，加热浓缩成清膏，再加蜂蜜 300 克收膏即成。每次 15～30 克，每日 2 次，开水调服。适用于脾肾阳虚，症见全身乏力，少气懒言，畏寒肢冷，腰膝酸软，足跟疼痛，纳少腹胀，尿清便溏，或水肿明显，舌淡胖有齿痕，苔白，脉沉迟无力者。

5. 参芪地黄膏：西洋参 6 克，黄芪、山茱萸、茯苓、牡丹皮、泽泻、熟地黄各 18 克，麦冬、五味子、甘草各 6 克。若兼瘀血可加丹参、泽兰、益母草；若兼湿热可加白花蛇舌草、半枝莲；尿少浮肿者可加车前子、茯苓。上药 3 付加水浓煎 3 次，滤汁去渣，合并 3 次滤液，加热浓缩成清膏，再加蜂蜜 300 克收膏即成。每次 15～30 克，每日 2 次，开水调服。适用于气阴两虚，症见倦怠乏力，少气懒言，自汗畏风，易感冒，低热盗汗，五心烦热，口燥咽干，舌质淡红或偏红，边有齿痕，苔薄白，脉细或细数，或头晕乏力、纳呆、视物模糊，脱发，腰膝酸软，舌红少苔，脉细数无力者。

6. 消水膏：菟丝子、地龙各 15 克，蓖麻子 27 克，葱白 1 根，蜂蜜适量。将前 4 位药混合共捣烂，加入蜂蜜调和成膏状。外用，敷于脐上，盖以纱布，胶布固定，每日换药 1 次。10 日为 1 个疗程。适用于红斑狼疮引起的肾炎，症见面目浮肿，甚至遍及全身，皮肤光亮，胸闷气急，舌苔白滑，脉浮华者。

7. 五白膏：僵蚕、白术、桑白皮、阿胶各 90 克，白果仁、肉桂各 50 克，地肤子、当归各 150 克，黄芪、白茅根各 300 克，熟地黄 120 克。上药除肉桂、阿胶外，余药加水煎煮 3 次，滤汁去渣，合并 3 次滤液，加热浓缩成清膏，再将肉桂研为极细末兑入和匀，阿胶加黄酒适量浸泡后隔水炖烊，兑入清膏和匀，然后加入蜂蜜 300 克收膏即成，储瓶备用。每次 15～30 克，每日 3 次，开水调服。1 个月为 1 个疗程。温脾健脾，利水消肿。适用于脾肾阳虚，症见全身乏力，少气懒言，畏寒肢冷，腰膝酸软，足跟疼痛，纳少腹胀，尿清便溏，或水肿明显，舌淡胖有齿痕，苔白，脉沉迟无力者。

8. 地丁膏：车前草、紫花地丁、萹蓄、瞿麦各 300 克。上药加水煎煮 3 次，滤汁去渣，合并 3 次滤液，加热浓缩成清膏，再加蜂蜜 300 克，收膏即成，储瓶备用。每次 15～30 克，每日 3 次，开水调服。1 个月为 1

中医膏方全书（珍藏本）

个疗程。温肾健脾,利水消肿。适用于口渴饮冷,全身乏力,关节红肿疼痛,出血倾向明显,小便短赤,大便干结。

尿路感染

尿路感染是由细菌(极少数可由真菌、原虫、病毒)直接侵袭所引起。尿路感染的发病率相当高,在我国一组人群普查中占9.1%。尿路感染分为上尿路感染和下尿路感染,上尿路感染指的是肾盂肾炎,下尿路感染包括尿道炎和膀胱炎。肾盂肾炎又分为急性肾盂肾炎和慢性肾盂肾炎。好发于女性,女、男比例为10∶1。其临床表现如下。①急性肾盂肾炎:起病急骤、寒战、畏寒,发热,全身不适、头痛、乏力,食欲减退、恶心、呕吐,尿频、尿急、尿痛,腰痛、肾区不适,上输尿管点压痛,肋腰点压痛,肾区叩击痛,膀胱区压痛。②慢性肾盂肾炎:急性发作时的表现可与急性肾盂肾炎一样,但通常要轻得多,甚至无发热、全身不适、头痛等全身表现,尿频、尿急、尿痛等症状也不明显,多伴有水肿、高血压。③下尿路感染一般有膀胱、尿道炎,表现为尿频、尿急、尿痛,膀胱区疼痛,尿道分泌物异常。

本病属于中医学"淋证"的范畴。然而,尿路感染与淋证又不完全相同。尿路感染有的有临床症状,有的则无临床表现。淋证又有热、石、气、血、膏、劳之分,凡有尿路刺激症状,除非特异性尿路感染之外,肾结核、泌尿系结石、膀胱癌、前列腺炎、乳糜尿等均属淋证的范畴。因此,非特异性尿路感染属于中医学淋证中"热淋""血淋"及"劳淋"范畴。

【膏方集成】

1. 五草膏:车前草、鱼腥草、白花蛇舌草、益母草、茜草各500克。上药加水煎煮3次,滤汁去渣,合并3次滤液,加热浓缩成清膏,再加白蜜300克。每日3次,温开水调服。或取车前草30克,萹蓄60克,金银花15克,甘草5克。每日1剂,水煎服,效果亦佳。适用于膀胱湿热,症见尿频、尿急、尿痛,少腹胀痛,腰痛,舌红苔黄厚或腻,

脉滑数或弦数者。

2. 槐角膏:槐角500克。先将上药捡净杂质,加水1500～2000毫升,煮2～3沸,凉后将槐角用手捏碎,使皮、仁分离后再煮1～2沸,捞出槐角,将药液加热熬至有黏性后倒入碗中或其他瓷器中,于烈日下任其蒸发至浓膏状,储瓶备用。每次12克,儿童酌减,每日2～3次,温开水调服。半个月为1个疗程。适用于尿频、尿急、尿痛,少腹胀痛,腰痛,舌红苔黄厚或腻,脉滑数及弦数。

3. 蒲公英膏:蒲公英、白茅根各300克,车前草30克,瞿麦120克,萹蓄150克,马鞭草100克。上药加水煎煮3次,滤汁去渣,合并3次滤液,加热浓缩成清膏,再加蜂蜜300克收膏即成。每次15～30克,每日2次,开水调服。适用于湿热淋证,症见尿频量少、尿急、尿道灼热疼痛,排便不利或小腹急痛,舌红苔黄厚或腻,脉滑数者。

4. 通淋膏:苦参、石韦、土茯苓、蒲公英各30克,金钱草50克,生蒲黄20克,白茅根15～30克。上药共为细末,和匀过筛,用时取本散30克,用老醋适量,调和成稀糊状,外敷于双手心劳宫穴和神阙穴上。上盖敷料,胶布固定。每日换药1次。10次为1个疗程。本方亦可制成内服剂。一是散剂,每次9克,每日2次,开水冲服。二是以10倍量水煎3次,浓缩成清膏,加蜂蜜300克收膏即成膏滋。每次15～30克,每日2次,开水调服。内外并治,疗效尤佳。适用于尿频量少、尿急、尿道灼热疼痛,排便不利或小腹急痛,舌红苔黄厚或腻,脉滑数者。

5. 解毒膏:槐角、龙葵、蒲公英、车前草、苦参各60克。上药共为细末,和匀过筛。用时取本散30克,用老醋适量,调和成稀糊状,外敷于两足心涌泉穴和肚脐上,上盖敷料,胶布固定。每日换药1次。10次为1个疗程。若加本方散剂内服,效果尤佳。适用于尿频量少、尿急、尿道灼热疼痛,排便不利,或小腹急痛,舌红苔黄厚或腻,脉滑数者。

6. 解毒通淋膏:车前子、萹蓄、瞿麦各150克,滑石200克,升麻30克,川牛膝15克,炒黄柏、生甘草各100克。如小便中红

细胞较多者加小蓟、生藕节各 150 克；如少腹急痛明显者加沉香 30 克，乌药 90 克，川楝子 150 克。上药加水煎煮 3 次，滤汁去渣，合并 3 次滤液，加热浓缩成清膏，再加蜂蜜 300 克收膏即成。每次 15～30 克，每日 2 次，开水调服。适用于尿频量少、尿急、尿道灼热疼痛，排便不利，或小腹急痛，舌红苔黄厚或腻，脉滑数者。

7. 蒲韦膏：蒲公英 600 克，石韦、车前草各 300 克。若湿热盛者加苦参 100 克，伴血尿者加白茅根 300 克。上药加水煎煮 3 次，滤汁去渣，合并 3 次滤液，加热浓缩成清膏，再加蜂蜜 300 克收膏即成。每次 15～30 克，每日 2 次，开水调服。7 日为 1 个疗程。适用于尿频量少、尿急、尿道灼热疼痛，排便不利，或小腹急痛，舌红苔黄厚或腻，脉滑数者。

8. 四草金银膏：金钱草 600 克，车前草、鸭跖草、海金沙、金银花、墨旱莲各 200 克。上药加水煎煮 3 次，滤汁去渣，合并 3 次滤液，加热浓缩成清膏，再加蜂蜜 300 克收膏即成。每次 15～30 克，每日 2 次，开水调服。半个月为 1 个疗程。适用于尿频量少、尿急、尿道灼热疼痛，排便不利，或小腹急痛，舌红苔黄厚或腻，脉滑数者。

9. 健脾益肾膏：党参、熟地黄、白术、山茱萸、泽泻、菟丝子、川牛膝、牛膝、丹参、生地黄、石韦、滑石、阿胶、瞿麦各 150 克，杜仲 100 克，山药、茯苓各 300 克，川芎 30 克，生甘草 50 克。如排尿不畅，少腹坠胀而喜按压者加黄芪、枳壳各 150 克，升麻 30 克；如形体消瘦，头晕眼花，疲乏无力者加鹿角胶、龟甲胶（均为烊化）各 100 克。上药除阿胶外，余药加水煎煮 3 次，合并 3 次滤液，加热浓缩成清膏，再将阿胶加适量黄酒浸泡后隔水炖烊，冲入清膏和匀，然后加蜂蜜 300 克收膏即成。每次 15～30 克，每日 2 次，开水调服。适用于脾肾阳虚，症见疲乏无力，脘腹胀满，不思饮食，肢体浮肿，大便稀软，腰困痛，尿频，尿浑，舌淡嫩或厚，脉沉细。

10. 土茯苓膏：土茯苓、黄柏、大黄、滑石粉各 30 克。上药共为极细末，和匀，储瓶备用。外用，用时取药末 30 克，以食醋适量调成膏状，外贴敷两足心涌泉穴和肚脐上，上盖敷料，胶布固定。每日换药 1 次。10 次为 1 个疗程。适用于尿频、尿急、尿痛，少腹胀痛，腰痛，舌红苔黄厚或腻，脉滑数或弦数者。

11. 清热通淋膏：大生地黄、山药、云茯苓、女贞子、墨旱莲、炙鳖甲（先下）、淫羊藿、乌蔹莓、瞿麦穗、萹蓄、薏苡仁、焦谷芽、焦麦芽各 150 克，山茱萸、生白术、续断、金毛狗脊、川杜仲、川黄柏、肥知母、沙苑子、冬葵子各 120 克，牡丹皮、广陈皮、制半夏、何首乌、京赤芍各 60 克，太子参 300 克，菟丝子 240 克，炙甘草 30 克，覆盆子 90 克。上药加水浓煎 3 次，取汁去渣，另用西洋参 100 克煎取浓汁冲入，取鳖甲胶 150 克，阿胶 100 克，麦芽糖 250 克烊化收膏。每日早、晚各服 1 食匙，开水冲服。适用于尿频，尿急，尿时疼痛，腰痛膝软，畏寒肢冷，时有面部烘热，口干口苦，大便较干，舌红，苔薄黄腻，脉象弦细滑数者。

急性间质性肾炎

急性间质性肾炎（AIN）又称急性肾小管-间质性肾炎，是一组以肾间质（炎细胞浸润）及小管（退行性变）急性病变为主要表现的疾病，也是造成急性肾衰竭的重要原因之一。临床表现复杂多样，常表现为不明的肾功能突然下降，肾小管功能损害和尿沉渣异常，甚至出现肾衰竭。如发生在原有肾功能损害的患者，则难以发现。根据病因可分为药物过敏性 AIN、感染相关性 AIN 及原因不明的特发性 AIN。文献报道，在有肾脏病临床表现的肾活检患者中，急性间质性肾炎占 1%～15%。

本病中医学无相似病名，根据其临床表现，可归属于中医学"淋证""腰痛""癃闭""水肿""血尿"等范畴。

【膏方集成】

1. 猪车龙针膏：猪苓、车前子、地龙各 10 克，针砂（醋煮炒干）12 克，葱汁适量。将前 4 位药共研细末，储瓶备用。用时取药末 9 克，以葱汁调和如膏状，敷于脐部，盖以纱布，用胶布固定。适用于热性癃闭，症见恶寒，发热，头痛，身痛，腰酸痛或皮疹，汗出，口干，咽干，尿少，尿色深，甚则血尿，舌红或红绛，苔黄，脉浮数。

2. 济生肾气膏：茯苓 120 克，车前子、牛膝、山药各 150 克，山茱萸 10 克，赤芍、黄精、熟地黄各 100 克，附子 30 克。若厌食腹胀者加厚朴、半夏、枳壳各 150 克。上药加水煎煮 3 次，滤汁去渣，合并 3 次滤液，加热浓缩成清膏，再加蜂蜜 300 克收膏即成。每次 15～30 克，每日 2 次，开水调服。适用于肾阳虚，症见腰痛乏力，尿少，甚则无尿，水肿，面色㿠白，神气怯弱，畏寒肢冷，厌食腹胀满，舌质淡或暗红，脉沉细无力者。

3. 清营膏：水牛角 300 克，玄参、牛膝、麦冬、金银花各 100 克，连翘、生地黄各 150 克，黄连 120 克。若尿色深、血尿，加白茅根 100 克，小蓟 150 克。上药加水煎煮 3 次，滤汁去渣，合并 3 次滤液，加热浓缩成清膏，再加蜂蜜 300 克收膏即成。每次 15～30 克，每日 2 次，开水调服。适用于热毒内侵，症见恶寒，发热，头痛，身痛，腰酸痛或皮疹，汗出，口干，咽干，尿少，尿色深，甚则血尿，舌红或红绛，苔黄，脉浮数者。

4. 复方吴茱萸膏：吴茱萸、干姜、丁香各 50 克，小茴香 75 克，肉桂 30 克，生硫黄 30 克，栀子 20 克，胡椒 5 克，荜茇 25 克。上药共研细末，以备用，敷贴时取上药 25 克，加等量面粉调成膏状，敷于脐部，上以温水袋热敷，每日 1 次，排尿后取下。适用于腰痛乏力，尿少，甚则无尿，水肿，面色㿠白，神气怯弱，畏寒肢冷，厌食腹胀满，舌质淡或暗红，脉沉细无力者。

5. 知柏地黄膏：知母、黄柏、生地黄、山茱萸、蒲黄、山药各 150 克，牡丹皮、茯苓、泽泻、藕节、栀子、滑石各 100 克，当归 80 克。五心烦热者加麦冬、玄参、地骨皮；大便干结者加大黄；潮热盗汗者加龟甲、鳖甲；失眠多梦者加炒酸枣仁、柏子仁。上药 3 付加水煎煮 3 次，滤汁去渣，合并 3 次滤液，加热浓缩成清膏，再加蜂蜜 300 克收膏即成。

即成。每次 15～30 克，每日 2 次，开水调服。适用于肝肾阴虚，症见腰膝酸痛，乏力，咽干烦渴，尿色黄赤，或有血尿，或有头痛、头晕、烦躁易怒，舌质红少苔，脉细数者。

6. 菖蒲郁金膏：石菖蒲 200 克，郁金、茯苓皮各 150 克，陈皮、栀子、淡竹叶、竹沥、薏苡仁、猪苓、大腹皮各 100 克，牡丹皮、连翘各 80 克，半夏、灯心草各 50 克。脾虚纳呆者加党参、白术；兼热象而见烦躁、舌红、口苦者加黄连、淡竹叶、知母。上药加水煎煮 3 次，滤汁去渣，合并 3 次滤液，加热浓缩成清膏，再加蜂蜜 300 克收膏即成。每次 15～30 克，每日 2 次，开水调服。适用于湿浊弥漫，症见纳呆，呕恶，身重困倦，神志模糊甚或神昏不知人，尿少，大便溏薄或秘结，舌淡胖或干红，舌苔腻或焦黑，脉细弦或弦滑者。

7. 地黄膏：生地黄 500 克，鲜大蓟 1000 克。上药加水煎煮 3 次，滤汁去渣，合并 3 次滤液，加热浓缩成清膏，然后加入蜂蜜 300 克收膏即成。每次 15～30 克，每日 3 次，开水调服。适用于尿频不畅，解时刺痛，腰酸乏力，午后低热，手足烦热，口苦口干，舌质红，苔薄白，脉细数者。

8. 血淋膏：生地黄、白茅根各 150 克，萹蓄 250 克，鲜灯心草 500 克，鲜海金沙 600 克。上药加水煎煮 3 次，滤汁去渣，合并 3 次滤液，加热浓缩成清膏，然后加入蜂蜜 300 克收膏即成。每次 15～30 克，每日 3 次，开水调服。适用于尿频量少、尿急、尿道灼热疼痛，排便不利，或小腹急痛，舌红苔黄厚或腻，脉滑数者。

慢性间质性肾炎

慢性间质性肾炎（CIN）是一组以肾小管萎缩和间质细胞浸润与纤维化为突出表现的疾病，相应的肾小球及血管病变轻微。临床上，疾病早期以肾小管功能损害为主，疾病后期表现为慢性进展性肾衰竭。其原因除慢性肾盂肾炎引起的慢性感染性间质性肾炎外，再就是药物引起者。慢性间质性肾炎在终末肾疾病中占 10%～33%。

第四章 泌尿系统疾病

中医膏方全书（珍藏本）

《中医膏方全书（珍藏本）》

本病中医学没有相类似的病名，根据其临床表现可归属于"消渴""劳淋""腰痛""关格"等范畴。

【膏方集成】

1. 复方肾气膏：生地黄 200 克，山茱萸、山药各 150 克，泽泻、牡丹皮、茯苓、桂枝各 100 克，附子 50 克。若年高元气大虚，肾阳不振可加红参、鹿角片、冬虫夏草；若兼贫血、气血虚者加当归、紫河车；若肾虚腰痛甚者加巴戟天、肉苁蓉、杜仲、桑寄生等。上药加水煎煮 3 次，滤汁去渣，合并 3 次滤液，加热浓缩成清膏，再加蜂蜜 300 克收膏即成。每次 15～30 克，每日 2 次，开水调服。适用于肾阳虚，症见腰膝酸软，畏寒，神气怯弱，面色㿠白，舌质淡，苔白，小便短少或清长，大便稀溏，或见呕恶，不欲食，脉沉细而尺弱者。

2. 三甲复脉膏：炙甘草、干地黄、白芍各 180 克，麦冬、生牡蛎各 150 克，阿胶 90 克，生鳖甲 240 克，生龟甲 300 克，火麻仁 100 克。上药加水煎煮 3 次，滤汁去渣，合并 3 次滤液，加热浓缩成清膏，再加蜂蜜 300 克收膏即成。每次 15～30 克，每日 2 次，开水调服。适用于肝肾阴虚，症见以腰痛酸软为主，喜按喜揉，腿膝无力，伴心烦易怒，头痛，头昏，面色潮红，手足心热，口干咽燥，小便短少，大便秘结，舌质红，少苔，脉弦细数者。

3. 十全大补膏：熟地黄、黄芪各 120 克，当归、白术、茯苓各 90 克，大枣 3 枚，川芎 180 克，赤芍、鸡血藤各 100 克，党参 150 克，肉桂、甘草各 50 克。上药加水煎煮 3 次，滤汁去渣，合并 3 次滤液，加热浓缩成清膏，再加蜂蜜 300 克收膏即成。每次 15～30 克，每日 2 次，开水调服。适用于气血两虚，症见面色萎黄，神疲乏力，易头昏、眼花，动则心悸，易汗出，舌质淡，苔白，脉细弱无力者。

4. 温肾阳大膏：附子、肉桂、当归、胡芦巴、鹿茸、山茱萸、鹿角胶、锁阳、杜仲、仙茅各 20 克，淫羊藿、熟地黄、巴戟天各 24 克，山药、枸杞子、菟丝子、肉苁蓉、黄狗肾各 30 克，生姜、韭白、葱白、益母草各 10

克，石菖蒲、白芥子各 3 克，皂角、赤小豆各 6 克。用油适量，以干药 500 克用油 1500 克，鲜药 500 克用油 500 克来计算，分熬丹收。再入炒铅粉 30 克，松香 24 克，密陀僧、生石膏各 12 克，陈壁土、白矾、轻粉各 6 克，官桂、木香各 3 克，酒蒸化成膏。取适量敷于命门、关元穴处。适用于肾阳虚，症见面色苍白，畏寒肢冷，腰酸腿软，头昏耳鸣，小便频数，遗精阳痿，舌淡苔白，脉沉迟无力者。

5. 补肾阴大膏：熟地黄、龟甲、鳖甲、枸杞子、女贞子、桑寄生、蒺藜、茯苓、山药各 15 克，山茱萸、五味子、天冬、阿胶、亚麻子、紫河车各 10 克，白芍、墨旱莲、泽泻、玄参、菟丝子、牡丹皮、生姜、韭白、葱白、榆白、桃枝各 12 克，何首乌、石决明各 30 克，柳枝、槐枝各 24 克，石菖蒲、白芥子各 3 克，赤小豆 6 克。用油适量，以干药 500 克用油 1500 克，鲜药 500 克用油 500 克来计算，分熬丹收。再入炒铅粉 30 克，松香 24 克，密陀僧、生石膏各 12 克，陈壁土、白矾、轻粉各 6 克，官桂、木香各 3 克，牛胶（酒蒸化）12 克成膏。取适量敷于肾俞、太溪穴。适用于肾阴亏虚，症见形体消瘦，眩晕耳鸣，少寐健忘，骨蒸潮热，盗汗，腰酸遗精，舌红少津，脉细数者。

6. 温肾纳气膏：附子、山茱萸、蛤蚧、五味子、补骨脂、人参、脐带、泽泻各 20 克，肉桂 12 克，熟地黄、核桃仁、山药各 30 克，牡丹皮、桃枝、茯苓各 24 克，生姜、葱白、干姜、薤白、韭白、干艾叶、侧柏叶各 6 克，石菖蒲、白芥子、莱菔子、花椒、大枣、乌梅各 8 克，发团 9 克。用油适量，以干药 500 克用油 1500 克，鲜药 500 克用油 500 克来计算，分熬丹收。再入炒铅粉 30 克，松香 24 克，密陀僧 12 克，赤石脂、木香、砂仁、官桂、丁香、檀香、雄黄、白矾、轻粉、降香、乳香、没药各 3 克，另用龟胶、鹿角胶各 6 克，酒蒸化成膏。取适量敷于肾俞、俞府、复溜穴。适用于肾虚不纳，症见气虚喘促，呼多吸少，动则更甚，汗出，畏寒肢冷，面部虚浮，舌质淡或青紫，脉细弱者。

7. 冬令调补膏：人参须 30 克，天冬、麦冬、炙百部、泽泻各 60 克，肥玉竹、南沙参、北沙参（元米炒）、炙黄芪、白术、山茱萸（盐水炒）、山药、地骨皮、女贞子、云茯苓、功劳叶、野百合、全当归、炒白芍、甘枸杞、沙苑子各 90 克，生地黄、熟地黄各 190 克，炙甘草、冬虫夏草、牡丹皮、橘白络各 45 克，玄参、煅龙骨、煅牡蛎各 120 克，五味子 24 克。上味精选道地药材水浸一宿，浓煎 3 次，滤汁去渣，加阿胶 180 克，龟甲胶、鳖甲胶各 120 克，上胶陈酒烊化，煎熬，再入参须汁和川贝母粉 45 克，白纹冰糖 500 克，文火收膏，以滴水成珠为度。每次 15～30 克，每日 2 次，开水调服。适用于气阴内伤，肺肾俱虚，症见日晡潮热，腰痛经淋带下，头晕目眩，两耳蝉鸣，干咳咽燥，时见痰红，舌淡红苔少，脉濡细带数者。

8. 补肾温脾膏：党参、炙黄芪、山药、黄厚附片、山茱萸（盐水炒）、全当归（土炒）、霞天曲、炒白芍（吴茱萸 15 克同炒）、川杜仲、桑寄生、牛膝（吴茱萸 15 克同炒）、金毛狗脊、软柴胡、炙鸡内金、益智、煨肉果、巴戟天、炒酸枣仁、焦建曲、云苓神各 90 克，甘草（清炙）、煨木香、江枳壳（麸炒）、制香附、大麦冬、青陈皮各 45 克，莲子、焦白术、大熟地黄（砂仁 24 克拌炒）、核桃仁各 60 克。以上精选道地药材水浸一宿，浓煎 3 次，滤汁去渣，加驴皮胶 180 克，龟甲胶、鳖甲胶各 120 克，上胶陈酒烊化，煎熬，再入川贝母粉 45 克，白纹冰糖 500 克，文火收膏，以滴水成珠为度。每次 15～30 克，每日 2 次，开水调服。适用于脾肾两虚，症见头晕足软，背脊酸痛，大便溏泄，每日 2～3 次，腹胀食后尤甚，肠鸣矢气，口干少津，夜寐易醒，舌红中剥少苔，脉濡弱无力者。

9. 参芪益肾膏：上党参、绵芪皮、山药、炒泽泻、蚕沙、生草梢、桑椹、女贞子、炒杜仲、续断、牛膝、火麻仁、黑芝麻各 90 克，白术、粉萆薢、炒黄柏、五加皮、稆豆衣、陈皮各 45 克，云茯苓、核桃仁、白果肉各 120 克，禹余粮、煅牡蛎各 150 克，汉防己、山茱萸各 60 克。上药浓煎 2 次，滤汁去渣，加驴皮胶、龟甲胶各 120 克，上胶陈酒烊化，煎熬，再入白纹冰糖 500 克，文火收膏，以滴水成珠为度。每次 15～30 克，每日 2 次，开水调服。适用于脾虚湿热腰痛，症见小溲刺痛，头晕腰痛，渐增足肿，脉细滑者。

药物性肾损害

由各种中西药物引起的肾脏的损害称为药物性肾损害。本病多有明确的服药史，根据服药的种类、剂量和疗程，可初步分析肾损害与药物毒性之间可能的因果关系。临床主要表现为过敏性急性间质性肾炎，常伴有发热、皮疹、关节痛、嗜酸细胞增多等全身表现。不同类型的急性肾衰竭及慢性肾衰竭可出现乏力、厌食、恶心、呕吐、皮肤瘙痒、贫血、心慌、气短等症。此外还有泌尿系统表现：急、慢性肾衰竭者可表现为夜尿增多，尿量减少，禁水 8 小时尿渗透压降低，肾小球滤过率下降，血尿、管型尿（颗粒管型、红细胞管型等）。药物性损害的机制如下：肾血管收缩和肾血流量减少，肾小管上皮直接受损，免疫机制的激活，代谢障碍或毒性代谢产物致肾损害，药物沉积致肾小管梗阻。

中医学对本病尚无对应的病名，一般参照"血证""淋证""腰痛""癃闭""关格"来认识，指导治疗。本病总属邪实所伤，正气受损，故当明辨药毒初袭或邪毒久入，以明邪实与正伤之主次。疾病初发，当以邪实内侵所致，宜辨火毒内生，瘀血痹阻。药邪久入或素体不足，则应辨证以内伤致虚为主。

【膏方集成】

1. 金钱膏：金钱草 600 克，威灵仙 400 克，海金沙、牛膝各 300 克，石韦、木通、鸡内金各 150 克，黄芪、白芍各 200 克，丹参、王不留行、三棱、莪术、乌药各 100 克，琥珀末 6 克。上药除鸡内金、琥珀末外，余药加水煎煮 3 次，滤汁去渣，合并 3 次滤液，加热浓缩成清膏，再将鸡内金、琥珀末共为细末，撒入清膏内和匀，然后加蜂蜜 300 克收膏即成。每次 15～30 克，每日 3 次，白开水调服。适用于药毒伤络，症见发热，肌肤斑疹，瘙痒，肌肉酸痛，关节痛楚，血尿，心烦口干，小便灼热，大便干结，甚者可见晕厥，舌偏红，苔薄白或薄黄，脉弦滑兼数者。

2. 益肾膏：盔沉香、肥青皮、荜澄茄、白檀香各15克，墨旱莲、玄明粉、菟丝子、陈阿胶、茯苓、淡苁蓉、滑石各60克，海金沙、上肉桂、瓦楞子、知母、泽泻、没药、海浮石、鱼枕骨、山茱萸、乌药、老紫草、炙甘草各30克，鸡内金、琥珀各适量。上药3付，加水煎煮3次，滤汁去渣，合并3次滤液，加热浓缩成清膏，再将鸡内金、琥珀末共为细末，撒入清膏内和匀，然后加蜂蜜300克收膏即成。每次15～30克，每日3次，白开水调服。适用于肾阳虚衰，症见肾痛如绞或固定不移，恶心呕吐，血尿，尿中夹有小血块，尿少，尿闭，或有水肿，胸闷腹胀，或尿色混浊，甚者小便不畅，尿中有沙石，舌质黯，有瘀点，苔薄黄，脉细涩者。

3. 益肾化石膏：熟地黄、山药、茯苓各200克，山茱萸、续断、龟甲胶、桑寄生各150克，金钱草、海金沙各300克，鸡内金、王不留行、杜仲、当归、泽泻各100克，制香附60克，核桃仁15克。上药除龟甲胶、核桃仁外，余药加水煎煮3次，滤汁去渣，合并3次滤液，加热浓缩成清膏，再将龟甲胶加适量黄酒浸泡后隔水炖烊，核桃仁研碎后，一并冲入清膏和匀，然后加蜂蜜300克收膏即成。每次15～30克，每日3次，白开水调服。适用于肾阴亏虚或命门火衰、气化失司所致的腰痛腿重、头晕耳鸣等。

4. 排石膏：金钱草、车前子各300克，石韦、海金沙、冬葵子、滑石、马兰花、白韦根、川牛膝各150克，乌药、鸡内金各100克，木香30克。上药加水煎煮3次，滤汁去渣，合并3次滤液，加热浓缩成清膏，再加蜂蜜300克收膏即成。每次15～30克，每日3次，白开水调服。适用于湿热下注或肝郁化火，热移下焦所致的结石频繁发作，伴明显腰痛，痛引少腹，小便浑赤甚至血尿者。

5. 附金膏：熟附子、滑石各15克，金钱草30克，生地黄20克，泽泻10克。上药为极细末，和匀，储瓶备用。外用，用时取药末20克，以葱白捣烂，绞汁，调和成膏状，外敷于两足心涌泉穴上，上盖敷料，胶布固定。每日换药1次。10次为1个疗程。适用于肾阳不足所致的腰膝酸软，畏寒，神气怯弱，面色㿠白，小便不通或点滴不爽，排出无力，舌质淡，苔白，脉沉细或尺弱者。

6. 血府逐瘀膏：当归、牛膝、苍术、川芎、黄柏各12克，生地黄20克，桃仁、红花各10克，赤芍15克，大黄6克。上药3付，加水煎煮3次，滤汁去渣，合并3次滤液，加热浓缩成清膏，然后加蜂蜜300克收膏即成。每次15～30克，每日3次，白开水调服。适用于肾络瘀阻，症见肾痛如绞或固定不移，恶心呕吐，血尿，尿中夹有小血块，尿少，尿闭，或有水肿，胸闷腹胀，或尿色混浊，甚者小便不畅，尿中有沙石，舌质黯，有瘀点，苔薄黄，脉细涩。

7. 木香流气膏：法半夏、藿香、香附、紫苏叶、石菖蒲、白术、白芷、麦冬各12克，姜厚朴、莪术、木香各10克，青皮、陈皮、甘草、丁香皮各6克，党参、赤茯苓、槟榔、木瓜各15克，草果仁9克，肉桂2克，大腹皮20克。上药3付，加水煎煮3次，滤汁去渣，合并3次滤液，加热浓缩成清膏，然后加蜂蜜300克收膏即成。每次15～30克，每日3次，白开水调服。适用于气机阻滞，湿浊内闭者，症见尿少或尿闭，全身浮肿，恶心呕吐，纳呆厌食，口中尿臭，头痛烦躁，甚则神昏，舌苔腻，脉实有力或弦滑。

8. 补脾滋肾膏：上党参、炙黄芪、炒熟地黄、云茯苓、蒺藜、川杜仲、女贞子、香谷芽、霞天曲、续断、薏苡仁各90克，炒当归身、大白芍、甘枸杞、炒白术、炒杭菊、冬桑叶、补骨脂、陈皮、江枳壳、制香附、香橼皮、鹿角胶各45克，川桂枝12克，豆蔻24克，核桃仁120克。上药浓煎2次，滤汁去渣，加驴皮胶、龟甲胶各120克，上胶陈酒烊化，煎熬，再入白纹冰糖500克，文火收膏，以滴水成珠为度。每次15～30克，每日2次，开水调服。适用于脾肾亏虚，症见形寒，头胀，脘痞纳差，腰酸脉弱者。

9. 参术补肾膏：上党参、牡蛎、大枣各120克，白术、甘枸杞各60克，山药、大芡实、云茯苓、炒白扁豆、炒泽泻、炒熟地黄、女贞子、桑椹、炒杜仲、炒续断、黑料豆各

90 克，炙黑草 15 克，煨肉果、陈皮、枳壳（麸炒）、御米壳、山茱萸、菊花、玳瑁片各 45 克。上药浓煎 2 次，滤汁去渣，加驴皮胶、龟甲胶各 120 克，上胶陈酒烊化，煎熬，再入白纹冰糖 500 克，文火收膏，以滴水成珠为度。每次 15～30 克，每日 2 次，开水调服。适用于脾肾两虚腰痛，症见腰痛头眩、便行溏薄、舌苔薄白，脉濡软者。

急性肾衰竭

急性肾衰竭是由于各种原因使两肾排泄功能在短期内（数小时或数日）迅速减退，氮质废物堆积，水、电解质、酸碱平衡失调，血肌酐和血尿素氮呈进行性升高的综合征。通常血肌酐每日上升 44.2～176.8 微摩尔/升，血尿素氮上升 3.6～10.7 毫摩尔/升或以上，常伴少尿（＜400 毫升/日）或无尿（＜100 毫升/日）。但也有尿量不减少者，称为非少尿型急性肾衰竭。急性肾衰竭可见于各科疾病，尤其常见于内科、外科及妇产科疾患，不同病因所致急性肾衰竭发病机制不同，临床表现和治疗预后也不相同。

中医学原无急性肾衰竭这一病名，现亦称"急性肾衰"，可归属于"癃闭""关格"等范畴。

【膏方集成】

1. 大黄膏：大黄、败酱草各 150 克，丹参 250 克，金银花、白花蛇舌草、车前子、鲜白茅根各 300 克，萆薢、薏苡仁各 200 克，甘草 50 克。上药加水煎煮 3 次，滤汁去渣，合并 3 次滤液，加热浓缩成清膏，再加蜂蜜 300 克收膏即成。每次 15～30 克，每日 2 次，开水调服。同时可配用复方大黄灌肠液：大黄、赤芍、败酱草各 15 克，生牡蛎、白花蛇舌草、薏苡仁各 20 克，丹参 25 克。上药加水 500 毫升，浓煎至 150 毫升，药液温度 37 ℃～38 ℃。每次 30～60 分钟，每日 1 次，睡前保留灌肠。适用于热毒蕴结，症见尿点滴难出，或尿血、尿闭，高热谵语，吐血，衄血，斑疹紫黑或鲜红，舌质绛紫，苔焦黄或芒刺遍起，脉细数者。

2. 活血解毒膏：丹参、川芎、赤芍、猪

苓各 200 克，益母草、蒲公英、煅牡蛎各 300 克，大黄、大腹皮各 150 克，土茯苓 100 克。上药加水煎煮 3 次，滤汁去渣，合并 3 次滤液，加热浓缩成清膏，再加蜂蜜 300 克收膏即成。每次 15～30 克，每日 2 次，开水调服。适用于急性肾衰竭早期，症见少尿或无尿，全身浮肿，食少纳呆，或有恶心呕吐，腹胀，心悸气短，或有咳嗽气急等。

3. 益参膏：益母草 180 克，丹参、黄芪各 150 克，山药、补骨脂各 300 克，肉桂、白术、茯苓各 120 克。上药加水煎煮 3 次，滤汁去渣，合并 3 次滤液，加热浓缩成清膏，再加蜂蜜 300 克收膏即成。每次 15～30 克，每日 2 次，开水调服。适用于慢性肾炎合并急性肾衰竭的患者，症见腰膝酸软，大便溏薄，纳呆腹胀，尿多不禁，口干欲饮，手足心热，舌红，苔少，脉细者。

4. 温肾膏：党参、白术各 150 克，半夏、熟附片各 90 克，砂仁 30 克，紫苏、黄连、南刘寄奴、绿豆、丹参各 300 克。下肢肿者加半枝莲；皮肤瘙痒者加白鲜皮、地肤子；腹水加黑、白丑粉、小茴香、生大黄等。上药加水煎煮 3 次，滤汁去渣，合并 3 次滤液，加热浓缩成清膏，再加蜂蜜 300 克收膏即成。每次 15～30 克，每日 2 次，开水调服。适用于腰膝酸软，尿多不禁，口干欲饮，手足心热，舌红，苔少，脉细。

5. 参芪地黄膏：党参、黄芪、泽泻、山药各 100 克，牡丹皮 120 克，熟地黄、山茱萸各 200 克。气虚为主者加人参、白术、山药健脾益气；阴虚明显者加沙参、枸杞子、知母滋阴清热；若余邪未尽，湿邪留恋，身热苔腻，则需注意化湿而不伤阴，清热而不苦燥，加黄芩、连翘、滑石、薏苡仁、豆蔻、藿香清化湿热。上药加水煎煮 3 次，滤汁去渣，合并 3 次滤液，加热浓缩成清膏，再加蜂蜜 300 克收膏即成。每次 15～30 克，每日 2 次，开水调服。适用于急性肾衰竭多尿期的气阴两虚，症见面色萎黄，全身疲乏，咽干思饮，手足心热，尿多清长，舌红少津，或舌淡有齿印，脉细者。

6. 壮阳逐水膏：熟附子、厚朴各 120 克，肉桂 50 克，党参、北芪、车前子、泽泻各 300 克，茯苓 500 克，木香、牵牛子各 100 克。上药加水煎煮 3 次，滤汁去渣，合并 3 次滤液，加热浓缩成清膏，再加蜂蜜 300 克收膏即成。每次 15～30 克，每日 2 次，开水调服。适用于急性肾衰竭多尿期阳虚水泛，症见尿少或无尿，面色㿠白，全身浮肿，舌淡胖苔白腻，脉沉细者。

7. 益肾利水膏：人参 60 克，黄芪、茯苓、丹参各 300 克，熟附子 100 克，白术、桂枝、猪苓、泽泻、川芎、红花、车前子各 150 克，大黄 50 克。伴高血压者加夏枯草 300 克；有血钾过高者不宜用。伴心力衰竭，急性肺水肿者加葶苈子 100～200 克；对有感染者加金银花、连翘、紫花地丁、黄连。上药加水煎煮 3 次，滤汁去渣，合并 3 次滤液，加热浓缩成清膏，再加蜂蜜 300 克收膏即成。每次 15～30 克，每日 2 次，开水调服。适用于气血瘀滞，症见少尿或无尿，全身浮肿，食少纳呆，或有恶心呕吐，腹胀，心悸气短，或有咳嗽气急，体倦神疲，面色苍白，舌淡苔白，脉沉细而数。

8. 黄连解毒膏：黄柏、黄芩各 100 克，黄连 50 克，大黄 60 克。热结肠腑，大便干结者加生大黄（后下）、枳实泄热通腑，胃失和降、恶心呕吐者加姜半夏、陈皮、姜竹茹和胃止呕；若由蛇毒、蜂毒所致者加白花蛇舌草、半边莲、夏枯草、生甘草清热解毒。上药加水煎煮 3 次，滤汁去渣，合并 3 次滤液，加热浓缩成清膏，再加蜂蜜 300 克即成。每次 15～30 克，每日 2 次，开水调服。适用于热毒炽盛，症见尿量急骤减少，甚至闭塞不通，发热不退，口干欲饮，头痛身痛，烦躁不安，舌质红绛，苔黄干，脉数者。

9. 益肾利水膏：人参 60 克，丹参、茯苓、黄芪各 300 克，熟附子 100 克，白术、桂枝各 120 克，猪苓、红花、车前子、泽泻、川芎各 150 克，大黄 50 克。伴高血压者加夏枯草 300 克；伴心力衰竭，急性肺水肿者加葶苈子 100～200 克；有感染者加金银花、连翘、紫花地丁、黄连。上药加水煎煮 3 次，滤汁去渣，合并 3 次滤液，加热浓缩成清膏，再加蜂蜜 300 克收膏即成。每次 15～30 克，

每日 2 次，开水调服。适用于气血瘀滞，症见少尿或无尿，全身浮肿，食少纳呆，或有恶心呕吐，腹胀，心悸气短，或有咳嗽气急，体倦神疲，面色苍白，舌淡苔白，脉沉细而数。

10. 木香流气膏：法半夏、藿香各 12 克，陈皮、丁香皮各 6 克，姜厚朴、莪术、木香各 10 克，青皮、槟榔各 15 克，甘草 5 克，香附、紫苏叶、党参、赤茯苓、木瓜、石菖蒲、白术、白芷、麦冬、草果仁各 9 克，肉桂 2 克，大腹皮 20 克，阿胶适量。上药除阿胶外，其余药物加水煎煮 3 次，滤汁去渣，合并滤液，加热浓缩成清膏，再将阿胶加适量黄酒浸泡后隔水炖烊，冲入清膏和匀，最后加蜂蜜 300 克收膏即成。每次 15～20 克，每日 2 次，开水调服。适用于药物性肾炎，少尿无尿，头晕，肢体乏力者。

慢性肾衰竭

慢性肾衰竭是指发生于各种慢性肾脏疾病后期的一种以代谢产物和毒物潴留，水、电解质、酸碱平衡失调及某些内分泌功能异常为主要表现的临床综合征，是肾脏疾病和与肾脏有关疾病的最终归宿。

中医学中关于"关格""癃闭"等与现代医学的急性肾衰竭和慢性肾衰竭的尿毒症期有着很多相似的论述，如《证治汇补·癃闭》曰："既关且格必小便不通，旦夕之间陡增呕恶，此因浊邪壅塞三焦，正气不得升降所以关应下而小便闭，格应上而生呕吐，阴阳闭绝，一日即死，最为危候。"再如《伤寒论·平脉法第二》曰"关则不得小便，格则吐逆"等。此外，慢性肾功能不全代偿期和失代偿期的一些临床表现亦在虚劳、眩晕、腰痛等篇中有所论述。

【膏方集成】

1. 滑茵肾衰膏：滑石 450 克，茵陈、黄芩各 300 克，石菖蒲、益母草、牛膝、大黄各 180 克，木通、川贝母各 150 克，射干、连翘、薄荷、豆蔻各 120 克。上药 3 付加水煎煮 3 次，滤汁去渣，合并 3 次滤液，加热浓缩成清膏，然后加蜂蜜 300 克收膏即成。

每次15～30克，每日3次，白开水调服。适用于中焦湿热之口干口苦，甚则口臭，恶心频频，舌苔黄腻。下焦湿热之小便黄赤或不畅，尿频，尿急，尿痛等。

2. 保肾膏：制何首乌、菟丝子、泽泻各200克，牛膝150克。加水煎煮3次，滤汁去渣，合并3次滤液，加热浓缩成清膏，然后加蜂蜜300克收膏即成。每次15～30克，每日3次，白开水调服。适用于肾阴虚，症见面色少华，神疲乏力，腰膝酸软，口干唇燥，饮水不多，或手足心热，大便干燥或稀，夜尿清长，舌淡有齿痕，脉象沉细。

3. 补肾泄浊膏Ⅰ：黄芪、益母草、车前子各300克，淫羊藿、杜仲、茯苓、大黄、莪术、附子各100克，白术150克。上药加水煎煮3次，滤汁去渣，合并3次滤液，加热浓缩成清膏，然后加蜂蜜300克收膏即成。每次15～30克，每日3次，白开水调服。适用于慢性肾衰竭的氮质血症期、尿毒症早期和晚期。

4. 补肾泄浊膏Ⅱ：黄芪、党参、山茱萸、山药、熟地黄、丹参各150克，泽泻、当归、大黄各100克，茯苓200克。肝肾阴虚者加麦冬、女贞子、墨旱莲各150克，五味子100克；脾肾阳虚者加附子、淫羊藿各100克，肉桂30克；恶心呕吐，腹胀纳呆者加陈皮、竹茹、砂仁各100克；水肿甚者加车前子、大腹皮各150克，猪苓100克；瘀血证者加桃仁、川芎各100克，红花50克。上药加水煎煮3次，滤汁去渣，合并3次滤液，加热浓缩成清膏，然后加蜂蜜300克收膏即成。每次15～30克，每日3次，白开水调服。适用于慢性肾衰竭早、中期患者。

5. 肾衰膏：生大黄、煅牡蛎、丹参、生槐花各300克，冬虫夏草、半枝莲各200克，附子100克。上药加水煎煮3次，滤汁去渣，合并3次滤液，加热浓缩成清膏，然后加蜂蜜300克收膏即成。每次15～30克，每日3次，白开水调服。适用于慢性肾衰竭，症见恶心呕吐，胸闷纳呆，或口淡黏腻，口有尿味，口干口苦，甚则口臭，恶心频频，舌苔黄腻，或面色晦暗或黧黑或口唇紫暗，腰痛固定或肢体麻木，舌紫暗或有瘀斑瘀点，脉涩或细涩者。

6. 五苓散大膏：猪苓、茯苓、白术各90克，泽泻150克，肉桂60克，生姜、韭白、葱白、榆白、桃枝各24克，苍耳子、益母草、诸葛草、车前草、马齿苋、黄花地丁各30克，凤仙草、赤小豆各6克，石菖蒲、花椒、白芥子各3克。上药共用油适量，以干药500克用油1500克，鲜药500克用油500克计算，分熬丹收，再入炒铅粉30克，松香24克，轻粉6克，官桂、木香各3克，牛胶12克，酒蒸化收膏。外用，贴于中脘、关元穴。适用于慢性肾衰竭，症见面、肢浮肿或全身浮肿，甚则有胸腔积液、腹水者。

7. 全鹿膏：鹿（去皮及头蹄）适量，炙甘草、白术、覆盆子各120克，川芎、黄芪各150克，生地黄、熟地黄各200克，人参、茯苓、续断、当归、陈皮、天冬、沉香、麦冬、枸杞子、杜仲、牛膝、山药、芡实、菟丝子各100克，五味子、补骨脂、巴戟天、胡芦巴各40克，锁阳70克，肉苁蓉80克，花椒60克，小茴香、青盐各50克。上药加水煎煮3次，滤汁去渣，合并3次滤液，加热浓缩成清膏，然后加蜂蜜300克收膏即成。每次15～30克，每日3次，白开水调服。适用于慢性肾衰竭所致的阴阳两虚，症见浑身乏力，畏寒肢冷，或手足心热，口干欲饮，腰膝酸软，或腰部疼痛，大便稀溏或五更泄泻，小便黄赤或清长，舌胖润有齿痕，舌苔白，脉沉细，全身虚弱症状明显者。

8. 茯苓阿胶膏：茯苓、山药、山茱萸、车前子、生黄芪、益母草各300克，丹参、泽泻、炒白术、菟丝子、党参、牛膝、川牛膝、生地黄、熟地黄各150克，炙甘草30克，龟甲胶200克，阿胶100克。上药除阿胶、龟甲胶外，余药加水煎煮3次，滤汁去渣，合并滤液，加热浓缩成清膏，再将阿胶、龟甲胶加适量黄酒浸泡后隔水炖烊，冲入清膏和匀，最后加蜂蜜300克收膏即成。每次15～30克，每日2次，开水调服。适用于慢性肾功能障碍者。

9. 降脂膏：黄芪、何首乌各25克，当归20克，大黄5克，水蛭2克。上药为极细末，加入蜂蜜200克调匀收膏即成。每次9

克，每日 2～3 次，开水调服。1 个月为 1 个疗程。适用于慢性肾衰竭伴高脂血症患者。

10. 益肾通淋膏：党参、山药、红藤、败酱草、薏苡仁根各 15 克，白术、巴戟天、熟地黄、山茱萸、杜仲、桃仁、石韦、制大黄各 10 克。上药共为极细末，加入蜂蜜 300 克调匀装瓶备用。每次 9 克，每日 2～3 次，开水冲服。半个月为 1 个疗程。适用于慢性肾衰竭并发尿路感染。

肾　癌

肾癌是成人最常见的肾脏肿瘤。男女之比约为 3.5：1，常于 40 岁以后发生，偶有 30 岁以下者，个别年龄仅 20 余岁。男性吸烟者是肾癌的病因，女性吸烟者与之无关。男性吸烟者并暴露于镉工业环境发生肾癌者高于常人。咖啡可能增加肾癌的危险性，但与咖啡用量无关。肾癌还有家族发病倾向。肾癌临床表现：早期主要症状为间歇性无痛性肉眼血尿，肿瘤位于肾下极或体积较大时，上腹可扪及包块。晚期症状为疼痛，常为腰部钝痛，肾外表现为发热、高血压、高血钙、多血症、精索静脉曲张、恶病质及肿瘤转移症状。肾癌由肾小管上皮细胞发生。逐渐长大侵入肾盂时出现血尿。如穿透肾包膜可侵入肾周脂肪甚至邻近器官。肾癌＞3 厘米即易发生转移。

本病属于中医学"肾积""溺血"等范畴。中医学认为本病多由肾气不足，水湿不化，湿毒内生结于腰府，或由湿热下注，气滞血瘀阻结水道所致。按照肾癌各类型的临床表现，可参考尿血、腰痛、癥积等证辨证治疗。其病大多以本虚标实为主，本虚如肾虚、脾虚、阴阳两虚，标实多由湿热毒邪、痰浊瘀血为患。肾癌患者早期正虚，湿热蕴肾，或湿热阻滞脉络，或湿热蕴结，久则成痰成块，致使尿血腰痛。中期脾肾受损，湿热蕴结，气滞血瘀，血热妄行，以心血亢盛，瘀血内阻多见，晚期正气虚损，气血两虚，毒癌走窜，癌邪被攻，余毒未清，多表现为气阴气血两伤。

【膏方集成】

1. 补气养血膏：绵黄芪、淫羊藿、党参、炒白术、熟地黄、赤芍、全当归、甘草（蜜炙）、龙眼肉、制何首乌、白扁豆、山药、莲子、枸杞子、女贞子、桑椹、核桃仁、酸枣仁、柏子仁各 150 克，大川芎、苦桔梗各 80 克，炙远志 50 克，黑料豆、大枣、鸡血藤、薏苡仁、墨旱莲、首乌藤、谷芽、麦芽各 200 克，广陈皮、广木香、佛手皮、合欢皮、川牛膝各 90 克，小麦 250 克，云茯苓 180 克。上药加水煎煮 3 次，滤汁去渣，合并 3 次滤液，加热浓缩成清膏，再加蜂蜜 300 克收膏即成。每次 15～30 克，每日 2 次，开水调服。适用于肾癌所致的气血不足、神疲乏力、面色苍白、头晕目眩等症。

2. 温补肾阳膏：绵黄芪、阳起石、党参、败龟甲、谷芽、麦芽、六曲、仙茅、淫羊藿、甘锁阳、肉苁蓉、巴戟天、补骨脂、桑寄生、牛膝、核桃仁、覆盆子、菟丝子、吴茱萸、金樱子、芡实、制香附、全当归、毛狗脊、广陈皮、女贞子、枸杞子、川芎、续断、大杜仲各 150 克，熟附块、上肉桂各 90 克，鹿茸、金五味子各 50 克，蛇床子、韭菜子、川桂枝各 120 克，桑螵蛸 10 克，沉香片 60 克。上药加水煎煮 3 次，滤汁去渣，合并 3 次滤液，加热浓缩成清膏，再加蜂蜜 300 克收膏即成。每次 15～30 克，每日 2 次，开水调服。适用于肾癌所致的肾阳不足、精神委靡、面色㿠白、怕冷、四肢不温等。

3. 滋肾膏：生地黄、熟地黄、山药、山茱萸各 128 克，牡丹皮、泽泻、白茯苓、锁阳、龟甲各 96 克，牛膝、枸杞子、党参、麦冬各 64 克，天冬、知母、黄柏（盐水炒）、五味子、肉桂各 32 克。麻油熬，黄丹收。外用时，取适量贴于心口和丹田。滋补肾阴，兼理痰湿。适用于肾癌所致的肾阴亏虚、痰浊湿邪为患，小便短赤带血，潮热盗汗，口燥咽干，腰膝酸软，腰痛腹部肿块，舌质红，脉细数。

4. 脾肾双补膏：苍术、熟地黄各 500 克，五味子、茯苓各 250 克，干姜 32 克，花椒 15 克。麻油熬，黄丹收。外用时，取适量敷于肾俞、脾俞，以温补脾肾。适用于肾癌所致的脾肾两虚，腰痛腹胀，尿血或腰腹部肿块，纳差，恶心，呕吐，身体消瘦，虚弱贫血，舌质淡，舌苔薄白，脉沉细无力或弱。

5. 专益元气膏：牛肚1个，黄芪250克，党参、生白术、当归、熟地黄、半夏、香附、麦冬各128克，茯苓、五味子、白芍、益智、补骨脂、核桃仁、陈皮、肉桂、甘草、砂仁、木香各64克，干姜15克，大枣10枚。麻油先煎牛肚1个，去渣，后入余药，麻油熬，黄丹收。外用时，取适量贴于膻中或脐中。适用于肾癌晚期所致的正气虚损，气血两虚而表现出的疲乏无力，自汗盗汗，面色无华，血尿时作，腰痛腹胀，贫血消瘦，行动气促，有时咳嗽伴有低热，口干而不喜饮，舌质红或深红，黯紫有瘀斑，脉细弱或大而数。

6. 蟾雄膏：蟾酥、雄黄、铅丹、冰片、皮硝各30克，乳香、没药、血竭、朱砂各50克，麝香1克，大黄100克。上药共为细末状，用米醋或温开水（用猪胆汁更好）调成糊状，摊在油纸上，或将粉末撒在芙蓉膏药面上，贴在肾区，每日1次，局部出现过敏性皮疹时可停用，待皮疹消除后再用。适用于肾癌晚期引起的疼痛，常为腰部钝痛。

7. 肾癌膏Ⅰ：黄芪30克，白术、鳖甲、菟丝子、女贞子、赤芍各15克，鹿角霜20克，莪术12克，三七末3克，全蝎8克，大黄6克。上药为极细末，加入蜂蜜500克调匀，储瓶备用。每次10～15克，每日3次，开水冲服。1个月为1个疗程。适用于肾癌阴阳两虚型。症见腰部酸痛，腹部触及包块，小便发红或尿血，或夹血块，身倦乏力，食纳减少，面色萎黄，消瘦，舌淡苔薄白，脉细无力或沉。

8. 消癌膏Ⅱ：黄芪30克，鹿角霜20克，白术、鳖甲、菟丝子、女贞子、赤芍各15克，莪术12克，三七粉、生甘草各3克，全蝎8克，大黄6克。上药为极细末，加入蜂蜜500克调匀，储瓶备用。每次10～15克，每日3次，开水冲服。1个月为1个疗程或每日1剂，水煎服。适用于肾癌晚期，有腰痛、血尿等症状。

9. 清热通淋膏：生地黄、白术各12克，小蓟、滑石、太子参各15克，蒲黄、木通、淡竹叶、炒栀子、猪苓各10克，当归、金银花各9克，藕节30克，生甘草3克。上药共为极细末，加入蜂蜜300克调匀，储瓶备用。每次10～15克，每日3次，开水冲服，空腹服下。1个月为1个疗程或每日1剂，水煎服。适用于肾癌湿淋下注型，症见腹部积块，肉眼血尿或镜下血尿，伴尿急尿痛，或淋漓不尽，发热口渴，舌质红，苔薄黄，脉数。

10. 桂附消癌膏：肉桂、三七粉各6克，制附片、山药、茯苓、淫羊藿、丹参、半枝莲、白花蛇舌草各30克，熟地黄、山茱萸各15克，人参10克。上药共为极细末，加入蜂蜜300克调匀，储瓶备用。每次10～15克，每日3次，开水冲服。1个月为1个疗程。适用于肾癌肾阳虚衰型。

膀 胱 癌

膀胱癌是泌尿系常见的恶性肿瘤。其发病与一些化学致癌物质，尤其是芳香类氨染料、内源性色氨酸代谢异常及吸烟、摄入蛋白质过量、寄生虫、慢性炎症、病毒等因素有关。发病以50～70岁患者最多。男性多于女性，男女之比为4∶1。临床表现主要有无痛性和间歇性血尿，尿频尿急，排尿困难，严重时可出现急性尿潴留，还可出现腹部肿块、腰骶部或会阴部疼痛及贫血等症。膀胱癌86%以上来源于移行上皮细胞，而未分化癌、鳞癌及腺癌等则少见。

膀胱癌大多以本虚标实为特点。本虚如肾气虚、脾气虚、肺气虚、肝气郁结等，标实为湿热、毒热、痰浊、瘀血为患。其中药治疗原则应以补肾健脾益肺为主，兼以利湿止血，清热止血，解毒化瘀。同时应用中药可以减轻化疗的毒副作用，提高患者的耐受化疗的能力。而且效果明显优于单纯化疗患者。但由于某些客观原因，中医治疗膀胱癌还多局限于中晚期病例，而病死率还很高。因此仍需要进行多方位的前瞻性临床研究，进一步发掘、整理、筛选有确定抗癌效果的方药及制定合理的治疗方案，采用综合治疗方法，努力提高临床存活率。

《中医膏方全书（珍藏本）》

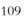

【膏方集成】

1. 四物汤大膏药：当归、熟地黄、白芍、川芎各等份，辅以生姜、葱白、韭白、薤白、蒜头、干艾叶、侧柏叶各 6 克，槐枝、柳枝、桑枝、冬青枝、菊花、桃枝各 24 克，苍耳草、凤仙透骨草、石菖蒲、白芥子、莱菔子、花椒、大枣、乌梅、赤石脂、木香、砂仁、官桂、丁香、檀香、雄黄、白矾、轻粉、降香、乳香、没药各 3 克，发团 9 克。上药用油适量，以干药 500 克用油 1500 克，鲜药 500 克用油 500 克来计算，分熬丹收，再入铅粉 30 克，密陀僧、松香各 12 克，另用龟胶、鹿胶各 6 克，酒蒸化成膏。敷于膈俞、心俞穴。适用于脾肾两虚，症见腰痛腹胀，尿血或腰腹部肿块，纳差、恶心、呕吐，身体消瘦，虚弱贫血，舌质淡，舌苔薄白，脉沉细无力或弱者。

2. 八珍汤大膏药：当归、熟地黄各 150 克，川芎 75 克，白芍、党参、炒白术、茯苓各 100 克，甘草 50 克，辅以生姜、葱白、韭白、薤白、蒜头、干艾叶、侧柏叶各 30 克，槐枝、柳枝、桑枝、冬青枝、菊花、桃枝各 120 克，苍耳草、凤仙透骨草、石菖蒲、白芥子、莱菔子、花椒、大枣、乌梅各 15 克，发团 45 克。上药用油适量，以干药 500 克用油 1500 克，鲜药 500 克用油 500 克来计算，分熬丹收，再入铅粉 150 克，密陀僧、松香各 60 克，雄黄、白矾、轻粉、降香、乳香、没药各 15 克，另用龟胶、鹿胶各 30 克，酒蒸化成膏。外用，用时适量敷于膻中、膈俞穴。适用于病到晚期，远处转移，疲乏无力，自汗盗汗，面色无华，血尿时作，腰痛腹胀，贫血消瘦，行动气促，有时咳嗽伴有低热，口干而不喜饮，舌质红或深红，黯紫有瘀斑，脉细弱或大而数者。

3. 三金膏：金钱草 60 克，海金沙 30 克，鸡内金、瞿麦、萹蓄各 20 克，石韦、木通、泽兰、冬葵子各 12 克，滑石 25 克，赤芍 15 克，甘草 10 克。上药 3 付加水煎煮 3 次，滤汁去渣，合并 3 次滤液，加热浓缩成清膏，再加蜂蜜 300 克收膏即成。每次 15～30 克，每日 2 次，开水调服。适用于肾气亏虚，症见无痛性血尿，呈间歇性，伴腰酸膝软，耳鸣，眩晕，尿后有余沥或失禁。舌质淡暗，苔薄白，脉沉细，尺弱者。

4. 六味地黄丸大膏药：熟地黄 160 克，山茱萸、山药各 80 克，泽泻、茯苓、牡丹皮各 60 克，辅以生姜、葱白、韭白、薤白、蒜头、干艾叶、侧柏叶各 18 克，槐枝、柳枝、桑枝、冬青枝、菊花、发团、桃枝各 72 克，苍耳草、凤仙透骨草、石菖蒲、白芥子、莱菔子、花椒、大枣、乌梅、赤石脂、木香、砂仁、官桂、丁香、檀香、雄黄、白矾、轻粉、降香、乳香、没药各 9 克，再入铅粉 90 克，密陀僧、松香各 36 克，另用龟胶、鹿胶各 18 克，酒蒸化成膏。外用时，取适量敷于志室、中极穴。适用于肾气亏虚，症见无痛性血尿，呈间歇性，伴腰膝酸软，耳鸣，眩晕，尿后有余沥或失禁，盗汗遗精，消渴。舌质淡暗，苔薄白，脉沉细，尺弱者。

5. 加味军醒膏：乳香、没药各 100 克，麝香、牛黄、雄黄、熊胆各 3 克，蜈蚣 200 克，蜂房 300 克。上药加水煎煮 3 次，滤汁去渣，合并 3 次滤液，加热浓缩成清膏，再加蜂蜜 300 克收膏即成。每次 15～30 克，每日 2 次，开水调服。适用于各种恶性肿瘤。

6. 癌痛贴膏：天花粉 100 克，大黄、黄柏、姜黄、芙蓉叶、皮硝、徐长卿各 50 克，生天南星、白芷、苍术、乳香、没药各 20 克，雄黄 30 克，甘草 10 克。上药共为极细末，过筛和匀，储瓶备用。用时取此散适量，用食醋调匀，摊于油纸上（厚约 5 毫米），敷贴于癌肿部位和背部相应腧穴上，隔日 1 次。具有清热解毒、消肿散结的功效，适用于各种癌肿疼痛。

7. 消瘤散：老生姜、雄黄各等份；消瘤膏：香油 500 克，铅粉 165 克。①消瘤散配制法：将大块老生姜去掉叉芽，挖洞，姜壁约 0.5 厘米厚，再装入雄黄粉末，再用挖出的姜末将口封上，口压紧，放于旧瓦片上，用炭火慢慢焙干 7～8 小时，焙至金黄色，脆而不焦，一捏即碎，即可研粉，过 80 目筛，密储备用。②消瘤膏配制法：将香油用武火加温至起泡，不停地搅动，扇风降温，至满锅全是黄泡时，即取下稍冷片刻，后再置火上加温约 300 ℃，在冷水中使香油能滴水成珠时，取下稍冷片刻，再放火上，然后将铅粉均匀缓缓倒下，用木棒不停地搅动，直到满锅都是深金色大泡时，即可取下，连续搅动数分钟，后用冷水1碗沿锅边倒下，去毒收膏。后摊贴在准备好的不同大小的膏药纸上，备用。用时取膏药1张，烘烤软化，靠膏中心部位撒上薄薄一层"消瘤散"，即贴于肿瘤部位，药粉面积要大于肿瘤区，每2日换药1次，1～3个月为1个疗程，必要时可继续贴之。适用于各种肿瘤患者。

8. 石见穿膏：石见穿30克，半枝莲20克，白英25克，党参6克，天葵子、生黄芪各9克。上药加水煎煮3次，滤汁去渣，合并3次滤液，加热浓缩成清膏状，加糖适量收膏即成。每次30～60克，每日3次，开水调服。适用于各型膀胱癌患者。

9. 夏枯草膏：川楝肉（盐水炒）、橘核（盐水炒）、赤芍、天葵子、炒枳实、煨三棱、煨莪术各100克，海藻、昆布各150克，蒲公英、紫花地丁各300克，夏枯草、白花蛇舌草各600克。上药加水煎煮3次，每次煮沸1小时，过滤，合并3次滤液，加热浓缩成清膏状，再加蜂蜜600克煮沸10～15分钟收膏即成。每次15～30克，每日3次，开水调服。6周为1个疗程。每疗程间隔3～4日，再续服下一个疗程。适用于膀胱癌患者腰痛腹胀，尿血或腰腹部肿块，纳差，恶心，呕吐，身体消瘦，虚弱贫血，舌质淡，舌苔薄白，脉沉细无力或弱。

10. 三炭龙蛇膏：白花蛇舌草、大蓟、小蓟、车前子、六一散、半枝莲、龙葵各30克，槐花、贯众炭、藕节炭、蒲黄炭、赤芍各15克，萹蓄、鸡内金、土茯苓各20克，生地黄12克，黄柏、知母、生甘草各10克。上药共为极细末，加入蜂蜜600克调匀，储瓶备用。每次10～15克，每日3次，开水冲服。1个月为1个疗程。适用于膀胱癌小便短赤带血，潮热盗汗，口燥咽干，腰膝酸软，腰痛腹部肿块，舌质红，脉细数患者。

《中医膏方全书（珍藏本）

第五章　血液系统疾病

缺铁性贫血

缺铁性贫血是体内储存铁缺乏影响血红素合成所引起的贫血，临床表现除因贫血引起组织器官缺氧导致贫血的一般性表现外，还有因组织缺铁导致的各种临床表现，如精神行为异常、体力耐力下降、易感染、儿童生长发育迟缓等。其特点是骨髓、肝、脾等器官组织中缺乏可染铁，血清铁浓度、运铁蛋白饱和度和血清铁蛋白降低，典型的呈小细胞低色素性贫血。患病率：6个月至2岁婴幼儿达 33.8% ～ 45.7%，育龄妇女为 11.39%，妊娠3个月以上妇女为 19.28%，10～17岁青少年为9.84%。

本病相当于中医学病名国家标准"虚劳"，亦属于"萎黄""虚损""黄胖"等范畴。因饮食不节，损伤脾胃或失血过多，久病体虚，虫积等因素引起脏腑气血虚损的证候。脾为后天之本，胃为水谷之海，脾胃为气血生化之源。由于饮食不节，损伤脾胃，胃不受纳腐熟，脾不能运化吸收，导致水谷精微不足，气血生化无源，出现本病，或虫栖肠中，大量吸收人体精微，导致气血虚弱及虫体直接损伤脾胃，气血生化乏源而成本病，亦可由先天禀赋不足，肾脏素虚，或久病及肾，造成肾脏亏虚，精不化血而成本病。因脾为气血生化之源，心主血，肝藏血，脾统血，肾藏精，故贫血的病机与心、脾、肝、肾的功能失调，脏腑虚损密切相关。治疗上也应以健脾养心，滋肝补肾，益气生血，补益填精为主要原则。

【膏方集成】

1. 红白膏：黄芪、槐花（炒）各 150 克，当归、白术、红参、麦冬、何首乌、白芍、丹参、五味子各 60 克，生地黄、黄精各 80 克。上药加水煎煮 3 次，滤汁去渣，合并 3 次滤液，浓煎，另加麦芽糖、蜂蜜各 60 克，糖浆 500 克，加热浓缩收膏。成人每次 10～20 克，每日 3 次，口服。1 个月为 1 个疗程。适用于缺铁性贫血脾肾两虚，气血生化乏源型，症见肤白乏力，腰膝酸痛，形体虚弱，头晕，舌质淡，苔薄白，脉细。

2. 血宝膏：炙黄芪 200 克，当归、补骨脂、制何首乌、党参、鸡血藤、炒麦芽、熟地黄、苍术、白术、茯苓、白芍各 100 克，大枣 50 枚，甘草 80 克。上药加水煎煮 3 次，滤汁去渣，合并 3 次滤液，浓煎，另加麦芽糖、蜂蜜各 60 克，糖浆 500 克，加热浓缩收膏。成人每次 10～20 克，每日 3 次，口服。3 个月为 1 个疗程。适用于小儿缺铁性贫血脾失健运，血液生成受阻型。症见面白乏力，形体消瘦，食欲不振，易烦躁，舌质淡，苔薄白。

3. 健脾生血膏：太子参（或党参）、白术、枸杞子、女贞子、云茯苓、生山药、当归、白芍、鸡内金各 200 克，绿矾 10 克，陈皮 100 克，炙甘草 60 克，大枣 70 枚。阴虚症状明显者加生地黄 20 克，墨旱莲 30 克；阳虚症状明显者加巴戟天 30 克，牡丹皮、菟丝子、淫羊藿各 20 克。上药加水煎煮 3 次，滤汁去渣，合并 3 次滤液，浓煎，另加麦芽糖、蜂蜜各 60 克，糖浆 500 克，加热浓缩收膏。成人每次 10～20 克，每日 3 次，口服。半个月为 1 个疗程。适用于缺铁性贫血（脾胃虚弱，气血不足型）。

4. 贫血膏：①白及 300 克，百合 180 克，仙鹤草 60 克，三七 30 克。②干地黄、白芍、麦冬、牡丹皮、芦荟、大黄、金银花各 60 克。将上两方分别共为极细末，加水煎煮 3 次，滤汁去渣，合并 3 次滤液，浓煎，另加麦芽糖、蜂蜜各 60 克，糖浆 500 克，加热浓缩收膏。上两方交替使用，每次 10～15 克，每日 2 次，口服。1 个月为 1 个疗程。适用于再生障碍性贫血、缺铁性贫血。

5. 归地白芍膏：当归、生地黄、白芍各 150 克。上药加水煎煮 3 次，滤汁去渣，合并 3 次滤液，加热浓缩成清膏，再加蜂蜜 200 克，收膏即成。每次 15～30 克，每日 2 次，口服。1 个月为 1 个疗程。适用于缺铁性贫血，脸面苍白，倦怠乏力者。

6. 归芪补血膏：当归、阿胶、白术、茯苓、制何首乌、熟地黄各 90 克，黄芪 150 克，鸡血藤 300 克。上药除阿胶外，余药加水煎煮 3 次，滤汁去渣，合并 3 次滤液，加热浓缩成清膏，再将阿胶加黄酒适量浸泡后隔水炖烊，兑入清膏内和匀，然后加蜂蜜 300 克收膏即成。每次 15～30 克，每日 2～3 次，口服。1 个月为 1 个疗程。适用于缺铁性贫血。

7. 黑矾膏：煅绿矾、核桃仁、鸡内金、黑豆、红枣（去核）、山羊血各 120 克。上药加水煎煮 3 次，滤汁去渣，合并 3 次滤液，浓煎，另加麦芽糖、蜂蜜各 60 克，糖浆 500 克，加热浓缩收膏。成人每次 10～20 克，每日 3 次，温开水送服。1 个月为 1 个疗程。适用于缺铁性贫血，精神行为异常、体力耐力下降、易感染。

8. 绛矾膏：绿矾（面裹烧红）、苍术各 150 克，厚朴 200 克，陈皮 180 克，甘草（炒焦）90 克。上药加水煎煮 3 次，滤汁去渣，合并 3 次滤液，浓煎，另加麦芽糖、蜂蜜各 60 克，糖浆 500 克，加热浓缩收膏。成人每次 10～20 克，每日 3 次，淡姜汤送服。适用于脾胃不健，萎黄浮肿，心悸气促，肢体懈懒，食积痞块等，还可用于钩虫病引起的缺铁性贫血，黄胖病。

9. 三黑膏：绿矾、炒黑豆、炒黑芝麻、大枣、馒头各 120 克。上药加水煎煮 3 次，滤汁去渣，合并 3 次滤液，浓煎，另加麦芽糖、蜂蜜各 60 克，糖浆 500 克，加热浓缩收

膏。成人每次 10～20 克，每日 3 次，温开水送服。忌茶水。适用于缺铁性贫血。

再生障碍性贫血

再生障碍性贫血是由多种原因引起的骨髓造血干细胞、造血微环境损伤以及免疫功能改变，导致骨髓造血功能衰竭而出现的全血细胞减少为主要表现的疾病。临床表现主要为进行性贫血，皮肤、黏膜出血，严重者有内脏出血，容易感染，引起发热。上述主症伴随而来的有头晕、乏力、气短、心悸、手脚心热或怕冷、食欲减退、出虚汗、低热等。体格检查有面色、甲床、黏膜苍白，久病者心尖区可有收缩期吹风样杂音。由于病情进展的快慢、严重性以及病变广泛程度的不同，临床表现也有差异。国外将再生障碍性贫血分为重型、轻型两种，我国则分为急性型和慢性型两类。

本病相当于中医学病名国家标准"髓劳"，亦属于"虚劳""血枯""血虚""温毒""急劳""热劳"等范畴。《金匮要略》曾记载"男子面色薄，主渴及亡血，脉浮者，里虚也""男子脉大为劳，极虚亦为劳"。这些描述均与再生障碍性贫血相似，并认证为虚、为劳。中医学认为本病的病因为六淫、七情、饮食不洁、房劳、邪毒等伤及气血、脏腑，从而影响到肝、心、脾、肾及骨髓。大病久病，失于调理，失治误治，损伤精血，因而出现血虚及虚劳诸症。

【膏方集成】

1. 归芪二仙膏：黄芪、党参各 150 克，甘草、当归、仙茅、淫羊藿、补骨脂各 100 克。上药加水煎煮 3 次，滤汁去渣，合并 3 次滤液，浓煎，另加麦芽糖、蜂蜜各 60 克，糖浆 500 克，加热浓缩收膏。成人每次 10～20 克，每日 3 次，口服。1 个月为 1 个疗程。适用于再生障碍性贫血合并妊娠，脸色苍白，倦怠乏力，肢体无力。

2. 菟丝膏：菟丝子 100～200 克，女贞子、枸杞子、制何首乌、熟地黄、山茱萸、墨旱莲、桑椹、补骨脂、肉苁蓉各 100～150 克。上药加水煎煮 3 次，滤汁去渣，合并 3

次滤液，浓煎，另加麦芽糖、蜂蜜各 60 克，糖浆 500 克，加热浓缩收膏。成人每次 10～20 克，每日 3 次，口服。1 个月为 1 个疗程。适用于脾肾不足，气血亏虚型再生障碍性贫血，以虚劳、血虚为主要临床表现者。

3. 再障生血膏：制何首乌、黄芪各 150～300 克，熟地黄、茜草、白术、茯苓、淫羊藿各 150～200 克，丹参 300 克，党参 200 克，炙甘草 60 克。出血明显者加仙鹤草、大蓟、小蓟各 100～150 克；合并感染时加金银花、连翘、大青叶各 150～200 克，对疗效较差者加鸡血藤 200 克，大枣 100 枚，有时能提高血红蛋白数量。上药加水煎煮 3 次，滤汁去渣，合并 3 次滤液，浓煎，另加麦芽糖、蜂蜜各 60 克，糖浆 500 克，加热浓缩收膏。成人每次 10～20 克，每日 3 次，口服。适用于再生障碍性贫血，易出血，纳差，神疲乏力者。

4. 牛髓养血膏：血鹿茸、藏红花、三七各 20 克，黄牛骨髓、蜂蜜各 250 克。若阴虚明显者加鹿角胶 30 克，黄花鱼鳔 150 克等共同熬制。先将前 3 味共为细末，合黄牛骨髓、蜂蜜以文火熬成膏。每日 1 剂，分 3～4 次服。适用于急性再生障碍性贫血，经清热凉血等施治后，发热、出血症状消除，病情稍稳定，以血虚为主要表现者。症见面色淡白，头晕目眩，身疲乏力，动则气短，舌质淡，苔薄白，脉虚细无力。

5. 人参补髓生血膏：淫羊藿、巴戟天、肉苁蓉、仙茅、茯苓、人参、当归、菟丝子、胡芦巴、陈皮、白术、焦三仙、熟地黄各 150 克，黄芪 300 克，甘草 200 克。上药加水煎煮 3 次，滤汁去渣，合并 3 次滤液，浓煎，另加麦芽糖、蜂蜜各 60 克，糖浆 500 克，加热浓缩收膏。成人每次 10～20 克，每日 3 次，温开水冲服。1 个月为 1 个疗程。适用于慢性再生障碍性贫血，腰膝冷痛，气血亏虚，脸色苍白（肾阳虚型）。

6. 熟地补髓生血膏：生地黄、熟地黄、墨旱莲、桑椹各 150 克，麦冬、何首乌、山药、黄芪、人参、补骨脂、当归、茯苓、甘草各 60 克，枸杞子、菟丝子各 50 克，阿胶 15 克。上药加水煎煮 3 次，滤汁去渣，合并

3 次滤液，浓煎，另加麦芽糖、蜂蜜各 60 克，糖浆 500 克，加热浓缩收膏。成人每次 10～20 克，每日 3 次，温开水冲服。1 个疗程。适用于慢性再生障碍性贫血（肾阴虚型）。

7. 参薇紫翘膏：党参、金银花、芦根各 200 克，黄芪 300 克，白薇、柴胡、黄芩、连翘、牛蒡子、桔梗各 150 克，荆芥 100 克。上药加水煎煮 3 次，滤汁去渣，合并 3 次滤液，浓煎，另加麦芽糖、蜂蜜各 60 克，糖浆 500 克，加热浓缩收膏。成人每次 10～20 克，每日 3 次，口服。适用于再生障碍性贫血表热证，容易感染，引起发热、头晕、乏力、气短、心悸、手脚心热或怕冷、食欲减退、出虚汗、低热。

8. 解毒补托膏：黄芪、白花蛇舌草、女贞子、虎杖、党参、墨旱莲、连翘、当归、丹参各 300 克，柴胡、葛根、陈皮各 200 克。阴虚重者加何首乌、生地黄、阿胶等；阳虚重者加菟丝子、桂枝、鹿角胶等；气虚重者加太子参、黄精、白术等；血瘀重者加莪术、桃仁、红花等；高热者加生石膏、肥知母、大青叶等；低热者加白薇、银柴胡、地骨皮等；出血重者加仙鹤草、茜草、白茅根等。上药加水煎煮 3 次，滤汁去渣，合并 3 次滤液，浓煎，另加麦芽糖、蜂蜜各 60 克，糖浆 500 克，加热浓缩收膏。成人每次 10～20 克，每日 3 次，口服。15 日为 1 个疗程。适用于气阴两伤型再生障碍性贫血，症见面色苍白，气短神疲，或眩晕口渴，或鼻衄齿衄，或皮肤紫癜，或身热不退，五心烦热，或便干尿赤，舌质淡，苔黄或干，脉虚数。

9. 消障增血膏：鹿茸片、生地黄、熟地黄、淫羊藿、炒牡丹皮、炒当归、地骨皮、赤芍、白芍、桑椹、阿胶珠、白茅根各 90～200 克，炮穿山甲 50～90 克，生黄芪 90～240 克，鸡子黄（布包煎）10 枚，胡黄连 30～50 克，生姜 10 片，大枣 50 枚。上药加水煎煮 3 次，滤汁去渣，合并 3 次滤液，浓煎，另加麦芽糖、蜂蜜各 60 克，糖浆 500 克，加热浓缩收膏。成人每次 10～20 克，每日 3 次，口服。半个月为 1 个疗程。适用于再生障碍性贫血属肾亏脾虚，兼血虚、血瘀、

出血及虚热阴伤者，症见面色苍白、肢倦乏力，气短懒言，心悸，失眠多梦，头目眩晕，腰膝酸软，口咽干燥，手足心汗出，盗汗潮热，或畏寒肢冷，阳痿滑遗，腹胀便溏，食欲不振等。

10. 左归膏：熟地黄 240 克，山药、菟丝子、鹿角胶、枸杞子、杜仲各 120 克，山茱萸、当归各 90 克，肉桂、附子各 60 克。上药加水煎煮 3 次，滤汁去渣，合并 3 次滤液，浓煎，另加麦芽糖、蜂蜜各 60 克，糖浆 500 克，加热浓缩收膏。成人每次 10～20 克，每日 3 次，淡盐水送服。适用于肾阳不足、命门火衰、气衰神疲所致之四肢厥冷，阳痿滑精，脾虚便溏，小便不禁，腰腿酸软，脐腹冷痛等。可用于内分泌功能低下、再生障碍性贫血、阳痿、遗精、肾病综合征、慢性肾炎及糖尿病等。

11. 乌鸡白凤膏：净乌鸡 640 克，熟地黄 250 克，当归 150 克，人参、鹿角胶、白芍、香附（醋炙）、山药、丹参各 128 克，鳖甲（醋炙）、天冬、川芎、芡实（麸炒）各 60 克，桑螵蛸、煅牡蛎、鹿角霜各 40 克，黄芪、甘草、银柴胡各 30 克。上药加水煎煮 3 次，滤汁去渣，合并 3 次滤液，浓煎，另加麦芽糖、蜂蜜各 60 克，糖浆 500 克，加热浓缩收膏。成人每次 10～20 克，每日 3 次，温开水送下。适用于妇女体虚致月经不调，经行腹痛，崩漏带下，腰腿酸痛。可用于月经失调、崩漏、带下、再生障碍性贫血、血小板减少症、青春期无排卵性子宫失调功能性出血、神经性耳聋、慢性肝炎、前列腺增生等。

12. 三胶归芪膏：当归、龟甲胶、鹿角胶、阿胶各 15 克，人参 10 克，熟地黄、丹参各 20 克，肉桂 6 克，砂仁 5 克，墨旱莲、黄芪、仙鹤草、云母石各 30 克。上药以 5 倍量除龟甲胶、鹿角胶、阿胶外，余药加水煎煮 3 次，滤汁去渣，合并 3 次滤液，加热浓缩成清膏，再将龟甲胶、鹿角胶、阿胶加黄酒适量浸泡后隔水炖烊，冲入清膏内和匀，然后加蜂蜜 300 克收膏。每次 15～30 克，每日 2～3 次，餐后温开水调服。适用于再障全血细胞减少者。

13. 参芪再障膏：红人参、黄芪、阿胶、鹿角胶、小蓟炭各 200 克，砂仁、木香、白芍、枸杞子、天冬各 100 克，槐花 30 克，丹参、五味子各 50 克，莲房炭 80 克，陈皮、熟地黄各 150 克。上药加水煎煮 3 次，滤汁去渣，合并 3 次滤液，浓煎，另加麦芽糖、蜂蜜各 60 克，糖浆 500 克，掺入阿胶、鹿角胶，加热浓缩收膏。成人每次 10～20 克，每日 3 次，空腹温开水送下。适用于慢性再生障碍性贫血。

14. 补血膏：黄芪 75 克，陈皮 40 克，三七、土大黄、血余炭、乌梅炭、补骨脂、鸡血藤、阿胶、当归、鹿角胶、仙鹤草、熟地黄、何首乌各 50 克，砂仁 20 克，胎盘 2 具，枸杞子、藕节、五味子、巴戟天、淫羊藿、红参、黄柏各 25 克。上药加水煎煮 3 次，滤汁去渣，合并 3 次滤液，浓煎，另加麦芽糖、蜂蜜各 60 克，糖浆 500 克，掺入阿胶、鹿角胶，加热浓缩收膏。成人每次 10～20 克，每日 3 次，白开水送服。适用于慢性再生障碍性贫血。

15. 凉荣膏：大生地黄、润玄参、牡丹皮、杭白芍、肥知母、阿胶、当归、栀子、白茅根各 50 克，生鳖甲 60 克，水牛角粉 30 克。上药加水煎煮 3 次，滤汁去渣，合并 3 次滤液，浓煎，另加麦芽糖、蜂蜜各 60 克，糖浆 500 克，掺入阿胶，加热浓缩收膏。成人每次 10～20 克，每日 3 次，温开水化服。适用于紫癜病、白血病、再生障碍性贫血有出血倾向者。

16. 双效膏：野党参、云茯苓、鹿角胶、大熟地黄、肉苁蓉、生黄芪、白术、全当归、杭白芍、紫丹参、建曲各 50 克，制附子 10 克，广砂仁、川芎、生鳖甲各 30 克。上药加水煎煮 3 次，滤汁去渣，合并 3 次滤液，浓煎，另加麦芽糖、蜂蜜各 60 克，糖浆 500 克，掺入鹿角胶，加热浓缩收膏。成人每次 10～20 克，每日 3 次，温开水化服。适用于贫血及再生障碍性贫血。

17. 再障膏：潞党参 120 克，巴戟天、鸡血藤、生黄芪、桑寄生、菟丝子各 60 克，鹿角胶 90 克，阿胶、炒北五味子、杜仲、槟榔、砂仁、鸡内金、自然铜（醋淬）各 30

中
医
膏
方
全
书
（
珍
藏
本
）

克。上药加水煎煮 3 次，滤汁去渣，合并 3 次滤液，浓煎，另加麦芽糖、蜂蜜各 60 克，糖浆 500 克，掺入阿胶、鹿角胶，加热浓缩收膏。成人每次 10～20 克，每日 3 次，温开水送服。1 个月为 1 个疗程。适用于再生障碍性贫血。

18. 黄鹿膏：黄芪、党参、黄精各 60 克，鹿角胶、阿胶、枸杞子、淫羊藿、三七、当归、何首乌各 20 克。上药加水煎煮 3 次，滤汁去渣，合并 3 次滤液，浓煎，另加麦芽糖、蜂蜜各 60 克，糖浆 500 克，掺入阿胶、鹿角胶，加热浓缩收膏。成人每次 10～20 克，每日 3 次，口服。1 个月为 1 个疗程。适用于再生障碍性贫血。

19. 田七膏：三七 90 克。锅内置鸡油适量，后放入三七煿炸至老黄色，存性研末即成，另加麦芽糖、蜂蜜各 60 克，糖浆 500 克，加热浓缩收膏。成人每次 10～20 克，每日 3 次，开水冲服。适用于再生障碍性贫血。

20. 鹿胎膏：鹿胎、鸡内金、当归各 10 克，党参（或红参）、薏苡仁、生黄芪各 30 克，淡附片、川桂枝（或肉桂 3 克）各 6 克，茯苓、生地黄、熟地黄、白芍、续断、桑寄生各 15 克，黄精 20 克。阴虚者加女贞子 10 克，制何首乌 15 克，枸杞子 12 克；鼻衄者加牡丹皮炭 6 克，炒栀子 10 克，白茅根 30 克；皮肤紫癜加水牛角 10 克，玄参 20 克，紫草 15 克，茜草 12 克（入膏剂则以 10 倍量）。上方以 10 倍量，除鹿胎、肉桂、红参、鸡内金外，余药加水煎煮 3 次，滤汁去渣，合并 3 次滤液，加热浓缩成清膏，再将鹿胎及肉桂、红参、鸡内金研细末兑入和匀，最后加蜂蜜 300 克收膏即成。每次 15～30 克，每日 3 次，温开水调服。1 个月为 1 个疗程。或每日 1 剂，水煎服。适用于再生障碍性贫血。

21. 紫鹿膏：紫河车粉、鹿茸粉、三七粉、鸡内金粉各 30 克。上药加水煎煮 3 次，滤汁去渣，合并 3 次滤液，浓煎，另加麦芽糖、蜂蜜各 60 克，糖浆 200 克，加热浓缩收膏。成人每次 10～20 克，每日 3 次，温开水送服。1 个月为 1 个疗程。适用于再生障碍性贫血，食欲减退、出虚汗、低热。

溶血性贫血

溶血性贫血是指由于红细胞过早、过多地破坏而发生的贫血。正常情况下成熟红细胞的平均寿命为 120 日，自然消亡的红细胞和新生的红细胞数平衡，红细胞总量保持恒定。当红细胞破坏的速度超过骨髓造血的代偿能力时，则出现贫血。溶血性贫血的临床特征：①一般的贫血症状有心悸，乏力，呼吸短促，体位性头昏，心绞痛加重。②急性溶血可突然发病，背痛，胸闷，发热，甚至发生周围循环衰竭、少尿、无尿以致急性肾衰竭。③慢性溶血时常有不同程度的肝脾大和黄疸，病程中可因某种诱因而使病情加剧。④先天性溶血病常从幼年即有贫血、间断的黄疸、脾大、溶血危象、胆石，少数患者可有小腿溃疡、骨质改变。家族史常有贫血、黄疸、脾大、脾切除者。

中医学无溶血性贫血的病名，主要归属于"黄疸""虚劳""虚黄""积聚""内伤发热"等范畴。

【膏方集成】

1. 龟鹿二仙胶（膏）：鹿角 5000 克，龟甲 2500 克，人参 450 克，枸杞子 900 克。上药加水熬制成膏，储存备用。每次 6～9 克，每日 2 次，早、晚空腹饮酒送服。适用于虚劳肾亏，阴阳两虚，遗精阳痿，腰脊酸痛，瘦弱无力，目视昏花。可用于贫血症、性功能障碍症、不孕症、不育症、糖尿病、神经衰弱、自发性气胸、阿尔茨海默病等。①贫血症：加当归、黄芪，并纳呆胸闷者加白术、陈皮；头晕目花者，加阿胶、熟地黄；大便溏薄者加茯苓、补骨脂。②性功能障碍症：加锁阳、肉苁蓉、当归；遗精滑泄者加菟丝子、金樱子、芡实、莲须；阳痿早泄者加仙茅、淫羊藿、狗肾。③糖尿病：加山药、地黄；治疗后期腰膝酸软无力等症，如小便频数者加益智、五味子；两目昏花加菊花、女贞子；耳鸣头晕者加磁石、牡蛎；足跟疼痛者加山茱萸、肉苁蓉。④神经衰弱：加五味子。⑤自发性气胸：加红参、沉香、山茱萸。⑥阿尔茨海默病：合孔圣枕冲丹。

2. 补血膏：当归、黄芪、山楂、神曲、麦芽、陈皮、鸡血藤、生地黄、枸杞子、何首乌、人参、白术、山药各 100 克，红花、鸡内金各 50 克，大枣、蜂蜜各 500 克。上药加水煎煮 3 次，滤汁去渣，合并 3 次滤液，加热浓缩至 200 毫升，加入蜂蜜继续加热浓缩成膏。每次 10～20 克，每日 3 次，口服。1 个月为 1 个疗程。适用于营养不良性贫血，纳差，肢体乏力，倦怠，易疲劳者。

3. 无比山药膏：生山药 500 克，山茱萸、泽泻、熟地黄、茯苓、巴戟天、赤石脂、杜仲、菟丝子、肉苁蓉各 90 克，鹿角胶 60 克。上药共为细末，过 100 目筛，和匀，浓煎，另加麦芽糖、蜂蜜各 60 克，糖浆 500 克，加热浓缩收膏。成人每次 15～30 克，每日 3 次，温开水送服。1 个月为 1 个疗程。适用于阵发性睡眠性血红蛋白尿（脾肾阳虚型）贫血。

4. 归丹膏：当归、丹参各 180 克，白芍 90 克。上药共为细末，和匀，浓煎，另加麦芽糖、蜂蜜各 60 克，糖浆 500 克，加热浓缩收膏。成人每次 15～30 克，每日 3 次，开水冲服。适用于贫血。

5. 仙芪膏：淫羊藿、黄芪、党参、丹参各 150 克，南沙参、仙鹤草、焦三仙各 100 克，甘草 50 克。上药加水煎煮 3 次，滤汁去渣，合并 3 次滤液，浓煎，另加麦芽糖、蜂蜜各 60 克，糖浆 500 克，加热浓缩收膏。成人每次 15～30 克，每日 3 次，口服。1 个月为 1 个疗程。适用于营养性贫血。

6. 一鲜膏：鲜鹿胎 1 具，人参、白术、茯苓、甘草、当归、川芎、白芍、熟地黄各 30 克。上药以元酒熬成膏。每次 6 克，每日 2 次，开水调服。适用于虚寒性贫血，肢倦枯瘦，面色萎黄，血虚经少。

7. 地黄膏：地黄 32 克，山药 16 克，牡丹皮、茯苓、泽泻各 12 克，山茱萸 6 克。上药加水煎煮 3 次，滤汁去渣，合并 3 次滤液，加热浓缩成清膏，再加蜂蜜或糖适量收膏即成。每次 10 克，每日 3 次，开水调服。适用于身体虚弱，贫血腹痛。

8. 二冬膏：天冬、麦冬各 450 克，川贝母 120 克。上药除川贝母外，余药加水煎煮 3

次，滤汁去渣，合并 3 次滤液，加热浓缩成清膏，加入川贝母面和匀，然后加梨花蜜 1 升，再微火熬至如稀糊成膏即可。每次 10～20 克（1～2 调匙），每日 1～2 次，餐前用温开水调服，小儿酌减。适用于贫血，胃出血，咳嗽咯血，耳鸣。

9. 月地补血膏：当归、茯苓、龟甲胶、鳖甲胶、酸枣仁各 150 克，熟地黄 250 克，白芍、何首乌、枸杞子、女贞子各 200 克，川芎 60 克，牛膝、杜仲、狗脊、黄芪各 100 克。如肢体麻木，肌肉眴动者加鸡血藤 300 克，僵蚕 150 克，全蝎 50 克；妇女经少色淡者加丹参 200 克，鹿角胶、香附各 100 克。上药除龟甲胶、鳖甲胶外，余药加水煎煮 3 次，滤汁去渣，合并 3 次滤液，加热浓缩成清膏，再将龟甲胶、鳖甲胶加适量黄酒浸泡后隔水炖烊，冲入清膏和匀，然后加蜂蜜 300 克收膏即成。每次 15～30 克，每日 2 次，开水调服。适用于贫血（肝血虚损型），症见面黄唇白，头晕耳鸣，视物昏糊，四肢麻木，肢体震颤，妇女则月经不调甚者闭经等。

10. 滋肾补血膏：熟地黄、枸杞子、山茱萸、山药、菟丝子、牛膝、何首乌、黄精、肉苁蓉、当归、白芍、杜仲各 150 克，川芎 50 克，龟甲胶、鹿角胶、砂仁、阿胶各 100 克。耳鸣脑响严重者加磁石 20 克，石菖蒲 15 克，柴胡 50 克；形体消瘦，食欲不振者加党参、茯苓各 150 克，白术 100 克，炙甘草 50 克。上药除龟甲胶、鹿角胶、阿胶外，余药加水煎煮 3 次，滤汁去渣，合并 3 次滤液，加热浓缩成清膏，再将阿胶、鹿角胶、龟甲胶加适量黄酒浸泡后隔水炖烊，冲入清膏内和匀，然后加蜂蜜 300 克收膏即成。每次 15～30 克，每日 2 次，开水调服。适用于贫血（肾精亏损型），症见面色萎黄少华，头晕眼花，耳鸣脑响，腰酸腿软，疲惫乏力等。

11. 蛤蚧党参膏：蛤蚧 50 克，党参 150 克。上药除蛤蚧外，将党参加水煎煮 3 次，滤汁去渣，合并 3 次滤液，加热浓缩成清膏，再将蛤蚧研成细末，兑入清膏内和匀，然后加蜂蜜适量收膏即成。每次 15～20 克，每日 2 次，开水冲服。可用于贫血、慢性胃炎及肺结核等病症。适用于脾胃虚弱，肺气不足，症见纳呆食少，体倦乏力，虚劳咳喘，舌淡胖，苔薄白，脉细。

12. 肝浸膏：牛、羊或猪的鲜肝适量。取牛、羊或猪的肝脏，除去脂肪等附着的其他组织，绞成肉浆，取 8 千克，加入 80% 乙醇 1.5 升，加硫酸与等容蒸馏水混合液 88 毫升，搅拌 18～24 小时，过滤，滤液收存，滤渣再加 20 升 50% 乙醇搅拌 12～18 小时，过滤，合并滤液，减压降温蒸发至 800 毫升，加等量无水乙醇，放置沉淀，倾泻过滤，滤器与滤渣用 50% 的乙醇洗净，洗液与滤液合并，用低温蒸发至糖浆状，缓缓倾入 10 倍量无水乙醇，随加随搅拌，以加速脱水作用。放置沉淀，将乙醇倾泻除去，沉淀中再加无水乙醇使变脆，低温干燥，粉碎，加入 1/10 量氯化钠拌匀，即得肝干浸膏。如将它溶于水中，并加适量的甘油和水，使每 1000 毫升相当于 8 千克鲜肝。含甘油 20%，含乙醇约 10%，即得肝浸膏，储瓶备用。口服。遵医嘱。适用于恶性贫血，妊娠期或营养性巨幼红细胞贫血与脂肪腹泻等。

13. 健脾补血膏：党参、焦三仙、淫羊藿各 150 克，白术、茯苓、熟地黄各 90 克，丹参 180 克，甘草 60 克。上药加水煎煮 3 次，滤汁去渣，合并 3 次滤液，浓煎，另加麦芽糖、蜂蜜各 60 克，糖浆 500 克，加热浓缩收膏。成人每次 30 克，每日 3 次，口服。10 日为 1 个疗程。适用于小儿营养性小细胞性贫血，倦怠乏力，嗜睡，疲劳者。

14. 参芪膏：炒党参、炙黄芪、当归、茯苓、白芍、陈皮、炒山楂、大枣各 120 克。上药加水煎煮 3 次，滤汁去渣，合并 3 次滤液，加热浓缩成膏。成人每次 30 克，每日 3 次，1 个月为 1 个疗程。适用于小儿营养性贫血，纳差，哭闹，疲劳者。

过敏性紫癜

过敏性紫癜是血管性紫癜中最常见的出血性疾病，属于一种变态反应性毛细血管炎。临床主要表现是以皮肤紫斑为主，常伴有关节炎、腹痛及肾炎等症状，少数患者还伴有血管神经性水肿。本病以儿童及青少年为多见，平均年龄为 5 岁，男女之比为 3∶2。春秋两季发病者居多。

本病相当于中医学病名国家标准"紫斑"，亦属于"肌衄""葡萄疫"等范畴。发病多由禀赋薄弱，形气不足，外感风邪所致，以致邪热郁于血脉，风热搏结，热伤脉络，迫血妄行，溢于肌肤则成紫斑。

【膏方集成】

1. 三白膏：白芍、生牡蛎、生薏苡仁各 300 克，牡丹皮、白薇、白茅根、小蓟草各 150 克，荷叶 100 克。上药加水煎煮 3 次，滤汁去渣，合并 3 次滤液，加热浓缩成清膏，再加蜂蜜 300 克收膏即成。每次 15～30 克，每日 2～3 次，温开水调服。适用于过敏性紫癜（肝旺血热，热伤血络型），症见反复关节出血致关节部位疼痛，不能行走站立，夜不能平卧，舌质淡，苔薄白，脉细弦数。可与以下外敷方药同用：乳香、没药、泽兰各 10 克，水红花子 30 克，芒硝 60 克。将上药装于沙袋中，蒸 20 分钟，待药温降到近于皮温时，加入冰片 4 克，混合均匀，敷于患部，每次 20 分钟，每日 2～3 次，此药包每日换 1 次。

2. 调血膏：当归、赤芍、熟地黄、川芎、天冬各 150 克，白及、知母各 100 克，阿胶、牡丹皮、石斛、三七粉各 60 克。上药共为细末，过 100 目筛，和匀，浓煎，另加麦芽糖、蜂蜜各 60 克，糖浆 500 克，收膏。成人每次 30 克，每日 3 次，温开水送服。半个月为 1 个疗程。适用于过敏性紫癜，口干口苦，皮下瘀斑者（阴虚内热型）。

3. 五鲜膏：鲜藕节 1000 克，生荸荠、生梨、生甘蔗各 500 克，鲜生地黄 120 克。先将上药洗净，共榨汁收集备用。药渣加水煎煮 1 小时，过滤去渣取汁，与上列药汁混合，用文火浓缩成清膏，再加蜂蜜 300 克收膏即成。每次 15～30 克，每日 2 次，开水调服。适用于过敏性紫癜，皮下瘀血，皮肤干燥。

4. 解毒化瘀膏：青黛 30 克，紫草、牡丹皮、赤芍、生地黄各 90 克，鸡血藤 150 克，鲜芦根、鲜茅根各 300 克。邪热在表，灼伤血络型酌加生石膏 150 克，金银花、连翘各 90 克，薄荷（后下）50 克，以清血解毒。毒热伤里，瘀血阻络型伴关节肿痛，屈伸不利者酌加威灵仙、丝瓜络、牛膝各 90 克，以调和气血，疏通经络。腹痛、便血、呕血者，重在化瘀行气止血加木香 60 克，焦山楂、红花、白芍、藕节炭各 90 克，三七粉 30 克。邪在下焦型在加赤小豆、莲须、豆豉等清热利湿透邪的同时，还加生山药、芡实等以固护肾气，剂量可视病情酌定。上药除青黛外，余药加水煎煮 3 次，滤汁去渣，合并 3 次滤液，加热浓缩成清膏，再将青黛粉兑入清膏和匀，然后加蜂蜜 300 克收膏即成。每次 5～15 克，每日 2～3 次，温开水调服。1 个月为 1 个疗程。适用于小儿过敏性紫癜。

5. 抗紫癜膏：金银花、蒲公英、紫花地丁各 150 克，土茯苓 300 克，白鲜皮、地肤子、萆薢各 120 克，丹参、赤芍、蝉蜕、防风、泽泻各 90 克，白芷、甘草各 60 克。上药加水煎煮 3 次，滤汁去渣，合并 3 次滤液，加热浓缩成清膏，再加蜂蜜 300 克收膏即成。每次 15～30 克，每日 2 次，温开水调服。半个月为 1 个疗程。适用于过敏性紫癜。

6. 紫草膏：紫草、当归各 100 克，牛蒡子、西河柳、知母、黄柏、苦参、淡竹叶各 150 克，蝉蜕 50 克。上药共为极细末，和匀浓煎，另加麦芽糖、蜂蜜各 60 克，糖浆 500 克，收膏。成人每次 30 克，每日 3 次，开水冲服。1 个月为 1 个疗程。适用于过敏性紫癜，阴虚内热。

7. 紫癜膏：生黄芪、紫草、炒赤芍、墨旱莲、紫丹参、大生地黄各 120 克，生白术、炒防风、炒牡丹皮、乌梅、苦参各 90 克，生甘草 60 克。上药加水煎煮 3 次，滤汁去渣，合并 3 次滤液，加热浓缩成清膏，再加蜂蜜 300 克收膏即成。每次 15～30 克，每日 2 次，温开水调服。适用于过敏性紫癜脾虚血热型，症见紫癜遍体，色红怕热瘙痒，腹痛便溏，舌质暗，苔薄白润，脉细涩模糊。

8. 五根膏：白茅根 600 克，瓜蒌根 300 克，茜草根、紫草根、板蓝根各 150 克。上药加水煎煮 3 次，滤汁去渣，合并 3 次滤液，加热浓缩成清膏，再加蜂蜜 300 克收膏即成。每次 15～30 克，每日 2 次，温开水调服。适

用于过敏性紫癜，血热发斑，热毒阻络者。

特发性血小板减少性紫癜

特发性血小板减少性紫癜是一类较为常见的出血性疾病，又称自身免疫性血小板减少性紫癜。临床表现主要为出血倾向，常见症状有皮肤、黏膜出血，甚至血尿、胃肠道出血等内脏出血，以及失血性贫血。其主要病理特点为血小板寿命缩短，骨髓巨核细胞增多，80％～90％的病例血清或血小板表现有 IgG 抗体，血小板更新加速，脾脏无明显肿大。根据发病机制、诱发因素和病程，本病分为急性型和慢性型两类。急性型常为自限性，多见于儿童，无性别差异，春、冬两季易发病；慢性型多见于成人，青年女性常见，女性发病率为男性的 3～4 倍。一般将病情迁延半年以上不愈或时而复发的病例称为慢性型。在儿童，其年发病率约为 46/100 万人口，而成人为 38/100 万人口左右。

本病相当于中医学病名国家标准"紫癜病"，亦属"阴阳毒""发斑""肌衄""葡萄疫""紫斑"等范畴，部分严重病例并发脑出血者可归属"中风"范畴。因先天禀赋因素，或邪毒壅遏脉络，或因病久脾虚不摄等，使血溢脉外，病理性质有实、有虚，急性型以热盛邪实为主，慢性型则以体虚多见。

【膏方集成】

1. 消斑膏：鸡血藤、当归、商陆各 60 克，墓头回、仙鹤草、侧柏叶各 75 克，生黄芪 600 克，生地黄 300 克，生甘草 160 克。阴虚者将生黄芪与生地黄剂量调换即可；血瘀明显者倍加鸡血藤量。上药加水煎煮 3 次，滤汁去渣，合并 3 次滤液，加热浓缩成清膏，再加蜂蜜 300 克收膏即成。每次 15～30 克，每日 2～3 次，温开水调服。1 个月为 1 个疗程。适用于原发性血小板减少性紫癜。

2. 凉荣膏：大生地黄、润玄参、粉丹皮、杭白芍、肥知母、阿胶、当归、栀子、白茅根各 50 克，生鳖甲 60 克，水牛角粉 30 克。除阿胶外，上药加水煎煮 3 次，滤汁去渣，合并 3 次滤液，浓煎，另加麦芽糖、蜂蜜各 60 克，糖浆 500 克，掺入阿胶，加热浓

缩收膏。成人每次 10～20 克，每日 3 次，温开水化服。适用于紫癜病、白血病、再生障碍性贫血，有出血倾向者。

3. 羊鹤膏：羊蹄根、仙鹤草、首乌藤、岩柏各 300 克，连翘、合欢皮各 150 克，大枣 150 枚。上药加水煎煮 3 次，滤汁去渣，合并 3 次滤液，另加麦芽糖、蜂蜜各 60 克，糖浆 500 克，收膏。成人每次 15～30 克，每日 3 次，口服。1 个月为 1 个疗程。适用于血小板减少性紫癜。

4. 茅蓟膏：白茅根、大蓟炭、生藕节、大枣各 600 克，生地黄 150 克，当归、栀子、炒黄芩各 90 克。上药加水煎煮 3 次，滤汁去渣，合并 3 次滤液，加热浓缩成清膏，再加蜂蜜 300 克收膏即成。每次 15～30 克，每日 2 次，开水调服。1 个月为 1 个疗程。适用于血小板减少性紫癜。

5. 仙角膏：水牛角 180 克，仙鹤草、墨旱莲、枸杞根、花生衣、生地黄、大枣各 90 克。上药加水煎煮 3 次，滤汁去渣，合并 3 次滤液，另加麦芽糖、蜂蜜各 60 克，糖浆 500 克，加热浓缩收膏。成人每次 15～30 克，每日 3 次，口服。1 个月为 1 个疗程。适用于血小板减少性紫癜。

6. 参归止血膏：党参 250 克，当归、熟地黄、阿胶、炒白芍、炙黄芪、鹿角胶、血余炭、小蓟炭、白茅根各 150 克。上药除阿胶、鹿角胶、血余炭、小蓟炭外，余药加水煎煮 3 次，滤汁去渣，合并 3 次滤液，加热浓缩成清膏，再将阿胶、鹿角胶加适量黄酒浸泡后隔水炖烊，将血余炭、小蓟炭研成细末，一并加入清膏内，混合均匀，然后加蜂蜜 30 克收膏即成。每次 15～30 克，每日 2 次，开水调服。1 个月为 1 个疗程。适用于血小板减少性紫癜。

7. 养血消癜膏：炙黄芪 200 克，全当归、杭白芍、何首乌、补骨脂、巴戟天、山茱萸、熟地黄各 100 克，炙甘草 60 克，女贞子、墨旱莲各 150 克。上药加水煎煮 3 次，滤汁去渣，合并 3 次滤液，加热浓缩成清膏，再加入蜂蜜 300 克收膏即成。每次 9～15 克，每日 3 次，开水冲服。1 个月为 1 个疗程。适用于慢性血小板减少性紫癜（肝肾阴虚型），

症见周身皮肤瘀斑、瘀点，或见鼻齿衄血，或见血尿、崩漏等出血症状，兼见五心烦热、盗汗、舌红少苔、脉细数。

8. 羊蹄膏：羊蹄根 2500 克。取原药材，磨成细粉，称取过 100 目筛的细粉 2500 克。余量加水适量煎煮 3 次，每次煎 30 分钟，过滤，合并 3 次滤液，加热浓缩成流浸膏。每次 10～15 克，每日 3 次，温开水送服。1 个月为 1 个疗程。适用于血小板减少性紫癜，功能失调性子宫出血，再生障碍性贫血等。

9. 仙鹤益母膏：仙鹤草、黄芪、丹参各 300 克，黄精、益母草、白及、紫草各 150 克，白茅根、牡丹皮、赤芍、连翘、生甘草各 100 克。神昏者加水牛角 100 克；鼻衄、牙龈出血者加牛膝 100 克，侧柏叶 150 克；气虚者加党参 200 克，大枣 150 枚；阴虚者加地骨皮 200 克；血热者加紫草 200 克，黄芩 100 克；血瘀明显者加三七粉（冲入）50 克。上药加水煎煮 3 次，滤汁去渣，合并 3 次滤液，加热浓缩成清膏，再加蜂蜜 300 克收膏即成。每次 15～30 克，每日 2 次，开水调服。1 个月为 1 个疗程。适用于血小板减少性紫癜。

10. 参芪归枣膏：党参、花生衣、黄芪各 300 克，炒白术、当归、阿胶、大枣各 150 克，仙鹤草、酸枣仁 200 克，炙甘草 100 克。如有紫癜出血较多者加紫草根、茜草根各 300 克；月经过多者加棕榈炭、艾叶炭各 150 克，炮姜炭 100 克。上药除阿胶外，余药加水煎煮 3 次，滤汁去渣，合并 3 次滤液，加热浓缩成清膏，再将阿胶加适量黄酒浸泡后隔水炖烊，冲入清膏和匀，然后加蜂蜜 300 克收膏即成。每次 15～30 克，每日 2 次，开水调服。适用于血小板减少症气虚不摄型，症见肌肤斑色淡红，病程较长，时发时愈，伴神疲乏力、面色不华、食少便溏、舌淡苔白。

11. 石角地黄膏：水牛角、生石膏各 500 克，生地黄 300 克，赤芍、牡丹皮、知母、玄参各 150 克，黄连 50 克。发热烦躁者加金银花 300 克，连翘 200 克；鼻衄者加白茅根、侧柏叶各 300 克；尿血者加小蓟 200 克，墨旱莲 300 克；便血鲜红者加生地榆 200 克，槐花 150 克。上药加水煎煮 3 次，滤汁去渣，

合并 3 次滤液，加热浓缩成清膏，再加蜂蜜 300 克收膏即成。每次 15～30 克，每日 2 次，开水调服。1 个月为 1 个疗程。适用于血小板减少症血热妄行型，症见肌肤斑色鲜红，起病急骤，伴发热，烦渴，溺赤便秘，舌红苔黄。

12. 地角膏：水牛角、生地黄、茯苓、牡丹皮、白芍、阿胶、麦冬、黄芪各等份。上药除阿胶外，余药加水煎煮 3 次，滤汁去渣，合并 3 次滤液，加热浓缩成稠膏状，再将阿胶用适量黄酒浸泡后隔水炖烊，冲入稠膏。成人每次 1 匙，每日 4 次，小儿每次半匙，每日 2 次，均为开水冲服。1 个月为 1 个疗程。总疗程 3 个月。适用于原发性血小板减少性紫癜血热妄行型，症见皮肤瘀点、瘀斑，齿鼻衄血，血尿，或月经过多，舌质红苔黄，脉数。

13. 侧柏膏：侧柏叶、生地黄、黄连、生石膏、荷叶各等份。上药加水煎煮 3 次，滤汁去渣，合并 3 次滤液，加热浓缩成稠膏状，再加蜂蜜 300 克收膏即成。每次 9～15 克，每日 2 次，早、晚餐后 1 小时用开水冲服（或布包泡服）。适用于血小板减少性紫癜。

14. 二草膏：仙鹤草 200 克，紫草 100 克，大枣 120 枚。上药加水煎煮 3 次，滤汁去渣，合并 3 次滤液，加热浓缩成清膏，加红糖 200 克溶化收膏即成。每次 15～30 克，每日 3 次，早、中、晚餐后 1 小时用温开水调服。症状消除后再服 1 周以上，以巩固疗效。适用于各种类型的血小板减少性紫癜。

15. 复方益血膏：辽阳参、大鹿衔草各 200 克，紫丹参 100 克。上药洗净晒干后，共为极细末，和匀，浓煎，另加麦芽糖、蜂蜜各 60 克，糖浆 500 克，加热浓缩收膏。成人每次 30 克，每日 3 次，口服。10 次为 1 个疗程。适用于血小板减少性紫癜。

16. 消癜膏：当归、仙鹤草、生地榆、制何首乌、黄芪各 350 克，制商陆、党参、山茱萸、大熟地黄、紫丹参各 200 克，玄参、阿胶、黄精各 150 克，生甘草 60 克。若偏气虚者加大枣 50 枚，茯苓 100 克；偏阴虚去党参，加知母、鳖甲各 150 克；偏脾肾虚寒者去玄参，加补骨脂、菟丝子、熟附子各 100 克，若脾大者，加失笑散。上药除阿胶外，余药加水煎煮 3 次，滤汁去渣，合并 3 次滤液，加热浓缩成清膏，再将阿胶加适量黄酒浸泡后隔水炖烊，冲入清膏和匀，然后加蜂蜜 300 克收膏即成。每次 15～30 克，每日 2 次，开水调服。1 个月为 1 个疗程。适用于血小板减少性紫癜。

17. 紫癜速愈膏：鸡血藤 180 克，熟地黄、玄参、麦冬、茜草、补骨脂、紫草、生地黄各 90 克，芍药、白术、当归、阿胶（烊化）各 50 克，甘草 100 克，三七粉 20 克。气虚者加黄芪 30 克，党参 20 克；便血者加地榆炭 20 克，荆芥炭 20 克；月经过多者加墨旱莲、赤石脂各 20 克。上药除阿胶、三七粉外，余药加水煎煮 3 次，滤汁去渣，合并 3 次滤液，另加麦芽糖、蜂蜜各 60 克，糖浆 500 克，加热浓缩收膏。成人每次 30 克，每日 3 次，口服。1 个月为 1 个疗程。适用于急慢性型特发性血小板减少性紫癜气阴两虚型，症见皮肤瘀斑、瘀点，以下肢为甚，伴鼻衄，齿衄，月经过多，舌质淡，苔薄白或少苔，脉细数。

白细胞减少症与粒细胞缺乏症

正常人的外周血中的白细胞数量虽与年龄的关系有一定波动，但总的来看一般都是在 (4.0～10.0) ×10^9/升。如果低于 4.0×10^9/升称为白细胞减少症。而白细胞中主要是中性粒细胞及淋巴细胞，尤以中性粒细胞占主要成分，因此白细胞减少，常是中性粒细胞减少。当粒细胞绝对值低于 2.0×10^9/升时，称为粒细胞减少症。若粒细胞继续下降，当低于 0.5×10^9/升时，则称为粒细胞缺乏症。白细胞减少症一般可无明显表现，或有乏力及易感染等。若为粒细胞缺乏症，临床常有头晕、乏力、低热及呼吸道、泌尿道等严重感染、高热等表现。

中医学无"白细胞减少症"病名，据其临床表现，似属于中医学"气血虚""温病"等范畴。本病因劳倦内伤、病后失调或药后

中医膏方全书（珍藏本）

伐伤、脾肾亏虚、气血不足、阴阳失调，病位在脾肾，以虚证多见，可见兼有瘀、湿热，虚实夹杂，尤以肾精气亏虚为主。

【膏方集成】

1. 丹胎膏：补骨脂、紫河车粉、丹参各等份。上药共为细末，过 100 目筛，和匀，另加麦芽糖、蜂蜜各 60 克，糖浆 500 克，加热浓缩收膏。成人每次 15 克，每日 3 次，温开水送服。1 个月为 1 个疗程。适用于白细胞减少症，肝肾亏虚，腰膝冷痛。

2. 参鸡散膏：潞党参 50 克，鸡血藤、炙黄芪各 25 克，龟甲胶、炒白术、骨碎补、阿胶各 15 克，全当归、炙甘草各 10 克，枸杞子 20 克。阳虚者加附片 45 克，肉桂 4.5 克；失眠者加五味子 12 克，炙远志 6 克；血虚者加熟地黄、制何首乌各 15 克；低血压者加柴胡、升麻各 6 克。上药以 10 倍量，除龟甲胶、阿胶外，余药加水煎煮 3 次，滤汁去渣，合并 3 次滤液，加热浓缩成清膏状，再将龟甲胶、阿胶加适量黄酒浸泡后隔水炖烊，冲入清膏，和匀，然后加蜂蜜 300 克收膏即成。每次 15～30 克，每日 2 次，用温开水调服。适用于白细胞减少症。

3. 升白膏：鸡血藤、太子参、大枣各 30 克，黄芪、枸杞子、淫羊藿、巴戟天、草红花各 15 克。上药加水煎煮 3 次，滤汁去渣，合并 3 次滤液，浓煎，另加麦芽糖、蜂蜜各 60 克，糖浆 500 克，加热浓缩收膏。成人每次 15 克，每日 3 次，口服。15 日为 1 个疗程。适用于白细胞减少症。

4. 石枣双肾膏：石枣子、双肾草、百节藕各 600 克，鲜韭菜汁适量。先将前 3 味药共为细末，用黑砂糖 600 克共拌入鲜韭菜汁中，混合均匀，加热浓缩收膏。成人每次 15 克，每日 3 次，口服。1 个月为 1 个疗程。适用于白细胞减少症。

弥散性血管内凝血

弥散性血管内凝血是多种原因致弥漫性微血管内血栓形成，继之因凝血因子及血小板被大量消耗，纤维蛋白溶解亢进而发生的出血综合征。本病又称消耗性凝血病或去纤维蛋白综合征。弥散性血管内凝血是一种复杂的病理生理现象，以弥散性微血管内血栓形成，造成微循环障碍，致使多种组织与器官功能紊乱、消耗性凝血障碍及继发性纤维蛋白溶解，而发生休克和出血倾向为其主要特点。早期可见凝血时间缩短而无出血倾向。到后期有凝血障碍时，出现出血症状，轻者皮肤见出血点，重者出现大片瘀斑，并有呕血、咯血、便血、血尿、少尿或无尿，以及寒战、惊厥、昏迷、呼吸困难、发绀、腹痛、黄疸等症状。

中医学无"弥散性血管内凝血"病名，据其临床表现，似属于中医学"气血虚""温病"等范畴。引起本病的病因比较复杂，主要因感受外邪，可因热邪温毒，亦可因感受寒邪，或久病体虚，气滞血瘀，或因于外伤，形成瘀血内阻。血瘀后，血运受阻，血不循经，溢于脉外，而为出血、瘀斑。此外，久病脏腑虚损，无力推动血液运行，血运不畅，可形成血瘀，严重外伤直接损伤血络，伤及脏腑，同样可发生血瘀。本病的发生原因虽多，但其基本病理机制主要是血瘀形成，血行瘀滞，相继发生出血，进而导致脏腑功能衰败。

【膏方集成】

1. 加减桃红四物膏：桃仁、红花各 100 克，熟地黄、赤芍各 80 克，当归 150 克，川芎 50 克。如若患者久病脏腑虚损而至无力行血者可加黄芪 200 克，党参 100 克，升麻 50 克。上药加水煎煮 3 次，滤汁去渣，合并 3 次滤液，浓煎，另加麦芽糖、蜂蜜各 60 克，糖浆 500 克，加热浓缩收膏。成人每次 10～20 克，每日 3 次，口服。1 个月为 1 个疗程。适用于恶性肿瘤并发弥散性血管内凝血。

2. 凉血止血膏：茜草、益母草各 200 克，生地黄、赤芍各 150 克，牡丹皮 100 克，酒大黄 80 克，甘草 50 克。气虚者加党参、黄芪各 100 克；阴虚者加玄参、龟甲、知母、鳖甲各 100 克。上药加水煎煮 3 次，滤汁去渣，合并 3 次滤液，浓煎，另加麦芽糖、蜂蜜各 60 克，糖浆 500 克，加热浓缩收膏。成人每次 10～20 克，每日 3 次，口服。1 个月为 1 个疗程。适用于弥散性血管内凝血。

中医膏方全书（珍藏本）

3. 犀角地黄膏：生地黄、赤芍、牡丹皮各100克，犀角50克，大黄60克，侧柏炭、栀子、紫草各80克，连翘、茜草、白茅根各90克。热甚闭窍者加紫雪丹、至宝丹各1粒，每日3次；腹痛、便血者去大黄，加地榆炭、白芍、甘草、蒲黄各50克。上药加水煎煮3次，滤汁去渣，合并3次滤液，加热浓缩成清膏，再加蜂蜜300克收膏即成。每次15～30克，每日2次，开水调服。1个月为1个疗程。适用于气热妄行。

4. 茜根膏：生地黄200克，龟甲、女贞子、阿胶各150克，茜草、玄参、墨旱莲、牡丹皮、知母、侧柏叶各100克。气虚加党参、黄芪；出血较多者加十灰丸3～6克，每日3～4次。将龟甲、知母煅烧先煎，再纳入上药（阿胶除外）加水煎煮3次，滤汁去渣，合并3次滤液，放入阿胶，加热浓缩成清膏，再加蜂蜜300克收膏即成。每次15～30克，每日2次，用开水调服。1个月为1个疗程。适用于急性弥散性血管内凝血后期阴虚火旺者。

5. 逐瘀升压膏：红参、黄精各200克，桃仁、红花、当归、川芎、生地黄、赤芍各150克，牛膝、柴胡、桔梗各100克，阿胶80克。血虚去柴胡、桔梗，加熟地黄、白芍各150克；热甚去当归，加黄芩、栀子、连翘、金银花各150克。将上药（阿胶除外）加水煎煮3次，滤汁去渣，合并3次滤液，放入阿胶加热浓缩成清膏，再加蜂蜜300克收膏即成。每次15～30克，每日2次，开水调服。1个月为1个疗程。适用于急性弥散性血管内凝血气脱危重阶段者。

6. 败毒逐瘀膏：桃仁、红花各150克，川芎、柴胡、桔梗、牛膝、生地黄、黄芩、大黄、蒲公英、连翘、紫花地丁各100克，甘草50克。血虚去柴胡、桔梗，加当归、熟地黄、白芍各100克；气虚加黄芪、红参各100克。上药加水煎煮3次，滤汁去渣，合并3次滤液，加热浓缩成清膏，再加蜂蜜300克收膏即成。每次15～30克，每日2次，开水调服。1个月为1个疗程。适用于重症感染所致的急性弥散性血管内凝血。

7. 犀蒿膏：水牛角200克，赤芍、牡丹皮、紫珠、墨旱莲、丹参各150克，玄参、麦冬、生地黄、栀子、黄连、茵陈、虎杖、白茅根各100克，煅人中白50克。将水牛角先煎1小时，再将上药纳入并加水煎煮3次，滤汁去渣，合并3次滤液，加热浓缩成清膏，再加蜂蜜300克收膏即成。每次15～30克，每日2次，开水调服。1个月为1个疗程。适用于胆道感染并发弥散性血管内凝血。

骨髓增生异常综合征

骨髓增生异常综合征（MDS）是一组骨髓克隆异常的恶性疾病。骨髓中造血干细胞增殖分化异常，造血细胞发生形态、结构、功能和细胞遗传学的变化。临床主要症状为贫血、出血、感染。少数患者有淋巴结肿大、肝脾大及脑骨压痛等。外周血呈全血细胞减少或一系、二系血细胞减少，骨髓增生多为亢进，有两系或三系血细胞显著的病态造血，应用一般抗贫血药不易生效，病程较长。本病可原发或继发于化疗、放疗。在疾病过程中部分患者可转变为白血病。

本病有血虚、发热、出血等特征，中医学虽无此病名，但据其临床表现，应归属于"虚劳""血证""热劳""癥瘕""温病"等范畴。病因多为先天禀赋不足，因虚致病，气血亏虚，渐至阴阳虚损。外因为邪毒侵袭，邪毒入里，伤及营阴，累及骨髓，生血不足，以至血虚，血虚则可致气虚，病程日久，而成虚劳。本病的出血，可由瘀血内阻使血不循经而外溢，热伤血络，迫血妄行，或因气血不摄，血虚不固而引起出血，可用止血、祛瘀、宁血、补虚等方法治疗。

【膏方集成】

1. 夏苓膏：制半夏、云茯苓各120克，白术、天麻、陈皮、石菖蒲、菊花、黄芩各100克，僵蚕、胆南星、甘草各80克。痰火之象减轻者去石菖蒲、菊花，加薏苡仁30克，泽泻10克；皮肤瘀斑、瘀点未消者减僵蚕、胆南星、黄芩，加丹参15克，赤芍10克，红花6克。上药加水煎煮3次，滤汁去渣，合并3次滤液，加热浓缩成清膏，再加蜂蜜300克收膏即成。每次15～30克，每日

中医膏方全书·（珍藏本）

2次，开水调服。适用于骨髓增生异常综合征，出血，纳差。

2. 活血降血膏：桃仁、水蛭、牡丹皮、赤芍各100克，生地黄、紫草、益母草各150克，丹参、葛根各300克，红花、甘草各60克。兼肝经热盛者加黄芩、知母、栀子各15克；眩晕、头痛者加天麻9克，钩藤15克，川芎10克；腹胀便结加大黄6克，枳实10克。上药共为细末，过100目筛，和匀，浓煎，另加麦芽糖、蜂蜜各60克，糖浆500克，加热浓缩收膏。成人每次10～15克，每日3次，温开水送服。适用于骨髓增生异常综合征贫血患者。

3. 归龙膏：龙胆300克，当归、栀子、黄芩、泽泻、枳壳、大黄（后入）、车前子各150克，生地黄200克，柴胡、木通各90克，甘草60克。上药加水煎煮3次，滤汁去渣，合并3次滤液，加热浓缩成清膏，再加蜂蜜300克收膏即成。每次15～30克，每日3次，空腹时用开水调服。1个月为1个疗程。以3个疗程为限。适用于骨髓增生异常综合征易出血患者。

4. 乌梅膏：乌梅、川楝子、白术、熟地黄、五味子、山药、肉豆蔻、山楂各150克。上药共为细末，过100目筛，和匀，浓煎，另加麦芽糖、蜂蜜各60克，糖浆500克，加热浓缩收膏。成人每次10～15克，每日3次，温开水送服。适用于骨髓增生异常综合征脾气亏虚者。

5. 降粒膏：柴胡、黄芩、制半夏、前胡、桔梗、枳壳、黄连、瓜蒌、旋覆花、厚朴各100克，甘草200克。纳少呕恶者加竹茹90克；气促咳嗽者加苦杏仁90克；痰黄黏稠者加苇茎、枇杷叶各90克。上药共为极细末，和匀，浓煎，另加麦芽糖、蜂蜜各60克，糖浆500克，加热浓缩收膏。成人每次10克，每日3次，开水冲服。适用于骨髓增生异常综合征。

6. 蜻蛉膏：蜻蛉80只，补骨脂、肉苁蓉、糖人参、生白术、当归身、花生仁（连衣）、赤小豆各120克。上药共为细末，过100目筛，和匀，浓煎，另加麦芽糖、蜂蜜各60克，糖浆500克，加热浓缩收膏。成人每

次10～15克，每日3次，口服。1个月为1个疗程。适用于骨髓增生异常综合征。

脾功能亢进症

脾功能亢进症是一种综合征。临床表现为脾脏大，一种或多种血细胞减少，而骨髓中却有相应细胞系的幼稚细胞过度增生，脾切除后外周血象恢复，症状缓解。脾功能亢进（简称脾亢）分为原发性和继发性两大类。原发性脾亢由于病因不明，很难确定该组疾病是否为同一病因引起的不同后果，或为相互无关的独立疾病。继发性脾亢一般有较明确的病因。

本病的发生多因情志抑郁，寒湿侵袭，病后体虚，或黄疸、疟疾等经久不愈，使脏腑失和，阻滞气机，瘀血内停，或兼痰湿凝滞而成癥积。《诸病源候论》曰："积者，脏病也，阴气所生也……虚劳之人，阴阳伤损，血气凝涩，不能宣通经络，故积聚于内也。"说明虚劳亦能致积。

【膏方集成】

1. 肝宁膏：黄芪、白术、白芍、当归、泽兰、葫芦茶、猛老虎各200克，鳖甲100克。先将鳖甲洗净，加水适量煎煮30分钟取煎液，加水加余药再煎，共取液2次，合并煎液，再以文火煎熬浓缩至较黏稠时加入蜂蜜300克，至沸停火，收膏即成。每次1汤匙，每日2次，以沸水冲化饮服。适用于肝硬化脾功能亢进肝脾大者，肢体乏力，倦怠。

2. 归脾膏：白术、人参、黄芪、当归、茯苓、酸枣仁各200克，木香、龙眼肉、生姜、大枣、仙鹤草、黄精各100克，远志、炙龟甲、甘草各50克。先将鳖甲加水适量煎煮30分钟取煎液，加水加余药再煎，共取液2次，合并煎液，再以文火煎熬浓缩至较黏稠时加入蜂蜜300克，至沸停火，收膏即成。每次1汤匙，每日2次，以沸水冲化饮服。1个月为1个疗程。适用于肝硬化脾功能亢进者，气血亏虚，脸色苍白者。

3. 调脾膏：黄芪、三七、川芎、鬼箭羽、姜黄、紫河车粉、白花蛇舌草、垂盆草各150克。先将上药加水煎煮，共取液2次，

合并煎液，再以文火煎熬浓缩至较黏稠时加入蜂蜜 300 克，至沸停火，收膏即成。每次 1 汤匙，每日 2 次，沸水冲化饮服。1 个月为 1 个疗程。适用于脾功能亢进肝硬化门静脉高压者，症见腹部胀满，颈动脉怒张。

4. 清下消补膏：茵陈、半枝莲、赤芍、当归、党参、黄芪各 200 克，满天星、莪术、三七、大黄、板蓝根、连翘各 100 克，紫河车、冬虫夏草、龟甲、炙鳖甲各 50 克。先将龟甲、炙鳖甲加水适量煎煮 30 分钟取煎液，加水加余药（冬虫夏草除外）再煎，共取液 2 次，合并煎液加冬虫夏草，再以文火煎熬浓缩至较黏稠时加入蜂蜜 300 克，至沸停火，收膏即成。每次 1 汤匙，每日 2 次，沸水冲化饮服。1 个月为 1 个疗程。适用于肝硬化脾功能亢进血细胞低下者，热毒入络，气虚血瘀者。

5. 柔肝健脾膏：黄精、北沙参、麦冬、川郁金、黄芪、焦白术、云茯苓、牡丹皮各 200 克，太子参、生延胡索、莪术、大腹皮、羊蹄根、仙鹤草各 150 克，炙龟甲、炙鳖甲各 100 克。先将炙龟甲、炙鳖甲加水适量煎煮 30 分钟取煎液，加水加余药再煎，共取液 2 次，合并煎液，再以文火煎熬浓缩至较黏稠时加入蜂蜜 300 克，至沸停火，收膏即成。每次 1 汤匙，每日 2 次，沸水冲化饮服，1 个月为 1 个疗程。适用于肝硬化脾功能亢进者易怒，纳差。

6. 健脾消水膏：柴胡、郁金、川楝子、红花、五灵脂、白参、茯苓、白术、大腹皮、泽泻、甘草各 150 克。将上药加水适量煎煮 30 分钟取煎液 1 次，加水再煎，共取液 2 次，合并煎液，再以文火煎熬浓缩至较黏稠时加入蜂蜜 300 克，至沸停火，收膏即成。每次 1 汤匙，每日 2 次，沸水冲化饮服，1 个月为 1 个疗程。适用于脾功能亢进配合脾动脉结扎术治疗的患者。

白 血 病

白血病是造血系统的恶性肿瘤，即造血干细胞及祖细胞的恶性变。其特征为白血病细胞在骨髓及其他造血组织中呈恶性、无限制地增生，浸润全身各组织和脏器，使正常造血受抑制，周围血液血细胞有量和质的变化。根据白血病细胞的成熟程度和自然病程，白血病分为急性与慢性两大类，各自有其特点。急性白血病的细胞多为原始细胞及幼稚细胞，起病急，病情发展迅速，自然病程仅几个月。慢性白血病的细胞多较成熟，病情发展缓慢，自然病程为数年。临床以高热、贫血、出血、浸润为特征。

本病属于中医学"温病""急劳""热劳""血证""虚劳"等范畴。本病的发病与一身元气之盈亏盛衰有关。元气不足则温养一身脏腑无力，故化生新的气血精液不足，致正气虚弱，防御功能下降，抵抗邪毒无力，邪毒容易深入而直达骨髓，耗血伤髓，导致骨髓生血紊乱，白细胞成熟障碍，因而停留在幼稚细胞阶段。

【膏方集成】

1. 抗白膏：黄芪、生地黄、熟地黄、当归身、肉苁蓉、升麻各 50 克，白术、泽泻各 40 克。上药共为细末，过 100 目筛，和匀，浓煎，另加麦芽糖、蜂蜜各 60 克，糖浆 500 克，收膏。成人每次 15 毫升，小儿减半，每日 3 次，口服。适用于慢性粒细胞白血病。

2. 三鲜膏：鲜生地黄 100 克，鲜小蓟、鲜蒲公英各 400 克。上药加水煎煮 3 次，滤汁去渣，合并 3 次滤液，加热浓缩成清膏，再加蜂蜜 300 克收膏即成。每次 15～30 克，每日 2～3 次，口服。连服 2～3 个月。适用于慢性粒细胞白血病。

3. 乌头膏：制川乌尖、黄柏、龙泉粉各 10 克，文蛤 1 枚，金头蜈蚣 1 条。上药共为细末，加麝香 0.5 克，陈醋调和成膏。外用，用时取药膏适量，贴敷于坚硬肿处，每 12 小时换药 1 次。适用于白血病。

4. 桑椹膏：鲜桑椹 1000 克（干品 500 克），蜂蜜 300 克。先将桑椹洗净，加水适量煎煮 30 分钟取煎液 1 次，加水再煎，共取液 2 次，合并煎液，再以文火煎熬浓缩至较黏稠时加入蜂蜜 300 克，至沸停火，收膏即成。每次 1 汤匙，每日 2 次，以沸水冲化饮服。适用于白血病。

5. 三杉膏：三尖杉 15 克，党参 9 克，黄芪 12 克，薏苡仁 30 克，白术 6 克。上药加水煎煮 3 次，滤汁去渣，合并 3 次滤液，加热浓缩成清膏，再加糖适量收膏即成。每次 9 克，每日 3 次，温开水调服，同时加服猕猴桃膏和香龙膏。适用于慢性白血病、淋巴肉瘤。

6. 当归浸膏：当归、黄芩、黄柏、黄连、栀子、龙胆各 30 克，大黄、木香各 15 克。上药共为细末，乙醇渗漉提取浓缩为浸膏。每次 10～20 毫升，每日 3 次，口服。1 个月为 1 个疗程。适用于慢性粒细胞白血病。

7. 红黄膏：水红花子、生大黄各 15 克，朴硝、栀子、石灰各 5 克，酒醇 1 块如鸡卵大。上药共捣烂成膏，备用。外用，用时取药膏适量，摊于布上外贴敷肿大的肝脾局部处，外用纱布包扎固定。并用热水袋外敷，以助药力渗透，3 日后揭开，内黑如墨为获效，每隔 3～5 日换药 1 次。适用于慢性白血病伴肝脾大者。

8. 麝香膏：红芥菜子 30 克，麝香 3 克，阿魏 9 克。先将红芥菜子用生姜汁浸一宿后，与麝香、阿魏同捣烂如膏。外用，用时取药膏摊于布上，贴敷患处，外用纱布或汗巾包扎固定。每 3 日或 5 日换药 1 次。适用于慢性白血病伴肝脾大者。

9. 消白膏：守宫、汉三七、蜈蚣各 30 克，朱砂、皂角、雄黄各 15 克，僵蚕、青黛、枯矾各 20 克。上药浓煎，另加麦芽糖、蜂蜜各 60 克，糖浆 500 克，收膏。成人每次 10～15 克，每日 3 次，口服。适用于慢性粒细胞白血病。

10. 蛇莲膏：白花蛇舌草、败酱草、半枝莲、板蓝根、大青叶、生地黄、玄参、蒲公英各 150 克，党参、黄芪各 100 克，牛蒡子、黄药子、马勃、白芍各 75 克，阿胶、牡丹皮、姜黄各 50 克。若发热者加柴胡、连翘、黄连各 50 克，生石膏 250～400 克；若气血两虚者加当归身、丹参、甲珠各 75 克；若出血者加生地黄炭 75 克，三七粉、仙鹤草、小蓟各 50 克。上药除阿胶外，余药加水煎煮 3 次，滤汁去渣，合并 3 次滤液，加热浓缩成清膏，再将阿胶加适量黄酒浸泡后隔水炖烊，冲入清膏和匀，然后加蜂蜜 300 克

收膏即成。每次 15～30 克，每日 2～3 次，开水调服。1 个月为 1 个疗程。适用于白血病。

11. 壁虎膏：守宫 100 条。上药为细末，浓煎，另加麦芽糖、蜂蜜各 60 克，糖浆 500 克，收膏。成人每次 10 克，每日 3 次，白开水送服。适用于急性淋巴细胞白血病。

12. 黛甲膏：青黛、鳖甲各 80 克，龟甲、生牡蛎、太子参、生地黄、鸡内金、生山药、地骨皮各 30 克，金银花、当归、赤芍、红花、炮穿山甲、牡丹皮各 15 克，广木香、甘草各 10 克。气阴两虚者加黄芪、党参、生地黄、熟地黄、五味子、补骨脂、龟甲、当归、麦冬、阿胶、生牡蛎、鹿角霜。上药共为细末，过 100 目筛，和匀，浓煎，另加麦芽糖、蜂蜜各 60 克，糖浆 500 克，收膏。成人每次 10～15 克，每日 3 次，温开水送服。适用于慢性粒细胞白血病。

恶性淋巴瘤

恶性淋巴瘤是一组原发于淋巴结和淋巴组织的恶性肿瘤，以淋巴网状组织恶性增生为特征的疾病，临床以无痛性、进行性淋巴结肿大为主要表现，其中以颈部淋巴结肿大最多见，其余依次为腹股沟、腋下、锁骨上下淋巴结，亦可伴有肝脾大，晚期可出现衰竭和恶病质。恶性淋巴瘤根据形态不同分为霍奇金病（HD）和非霍奇金淋巴瘤（NHL）两大类。在我国 95% 左右的淋巴瘤为非霍奇金淋巴瘤。淋巴瘤的诊断主要靠淋巴结活体组织检查。在所有恶性肿瘤死亡数中占第 11 位，但是其发病年龄及病死年龄均较轻。据统计，恶性淋巴瘤发病年龄在 20～40 岁的占 50%，病死年龄平均为 49.9 岁，大大低于所有恶性肿瘤平均病死年龄。

本病属于中医学"石疽""失荣""恶核""瘰痢"等范畴。其病因是多种多样的，如六淫、伤食等邪毒之郁结积聚，脏腑经络失调，阴阳气血等正气亏损，致使机体痰滞、气郁、血瘀、毒蓄等结聚成块，其中痰滞血瘀、痰瘀互结是主要成因之一。

【膏方集成】

1. 瞿麦膏：瞿麦、山豆根、生黄芪、党参、白术、茯苓、当归、炒柴胡、黄芩、麦冬、陈皮各 6 克，赤芍、知母、夏枯草各 9 克，石斛 15 克，天花粉、猕猴桃各 30 克，生薏苡仁 20 克，白花蛇舌草 60 克。上药加水煎煮 3 次，滤汁去渣，合并 3 次滤液，加热浓缩成清膏，再加冰糖或红糖熬成糊状收膏。每次 15 克，每日 3 次，开水调服。适用于面色无华，面目虚肿，畏寒身冷，全身乏力，心悸气短，头晕目眩，自汗盗汗，脉虚细无力，舌苔薄白，舌质胖淡，边有齿印。

2. 喜神消痛膏：刺猬皮 100 克，血竭、生乳香、生没药、川芎、土鳖虫各 50 克，冰片 15 克。上药除血竭、乳香、没药、冰片外，余药用香油 1500 毫升浸泡 5～6 小时后，加热熬至药焦枯，滤油去渣，再炼油至沸，离火，加黄丹 1000 克，边搅边加，至匀收膏，然后将血竭、乳香、没药、冰片研成细末，兑入膏内和匀即成，待温摊膏备用。外用，使用时先把患者疼痛的部位清洗干净，再取膏药烘热软化（以不烫伤皮肤为度），敷贴在患部（疼痛处），并用手轻轻在膏药上按摩 3～5 分钟。48 小时换药 1 次。8 次为 1 个疗程。适用于口干欲饮，脘胀拒按，心下触块，呕血便血，肌肤甲错，舌质紫暗或有瘀斑，苔薄白或白腻，脉沉弦。

3. 参芪蛇舌膏：白花蛇舌草、生黄芪各 30 克，党参 20 克，女贞子、枸杞子各 15 克，补骨脂、菟丝子、白术各 10 克，生甘草 8 克。上药加水煎煮 3 次，滤汁去渣，合并 3 次滤液，加热浓缩成清膏，再加蜂蜜 100 克，收膏即成。每次 15～30 克，每日 2 次，口服。可配合化疗服用。适用于面色无华，面目虚肿，畏寒身冷，全身乏力，心悸气短，头晕目眩，自汗盗汗，脉虚细无力，舌苔薄白，舌质胖淡，边有齿印。

4. 四根膏：藤梨根、半枝莲、水杨梅根、野葡萄根各 180 克，凤尾草、白茅根各 45 克。将上药洗净，切碎，加水煎煮 3 次，滤汁去渣，合并 3 次滤液，加热浓缩成清膏，再加红糖 100 克溶化收膏。每次 15～30 克，每日 2 次，口服。1 个月为 1 个疗程。适用于

嘈杂难忍，食后痛甚，便秘小便赤，舌红少苔，甚至舌绛无苔，脉细数。

5. 鸡血藤膏：鸡血藤、熟地黄、制何首乌、大枣各 150 克，丹参 125 克，白芍 75 克，党参 100 克，当归 90 克，女贞子、枸杞子各 50 克，肉桂 15 克。上药加水煎煮 3 次，滤汁去渣，合并 3 次滤液，加热浓缩成清膏状，再加糖适量收膏即成。每次 15～30 克，每日 3 次，开水调服。10 日为 1 个疗程。适用于癌症化疗、放疗后属气阴两虚者。

6. 参芪苓术膏：黄芪、白术、陈皮、制半夏、谷芽各 100 克，党参、枳壳、神曲、阿胶各 150 克，茯苓 200 克，炙甘草、升麻各 30 克，柴胡 50 克，厚朴 60 克，薏苡仁 300 克。上药除阿胶外，余药加水煎煮 3 次，滤汁去渣，合并 3 次滤液，加热浓缩成清膏状，再将阿胶加适量黄酒浸泡后隔水炖烊，冲入清膏和匀，最后加入蜂蜜 300 克，收膏即成。每次 15～30 克，每日 2 次，开水调服，直至症状改善为主。适用于本病放疗、化疗后属于气血不足者。

7. 阿龟地黄膏：熟地黄、枸杞子、菟丝子、黄精、桑椹、肉苁蓉、山药、阿胶各 150 克，山茱萸、龟甲胶各 100 克，制何首乌、茯苓各 200 克。上药除阿胶、龟甲胶外，余药加水煎煮 3 次，滤汁去渣，合并 3 次滤液，加热浓缩成清膏，再将阿胶、龟甲胶加适量黄酒浸泡后隔水炖烊，冲入清膏和匀，最后加蜂蜜 300 克收膏即成。每次 15～30 克，每日 2 次，开水调服。1 料为 1 个疗程。适用于本病放疗、化疗后属于肝肾不足者。

8. 补气养血膏：绵黄芪、淫羊藿、党参、炒白术、熟地黄、赤芍、全当归、甘草（蜜炙）、龙眼肉、制何首乌、白扁豆、山药、莲子、枸杞子、女贞子、桑椹、核桃仁、酸枣仁、柏子仁各 150 克，大川芎、苦桔梗各 80 克，炙远志 50 克，黑料豆、大枣、鸡血藤、薏苡仁、墨旱莲、首乌藤、谷芽、麦芽各 200 克，广陈皮、广木香、佛手皮、合欢皮、川牛膝各 90 克，淮小麦 250 克，云茯苓 180 克。上药加水煎煮 3 次，滤汁去渣，合并 3 次滤液，加热浓缩成清膏，再加蜂蜜 300 克收膏即成。每次 15～30 克，每日 2 次，开水

《中医膏方全书（珍藏本）》

调服。适用于肾癌所致的气血不足、神疲乏力、面色苍白、头晕目眩等。

9. 温补肾阳膏：绵黄芪、阳起石、党参、败龟甲、谷芽、麦芽、六曲、仙茅、淫羊藿、甘锁阳、肉苁蓉、巴戟天、补骨脂、桑寄生、牛膝、核桃仁、覆盆子、菟丝子、吴茱萸、金樱子、芡实、制香附、全当归、毛狗脊、广陈皮、女贞子、枸杞子、川芎、续断、大杜仲各 150 克，熟附块、上肉桂各 90 克，鹿茸、金五味子各 50 克，蛇床子、韭菜子、川桂枝各 120 克，桑螵蛸 10 克，沉香片 60 克。上药加水煎煮 3 次，滤汁去渣，合并 3 次滤液，加热浓缩成清膏，再加蜂蜜 300 克收膏即成。每次 15～30 克，每日 2 次，开水调服。适用于癌症所致的肾阳不足，精神委靡，面色㿠白，怕冷，四肢不温等。

10. 滋肾膏：生地黄、熟地黄、山药、山茱萸各 128 克，牡丹皮、泽泻、白茯苓、锁阳、龟甲各 96 克，牛膝、枸杞子、党参、麦冬各 64 克，天冬、知母、黄柏（盐水炒）、五味子、肉桂各 32 克。上药麻油熬，黄丹收。贴于心口和丹田。适用于癌症所致的肾阴亏虚，痰浊湿邪为患，小便短赤带血，潮热盗汗，口燥咽干，腰膝酸软，腰痛腹部肿块，舌质红，脉细数。

11. 脾肾双补膏：苍术、熟地黄各 500 克，五味子、茯苓各 250 克，干姜 32 克，花椒 15 克。上药麻油熬，黄丹收。敷于肾俞、脾俞以温补脾肾。适用于癌症所致的脾肾两虚，腰痛腹胀，尿血或腰腹部肿块，纳差，

恶心，呕吐，身体消瘦，虚弱贫血，舌质淡，舌苔薄白，脉沉细无力或弱。

12. 专益元气膏：牛肚 1 个，黄芪 250 克，党参、生白术、当归、熟地黄、半夏、香附、麦冬各 128 克，茯苓、五味子、白芍、益智、补骨脂、核桃仁、陈皮、肉桂、甘草、砂仁、木香各 64 克，干姜 15 克，大枣 10 枚。麻油先煎牛肚，去渣，后入余药，麻油熬，黄丹收。贴于膻中或脐中。适用于癌症晚期所致的正气虚损，气血两虚而表现出的疲乏无力，自汗盗汗，面色无华，血尿时作，腰痛腹胀，贫血消瘦，行动气促，有时咳嗽伴有低热，口干而不喜饮，舌质红或深红，黯紫有瘀斑，脉细弱或大而数。

13. 蟾雄膏：蟾酥、雄黄、铅丹、冰片、皮硝各 30 克，乳香、没药、血竭、朱砂各 50 克，麝香 1 克，大黄 100 克。上药共为细末状，用米醋或温开水（用猪胆汁更好）调成糊状，摊在油纸上，或将粉末撒在芙蓉膏药面上，贴在患处，每日 1 次。局部出现过敏性皮疹时可停用，待皮疹消除后再用。适用于癌症晚期引起的疼痛，常为腰部钝痛。

14. 桂附消癌膏：肉桂、三七粉各 6 克，制附片、山药、茯苓、淫羊藿、丹参、半枝莲、白花蛇舌草各 30 克，熟地黄、山茱萸各 15 克，人参 10 克。上药共为极细末，加入蜂蜜 300 克，调匀装瓶备用。每次 10～15 克，每日 3 次，开水冲服。1 个月为 1 个疗程。适用于癌症，肾阳虚衰型。

第六章　内分泌系统疾病

尿崩症

尿崩症是指下丘脑和（或）垂体病变引起精氨酸加压素（AVP），又称抗利尿激素（ADH）分泌不足（中枢性尿崩症），或 AVP 基因/AVP 载体蛋白基因，或肾脏病变引起肾远曲小管、集合管上皮细胞 AVP 受体和（或）水孔蛋白（AQP）及受体后信息传递系统缺陷，对 AVP 失去反应（肾性尿崩症）而引起的一组临床综合征。根据病因可以分为原发性（特发性）尿崩症、继发性尿崩症和遗传性尿崩症。其临床特点是多尿、烦渴、低密度尿和低渗尿。以青年人多见，男性多于女性，男女之比为 2∶1。一般起病日期明确，常突发多尿（＞2.0 升/日）、烦渴与多饮，夜尿显著增多。尿量一般在4升/日以上，极少超过 18 升/日，但也有报道达 40 升/日者。尿相对密度 1.001～1.005，尿渗透压 50～200 毫摩尔/升，明显低于血浆渗透压（300±10）毫摩尔/升。

本病在国家标准《中医临床诊疗术语》中为"尿崩"，系指"以尿多如崩，尿清如水，烦渴多饮"为主要表现的肾系疾病，以之和垂体性尿崩症、肾性尿崩症相对应联系。素体肾虚、情志失调、瘀血阻滞及他病转归均可导致本病。尿崩的基本病机是水津直趋膀胱而下泄。病变的脏腑主要在肺、脾（胃）、肾，而与肾关系最密切。病性属本虚标实，本虚为主，本虚为津气耗伤或阴阳虚损，标实为燥热。

【膏方集成】

1. 尿崩膏：生地黄、山药、知母、覆盆子、玉竹、葛根、甘草、金樱子各 100 克。偏肾阴虚者加熟地黄、女贞子各 100 克；偏肾阳虚者加黄芪、桑椹各 100 克。上药加水适量煎煮 30 分钟取煎液，加水再煎，共取液 2 次，合并煎液，再以文火煎熬浓缩至较黏稠时加入蜂蜜 300 克，至沸停火，收膏即成，待冷后装瓶备用。每次 1 汤匙，每日 2 次，沸水冲化饮服。1 个月为 1 个疗程。适用于尿崩症多尿、烦渴、低密度尿和低渗尿等情况。

2. 固尿膏：高丽参、熟地黄、山药、山茱萸、覆盆子、五味子、天花粉、麦冬、益智各 150 克。上药加水适量煎煮 30 分钟取煎液，加水再煎，共取液 2 次，合并煎液，再以文火煎熬浓缩至较黏稠时加入蜂蜜 300 克，至沸停火，收膏即成，待冷后装瓶备用。每次 1 汤匙，每日 2 次，沸水冲化饮服。1 个月为 1 个疗程。适用于尿崩症多尿、烦渴等症状。

3. 地黄封髓膏：人参、天冬、熟地黄、知母、黄柏、山茱萸（制）、山药、牡丹皮、茯苓、泽泻、砂仁、甘草各 100 克。上药加水适量煎煮 30 分钟取煎液，加水再煎，共取液 2 次，合并煎液，再以文火煎熬浓缩至较黏稠时加入蜂蜜 300 克，至沸停火，收膏即成，待冷后装瓶备用。每次 1 汤匙，每日 2 次，沸水冲化饮服。1 个月为 1 个疗程。适用于肾虚尿脱偏阴虚燥热者。

4. 龙牡肾气膏：地黄、山药、山茱萸（酒炙）、茯苓、牡丹皮、泽泻、桂枝、附子（制）、牛膝（去头）、车前子（盐炙）各 100 克。上药加水适量煎煮 30 分钟取煎液，加水再煎，共取液 2 次，合并煎液，再以文火煎熬浓缩至较黏稠时加入蜂蜜 300 克，至沸停火，收膏即成。每次 1 汤匙，每日 2 次，沸水冲化饮服。1 个月为 1 个疗程。适用于脾阳虚弱而尿崩症见多尿、烦渴、低密度尿和低渗尿者。

5. 补气养血膏：绵黄芪、淫羊藿、党参、炒白术、熟地黄、赤芍、全当归、甘草（蜜炙）、龙眼肉、制何首乌、白扁豆、山药、莲子、枸杞子、女贞子、桑椹、核桃仁、酸枣仁、柏子仁各150克，大川芎、苦桔梗各80克，炙远志50克，黑料豆、大枣、鸡血藤、薏苡仁、墨旱莲、首乌藤、谷芽、麦芽各200克，广陈皮、广木香、佛手皮、合欢皮、川牛膝各90克，淮小麦250克，云茯苓180克。上药加水煎煮3次，滤汁去渣，合并3次滤液，加热浓缩成清膏，再加蜂蜜300克收膏即成。每次15～30克，每日2次，开水调服。适用于气血不足致神疲乏力，面色苍白，头晕目眩等。

6. 温补肾阳膏：绵黄芪、阳起石、党参、败龟甲、谷芽、麦芽、六曲、仙茅、淫羊藿、甘锁阳、肉苁蓉、巴戟天、补骨脂、桑寄生、牛膝、核桃仁、覆盆子、菟丝子、吴茱萸、金樱子、芡实、制香附、全当归、毛狗脊、广陈皮、女贞子、枸杞子、川芎、续断、大杜仲各150克，熟附块、上肉桂各90克，鹿茸、金五味子各50克，蛇床子、韭菜子、川桂枝各120克，桑螵蛸10克，沉香片60克。上药加水煎煮3次，滤汁去渣，合并3次滤液，加热浓缩成清膏，再加蜂蜜300克收膏即成。每次15～30克，每日2次，开水调服。适用于肾阳不足致精神委靡，面色㿠白，怕冷，四肢不温等。

7. 滋肾膏：生地黄、熟地黄、山药、山茱萸各128克，牡丹皮、泽泻、白茯苓、锁阳、龟甲各96克，牛膝、枸杞子、党参、麦冬各64克，天冬、知母、黄柏（盐水炒）、五味子、肉桂各32克。上药麻油熬，黄丹收。做成膏药贴于心口和丹田。适用于肾阴亏虚、痰浊湿邪为患，小便短赤带血，潮热盗汗，口燥咽干，腰膝酸软，腰痛腹部肿块，舌质红，脉细数。

8. 脾肾双补膏：苍术、熟地黄各500克，五味子、茯苓各250克，干姜32克，花椒15克。上药麻油熬，黄丹收。做成膏药敷于肾俞、脾俞。适用于脾肾两虚，腰痛腹胀、尿血或腰腹部肿块，纳差，恶心，呕吐，身体消瘦，虚弱贫血，舌质淡，舌苔薄白，脉沉细无力或弱。

9. 专益元气膏：牛肚1个，黄芪250克，党参、生白术、当归、熟地黄、半夏、香附、麦冬各128克，茯苓、五味子、白芍、益智、补骨脂、核桃仁、陈皮、肉桂、甘草、砂仁、木香各64克，干姜15克，大枣10枚。麻油先煎牛肚，去渣，后入余药，麻油熬，黄丹收。做成膏药贴于膻中或脐中。适用于疲乏无力，自汗盗汗，面色无华，血尿时作，腰痛腹胀，贫血消瘦，行动气促，有时咳嗽伴有低热，口干而不喜饮，舌质红或深红，黯紫有瘀斑，脉细弱或大而数。

甲状腺功能亢进症

甲状腺功能亢进症（简称甲亢）又称毒性弥漫性甲状腺肿，是一种自身免疫性疾病，指多种病因导致体内甲状腺激素（TH）分泌过多，引起以神经、循环、消化等系统兴奋性增高和代谢亢进为主要表现的一种临床综合征。本病是以遗传易感为背景，在感染、精神创伤等因素作用下，诱发体内的免疫系统功能紊乱，免疫耐受、识别与调节功能减退和抗原特异或非特异性 T_S 细胞功能缺陷，机体不能控制针对自身组织的免疫反应，T_S 细胞减弱了对 T_H 细胞的抑制，特异B淋巴细胞在特异 T_H 细胞辅助下产生异质性自身抗体。本病占所有甲状腺病变的85%，多见于20～40岁女性。临床表现为弥漫性甲状腺肿大（肿大的甲状腺上、下叶外侧可听到血管杂音，并可触及震颤）、高代谢症候群、浸润性突眼、心血管等多系统症状、特征性皮损和甲状腺肢端病，严重时可出现甲状腺危象。

本病属于中医学"瘿病"范畴。国家标准《中医临床诊疗术语》中"瘿气"一病与之相似或相关对应。系由于情志内伤以及体质因素导致气滞痰凝，痰气互结，化火伤阴，以颈部喉结两旁结块肿大，伴眼球突出、心悸、急躁亢奋、多食消瘦、恶热多汗、舌淡红苔薄白或舌红少苔，脉弦或细数为主要临床特征的一类疾病。本病部位在颈前，与肝有密切关系，亦与心、脾、胃、肾有关。本病初期实证者居多，以肝经火旺证多见，本病晚期以虚证为主，或虚中夹实，以心肝、心肾阴虚，或肝肾阴虚阳亢证候多见。

【膏方集成】

1. 甲亢重症膏：夏枯草、黄芪各 300 克，白芍、生地黄、香附各 150 克，何首乌 200 克。上药加水煎煮 3 次，滤汁去渣，合并 3 次滤液，加热浓缩成清膏，再加蜂蜜 300 克收膏即成。每次 15～30 克，每日 2 次，开水调服。适用于甲亢眼球突出、心悸、急躁亢奋、多食消瘦、恶热多汗者。

2. 半橘膏：半夏、橘红、黄连、炒栀子、茯苓、僵蚕、竹茹、龙胆、远志、枳实各 30 克，甘草 60 克，蜈蚣 10 条。上药加水煎煮 3 次，滤汁去渣，合并 3 次滤液，浓煎，另加麦芽糖、蜂蜜各 60 克，糖浆 500 克，加热浓缩收膏。成人每次 10～20 克，每日 3 次，开水调服。适用于甲亢眼球突出、心悸、急躁亢奋、多食消瘦、恶热多汗者。

3. 七味甲亢膏：柴胡、佛手、广郁金、海藻、昆布、大枣、红糖各 150 克。先将前 6 味药加水煎煮 3 次，滤汁去渣，合并 3 次滤液，加热浓缩成清膏，再加红糖于清膏，和匀收膏即成。每次 15～30 克，每日 3 次，开水调服。1 个月为 1 个疗程。适用于肝郁脾虚型，表现为眼球突出、心悸、急躁亢奋、多食消瘦、恶热多汗。

4. 黄马膏：黄花菜、马齿苋各 500 克。上药加水煎煮 3 次，滤汁去渣，合并 3 次滤液，加热浓缩成清膏，再加蜂蜜 300 克收膏即成。每次 15～30 克，每日 2 次，开水调服。适用于甲亢症。

5. 甲亢膏：夏枯草、香附子、生牡蛎、黄药子各 30 克，柴胡、当归、白芍、生半夏各 10 克。上药共为细末，和匀外用。用时取药末 30 克，以醋和鸡蛋清各半调和成软膏状，外敷于两足心涌泉穴和阿是穴（患部），上盖敷料，胶布固定，每日换药 1 次，10 次为 1 个疗程。若配合中药内治，疗效尤佳；若在足部按摩后贴敷，可提高疗效。适用于甲亢眼球突出、心悸、急躁亢奋、多食消瘦、恶热多汗者。

6. 平亢膏：白芍、昆布、海藻、生蛤壳各 50 克，乌梅、柴胡、枳壳、木瓜、沙参、桑叶、白扁豆、莲子、黄药子、生甘草各 25 克。若心率明显增快者加柏子仁、炒酸枣仁、远志各 30 克；若腹胀、目突明显者加石菖蒲、石决明各 30 克；若甲状腺肿胀坚硬者加三棱、莪术、生牡蛎各 30 克。上药加水煎煮 3 次，滤汁去渣，合并 3 次滤液，浓煎，另加麦芽糖、蜂蜜各 60 克，糖浆 500 克，加热浓缩收膏。成人每次 10～20 克，每日 3 次，口服。1 个月为 1 个疗程。适用于甲亢眼球突出、心悸、急躁亢奋、多食消瘦、恶热多汗者。

7. 桂附地黄膏：制附子、熟地黄、山茱萸、茯苓、牡丹皮、菟丝子、泽泻、肉桂、白术、生牡蛎各 200 克。若水肿明显者加车前子 200 克，猪苓 150 克；若大便软溏者加益智 50 克，补骨脂 150 克。上药加水煎煮 3 次，滤汁去渣，合并 3 次滤液，加热浓缩成清膏，再加蜂蜜 300 克收膏即成。每次 15～30 克，每日 2 次，开水调服。1 个月为 1 个疗程。适用于甲亢脾肾阳虚型，表现为甲状腺肿胀质地较软，表情淡漠或神情呆滞，神疲乏力，畏寒肢冷，纳差，腹胀便溏，头晕目眩，腰膝酸软，面浮足肿，舌淡胖，脉沉、细弱。

8. 甲亢平复膏：羊靥 40 个，玄参、天花粉、石决明、海藻、昆布各 120 克，麦冬、夏枯草、知母、黄柏、煅牡蛎、海浮石、三棱、莪术、牡丹皮、浙贝母各 60 克。上药加水煎煮 3 次，滤汁去渣，合并 3 次滤液，浓煎，另加麦芽糖、蜂蜜各 60 克，糖浆 500 克，加热浓缩收膏。成人每次 10～20 克，每日 3 次，温开水送服。1 个月为 1 个疗程。若是甲亢发作期则先用甲亢平复汤：玄参、生地黄、夏枯草、煅牡蛎、海浮石各 30 克，天花粉 20 克，知母、黄柏、浙贝母、海藻、昆布、牡丹皮各 10 克。每日 1 剂，水煎服，每日 2 次。待病情缓解后则改用丸剂善后巩固。适用于甲状腺功能亢进缓解期，眼球突出、心悸、急躁亢奋、多食消瘦、恶热多汗者。

9. 滋阴潜阳膏：生晒参 50 克，玄参、丹参、茯苓、五味子、远志、当归各 150 克，天冬、麦冬各 300 克，酸枣仁、生地黄、生牡蛎、鳖甲胶各 200 克。如手抖明显者加钩藤、僵蚕各 200 克，蒺藜、白芍各 150 克；如甲状腺肿大者加川贝母 100 克，夏枯草 300 克。上药除生晒参、鳖甲胶外，余药加水煎煮 3 次，滤汁去渣，合并 3 次滤液，加热浓缩成清膏，再将生晒参研细末，鳖甲胶用适量黄酒浸泡后隔水炖烊，一并冲入清膏和匀，然后加蜂蜜 300 克收膏即成。每次 15～30 克，每日 2 次，开水调服。1 个月为 1 个疗程。适用于甲亢阴虚阳亢型，表现为甲状腺肿大或不肿大，头昏眼花，心悸失眠，性情急躁，虚烦多梦，纳多而消瘦，汗多，眼突，舌质红或绛红。

10. 清肝活血膏：栀子、柴胡、牡丹皮、茯苓、川芎、白芍、当归、牛蒡子各 150 克，生牡蛎 200 克，夏枯草 300 克，生甘草 50 克。如口苦目干，舌红少津者加生地黄、玄参、天花粉、麦冬各 150 克；如大便干结者加生大黄 100 克，全瓜蒌 300 克；如心烦失眠者加酸枣仁 200 克，首乌藤 300 克。上药加水煎煮 3 次，滤汁去渣，合并 3 次滤液，加热浓缩成清膏，再加蜂蜜 300 克收膏即成。每次 15～30 克，每日 2 次，开水调服。1 个月为 1 个疗程。适用于甲亢肝火犯胃型，表现为颈部甲状腺肿大，眼突，目光炯炯，形体消瘦，急躁易怒，消谷善饥，面红，怕热多汗，心悸烦躁，口干欲饮，舌红苔黄。

11. 化痰散结膏：生牡蛎、浙贝母各 200 克，青皮、陈皮、川芎、当归、半夏、连翘、桃仁、穿山甲各 150 克。如甲状腺肿大，质地较硬者加蜂房 150 克，红花 60 克；如声音嘶哑者加木蝴蝶 100 克，射干 150 克；如吞咽不利者加三棱、旋覆花各 150 克。上药加水煎煮 3 次，滤汁去渣，合并 3 次滤液，加热浓缩成清膏，再加蜂蜜 300 克收膏即成。每次 15～30 克，每日 2 次，开水调服。1 个月为 1 个疗程。适用于甲亢痰结血瘀型，表现为颈部甲状腺肿大明显，声音嘶哑，呼吸不畅，纳差等。

12. 理气化痰膏：木香、陈皮、夏枯草、浙贝母、半夏、胆南星、茯苓、郁金、香附、生牡蛎、鳖甲胶各 200 克。有腹胀便溏者加山药 200 克，白术、白扁豆各 150 克；有甲状腺肿大质地较硬者加蜂房 150 克。上药除鳖甲胶外，余药加水煎煮 3 次，滤汁去渣，合并 3 次滤液，加热浓缩成清膏，再将鳖甲胶加适量黄酒浸泡后隔水炖烊，冲入清膏和匀，然后加蜂蜜 300 克收膏即成。每次 15～30 克，每日 3 次，开水调服。1 个月为 1 个疗程。适用于甲亢气郁痰凝型，表现为颈部甲状腺肿大，抑郁或急躁易怒，胸闷气短，烦躁失眠等。

13. 十味甲亢膏：生地黄、枸杞子、玄参、茺蔚子、白芍、海藻、昆布、夏枯草、蒺藜、三棱各 30 克。上药加水煎煮 3 次，滤汁去渣，合并 3 次滤液，浓煎，另加麦芽糖、蜂蜜各 60 克，糖浆 500 克，加热浓缩收膏。成人每次 10～20 克，每日 3 次，温开水送服。1 个月为 1 个疗程。适用于甲状腺功能亢进症。

14. 抑亢膏：羚羊角、生地黄、白芍、黄药子、天竺黄、蒺藜、沉香、香附、紫贝齿、莲子心各 30 克，珍珠母 80 克。将上药加水煎煮 3 次，滤汁去渣，合并 3 次滤液，浓煎，另加麦芽糖、蜂蜜各 60 克，糖浆 500 克，加热浓缩收膏。成人每次 10～20 克，每日 3 次，温开水送下，或每日 1 剂，水煎服，其中羚羊角（或研冲）、紫贝齿、珍珠母先煎 30 分钟。每日 2 次，早餐前、晚餐后 30 分钟温服。适用于甲亢，症见心悸，汗出，心烦，消瘦，易怒，瘿瘤肿大，两眼突出，舌质红，苔黄干，脉弦数。

15. 龙夏膏：夏枯草、生龙骨、生牡蛎、龟甲、鳖甲、海藻、昆布、何首乌、赤芍、白芍、生地黄、酸枣仁、紫石英、生甘草各 30 克。上药加水煎煮 3 次，滤汁去渣，合并 3 次滤液，浓煎，另加麦芽糖、蜂蜜各 60 克，糖浆 500 克，加热浓缩收膏。成人每次 10～20 克，每日 3 次，开水调服。1 个月为 1 个疗程。适用于甲状腺功能亢进症。

16. 治甲亢膏：生地黄、玄参、玉竹、炙龟甲、当归、麦冬、白芍、牡丹皮、女贞子、墨旱莲、党参、黄芪、枸杞子、海藻、昆布、茯苓、泽泻、生牡蛎、夏枯草、制何首乌、大枣（去核）、山药各 50 克。上药加水煎煮 3 次，滤汁去渣，合并 3 次滤液，浓煎，另加麦芽糖、蜂蜜各 60 克，糖浆 500 克，加热浓缩收膏。成人每次 10～20 克，每日 3 次，温开水送服。适用于甲亢眼球突出、心悸、急躁亢奋、多食消瘦、恶热多汗。

17. 复方甲亢膏：黄芪、党参、麦冬、白芍、夏枯草各 15 克，生地黄、丹参、生牡蛎各 30 克，紫苏子、五味子、制香附、白芥子各 10 克。上药加水煎煮 3 次，滤汁去渣，合并 3 次滤液，加热浓缩成清膏，再加糖适量收膏即成。每次 1 汤匙（约 15 克），每日 3 次，口服。3 个月为 1 个疗程，可连续服用数个疗程。适用于甲亢眼球突出、心悸、急躁亢奋、多食消瘦、恶热多汗。

18. 甲亢膏：酸荞麦 2000 克，家禽气管 10 克。上药水煎 2 次，第 1 次加水 8000 毫升，煎至 2000 毫升，第 2 次加水 4000 毫升，煎至 1000 毫升。将 2 次药液过滤后混合，静置 24 小时，取上清液，经离心后喷雾干燥成干粉加适量淀粉和硬脂酸镁，和匀，另加麦芽糖、蜂蜜各 60 克，糖浆 500 克，加热浓缩收膏。成人每次 10～20 克，每日 3 次，温开水送服。15 日为 1 个疗程。每个疗程毕，如有效不必停药，可连续服 3～4 个疗程。若服第 2 个疗程未效者，应改用其他疗法治疗之。适用于甲亢眼球突出、心悸、急躁亢奋、多食消瘦、恶热多汗。

甲状腺功能减退症

甲状腺功能减退症（hypothyroidism）简称甲减，是指组织的甲状腺激素作用不足或缺如的一种病理状态，即是指甲状腺激素的合成、分泌或生物效应不足所致的一组内分泌疾病。新生儿甲减的患病率约为 1∶4000，以后随增龄而逐渐升高，女性明显高于男性，甲状腺自身抗体阳性为获得性甲减的主要危险因素。甲减可由多种原因引起，其中绝大多数系由自身免疫性（桥本、慢性淋巴细胞性）甲状腺炎、甲状腺放射性碘治疗或甲状腺手术所致。临床上一般以甲减起病时年龄分为 3 型：功能减退始于胎儿期或新生儿者称为呆小病（又称克汀病）；功能减退始于

发育前儿童期者称为幼年性甲状腺功能减退症，严重时称幼年黏液性水肿；功能减退始于成人期者称为甲状腺功能减退症，严重者称为黏液性水肿。临床表现一般取决于起病年龄和病情的严重程度。胎儿和婴幼儿患甲减常常导致身材矮小和智力低下，且多属不可逆性。成年型甲减多见于女性，男女之比约 1∶（5～10），主要影响代谢及器官功能，及时诊治多可逆转。因手术、放疗等原因所致的甲减一般无甲状腺肿大，而其他原因所致者常伴甲状腺肿大。

本病属于中医学"虚劳"病之"气虚""阳虚"范畴。在国家标准《中医临床诊疗术语》中，列有"瘿劳"病与本病对应，是由于脾肾阳虚、气血亏虚、水湿泛滥所致的虚劳类疾病。本病以本虚为主，主要为气虚、阳虚，可伴阴虚血亏。有时可兼标实。病变部位主要在脾、肾，可涉及心、肝。临床常见脾气亏虚、脾肾阳虚、心肾阳虚及阳气衰微证。

【膏方集成】

1. 治减膏：煅牡蛎、党参、炒白术、牛膝、生白芍、宣木瓜、茯苓皮、郁金、全当归、杜红花、炙甘草各 30 克。疲乏，下肢酸软，面略肿者去牛膝，加淫羊藿 30 克，红参 25 克，黄芪 20 克，党参改用 20 克，茯苓皮改用 50 克，煅牡蛎改用 60 克。上药加水煎煮 3 次，滤汁去渣，合并 3 次滤液，浓煎，另加麦芽糖、蜂蜜各 60 克，糖浆 500 克，加热浓缩收膏。成人每次 10～20 克，每日 3 次，口服。1 个月为 1 个疗程。适用于甲状腺切除术后引起的甲减。

2. 温阳膏：党参、黄芪、桂枝、制附片、茯苓、泽泻、仙茅、淫羊藿、补骨脂、炙甘草各 20 克。上药加水煎煮 3 次，滤汁去渣，合并 3 次滤液，浓煎，另加麦芽糖、蜂蜜各 60 克，糖浆 500 克，加热浓缩收膏。成人每次 10～20 克，每日 3 次，口服。1 个月为 1 个疗程。畏寒、肢冷、浮肿减轻后，可加麦冬、玉竹各 12 克，五味子 15 克。

3. 参附龙牡膏：桂枝、人参、熟附子、干姜各 100 克，鹿角胶、白芍、山茱萸、炙甘草各 150 克，茯苓 200 克，煅龙骨、煅牡

《中医膏方全书（珍藏本）

蛎各 300 克。若少尿或尿闭者加黄芪、泽泻各 300 克。上药除鹿角胶外，余药加水煎煮 3 次，滤汁去渣，合并 3 次滤液，加热浓缩成清膏。再将鹿角胶加适量黄酒浸泡后隔水炖烊，冲入清膏和匀，然后加蜂蜜 300 克收膏即成。每次 15～30 克，每日 2 次，开水调服。适用于甲减心肾阳衰型，常见于黏液性水肿，神志低迷者四肢厥冷，全身水肿，少尿或尿闭，舌淡胖，脉微欲绝。

4. 温肾益心膏：鹿角胶、白芍、熟附子各 150 克，人参、生姜、茯苓、白术、黄芪、熟地黄各 30 克。若胸闷胸痛者加紫苏梗、薤白、川芎各 150 克，瓜蒌 300 克。上药除鹿角胶外，余药加水煎煮 3 次，滤汁去渣，合并 3 次滤液，加热浓缩成清膏，再将鹿角胶加适量黄酒浸泡后隔水炖烊，冲入清膏和匀，然后加蜂蜜 300 克收膏即成。每次 15～30 克，每日 2 次，开水调服。适用于甲减心肾阳虚型，多见于合并心包积液，或心功能不全者，气促，心悸心慌，胸闷胸痛，形寒肢冷，周身水肿，舌淡胖。

5. 桂附地黄膏：人参 100 克，熟地黄、黄芪各 300 克，制附子 60 克，肉桂 50 克，杜仲、补骨脂、菟丝子、肉苁蓉、枸杞子、当归、龟甲胶、鹿角胶、白术各 150 克。若腰膝酸软甚者加桑寄生、淫羊藿各 200 克；若全身水肿甚者加泽泻、车前草各 150 克。上药除龟甲胶、鹿角胶外，余药加水煎煮 3 次，滤汁去渣，合并 3 次滤液，加热浓缩成清膏，再将龟甲胶、鹿角胶加适量黄酒浸泡后隔水炖烊，冲入清膏和匀，然后加蜂蜜 300 克收膏即成。每次 15～30 克，每日 2 次，开水调服。适用于甲减脾肾阳虚型，症见神疲乏力，畏寒肢冷，面色苍白或萎黄，皮肤干燥，男子阳痿，女子月经不调，懒言嗜卧，记忆力减退，头晕腰酸，纳少腹胀，全身水肿，舌淡胖。

6. 仙芪膏：黄芪、党参、仙茅、淫羊藿、菟丝子、熟地黄各 50 克。阳虚甚者加熟附块、肉桂、桂枝各 9 克；浮肿明显者加茯苓、泽泻各 30 克。上药加水煎煮 3 次，滤汁去渣，合并 3 次滤液，浓煎，另加麦芽糖、蜂蜜各 60 克，糖浆 500 克，加热浓缩收膏。

成人每次 10～20 克，每日 3 次，温开水送服。1 个月为 1 个疗程。适用于甲减心脾肾阳虚型。

7. 甲减膏：①黄芪、党参、白术、当归、炙甘草各 60 克，柴胡、升麻、巴戟天、枸杞子、陈皮各 30 克。②黄芪、茯苓、白术各 60 克，何首乌、泽泻、桂枝、山药、淫羊藿、菟丝子各 30 克。将两组药分别加水煎煮 3 次，滤汁去渣，合并 3 次滤液，浓煎，另加麦芽糖、蜂蜜各 60 克，糖浆 500 克，加热浓缩收膏。成人每次 10～20 克，每日 3 次，温开水送服。一方侧重在脾，二方侧重在肾，两方交替服用，脾肾兼治。

甲状腺炎

由于细菌、病毒等侵入机体，引起甲状腺的肿大，结节样变，称为甲状腺炎，它可分为急性、亚急性、慢性 3 种类型。急性是因细菌感染引起，甲状腺发红肿胀，发热，头痛，有时患儿伴高热、白细胞增高、呼吸困难、声音嘶哑，用大量抗生素及对症治疗可治愈。亚急性甲状腺炎可分为亚急性肉芽肿性和亚急性淋巴细胞性甲状腺炎两型。前者又称肉芽肿性甲状腺炎、亚急性痛性甲状腺炎、巨细胞性甲状腺炎等，多见于中年及年轻女性，女性多于男性，男女比例约 1：3。发病高峰在 44～49 岁。多数患者于上呼吸道感染后发病。常起病急骤，甲状腺通常呈中度肿大，病变范围不一，可先从一叶开始，以后扩大或转移到另一叶，或始终限于一叶。较为特征性的表现为甲状腺部位的疼痛和压痛，常向颌下、耳后或颈部等处放射，咀嚼和吞咽时疼痛加重，病变广泛时可伴有甲亢。亚急性淋巴细胞性甲状腺炎分为散发型和产后发病型两种，以 30～40 岁多见，约 2/3 为女性患者。本病可能与自身免疫有关。主要表现似甲亢，可有心动过速、不耐热、多汗、疲劳、肌无力、体重下降等表现，但无突眼和胫前黏液性水肿。甲状腺轻度肿大（散发型多无甲状腺肿），无触痛，质地较坚实。典型患者在甲亢期后出现一过性甲减。

本病属于中医学"瘿病"范畴，系由于

情志内伤以及饮食和水土失宜导致气、痰、瘀互结于颈前所引起的，以颈部喉结两旁结块肿大为主要临床特征的一类疾病。本病与肝有密切关系，亦与心、脾、胃、肾有关。瘿病的基本病机为气、痰、瘀三者壅结颈前，属实证者居多，病久则郁积化火，耗损正气而转为虚实夹杂之证候，虚者以气虚、阴虚多见。

【膏方集成】

1. 软坚膏：夏枯草、当归、海藻、陈皮、白花蛇舌草、玄参、川芎、甘草各30克。上药加水煎煮3次，滤汁去渣，合并3次滤液，浓煎，另加麦芽糖、蜂蜜各60克，糖浆500克，加热浓缩收膏。成人每次10～20克，每日3次，口服。1个月为1个疗程。适用于甲状腺结节，伴心动过速、不耐热、多汗、疲劳、肌无力、体重下降等表现。

2. 消瘿顺气膏：干地黄、浙贝母、海蛤粉、海藻、昆布、海浮石、海带各100克。上药加水煎煮3次，滤汁去渣，合并3次滤液，浓煎，另加麦芽糖、蜂蜜各60克，糖浆500克，加热浓缩收膏。成人每次10～20克，每日3次，温开水冲服。适用于瘿瘤初起，皮色不变，可用于甲状腺肿和颈淋巴结结核等症。

3. 海蛎膏：牡蛎肉1000克，昆布500克。上药切碎，加水煎煮3次，滤汁去渣，合并3次滤液，加热浓缩成清膏，再加蜂蜜300克，收膏即成。每次15～30克，每日2次，开水调服。适用于甲状腺肿大。

4. 夏海贝母膏：夏枯草、黄药子各300克，海藻、昆布、浙贝母、海浮石、生牡蛎各150克，香附、全当归、枳壳、法半夏、青皮、生甘草各100克。若肿块质地坚硬，且未见明显虚弱征象者加炮穿山甲、三棱、莪术各100克；若见胸闷、心悸、失眠者加远志、酸枣仁、合欢皮、柏子仁各100克；若病久体弱者加何首乌、党参、黄芪各300克。上药加水煎煮3次，滤汁去渣，合并3次滤液，加热浓缩成清膏，再加蜂蜜300克收膏即成。每次15～30克，每日2次，开水调服。1个月为1个疗程。适用于甲状腺肿块。

5. 散结膏：浙贝母、煅牡蛎、广郁金、海藻各30克。上药加水煎煮3次，滤汁去渣，合并3次滤液，浓煎，另加麦芽糖、蜂蜜各60克，糖浆500克，加热浓缩收膏。成人每次10～20克，每日3次，黄酒送服。连服2个月。严重患者亦可同时加用本方水煎服，每日1剂，同服。适用于地方性甲状腺肿，伴心动过速、不耐热、多汗、疲劳、肌无力、体重下降等表现。

6. 消瘿膏：夏枯草、浙贝母、土鳖虫、僵蚕、昆布、海藻、制香附各50克，柴胡、三棱、莪术、黄药子各25克。上药加水煎煮3次，滤汁去渣，合并3次滤液，浓煎，另加麦芽糖、蜂蜜各60克，糖浆500克，加热浓缩收膏。成人每次10～20克，每日3次，口服。1个月为1个疗程。适用于亚急性、慢性甲状腺炎、甲状腺结节伴心动过速、不耐热、多汗、疲劳、肌无力、体重下降等表现。

慢性淋巴细胞性甲状腺炎

慢性淋巴细胞性甲状腺炎（CLT）又称慢性自身免疫性甲状腺炎，包括两种临床类型，即甲状腺肿大的桥本甲状腺炎和甲状腺萎缩的萎缩性甲状腺炎。两者有相同的甲状腺自身抗体，不同点为前者甲状腺肿大，后者甲状腺萎缩，且血中的TSH受体抗体（TRAb）检出率更高。CLT多见于女性，每年女性发病率为3.5‰，男性为0.8‰，各年龄段均可发病，以30～50岁多见，且随着年龄的增长，发病率有所增加。本病由遗传因素（先天性免疫监视缺陷）与非遗传因素相互作用发病。感染和膳食中的碘化物是诱发本病的两个主要环境因素。桥本甲状腺炎典型的临床表现是逐渐增大的甲状腺，逐渐发生的甲减。甲状腺呈弥漫性肿大，两叶可能不对称，质地硬韧，常伴有结节，也可出现轻度压痛及咽部不适感。

本病属于中医学"瘿病"范畴，系由于情志内伤以及饮食和水土失宜导致气、痰、瘀互结于颈前所引起的，以颈部喉结两旁结块肿大为主要临床特征的一类疾病。本病与肝有密切关系，亦与心、脾、胃、肾有关。

中医膏方全书（珍藏本）

瘿病的基本病机为气、痰、瘀三者壅结颈前，属实证者居多，病久则郁积化火，耗损正气而转为虚实夹杂之证候，虚者以气虚、阴虚多见。

【膏方集成】

1. 莪术活血消瘿膏：柴胡、郁金、香附、青皮、瓜蒌皮各 200 克，山慈菇、土贝母、三棱、莪术、蜣螂虫、自然铜各 100 克。若局部较韧或较硬，经久不消者选加蜈蚣、全蝎、土鳖虫各 50 克；若甲状腺肿大明显，质地较软者，则加用荔枝核、橘核、瓦楞子各 100 克。将自然铜先煮 30 分钟，再把余药切碎，加水煎煮 3 次，滤汁去渣，合并 3 次滤液，加热浓缩成清膏，再加蜂蜜 300 克收膏即成。每次 15～30 克，每日 2 次，开水调服。

2. 三棱活血消瘿膏：柴胡、郁金、瓜蒌皮、白芥子、桃仁、三棱、莪术、王不留行、土贝母、自然铜、蜣螂虫各 100 克。将自然铜先煮 30 分钟，再把余药切碎，加水煎煮 3 次，滤汁去渣，合并 3 次滤液，加热浓缩成清膏，再加蜂蜜 300 克收膏即成。每次 15～30 克，每日 2 次，开水调服。适用于慢性淋巴细胞性甲状腺炎，证属痰凝血瘀兼有气郁者。

3. 香附消瘿膏：香附、厚朴、枳实、柴胡、白芍、川芎各 200 克。证属阴虚者，加黄精、山药、泽泻、牡丹皮、茯苓、枸杞子各 50 克；阳虚者，加肉桂 200 克。将药切碎，加水煎煮 3 次，滤汁去渣，合并 3 次滤液，加热浓缩成清膏，再加蜂蜜 300 克收膏即成。每次 15～30 克，每日 2 次，开水调服。1 个月为 1 个疗程。适用于桥本甲状腺炎。

4. 软坚消瘿膏：柴胡、郁金、香附、厚朴、青皮、瓜蒌皮、山慈菇、土贝母、三棱、白芥子、自然铜、蜣螂虫各 100 克。将自然铜先煮 30 分钟，再把余药切碎，加水煎煮 3 次，滤汁去渣，合并 3 次滤液，加热浓缩成清膏，再加蜂蜜 300 克收膏即成。每次 15～30 克，每日 2 次，开水调服。适用于桥本甲状腺炎。

5. 芥牡膏：枸杞子、墨旱莲、女贞子、沙苑子、菟丝子、黄精、地黄、灵芝、香附、预知子各 100 克，白芥子、牡蛎各 200 克。将牡蛎先煮 30 分钟，再把余药切碎，加水煎煮 3 次，滤汁去渣，合并 3 次滤液，加热浓缩成清膏，再加蜂蜜 300 克收膏即成。每次 15～30 克，每日 2 次，开水调服。适用于桥本甲状腺炎。

6. 药藻膏：黄药子、海藻、黄芩、栀子、牡丹皮、柴胡、夏枯草、芙蓉叶、蒲公英、青蒿各 100 克。眼胀明显者选加密蒙花、菊花、谷精草各 100 克；突眼者加全蝎、蜈蚣各 50 克；心悸明显者加琥珀 100 克，先煎煮 1 小时取滤液熬药。将药切碎，加水煎煮 3 次，滤汁去渣，合并 3 次滤液，加热浓缩成清膏，再加蜂蜜 300 克收膏即成。每次 15～30 克，每日 2 次，开水调服。适用于慢性淋巴细胞性甲状腺炎伴烦热、易怒、手抖、多汗等阳热之症为主者。

腺垂体功能减退症

成年人腺垂体功能减退症又称 Simmond 病，是由不同病因损伤下丘脑、下丘脑-垂体通路、垂体而引起腺垂体全部或大部分受损，导致单一（孤立）、多种（部分）或全部垂体激素分泌不足的疾病。生育期妇女因产后腺垂体缺血性坏死所致者，称为 Sheehan 综合征。由垂体本身病变引起的腺垂体功能减退称原发性腺垂体功能减退症，由下丘脑以上神经病变或垂体门脉系统障碍引起者称继发性腺垂体功能减退症。本病常见病因有垂体和下丘脑附近肿瘤、产后腺垂体坏死及萎缩、感染和炎症、手术和创伤或放射性疾病等。其中垂体瘤为最常见的原因。一般腺垂体组织毁坏在 50% 以上时始出现临床症状，破坏至 75% 时症状明显，95% 左右时症状常较严重。本病的临床表现取决于各种垂体激素缺乏的速度及相应靶腺萎缩的程度。一般促性腺激素及催乳素受累最早出现且较严重，其次为促甲状腺激素，促肾上腺皮质激素缺乏较少见。表现为 FSH、LH 和 PRL 分泌不足症候群、TSH 分泌不足症候群、ACTH 分泌不足症候群及垂体内或其附近肿瘤压迫症候群，依上述症候群可以分为混合型、性腺功能减退型、继发性黏液性水肿型和低血糖型4型，其中混合型最常见，低血糖型最少见。

本病属于中医学"虚劳""产后痨"等范畴。中医学认为本病的产生多由产后失血过多所致。因先天禀赋不足，后天养护失调，复遭失血、病邪、外力损伤等引起。肾藏精，产后出血，精血耗竭，肾失所藏。肾精亏虚，肾阳不足，导致脾阳虚损，运化乏力，不足以滋养先天。肾水不足，肝失所养，精血亏虚，诸脏失养。

【膏方集成】

1. 资生膏：人参、鹿茸、熟地黄、黄精、山茱萸、当归、淡菜、巴戟天、鲍鱼、菟丝子、五味子、淫羊藿、石菖蒲各100克，附子50克，甘草150克，胎盘1具。上药加水煎煮3次，滤汁去渣，合并3次滤液，浓煎，另加麦芽糖、蜂蜜各60克，糖浆500克，加热浓缩收膏。成人每次10～20克，每日3次，口服。如服药期间出现发热，口干者，可用麦冬15克，枸杞子30克，开水浸泡代茶饮，并继服前药。适用于产后风冷虚劳（席汉综合征），因产后大出血引起产后缺乳，继发闭经，羸瘦，形寒畏冷，毛发脱落，生殖器官萎缩，性欲减退等虚弱诸症。

2. 归红膏：红参、当归、川芎、白芍、茯苓、熟地黄、白术、益母草、肉桂、淫羊藿、甘草各30克。上药加水煎煮3次，滤汁去渣，合并3次滤液，浓煎，另加麦芽糖、蜂蜜各60克，糖浆500克，加热浓缩收膏。成人每次10～20克，每日3次，口服。1个月为1个疗程。适用于垂体功能减退症。

3. 黄芪垂减膏：①炙黄芪、当归、党参、茯苓、甘草、白术各30克，龙眼肉、炙何首乌、阿胶各60克。②党参、白术、茯苓、炙甘草、枸杞子、黑杜仲、淫羊藿、覆盆子、肉苁蓉、核桃仁、菟丝子各20克。将两组药分别加水煎煮3次，滤汁去渣，合并3次滤液，浓煎，另加麦芽糖、蜂蜜各60克，糖浆500克，加热浓缩收膏。成人每次10～20克，每日3次，口服。1个月为1个疗程。适用于腺垂体功能减退症，气血两虚型用方①、脾肾阴虚型用方②。若激素水平偏高，加丹参15克，川芎10克，桃仁、红花各9

克，以助月经恢复。

4. 杞菊地黄膏：枸杞子、杭菊花、熟地黄、山茱萸、山药、牡丹花、茯苓、党参、麦冬、五味子、何首乌各150克。上药加水煎煮3次，滤汁去渣，合并3次滤液，加热浓缩成清膏，再加蜂蜜300克收膏即成。每次15～30克，每日2次，开水调服。1个月为1个疗程。适用于腺垂体功能减退症肝肾阴虚，气血不足型。

5. 参术地黄膏：党参、白术、茯苓、炙甘草、黄芪、当归、熟地黄、山茱萸、枸杞子、肉桂各120克，附子60克，何首乌300克。上药加水煎煮3次，滤汁去渣，合并3次滤液，加热浓缩成清膏，再加蜂蜜300克收膏即成。每次15～30克，每日2次，开水调服。1个月为1个疗程。适用于腺垂体功能减退症脾肾阳虚，气血亏损型。

6. 党参垂减膏：潞党参、炙黄芪、当归、制香附、鹿角霜、川芎、肉桂、淡附片、炙甘草、赤芍、炒白术、茯苓、大熟地黄各30克。上药加水煎煮3次，滤汁去渣，合并3次滤液，浓煎，另加麦芽糖、蜂蜜各60克，糖浆500克，加热浓缩收膏。成人每次10～20克，每日3次，口服。1个月为1个疗程。适用于腺垂体功能减退症气血不足，脾肾阳虚型。

7. 茯苓垂减膏：潞党参、炙黄芪、茯苓、炒白术、炙甘草、巴戟天、菟丝子、当归、大熟地黄、淫羊藿、肉苁蓉、川芎、制附子、甘枸杞、炒杜仲各30克。头痛者加白芷10克，细辛6克；口出冷气者加吴茱萸、荜澄茄各10克；水肿尿少者加冬瓜皮、茯苓皮各20克，汉防己、车前子各15克；性欲减退者加仙茅15克，蛇床子12克。上药加水煎煮3次，滤汁去渣，合并3次滤液，浓煎，另加麦芽糖、蜂蜜各60克，糖浆500克，加热浓缩收膏。成人每次10～20克，每日3次，口服。1个月为1个疗程。适用于腺垂体功能减退症气血双亏，肾阳虚损型。

8. 桂附地黄膏：黑附片、紫油桂、熟地黄、紫河车粉、枸杞子、淫羊藿、鹿角胶、当归、肉苁蓉、巴戟天、红参须、炙黄芪各20克。上药加水煎煮3次，滤汁去渣，合并

3 次滤液，浓煎，另加麦芽糖、蜂蜜各 60 克，糖浆 500 克，加热浓缩收膏。成人每次 10～20 克，每日 3 次，开水冲服。1 个月为 1 个疗程。适用于垂体功能减退症。

9. 四子双仙膏：淫羊藿、仙茅、巴戟天、益母草、石楠叶、覆盆子、菟丝子、枸杞子、五味子、紫河车各 60 克。上药加水煎煮 3 次，滤汁去渣，合并 3 次滤液，浓煎，另加麦芽糖、蜂蜜各 60 克，糖浆 500 克，加热浓缩收膏。成人每次 10～20 克，每日 3 次，口服。适用于垂体功能减退症。

原发性慢性肾上腺皮质功能减退症

慢性肾上腺皮质功能减退症分为原发性与继发性两类。原发性慢性肾上腺皮质功能减退症又称艾迪生病（Addison disease），是由于双侧肾上腺皮质破坏，肾上腺糖皮质激素（皮质醇）和盐皮质激素（醛固酮）分泌缺乏所引起。主要病因是肾上腺皮质萎缩（与自体免疫有关）和肾上腺结核，其他还有双侧大部分或全部肾上腺切除，真菌感染，白血病细胞浸润和肿瘤转移等所致。患者以中年及青年人为多，年龄为 20～50 岁，发病约为 4/10 万，男女患病率几乎相等，原因不明者以女性为多。本病起病缓慢，早期表现为易倦，乏力，记忆力减退，逐渐出现皮肤色素沉着，全身虚弱，消瘦，低血糖，低血压，直立性晕厥，心脏缩小，女性腋毛和阴毛稀少或脱落。在应激（外伤、感染等）时容易产生肾上腺危象。

本病以其主要临床表现而归属于中医学"黑疸""虚损"范畴，是因先天肾气羸弱，或后天肾气过损如劳倦过度或痨、癌、瘤等疾病侵害，使脏气亏损，肾气虚衰，血脉瘀阻所致。基本病机为命火衰微、真阳不足之虚，兼有瘀血，以疲乏无力、消瘦、肤色黧黑、血压下降为主要表现。

【膏方集成】

1. 二仙膏：仙茅、淫羊藿、巴戟天、当归、鹿角胶、龟甲胶、丹参、茯神、远志、黄精、白术、韭菜子各 100 克。上药加水煎煮 2 次，滤汁去渣，合并 3 次滤液，浓煎，

另加麦芽糖、蜂蜜各 60 克，糖浆 500 克，加热浓缩收膏。成人每次 10～20 克，每日 3 次，口服。1 个月为 1 个疗程。适用于肾上腺皮质功能减退症兼见心悸者。

2. 韭胡二仙膏：生晒参、生黄芪、仙茅、淫羊藿、巴戟天、丹参、韭菜子、核桃仁、鹿角胶、熟地黄、砂仁各 100 克。上药加水煎煮 3 次，滤汁去渣，合并 3 次滤液，浓煎，另加麦芽糖、蜂蜜各 60 克，糖浆 500 克，加热浓缩收膏。成人每次 10～20 克，每日 3 次，口服。1 个月为 1 个疗程。适用于肾上腺皮质功能减退症兼见全身无力、夜尿频者。

3. 龟灵膏：生晒参、黄芪、山茱萸、肉桂、熟地黄、淫羊藿、巴戟天、黄精、何首乌、鹿角胶、龟甲胶、红花、凌霄花各 100 克。除鹿角胶、龟甲胶外，上药加水煎煮 3 次，滤汁去渣，合并 3 次滤液，浓煎，另加麦芽糖、蜂蜜各 60 克，糖浆 500 克，掺入鹿角胶、龟甲胶，加热浓缩收膏。成人每次 10～20 克，每日 3 次，口服。1 个月为 1 个疗程。适用于肾上腺皮质功能减退症兼见全身无力，汗出遗精者。

4. 龟蛇膏：生晒参、黄芪、山茱萸、熟地黄、黄精、何首乌、鹿角胶、龟甲胶、红花、凌霄花、乌梢蛇、当归各 100 克。除鹿角胶、龟甲胶外，上药加水煎煮 3 次，滤汁去渣，合并 3 次滤液，浓煎，另加麦芽糖、蜂蜜各 60 克，糖浆 500 克，掺入鹿角胶、龟甲胶，加热浓缩收膏。成人每次 10～20 克，每日 3 次，口服。1 个月为 1 个疗程。适用于肾上腺皮质功能减退症兼见乏力，血脉不畅者。

5. 马桂二龟膏：西洋参、何首乌、海马、醋柴胡、肉桂、熟地黄、酒生地黄、枸杞子、砂仁、生白术、黄芪、鹿角胶、龟甲胶、红花、山茱萸各 60 克。上药加水煎煮 3 次，滤汁去渣，合并 3 次滤液，浓煎，另加麦芽糖、蜂蜜各 60 克，糖浆 500 克，加热浓缩收膏。成人每次 10～20 克，每日 3 次，口服。1 个月为 1 个疗程。适用于肾上腺皮质功能减退症。

6. 桂附膏：制附子 50 克，肉桂 200 克，

党参、黄芪、熟地黄、山药、茯苓、丹参、补骨脂、鹿角胶、杜仲、甘草各100克。若形寒骨软，阳虚明显者加巴戟天、菟丝子、肉苁蓉各100克；下肢浮肿者加苍术、藿香、糯稻根各100克；腰痛酸楚者加蜈蚣、乌梢蛇各100克；性欲减退者加鹿茸、淫羊藿、狗鞭各100克。上药加水煎煮3次，滤汁去渣，合并3次滤液，浓煎，另加麦芽糖、蜂蜜各60克，糖浆500克，加热浓缩收膏。成人每次10～20克，每日3次，口服。1个月为1个疗程。适用于肾上腺皮质功能减退症肾阳不足者。

7. 术金膏：党参、黄芪、白术、黄精、鸡血藤、当归、蒲黄、鸡内金、山茱萸、肉苁蓉、鹿衔草、甘草各100克。阳虚明显者加制附子50克，肉桂100克；恶心呕吐者加法半夏、竹茹各100克；呃逆者加柿蒂、旋覆花各100克；腹胀者加枳壳、厚朴、公丁香各100克；腹痛者加延胡索、川楝子各100克；腹泻者加砂仁、神曲、山楂各100克。上药加水煎煮3次，滤汁去渣，合并3次滤液，浓煎，另加麦芽糖、蜂蜜各60克，糖浆500克，加热浓缩收膏。成人每次10～20克，每日3次，口服。1个月为1个疗程。适用于肾上腺皮质功能减退症脾肾阳虚者。

8. 银柴胡膏：沙参、麦冬、山茱萸、生蒲黄、生地黄、枸杞子、鹿衔草、龟甲、鳖甲、鸡血藤、银柴胡、胡黄连各100克。头晕目眩者加天麻、青葙子各100克；烦躁、心悸者加磁石、五味子各100克；若有结核病灶者加黄精、白及各100克，冬虫夏草10克；失眠多梦者加蚕沙、酸枣仁各100克；腰膝酸软者加杜仲、牛膝各100克。上药加水煎煮3次，滤汁去渣，合并3次滤液，浓煎，另加麦芽糖、蜂蜜各60克，糖浆500克，加热浓缩收膏。成人每次10～20克，每日3次，口服。1个月为1个疗程。适用于肾上腺皮质功能减退症肝肾阴虚者。

9. 归参膏：党参、黄芪、鹿衔草、鸡血藤、龙眼肉、当归、川芎、白芍、何首乌、桂枝、生蒲黄、甘草各100克。气虚明显者以红参易党参100克；阳虚明显者加附子、肉桂各100克；血虚明显者加阿胶、丹参各100克；妇女经少者加益母草、桑寄生各100克。上药加水煎煮3次，滤汁去渣，合并3次滤液，浓煎，另加麦芽糖、蜂蜜各60克，糖浆500克，加热浓缩收膏。成人每次10～20克，每日3次，口服。1个月为1个疗程。适用于肾上腺皮质功能减退症气血两亏型。

甲状腺癌

甲状腺癌是头颈部比较常见的恶性肿瘤，占全身恶性肿瘤的1%～2%，女性多见，女性发病率为男性的2～3倍。由于甲状腺癌的病理类型较多，生物学特性差异很大。低度恶性的甲状腺癌有时可自然生存10年以上，有的甚至有肺部转移还能带病生存5年左右，但高度恶性的甲状腺癌可以在短期内死亡。绝大多数的甲状腺癌都发生在青壮年。本病的病因尚不明确，已知分化性甲状腺癌（乳头状腺癌和滤泡状癌）与放射线及流行性甲状腺肿大有关，髓样癌有家族遗传性，部分未分化癌可能来自分化性乳头状腺癌和滤泡状癌。甲状腺癌发病年龄因类型不同而异，乳头状腺癌分布最广，可发生于10岁以下儿童至百岁老人，滤泡状癌可见于20～100岁，髓样癌多发生于40～80岁，未分化癌多见于40～90岁。

本病属于中医学"瘿瘤"范畴，与石瘿相似，古人已观察到本病的发生与地区环境密切相关，并提出石瘿、气瘿、盘瘿、血瘿、肉瘿五瘿的分类。坚硬不移者，名曰石瘿；皮色不变，即名肉瘿；盘脉露结者，名盘瘿；赤脉交替者，名血瘿；随忧愁消长者，名气瘿。

【膏方集成】

1. 夏枯草膏：夏枯草750克，当归、白芍（酒炒）、玄参、乌药、浙贝母、炒僵蚕各15克，昆布、桔梗、陈皮、川芎、甘草各9克，香附（酒炒）30克，红花6克。上药共为粗末，水煎浓汁，过滤取汁，文火熬浓，加白蜜240克，收膏。每次2匙，每日2次，口服。适用于甲状腺癌，淋巴结结核等。

2. 消石瘿膏：黄芪、炙鳖甲、党参各30克，白术10克，藿香、佩兰各5克，瓜蒌皮、泽漆、射干、地龙各 12 克，胆南星、土茯苓、白及各 15 克，川贝母、浙贝母、海藻、昆布、全蝎各 9 克。面部浮肿加桑白皮 10 克，车前子 15 克，赤小豆 30 克；咽干、舌红加天花粉、生地黄各 30 克；颈部肿块加海藻、昆布各 30 克。水煎煮 2 次，混合 2 次煎汁，加热浓缩成膏。每次 30 克，每日 2 次，开水冲服。适用于甲状腺癌肺转移者，患者已失去手术及放疗机会。

3. 甲状腺癌并甲状腺功能亢进膏方：生牡蛎（先煎）300 克，红花、乌药各 60 克，海蛤壳（先煎）、夏枯草、炒谷芽、炒麦芽、浮小麦各 200 克，青皮、陈皮、浙贝母、清半夏、香附、当归、桃仁、柴胡、绿萼梅、郁金各 90 克，川楝子、延胡索、赤芍、荔枝核、漏芦、玉竹、合欢皮、佛手各 100 克，砂仁、五灵脂、生蒲黄（包煎）各 30 克，山慈菇、麦冬、白芍各 150 克。上药用冷水浸泡 2 小时，海蛤壳、牡蛎加水煎煮 1 小时，纳入余药煎煮 3 次，每次 1 小时，合并滤汁，去沉淀物，加热浓缩成清膏。龟甲胶、鳖甲胶、阿胶各 150 克烊化后加冰糖 250 克收膏。每次 20 克（一汤匙），每日 2 次，开水调服。适用于颈前甲状腺肿大，病久者肿块硬而有结节，胸部痞闷，胁肋胀痛，善叹息，情绪易波动，舌苔薄腻，脉弦滑。

4. 唐汉钧甲状腺癌术后膏一方：生黄芪、太子参、黄精、山茱萸、当归、熟地黄、肉苁蓉、莪术各 300 克，蔻仁、陈皮、制半夏各 50 克，灵芝、淫羊藿各 200 克，香附 120 克，川芎、柴胡、薏苡仁、郁金、黄芩、浙贝母、玄参各 100 克，板蓝根、石见穿、蛇舌草、白术、茯苓、谷芽、麦芽、天麻、天冬、麦冬各 150 克。上方一料。另加龙眼肉、莲子、大枣、鹿角胶各 100 克，核桃仁、西洋参、锦纹冰糖各 150 克，生晒参、饴糖各 200 克，阿胶 400 克。依法制膏。每日晨起或睡前沸水冲饮 1～2 匙。适用于甲状腺癌术后，多有体质虚弱，正气不足，邪毒留滞的状况者。咽部不适、颈项淋巴结肿胀、神疲乏力、头晕、寐差、畏寒、舌红、苔薄腻、脉濡。

5. 唐汉钧甲状腺癌术后膏二方：柴胡、郁金、紫苏梗、佛手、桑枝、黄芩、薏苡仁、夏枯草各 100 克，陈皮、豆蔻、制半夏各 50 克，天冬、麦冬、党参、灵芝、淫羊藿、天麻、川芎、桑椹、合欢皮、当归、生地黄、熟地黄各 200 克，赤芍、白芍、五味子、酸枣仁、蛇舌草、石见穿各 150 克，炙黄芪、白术、茯苓、黄精、山茱萸、肉苁蓉、杜仲、莪术各 300 克。上方一料。另加龙眼肉、莲子、大枣、锦纹冰糖各 100 克，阿胶 500 克，核桃仁、西洋参、生晒参各 150 克，朝红参 50 克，饴糖 250 克。依法制膏。每日晨起或睡前沸水冲饮 1～2 匙。适用于甲状腺乳头状癌、滤泡状癌、髓样癌或未分化癌术后患者。

6. 曾定伦温胆消瘰膏：山豆根、黄连各 6 克，黄芩、陈皮、佛手、射干、法半夏、茯苓、枳实、竹茹、白花蛇舌草各 12 克，浙贝母 10 克，桔梗、半枝莲各 15 克，玄参、麦冬、赤芍、牡蛎各 20 克，夏枯草、蒲公英、海藻、昆布各 30 克，饴糖 200 克。依法制膏。每次 30 克，每日 2 次，温水冲服。适用于甲状腺癌肾转移。

7. 文琢之消瘰核浸膏：玄参、麦冬各 20 克，龙骨、牡蛎各 25 克，夏枯草、昆布、海藻、薏苡仁、白花蛇舌草、鳖甲、赭石、山药各 30 克，竹茹、僵蚕、黄芩、乌梅、法半夏各 12 克，陈皮、黄连、枳壳、砂仁、甲珠粉各 6 克，半枝莲、建曲各 15 克，浙贝母、甘草各 10 克。适用于甲状腺癌。

8. 陈健民扶正补益膏：生地黄、熟地黄、玄参、麦冬、杜仲、续断、狗脊、桑寄生、阿胶、牛膝、淫羊藿、党参、黄芪、赤芍、白芍各 10 克，川芎、葛根、丹参各 15 克，甘草、天麻各 6 克，钩藤 12 克，珍珠母、牡蛎各 30 克，龟甲胶、鳖甲胶各 5 克。熬膏，每晚服 1 匙。适用于甲状腺淋巴肉瘤术后。

甲状腺腺瘤

甲状腺腺瘤是起源于甲状腺滤泡细胞的良性肿瘤，目前认为本病多为单克隆性，是由与甲状腺癌相似的刺激所致。好发于甲状腺功能的活动期。临床分滤泡状和乳头状实性腺瘤两种，前者多见。常为甲状腺囊内单个边界清楚的结节，有完整的包膜。大小为1～10厘米。其病程缓慢，多数在数月至数年甚至时间更长。多数为单发，圆形或椭圆形，表面光滑，边界清楚，质地韧实，与周围组织无粘连，无压痛，可随吞咽上下移动。病史较长者，往往因钙化而使瘤体坚硬；有些可发展为功能自主性腺瘤，而引起甲状腺功能亢进。部分甲状腺腺瘤可发生癌变，癌变率为10%～20%。中医学统称瘿瘤，又有气瘿、肉瘿之分。多由劳累忧思、久而不解，肝失疏泄，脾失健运，化湿生痰，气滞血瘀而成。治疗上，以疏肝理气，健脾化痰，活血化瘀，软结散结为法。

【膏方集成】

1. 海贝膏：柴胡150克，鳖甲（醋炒）、生牡蛎、浙贝母、姜半夏、昆布、海藻、赤芍、三棱、香附子、玉米须（原为玉米）、白花蛇舌草、半枝莲、莪术各30克，甲珠6克，蜈蚣2条。上药加水煎煮3次，滤汁去渣，合并3次滤液，浓煎，另加麦芽糖、蜂蜜各60克，糖浆500克，加热浓缩收膏。成人每次10～20克，每日3次，口服。1个月为1个疗程。适用于甲状腺腺瘤、卵巢囊肿、乳房包块。

2. 柴夏棱术膏：北柴胡、夏枯草、三棱、莪术、广木香、桃仁、红花、牡丹皮、栀子、川郁金、赤芍、鳖甲、煅牡蛎各90克。上药加水煎煮3次，滤汁去渣，合并3次滤液，浓煎，另加麦芽糖、蜂蜜各60克，糖浆500克，加热浓缩收膏。成人每次10～20克，每日3次，口服。半个月为1个疗程。适用于甲状腺腺瘤，颈部肿块质地坚硬，活动受限，有时发胀作痛，可有胸闷或吞咽时局部发憋，或有颈部两侧瘰疬丛生，苔薄白，脉弦滑。

3. 二草膏：夏枯草、猫爪草、青皮、海藻、昆布、佛手、海浮石、金银花、赤芍、白芥子、川贝母、半夏各200克。上药加水煎煮3次，滤汁去渣，合并3次滤液，浓煎，另加麦芽糖、蜂蜜各60克，糖浆500克，加热浓缩收膏。成人每次10～20克，每日3次，口服。1个月为1个疗程。适用于甲状腺

良性肿瘤。

4. 归海膏：当归、海浮石、昆布、海藻、白芍、浙贝母、柴胡、夏枯草、三棱各60克。上药加水煎煮3次，滤汁去渣，合并3次滤液，浓煎，另加麦芽糖、蜂蜜各60克，糖浆500克，加热浓缩收膏。成人每次10～20克，每日3次，口服。1个月为1个疗程。适用于甲状腺腺瘤，颈部肿块质地坚硬，活动受限。

5. 代刀消瘤膏：生牡蛎、玄参、浙贝母、昆布、海藻、夏枯草、蒲公英各60克。上药加水煎煮3次，滤汁去渣，合并3次滤液，浓煎，另加麦芽糖、蜂蜜各60克，糖浆500克，加热浓缩收膏。成人每次10～20克，每日3次，温开水送服。适用于甲状腺腺瘤。

6. 瘿瘤消膏：柴胡、枳壳、郁金、当归、牡丹皮、赤芍、青皮、半夏、浙贝母、炮穿山甲各80克，昆布、海藻、夏枯草各120克，生牡蛎、蒲公英、莪术各200克。上药加水煎煮3次，滤汁去渣，合并3次滤液，浓煎，另加麦芽糖、蜂蜜各60克，糖浆500克，加热浓缩收膏。成人每次10～20克，每日3次，温开水送服。1个月为1个疗程。适用于瘿瘤。

7. 夏枯草膏：夏枯草700克，当归、甘草、桔梗、白芍、红花、陈皮、昆布、川芎、玄参、香附、浙贝母、僵蚕、乌药各45克，蜂蜜适量。上药加水煎煮3次，滤汁去渣，合并3次滤液，浓煎，另加麦芽糖、蜂蜜各60克，糖浆500克，加热浓缩收膏。成人每次10～20克，每日3次，开水化服。适用于单纯性甲状腺肿大、甲状腺腺瘤、淋巴结结核等。

8. 猫蛇膏：猫爪草、白花蛇舌草、海藻、昆布、夏枯草、生牡蛎、生半夏、生天南星、丹参各60克。上药加水煎煮3次，滤汁去渣，合并3次滤液，浓煎，另加麦芽糖、蜂蜜各60克，糖浆500克，加热浓缩收膏。成人每次10～20克，每日3次，口服。1个月为1个疗程。适用于甲状腺腺瘤。

9. 甲瘤膏：柴胡、青皮、穿山甲珠、当归、夏枯草、皂角刺、僵蚕、海藻、浙贝母、法半夏各30克。上药加水煎煮3次，滤汁去

渣，合并3次滤液，浓煎，另加麦芽糖、蜂蜜各60克，糖浆500克，加热浓缩收膏。成人每次10～20克，每日3次，口服。15日为1个疗程。适用于甲状腺腺瘤。

10. 双海贝母膏：玄参、海浮石、海藻、昆布、土贝母、天葵子、当归、川芎、乌药、预知子各30克。上药加水煎煮3次，滤汁去渣，合并3次滤液，浓煎，另加麦芽糖、蜂蜜各60克，糖浆500克，加热浓缩收膏。成人每次10～20克，每日3次，口服。1个月为1个疗程。适用于甲状腺腺瘤。

11. 柴芩解毒膏：柴胡、黄芩、法半夏、赤芍、连翘、瓜蒌、三棱、浙贝母、玄参、丹参、生牡蛎、蒲公英、生地黄各45克。上药加水煎煮3次，滤汁去渣，合并3次滤液，浓煎，另加麦芽糖、蜂蜜各60克，糖浆500克，加热浓缩收膏。成人每次10～20克，每日3次，温开水送服。1个月为1个疗程。适用于甲状腺腺瘤，颈部肿块质地坚硬，活动受限。

12. 夏昆膏：夏枯草、香附、黄芪、白术、昆布、海藻、射干、连翘、牡蛎、黄药子、龙胆、海浮石各60克。上药加水煎煮3次，滤汁去渣，合并3次滤液，浓煎，另加麦芽糖、蜂蜜各60克，糖浆500克，加热浓缩收膏。成人每次10～20克，每日3次，口服。1个月为1个疗程。适用于甲状腺腺瘤，肿块日久渐大，坚硬如石，神疲乏力，心悸气短，自汗盗汗，头晕目眩，纳呆食少，舌质淡，苔少而白，脉细弱。

13. 瘿瘤膏：蜈蚣（炙）、全蝎（炙）、蜈蚣尾（炙）各9条，儿茶、蟾酥各30克，红粉45克。上药共为极细末，和匀，以凡士林适量（1料为20克）调和成软膏状。外用，用时每取此膏适量均匀涂于纱布上，贴敷患处（肿块处）。贴后皮肤见发红瘙痒时暂停用，待皮肤恢复正常后再用。适用于甲状腺腺瘤，颈部肿块坚硬如石，推之不移，或溃破流水，或颈部他处发现转移性肿块，形体消瘦，皮肤枯槁，声音嘶哑，舌质暗红或见瘀斑、瘀块，脉沉细而涩。

第七章 代谢疾病与营养疾病

糖尿病与糖尿病并发症

糖尿病是因胰岛素绝对或相对不足引起的一种代谢性内分泌疾病。其发病率高，并发症多，已成为仅次于肿瘤和心血管疾病之后的第三大疾病。糖尿病早期可无症状，随着病程延长，由于糖、蛋白质、脂肪代谢紊乱，出现高血糖状态，尿糖阳性和糖耐量减低，症状典型者具有多饮、多食、多尿和体重减轻症候群，并可导致眼、肾、神经、心、脑等组织器官的慢性进行性病变。若得不到及时恰当的控制，则可发生双目失明、下肢坏疽、尿毒症、脑血管意外或心脏病变，少数患者尚可发生糖尿病酮症酸中毒、高渗性昏迷、乳酸性酸中毒等并发症，成为糖尿病致死或致残的重要原因。

本病大部分归属于中医学"消渴"范畴，但因其临床表现及并发症不同，亦有部分归属于"虚劳""肌痹""尿崩""内障"等范畴，因此，不能将糖尿病与消渴视为对等关系，应将两者视为交叉关系。传统的三消分证观点，从阴虚燥热论治；目前的临床研究提出，脾气虚弱、气阴两虚、肝郁气滞、瘀血阻滞等脏腑辨证和阴阳气血辨证方法，更接近临床实际。

【膏方集成】

1. 下消膏：党参、苦参、黄芪、生地黄、熟地黄、天冬、麦冬、五味子、枳壳、天花粉、黄连、知母、茯苓、泽泻、山药、牡蛎、乌梅、葛根、浮萍各300克。上药装入擦净的雄猪肚内，用麻油1720克煎熬，炸至猪肚焦枯，捞去渣，熬油至滴水成珠，下丹搅匀，离火，候温入益元散搅匀，收膏。

每次10～20克，每日2次，开水调服。适用于糖尿病口舌干燥，五心烦热，尿量增多者。

2. 降糖膏：生黄芪300克，生石膏180克，芦根150克，天花粉、绿豆衣、葛根、生白果各120克，鸡内金、谷芽、麦芽、黑玄参、西洋参、佩兰叶各100克，野苍术、金石斛、鲜石斛各60克。上药用麻油1490克煎熬，捞去渣，熬油至滴水成珠，下丹搅匀，离火，候温入生石膏120克，搅匀，收膏。每次10～20克，每日2次，开水调服。适用于糖尿病倦怠乏力，自汗盗汗，气短懒言，口渴喜饮，五心烦热，心悸失眠，溲赤便秘者。

3. 地黄玄参膏：熟地黄、当归、山药、枸杞子、黄柏、知母、山茱萸、白芍、生地黄、玄参、肉苁蓉、麦冬、天花粉、天冬、黄芩各300克，五味子、红花、生甘草各150克。上药用麻油1490克煎熬，捞去渣，熬油至滴水成珠，下丹搅匀，离火，候温入生石膏120克，搅匀，收膏。每次10～20克，每日2次，开水调服。适用于糖尿病多食易饥，口渴喜饮，气短懒言，五心烦热，心悸失眠，尿频，便秘者。

4. 枸杞子膏：枸杞子、熟地黄、黄芪各180克，牛膝、麦冬、菟丝子、山茱萸、桑螵蛸各150克，白茯苓、牡蛎、鸡内金、天花粉各120克，牡丹皮90克。上药用麻油1500克煎熬，捞去渣，熬油至滴水成珠，下丹搅匀，离火，候温入益元散，搅匀，收膏。每次10～20克，每日2次，开水调服。适用于糖尿病口渴多饮，尿量频多，混浊如脂膏者。

5. 参胶膏：太子参300克，龟甲胶、地骨皮各200克，麦冬、玉竹、桃仁、赤芍、当归各150克，五味子、红花各100克。上药除龟甲胶外，余药加水煎煮 3 次，滤汁去渣，合并滤液，加热浓缩成清膏，再将龟甲胶加适量黄酒浸泡后隔水炖烊，冲入清膏和匀，再加元贞糖 80 克收膏即成。每次 10～20 克，每日 2 次，开水调服。适用于糖尿病咽干口燥，神疲乏力，肢体某一部位固定疼痛或刺痛，或肢体麻木，或肌肤甲错，或口唇紫暗，或面部瘀斑，多食易饥，口渴喜饮者。

6. 山芪降糖膏：黄芪、山药各 300 克，知母、天花粉、玄参各 150 克，葛根、鳖甲胶各 200 克，黄连、五味子各 100 克。上药除鳖甲胶外，余药加水煎煮 3 次，滤汁去渣，合并 3 次滤液，加热浓缩成清膏，再加鳖甲胶适量黄酒浸泡后隔水炖烊，冲入清膏，和匀，再加元贞糖 80 克收膏即成。每次 10～30 克，每日 2 次，开水冲服。可连服数月，直至症状改善。适用于糖尿病早期，表现为体质尚壮，食欲旺盛，急躁易怒，耐力减退，头晕目眩，舌红。

7. 参麦降糖膏：太子参 300 克，麦冬、玉竹、赤芍、当归、桃仁各 150 克，红花、五味子各 100 克，地骨皮、龟甲胶各 200 克。上药除龟甲胶外，余药加水煎煮 3 次，滤汁去渣，合并 3 次滤液，加热浓缩成清膏，再将龟甲胶加适量黄酒浸泡后隔水炖烊，冲入清膏和匀，再加元贞糖 80 克收膏即成。每次 10～20 克，每日 2 次，开水冲服。适用于糖尿病中期，表现为多尿、多饮、多食，消瘦，疲乏，口舌咽干者。

8. 苓地二皮膏：生地黄、山药各 300 克，茯苓、泽泻、牡丹皮、山茱萸、黄精、地骨皮各 150 克，制附子 100 克，肉桂 50 克，龟甲胶 150 克。上药除龟甲胶外，余药加水煎煮 3 次，滤汁去渣，合并 3 次滤液，加热浓缩成清膏，再将龟甲胶加适量黄酒浸泡后隔水炖烊，冲入清膏和匀，再加元贞糖 80 克收膏即成。每次 10～20 克，每日 2 次，开水冲服。适用于糖尿病晚期，表现为神疲乏力、胸闷心悸，头晕，气短，下肢水肿等。

9. 黄芪膏：黄芪 2000 克。上药加水煎煮 3 次，滤汁去渣，合并 3 次滤液，加热浓缩成清膏，再将龟甲胶 60 克加适量黄酒浸泡后隔水炖烊，冲入清膏和匀，再加元贞糖

1200 克收膏即成。每次 10～20 克，每日 2 次，开水冲服。适用于虚损羸弱、消渴。

10. 降压灵膏：薄荷、小黄连各 45 克，柴胡、明玳瑁各 60 克，紫贝齿、蛤蚧粉、山茱萸、泽泻、钩藤、白菊花、明天麻、海藻、粉丹皮、生栀子、桑皮叶、黄芩、炒知柏、莲子心、生蒲黄、半夏、云茯苓、川芎、赤芍、白芍、杏仁、桃仁、红花、苍术、白术、紫草各 90 克，生石决明、石韦、肥玉竹、紫丹参、蒺藜各 150 克，大生地黄、水牛角、黄芪各 300 克，地锦草 400 克。上药加水共煎浓汁，文火熬糊，再入鳖甲胶、龟甲胶各 60 克，蛋白糖 500 克，熔化收膏。每日晨沸水冲饮 1 匙。如遇外感伤风、内伤食滞时停服，病愈后继续服用。服膏期间忌食一切辛辣及生冷食品。适用于高血压兼有高血糖、高血脂，面部潮红，心烦易怒，夜寐不安，头晕胸痞，易于气怯，小便混浊者。

11. 参蛤降糖膏：人参 25 克，蛤蚧 2 对，生地黄、生山药、桑椹、天花粉、黄精、黄芪、生石膏各 100 克，枸杞子、天冬、葛根、山茱萸、白术各 50 克。上药加水煎煮 3 次，滤汁去渣，合并 3 次滤液，加热浓缩成清膏，再加蜂蜜 300 克收膏即成。每次 15～30 克，每日 2 次，开水调服。适用于 2 型糖尿病，成人糖尿病肾病，幼儿稳定型糖尿病，症见神疲乏力，少气懒言，口咽干燥，大便偏干，眩晕耳鸣，视物模糊，腰膝酸软，舌暗胖，脉弦细。

12. 黄连降糖膏：黄连 120 克，人参 80 克，天花粉、泽泻各 100 克。上药加水煎煮 3 次，滤汁去渣，合并 3 次滤液，加热浓缩成清膏，再加蜂蜜 300 克收膏即成。每次 15～30 克，每日 2 次，开水调服。适用于口干舌燥，烦渴多饮，消瘦乏力，尿频清长，尿浊且甜，腰膝酸软，舌瘦暗红，少苔，脉细数等。

13. 滋肾养肝膏：霍山石斛、小黄连各 30 克，苍术、天花粉、白术、生山药各 120 克，丹参、知母、肥玉竹、桑寄生、虎杖、生山楂各 150 克，黄柏、柴胡、赤芍、白芍、南沙参、北沙参、桑白皮、灵芝、当归、山茱萸、功劳叶、桃仁、薏苡仁、枸杞子、冬

青子、云茯苓、粉丹皮、生蒲黄（包）、续断、杜仲、泽泻、滁菊花各 90 克，地锦草 500 克，黄芪、生地黄（蛤粉 90 克同拌）、决明子各 300 克，西洋参（另煎冲）、玉桔梗、炙乌梅、紫河车各 60 克，生甘草 45 克。煎取浓汁，文火熬糊，入龟甲胶 90 克，鳖甲胶 50 克，蛋白糖 500 克，烊化收膏。每日晨以沸水冲饮 1 匙。适用于肝肾不足，痰热交困，症见腰酸、神萎、肺卫不固、消渴、阴虚内热，舌红苔薄、脉弦数者。

低血糖症

低血糖症是血浆葡萄糖浓度（简称血糖）低于正常（2.8 毫摩尔/升），导致交感神经兴奋或中枢神经系统功能障碍的临床状态，可由多种原因引起。低血糖分类较多，按其发生与进食的关系可分为空腹（吸收性）低血糖和餐后（反应性）低血糖。空腹低血糖多为器质性疾病，其病因主要是胰岛素分泌过多，包括胰岛 B 细胞瘤、促胰岛素分泌剂和外源性胰岛素的应用。餐后低血糖多见于功能性疾患。临床上以药物性低血糖多见，尤其以胰岛素、磺脲类药物和饮酒所致低血糖最常见。低血糖临床表现如下。①肾上腺素能症状：出汗、神经质、颤抖、无力、心悸、饥饿感，归因于交感神经活动增强和肾上腺素释放增多（可发生于肾上腺切除患者）。②中枢神经系统表现：意识混乱，行为异常（可误认为酒醉），视力障碍，木僵，昏迷和癫痫。

中医学无"低血糖症"的病名，根据临床表现，本病可属于中医学"脱证""厥证"等范畴。素禀脾胃薄弱，不耐饥饿及剧烈运动，饿则气馁，劳则气耗，营气耗伤。近期胃肠手术后，进食过早、过多，一则脾气受困，中气下陷，营精不散，二则气血速流胃腑，熟腐水谷，百脉血少，导致营气不足，清阳不升，脑神失养而成。病性多以脾胃气虚为主，亦可为气不化阴，阴虚生热，气损及阳，甚则阳气虚脱。

【膏方集成】

1. 补中益气膏：黄芪 300 克，人参 200 克，白术、当归、升麻、柴胡各 150 克。上药加水煎煮 3 次，滤汁去渣，合并滤液，加热浓缩成清膏，再加蜂蜜、饴糖各 200 克收膏。每次 15～30 克，每日 2 次，开水调服。适用于由于饥饿、营养缺乏造成的低血糖症。

2. 归脾膏：白术 300 克，茯神、龙眼肉、黄芪、酸枣仁各 240 克，当归 200 克，人参 180 克，木香、远志肉各 160 克，炙甘草、生姜、大枣各 100 克。上药加水煎煮 3 次，滤汁去渣，合并滤液，加热浓缩成清膏，再加蜂蜜、饴糖各 200 克收膏。每次 15～30 克，每日 2 次，开水调服。适用于低血糖症乏力，自汗，恶心呕吐，头晕心悸，面色苍白，四肢颤抖者。

3. 固本膏：杜仲、熟地黄、附子、肉苁蓉、牛膝、补骨脂、续断、官桂、甘草各 120 克，生地黄、大茴香、小茴香、菟丝子、蛇床子、天麻子、紫梢花、鹿角各 45 克，羊腰 1 对，赤石脂、龙骨各 30 克。上药浸泡于 4000 克芝麻油内，冬十、秋七、春五、夏三日，至锅内慢火熬至药枯去渣，熬药油成，下黄丹 1440 克收存，再入雄黄、丁香、乳香、没药、沉香、木香各 30 克，麝香 0.9 克，阳起石 1.5 克，拌匀制成膏，分摊于红布上，折叠备用。外用，用时将膏药加温变软，揭开，男子贴于肾俞穴（双）各 1 张，女子贴于神阙穴处，15 日换 1 次。适用于反复低血糖发作者。

4. 保精膏：鳖甲 1 个，熟地黄 240 克，菟丝子（酒制）、肉苁蓉（酒洗）各 120 克，天冬、麦冬、山药、续断、炒杜仲、巴戟天、车前子、枸杞子、山茱萸、茯苓、五味子、党参、柏子仁各 60 克，黄连、当归、白芍、远志、酸枣仁、覆盆子、金樱子、地骨皮、益智、茴香、石菖蒲、花椒、甘草、泽泻、黄柏、知母、龙骨、煅牡蛎、骨碎补各 30 克。浓煎，用麻油 5900 克，先熬鳖甲，炸枯去渣，入上药熬枯，去渣，下丹频搅，离火，加赤石脂 120 克搅匀，收膏备用。外用，用时将膏药化开，贴双肾俞穴上。

5. 茯苓膏：白蜜 1000 克，白茯苓 500 克。白茯苓去黑皮，研为细末，以水漂去浮者，取下沉者。滤去水，晒干复为细末，再

中医膏方全书（珍藏本）

漂再晒，反复 3 次。细末拌白蜜和匀，每次 9 克，每日 2 次，白开水送服。适用于低血糖，体弱虚损，脾肺不足，食少便溏，少气乏力，耳鸣目眩，足膝无力等。

6. 枸杞子蜜膏：枸杞子 1000 克，蜂蜜适量。枸杞子洗净，加水适量浸泡，再加热煎煮，每 20 分钟，取煎液 1 次，加水再煎，共取 3 次，合并煎液，再以小火煎熬浓缩成稠膏时，加蜜 1 倍，至沸停火，待冷装瓶备用。每次 1 汤匙，每日 2 次，口服。适用于抗衰老，兼治低血糖，头目眩晕，虚损久咳等。

7. 鹿茸养元膏：天冬、紫梢花、甘草、续断、熟地黄、牛膝、菟丝子、远志、虎骨、淡苁蓉、杏仁、马钱子、谷精草、麦冬、蛇床子、大附子、生地黄、官桂各 9 克。上药用花生油 1120 克置锅内慢火熬至药枯去渣，下黄丹 240 克，入以下药末：人参、鹿茸、母丁香、雄黄、雌黄、阳起石、乳香、没药、鸦片灰、木香、蟾蜍、沉香、龙骨、赤石脂各 9 克，蛤蚧 1 对，制松香 120 克，后入麝香 9 克，拌匀制成膏，去火毒，每取 9 克摊红布上，折叠备用。外用，用时将膏药加温化软，揭开待稍温，贴于神阙穴上，或贴于腰眼上，7 日换 1 次。适用于阳虚，色欲劳倦等。

8. 无价宝膏：甘草 30 克，远志、牛膝、肉苁蓉、虎骨、续断、鹿茸、蛇床子、天冬、生大黄、熟地黄、肉豆蔻、川楝子、麦冬、紫梢花、木鳖子、杏仁、官桂、大附子、谷精草、菟丝子、金墨各 15 克，雄黄、龙骨、硫黄、赤石脂、乳香、没药、木香各 10 克，沉香 9 克，阳起石、蟾蜍、丁香各 6 克，麝香 0.1 克，海马 2 对。用麻油 620 克，将甘草以下共 23 味药煎至黑色，去渣，下飞过黄丹 240 克，以柳枝不住手搅，频搅不散为度，再下雄黄以下共 4 味药，稍熬，乳香以下共 9 味为细末，入膏内搅匀，离火，瓷器盛之，备用。外用，用时将缎或皮摊涂膏药贴小腹上，连贴 3 贴，5 日 1 换。9 日内常饮酒，引谷道肾经气通，再用上药膏贴脐上。适用于阳虚。

9. 补气膏：山药、陈仓米各 30 克，桃枝 24 克，黄芪、太子参各 20 克，党参、明

党参、黄精、紫河车、金雀根、狼把草、金雀花各 15 克，人参、白术、大枣各 12 克，白扁豆、饴糖、手参各 10 克，发团 9 克，生姜、葱白、石菖蒲各 6 克。用麻油 1000 克浓煎，上药浸泡，上锅熬枯，熬油至滴水成珠，下丹频搅，再入炒铅粉 30 克，密陀僧、松香各 12 克，赤石脂、木香、砂仁、官桂、丁香、檀香、雄黄、白矾、轻粉、降香、制乳香、没药各 3 克，龟甲胶（酒蒸化）、鹿角胶（酒蒸化）各 6 克，搅匀收膏。外用，用时将膏药化开，贴于气海、关元、足三里、膻中、肺俞穴上。适用于气虚证（脾、肺气虚），倦怠乏力，食欲不振，脘腹虚胀，大便溏泄，甚或浮肿，脱肛，动则喘气，自汗等。

10. 参归膏：党参、当归、续断、延胡索、木瓜、甘草各 60 克，炙全蝎 50 克，炙蜈蚣 20 条，炙蜂房 2 只，积雪草、甘松各 30 克。上药共为极细末，水煎，取头煎液与二煎液混合，浓缩，加蜂蜜 1000 毫升收膏备用。每次 6 克，每日 3 次，水、酒各半加热送服。适用于腰背臀及下肢酸痛隐隐，按揉则舒，喜温恶寒，头晕如飘，目视昏花，动辄加重，一侧或两侧下肢软弱无力，甚者痿废不用，面色苍白，唇口麻木色白，舌淡，脉细弱无力。

高脂蛋白血症

高脂蛋白血症是指各种原因所致的血液中一种或几种脂蛋白的升高超过正常高限。高脂血症与高脂蛋白血症看上去是两个不同的概念，但是由于血脂在血液中是以脂蛋白的形式进行运转的，因此高脂血症实际上也可认为是高脂蛋白血症，只是两种不同的提法而已。高脂蛋白血症多由于高脂肪饮食、体重增加、增龄、雌激素缺乏、药物、不良的生活习惯、基因缺陷及肾病等系统性疾病所致。按病因，高脂血症可分为原发性高脂血症和继发性高脂血症。临床上分为高胆固醇血症、高甘油三酯血症、混合型高脂血症和低高密度脂蛋白血症 4 类。多数患者临床无明显症状和异常体征，多由其他原因进行血液生化检验时发现。少数家族性的表现为

早发性心血管疾病、胰腺炎、黄色瘤及眼底病变等。

本病属于中医学"痰证""湿阻""肥胖"等范畴，多因恣食肥甘，或情志不遂、素体肥胖或阴虚、久病或年老体虚等因素致脾胃失调、肾气虚衰、痰浊湿阻、气滞血瘀等。其病机中心环节为脾虚痰湿阻滞。

【膏方集成】

1. 外用克脂膏：吴茱萸、海螵蛸各 100 克，三七、血竭、鸡内金、法半夏各 50 克，山楂 30 克，陈皮 20 克，莪术 15 克。上药麻油熬，黄丹收膏。外用，按常规法贴于肝区、鸠尾、中脘、神阙、胃俞、脾俞，以及胃脾经有关穴位，每 2 日更换 1 次。12 次为 1 个疗程，中间可间歇 6 日。适用于脂肪肝、肝纤维化患者。

2. 砂鱼贴：砂仁 30 克，鲜鲫鱼 1 条，白糖 50 克。先将砂仁研细为末，鲜鲫鱼捣烂去刺，再加白糖，混合共捣和匀如膏状，装瓶备用。外用，用时取膏 1/4，分别敷于神阙、至阳、期门、阳陵泉穴上，用纱布覆盖，外用胶布固定。每日换药 1 次。7 次为 1 个疗程。适用于高脂血症、脂肪肝发热，黄疸患者。

3. 泽泻降脂膏：泽泻、生山楂、龙胆各 30 克，丹参 20 克，黄精、虎杖、莱菔子各 15 克。上药为细末，用米醋适量调拌成糊膏状，均匀敷于神阙、期门、中脘、阳陵泉穴上，用纱布覆盖，外用胶布固定。每日换药 1 次。10 次为 1 个疗程。适用于高脂血症、脂肪肝腹胀患者。

4. 减肥膏：制苍术、泽泻各 200 克，黄芪、薏苡仁、冬瓜皮、冬瓜子各 150 克，荷叶、草决明、丹参、半夏各 120 克，山楂、枳壳各 100 克，淫羊藿 80 克。上药加水煎煮 3 次，滤汁去渣，合并滤液，加热浓缩成清膏，再加蜂蜜、饴糖各 100 克收膏。每次 15～30 克，每日 2 次，开水调服。适用于高脂血症体重过高者。

5. 冬青膏：冬青子 1500 克，蜂蜜适量。将冬青子加水煎煮 2 次，每次煎 1 小时，过滤去渣，合并 2 次滤液，再加热浓缩成清膏状，加蜂蜜 300 克收膏即成。或经清膏烤干，加入适量蜂蜜混匀储存备用。每次 15～30 克，每日 3 次，空腹服。适用于高脂血症。

6. 降脂膏：决明子、制何首乌、桑寄生、建泽泻、生山楂各 100 克。上药加水煎煮 3 次，至味尽滤汁去渣，合并 3 次滤液，加热浓缩成清膏，再加蜂蜜 200 克（或白糖适量）收膏。每次 15～30 克，每日 3 次，口服。4 周为 1 个疗程。适用于高脂血症。

7. 山楂降脂膏：山楂 50 克，丹参 30 克，延胡索、菊花、红花各 15 克，麦芽 40 克。上药加水煎煮 3 次，至味尽滤汁去渣，合并 3 次滤液，加热浓缩成膏。每毫升含生药 2 克，储存备用。每次 10 毫升，每日 2 次。适用于高脂血症。

8. 三鲜膏：鲜山楂 300 克，鲜白萝卜 500 克，鲜橘叶 75 克，或加泽泻 150 克。上药加水煎煮 3 次，滤汁去渣，合并 3 次滤液，加热浓缩成膏。加入蜂蜜 300 克收膏即成。每次 15～30 毫升，每日 2 次，开水调服。2 个月为 1 个疗程。适用于高脂血症并伴肥胖者。

肥 胖 症

肥胖症是由遗传和环境因素共同作用引起的体重增加（BMI≥30）、脂肪积聚过多所致的慢性代谢性疾病，是引起高血压、冠心病、2 型糖尿病、血脂异常、睡眠呼吸暂停、胆囊炎、胆石症、骨关节病以及某些癌症的重要诱因和共同的病理基础。全世界有近 3 亿肥胖症患者，我国的肥胖症发病率也在迅速增加，我国成人的患病率在 18% 左右，肥胖人口达 300 万人，超重者达 2.5 亿人。按病因及发病机制可分为原发性和继发性肥胖症两类。本章主要叙述原发性肥胖症。原发性肥胖一般呈体重缓慢增加，若短时间内体重迅速增加，应多考虑继发性肥胖。此组病症可见于任何年龄，幼年型者自幼肥胖，成年型者多起病于 20～25 岁，临床上多以 40～50 岁的中壮年女性多见，60～70 岁的老年人亦不少见。男性患者的脂肪分布以颈项部、躯干部、头部为主，而女性则以腹部、下腹部、胸部乳房及臀部为主，轻度肥胖者常无症状，中重度肥胖者可有肺泡低换气综合征、心血管系综合征、内分泌代谢紊乱、消化系综合征等症状。

本病中医学亦称"肥胖"，是由于先天禀赋因素、过食肥甘以及久卧久坐、少劳、情志因素等引起的以气虚痰湿偏盛为主，体重超过标准体重的20%以上，并多伴有头晕乏力、神疲懒言、少动气短等症状的一类病证。

【膏方集成】

1. 加味冬瓜皮茯苓膏：冬瓜皮500克，茯苓300克，木瓜100克，猪苓60克。上药加水煎煮，取液，浓缩成膏。每次30克，每日1次，口服。20～30日为1个疗程。适用于单纯性肥胖症。

2. 减肥贴敷方：泽泻、牡丹皮、大黄各128克，广木香、苦参各32克。上药共为细末，用麻油熬，黄丹收。调敷于中脘、足三里、丰隆、气海、梁丘、列缺穴位处。每次2～5小时，每日1次。1～3个月为1个疗程。适用于肥胖症便秘，发热者。

3. 减肥散：茯苓、泽泻各15克，半夏、荷叶各10克，焦三仙9克，牵牛子、槟榔各5克。上药共为细末，装瓶备用。用时取药末15～30克，用鲜荷叶捣烂取汁，或用大黄15克水煎取汁调成膏状，敷于脐部，外用纱布覆盖，胶布固定。每日换药1次。适用于肥胖症多食者。

4. 花黄减肥膏：厚朴花、代代花、枳壳、苍术各30克，小茴香、大黄各150克。上药加清水煎3次，3次煎液合并，浓缩成膏状，制成6平方厘米药饼，装入稀薄布袋里备用。外用，用时取药袋贴敷于中脘、神阙穴上，包扎固定。15～20日换药1次。适用于肥胖症腹部胀满者。

5. 归芎药袋贴：当归30克，川芎15克，细辛、三棱、莪术各10克，乳香、没药、丁香各5克，冰片（另研粉）3克。上药加清水煎3次，3次煎液合并，加热浓缩，烘干研粉，制成8平方厘米药饼，装入稀薄布袋里备用。外用，用时取药袋贴敷于神阙穴上，包扎固定。15～20日换药1次。3次为1个疗程。适用于肥胖症恶心者。

6. 参术减肥膏：党参、茯苓、黄芪、枸杞子、山茱萸、菟丝子、山楂各150克，白术、法半夏、泽泻、荷叶各100克，薏苡仁300克，何首乌200克。上药加水煎煮3次，滤汁去渣，合并3次滤液，加热浓缩成清膏，再将龟甲胶用适量黄酒浸泡后隔水炖烊，冲入清膏和匀，再加蜂蜜300克收膏即成。每次10～20克，每日2次，开水冲服。适用于肥胖症脾肾两虚型，症见肥胖伴颜面浮肿，神疲乏力，胃口如常，大便溏稀，尿少肢肿，腰酸腿软等。

7. 归地减肥膏：当归、苍术、枸杞子、郁金、白术、灵芝各100克，生地黄、女贞子、茯苓、赤芍各150克，川芎、栀子、柴胡、香附、青皮、陈皮各60克，甘草50克。上药加水煎煮3次，滤汁去渣，合并3次滤液，加热浓缩成清膏，再将龟甲胶用适量黄酒浸泡后隔水炖烊，冲入清膏和匀，再加蜂蜜300克收膏即成。每次10～20克，每日2次，开水冲服。适用于肥胖症肝虚失疏型，症见肥胖伴急躁易怒，胸胁胀满，妇女月经不调，闭经者。

8. 清胃泻火膏：栀子、黄芩、泽泻各100克，黄连50克，薏苡仁200克，厚朴、白术、虎杖、荷叶、决明子各150克，夏枯草300克，大黄60克。上药加水煎煮3次，滤汁去渣，合并3次滤液，加热浓缩成清膏，再将龟甲胶用适量黄酒浸泡后隔水炖烊，冲入清膏和匀，再加蜂蜜300克收膏即成。每次10～20克，每日2次，开水冲服。适用于肥胖症脾胃湿热型，症见肥胖伴面色红润，多食易饥，大便干结，小便短赤者。

9. 八味减肥膏：油麻稿350克，党参、荷叶各150克，白术、茯苓各100克，陈皮、法半夏各50克，薏苡仁200克。上药加水煎煮3次，滤汁去渣，合并3次滤液，加热浓缩成清膏，再将龟甲胶用适量黄酒浸泡后隔水炖烊，冲入清膏和匀，再加蜂蜜300克收膏即成。每次10～20克，每日2次，开水冲服。适用于单纯性肥胖者。

营养不良

营养不良是一种慢性营养缺乏症，由于

中医膏方全书（珍藏本）

蛋白质及（或）总热量长期不足所引起，多见于 3 岁以下婴幼儿。主要表现为进行性消瘦，体重减轻或水肿，严重者常有内脏器官功能紊乱，影响心、肝、肾等器官功能。营养不良常继发于一些医学和外科的原因，如慢性腹泻、短肠综合征和吸收不良性疾病。营养不良的非医学原因是食物短缺，或缺乏营养知识，家长忽视科学喂养方法。在发达国家营养不良的患者通常可以通过治疗原发病，提供适当的膳食，对家长进行教育和仔细地随访进行治疗。但在许多第三世界国家，营养不良是儿童死亡的主要原因。在营养不良、社会习惯、环境和急、慢性感染之间存在着复杂的交互影响，以致治疗非常困难，并不是单单提供适当的食物即可解决。

本病属于中医学"疳积""虚劳"等范畴，多由于喂养不当，或由多种疾病的影响，使脾胃受损而导致全身虚弱、消瘦面黄、发枯等慢性病症。另外，现代家长缺乏喂养知识，盲目地加强营养，反而加重了脾运的负荷，伤害了脾胃之气，滞积中焦，使食欲下降，营养缺乏，故现在的疳积多由营养失衡造成。

【膏方集成】

1. 归芪口服液：当归、黄芪各 30 克，鸡血藤、何首乌、大枣各 50 克，丹参、黄精、女贞子、炙甘草各 15 克。上药加水煎煮 3 次，滤汁去渣，合并 3 次滤液，加热浓缩成清膏，再加蜂蜜 300 克收膏即成。每次 10～20 克，每日 2 次，开水冲服。适用于脾胃亏虚引起的营养不良，表现为形体消瘦，食欲不振，恶心欲呕者。

2. 阿龟地黄膏：熟地黄、枸杞子、菟丝子、黄精、桑椹、肉苁蓉、阿胶、山药各 150 克，山茱萸、龟甲胶各 100 克，何首乌、茯苓各 200 克，上药除阿胶、龟甲胶外，余药加水煎煮 3 次，滤汁去渣，合并 3 次滤液，加热浓缩成清膏，再将阿胶、龟甲胶加适量黄酒浸泡后隔水炖烊，冲入清膏和匀，再加蜂蜜 300 克收膏即成。每次 10～20 克，每日 2 次，开水冲服。适用于肝肾不足引起的营养不良，表现为形体消瘦，头晕头痛，腰膝酸痛，或先天不足者。

3. 阿胶补血膏：阿胶、熟地黄、党参、黄芪、枸杞子、白术各等份，另加麦芽糖、蜂蜜各 60 克，糖浆 500 克，收膏。每次 15～30 克，每日 2 次，早、晚空腹开水冲服。感冒时暂停服用。适用于营养不良，肺脾虚弱，久病体弱所致的心悸健忘，面色萎黄，头昏目眩，或短气乏力，多汗自汗，或食欲不振，脘腹虚胀等。

4. 调元肾气膏：干地黄（酒煮）120 克，山茱萸、山药、牡丹皮、白茯苓各 60 克，人参、当归身、泽泻、麦冬、龙骨、地骨皮各 30 克，木香、砂仁各 9 克，黄柏（盐水炒）、知母各 15 克，另加蜂蜜 20 克，收膏。每次 20～35 克，每日 2 次，早、晚餐后开水冲服。适用于营养不良，肾阴受损，阴虚生内热，低热，消瘦，肾气亏而失荣等。

5. 鸡血藤膏：鸡血藤、熟地黄、大枣、何首乌各 150 克，丹参 125 克，党参 100 克，当归 90 克，女贞子、枸杞子各 50 克，白芍 75 克，肉桂 15 克。上药加水煎煮 3 次，滤汁去渣，合并 3 次滤液，加热浓缩成清膏，再加蜂蜜 300 克收膏即成。每次 30 克，每日 2 次。适用于气阴两亏之营养不良。

6. 参芪苓术膏：黄芪、白术、陈皮、半夏、谷芽各 100 克，党参、神曲、阿胶、枳壳各 150 克，茯苓 200 克，炙甘草、升麻各 30 克，柴胡 50 克，厚朴 60 克，薏苡仁 300 克。上药除阿胶外余药加水煎煮 3 次，滤汁去渣，合并 3 次滤液，加热浓缩成清膏，最后加蜂蜜 300 克，收膏即成。每次 15～30 克，每日 2 次，开水调服。一料服完，可再制一料，直至症状改善为止。适用于营养不良，形体消瘦伴脾胃虚弱，食欲不振，呕吐恶心，腹泻便溏等。

7. 参归膏：党参、当归、续断、延胡索、木瓜、甘草各 60 克，炙全蝎 50 克，炙蜈蚣 20 条，炙蜂房 2 只，积雪草、甘松各 30 克。上药共为极细末，加黄酒 200 毫升，再加适量水煎煮后滤汁去渣，加阿胶 200 克，大火 15 分钟转小火 90 分钟收膏备用。每次 6克，每日 3 次，水、酒各半加热送服。适用于头颈项上肢酸痛隐隐，按揉则舒，喜温恶寒，头晕如飘，目视昏花，头痛眩晕，动辄

中医膏方全书（珍藏本）

加重，一侧或两侧肢体软弱无力，甚者痿废不用，面色苍白，唇口麻木色白，舌淡，脉细弱无力。

脚 气 病

脚气病即维生素 B_1 缺乏病，主要累及神经系统、心血管系统和水肿及浆液渗出。临床上以消化系统、神经系统及心血管系统的症状为主，常发生在以精白米为主食的地区。另外，还可见于饮食摄入不足，尤其食用精碾白米，而缺乏肉类、豆类时，易引起硫胺素缺乏；由于酗酒、各种胃肠道疾病（如慢性腹泻、肠结核等）或其他疾病（如长期发热、甲亢等）引起的摄入过少；生长发育迅速的小儿；孕妇、乳母，或摄食糖类较多者和有发热感染时，维生素 B_1 需求量增加，如不补充则易引起缺乏。婴儿期脚气病大多数为急性，常突然发作，病势危重。早期可有面色苍白、急躁、哭闹不安和浮肿，易被忽视。年长儿童的脚气病则与成人相似，以水肿为主要表现。水肿初起时只见于胫前区，较严重者才有整个下肢和面部浮肿。这是由于食欲减退，蛋白质摄入少，形成低蛋白血症，同时又有心功能不全之故。脚气是以两足酸楚、麻木、软弱无力，或见脚胫肿满为特征的一种疾病。

因本病从脚起，故称为脚气病，又称"缓风""脚弱""软脚病""壅疾""痿症"等，包括西医所称的维生素 B_1 缺乏所致的脚气病。

【膏方集成】

1. 脚气膏：吴茱萸、木瓜、槟榔、大黄各 10 克，麝香膏 1 贴。将前味药研成细末，装瓶备用。外用，用时取药 10 克，用水调成膏状，敷于患者脐孔内，外敷麝香膏封贴。每 2～3 日更换 1 次。适用于湿脚气。

2. 二妙散麝香膏贴：苍术、黄柏各 30 克，麝香膏药适量。将苍术和黄柏碾成细末，储瓶备用。用时将麝香膏药置水浴上溶化，加入适量药末，搅匀，摊涂厚纸或布上，每贴重 20～30 克，贴于患者脐部及痛处。每 2～3 日更换 1 次。适用于脚气。

3. 杜氏脚气膏：蝉蜕 1 份，蜂胶 15 份，木槿皮 2 份，苦参 4 份。加 95％乙醇中浸泡密封，每日搅拌 1 次，7 日后过滤出药液，加薄荷油 0.002 份，制成膏体。3～5 日为 1 个疗程。适用于各种脚气病。

夜 盲 症

夜盲症俗称"鸡盲眼"。有后天性与先天性两类，后天性者多由维生素 A 缺乏，或营养吸收失调引起。由维生素 A 缺乏引起者，白天视力良好，只是在夜间或光线不足的地方，则视力甚弱，并感眼睛干涩，流泪等。先天性者多由遗传所致，以视网膜色素变性最为典型，有夜盲、视野狭窄，眼底色素沉着三大主征。视网膜光感受器功能异常，大多数患者视锥细胞受累更为严重，使得患者夜视力受损更重。患者早期即有夜盲症状，但中心视力可正常。最初视野出现环形暗点，以后随着病情的缓慢发展，视野呈向心性缩小，夜盲症状逐渐加剧，直至日间行路亦感困难。后期视野成为管状，甚至陷于失明。据估计，目前全世界已有本病患者 150 万人，是眼底病致盲的重要原因之一。

本病中医学称为"高风内障"，多因久病虚羸，气血不足，或脾胃虚弱，运化失司，导致肝虚血损，精气不能上承所致。多见于小儿，伴有腹大，面黄肌瘦，头发稀疏，舌质淡、苔腻，脉细无力。治疗时应首先查明原因，对症处理。对早期病例，应用中医综合疗法，常可收到较好的疗效。其具体治法，除辨证论治外，常采用肝肾双补或五脏兼补之法。

【膏方集成】

1. 五胆膏：猪胆汁、黄牛胆汁、羊胆汁、鲤鱼胆汁各 7.5 克，白蜜 60 克，胡黄连、青皮、川黄连、熊胆各 7.5 克。上药打粉，与胆汁、白蜜和匀，入瓷瓶内，密封，至炉上蒸，待饭熟为度。外用点眼，每日 3～5 次。适用于夜盲症，视疲劳者。

2. 重明膏：柳枝 49 条，黄丹、白砂糖各 60 克，诃子（去核）4 个。柳枝、诃子肉，水煎 2 次，去渣，混合 2 次煎汁，加热浓缩成膏，加黄丹、白砂糖，其中黄丹将蜜炼过，绢滤盛于瓷器内，于炉上蒸，用手顺搅之，文武火不能太过，熬成金丝膏，以用手捻不粘手为度，又用槐枝100条，用1500毫升水煎至500毫升，将前膏用槐枝水溶解，稀稠得宜，用净瓷瓶收储盖封，于地上放3日去火毒，再用绢滤过后备用。每次10～15克，每日2～3次，口服。适用于夜盲症，夜间视物不清者。

3. 九子还睛膏：枸杞子、桑椹、女贞子、丹参各15千克，何首乌、山茱萸、菟丝子、沙苑子、楮实子、茺蔚子、益智、淫羊藿各10千克，川芎5千克，黄柏6千克。上药按10∶1浓缩，加适量饴糖、麦芽糖制成膏。每次15毫升，每日3次，口服。连服2年。适用于中低度近视，视近清楚，视远模糊，眼底或可见视网膜呈豹纹状改变。

4. 定志明睛膏：远志、石菖蒲、黄芪各300克，党参、茯神各100克，朱砂15克，丹参、玄参、天冬、麦冬、酸枣仁、柏子仁、木贼、菊花、桔梗各50克。浓煎，加蜂蜜、糖浆各500克，收膏。每次15毫升，每日3次，口服。适用于视力逐渐下降，或近期突然视力急剧下降。查眼底视网膜退行性变，黄斑部有出血斑，色较鲜红者。

5. 复方姜膏：白矾面6克，鲜姜（洗净去皮）、黄连面、冰片各0.6克。捣研成膏状，装瓶备用。外用，患者仰卧位，取3.3厘米长、1.6厘米宽的两层纱布条将眼盖好，在眉上一横指往下，鼻上一横指往上，两边至太阳穴区域内将药膏敷上，眼区可稍厚些。敷后静卧，待药膏自然干裂时为止。每日敷药1次。适用于各类夜盲症。

痛　风

痛风是慢性嘌呤代谢障碍所致的一组慢性异质性疾病。临床特点为高尿酸血症（男性≥420微摩尔/升，女性≥300微摩尔/升）、反复发作的痛风性急性关节炎、痛风石、间质性肾炎，严重者呈关节畸形及功能障碍，常伴尿酸性尿路结石。本病可分为原发性和继发性两类，其中以原发性痛风占绝大多数。

原发性痛风发病年龄大部分在40岁以上，多见于中、老年人，男性占95％，女性多于绝经期后发病，青少年患者数不到1％，常有家族遗传史。临床表现的过程可分为4个阶段：无症状期、急性关节炎期、间歇期和慢性关节炎期。痛风患者多数有一种或多种合并症，常见的合并症包括高血压、高脂血症、糖尿病、肥胖、动脉硬化、冠心病、脑血管疾病等。

本病中医学亦称"痛风"，又称"白虎历节"，是因饮食失宜，脾肾不足，外邪痹阻，痰瘀沉积所致的肢节、经络、肌肉痹病类疾病。风、寒、湿、热之邪为发病的外在因素，而正气亏虚或先天不足是发病不可缺少的内在因素。

【膏方集成】

1. 痛风膏：芙蓉叶、生大黄、赤小豆各等份。上药共为细末，按4∶6之比例加入凡士林，调和为膏。敷于患处，每日1次。10次为1个疗程。适用于痛风关节红肿热痛者。

2. 风火软膏：防风、大葱、白芷、川乌各60克。共捣为膏，调热黄酒敷冷痛处。2～3日后用大红椒、艾叶煎汤洗再敷药，包好。适用于陈年痛风患者。

3. 天雄软膏：附子（生，去皮脐）、当归、生地黄各90克，细辛、干姜、川芎、川乌头各60克，白芷、桂心、朱砂各30克，醋210毫升，松脂250克，猪脂2500克，雄黄210克。上药细切，以生地黄汁及醋浸一宿，滤出，入猪脂，用慢火煎之，候白芷色黄，膏成，绵滤去渣，入朱砂、雄黄及松脂等，以柳枝搅匀，盛于瓷器中。每取少许抹于患处。适用于痛风关节疼痛，面目黧黑消瘦者。

4. 黄芪痛风膏：黄芪、党参、熟地黄、当归、续断、附子、肉桂、川牛膝、徐长卿各15克。上药共为细末过筛，麻油熬膏。将上药敷于疼痛处，每日换敷1～2次。适用于痛风关节冷痛者。

5. 痛风灵：独活、苍术、黄柏、牡丹皮、泽泻各15克，白芷、郁金、大黄、牛膝各25克，板蓝根30克。制成膏，每贴含生药10克，外贴患处。绷带包扎，每日1次。

7 日为 1 个疗程。适用于痛风关节红肿疼痛者。

6. 防风膏：防风、大葱、白芷、川乌各60 克。先将防风、白芷、川乌共为细末，入大葱共捣烂成泥状，加油煎煮，再滤汁去渣，后加黄丹粉收膏，收储备用。外用，用时取膏泥适量，加入少许热黄酒调敷患处。二三日后用大红椒、艾叶煎汤洗后再敷药，包好。若皮肉热痛可用清水搽之，再敷药，每日换药 1 次。适用于陈年痛风（老年性代谢性关节炎）。

7. 老姜膏：鲜老姜汁 500 毫升，明水胶120 克。上药同入锅内，合熬成膏摊于布上备用。外用，用时取膏贴患处，旬日换药。适用于风寒痛风（代谢性关节炎）。

8. 神应膏：乳香、没药各 30 克，皮胶90 克，生姜 1000 克。先将生姜汁放砂锅内煎数沸，入皮胶化开，待锅取下坐灰上，方入乳香、没药细料，搅匀成膏。用不见烟的狗皮摊膏药。外用，用时取膏药温热化开，贴患处，用热水袋，时时在膏药上热熨 1 次。适用于痛风，骨节疼痛者。

9. 历节风膏：白芷 500 克，威灵仙、宣木瓜、牛膝各 60 克，青风藤、海风藤各 30克。以上 6 味药俱生用，晒干，共研细末，用白菜疙瘩 1 个，大葱白 1 个，白萝卜 2～3片，煎水取汁，入药粉调匀成膏状即成。外用，用时取此膏适量，敷于患处，每日换药 1次，敷药 1 次无反应，3 次即发痒，出现红紫小疙瘩即见效，不可抓破。再煎服虎甲药酒方。适用于历节病，关节疼痛，皮色不变，动或转时，患部关节发生响声者。

10. 脾升胜湿膏：生黄芪、丹参、苍术、白术各 30 克，茯苓、薏苡仁、泽泻、木瓜、忍冬藤各 15 克，陈皮、半夏、川牛膝、防己各 10 克。上药浓煎 3 次，去渣取汁后，加入麦芽糖、蜂蜜各 60 克，糖浆 380 克，收膏。每次 15～30 克，每日 2 次，早、晚空腹开水冲服。适用于病势缠绵，局部窦道常有黏滞或稀薄脓液，纳差，脉虚的患者。

11. 真归膏：熟地黄、枸杞子、川牛膝、黄芪、炒山药、山茱萸、菟丝子、连翘各 30克。上药浓煎 3 次，去渣取汁后，加入冰糖

500 克，龟甲胶、鹿角胶各 60 克烊化，成膏。每次 20～35 克，每日 2 次，早、晚空腹开水冲服。适用于疮破溃，脓水稀薄淋漓，舌质少津，少苔，脉沉细的患者。

12. 葱白蒜膏：大葱白 240 克，大蒜 480克，醋 1500 毫升。葱、蒜捣烂，入醋熬膏备用。外贴患处。适用于病情迁延不愈，局部可见流脓，红、肿、痛不明显者。

13. 葡萄根膏：新鲜野葡萄根、鸡蛋、香油、白酒、苯甲酸钠各适量。将新鲜野葡萄根去外皮洗净，捶取内皮，捣烂成泥状，每 500 克加鸡蛋清 4 枚，香油 60 毫升，白酒5 毫升，苯甲酸钠 2.5 克，搅拌成膏，置瓶内备用。又取新鲜野葡萄根内皮捣汁，浸泡纱条，高压消毒，储瓶备用。上药均不宜用金属器皿盛装。外用，用时先洗净患处皮肤，红、肿、痛或有脓未溃者，外敷药膏 0.2 厘米厚，以胶布或绷带固定。表面坚硬，脓肿难消者，可于局部先撒黄粉再敷药膏，破溃成瘘管者，则先用纱布条引流，再外敷药膏。每日换药 1 次。

14. 麝香膏：麝香、牛黄、血竭、冰片、朱砂各 6 克，僵蚕 30 克，蜈蚣 3 条。上药共为极细末，和匀，储瓶备用。勿令泄气。外用，用时取本膏适量，外敷伤口及死骨上。上盖敷料，胶布固定。每 2～3 日换药 1 次直至痊愈为止。

15. 矾松骨髓膏：二色补血草 1 千克，狗哇花 34 千克，紫花地丁、野菊花、蒲公英、黄柏各 0.6 千克，紫花苣菜、生黄芪各 1.5 千克，升麻、酸枣枝、甘草 0.3 千克。上药加清水，浓煎 2 次，合并 2 次滤液，并加热浓缩成稠膏状。每次 1 汤匙，每日 3 次，开水调服。15 日为 1 个疗程。适用于痛风性关节炎。

水、电解质代谢和酸碱平衡失常

水、电解质代谢和酸碱平衡失常包括：①高渗性缺水，又称原发性缺水、高钠性高渗综合征，是指缺水多于缺 Na^+，血清 Na^+ 浓度>150 毫摩尔/升。②低渗性缺水，又称慢性缺水、继发性缺水，此型为缺水少于缺

Na⁺，血清 Na⁺＜135 毫摩尔/升。③等渗性缺水，又称急性缺水、混合性缺水，失水失 Na⁺比例相近。④低钾血症，血清 K⁺浓度＜3.5 毫摩尔/升。⑤高钾血症，血清 K⁺浓度＞5.5 毫摩尔/升。⑥代谢性酸中毒，是指体内因为酸性物质产生过多或肾脏排酸过少，HCO_3^- 丢失到体外过多而造成的。⑦代谢性碱中毒，是指体内酸丢失过多或者从体外进碱过多的临床情况。⑧呼吸性酸中毒，是指各种原因导致肺通气功能障碍而使动脉血二氧化碳分压（$PaCO_2$）超过正常水平，同时血中 pH 值下降的临床情况。⑨呼吸性碱中毒，是指由于各种原因导致肺部通气过度而使 $PaCO_2$ 下降而致 pH 值上升的临床情况。

本病中医学称为"虚劳""闭证""脱证""厥证""昏迷"等，多因久病虚羸，气血不足，或脾胃虚弱，运化失司，导致肝虚血损，精气不能上承；或内生之邪上闭清窍。治疗时应首先查明具体病因，对症处理。

【膏方集成】

1. 朱砂膏：朱砂、硼砂、焰硝各 7.5 克，金箔、银箔各 5 片，石膏 18 克。上药为细末。掺麦冬 20 粒制成膏。每次1～3 克，每日1～2 次，温水调服。适用于惊热至甚，不省人事。

2. 合掌膏：川乌、草乌、斑蝥、巴豆、细辛、胡椒、白矾、干姜、麻黄各等份，醋适量。除醋外，余药共研细末蜜制成膏。用时每次取 1 匙调服。适用于急症昏迷，不省人事。

3. 还元膏：胡椒 1 克，干姜 2 克，细辛 1 克，白酒适量。上药共为细末，白酒调细末成膏备用。外敷脐部，纱布包扎，再用热水袋热熨，至出汗则止。适用于晕厥后，面白唇青，手足发冷，肚冷等。

4. 辟邪膏：降真香、白胶香、沉香、虎头骨、小叶莲、龙胆、人参、茯苓、雄黄各 1.5 克，麝香 3 克，蜜适量。上药为细末，调蜂蜜为膏。每次 10 克，每日 1 次，煎乳香汤送服。适用于中恶暴卒，中毒心腹刺痛，闷乱欲死，腹大而满者。

5. 五养膏：生地黄、熟地黄、天冬、麦冬、附子、远志、牛膝、肉苁蓉、肉豆蔻、杏仁、木鳖仁、菟丝子、蛇床子、鹿胶、虎胶各 6 克，雄黄、硫黄、赤石脂、龙骨、朱砂、沉香、木香各 9 克，麝香 3 克，黄蜡 9 克，麻油 100 毫升，黄丹 60 克。麻油熬前 15 味，去渣，黄丹收膏，后 9 味药研细末入前膏混合。每次 10 克，每日 2 次。适用于阳虚，气虚并风痰诸症。

6. 复方桑椹膏：桑椹清膏、制黄精各 125 克，山海螺 250 克，炙甘草、大枣各 30 克，炒冬术、金樱子、女贞子各 90 克，炒白芍、熟地黄、麦冬、首乌藤、墨旱莲各 60 克，橘皮 45 克。上药除桑椹清膏外，橘皮等 13 味药均予切碎，用水煎 2～3 次，至煎出液基本味尽，煎出液分次过滤合并，加热浓缩成稠膏，加入烊尽的砂糖液 510 克及桑椹清膏，充分搅拌，再浓缩成稠膏。每次 15 克，每日 2～3 次，开水调服。适用于惊厥后期心悸不寐，头昏目眩，多梦易醒，头痛绵绵，面色少华，舌淡、苔薄白，脉细弱。

7. 人参滋补膏：人参 30 克，干地黄、熟地黄、白术（麸炒）、续断各 150 克，仙鹤草 500 克，菟丝子、女贞子（制）、墨旱莲、桑寄生各 300 克，鸡血藤 600 克，狗脊（制）、首乌藤各 400 克，合欢皮 200 克，蔗糖 167 克。先将人参加水煎煮 3 次，煎液滤过，浓缩至适量，余药（除蔗糖外）加水煎煮 2 次，合并煎液，静置 2 日以上，取上清液，浓缩后加蔗糖，再加入人参煎液，搅匀，浓缩至稠膏即得。每次 15 克，每日 2 次，空腹温开水调服。适用于五脏亏虚，气血不足的失眠患者，多见面色无华，精神疲倦，四肢无力，腰膝酸软，失眠健忘，头晕耳鸣，须发早白，脉沉细或弦细者。

8. 人参补膏：人参、党参各 40 克，刺五加浸膏、五味子各 80 克，黄芪 100 克，75％乙醇适量。先将人参、党参、黄芪、五味子粉碎，用 75％乙醇连续回流收集提取液，浓缩成半流膏状，加入刺五加浸膏混匀，即成。每次 15～20 克，每日 3 次，空腹温开水调服。适用于惊厥后期之头晕气短，自汗口干，心悸怔忡，神疲乏力，面色萎黄，失眠健忘，舌淡苔薄，脉弱。

9. 九转还魂膏：桂枝 9 克，麦冬、白术、制何首乌、山茱萸、黄金玉、橘白络、款冬花、川百合、合欢花各 45 克，党参、西绵黄芪、大白芍、云茯神、川石斛、甜杏仁、黑芝麻、熟地黄、女贞子、蒺藜、火麻仁各 90 克，核桃仁、青龙齿各 120 克。上药浓煎 2 次，滤汁去渣，加阿胶、龟鹿二仙胶各 120 克，煎熬，再入白纹冰糖 500 克，文火收膏，以滴水成珠为度。每次 1 匙，每日 3 次，白开水送服。适用于心悸不已，夜眠不舒，口舌咽燥，脉细数者。

10. 王氏调荣膏：细辛、桂枝、莪术、赤茯苓、延胡索、当归、川芎、白芷、槟榔、大腹皮、炒桑白皮、瞿麦穗、赤芍、陈皮、炒葶苈子、制大黄各 9 克，炙甘草 15 克。上方配 5～10 剂，将药合在一起，加水煎熬 3 次，滤汁去渣，合并药汁，加热浓缩，加适量炼蜜，文火收膏。每次 1 匙，每日 3 次，白开水送服。适用于昏迷，后期康复治疗。

11. 拯阳膏：黄芪、熟地黄各 30 克，白术、附子各 9 克，干姜（炒黄）5 克，炙甘草 3 克。将药合在一起，加水煎熬 3 次，滤汁去渣，合并药汁，加热浓缩，加适量炼蜜，文火收膏。每次 1 匙，每日 3 次，白开水送服。适用于昏迷，不省人事，四肢厥冷，大汗淋漓，阳气欲脱者。

第八章 结缔组织病与风湿病

类风湿关节炎

类风湿关节炎是一种自身免疫性疾病，病因尚不明确，以急、慢性滑膜炎和血管翳为特征性病理改变，主要表现为慢性、对称性多关节炎症。病变常累及四肢小关节，造成关节功能障碍和结构破坏，甚至形成畸形残疾。其他系统也可受累，出现间质性肺炎、肾淀粉样变、浆膜炎等改变，但均较为少见。临床主要表现为关节肿胀、疼痛和压痛，活动不利，病变反复发作，发作期与缓解期相交替，呈慢性、进行性改变，最终可造成关节畸形残疾。

本病属于中医学"痹证"范畴，《素问·痹论》中有"风寒湿三气杂至，合而为痹"之说，现认为其发生是由于素体正气不足，复感风、寒、湿、热之邪，气血不通，经络闭阻所致，病久则更伤正气，出现肝肾亏虚，筋弛骨脆之候，久服温燥除湿之品则耗伤气血，劫损阴津，导致气血瘀滞，津凝成痰，痰瘀互结阻闭经脉，病程日久而邪从经入脏则可见他脏证候。《内经》中将痹证分为"行痹""着痹""痛痹"，现将其分为寒湿阻络、湿热阻络、寒热错杂、痰瘀互结、肝肾亏虚、阴虚内热、肾阳不足、阴阳两虚 8 个证候论治。

【膏方集成】

1. 善救万金膏：藿香、木香、白芷、乌药、大生地黄、贝母、丁香、白及、当归尾、僵蚕、檀香、蜂房、苦参、五加皮、细辛、秦艽、防风、肉桂、大风子、蝉蜕、丁香、羌活、桂枝、莱菔子、全蝎、赤芍、玄参、天南星、蓖麻子、鳖甲、独活、枳壳、艾绒、

白鲜皮、荆芥、苏木、连翘、红花、川芎、藁本、高良姜、桃仁、杏仁、香附、牛膝、苍术、威灵仙、川乌、草乌、续断、黄芩、麻黄、猪牙皂、金银花、甘草、附子、半夏、紫荆皮、骨碎补、海风藤、黑栀子各 45 克、血余、大黄各 90 克，蜈蚣 35 条、蛇蜕 5 条、槐枝、桃枝、柳枝、桑枝、楝枝、榆枝各 35 寸，松香（棕皮滤过）50000 克，白草霜（研细筛过）5000 克。用麻油 10000 克，除松香、百草霜外，余药俱浸泡油中，冬 9 宿、春 7 宿、夏 5 宿。分数次下锅文武火熬，以药枯油黑滴水成珠为度。滤去滓重称，每药油 360 克，下滤净片子松香 200 克，熬至滴水不散。每锅下百草霜细末 180 克，不住手搅，候火候成时，倾入水缸内，用棒搅和成块，扯拔数次，收储。外用，适量贴患处。适用于类风湿关节炎游走性疼痛患者。

2. 羌活胜湿汤膏：羌活、独活各 30 克，藁本、防风、炙甘草、川芎各 15 克，蔓荆子 10 克，辅药：生姜、韭白、葱白、榆白、桃枝各 6 克，苍耳草、益母草、葛菜、车前草、马齿苋、黄花地丁各 90 克，凤仙草 3 克，石菖蒲、花椒、白芥子各 1.5 克，皂角、赤小豆各 3 克。用麻油 1870 克，将上药浸泡，上锅熬枯，去滓，熬油至滴水成珠，下丹搅匀，再下炒铅粉 15 克，松香 12 克，轻粉 3 克，官桂、木香各 1.5 克，牛胶（酒蒸化）6 克兑入搅拌，收膏。外用，用时将膏药化开，贴于大椎穴、阿是穴上。适用于类风湿关节炎头痛，一身尽痛，难以转侧者。

3. 加味回阳玉龙膏：炮姜、赤芍各 90 克，川乌、草乌、生天南星各 30 克，肉桂、白芷各 15 克，细辛 12 克，白酒适量。上药共为细末，用加热的白酒调药，使成糊膏状，

敷于患处，厚约 0.5 厘米，用油纸包。外用，布裹，最外层用绷带包扎，每晚换药 1 次。适用于类风湿关节炎急性发作患者。

4. 桂仙风湿膏：桂枝、威灵仙、穿山甲各 20 克，三七、刘寄奴、神蛙腿叶、透骨草、建水草、田母草各 15 克，杜仲根、自然铜、乌梢蛇、蟾蜍各 10 克，麝香 3 克。上药共为细末，加水煎煮 2 次，滤去渣，加热熬成黑膏药。外敷，纱布覆盖，胶布固定，每日换药 1 次。适用于类风湿关节炎关节疼痛剧烈患者。

5. 雷公藤膏：雷公藤 50 克，生川乌、桂枝、蜂房、地龙各 30 克。上药为细末，用蜂蜜、白酒各半调拌成糊膏状。外用，均匀敷于患处、压痛点和循经取穴上，用纱布敷盖，胶布固定。并常加入白酒数滴于敷料上，保持药层湿润。每日换药 1 次。15 次为 1 个疗程。适用于痛风关节冷痛者。

6. 祛风活血膏：鸡血藤 125 克，牛膝 150 克，制川乌、生麻黄、制乳香、制没药各 50 克，苍术、当归各 75 克，威灵仙 95 克，防风 100 克，黄芪 200 克，全蝎 45 克，蜈蚣、僵蚕各 40 克，生甘草 30 克。上药加水煎煮 3 次，每次煮沸 1 小时，过滤，合并 3 次滤液，加热浓缩成清膏，再加蜂蜜 300 克，收膏即成。每次 15～30 克，每日 3 次，白开水调服。1 个月为 1 个疗程。适用于类风湿关节炎、关节冷痛变形者。

7. 当归四藤膏：当归、生黄芪、穿地龙、穿山甲各 75 克，雷公藤、海风藤、青风藤、土鳖虫、防风、砖地风各 45 克，鸡血藤、寻骨风、威灵仙各 60 克，白芷、细辛、生甘草各 30 克。上药以 2 料，加水煎煮 3 次，每次煮沸 1 小时，过滤，合并 3 次滤液，加热浓缩成清膏，再加蜂蜜 300 克，收膏即成。每次 15～30 克，每日 2～3 次，温开水调服。20 日为 1 个疗程。适用于类风湿关节炎、关节冷痛变形者。

8. 偏热类风膏：金银花、桑枝各 150 克，连翘、生地黄、秦艽各 75 克，丹参 100 克，地龙、麦冬、知母各 50 克，牛膝 60 克。上药加水煎煮 3 次，每次煮沸 1 小时，合并 3 次滤液，加热浓缩成清膏，再加蜂蜜 300 克，收膏即成。每次 15～30 克，每日 3 次，温开水调服。适用于类风湿关节炎（偏热者），表现为手足小关节红肿疼痛，局部有热感，关节活动受限，行动艰难，或伴全身低热不适，烦躁汗出者。

9. 偏寒类风膏：麻黄、干姜各 20 克，鹿角霜、白芍、白芥子、附子、生姜黄、枸杞子各 60 克，熟地黄 150 克，淫羊藿 50 克，穿山甲 30 克。上药加水煎煮 3 次，每次煮沸 1 小时，过滤，合并 3 次滤液，加热浓缩成清膏，再加蜂蜜 200 克，收膏即成。每日 15～30 克，每日 3 次，黄酒或温开水调服。适用于类风湿关节炎（偏寒者），表现为手足小关节肿痛变形，僵硬麻木，活动受限，腰膝冷痛，四肢不温者。

10. 寒热类风膏：鹿角霜、乌梢蛇、赤芍各 50 克，肉桂 20 克，熟地黄、金银花各 150 克，白芥子、地龙、皂角刺、连翘各 60 克，穿山甲 30 克，白鲜皮 75 克。上药加水煎煮 3 次，每次煮沸 1 小时，过滤，合并 3 次滤液，加热浓缩成清膏，再加蜂蜜 200 克，收膏即成。每次 15～30 克，每日 3 次，口服。适用于类风湿关节炎寒热夹杂型，表现为手足关节疼痛，畏冷，但摸之发热，或自觉手足发热，触之局部发凉，或有的上肢发热，下肢发凉，或口渴便溏者。

系统性红斑狼疮

系统性红斑狼疮（SLE）是一种多系统损害性自身免疫病，患者血清中存在多种、大量自身抗体。本病病因不明，目前认为是由于遗传、激素、环境等多方面的因素共同作用，导致体内自身抗原的出现和自身抗体的形成，引起免疫紊乱而发病。临床上以女性患者多见，尤其是育龄期女性。其特征性病理改变为苏木素小体和血管的"洋葱皮样改变"。根据受累系统的不同，临床上有不同的表现：典型皮肤改变为面部蝶形红斑和皮肤盘状红斑；肺脏受累可表现为胸膜炎、间质性肺炎；心血管系统受累可表现为狼疮性心包炎；关节受累可出现关节疼痛，还可累及精神神经系统和血液系统而出现精神异常和贫血等。肾脏为易受侵袭的器官之一，约有70%患者有不同程度的肾脏损害，晚期或严重者可出现肾衰竭，是SLE患者死亡的主要原因之一。

本病在中医古籍中并没有与其完全对应的病证，因其常表现为发热、面部红斑、关节肌肉疼痛和其他受累系统症状，常归属于中医学"温病""温毒发斑""阴阳毒""痹证""周痹""心悸""悬饮"等范畴，近年来也有人将其命名为"蝶疮流注"。本病病机为素体不足、阴精亏损、情志内伤兼感受外邪。目前认为该病证型可分为热毒炽盛、心脾两虚、阴虚内热、气阴两虚、脾肾阳虚和脾虚肝旺6种类型。

【膏方集成】

1. 通痹膏：上党参、大黄芪、大熟地黄各120克，白芍、川牛膝、陈木瓜、五加皮、威灵仙、寻骨风、伸筋草、天仙藤、菊花、丝瓜络、陈皮、络石藤、海风藤各45克，川桂枝15克，川芎24克，秦艽、半夏各60克，晚蚕沙、制何首乌、白术、全当归、黑料豆、桑寄生、带皮枣、泽泻各90克，阿胶180克，冰糖250克。上药除阿胶、冰糖外余药加水煎煮2～3次，每次煮沸1～2小时，滤汁去渣，合并滤液，加热浓缩成清膏，再加阿胶、冰糖，文火收膏即成。每次适量，每日3次，口服。适用于痹证，症见头眩目涩，腰脊酸痛，两手风气者。

2. 熊油虎骨膏：虎骨1架，肉桂150克，没药、熊油各250克，乳香300克，当归400克，血余200克，香油7500克，樟丹3900克。虎骨浸香油7日，先炸虎骨，再炸当归、血余，炸枯去渣，入熊油炼好，兑樟丹后再入乳香、没药、肉桂面，搅拌均匀收膏，待温摊膏。外用，用时取膏药温热化开，贴于患处。适用于风寒痹证。

3. 神仙外应膏：川乌500克。以隔年陈醋适量入砂锅内，将川乌细粉投入搅匀，慢火熬膏，如酱色即成。外用，用时本膏药适量，外敷患处。适用于手足拘挛。

4. 四生止痛膏：生川乌、生半夏、生草乌、生天南星各15克，炮姜、肉桂、白芷、樟脑、伸筋草各10克。上药共为细末，和匀，用蜂蜜适量调和成软膏状。外用，用时取本膏适量，外敷痛处。上盖敷料，胶布固定。每日换药1次。适用于风寒湿痹。

5. 四淫百病膏：川乌、草乌、羌活、独活、天南星、半夏、麻黄、桂枝、苍术、大黄、细辛、当归、白芷、海风藤各30克，生姜、葱白、大蒜、槐枝各500克。上药用麻油熬焦枯，去渣后加入松香60克，木香、乳香、没药、轻粉、花椒各15克，搅拌均匀，再入黄丹收膏。外用，用时取本膏适量，摊于布上，贴于肾俞穴上，用胶布固定。适用于风湿痹痛及风寒暑湿所致百病。

6. 斑蝥血竭膏：斑蝥50克，血竭、重楼、肉桂各10克，冰片、穿山甲、细辛、雄黄、生川乌、升麻各5克。上药共为细末，和匀加蜂蜜调和成糊状，用时调制成膏。外用，用时取膏药适量，于阿是穴涂敷，直径约3厘米，厚1～1.5厘米。再在膏层上撒本散适量，上盖敷料，胶布固定。24小时后可形成药疱，消毒保护局部干净，1周后即可自行吸收。适用于各类痹证。

7. 消瘀膏：赤芍、泽兰、紫荆皮各120克，打粉，用酒或醋调膏。用其外敷，可取消瘀止痛、直达病所之效。寒湿偏重者用酒调消瘀膏，湿热偏盛者用醋调消瘀膏。适用于系统性红斑狼疮的皮损，发病之初，足跟部往往有瘀血内聚，之后足跟部疼痛，痛有定处，伴有踝关节活动功能障碍，行走困难，舌红，脉弦紧。

8. 川透膏：川芎、透骨草各150克，制乳香、制没药各200克。上药共为细末。根据患处部位大小取药量，用酒或山西陈醋调成稠糊状，摊在布上，敷患处纱布包扎，间隔5～7日换药，2～7次即可。适用于系统性红斑狼疮的皮损，发病之初，往往有瘀血内聚，之后足跟部疼痛，痛有定处，伴有踝关节活动功能障碍，行走困难，舌红，脉弦紧。

9. 藤黄膏：藤黄、当归各100克，丁香20克，血竭10克，冰片30克。上药研碎后用麻油调成膏状待用。使用时用胶布固定在皮损部位，每3～4日更换1次。适用于系统性红斑狼疮的皮损，发病之初，足跟部往往有瘀血内聚，之后足跟部疼痛，痛有定处，

中医膏方全书（珍藏本）

伴有踝关节活动功能障碍，行走困难，舌红，脉弦紧。

10. 血余膏：血余（以男青年者为佳）5～6克，甘薯粉40克，醋适量。先将血余剪碎，甘薯粉研成细末，将两者放入锅中炒，炒至甘薯粉变黄，血余熔成一团时，加入适量醋，迅速拌匀成膏，将膏摊放在牛皮纸上，即成血余膏。等膏的温度下降到皮肤能耐受又不起疱时，将膏贴于损伤处，用绷带或布条包扎，每日早、晚各换药1次。适用于系统性红斑狼疮的皮损，发病之初，足跟部往往有瘀血内聚，之后足跟部疼痛，痛有定处，伴有踝关节活动功能障碍，行走困难，舌红，脉弦紧。

11. 神农散瘀膏：大黄、天花粉各10份，黄柏、姜黄、白芷各5份，制天南星、陈皮、苍术、厚朴、甘草、祖师麻、延胡索、广三七粉各1份，蜂蜜若干。上药按以上比例取药，烘干，粉碎过筛（120目）备用。按4∶6比例取相应剂量药粉和蜂蜜，在专用容器内加热煮沸后将上述备用药粉均匀加入，搅匀，继续文火煎煮5～10分钟，冷却，按50克/袋封装备用，常温保存。外用，涂抹患处，厚度1～2毫米，范围超过肿痛区边缘1厘米，用药总量50克，最大剂量可用至150克，外用脱脂棉及绷带适当固定包扎。每2日换药1次，连续用药1～2周。适用于系统性红斑狼疮的皮损，发病之初，足跟部往往有瘀血内聚，之后足跟部疼痛，痛有定处，伴有踝关节活动功能障碍，行走困难，舌红，脉弦紧。

12. 木鳖子软膏：木鳖子适量。先把木鳖子去壳，再用麻油炸黄，把油挤出，然后用米醋调成软膏备用。把药膏摊于纱布上，外敷患者损伤部位，每2日换药1次。适用于系统性红斑狼疮的皮损，发病之初，足跟部往往有瘀血内聚，之后足跟部疼痛，痛有定处，伴有踝关节活动功能障碍，行走困难，舌红，脉弦紧。

干燥综合征

干燥综合征是一种慢性炎症性自身免疫病，常有多系统受累，主要侵犯由柱状上皮细胞构成的外分泌腺体，尤其以泪腺和唾液腺为多见。其病理特点为腺体间质的大量淋巴细胞浸润，小唾液腺上皮细胞破坏和萎缩。临床主要表现为因泪腺和唾液腺分泌减少而出现的眼和口腔黏膜干燥的症状，包括干燥性角膜炎、口干燥症和其他系统症状。本病可分为原发性和继发性两类，前者指本病单独存在，后者指发生于其他结缔组织病的干燥综合征。

中医学无"干燥综合征"这一病名，但根据其口干、多饮、目赤、关节疼痛等临床表现可辨属"燥证""痹证""消渴""虚劳"范畴。其病机主要为素体阴虚，外燥侵袭，内外相和，燥毒为病，病久而气阴两虚，阴液亏损则虚火内生，灼津成痰，气虚津亏则血行不畅，痰瘀互结而为病。

【膏方集成】

1. 地黄玄参膏：熟地黄、当归、山药、枸杞子、黄柏、知母、山茱萸、白芍、生地黄、玄参、肉苁蓉、麦冬、天花粉、天冬、黄芩各300克，五味子、红花、生甘草各150克。上药用麻油1490克煎熬，捞去渣，熬油至滴水成珠，下丹搅匀，离火，候温入生石膏120克，搅匀，收膏。每次10～20克，每日2次，开水调服。适用于干燥综合征口渴喜饮，五心烦热，心悸失眠，尿频，便秘者。

2. 八珍散：西洋参、白术、茯苓、炙甘草、当归、熟地黄、川芎、白芍各等份。上药共为细末，煎水，加蜂蜜熬成糊状，成膏。温开水调服。适用于干燥综合征口渴，关节疼痛者。

3. 雷公藤膏：雷公藤50克，生川乌、桂枝、蜂房、地龙各30克。上药为细末，用蜂蜜、白酒各半调拌成糊膏状，均匀敷于患处、压痛点和循经取穴上，用纱布敷盖，外用胶布固定。并常加入白酒数滴于敷料上，保持药层湿润。每日换药1次，15次为1个疗程。适用于干燥综合征关节不利者。

4. 滋阴膏：天冬、麦冬、南沙参、玉竹、生地黄、熟地黄、山药各15克，百合、黄精、石斛各12克，阿胶、当归、冬虫夏草、桔梗、贝母各10克，麻油1350克。上药用麻油熬枯去渣，熬成后下丹搅匀收膏。每次10～20克，每日2次，开水调服。适用于干燥综合征口渴喜饮，五心烦热，眼睛干涩者。

5. 百合固金膏：生地黄、熟地黄、山药各15克，麦冬、玄参各12克，青果、阿胶（烊化）、桔梗、沙参、贝母、知母各10克。上药研细为末，水煎枯，加蜂蜜熬成膏。每次10～20克，每日2次，开水调服。适用于干燥综合征舌干燥、眼睛干涩者。

6. 阿龟地黄膏：熟地黄、枸杞子、菟丝子、黄精、桑椹、肉苁蓉、山药、阿胶各150克，山茱萸、龟甲胶各100克，制何首乌、茯苓各200克。上药除阿胶、龟甲胶外，余药加水煎煮3次，滤汁去渣，合并3次滤液，加热浓缩成清膏，再将阿胶、龟甲胶加适量黄酒浸泡后隔水炖烊，冲入清膏和匀，最后加蜂蜜300克收膏即成。每次15～30克，每日2次，开水调服。1料为1个疗程。适用于干燥综合征气血不足者。

7. 参芪苓术膏：黄芪、白术、陈皮、制半夏、谷芽各100克，党参、枳壳、神曲、阿胶各150克，茯苓200克，炙甘草、升麻各30克，柴胡50克，厚朴60克，薏苡仁300克。上药除阿胶外，余药加水煎煮3次，滤汁去渣，合并3次滤液，加热浓缩成清膏，再将阿胶加适量黄酒浸泡后隔水炖烊，冲入清膏和匀，最后加入蜂蜜300克，收膏即成。每次15～30克，每日2次，开水调服，直至症状改善为止。适用于气血不足者。

8. 阿胶补血膏：阿胶、熟地黄、党参、黄芪、枸杞子、白术各500克，另加麦芽糖、蜂蜜各60克，糖浆500克，收膏。每次15～30克，每日2次，早、晚空腹开水冲服。感冒时暂停服用。适用于营养不良，肺脾虚弱，久病体弱所致的心悸健忘，面色萎黄，头昏目眩，或短气乏力，多汗自汗，或食欲不振，脘腹虚胀等。

结节性多动脉炎

结节性多动脉炎又称结节性动脉周围炎，是一种坏死性血管炎症病变，可累及全身任何器官的中、小动脉，但很少累及肺、脾动脉。主要病理改变为局灶性的血管全层坏死，管壁结构破坏，血栓或动脉瘤形成、管腔闭塞。临床上本病可呈局限性病变，出现沿小动脉分布的多形性皮肤结节，也可同时累及多个器官，其中以皮肤、肾脏、关节肌肉和神经系统最易受累，出现皮肤的血管性紫癜、结节，雷诺现象，关节肌肉疼痛及肢体感觉异常、无力等神经炎表现和血尿、蛋白尿、高血压等肾脏受累的表现。

本病属于中医学"脉痹"范畴，其病因病机主要为正气内虚，复感外邪，邪毒浸淫经脉，入内伤及脏腑，经脉受损，血气不行，瘀血内生，病久则出现气血阴阳脏腑虚损不足之候。

【膏方集成】

1. 黄神膏：黄连、黄芩、黄柏、栀子、茯苓各15克，金银花、牛膝、车前子、紫花地丁各20克，穿山甲、三棱、莪术、地龙各10克，另加麦芽糖60克，糖浆200克，收膏。每次15～30克，每日2次，早、晚空腹开水冲服，病情缓解则减少用量。适用于寒战高热，头痛如裹，身体困痛，不思饮食，小便短赤，局部关节处筋骨隐痛，活动则疼痛加剧，继则焮热肿胀，皮色微红难消者。

2. 如意金黄散：姜黄、大黄、白芷、黄柏各160克，苍术、厚朴、陈皮、甘草、生天南星各64克，天花粉320克。上药碾成粉末，加植物油或蜂蜜调成膏。外用，每日数次。适用于肿块红肿、发热、疼痛难耐的患者。

3. 活血止痛膏：桃仁、三七各4.5克，白芷、红花各3克，地龙、乳香、没药各5克，血竭、钻地风各6克，市销售膏药500克。先上药共为细末，再将药粉和入溶解的药膏内拌匀，然后用纱布或油纸制成2厘米×1.5厘米大小的膏药备用。外用，用时取本膏药在饭锅上烊化后贴于患处，敷贴4日后将膏药取下，再烊化1次，仍贴在原处，1周后更换1张膏药，以巩固疗效。适用于肿块红肿、发热、疼痛难耐的患者。

4. 当归膏：①主方：当归、川芎、木鳖子、穿山甲、蓖麻子、龟甲、油头发、白薇、白蔹、白及、白芷、草乌各200克，四物汤1贴，败毒散1贴，香油500毫升，松香900克。②附方：乳香、没药各30克，血竭、麝香各0.3克，煅龙骨9克，杏仁、白矾各15克，黄丹120克，槐枝、柳枝、桃枝各20克。主方除松香外，余药浸香油中3～10日。入松香和油先武火后文火煎至烟尽，去渣，入附方药末，同熬成膏，水浸去火毒。外贴患处，每日1次。适用于关节休息时有疼痛，活动时加重，舌紫红，脉涩等表现气滞血瘀症型者。

5. 红药膏：朱砂、乳香各13.5克，硼砂3克，雄黄9克，砒霜1.5克，黄丹、白矾各18克，麝香9克，黄蜡适量。上药共为细末，黄蜡在锅内熬化，与药末搅拌凝膏。取药涂于患处。适用于化脓性关节炎脓已破溃者。

6. 防独膏：防风、独活、秦艽、威灵仙、海桐皮、花椒、川芎、赤芍、白芷、当归、马钱子、甘草各等份。上药共为细末，和匀，用陶器加水适量，调成糊状，煮沸后再煮3～5分钟，将药平铺于白布上，包好备用。外用，用时取布膏置于治疗部位，药敷布袋上须加油调成一层油状，外用油布或棉垫保温。每次30分钟，每日1次。15～20次为1个疗程。适用于动脉炎，肿块红肿、发热、疼痛难耐的患者。

7. 风湿止痛膏：乌药、防己、过江龙、两面针各150克，樟丹、薄荷脑各20克，没药、乳香各60克，麻油4000克，黄丹1000克。将乌药、防己、过江龙、两面针置麻油中浸泡5～7日，加热提取有效成分，药物炸焦为度，捞出药渣，继续加热炼油至滴水成珠，离开火源加入黄丹，不断搅拌，待冷后倒入冷水内，每日换水1次。1周后取出摊涂，摊涂时将膏药置水浴上融化，加入乳香、没药、薄荷脑、樟脑等细粉，搅匀，用竹签摊涂于厚纸或布的中央，冷后折合即得。适用于髋部窜痛，遇风寒痛增，得温痛减，畏风恶寒，或髋部有沉重感。舌质淡，苔薄白或腻，脉弦滑或弦紧。

8. 散瘀软伤膏：丹参、赤芍、三七、桃仁、当归尾、红花、泽兰、细辛、黄柏、地龙、黄芩、栀子、甘草各500克，大黄1500克，乳香、没药、血竭、儿茶、樟脑、冰片各300克。先将前14味中药粉碎过120目筛，将上药粉拌匀储存。制膏时取5千克药粉放入菜子油油锅中煎煮，煎30分钟后滤汁去渣，再火煎放入适量黄丹粉以收膏，将油膏放入容器中冷却备用。用时可视肿胀面积大小，将药膏摊在布上，厚2～3毫米，贴于患处，外用绷带包扎固定。每3日换药1次。15次为1个疗程。适用于髋部疼痛，弥漫性肿胀，偶见瘀斑，局部压痛，髋关节活动受限，舌可见瘀点，脉弦紧的患者。

9. 紫草膏：紫草30克，当归、白及、白蔹、白芷、血竭各6克，乳香、没药、儿茶、黄丹各9克，香油50克，黄蜡30克，冰片3克。上药除黄蜡、冰片外，放入油内炸枯去渣，再加黄蜡化尽，下冰片溶化搅匀，冷后成膏。用时取药膏摊贴于消毒纱布上贴创口，每日1次。适用于脱疽及其他溃疡生肌。

10. 止痛生肌膏：象皮、合欢皮、生地黄各60克，当归45克，紫草、乳香、没药各15克，生甘草、血竭粉各9克，黄蜡150克，麻油75克。将前8味药入油中浸24小时，再炸枯过滤去渣，加入黄蜡，熔化后入血竭，搅匀候冷。使用时涂纱布上，外敷患处。本膏药宜勤贴勤换，一般宜每日换药为宜。适用于脱疽坏死期创口。

11. 大青膏：大青叶60克，黄柏、大黄、乳香、没药、白矾、樟丹、芙蓉叶、铜绿胆矾、五倍子各30克。上药共为细末，用凡士林调和成膏。将成膏摊于消毒纱布上，外敷患处，每日或隔日换敷1次。适用于一切急性化脓性感染疾病局部红肿热痛者，如疖、痈、蜂窝织炎、丹毒和动脉炎等。

12. 消炎膏：芙蓉叶、生天南星、白矾、生大黄、黄连、黄柏各30克。上药共为细粉，用凡士林调配成膏备用。使用时将本膏涂敷于静脉炎本部位，纱布覆盖，胶布固定，每日换药1次。适用于动脉炎急性炎症期局部肿硬痛重者。

13. 消结膏：芙蓉叶、赤芍、大黄、黄芩、黄柏、山慈菇、生天南星、生川乌、生半夏、姜黄、浙贝母、穿山甲各30克。上药共为细粉，用凡士林调配成膏备用。将本膏涂敷于静脉炎部位，纱布覆盖，胶布固定，2日换药1次。适用于动脉炎后期遗留慢性炎块不消者。

14. 双柏膏：侧柏叶、大黄、黄柏、泽兰各60克。上药共为细末，临用时用香油调成膏。取以上药面适量，用香油调匀成膏状，敷贴于患处，上用纱布覆盖，胶布固定。3日换药1次。适用于动脉炎局部肿块红肿、发热、疼痛难耐的患者。

15. 青芙膏：大青叶、芙蓉叶各60克，泽兰叶、马齿苋各40克，土贝母、大黄、黄连、紫草、汉防己、乳香、没药、川芎、丹参、王不留行、红花各20克，三棱、穿山甲、全蝎各15克，冰片10克。上药研细末，加凡士林调成30%青芙膏。取适量药膏涂于患处，范围超过患处1厘米，盖上纱布包扎。每4小时换药1次。3次为1个疗程。未愈者行第2个疗程。适用于急性动脉炎。

16. 化瘀通栓膏：红栀子1000克，大黄500克，食醋250克，面粉100克。将栀子、大黄共为细末混合均匀。取葱白适量捣成泥，与上药末、食醋、面粉调拌为膏糊状备用，以可黏附于皮肤，不脱洒为宜。在腘窝、踝关节周围，或明显肿痛，有条索硬结处贴敷，局部清洁，将本膏外敷，厚度为1厘米，外用棉布条缠绕包裹，不宜过紧过厚，以药料不洒，无外渗为宜。嘱患者平卧，抬高患肢，休息约12小时后，药物变干结块，可去掉棉布条将药块收集，加水调和后重复使用1次。4小时换新药剂。连续贴敷7日，休息2日，开始下一疗程。适用于肿块红肿、发热、疼痛难耐的患者。

大动脉炎

大动脉炎又称高安病、无脉病，是一种发生在主动脉及其主要分支的慢性进行性炎症病变，常导致动脉狭窄甚至闭塞。其病理变化主要累及弹性动脉，如主动脉弓、肺动脉、腹主动脉等，主动脉分支的起始部较为显著，动脉壁全层节段性增生、纤维化、管腔缩窄、闭塞，或并发血栓形成，少数也可导致动脉扩张或形成动脉瘤。由于受累血管的不同，造成缺血部位的不同，从而导致临床表现也不相同，头臂动脉型表现为头晕头痛，晕厥抽搐，半身不遂，上肢无力，无脉等；胸腹主动脉型表现为下肢无力，间歇性跛行，肾性高血压等；广泛型兼具前两型的表现，肺动脉型表现为心悸气短，肺动脉高压等。

本病属于中医学"脉痹""无脉证"范畴。其病因病机主要为先天不足，后天失养，复感外邪，脉道痹阻，脾肾阳虚，寒凝脉络，肝肾阴虚，脉道失养，气血亏虚，无以充养经脉，出现头痛、半身不遂、心悸胸闷等证候。

【膏方集成】

1. 活血膏：土鳖虫5份，血竭、西红花、乳香、没药、牛膝、白芷、儿茶、骨碎补、冰片、杜仲各2份，续断、苏木、当归、生地黄、川芎、自然铜、桃仁、大黄、马钱子、朱砂各1份，蜜糖适量。上药共为细末，炼蜜为膏。每次5克，每日2～3次，口服。适用于脉痹，肢体肿胀严重，剧烈疼痛，皮下瘀斑，膝关节松弛，屈伸障碍，舌暗瘀斑，脉弦或涩。

2. 醋膏外敷：方用乳香、血竭、白芷、红花、天南星、骨碎补、自然铜、血余炭、牛膝、桂枝、杜仲各等份。粉碎备用。根据患处面积取适量药粉，按体积比3∶1加入面粉，共同放入沙锅调匀，加优质米醋适量，熬至较稠且冒出大泡时取出平摊于棉布上稍冷即贴。适用于大动脉炎、肢体肿胀疼痛者。急性期将冰片10克研末撒于膏药表面；隔日换药1次。根据病情予以1～3贴。

3. 软伤活血膏：由半夏、当归、白芷、天花粉、黄柏、川乌、草乌、骨碎补、细猪牙皂、姜黄、川黄连、芙蓉叶、熟石膏、煅自然铜、樟脑、冰片组成。上药共为极细末，加糖浆适量，火煎30分钟后滤汁去渣，再文火煎90分钟，冷却成膏备用。用时取适量药膏均匀摊于绵纸上，敷于患处，用神灯（TDP）治疗并照射局部20～30分钟，然后用绷带包扎，隔日换药1次。20日为1个疗

中医膏方全书（珍藏本）

程。适用于无脉证，症见肢体肿胀严重，剧烈疼痛，皮下瘀斑，膝关节松弛，屈伸障碍，舌暗瘀斑，脉弦或涩。

4. 活血消肿膏：大黄、侧柏叶各2份，泽兰、黄柏、防风、乳香各1份。上药共为细末，用水、蜜糖调煮成膏备用。用时取适量药膏外敷患处。适用于头晕头痛，晕厥抽搐，半身不遂，上肢无力，无脉。

5. 三色敷膏：甘草0.5份，秦艽、川芎、连翘各1份，黄荆子、紫荆皮各8份，全当归、木瓜、丹参、羌活、赤芍、白芷、片姜黄、独活、天花粉、牛膝、威灵仙、木防己、马钱子各2份。共为细末，加糖浆适量，火煎30分钟后滤汁去渣，再文火熬90分钟，冷却成膏备用。用时取适量药膏敷于患处，隔日换药1次。适用于风寒湿痹。

6. 万灵筋骨膏：大黄、槟榔、五倍子、香附、穿山甲、全蝎、羌活、防风、杏仁、芫花、细辛、牵牛子、土鳖虫、厚朴、甘遂各10克，木鳖子、三棱、莪术、川乌、天麻子、地黄、草乌各15克，独活、猪牙皂、黄柏、肉桂、大戟、枳壳、麻黄、巴豆各12克，当归22克，玄参3克，柳枝240克，蕲蛇120克，黄连、蜈蚣各6克。上药除肉桂外，捣碎共入麻油4800克中浸泡，置锅内加热炸枯，捞出残渣，取油过滤即为药油，返入锅内，微热加入肉桂粉搅匀收膏，离火去火毒，待温摊膏、微凉对折备用，每张膏重18～33克。用时温热化开，贴于患处。适用于肩部窜痛，遇风寒痛增，得温痛减，畏风恶寒，或肩部有沉重感。舌质淡，苔薄白或腻，脉弦滑或弦紧。

7. 狗皮膏：枳壳、青皮、大风子、赤石脂、天麻、甘草、乌药、牛膝、羌活、黄柏、补骨脂、威灵仙、生川乌、木香、续断、桃仁、生附子、川芎、生草乌、生杜仲、远志、穿山甲、香附、白术、川楝子、僵蚕、小茴香、蛇床子、当归、细辛、菟丝子、橘皮、青风藤、轻粉各50克，儿茶、丁香、樟脑、没药、血竭、乳香各25克，肉桂10克，麻油1200克。将轻粉、儿茶、丁香、没药、血竭、乳香、肉桂、樟脑8味药分别研成细末，过80～100目筛，和匀待用，将余药（33味）

均予碎断，另取麻油置于铁锅内，入枳壳等33味药，加热炸枯至橘黄色，捞出残渣，取油过滤，即为药油。炼油：根据下丹方式不同要求，依法炼油，下丹，分火上下丹和离火下丹两种。去火毒，将上述药膏搅匀放入冷水中搅成500～1500克一块，将水控净，再放入冷水中浸泡5～10日，每日换水1次，然后将膏油加热熔化，等爆音停止，水汽去尽，晾温，加入轻粉等8味药细料，边加边搅匀，加毕收膏，待温分摊于狗皮、羊皮上，微凉向内对折。外用，用时温热化开，贴于患处。适用于肢体疼痛，遇风寒痛增，得温痛减，畏风恶寒，或肩部有沉重感，舌质淡，苔薄白或腻，脉弦滑或弦紧。

8. 青芙膏：大青叶6克，芙蓉叶60克，泽兰叶、马齿苋各40克，土贝母、大黄、黄连、汉防己、乳香、没药、川芎、丹参、王不留行、红花各20克，紫草2克，三棱、穿山甲、全蝎各15克，冰片10克。上药研细，加凡士林调成30%青芙膏。取适量药膏涂于患处，范围超过患处1厘米，盖上纱布包扎。每4小时换药1次。3次为1个疗程。未愈者行第2个疗程。适用于急性脉管炎。

9. 内伤膏：鹿角、红花、官桂、生姜、秦艽、老鹳草、虎骨（酥炙）各60克，乌药240克，当归36克，木瓜30克，离乡草、商陆各90克，麻油5000毫升，飞丹2000克。附方：肉桂、乳香、没药各60克，麝香6克。用麻油浸主方药21日，煎枯，去渣，离火收膏，再入附方药末，搅匀入飞丹。外贴患处，每日1次，孕妇禁用。适用于内伤腰腿寒食流注、鹤膝风、痹证。

10. 丹参膏：丹参、蒴藋叶各90克，闹羊花、菊花各30克，秦艽、独活、乌头、花椒、连翘、桑白皮、牛膝各60克，醋500毫升，麻油7000毫升，猪脂500克。诸药与醋、麻油共煎，令醋尽，去渣，再与猪脂同煎为膏。用时外涂患处，每日1～2次，孕妇禁用。适用于肢节麻痹疼痛或病后半身不遂、偏枯、口斜耳聋，或结核瘰疬坚肿未溃。

11. 乌头摩风膏：乌头、附子、当归各60克，羌活、细辛、桂心各1克，防风、白术、花椒、吴茱萸各30克，猪脂500克，醋

20 毫升。上药细切，入醋浸 12 小时。先煎猪脂，再将药入猪脂中慢火煎至附子成黄色，去渣，膏即成。外用，适量外涂患处，每日 2～3 次。孕妇禁用。适用于风痹，腰脚不遂、四肢拘挛，并治马坠疼痛不可忍，及白癜风、脚气等。

12. 芥芷膏：白芥子、白芷各 15 克，鸡蛋 3 枚。白芥子、白芷共为细末，用蛋清调匀为膏备用。外敷患处，3 小时后洗去。现制现用，皮肤过敏者忌用，勿令起疱。适用于痹证，关节酸痛。

风湿性多肌痛

风湿性多肌痛是以颈、肩胛带肌、骨盆带肌持续性疼痛僵硬为主，伴渐进性晨僵及全身症状的一组临床症候群。其病因不明确，认为可能与遗传、病毒感染和免疫异常有关，好发于老年人，女性多见。

中医学没有与其相对应的病名，根据其临床表现可归属于"痹证""肌痹"等范畴。其主要病因病机为素体正气不足，复感风寒湿邪，气血运行受阻，筋脉痹阻，日久气血更虚，肝肾不足，经络肌肉失养，"不荣则痛"。

【膏方集成】

1. 三黄八神膏：黄芩、黄柏、大黄、鱼腥草、金银花、连翘、赤芍各 30 克，冰片 1 克。上药共为细末，和匀，用时配制。外用，用时取药末 20 克，以蜂蜜调成膏状，摊在牛皮纸上（做成 20 厘米×20 厘米大小的薄层膏药），其周围用脱脂棉条绕一圈，直接敷于患处，用绷带包扎固定，每 2 日换药 1 次，直至治愈为止。适用于风湿性多肌痹、化脓性关节炎。

2. 三乌通痹膏：何首乌、川乌、草乌、续断、杜仲、大黄、黄芩、枳壳、栀子、羌活、独活、桃仁、苦参、益母草、海风藤、白鲜皮、威灵仙、秦艽、玄参、白芷、荆芥、青皮、牛膝、生地黄、藁本、木通、苍术、穿山甲、金银花、乳香、没药、樟脑、血竭、桂枝各 30 克，连翘、黄连、黄柏各 45 克，木香、檀香、藿香各 6 克，附子、麝香、冰

片各 15 克，砖地风 50 克，香油 15000 毫升。将香油置锅内，上药除麝香、冰片、丁香外，其余诸药投入香油中，熬枯去渣，再炼油至沸，下黄丹 7500 克，边下边搅拌均匀，收膏，待温再兑入麝香、丁香、冰片细末，搅匀成膏备用。外用，用时取药膏适量，摊于牛皮纸上，分贴患处及肾俞、环跳、足三里、涌泉穴上。隔日换药 1 次。适用于风寒湿热邪所致的各种痹证。肩臂、腰腿脚痛，肌肉疼痛及筋骨疼痛等。

3. 十味通痹膏：威灵仙、桂枝、地龙、秦艽、透骨草、伸筋草各 50 克，豨莶草、桑枝各 100 克，当归 90 克，白花蛇 70 克。上药加水煎煮 3 次，每次煮沸 1～2 小时，过滤去渣，合并 3 次滤液，加热浓缩成清膏，再加蜂蜜 300 克，收膏即成。每次 15～30 毫升，每日 3 次，白开水调服。适用于各类痹证。

4. 辣椒膏：生川乌、生草乌、红花各 20 克，生半夏、生天南星、荜茇、蟾蜍、细辛各 12 克，辣椒 50 克。上药共为细末，和匀，用凡士林调和成软膏。用时取本膏适量，摊于牛皮纸上，贴于患处，胶布固定。每日或隔日换药 1 次。适用于各类痹证，包括肩周炎、筋骨疼痛，腰腿疼，肌肉疼痛，坐骨神经痛等均以肢体关节剧痛，活动不利者。

5. 消炎镇痛膏：松针、栀子各 500 克，樟脑 75 克，桐油 1500 克，黄丹 1000 克。将松针、栀子入桐油内浸泡 5～7 日，然后将油置锅内，加热提取有效成分，至药材焦枯黄时，捞出药渣，继续熬炼至滴水成珠，加入黄丹，不断搅拌，待冷后倒入冰水中浸泡 1 周以上，以去火毒。取出药膏油，加热熔化，掺入樟脑粉，拌匀，摊膏备用。外用，用时取膏药温热化开，外贴患处，每贴 5 日。适用于风湿腰腿痛，肌肉疼痛。

6. 万应膏：大黄、赤芍、木鳖子、白芷各 90 克，玄参 30 克，生血余 45 克，生地黄、当归各 405 克，蜈蚣 2 条，香油 7500 毫升。将香油置锅内，投入以上诸药，炸枯去渣滤净，兑入肉桂面 45 克，阿魏面、乳香面、没药面各 180 克，搅匀，待冷后摊膏，每张净油 7.5 克重，冷后向内对折。外用，用时取膏药温热化开，贴于患处。适用于因受风寒，手

中医膏方全书（珍藏本）

足麻木，腰腿疼痛，肚腹疼痛，积聚痞块者。

系统性硬化病

系统性硬化病是一种原因不明的疾病，曾称为硬化性皮炎、进行性系统性硬化症、硬皮病等。其病因一般认为与机体的遗传易感性和长期接触化工物品等环境因素有关，由于免疫功能的紊乱而导致各种自身抗体的产生，引起损伤。本病的病理特点为病变组织广泛的炎细胞浸润、血管变窄、胶原纤维增多、纤维化等。临床主要表现为进行性皮肤肿胀、增厚变硬如皮革样、"面具脸"及其他系统纤维化的表现，如关节疼痛、胃肠动力降低、肺间质纤维化、无症状性心包积液、肾功能障碍、三叉神经痛、周围神经病等。

中医学认为本病可归入"皮痹""周痹""五脏痹"等范畴，其病机主要为六淫侵袭，肺气不宣，邪滞肌表，脾肾阳虚，卫外不固，寒湿外侵，经气不宣，寒凝经络，气血不行，气血亏虚，外邪易侵，营血失和，肝肾阴虚，肌肉失养等，病久而邪侵五脏则为"五脏痹"。

【膏方集成】

1. 辣椒膏：豆油 1500 克，樟丹 500 克，干红辣椒 1000 克，雄黄 100 克，马钱子面 50 克。先用豆油炸辣椒至黑色，捞出再烤油至滴水不散为度。再下樟丹，文火熬煎，搅拌均匀至滴水成珠离火，搅凉，再下雄黄搅匀成膏状，放凉水中拉开（拔丝为度），然后储瓶备用。用时将膏药视病情取 1 块，上放马钱子粉，置消毒白布上压平贴在患处。适用于系统性硬化病，伴头项强痛，恶风，或恶寒，或兼身痛，上肢痛或手指屈曲无力，或疼痛牵及肩背，头部转侧不利，项背腰脊酸软无力，头晕，舌淡，脉沉迟缓或沉迟无力。

2. 加味回阳玉龙膏：生川乌、生草乌、生天南星、生附子各 30 克，炮干姜、赤芍各 90 克，肉桂、白芷各 15 克，细辛 12 克。上药共为极细末。外用，每取本散适量，用上好白酒加热调匀成糊状敷于患处（厚约 0.5 厘米），复以油纸，外用纱布包扎固定，每晚换药 1 次。重者早、晚各敷 1 次。每次换药

时，可在用过已干的药料上陆续加些新药粉，用热酒调匀再敷，直至 1 料药用完为度。适用于系统性硬化病，肢体疼痛牵及肩背，头部转侧不利，项背腰脊酸软无力，头晕，舌淡，脉沉迟缓或沉迟无力。

3. 痹症膏：当归尾、赤芍、红花、桃仁、川乌、细辛、独活、天南星、生半夏、姜黄、大黄、栀子、草乌各 6 克。上药共为极细末。每取本散适量，用生姜、葱白捣烂如泥，入药末调匀贴敷患处。每日换药 1 次。适用于系统性硬化病，见指端麻木发绀，指甲凹陷少华，或见皮肤枯燥发痒，甚则肌肤甲错，面色黧黑，舌质青紫，或有瘀斑、瘀点，脉弦细或弦细涩。

4. 顽痹膏：紫河车 1 具，全当归、枸杞子各 60 克，炙蜈蚣 20 条，炙全蝎、土鳖虫各 30 克，灵蕲蛇、积雪草、独活、桑寄生、续断、补骨脂、狗脊各 90 克。上药共为极细末，储瓶或用龟鹿二仙膏 90 克烊化，与药末调和使用。每次 5～6 克，以龟鹿二仙膏 1 克开水烊化送服，每日 3 次。适用于系统性硬化病，头痛为空痛或胀痛，眩晕，耳鸣耳聋，腰膝酸软无力，甚者痿废不用，心烦失眠，口苦咽干，遗精带下，舌红少津，脉弦细数。

5. 参归膏：党参、当归、续断、延胡索、木瓜、甘草各 60 克，炙全蝎 50 克，炙蜈蚣 20 条，炙蜂房 2 只，积雪草、甘松各 30 克。上药共为极细末，制膏时先将麻油 500 毫升煮沸，再入药粉煎 30 分钟，滤汁去渣，再文火以收膏备用。每次 6 克，每日 3 次，水、酒各半加热送服。适用于系统性硬化病，头颈项上肢酸痛隐隐，按揉则舒，喜温恶寒，头晕如飘，目视昏花，头痛眩晕，动辄加重，一侧或两侧肢体软弱无力，甚者痿废不用，面色苍白，唇口麻木色白，舌淡，脉细弱无力。

6. 舒筋活血膏：紫荆皮、大黄各 90 克，赤芍、芙蓉叶、栀子各 60 克，土鳖虫、白芷各 45 克，玄明粉 180 克，冰片 10 克，液状石蜡 1000 毫升，凡士林 800～1000 克。先将紫荆皮、栀子用酒炒微焦，与赤芍、芙蓉叶、大黄、白芷、土鳖虫烘干燥，粉碎过 100 目细筛，玄明粉亦研细过 100 目筛与上药混匀，

再加适量液状石蜡调成糊状后，将融化的凡士林加入糊状药粉中，调成均匀细腻之软膏，另将冰片研极细，加少量液状石蜡，待完全溶解后，加入上软膏，充分拌匀储于密闭瓷器中备用。凡因损伤致局部肿痛发热均可应用。用时将膏摊于一纱布上，厚薄适宜，外贴患处，绷带包扎即可。每日1次换药。适用于颈项、肩、上肢疼痛，麻木，多为刺痛或触电样或放射样疼痛，痛有定处，夜间加重，痛处拒按，或伴头痛，亦多刺痛，或见指端麻木发绀，指甲凹陷少华，或见皮肤枯燥发痒，甚则肌肤甲错，面色黧黑，舌质青紫，或有瘀斑、瘀点，脉弦细或弦细涩。

7. 消肿镇痛膏：儿茶、大黄、陈皮、乌药、生地黄、黄柏各10克，红花、赤芍、泽兰各15克，当归、刘寄奴、栀子各25克，木香、桃仁各20克，血竭9克，土鳖虫12克，细辛6克。上药粉碎，过120目筛后，加入液化的凡士林中制成糊状，放于电炉上烊化5分钟。用时视损伤面积大小把药膏摊于胶纸上，厚3～5毫米，敷于患处，绷带包扎固定。每3日换药1次。3次为1个疗程。同时损伤部位用TPD灯局部照射，每次30分钟，每日2次。适用于系统性硬化病，颈项、肩、上肢疼痛，麻木，多为刺痛或触电样或放射样疼痛，痛有定处，夜间加重，痛处拒按，或伴头痛，亦多刺痛，或见指端麻木发绀，指甲凹陷少华，或见皮肤枯燥发痒，甚则肌肤甲错，面色黧黑，舌质青紫，或有瘀斑、瘀点，脉弦细或弦细涩。

8. 鸡血藤膏：鸡血藤、桑枝、威灵仙、葛根、木瓜、白芍各200克，牛膝、川芎、陈皮各100克。上药加水煎煮3次，滤汁去渣，合并3次滤液，加热浓缩成清膏，再加蜂蜜、蔗糖各150克收膏即成。每次15～30克，每日2次，开水调服。半个月为1个疗程。适用于系统性硬化病，头痛为空痛或胀痛，眩晕，耳鸣耳聋，腰膝酸软无力，甚者痿废不用，心烦失眠，口苦咽干，遗精带下，舌红少津，脉弦细数。

雷诺综合征

雷诺综合征是一种血管神经功能紊乱引起的肢端小血管痉挛性疾病，是比较少见的周围血管病，多发于20～40岁。受寒或情绪变化诱发手指（或足趾）突发性苍白，继而发绀，从指尖开始波及整个手指甚至手掌，伴有局部冷凉、麻木、针刺样疼痛，数分钟后皮肤转为潮红，伴烧灼感，之后转为正常色泽，每次发作持续1小时左右。目前治疗以交感神经阻滞药和血管扩张药为主，往往难以根治。

中医文献虽无本病记载，但从病因及症状特点分析，其发生是由于阳虚受寒，情志不舒，导致营卫失调，气血郁滞，经脉不畅，阳气不达四末所致，病在血脉。本病初期，以发作性的动脉痉挛为主，管壁结构无显著病理变化，以间歇性苍白、青紫为主要表现。本病归属于中医学"脉痹""寒厥"等范畴，以阴寒、气滞、血瘀为其病机特点。

【膏方集成】

1. 化痰通络膏：制天南星、白芥子、炮穿山甲、川芎、三棱、莪术各15克，鸡血藤、延胡索、金雀根、狗脊、生黄芪、薏苡仁、猪苓、茯苓各30克。上药浓煎后去渣取汁，加入麦芽糖、蜂蜜各80克，糖浆500克，收膏。每次20～30克，每日2次，早、晚空腹开水冲服。适用于关节漫肿，刺痛，痛有定处，按之较硬，关节周围肤色尤其是手指关节周围皮肤颜色变深变暗，皮下有结节，严重者可见关节僵硬畸形，屈伸不利的患者。

2. 元温通痹膏：狗脊、鹿角霜、威灵仙、牛膝、淫羊藿各25克，没药、土鳖虫、地龙、桑枝、熟地黄、当归各15克。上药浓煎后去渣取汁，加入麦芽糖、蜂蜜各60克，糖浆800克，收膏。每次20～30克，每日2次，早、晚空腹开水冲服。适用于关节肿胀冷痛，甚至如冰块附着，遇寒痛剧，得热痛减，可见关节畸形，蜷缩，面色㿠白，神疲乏力，尿多清长，舌质淡苔白，脉沉弦的患者。

3. 益红通痹膏：生黄芪30克，当归、生地黄、赤芍、川芎、丹参各20克，通草、细辛、桂枝、乌梢蛇各10克。上药浓煎3次后去渣取汁，加入麦芽糖、蜂蜜各50克，糖

《中医膏方全书（珍藏本）》

浆 600 克，收膏。每次 20～30 克，每日 2 次，早、晚空腹开水冲服。适用于关节肿痛程度较轻，关节僵硬强直，肢体麻木，皮下结节，并逐渐发生手指关节扣眼样畸形，鹅颈样畸形，腕关节尺偏畸形强直，膝关节内翻或外翻和屈曲等畸形的患者。

4. 如圣膏：当归、熟地黄、玄参、大黄、白芷、续断、赤芍、肉桂各 60 克，黄丹 1500 克，麻油 3000 毫升。前 8 味药切细入油内，煎至白芷焦黄，去渣，待油冷下黄丹搅匀，于火上至色变离火，凝膏。外贴患处，每日 1 次。适用于雷诺综合征早期，全身表现可见低热、倦怠、乏力、肌肉酸痛、纳呆、消瘦者。

5. 湿热膏：麻油 240 毫升，黄蜡 7.5 克，松香、黄丹各 30 克，铜绿 6 克，轻粉 3 克，制乳香、没药各 9 克。将麻油置锅内，熬滚入黄蜡，化开，次入松香，搅拌，再下黄丹收膏，待温兑入铜绿、轻粉、制乳香、没药（共为细末），搅拌成膏，摊膏备用。外用，用时取膏药温热化开，敷贴患处。适用于风湿热痹。

6. 凤仙二乌膏：鲜凤仙花茎 500 克，大生地黄 180 克，当归须 120 克，急性子 150 克，天南星 90 克，川乌、草乌、干姜、羌活、独活各 60 克，麻油 7500 毫升。上药切片，先将麻油煮烫，入凤仙花茎熬 20 分钟，入生地黄，又熬 10 余分钟，乃入诸药，熬至药焦枯，滤汁去渣。将药油另入净锅，慢火熬沸，入筛净黄丹，筛细铅粉各 750 克，用柳枝不住手搅拌均匀，膏成离火，兑入已研细麝香 5 克，乳香、没药各 30 克，延胡索、丁香末各 60 克。调匀，入水成团。外用，用时取膏药温热化开，贴敷患处。适用于寒湿痛痹。

7. 红乌止痛膏：生川乌、生草乌、公丁香、肉桂、木香、山柰、荜茇、白芷各 450 克，生天南星、没药、红花各 300 克，麻油 15000 毫升。上药除公丁香、肉桂、没药外，余药用麻油炸至焦枯后，滤汁去渣，再加黄丹 100 克，徐徐加入，搅拌均匀，膏成后离火。再将公丁香、肉桂、没药细末掺入膏内摊膏备用。或将上药共为细末，用熟麻油调和成软膏状，备用。外用，用时取膏药温热化开，贴敷患处，或取药泥摊贴。适用于寒湿痛痹。

8. 雷公藤膏：雷公藤 50 克，生川乌、蜂房、地龙、桂枝各 30 克。上药共为细末，以蜂蜜、白酒各半调匀成软膏状。外用，用时每取药膏适量，分贴敷于患处、压痛点和循经取穴上，外以纱布覆盖，胶布固定。并常加入白酒数滴于敷料上，保持药层湿润。每日换药 1 次。15 次为 1 个疗程。适用于脉痹、关节冷痛患者。

第九章　神经系统疾病与精神病

三叉神经痛

三叉神经痛是三叉神经分布区内反复发作的阵发性短暂剧烈疼痛而不伴三叉神经功能破坏的症状，又称痛性抽搐。常于 40 岁后起病，女性多于男性，少数有家族史。三叉神经痛分为原发性与继发性两种，后者有明确的继发因素存在，前者病因不明。有学者认为三叉神经受到某些机械性、炎症性或异型血管扭曲压迫等刺激造成髓鞘和轴突改变，使神经兴奋阈值与神经兴奋传递异常，从而导致发作性三叉神经痛。近年来有人对三叉神经痛患者做了感觉根切断术治疗时进行活检，发现有些神经纤维发生脱髓鞘或髓鞘明显增厚，轴突变细或消失等结构改变。临床上常见三叉神经支配区反复发作的短暂性电击、刀割、烧灼、撕裂、针刺样疼痛，每次发作数秒至 1～2 分钟，突发突止，间歇期完全正常。疼痛多为一侧，也可为双侧，有触发点，又称"扳机点"，严重者伴同侧面肌抽搐。病程呈周期性发作，发作期可持续数日、数周至数月，缓解期长短不一，数日至数年不等。神经系统检查一般无阳性体征，实验室检查无异常。

本病相当于中医学所指的"面风痛"，又称"面痛"。其发生与外感六淫、饮食失常、情志过极、阴阳失调等因素有关，系由内、外之邪侵袭面部经络导致的痛病类疾病。病机要点为络脉闭塞，不通则痛。病位主要在面部经络，与肝、胆、脾、胃等脏腑密切相关。临床常见风寒凝滞、风热侵袭、风痰阻络、瘀血阻滞、肝胆郁热、阳明火旺、虚火燥络等证型。

【膏方集成】

1. 活血通络止痛膏：羌活、天麻、僵蚕各 10 克，细辛 3 克，川芎、白芷各 9 克，制川乌、制草乌各 6 克。上方根据病情需要，配 10 剂或 15 剂，混合在一起，制成膏剂。每次 9 克，每日 2～3 次，白开水冲服。适用于三叉神经痛血瘀兼见风寒证。多见于有外伤史，或病变日久，舌黯或有瘀斑，脉细涩，合并面部感受风寒史，遇寒则甚，得热则轻，鼻流清涕，苔白脉浮者。

2. 白香膏：白芷、蓖麻子、乳香、没药各 5 克。将上药（为 1 次量）共捣烂为膏，或加白酒调匀为膏，敷于患侧太阳穴上，敷料包扎，胶布固定。每日换药 1 次。连用 3～5 日。适用于三叉神经痛、偏头痛，多见于面部疼痛突然发作，呈闪电样、刀割样、电灼样剧烈疼痛，以上颌、下颌部痛为主，伴面部潮红、流泪、流涎、流涕等。

3. 樟脑细辛膏：薄荷 12 克，五加皮 15 克，全蝎、龟甲胶、当归、白芷、寻骨风、樟脑、细辛各 10 克，蒲公英、紫花地丁、川芎各 45 克。除樟脑、龟甲胶外，均经炮制，干燥粉碎，取香油 500～750 克在锅内烧至滴水成珠时，加入上药，充分搅拌均匀，文火至沸，冷凉即成膏状。3 克为 1 丸，用时略加温后压成圆饼状，贴敷患侧。根据受累神经不同，选择不同的穴位，眼支可取太阳、阳白、攒竹；上颌支取四白、下关；下颌支取地仓、颊车，3 日换药 1 次。适用于各型三叉神经痛，多见于面部疼痛突然发作，呈闪电样、刀割样、电灼样剧烈疼痛，持续数秒到 2 分钟，发作次数不定，间歇期无症状，痛时面部肌肉抽搐，伴面部潮红、流泪、流涎、流涕等，常因说话、吞咽、刷牙、洗脸、冷

《中医膏方全书》（珍藏本）

刺激、情绪变化等诱发。

4. 地龙全蝎膏：地龙 5 条，全蝎 20 克，路路通 10 克，生天南星、生半夏、白附子各 50 克，细辛 5 克。上药共为细末，加一半面粉，用酒调成饼状摊贴于太阳穴，敷料固定，每日换药 1 次。适用于各型三叉神经痛，多见于面部疼痛突然发作，呈闪电样、刀割样、电灼样剧烈疼痛，持续数秒至 2 分钟，发作次数不定，间歇期无症状，痛时面部肌肉抽搐，伴面部潮红、流泪、流涎、流涕等，常因说话、吞咽、刷牙、洗脸、冷刺激、情绪变化等诱发。

5. 地龙蜈蚣膏：蜈蚣 1 条，地龙、蝼蛄、五倍子、生半夏、白附子、木香各 10 克，生天南星 15 克。上药共为细末，每次取适量，用醋调成饼状，贴敷于患侧太阳穴上，纱布敷料覆盖，胶布固定。每日换药 1 次。适用于各型三叉神经痛，多见于面部疼痛突然发作，呈闪电样、刀割样、电灼样剧烈疼痛，持续数秒至 2 分钟，发作次数不定，间歇期无症状，痛时面部肌肉抽搐，伴面部潮红、流泪、流涎、流涕等，常因说话、吞咽、刷牙、洗脸、冷刺激、情绪变化等诱发。

6. 马钱子膏：生马钱子 30 克，生川乌、生草乌、乳香、没药各 15 克。上药共为细末，过 100 目筛，和匀，以香油、清凉油各半，适量调和成软膏。外用，用时取拇指盖大小之药摊于白布或油纸上，贴敷患侧太阳、下关、颊车 3 穴，每次选用 1～2 个穴位，亦可贴敷阿是穴。上盖敷料，胶布固定。2 日换药 1 次。适用于三叉神经痛血瘀兼见风寒证。多见于有外伤史，或病变日久，舌黯或有瘀斑，脉细涩，合并面部感受风寒史，遇寒则甚，得热则轻，鼻流清涕，苔白脉浮者。

7. 三虫参芍膏：丹参 150 克，白芍 500 克，红花、乳香、没药、赤芍、川芎、僵蚕、生甘草各 75 克，桃仁、延胡索各 100 克，蜈蚣 20 条，全蝎 30 克。上药除僵蚕、蜈蚣、全蝎外，余药加水煎煮 3 次，滤汁去渣，合并 3 次滤液，加热浓缩成清膏，再将僵蚕、蜈蚣、全蝎共为细末，撒入清膏内和匀，然后加入红糖 150 克，蜂蜜 150 克至溶收膏即成。每次 15～30 克，每日 2 次，开水调服。

10 日为 1 个疗程。适用于痛症（如头痛、偏头痛、神经痛、腰腿痛、腰痛等），多见于面部疼痛突然发作，呈闪电样、刀割样、电灼样剧烈疼痛，持续数秒至 2 分钟，发作次数不定，间歇期无症状，痛时面部肌肉抽搐，伴面部潮红、流泪、流涎、流涕等，常因说话、吞咽、刷牙、洗脸、冷刺激、情绪变化等诱发。

8. 三叉神经膏：白芍 50 克，细辛 10 克，木瓜 12 克，白芷 15 克，酸枣仁 20 克，炙甘草 30 克。上药加水煎煮 3 次，滤汁去渣，合并 3 次滤液，加蜂蜜 100 毫升继续加热成膏。每次 2 克，每日 2 次，口服。10 日为 1 个疗程。适用于三叉神经痛症属风寒型，多见于面部疼痛突然发作，呈闪电样、刀割样、电灼样剧烈疼痛，持续数秒至 2 分钟，发作次数不定，间歇期无症状，痛时面部肌肉抽搐，有面部感受风寒史，遇寒则甚，得热则轻，鼻流清涕，苔白脉浮者。

特发性面神经麻痹

特发性面神经麻痹又称面神经炎，是因茎乳孔内面神经非特异性炎症所致的周围性面神经麻痹，又称 Bell 麻痹。城市患病率为 425.7/10 万，农村患病率为 258/10 万，秋、夏季发病率比冬、春季发病率略高。任何年龄均可发病，但多在 20～40 岁，儿童及老人也有发生，男性略多于女性。本病确切的病因未明，长期以来认为本病与嗜神经病毒感染有关。受凉或上呼吸道感染后发病，可能是茎乳孔内的面神经急性病毒感染和水肿所致神经受压或局部血液循环障碍而产生面神经麻痹。多数人认为，本病亦属一种自身免疫反应。部分患者可由带状疱疹病毒引起膝状神经节炎引起。临床以一侧面部表情肌瘫痪为特点，部分患者可以自行缓解。临床表现：①病初可伴麻痹侧乳突区、耳内或下颌角疼痛。②患者表情肌瘫痪，可见额纹消失，不能皱额蹙眉，眼裂变大，不能闭合或闭合不全，闭眼时眼球向上外方转动，显露白色巩膜，称为 Bell 征，鼻唇沟变浅，口角下垂，示齿时口角偏向健侧，口轮匝肌瘫痪使鼓腮和吹口哨漏气，颊肌瘫痪可使食物滞留于病侧齿颊之间，多为单侧性。③鼓索以上的面神经病变出现同侧舌前 2/3 味觉丧失，发出镫骨肌支以上受损时出现同侧舌前 2/3 味觉丧失和听觉过敏，膝状神经节病变除有周围性面瘫，舌前 2/3 味觉障碍和听觉过敏外，还可有患侧乳突部疼痛，耳郭和外耳道感觉减退，外耳道或鼓膜疱疹，称为 Hunt 综合征。

本病相当于中医学"口僻""面瘫""吊线风""口眼㖞斜"等病证。它是由于人体正气不足，络脉空虚，外邪乘虚入中经络，导致气血痹阻，面部经脉失养，肌肉弛缓不收，引起口眼㖞斜不能闭合，以虚、风、痰、瘀为其基本病机。临床常见证型有风寒袭络证、风热阻络证、气虚血瘀证、风痰阻络证等。

【膏方集成】

1. 复方天牛膏：天牛虫 286 克，川芎、当归各 500 克，黄连 600 克，黄丹 360 克。将第一味药粉碎过 120 目筛备用，川芎、当归、黄连与食用植物油 2500 克，同放置锅内煎枯，除渣滤过，炼至滴水成珠，另取黄丹，加入油内搅匀，收膏。取膏用文火溶化后加入天牛粉搅匀，分摊于纸上即得。每张药膏重 2 克，含天牛虫粉 0.2 克，按处方配量产 1430 张。取患侧听宫、下关、翳风为主穴，颊车、太阳、大椎为配穴。选定穴位后，将膏药加温熔化，每个主穴贴 1 张，配穴视病情加减。每 5 日更换 1 次，为 1 个疗程，总疗程不超过 35 日。适用于风邪中络所致的周围性面神经瘫，证属风热证。多见于单侧耳痛，单侧眼闭合不紧，进食不便，食物填腮，单侧鼻唇沟变浅，鼓腮漏气。多继发于感冒发热，舌红，苔黄腻。

2. 牙皂治㖞膏：猪牙皂、樟脑各 30 克，麝香 0.3 克。将猪牙皂研为细末，与樟脑、麝香混匀，加麻油适量，熬制成油膏，置于瓶内备用。每晚临睡前涂敷。先用温肥皂水擦洗患侧面部。再将上药敷于地仓至下关穴之间，宽约 1 横指，用纱布固定。次日清晨取下，每日 1 次，治愈为止。适用于风痰阻络所致面神经麻痹，口眼㖞斜。多见于单侧耳痛，单侧眼闭合不紧，进食不便，食物填腮，单侧鼻唇沟变浅，鼓腮漏气。面色晦滞，眼圈黑亮，目胞虚浮，面肌麻木，脉弦滑，舌体肥大，苔浊腻或白滑。

3. 马钱子膏：马钱子（马钱子为剧毒药必须按规定炮制）、大枣（去核）各 2 枚，蝎尾 5 个，冰片 0.2 克，血竭 0.5 克，蓖麻子（去壳）1 枚。马钱子水煮沸、湿润后刮去毛切片，用麻油炸成外焦黄内深黄色后研粉，然后将全部药倒入煮沸的菜油锅内，煎煮 10 分钟，再加适量黄丹粉以收膏备用。用时取患侧地仓、颊车、下关、太阳穴为主，贴前先用热毛巾敷患处 10～20 分钟，然后将药膏敷于穴位上，胶布固定。每日 1 次。10 日为 1 个疗程。连用 1～2 个疗程。适用于风寒中络所致的面神经麻痹。多见于单侧耳痛，单侧眼闭合不紧，进食不便，食物填腮，单侧鼻唇沟变浅，鼓腮漏气。兼见面部有受凉史，舌淡，苔薄白。

4. 冰芥膏：白芥子 3 克，冰片 2 克。共为细末，用时将药粉加茶水煎煮成糊膏，摊于敷料上敷于患侧面部。如用药局部出现疼痛比较剧烈应停用。适用于风寒中络所致的面神经麻痹，多见于单侧耳痛，单侧眼闭合不紧，进食不便，食物填腮，单侧鼻唇沟变浅，鼓腮漏气，兼见面部有受凉史，舌淡，苔薄白。

5. 斑巴膏：南方大斑蝥或小斑蝥 1.5 克，巴豆 1.5 克。共研细粉，加入适量蜂蜜，加热浓缩成膏。取边长 5～6 厘米方纱布 4 层，将调好的药物均匀地涂在纱布上，涂布直径 2～3 厘米，敷贴于下关、颊车 2 穴连线中点略前方，胶布固定。2～3 小时后局部皮肤有灼热感，揭开纱布一角，如皮肤潮红，似要起疱时，去掉纱布。7 日后症状改善不明显可重复 1 次。适用于外感风寒，瘀阻脉络的面神经炎，症见面部僵硬，按之板实，或有疼痛，脉涩迟，舌淡，苔白滑。

6. 苏叶膏（牵正膏）：紫苏叶、白芷、天麻、乌药、羌活、秦艽、五灵脂、甘草、台参各 9 克，沉香、薄荷、川芎各 6 克，全蝎 3 克。用香油 1000 毫升下锅熬 15 分钟，将以上各药下油炸黑取出，再入樟丹 500 克收膏。向左㖞贴右边，向右㖞贴左边。适用于

中
医
膏
方
全
书
（珍藏本）

面神经麻痹风寒型。多见于单侧耳痛，单侧眼闭合不紧，进食不便，食物填腮，单侧鼻唇沟变浅，鼓腮漏气。兼见面部有受凉史，舌淡，苔薄白。

7. 复方川乌膏：生川乌、生草乌、生半夏、威灵仙、白及、全蝎、僵蚕、陈皮各等份。上药共为细末，密储备用。敷治时取药末 15 克，用生姜汁适量调如糊膏状，摊于油脂或塑料布中央，敷于患侧面部，胶布固定。每次贴敷 3～5 日换药 1 次。适用于风寒阻络所致的面神经麻痹，多见于单侧耳痛，单侧眼闭合不紧，进食不便，食物填腮，单侧鼻唇沟变浅，鼓腮漏气，兼见面部有受凉史，舌淡，苔薄白。

8. 蓖麻仁松香：蓖麻子 10 克，松香 30 克。分别为细末，备用。取净水 1000 克煮沸后，倒入已备好之冷水盆中（水 1000 克），捻成收膏，切成块状（约 3 克）备用。贴敷时先取药块 1 个，用热水烫软后，摊于小圆布上，贴于患侧下关或颊车穴上，胶布固定，每 5 日换药 1 次。适用于风寒阻络所致的面神经麻痹。多见于单侧耳痛，单侧眼闭合不紧，进食不便，食物填腮，单侧鼻唇沟变浅，鼓腮漏气。兼见面部有受凉史，舌淡，苔薄白。

9. 马钱子粉：马钱子适量。研为细末，储瓶备用。贴敷时取药粉 0.2 克（每个穴位用量），撒于消炎镇痛膏（或胶布）中央，敷于面部患侧穴位上。每次贴敷 5 日，至痊愈。适用于风寒阻络所致的面神经麻痹，多见于单侧耳痛，单侧眼闭合不紧，进食不便，食物填腮，单侧鼻唇沟变浅，鼓腮漏气，兼见面部有受凉史，舌淡，苔薄白。

10. 马鳖膏：蓖麻子（去壳）、木鳖子、上官粉各 60 克，麻油 120 毫升。先将蓖麻子、木鳖子入油内，用小火煎熬，以榆条搅之，药枯去渣，再将油入锅内熬至起烟为止，离火，将上官粉放入油内收膏，即可。用时将药膏摊布或纸上，贴太阳穴、颊车穴、地仓穴 3 处。左㖞贴右，右㖞贴左，正则去之。适用于面神经麻痹风热型，多继发于感冒风热，单侧耳痛，单侧眼闭合不紧，进食不便，食物填腮，单侧鼻唇沟变浅，鼓腮漏气。舌

红，苔黄腻。

炎症性脱髓鞘性多发性神经病

炎症性脱髓鞘性多发性神经病属于特发性周围神经病变，分为急性和慢性两种。急性者称为吉兰-巴雷综合征，其具体病因尚不清楚，可能发生于疫苗接种或者非特异性病毒感染之后，也可能没有什么明确的诱因，目前认为本病是一种自身免疫性疾病。其主要病理改变为神经组织小血管周围炎细胞浸润（以淋巴细胞和巨噬细胞为主）和神经纤维脱髓鞘，主要损害脊神经根和周围神经，也可累及脑神经。临床主要表现为四肢的对称性、迟缓性瘫痪，严重者可累及呼吸肌、吞咽肌，患者常出现肢体的感觉异常，如烧灼、麻木感等。慢性者也称慢性吉兰-巴雷综合征，是一种慢性进行性疾病，临床表现与前者相似，也可表现为四肢由远及近的对称性无力、感觉障碍，还可出现共济失调的症状。

本病属于中医学"痿证"范畴，其主要病因病机为温邪外袭，肺热津伤，筋脉失濡，湿热浸淫，阻滞经脉，素体阳虚，寒湿阻络，终至宗筋失调，痿软弛纵而为病。

【膏方集成】

1. 谦斋清肺膏：潞党参、清炙黄芪、山药、生地黄、熟地黄、甜桑椹、净连翘、甜杏仁、忍冬藤、生薏苡仁、茯神、熟女贞子、天花粉各 150 克，北沙参（炒）、甜冬术、川石斛、大麦冬各 100 克，牛膝、当归身、炒续断、大白芍各 75 克。上药浓煎 3 次，去渣取汁，再加阿胶 200 克、枇杷叶膏 300 克、冰糖 400 克烊化收膏。每次 15～30 克，每日 2 次，开水调服。适用于痿证证属肺热叶焦的患者，多见于发热，咳嗽，咽痛，或在热病之后出现肢体软弱不用者。

2. 脏真亏损腑燥足痿膏：上党参、云茯苓、北秫米（包）、细生地黄、沙苑子、炒蒺藜、牛膝（盐水炒）、炒续断、炒杜仲、黑芝麻各 90 克，西绵芪、蛤蚧肉各 60 克，甜冬术、肥玉竹、江枳壳、炒竹茹、陈皮、山茱萸、制何首乌、当归身、大白芍、炒菊花各

45 克，煅牡蛎 150 克，大枣、核桃仁各 120 克。上药浓煎 2 次，滤汁去渣，加阿胶、龟甲胶各 120 克（上胶陈酒烊化），煎熬，再入桑椹子膏 180 克，白纹冰糖 500 克文火收膏，以滴水成珠为度。适用于年届古稀，脏真亏损之足痿，多见于腿足酸软，大便燥结，乃属阴血耗伤，肠液枯涸虚证。

3. 益气养营膏：人参须 30 克，清炙黄芪、山药、沙苑子、牛膝（盐水炒）、川石斛、天花粉、黑芝麻、冬青子、炒熟地黄（砂仁 24 克拌）、干何首乌、炒杜仲、炒续断、桑寄生各 90 克，白术、稆豆衣、炒菊花、肥玉竹、山茱萸、当归身、大白芍、陈木瓜、丝瓜络各 45 克，牡蛎 150 克，甘枸杞 60 克，核桃仁 120 克。上药浓煎 2 次，滤汁去渣，再加饴糖 300 克，桑椹子膏 240 克，白纹冰糖 500 克，文火收膏，以滴水成珠为度。适用于年老气阴久亏，平时长斋茹素，营养缺乏，中气不足，肾阴内亏的患者。多见于脾胃虚弱则腰足酸软乏力，耳鸣舌剥。

4. 填骨煎：菟丝子、山茱萸、当归、茯苓、麦冬、附子、巴戟天、牛膝、人参、五味子、远志各 80 克，肉苁蓉 90 克，大豆 1000 克，石韦、桂枝各 35 克，天冬 100 克。上药共捣末，用生地黄、生瓜蒌根各 1500 克捣绞取汁，慢火煎减半，然后入药末，加白蜜 300 克，牛脊髓 150 克，再煎如膏。每次 1 汤匙，米汤化下。适用于痿证多属阴虚及阳，呈现阴阳俱虚之象，中老年人心、肺、肾阴阳虚弱，精髓不足诸症。

5. 健脾温肾膏：淫羊藿、黄芪、党参各 300 克，巴戟天、白术、陈皮各 120 克，当归、升麻、柴胡各 90 克，鸡血藤 150 克。上药加水煎煮 3 次，滤汁去渣，合并 3 次滤液，加热浓缩成清膏，再加蜂蜜 200 克，蔗糖 100 克收膏即成。适用于痿证肺脾气虚，肾阳不足型，多兼见纳差气短面色无华，神疲无力，苔薄白，脉细弱。

6. 保元固本膏：党参、炒白术、鹿角、当归、香附、生黄芪各 45 克，川芎、炙附子、独活、干姜、花椒、杜仲、鳖甲、草果仁、白芍各 30 克，肉桂、沉香、丁香各 9 克。浓煎，用麻油 1500 克，将药炸枯去渣，

熬油至滴水成珠，入黄丹 560 克，再将肉桂、沉香研细末，候油冷，加入搅匀成坨，重 120～150 克，候去火气再摊贴，膏成 3 日后方可贴用。外用适量摊纱布上，贴于神阙穴。适用于脾肾不足，肠胃功能失调。

7. 寄生肾气膏：桑寄生、女贞子、生地黄、山茱萸、丹参、茯苓、薏苡仁、土茯苓、猪苓、骨碎补、透骨草、补骨脂、牛膝、车前子各 30 克，全蝎、蛇蜕各 15 克。水煎 2 次，去渣，混合 2 次煎汁，文火熬成膏。另加麦芽糖、蜂蜜各 60 克，糖浆 500 克，收膏。每次 20～30 克，每日 2 次，早、晚空腹开水冲服。适用于患肢肿痛，局部皮肤暗红，腰酸腿软，面色苍白，遗精阳痿（或月经不调），身热口干，消瘦，乏力，唇淡舌暗少苔，脉沉细或细数的患者。

8. 知柏地黄膏：生地黄、山茱萸、女贞子、牡丹皮、骨碎补、补骨脂、透骨草、当归、黄柏、知母、肿节风各 30 克，自然铜、核桃树枝、寻骨风各 20 克，水煎 2 次，去渣，混合 2 次煎汁，文火熬成膏。另加麦芽糖、蜂蜜各 60 克，糖浆 300 克，收膏。每次 20～30 克，每日 2 次，早、晚空腹开水冲服。适用于局部肿块肿胀疼痛，皮色暗红，疼痛难忍，朝轻暮重，身热口干，咳嗽，贫血清瘦，行走不便，全身衰弱，舌暗唇淡，苔少或干黑，脉涩或细数的患者。

9. 壮腰健肾膏：狗脊 1876 克，鸡血藤、黑老虎各 1150 克，金樱子 300 克，千斤拔 450 克，牛大力 350 克，桑寄生 563 克，菟丝子、女贞子各 94 克。上药共为细末，和匀，炼蜜为膏。每次 5 克，每日 2～3 次，温开水送服。适用于腰部疼痛，多为隐痛，时轻时重，反复发作，腰部酸软无力，喜按喜揉，足膝无力，遇劳更甚，卧则减轻，弯腰工作感到困难，若勉强弯腰则腰部疼痛加剧，常用双手捶腰，以减轻疼痛。

10. 补虚固肾膏：补骨脂、山药、茯苓、山茱萸、当归、杜仲炭、萆薢、核桃仁、牡丹皮、牛膝、熟地黄、砂仁、小茴香、黄柏各适量。上药共为细末，和匀，炼蜜为膏。每次 10 克，每日 2 次，温开水送服。适用于腰部疼痛，多为隐痛，时轻时重，反复发作，

腰部酸软无力，喜按喜揉，足膝无力，遇劳更甚，卧则减轻，弯腰工作感到困难，若勉强弯腰则腰部疼痛加剧，常用双手捶腰，以减轻疼痛。

运动神经元病

运动神经元病（MND）是一组病因未明的选择性侵犯脊髓前角细胞、脑干后组运动神经元、皮质锥体细胞及锥体束的慢性进行性变性疾病。临床特征为上、下运动神经元受损症状和体征并存，表现为肌无力、肌萎缩与锥体束征不同的组合，感觉和括约肌功能一般不受影响。MND多为散发，大多数研究表明，本病发病率有随年龄增大而增加的趋势，发病年龄大多在40～50岁，50～59岁发病率增高，75岁达到高峰，80岁或年龄更大者发病率又下降。男性高于女性，为（1.2～2.6）：1，10%～15%的患者为家族遗传，呈常染色体显性遗传。临床根据肌无力、肌萎缩、肌肉纤颤和锥体束损害等症状的不同组合分为4型：肌萎缩侧索硬化、脊肌萎缩症、进行性延髓麻痹、原发性侧索硬化，其中以肌萎缩侧索硬化最常见。目前认为MND的病因可能与遗传、免疫反应、环境毒素、慢性病毒感染和恶性肿瘤有关。其临床表现如下。①上运动神经元受累表现：受损的早期表现为手的精细操作障碍，随后出现肌力下降，肢体痉挛甚至呈"折刀样"改变，腱反射亢进和病理反射等异常体征。②下运动神经元受累表现：受累肌肉萎缩，肌束颤动，肌力下降，腱反射减低或消失，以及存在肌肉的痛性痉挛等。③球麻痹：真性球麻痹表现为构音不清，饮水呛咳，吞咽困难和咀嚼无力等症状，出现舌肌明显萎缩，伴肌束震颤，咽反射消失。皮质延髓束受累时，出现强哭强笑，下颌反射、掌颔反射亢进等假性球麻痹表现。真性球麻痹和假性球麻痹可共存。④呼吸肌受累：呼吸肌肌力下降或丧失可引起呼吸障碍，易发生感染，甚至发生呼吸肌麻痹。

本病中医学无专用病名，由于其临床表现主要是肌肉的萎缩无力，故多将其归属于中医学"痿证"范畴。因各种病因致五脏气血不布或亏虚，四肢筋脉失养，痿弱不用，发为本病。运动神经元病出现上肢肌束颤动、下肢痉挛性瘫痪等症状时，可归于"颤证"或"痉证"。而出现声音嘶哑、吐词不清等延髓麻痹症状时，可归于"失语"范畴。但目前大多数学者支持从"痿"论治。临床多按燥热伤津、脾胃亏虚、肝肾亏损、湿热浸淫、脉络瘀阻辨证论治。

【膏方集成】

1. 谦斋清肺膏：党参、清炙黄芪、山药、生地黄、熟地黄、甜桑椹、净连翘、甜杏仁、忍冬藤、生薏苡仁、茯神、熟女贞子、天花粉各150克，北沙参（炒）、白术、川石斛、大麦冬各100克，牛膝、当归身、炒续断、大白芍各75克。上药浓煎3次，去渣取汁，再加阿胶200克，枇杷叶膏300克、冰糖400克烊化收膏。每次15～30克，每日2次，开水调服。适用于痿证证属肺热叶焦的患者，多见于发热，咳嗽，咽痛，或在热病之后出现肢体软弱不用者。

2. 参苓白术膏：莲子、薏苡仁、砂仁、桔梗、白扁豆、茯苓、人参、甘草、白术、山药。上药浓煎3次，去渣取汁，加蜂蜜烊化收膏。每次15～30克，每日2次，开水化服。适用于脾虚湿盛型痿证，兼见纳差、气短、便溏，面色无华，神疲无力，苔薄白，脉细弱。

3. 白虎加桂枝膏：生石膏30克，知母、黄柏、牡丹皮、赤芍各9克，忍冬藤25克，苍术12克，威灵仙、秦艽各15克，桂枝3克。上药配8～10剂，合在一起加水煎煮3次，滤汁去渣，合并药汁，加热浓缩，加入适量炼蜜，文火收膏。每次1汤匙，每日3次，白开水送下。适用于湿热浸淫的痿证，兼有身重，胸脘痞闷，小便涩赤热痛，苔黄腻，脉濡数。

4. 脏真亏损腑燥足痿膏：党参、云茯苓、粳米（包）、细生地黄、沙苑子、炒蒺藜、牛膝（盐水炒）、炒续断、炒杜仲、黑芝麻各90克，西绵芪、蛤蚧肉各60克，白术、肥玉竹、枳壳、炒竹茹、陈皮、山茱萸、制何首乌、当归身、大白芍、炒菊花各45克，煅牡蛎 150 克，大枣、核桃仁各 120 克。上药浓煎 2 次，滤汁去渣，加阿胶、龟甲胶各 120 克（上胶陈酒烊化），煎熬，再入桑椹子膏 180 克，白纹冰糖 500 克文火收膏，以滴水成珠为度。每次 1 汤匙，每日 3 次。适用于年届古稀，脏真亏损之足痿，多见于腿足酸软，大便燥结，乃属阴血耗伤，肠液枯涸者。

5. 健脾温肾膏：淫羊藿、黄芪、党参各 300 克，巴戟天、白术、陈皮各 120 克，当归、升麻、柴胡各 90 克，鸡血藤 150 克。上药加水煎煮 3 次，滤汁去渣，合并 3 次滤液，加热浓缩成清膏，再加蜂蜜 200 克，蔗糖 100 克收膏即成。每次 30 克，每日 3 次。冲服。适用于痿证肺脾气虚，肾阳不足型，兼见纳差气短，面色无华，神疲无力，苔薄白，脉细弱。

6. 加减身痛逐瘀膏：当归、赤芍、川芎、桃仁、延胡索各 120 克，穿山甲、土鳖虫、没药各 60 克，牛膝 100 克，甘草 50 克，三七粉 30 克。上药除三七粉外，加水煎煮 3 次，滤汁去渣，合并药液，加热浓缩，加入适量炼蜜，拌入三七粉，和匀，文火收膏。每次 1 汤匙，每日 3 次，白开水送服。适用于脉络瘀阻型痿证。多见于久病体虚，四肢痿弱，肌肉瘦削，手足麻木不仁，四肢青筋显露，可伴有肌肉活动时隐隐不适，舌痿不能伸缩，舌质暗淡或有瘀点、瘀斑，脉细涩。

7. 寄生肾气膏：桑寄生、女贞子、生地黄、山茱萸、丹参、茯苓、薏苡仁、土茯苓、猪苓、骨碎补、透骨草、补骨脂、牛膝、车前子各 30 克，全蝎、蛇蜕各 15 克。水煎 2 次，去渣，混合 2 次煎汁，文火熬浓，另加麦芽糖、蜂蜜各 60 克，糖浆 500 克，收膏。每次 20～30 克，每日 2 次，早、晚空腹开水冲服。适用于患肢肿痛，局部皮肤暗红，腰酸腿软，面色苍白，遗精阳痿（或月经不调），身热口干，消瘦，乏力，唇淡舌暗少苔，脉沉细或细数的患者。

8. 知柏地黄膏：生地黄、山茱萸、女贞子、牡丹皮、骨碎补、补骨脂、透骨草、当归、黄柏、知母、肿节风各 30 克，自然铜、核桃树枝、寻骨风各 20 克。水煎 2 次，去

渣，混合 2 次煎汁，文火熬浓，另加麦芽糖、蜂蜜各 60 克，糖浆 300 克，收膏。每次 20～30 克，每日 2 次，早、晚空腹开水冲服。适用于局部肿块肿胀疼痛，皮色暗红，疼痛难忍，朝轻暮重，身热口干，咳嗽、贫血清瘦，行走不便，全身衰弱，舌暗唇淡，苔少或干黑，脉涩或细数的患者。

9. 壮腰健肾膏：狗脊 1876 克，鸡血藤、钻骨风各 1150 克，金樱子 300 克，千斤拔 450 克，牛蒡子 350 克，桑寄生（盐酒制）563 克，菟丝子、女贞子各 94 克。上药共为细末，和匀，炼蜜为膏。每次 5 克，每日 2～3 次，温开水送服。适用于腰部疼痛，多为隐痛，时轻时重，反复发作，腰部酸软无力，喜按喜揉，足膝无力，遇劳更甚，卧则减轻，弯腰工作感到困难，若勉强弯腰则腰部疼痛加剧，常用双手捶腰，以减轻疼痛。

10. 补虚固肾膏：补骨脂、山药、茯苓、山茱萸、当归、杜仲炭、萆薢、核桃仁、牡丹皮、牛膝、熟地黄、砂仁、小茴香、黄柏各适量。上药共为细末，和匀，炼蜜为膏。每次 10 克，每日 2 次，温开水送服。适用于腰部疼痛，多为隐痛，时轻时重，反复发作，腰部酸软无力，喜按喜揉，足膝无力，遇劳更甚，卧则减轻，弯腰工作感到困难，若勉强弯腰则腰部疼痛加剧，常用双手捶腰，以减轻疼痛。

11. 调元肾气膏：生地黄（酒煮）120 克，山茱萸、山药、牡丹皮、白茯苓各 60 克，人参、当归身、泽泻、麦冬、龙骨、地骨皮各 30 克，木香、砂仁各 9 克，黄柏（盐水炒）、知母各 15 克。水煎 2 次，去渣，混合 2 次煎汁，文火熬浓，另加蜂蜜 20 克，收膏。每次 20～35 克，每日 2 次，早、晚餐后开水冲服。适用于营养不良，肾阴受损，阴虚生内热，低热，消瘦，肾气亏而失荣等症的患者。

12. 补气健脾膏：菟丝子 240 克，蒺藜、覆盆子、白莲须、炒党参、生黄芪、炙黄芪、地骨皮、料豆衣、福泽泻、川杜仲、制何首乌、郁金、紫丹参、大生地黄、金樱子、续断各 120 克，墨旱莲 300 克，枸杞子 100 克，山药、南芡实、云茯苓、女贞子、合欢皮、

中医膏方全书（珍藏本）

金毛狗脊、焦谷芽、麦芽各 150 克，炒白术、山茱萸各 90 克，赤小豆、薏苡仁、五味子各 30 克，炙远志 50 克，广陈皮 60 克。上药浓煎 3 次，滤汁去渣，另用紫河车粉 100 克冲入调匀，取阿胶、鳖甲胶各 150 克，冰糖 250 克烊化收膏。每日早、晚各服 1 食匙，开水调服。适用于脾肾气虚，症见小便色淡红，日久不愈，肢倦乏力，少气懒言，面色无华，纳差、便溏，舌淡、体胖、边有齿痕，苔白，脉沉细者。

短暂性脑缺血发作

短暂性脑缺血发作是指由于脑组织局灶性缺血而导致其功能发生短暂性、可逆性障碍，可反复发作。临床表现为突然发作的局灶性神经功能缺失症状和体征，如单瘫、轻偏瘫、交叉瘫、眩晕、平衡障碍、跌倒发作、短暂性全面性遗忘症、语言障碍等，可持续数分钟，通常在 30 分钟内恢复，超过 2 小时者常遗留轻微神经功能缺损，或 CT 及 MRI 显示脑组织缺血征象，但其传统定义时限为 24 小时内恢复。其病因尚不完全清楚，现在有"微栓子学说""血液动力学改变学说""颈部动脉受压学说""脑血管痉挛"等学说对其发病原因进行解释。

本病属于中医学"眩晕""中风先兆""中风病"范畴。其病机主要由于素体阴虚，肝阳偏旺，上扰于头，嗜酒肥甘，湿聚成痰，痰郁化火，蒙蔽清窍，素体气血亏虚，血气不行，瘀血停滞，痰瘀互结，阻滞经络，属于本虚标实之候，本虚为肝、心、脾、肾等功能虚损，标实为风、火、痰、瘀。在治疗上可根据本虚标实之不同来辨证。

【膏方集成】

1. 补气养血膏：党参、黄芪、天麻、白术、茯苓、白芍、酸枣仁、生地黄、熟地黄、山药、黄精各 150 克，白术、当归、龙眼肉、大枣各 100 克，阿胶 200 克，升麻、柴胡各 60 克，木香 30 克。上药除阿胶外，余药加水煎煮 3 次，滤汁去渣，合并滤液，加热浓缩成清膏，再将阿胶加适量黄酒浸泡后隔水炖烊，冲入清膏和匀，最后加蜂蜜 300 克收膏

即成。每次 15～30 克，每日 2 次，开水调服。适用于中风气血不足型，多见于头晕心悸，面黄神疲，气短乏力，半身不遂，舌强语謇，偏身麻木，舌胖淡暗，或有瘀斑，苔薄白或白腻。

2. 六味地黄膏：熟地黄、何首乌各 200 克，山茱萸、菟丝子、牛膝、黄精、天麻、茯苓、枸杞子、女贞子、龟甲胶各 150 克，山药、泽泻、白术、鹿角胶各 100 克。上药除龟甲胶、鹿角胶外，余药加水煎煮 3 次，滤汁去渣，合并滤液，加热浓缩成清膏，再将龟甲胶、鹿角胶加适量黄酒浸泡后隔水炖烊，冲入清膏和匀，最后加蜂蜜 300 克收膏即成。每次 14～30 克，每日 2 次，开水调服。适用于中风肝肾阴虚证，多见于半身不遂，口舌㖞斜，舌强言謇或不语，感觉减退或消失，眩晕耳鸣，腰酸腿软，健忘失眠，咽干口燥，舌质红，少苔或无苔，脉弦细数。

3. 半夏白术天麻膏：制半夏、天麻、陈皮各 50 克，白术 100 克，泽泻 120 克，生牡蛎 200 克，钩藤 75 克。先将生牡蛎单独煎煮 3 小时，共 2 次，滤出药汁合并在一起，将钩藤单独加水煎煮 20 分钟，共 2 次，滤出药汁合并在一起，余药加水煎煮 2 次，取汁，将药汁合并，牡蛎、钩藤之药汁也并入，沉淀，取上面清汁加热炼制成清膏，再加入适量白糖，文火收膏。每次 1 匙，每日 2 次，白开水冲服。适用于中风属痰浊内阻证，多见于形体肥胖，胸腹痞满，神识昏蒙，半身不遂，口眼㖞斜，四肢不温，喉中痰鸣，舌质暗淡，苔腻，脉弦滑。

4. 羌活愈风膏：十全大补汤加羌活、独活、防风、白芷、麻黄、细辛、柴胡、前胡、秦艽、蔓荆子、薄荷、菊花、苍术、厚朴、枳壳、半夏、黄芩、熟地黄、知母、枸杞子、杜仲、石膏、地骨皮、防风各等份。麻油熬，黄丹收。贴膻中穴。适用于气血不足，上焦和体表容易受邪者。

5. 乌皂豨荷膏：乌梅 12 克，皂角、豨莶草各 6 克，薄荷 3 克。上药混合共为细末，用水调和成膏状，敷于肚脐内盖以纱布，胶布固定。每 3 日换药 1 次。5 次为 1 个疗程。适用于中风患者。

6. 抗栓灵膏：炮穿山甲、土鳖虫、地龙、三棱、莪术、王不留行、路路通各 12 克，水蛭 6 克，丹参、生黄芪各 50 克。上药加水煎煮 3 次，滤汁去渣，合并 3 次滤液，加蜂蜜加热浓缩成膏，储瓶备用。每次 5 克，每日 3 次，口服。适用于脑血栓形成急性期。

7. 荣络膏：黄芪 50 克，当归、丹参、牛膝、地龙、红花各 20 克，独活、秦艽、桃仁、胆南星、枳实各 10 克，赤芍 15 克。先取上药 1/10 粉碎成粗粉，其余药加水煎煮 2 次，每次 1.5 小时，合并煎液，过滤液浓缩成稠膏与上述药材粗粉混匀，再加黄酒、蜂蜜各 200 毫升煎煮，浓缩成膏后储瓶备用。每次 10 克，每日 3 次，温开水送服。适用于中风（气虚血瘀型），多见于舌质暗淡，舌体胖大，舌苔白腻，面色无华，脉象无力。

8. 冬令调补膏：人参须（另炖汁，冲入收膏）30 克，天冬、麦冬、炙百部、泽泻各 60 克，肥玉竹、南沙参、北沙参（元米炒）、黄芪、白术、山茱萸（盐水炒）、山药、地骨皮、女贞子、云茯苓、功劳叶、野百合、全当归、炒白芍、甘枸杞、沙苑子各 90 克，生地黄、熟地黄各 190 克，炙甘草、冬虫夏草、牡丹皮、橘白络各 45 克，玄参、煅龙骨、牡蛎各 120 克，五味子 24 克。以上精选道地药材，水浸一宿，浓煎 3 次，滤汁去渣，加阿胶 180 克，龟甲胶、鳖甲胶各 120 克（上胶陈酒烊化），煎熬，再入川贝母粉 45 克，白纹冰糖 500 克，文火收膏，以滴水成珠为度。每次 15～30 克，每日 2 次，开水调服。适用于气阴内伤，肺肾俱虚，症见日晡潮热，腰痛经淋带下，头晕目眩，两耳蝉鸣，干咳咽燥，痰红时见，舌淡红苔少，脉来濡细带数者。

9. 补肾温脾膏：党参、炙黄芪、山药、黄厚附片、山茱萸（盐水炒）、全当归（土炒）、霞天曲、炒白芍（吴茱萸 15 克同炒）、川杜仲、桑寄生、牛膝（吴茱萸 15 克同炒）、金毛狗脊、软柴胡、炙鸡内金、益智、煨肉果、巴戟天、炒酸枣仁、焦建曲、云苓神各 90 克，炙甘草、煨木香、江枳壳（麸炒）、制香附、大麦冬、青皮、陈皮各 45 克，莲子、焦白术、大熟地黄（砂仁 24 克拌炒）、核桃仁各 60 克。以上精选道地药材，水浸一宿，浓煎 3 次，滤汁去渣，加驴皮胶 180 克，龟甲胶、鳖甲胶各 120 克（上胶陈酒烊化），煎熬，再入川贝母粉 45 克，白纹冰糖 500 克，文火收膏，以滴水成珠为度。每次 15～30 克，每日 2 次，开水调服。适用于脾肾两虚，症见头晕足软，背脊酸痛，大便溏泄，每日 2～3 次，腹胀，食后尤甚，肠鸣矢气，口干少津，夜寐易醒，舌红中剥少苔，脉濡弱无力者。

10. 参芪益肾膏：党参、黄芪、山药、炒泽泻、晚蚕沙、生甘草、桑椹、女贞子、炒杜仲、续断、牛膝、大麻仁、黑芝麻各 90 克，白术、粉萆薢、炒黄柏、五加皮、稽豆衣、陈皮各 45 克，云茯苓、核桃仁、白果肉各 120 克，土茯苓、煅牡蛎各 150 克，汉防己、山茱萸各 60 克。上药浓煎 2 次，滤汁去渣，加阿胶、龟甲胶各 120 克（上胶陈酒烊化），煎熬，再入白纹冰糖 500 克，文火收膏，以滴水成珠为度。每次 15～30 克，每日 2 次，开水调服。适用于脾虚湿热腰痛，症见小溲刺痛，头晕腰痛，足肿，脉细滑者。

脑血栓形成

脑血栓形成是脑梗死最常见的类型，是脑动脉主干或皮质支动脉粥样硬化导致血管增厚，管腔狭窄闭塞和血栓形成，引起脑局部血流减慢或供血中断，脑组织缺血、缺氧导致软化坏死，出现局灶性神经系统症状和体征。动脉粥样硬化是本病的基本病因，一般起病较缓慢，从发病到病情发展到高峰，多需数十小时至数日。这种病常在睡眠中或安静休息时发生。一些患者往往睡前没有任何先兆症状，早晨醒来时发现偏瘫或失语。这可能与休息时血压偏低、血流缓慢有关。但也有一些在白天发病的患者，常有头昏、肢体麻木无力及短暂性脑缺血发作等前驱症状。脑血栓形成可发生在任何一段脑血管内，但在临床上却以颈内动脉、大脑前动脉及大脑中动脉的分支所形成的血栓较常见。患者表现为中枢性偏瘫、面瘫及对侧肢体感觉减退。大多数患者神志清楚，头痛、呕吐者较少见，

《中医膏方全书》（珍藏本）

但若大脑前动脉或大脑中动脉主干阻塞形成大面积脑梗死时，病情较重，常伴有意识障碍和颅内压增高的症状。椎基底动脉系统血栓形成，则多见眩晕、恶心、呕吐、复视、交叉性运动及感觉障碍、构音障碍、吞咽困难、饮水发呛等症状。脑血栓形成的死亡率较脑出血低得多，而且由于梗死灶周围可以建立侧支循环，大多数患者在一定时间内，神经功能都有不同程度的恢复。但大面积脑梗死由于脑组织损害较重，病死率和致残率较高，常死于上消化道出血和肾衰竭等并发症。有些患者则形成植物状态或遗留下肢体偏瘫等严重并发症。

本病相当于中医学"中风"中的"缺血中风"，亦属于"眩晕""头痛"等范畴。本病以正虚为发病之本，主要有肝肾阴虚，气血不足，邪实为致病之标，以风火、痰浊、瘀血为主。病位在脑，脏腑涉及肝、脾、肾。临床常见证型有肝阳暴亢、风火上扰，风痰瘀血、痹阻脉络，痰热腑实、风痰上扰，气虚血瘀，阴虚风动，风火上扰清窍，痰热内闭清窍，痰湿壅闭心神，元气败脱、心神涣散等。

【膏方集成】

1. 交通心肾膏：何首乌、当归身、大白芍、熟女贞子、炒酸枣仁、山茱萸、甘枸杞、蛤蚧肉、半夏、蒺藜各 45 克，煅磁石、茯神、牛膝、黑芝麻、龙眼肉各 60 克，陈皮（盐水炒）30 克，牡蛎 120 克，别直参（另炖汁，冲入收膏）15 克。上药浓煎 2 次，滤汁去渣，加阿胶 120 克，龟甲胶 60 克（上胶陈酒烊化），煎熬，再入白纹冰糖 250 克，文火收膏，以滴水成珠为度。每次 10 克，每日 3 次，口服。适用于平常容易肝肾并亏，厥阳上逆的患者，多见于突然眩晕不能顾视，并见心悸足冷，纳减，脉沉濡迟等。

2. 滋阴熄风膏：生白芍、赭石各 200 克，玄参、天冬、天麻、钩藤、杭白菊、龟甲胶、鳖甲胶各 150 克，生龙骨、生牡蛎各 300 克。上药除龟甲胶、鳖甲胶外，余药加水煎煮 3 次，滤汁去渣，合并滤液，加热浓缩成清膏，再将龟甲胶、鳖甲胶加适量黄酒浸泡后隔水炖烊，冲入清膏和匀，最后加蜂蜜

300 克收膏即成。每次 15～30 克，每日 2 次，开水调服。适用于平常容易阴虚风动者，多见于半身不遂、口舌㖞斜、言语蹇涩或不语、偏身麻木、眩晕耳鸣、烦躁失眠、手足心热等。

3. 益肾通络膏：桑寄生、肉苁蓉、生地黄、牛膝各 30 克，地龙、土鳖虫各 15 克。上药共为细末，加水煎煮，后滤汁去渣，再以文火煎煮浓缩，再加阿胶 100 克加热成膏，冷却备用。每次 5 克，每日 3 次，温开水送服。适用于缺血性中风肝肾阴虚，瘀阻脉络型。多见于平时头晕头痛，耳鸣目眩，少眠多梦，腰酸腿软，手足重滞，半身不遂，舌强语謇，突然一侧手足沉重麻木等。

4. 救瘫灵膏：乌梢蛇、全蝎、蜈蚣、水蛭、土鳖虫、木鳖子、赤芍、当归、淫羊藿各 10 克，僵蚕、地龙各 15 克，黄芪 30 克。前 8 味药予酒煎去渣浓缩成膏。每次 5 克，每日 3 次，用后 4 味药煎汤送服。适用于缺血性中风，多见于舌质红，舌苔黄燥。

5. 乌皂豨薄膏：乌梅 12 克，皂角、豨莶草各 6 克，薄荷 3 克。上药混合共为细末，用水调成膏状，敷于脐内盖以纱布，胶布固定，每 3 日换药 1 次。5 次为 1 个疗程。适用于中风后遗症，多见于猝然昏仆、不省人事、半身不遂、口眼㖞斜、语言蹇涩或不语。

6. 桃仁龙石膏：广地龙 20 克，川芎、红花、石菖蒲、羌活各 12 克，薄荷 8 克，桃仁、冰片各 3 克。上药共为细末，用凡士林适量调拌成糊膏状，均匀敷于双足心涌泉穴上，用纱布覆盖，外用胶布固定。每日换药 1 次。适用于中风后遗症。多见于猝然昏仆、不省人事、半身不遂、口眼㖞斜、语言蹇涩或不语。

7. 牙皂膏：猪牙皂 500 克，米醋 150 毫升，麝香适量。研猪牙皂为细面，密封备用。米醋入铜锅煮沸，加入猪牙皂适量，边加热边搅动约 10 分钟，即成黄褐色糊状药膏即用。取 7～8 层纱布敷料 1 块（大小视患处范围而定），摊上药膏，药膏上撒麝香，趁热（以不烫破皮肤为度）敷于患侧面部，胶布固定，每日 1 换。适用于风寒外邪、阻滞经络所致的口眼㖞斜（外风），病程短者疗效好。

多见于肌肤不仁，手足麻木，突然口眼㖞斜，语言不利，口角流涎，甚则半身不遂。或兼见恶寒发热，肢体拘急，关节酸痛等。

8. 青果白金膏：鲜青果（即青橄榄）500克，郁金250克，白矾粉、僵蚕各100克，鲜蜜适量。先将青果打碎，郁金放砂锅内，加水1000毫升，煮1小时后滤出药汁，再加水500毫升，煎如前，将两次药汁混合，文火浓缩至500毫升，加白矾粉、僵蚕粉及蜂蜜和匀收膏即成。每日早、晚各服10毫升，开水送下。宜间断服用，以免伤胃。适用于中风后风痰阻络证，多见于语言不利，或有神志障碍者。

9. 桃仁膏：桃仁、栀子各7枚，麝香0.3克。上药共为细末，密储备用。敷时取上药末，用白酒适量调和成膏状，男左女右贴敷于劳宫穴，外以胶布固定即可。每周换药1次，贴敷期间适当休息，减少谈话，如局部起水疱，谨防感染，忌食辛辣等。适用于中风言语塞涩。

10. 星姜膏：天南星适量，生姜汁酌量。天南星为细末，生姜汁调膏，摊纸上贴敷。分别贴合谷、内庭、太阳穴，左瘫贴右侧面，右瘫贴左侧面。每日1次，1个月为1个疗程，一般需3个疗程。适用于突然中风致口斜，半身不遂，伴天昏眼花，呕吐痰涎，肌肤不仁，舌强语涩，舌苔白腻者。

11. 菖蒲泥：鲜菖蒲（去叶用根）、鲜艾叶、生姜、生葱各1握，香油、米醋各适量。将前4味药捣烂如泥膏，然后加入香油、米醋入锅共炒，用布包好。敷于患者的头顶、胸背等部位，连熨数次，以醒为度。适用于中风昏迷不醒。

12. 熄风豁痰滋肾膏：生地黄、熟地黄、山药、枸杞子、楮实子、沙苑子、桑寄生、续断、炙地龙、炙僵蚕、川芎、赤芍、白芍、丹参、嫩钩藤、粉葛根各150克，山茱萸、墨旱莲各120克，淫羊藿、肉苁蓉、生天南星各200克，红花80克，明天麻、菖蒲各100克，全蝎、蜈蚣（微火烘脆，勿使焦，研极细粉）各40克。上药除全蝎、蜈蚣外，用清水隔夜浸泡，煎3汁，去渣取汁，文火缓缓浓缩，加陈阿胶（打碎，用陈绍酒250克炖烊）140克，加冰糖500克，连同全蝎、蜈蚣粉乘热收膏。每日早、晚各1匙，开水冲服。如遇感冒发热，伤食停滞，请暂停服用。服膏方期间，应忌莱菔、茶以及咖啡、烟酒、辛辣刺激性食物。避免过于劳累，注意适当休息。适用于辨证属肝肾不足，阳亢瘀阻证，多见于头痛反复发作，以巅顶及眉棱为甚，经期痛甚，伴恶心呕吐，脉弦细，舌苔薄腻，舌质淡胖。

腔隙性脑梗死

腔隙性脑梗死是长期高血压所造成的一种特殊类型缺血性梗死，其病变部位在脑深部的白质和脑干的深穿支。由于动脉的闭塞导致局部脑组织缺血坏死，液化的脑组织被吞噬移除后形成腔隙，多见于壳核、脑桥、丘脑、尾状核、内囊等处。由于梗死灶很小，部分病例临床上难以确诊。本病在临床上主要根据梗死部位的不同而有不同症状和体征，较为典型的表现有纯运动性偏瘫、纯感觉性卒中、构音障碍-手笨拙综合征、共济失调性偏瘫4种。

本病属于中医学"中风""风痱"范畴。其主要病因病机是由于正气不足，复感外邪，导致经脉痹阻，气血不行，瘀阻脉络，痰湿内生，痰瘀交阻而为病，病久而至气血亏虚，肝肾不足，经脉失养。

【膏方集成】

1. 补气血膏：炙黄芪500克，丹参、阿胶各200克，川芎、桃仁、当归、赤芍、地龙、郁金、续断、牛膝各150克，红花100克。上药除阿胶外，余药加水煎煮3次，滤汁去渣，合并滤液，加热浓缩成清膏，再将阿胶加适量黄酒浸泡后隔水炖烊，冲入清膏和匀，最后加蜂蜜300克收膏即成。每次15～30克，每日2次，开水调服。适用于平常容易气虚血瘀者，多见半身不遂，口角㖞斜，言语蹇涩或不语，偏身麻木，面色㿠白，气短乏力，口角流涎，自汗出，手足肿胀等。

2. 滋阴熄风膏：生白芍、赭石各200克，玄参、天冬、天麻、钩藤、杭白菊、龟甲胶、鳖甲胶各150克，生龙骨、生牡蛎各

300 克。上药除龟甲胶、鳖甲胶外，余药加水煎煮 3 次，滤汁去渣，合并滤液，加热浓缩成清膏，再将龟甲胶、鳖甲胶加适量黄酒浸泡后隔水炖烊，冲入清膏和匀，最后加蜂蜜 300 克收膏即成。每次 15～30 克，每日 2 次，开水调服。适用于平常容易阴虚风动者，多见于半身不遂、口舌㖞斜、言语蹇涩或不语、偏身麻木、眩晕耳鸣、烦躁失眠、手足心热等。

3. 温通膏：炒党参、黄芪、云茯苓、炙僵蚕、沙苑子、桑寄生、炒续断、嫩钩藤、福泽泻、冬瓜子各 90 克，炒熟地黄（砂仁 24 克拌炒）、核桃仁各 120 克，山茱萸、当归身、大白芍（桂枝 9 克同炒）、白术、炙远志、玳瑁片、明天麻、半夏、橘白络、炒枳壳各 45 克，熟附片 20 克，大川芎 24 克，川贝母 60 克。上药浓煎 2 次，滤汁去渣，加阿胶适量，文火收膏。每取膏适量，每日 2～3 次，温开水调服。适用于高血压中风后遗症，半身不遂由气血不至、脾肾两虚、营血不足、痰湿留阻经络所致。多见于半身不遂、肢软无力，或肢体麻木、面色萎黄或暗淡无华、语言蹇涩、口眼㖞斜，或伴有患侧手足浮肿。

4. 脑梗通络膏：天麻 30 克，沙苑子 15 克，大黄、水蛭各 10 克。上药焙干后研为细粉，将上药浓煎 2 次，滤汁去渣，再加黄酒、蜂蜜适量，加热浓缩成膏。每次 5 克，每日 3 次，温开水送服。亦可用水煎服。适用于老年性脑梗死，症见风痰瘀热，阻滞经络型，多见于半身不遂、口舌㖞斜、舌强言謇或不语、偏身麻木、头晕目眩。

5. 黄芪通络膏：炙黄芪 500 克，红花 100 克，川芎、桃仁、当归、赤芍、地龙、郁金、续断、牛膝各 150 克，丹参、阿胶各 200 克。上药除阿胶外，余药加水煎煮 3 次，滤汁去渣，合并 3 次滤液，加热浓缩成清膏，再将阿胶加适量黄酒浸泡后隔水炖烊，冲入清膏和匀，然后加蜂蜜 300 克收膏即成。每次 15～30 克，每日 2 次，开水调服。适用于中风后遗症气虚血瘀型，多表现为半身不遂、口舌㖞斜、言语蹇涩或不语、偏身麻木、面色㿠白、气短乏力、口角流涎、自汗出，手足肿胀。

6. 溶栓通络膏：黄芪 100 克，川芎 15 克，赤芍、丹参、鸡血藤、王不留行、葛根各 30 克，水蛭、大黄、穿山甲、三七各 6 克，桂枝、银杏叶各 20 克，当归、地龙、石菖蒲、桃仁、红花、土鳖虫、泽泻、伸筋草各 10 克，郁金 12 克，炙马钱子 3 克，麝香 1 克。上药共为细末，加水煎煮 3 次，滤汁去渣，合并 3 次滤液，加蜂蜜加热浓缩成膏。每次 5 克，每日 3 次，空腹温开水送服。2～3 周为 1 个疗程。适用于脑梗死后遗症期，证属气虚血瘀风痰阻络，多见于半身不遂，肢软无力，或肢体麻木、面色萎黄或暗淡无华，语言蹇涩，口眼㖞斜，或伴有患侧手足浮肿。

7. 补气养血膏：绵黄芪、淫羊藿、党参、炒白术、熟地黄、赤芍、全当归、甘草（蜜炙）、龙眼肉、制何首乌、白扁豆、山药、莲子、枸杞子、女贞子、桑椹、核桃仁、酸枣仁、柏子仁各 150 克，大川芎、苦桔梗各 80 克，炙远志 50 克，黑料豆、大枣、鸡血藤、薏苡仁、墨旱莲、首乌藤、谷芽、麦芽各 200 克，广陈皮、广木香、佛手皮、合欢皮、川牛膝各 90 克，淮小麦 250 克，云茯苓 180 克。上药加水煎煮 3 次，滤汁去渣，合并 3 次滤液，加热浓缩成清膏，再加蜂蜜 300 克收膏即成。每次 15～30 克，每日 2 次，开水调服。适用于气血不足，神疲乏力、面色苍白、头晕目眩等。

8. 温补肾阳膏：绵黄芪、阳起石、党参、龟甲、谷芽、麦芽、六曲、仙茅、淫羊藿、甘锁阳、肉苁蓉、巴戟天、补骨脂、桑寄生、牛膝、核桃仁、覆盆子、菟丝子、吴茱萸、金樱子、芡实、制香附、全当归、毛狗脊、广陈皮、女贞子、枸杞子、川芎、续断、大杜仲各 150 克，熟附块、上肉桂各 90 克，鹿茸、五味子各 50 克，蛇床子、韭菜子、川桂枝各 120 克，桑螵蛸 10 克，沉香片 60 克。上药加水煎煮 3 次，滤汁去渣，合并 3 次滤液，加热浓缩成清膏，再加蜂蜜 300 克收膏即成。每次 15～30 克，每日 2 次，开水调服。适用于肾阳不足，精神委靡，面色㿠白，怕冷，四肢不温等。

9. 滋肾膏：生地黄、熟地黄、山药、山茱萸各 128 克，牡丹皮、泽泻、白茯苓、锁阳、龟甲各 96 克，牛膝、枸杞子、党参、麦冬各 64 克，天冬、知母、黄柏（盐水炒）、五味子、肉桂各 32 克。麻油熬，黄丹收。贴于心口和丹田。适用于肾阴亏虚、痰浊湿邪为患，小便短赤带血，潮热盗汗，口燥咽干，腰膝酸软，腰痛腹部肿块，舌质红，脉细数。

10. 脾肾双补膏：苍术、熟地黄各 500 克，五味子、茯苓各 250 克，干姜 32 克，花椒 15 克。麻油熬，黄丹收。敷于肾俞、脾俞以温补脾肾。适用于脾肾两虚，腰痛腹胀，尿血或腰腹部肿块，纳差，恶心，呕吐，身体消瘦，虚弱贫血，舌质淡，舌苔薄白，脉沉细无力或弱。

11. 专益元气膏：牛肚 1 个，黄芪 250 克，党参、生白术、当归、熟地黄、半夏、香附、麦冬各 128 克，茯苓、五味子、白芍、益智、补骨脂、核桃仁、陈皮、肉桂、甘草、砂仁、木香各 64 克，干姜 15 克，大枣 10 枚。麻油先煎牛肚，去渣，后入余药，麻油熬，黄丹收。贴于膻中或脐中。适用于正气虚损，气血两虚而表现出的疲乏无力，自汗盗汗，面色无华，血尿时作，腰痛腹胀，贫血消瘦，行动气促，有时咳嗽伴有低热，口干而不喜饮，舌质红或深红，黯紫有瘀斑，脉细弱或大而数。

脑 出 血

脑出血是指原发性脑实质出血，占全部脑卒中的 10%～30%。最常见的病因是高血压和脑动脉硬化，常因用力、情绪激动等因素诱发，故大多在活动中突然发病。大量脑出血发病后，患者很快进入昏迷状态，并有脉搏洪大而缓慢，呼吸深而慢，面部潮红，视盘水肿等颅内高压表现，多数伴有中枢性高热。脑出血与高血压的密切关系在于：高血压患者约有 1/3 的概率发生脑出血，而脑出血的患者有高血压的约占 95%。脑出血的原因除了高血压外，还有脑动脉粥样硬化、血液病（白血病、再生障碍性贫血、血小板减少性紫癜、血友病、红细胞增多症和镰刀状细胞病等）、脑淀粉样血管病、动脉瘤、动静脉畸形、Moyamoya 病、脑动脉炎、硬膜静脉窦血栓形成、夹层动脉瘤、原发性或转移性肿瘤、梗死后脑出血、抗凝或溶栓治疗等。约 70% 的高血压性脑出血发生在基底节区，脑叶、脑干及小脑齿状核各占约 10%。高血压性脑出血好发部位包括大脑中动脉深穿支豆纹动脉、基底动脉脑桥支、大脑后动脉丘脑支、供应小脑齿状核及深部白质的小脑上动脉支、顶枕叶及颞叶白质分支等。

本病相当于中医学"中风"中的"出血中风"，亦属"卒中""偏枯"等范畴。其病因病机主要是人体正气不足，在某些外因的影响下导致脏腑气血阴阳失调，肝肾阴虚，肝阳上亢，肝风内动，夹痰横窜经络，蒙蔽清窍，或瘀血阻滞脑脉所引起的一种极为严重的疾病。若遇本病重症，阴阳互不维系，致神明散乱，元气外脱则成危候。本病病位在脑，脏腑涉及心、肝、肾，病性本虚标实，上盛下虚。临床上有中经络、中脏腑之分。中经络有肝肾阴虚，风阳上扰证和络脉空虚，风邪入中证；中脏腑有阳闭证、阴闭证和脱证之分。后遗症期又有气虚血滞，脉络瘀阻证，肝阳上亢，痰邪阻窍证，风痰阻络证，肾虚精亏证，肝阳上亢，脉络瘀阻证之别。

【膏方集成】

1. 橘子苹果膏：橘子、苹果各 1 个，艾叶 25 克。将艾叶洗净阴干，用约 400 毫升水煎浓成膏，用时与橘子、苹果各 1 个所榨之汁兑匀，代茶饮。每日 1 次。适用于阳脱之脑出血。

2. 青果白金膏：鲜青果 500 克，郁金 250 克，白矾粉、僵蚕粉各 100 克，蜂蜜适量。将鲜青果打碎与郁金放沙锅内，加水 1000 毫升煮 1 小时后滤出药汁，再加 500 毫升水煮同煎。将两次药汁混合，文火浓缩至 500 毫升，加白矾粉、僵蚕粉及蜂蜜收膏。每日早、晚各服 10 克，开水送服。适用于脑出血后之风痰阻络证。

3. 出血性中风病敷膏：胆南星 8 克，雄黄 3 克，醋芫花 7 克，黄芪 30 克。烘干，共为细末，过筛，再喷入胡椒挥发油 0.5 毫升，用药粉 250 毫克，加入马钱子总碱 0.1 毫克，调匀，加酒或水调成膏。纱布包裹，敷神阙

中医膏方全书（珍藏本）

穴。再覆盖塑料薄膜、纱布，胶布固定。2～7日换药1次。适用于脑出血头痛患者。

4. 治脑出血合并高血压验膏（1）：盐附子、大生地黄各30克，食醋适量。将附子、生地黄捣碎，用食醋调成药膏。用时取少许药膏，于每晚敷两足心（涌泉穴）处，纱布包裹。连续外敷1个月。适用于脑出血合并高血压患者。

5. 治脑出血合并高血压验膏（2）：盐附子、大生地黄各等份。烘干，共为细末，用菜油、黄丹粉制成膏，摊于纸上。每张净重1.5克。外用，加温软化，取少许药膏贴于患处。贴时洗净双足，候干，把膏药烘热，敷双足涌泉穴。每晚1次。适用于脑出血合并高血压患者。

6. 趋风膏：红海蛤棋子大、生川乌（去皮）、炙穿山甲各60克，伸筋草30克。上药共为末，每次15克，捣葱汁调成膏。用时取膏适量，贴患肢脚心或手心，予以辅料覆盖定后胶带绑定，避风，隔3日1次。5次为1个疗程。适用于中风肢体活动不利。

7. 补气通络膏：炙黄芪、丹参、阿胶各300克，党参200克，桃仁、赤芍、地龙、郁金、续断、川牛膝、牛膝、茯苓各150克，红花、神曲、川芎、当归、白术、天麻、刺五加、三七各100克，陈皮、甘草各60克。言语不利者加远志100克，石菖蒲150克；肢体麻木者加木瓜150克，伸筋草200克。上药除阿胶外，余药加水煎煮3次，滤汁去渣，合并滤液，加热浓缩成清膏，再将阿胶加适量黄酒浸泡后隔水炖烊，冲入清膏和匀，最后加蜂蜜300克收膏即成。每次15～20克，每日2次，开水调服。适用于脑出血后遗症气虚血瘀型患者，症见半身不遂，口眼㖞斜，言语蹇涩或不语，偏身麻木，面色㿠白，气短乏力，口角流涎，手足肿胀，舌淡，脉细。

8. 养阴通心膏：生地黄、熟地黄、天麻、钩藤、鸡血藤、石菖蒲、地龙、白菊花各150克，生龙骨、生牡蛎、磁石、白芍各300克，玄参、天冬、神曲、当归、陈皮、谷芽、龟甲胶、鳖甲胶、阿胶、麦冬各100克，赭石200克。心烦失眠者加黄芩、栀子各150克，首乌藤300克；肢体抽筋者加全蝎粉20

克，僵蚕150克。上药除龟甲胶、鳖甲胶、阿胶外，余药加水煎煮3次，滤汁去渣，合并滤液，加热浓缩成清膏，再将龟甲胶、鳖甲胶、阿胶加适量黄酒浸泡后隔水炖烊，冲入清膏和匀，最后加蜂蜜300克收膏即成。每次15～20克，每日2次，开水调服。适用于脑出血后遗症阴虚风动型患者，症见半身不遂，口舌㖞斜，言语蹇涩或不语，偏身麻木，眩晕耳鸣，烦躁失眠，手足心热等。

9. 熄风豁痰滋肾膏：生地黄、熟地黄、山药、枸杞子、楮实子、沙苑子、桑寄生、续断、炙地龙、炙僵蚕、川芎、赤芍、白芍、丹参、嫩钩藤、粉葛根各150克，山茱萸、墨旱莲各120克，淫羊藿、肉苁蓉、生天南星各200克，红花80克，明天麻、菖蒲各100克，全蝎、蜈蚣（微火烘脆，勿使焦，研极细粉）各40克。上药除全蝎、蜈蚣外，用清水隔夜浸泡，煎三汁，去渣取汁，文火缓缓浓缩，加陈阿胶（打碎，用陈绍酒250克炖烊）140克，冰糖500克，连同全蝎、蜈蚣粉乘热收膏。每日早、晚各1匙，开水冲服。如遇感冒发热，伤食停滞，请暂停服用。服膏方期间，应忌莱菔、茶以及咖啡、烟酒、辛辣刺激性食物。避免过于劳累，注意适当休息。适用于辨证属肝肾不足，阳亢瘀阻证，多见于头痛反复发作，以巅顶及眉棱为甚，经期痛甚，伴恶心呕吐，脉弦细，舌苔薄腻，舌质淡胖青。

10. 填精益髓膏：紫河车1具，人参、远志、龟甲胶、阿胶各100克，杜仲、牛膝、天冬、当归、石菖蒲各150克，熟地黄300克，黄柏60克。上药除龟甲胶、阿胶、紫河车外，余药加水煎煮3次，滤汁去渣，合并滤液，加热浓缩为清膏，再将龟甲胶、阿胶加适量黄酒浸泡后隔水炖烊，冲入清膏和匀，紫河车须烘干研细末，再加入膏中调和，最后加蜂蜜300克收膏即成。每次15～30克，每日2次，开水调服。适用于髓海不足证，多伴有头晕耳鸣，怠惰思卧，骨软痿弱。

11. 补肾和脾膏：熟地黄、茯苓各300克，山茱萸、巴戟天、肉苁蓉、杜仲、石菖蒲、大枣各150克，远志、五味子各100克，砂仁、木香各30克，龟甲胶200克。上药除龟甲胶外，余药加水煎煮3次，滤汁去渣，合并滤液，加热浓缩成清膏，再将龟甲胶加适量黄酒浸泡后隔水炖烊，冲入清膏和匀，最后加蜂蜜300克收膏即成。每次15～30克，每日2次，开水调服。适用于脾肾两虚证，多伴有倦怠流涎，纳呆乏力，腹胀便溏，舌淡体胖。

12. 益肾填精膏：紫河车1具，人参、远志、阿胶各100克，熟地黄300克，杜仲、牛膝、天冬、当归、石菖蒲各150克，龟甲胶200克，黄柏60克。上药除龟甲胶、阿胶、紫河车外，余药加水煎煮3次，滤汁去渣，合并3次滤液，加热浓缩成清膏，再将龟甲胶、阿胶加适量黄酒浸泡后隔水炖烊，冲入清膏和匀，紫河车须烘干研细末，再加入膏中调和均匀，然后加蜂蜜300克收膏即成。每次15～30克，每日2次，开水调服。适用于证属髓海不足型，多伴有头晕耳鸣，怠情思卧，骨软痿弱。

13. 补益肝肾膏：龟甲胶200克，鹿角胶、枸杞子各150克，紫河车1具，熟地黄300克，龙骨500克，远志、石菖蒲各100克。上药除龟甲胶、鹿角胶、紫河车外，余药加水煎煮3次，滤汁去渣，合并3次滤液，加热浓缩成清膏。再将龟甲胶、鹿角胶加适量黄酒浸泡后隔水炖烊，冲入清膏和匀，紫河车烘干后研为细末，加入清膏和匀，然后加蜂蜜300克收膏即成。每次15～30克，每日2次，开水调服。适用于证属肝肾亏虚型，多伴有颧红盗汗，筋惕肉瞤，舌红少苔。

14. 化瘀通窍膏：桃仁、川芎、当归、枳壳各150克，红花100克，葛根、生地黄、黄芪各200克，人参50克。上药加水煎煮3次，滤汁去渣，合并3次滤液，加热浓缩成清膏，再加蜂蜜300克收膏即成。每次15～30克，每日2次，开水调服。适用于血瘀脑窍型，多见于头痛如刺，肢体麻木不遂等。

蛛网膜下腔出血

蛛网膜下腔出血是指颅内血管破裂后血液流入蛛网膜下腔。蛛网膜下腔出血一般分为颅脑损伤性和非损伤性（自发性）两大类。

自发性蛛网膜下腔出血又分为两种，由于脑底部或脑表面的病变血管破裂，血液流入蛛网膜下腔称为原发性蛛网膜下腔出血；因脑实质内出血，血液穿破脑组织进入蛛网膜下腔者，称为继发性蛛网膜下腔出血。本节主要讨论自发性蛛网膜下腔出血。本病可由多种原因引起。常见的病因是颅内动脉瘤破裂，其他少见的病因有脑血管畸形、真菌性动脉瘤、血液病、胶原病、脑梗死后、血管炎、脑及脑膜感染等。临床表现为患者在激动、活动用力等情况下急剧起病，剧烈头痛、呕吐、颈硬（脑膜刺激征）甚至不省人事。发病率为5～20/10万，仅次于动脉硬化性脑梗死和脑出血，排脑血管疾病的第3位，可见于任何年龄段，50～60岁多见，青壮年亦常见发病。四季均发病，以秋初、冬季为多。

本病相当于中医学"真头痛"，亦属于"中风""头痛""昏厥"等范畴。本病病位在头，涉及脾、肝、肾等脏腑，风、火、痰、瘀、虚为致病的主要因素，脉络阻闭，神机受累，清窍不利为其病机。临床常见证型有肝阳暴亢证、痰热内闭证、胃火炽盛证、痰浊内阻证、肝肾阴虚证、瘀血阻络证等。

【膏方集成】

1. 星姜膏：天南星适量，生姜汁酌量。天南星研细末，同姜汁放入麻油锅中煎煮，适时加黄丹粉收膏。用时取少许膏药摊纸上贴敷，分别贴合谷、内庭、太阳穴，左瘫贴右侧面，右瘫贴左侧面。每日1次，1个月为1个疗程。一般需3个疗程。适用于突然中风致口斜，半身不遂，伴天昏眼花，呕吐痰涎，肌肤不仁，舌强语涩，舌苔白腻者。

2. 五石膏：石膏、滑石、寒水石、磁石、牡蛎、石决明各30克，羚羊角粉4.5克，钩藤、秦皮各15克，川贝母9克，草决明、蒺藜各18克。上药除羚羊角粉外，余药加水煎煮3次，滤汁去渣，合并3次滤液，加热浓缩成稠膏，再将羚羊角粉撒入稠膏中，再放入适量蜂蜜加热浓缩收膏即成。每毫升含生药2克。储瓶备用。每次20毫升，每日2次，服用时冲竹沥半盅，姜汁少许，再化至宝丹半丸（1.5克）服用。适用于脑血管意外证属肝阳暴亢，痰火上扰，多见于半身不遂，

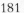

中医膏方全书（珍藏本）

偏身麻木，舌强言謇或不语，或口舌㖞斜，眩晕头痛，面红目赤，口苦咽干，心烦易怒，尿赤便干。

3. 青果白金膏：鲜青果（即青橄榄）500克，郁金250克，白矾粉、僵蚕各100克，鲜蜜适量。先将青果打碎，与郁金一起放砂锅内，加水1000毫升，煮1小时后滤出药汁，再加水500毫升，煎如前。将两次药汁混合，文火浓缩至500毫升，加白矾粉、僵蚕粉及蜂蜜和匀收膏即成。每日早、晚各10毫升，开水送服。宜间断服用，以免伤胃。适用于中风后风痰阻络证，多见于语言不利，或有神志障碍者。

4. 桃仁膏：桃仁、栀子各7枚，麝香0.3克。将桃仁、栀子放入白酒中浸泡再文火煎膏，待膏将成时向膏中撒麝香并和匀，成膏后冷却储瓶备用。用时从瓶中取少许膏药，男左女右贴敷于劳宫穴，外以胶布固定即可。每周换敷1次。贴敷期间适当休息，减少谈话。如局部起水疱，谨防感染，忌食辛辣等。适用于中风言语謇涩。

5. 黄芪通络膏：炙黄芪500克，红花100克，川芎、桃仁、当归、赤芍、地龙、郁金、续断、牛膝各150克，丹参、阿胶各200克。上药除阿胶外，余药加水煎煮3次，滤汁去渣，合并3次滤液，加热浓缩成清膏，再将阿胶加适量黄酒浸泡后隔水炖烊，冲入清膏和匀，然后加蜂蜜300克收膏即成。每次15～30克，每日2次，开水调服。适用于中风后遗症气虚血瘀型，表现为半身不遂，口舌㖞斜，言语謇涩或不语，偏身麻木，面色㿠白，气短乏力，口角流涎，自汗出，手足肿胀。

6. 拟膏：制何首乌、当归身、大白芍、熟女贞子、炒酸枣仁、山茱萸、甘枸杞、蛤蚧肉、半夏、蒺藜各45克，煅磁石、茯神、牛膝、黑芝麻、龙眼肉各60克，陈皮（盐水炒）30克，牡蛎120克，别直参（另炖汁，冲入收膏）15克。上药浓煎2次，滤汁去渣，加阿胶120克，龟甲胶（上胶陈酒烊化）60克，煎熬，再入白纹冰糖250克，文火收膏，以滴水成珠为度。服法同前。适用于平常容易肝肾并亏，厥阳上逆的患者，多见于突然

眩晕不能顾视，并见心悸足冷泛漾纳减，脉沉濡迟等。

7. 滋阴熄风膏：生白芍、赭石各200克，玄参、天冬、天麻、钩藤、杭白菊、龟甲胶、鳖甲胶各150克，生龙骨、生牡蛎各300克。上药除龟甲胶、鳖甲胶外，余药加水煎煮3次，滤汁去渣，合并滤液，加热浓缩成清膏，再将龟甲胶、鳖甲胶加适量黄酒浸泡后隔水炖烊，冲入清膏和匀，最后加蜂蜜300克收膏即成。每次15～30克，每日2次，开水调服。适用于平常容易阴虚风动者，多见于半身不遂、口舌㖞斜、言语謇涩或不语、偏身麻木、眩晕耳鸣、烦躁失眠、手足心热等。

8. 益肾通络膏：桑寄生、肉苁蓉、生地黄、牛膝各30克，地龙、土鳖虫各15克。上药共为细末，加入白酒、水各适量煎煮，煎3次，滤汁去渣，合并3次滤液，加饴糖500克煎膏，膏成后储瓶备用。每次5克，每日3次，温开水送服。适用于缺血性中风肝肾阴虚，瘀阻脉络型，多见于平时头晕头痛，耳鸣目眩，少眠多梦，腰酸腿软，手足重滞，半身不遂，舌强语謇，突然一侧手足沉重麻木等。

9. 救瘫灵膏：乌梢蛇、全蝎、蜈蚣、水蛭、土鳖虫、木鳖子、赤芍、当归、淫羊藿各10克，僵蚕、地龙各15克，黄芪30克。将上药前8味研末，加入2升水中武火煎30分钟，再文火熬60分钟后放入蜂蜜200毫升，加热浓缩成膏，储瓶备用。每次5克，每日3次，用后4味药煎汤送服。适用于缺血性中风，多见于舌质红，舌苔黄燥。

10. 乌皂豨荷膏：乌梅12克，皂角、豨莶草各6克，薄荷3克。上药混合共为细末，用水调成膏状，敷于脐内盖以纱布，胶布固定。每3日换药1次。5次为1个疗程。适用于中风后遗症，多见于猝然昏仆、不省人事、半身不遂、口眼㖞斜、语言謇涩或不语。

11. 桃仁龙石膏：广地龙20克，川芎、红花、石菖蒲、羌活各12克，薄荷8克，桃仁、冰片各3克。上药为细末，用凡士林适量调拌成糊膏状，均匀敷于双足心涌泉穴上，用纱布覆盖，外用胶布固定。每日换药1次。

适用于中风后遗症，多见于猝然昏仆、不省人事、半身不遂、口眼㖞斜、语言蹇涩或不语。

12. 牙皂膏：猪牙皂 500 克，米醋 150 毫升，麝香适量。研猪牙皂为细面，密封备用。米醋入铜锅煮沸，加入猪牙皂，边加热边搅动，约 10 分钟即成黄褐色糊状药膏即用。取 7～8 层纱布敷料 1 块（大小视患处范围而定）摊上药膏，药膏上撒麝香，趁热（以不烫破皮肤为度）敷于患侧面部，胶布固定，每日 1 换。适用于风寒外邪、阻滞经络所致的口眼㖞斜（外风），病程短者疗效好。多见于肌肤不仁，手足麻木，突然口眼㖞斜，语言不利，口角流涎，甚则半身不遂。或兼见恶寒发热，肢体拘急，关节酸痛等。

13. 菖蒲膏：鲜菖蒲（去叶用根）、鲜艾叶、生姜、生葱各 1 握，香油、米醋各适量。将前 4 味药捣烂如泥，然后加入香油、米醋入锅煎膏。膏成冷却后敷于患者的头顶、胸背等部位，每日一敷，连敷数次，以醒为度。适用于中风昏迷不醒。

高血压脑病

高血压脑病是血压急骤升高导致的一过性急性全脑功能障碍综合征。成人舒张压＞140毫米汞柱，儿童、孕妇或产妇血压＞180/120毫米汞柱可发病。常见于急性型恶性高血压合并肾衰竭的患者，其次是急性或慢性肾小球肾炎、肾盂肾炎、子痫、原发性高血压和嗜铬细胞瘤等。病理改变主要是弥漫性脑水肿，脑外观苍白，脑回变平，脑沟变浅，脑室变小，脑质量增加，脑小动脉玻璃样变性，脑实质微梗死或斑点状出血。高血压脑病的发作时间需经 12～48 小时，短则几分钟，长则1～2 日。其临床表现是先有严重的弥漫性头痛，清晨较明显。发病初呈兴奋、烦躁不安，继而精神委靡、嗜睡。若病情继续发展，脑水肿加剧，则在数小时或1～2 日内出现意识模糊，甚至昏迷。除神志改变外，常伴有呕吐，有时呕吐呈喷射状，有时可出现一过性偏瘫，半身感觉障碍，甚至失语。有的还有颈项强直、全身性或局限性抽搐、四肢痉挛等神经症状。视力可出现障碍，障碍以偏盲、黑矇多见。严重病例并有呼吸中枢衰竭症状，脑脊液压力增高并有蛋白质。

本病相当于中医学"风头旋""眩晕"等范畴。病因主要由于先天禀赋不足、肝气亢逆、饮食不节、命火受损等。肾命之真阴亏虚，水火有偏，生化功能不全，是本病的根本。肝、肾、心三维功能失调，气血循行不畅是本病之源。脑髓元神、神机、神经三维失统，气滞血瘀逆冲于脑，蓄积于髓海是病成之基础。分为阴虚阳亢、风阳上亢、痰瘀阻络、命门衰弱等证型。

【膏方集成】

1. 平肝抑阳膏：罗布麻、天麻各 100 克，黄芩、栀子、生地黄、玄参、夏枯草、杭白菊、草决明各 150 克，钩藤、酸枣仁各 200 克，生龙骨 300 克。头痛眩晕重者加石决明、珍珠母各 300 克；口干热盛、大便干燥者加生石膏 300 克，生大黄 90 克。上药加水煎煮 3 次，滤汁去渣，合并滤液，加热浓缩成清膏，再加蜂蜜 300 克收膏即成。每次 15～30 克，每日 2 次，开水调服。适用于平常容易余怒伤肝、肝郁化火、肝阳亢盛的患者，多见于高血压伴有头痛较剧，目红面赤、急躁易怒、口苦等。

2. 滋肝肾膏：生龙骨、生牡蛎各 300 克，牛膝、生地黄、女贞子、桑寄生、龟甲胶各 200 克，玄参、桑椹、白芍各 150 克，枸杞子 100 克，白菊花 60 克。心慌失眠者加珍珠母 300 克，炒酸枣仁 200 克；四肢麻木者加天麻 150 克，僵蚕 200 克。上药除龟甲胶外，余药加水煎煮 3 次，滤汁去渣，合并滤液，加热浓缩成清膏，再将龟甲胶加适量黄酒浸泡后隔水炖烊，冲入清膏和匀，最后加蜂蜜 300 克收膏即成。每次 15～30 克，每日 2 次，开水调服。适用于久病虚劳，肝肾阴虚，虚火上扰的患者，多见于高血压伴有眩晕耳鸣、腰膝酸软、精神委靡、烦躁失眠等。

3. 滋肾平肝膏：潞党参、沙苑子、蒺藜、嫩钩藤（后下）、冬青子、黑芝麻（捣包）、茯神、制何首乌各 90 克，稽豆衣、杭白芍、炒菊花、冬桑叶（水炙）、山茱萸、大

中医膏方全书（珍藏本）

天冬、玳瑁片、陈皮各45克，大熟地黄（砂仁18克拌）150克，煅牡蛎、核桃仁各180克。上药浓煎2次，滤汁去渣，加阿胶（陈酒烊化）180克，煎熬，再入白纹冰糖250克，文火收膏，以滴水成珠为度。每次10克，每日3次，开水冲服。适用于平常容易髓海不足，肾阴内亏，肝阳上越的患者，多见于用脑眩晕，甚则汗泄，当责之虚，脉弦劲而数，时有郁。

4. 滋肾育阴平肝熄风膏：肉苁蓉、明天麻、远志、广地龙、牡丹皮、山茱萸、山药、甘枸杞、沙苑子、全当归、杭白芍、滁菊花、云苓神、京玄参、牛膝、泽泻片各45克，赭石、青龙齿、生石决明各150克，炒熟地黄、细生地黄、豨莶草、桑寄生、何首乌、莲子、核桃仁各120克，山茱萸99克，玳瑁片30克。以上精选道地药材，水浸一宿，浓煎3次，滤汁去渣，加阿胶180克，龟甲胶（上胶陈酒烊化）120克，煎熬，再入白纹冰糖300克，蜂蜜250克，文火收膏，以滴水成珠为度。每次10克，每日3次，开水冲服。适用于老年心肾阴亏日久，肝阳时而上扰的患者，多见于头晕欲仆，腰酸足软无力，心烦少寐，手指颤动不已，口咽少津，大便干结难解，舌红中起裂纹，脉细弦数。

5. 平肝和胃膏：上党参、炒熟地黄（砂仁24克拌）、煅石决明、煅牡蛎、核桃仁各120克，炒白术60克，当归（土炒）、炒白芍、制何首乌、玳瑁片、稽豆衣、甘枸杞、炒菊花、江枳壳、黄玉金、白残花、橘皮、炙鸡内金各45克，云茯苓、蒺藜、嫩钩藤、女贞子、柏子仁、路路通各90克。上药浓煎2次，滤汁去渣，加阿胶、霞天胶各120克（上胶陈酒烊化），煎熬，再入白纹冰糖180克，文火收膏，以滴水成珠为度。适用于平常容易肝阴内亏，厥阳化风上扰，肝旺脾弱，胃气失于通降的患者，多见于头晕、脘痛、纳呆、便难。

6. 参芪地黄膏：党参、黄芪、天麻、茯苓、白芍、酸枣仁、生地黄、熟地黄、山药、黄精各150克，白术、当归、龙眼肉、大枣各100克，升麻、柴胡各60克，木香30克，阿胶200克。上药除阿胶外，余药加水煎煮3

次，滤汁去渣，合并3次滤液，加热浓缩成清膏，再将阿胶加黄酒适量浸泡后隔水炖烊，冲入清膏和匀，最后加蜂蜜300克收膏即成。每次15～30克，每日2次，开水调服。适用于眩晕证属气血亏虚型，多见于眩晕，遇劳即发，面色㿠白，唇甲色白，心悸失眠，神疲懒言。

7. 滋肾健脾膏：熟地黄、何首乌各200克，山茱萸、菟丝子、牛膝、黄精、天麻、茯苓、枸杞子、女贞子、龟甲胶各150克，山药、泽泻、白术、鹿角胶各100克。上药除龟甲胶、鹿角胶外，余药加水煎煮3次，滤汁去渣，合并3次滤液，加热浓缩成清膏，再将龟甲胶、鹿角胶加适量黄酒浸泡后隔水炖烊，冲入清膏和匀，最后加蜂蜜300克收膏即成。每次10克，每日3次，开水冲服。适用于眩晕证属肾精不足型，多见于眩晕，神萎，耳鸣眼花，腰酸腿软，遗精。

8. 苍术二白膏：苍术、白术、白茯苓各30克，生半夏、天麻各10克。上药共为细末，和匀，用米醋适量调和成软膏状，收储备用。用时每取适量（约30克），外敷于双手心劳宫穴和肚脐处。上盖敷料，胶布固定。每日换药1次，10次为1个疗程。适用于眩晕证属痰湿、痰浊型，多见于眩晕兼见纳呆、呕恶、头重、耳鸣等。

9. 眩晕膏：潞党参、沙苑子、蒺藜、钩藤（后下）、冬青子、黑芝麻（捣包）、茯神、制何首乌各90克，大熟地黄（砂仁18克拌炒）150克，稽豆衣、杭白菊、炒菊花、冬桑叶（水炙）、山茱萸、大天冬、玳瑁片、陈皮各45克，煅牡蛎180克。上药加水煎煮3次，滤汁去渣，合并3次滤液，加热浓缩成清膏，再加阿胶180克，冰糖250克，文火收膏。每次15～30克，每日3次，温开水送服。适用于肾虚肝旺，头目眩晕，多见于眩晕、耳鸣、头痛、面色红、急躁易怒、失眠多梦、口苦、腰膝酸软、舌质红、苔黄者。

10. 止眩膏：潞党参、太子参、炒熟地黄、制何首乌、山药、沙苑子、蒺藜、冬青子、炒杜仲、鸡血藤各90克，山茱萸、蒸白术、炒白芍、炒菊花、玳瑁片、枳壳、稽豆衣、陈皮、炒竹茹各45克，甘枸杞60克，煅石决明、大枣、核桃仁各 120 克，明天麻 30 克，大川芎 24 克。上药加水煎煮 3 次，滤汁去渣，合并 3 次滤液，加热浓缩成清膏，再加阿胶、龟甲胶各 120 克，冰糖 250 克，以文火收膏。每次 10 克，每日 3 次，口服。以耳聪继服 1 个月为度。适用于肝血不足，肾阴亏虚的眩晕，多见于头胀痛、面红、腰酸腿软、耳鸣如蝉。

11. 洞天长寿膏：党参、黄芪、白术、茯苓、山药、熟地黄、当归、白芍、川芎、何首乌、狗脊、女贞子、覆盆子、牛膝、陈皮、杜仲、南沙参、百合、泽泻、甘草各等份。上药用水煎熬，制成膏剂。每次 9～15 克，每日 1～2 次，开水调服。适用于病后虚弱，气血亏损，肝肾不足，头目眩晕，腰膝痿弱，疲乏无力，四肢倦怠，津少口渴者。

多发性硬化

多发性硬化属于中枢神经系统炎症性脱髓鞘性疾病，其病理特点为脑室周围散在的局灶性脱髓鞘斑块，伴神经胶质细胞的增生，主要累及白质。本病的病因和发病机制至今尚不明确，目前研究认为病毒感染、环境变化和遗传因素可能与本病发生有关，各种因素导致自身免疫反应的发生，从而导致髓鞘的剥离。临床上根据病程的不同可将本病分为良性型、复发-缓解型、继发进展型、进展复发型、原发进展型 5 种类型，主要临床特征为体征多于症状，可有下肢无力、不对称性的痉挛性瘫痪、轻偏瘫、反复发作性视力障碍、表情淡漠或抑郁易怒、反应迟钝、失语、眼球震颤、假性球麻痹等表现。

本病无对应的中医学病名，可根据其不同表现归属于"痿证""眩晕""暗痱"等范畴，其主要病因病机为先天不足，脾肾两亏，肝肾阴虚，复感外邪而致筋脉失养，气血闭阻，痰湿内生，郁久化热，痰、瘀、湿、热、虚相合而为病。

【膏方集成】

1. 加减身痛逐瘀膏：当归、赤芍、川芎、桃仁、延胡索各 120 克，穿山甲、土鳖虫、没药各 60 克，牛膝 100 克，甘草 50 克，

三七粉 30 克。上药除三七粉外，加水煎煮 3 次，滤汁去渣，合并药液，加热浓缩，加入适量炼蜜，拌入三七粉，和匀，文火收膏。每次 1 汤匙，每日 3 次，白开水送下。适用于脉络瘀阻型痿证，多见于久病体虚，四肢痿弱，肌肉瘦削，手足麻木不仁，四肢青筋显露，可伴有肌肉活动时隐痛不适。舌痿不能伸缩，舌质暗淡或有瘀点、瘀斑，脉细涩。

2. 谦斋清肺膏：潞党参、清炙黄芪、山药、生地黄、熟地黄、甜桑椹、净连翘、甜杏仁、忍冬藤、生薏苡仁、茯神、熟女贞子、天花粉各 150 克，北沙参（炒）、白术、川石斛、大麦冬各 100 克，牛膝、当归身、炒续断、大白芍各 75 克。上药浓煎 3 次，去渣取汁，再加阿胶 200 克，枇杷叶膏 300 克，冰糖 400 克烊化收膏。每次 15～30 克，每日 2 次，开水调服。适用于痿证证属肺热叶焦的患者，多见于发热，咳嗽，咽痛，或在热病之后出现肢体软弱不用。

3. 参苓白术膏：莲子、薏苡仁、砂仁、桔梗、白扁豆、茯苓、人参、甘草、白术、山药各 30 克。上药浓煎 3 次，去渣取汁，加蜂蜜烊化收膏。每次 15～30 克，每日 2 次，开水化服。适用于脾虚湿盛型痿证，兼见纳差、气短、便溏，面色无华，神疲无力，苔薄白，脉细弱者。

4. 白虎加桂枝膏：生石膏 30 克，知母、黄柏、牡丹皮、赤芍各 9 克，忍冬藤 25 克，苍术 12 克，威灵仙、秦艽各 15 克，桂枝 3 克。上药配 8～10 剂，合在一起，加水煎煮 3 次，滤汁去渣，合并药汁，加热浓缩，加入适量炼蜜，文火收膏。每次 1 汤匙，每日 3 次，白开水送服。适用于湿热浸淫的痿证，兼有身重，胸脘痞闷，小便涩赤热痛，苔黄腻，脉濡数。

5. 脏真亏损腑燥足痿膏：上党参、云茯苓、北粳米（包）、细生地黄、沙苑子、炒蒺藜、牛膝（盐水炒）、炒续断、炒杜仲、黑芝麻各 90 克，西绵芪、蛤蚧肉各 60 克，白术、肥玉竹、枳壳、炒竹茹、陈皮、山茱萸、制何首乌、当归身、大白芍、炒菊花各 45 克，煅牡蛎 150 克，大枣、核桃仁各 120 克。上药浓煎 2 次，滤汁去渣，加驴皮胶、龟甲胶

各120克（上胶陈酒烊化）。煎熬，再入桑椹子膏180克，白纹冰糖500克，文火收膏，以滴水成珠为度。每次30克，每日3次，开水冲服。适用于年届古稀，脏真亏损之足痿，多见于腿足酸软，大便燥结，乃属阴血耗伤，肠液枯涸者。

6. 健脾温肾膏：淫羊藿、黄芪、党参各300克，巴戟天、白术、陈皮各120克，当归、升麻、柴胡各90克，鸡血藤150克。上药加水煎煮3次，滤汁去渣，合并3次滤液，加热浓缩成清膏，再加蜂蜜200克，蔗糖100克收膏即成。适用于痿证肺脾气虚，肾阳不足型，兼见纳差气短，面色无华，神疲无力，苔薄白，脉细弱者。

7. 寄生肾气膏：桑寄生、女贞子、生地黄、山茱萸、丹参、茯苓、薏苡仁、土茯苓、猪苓、骨碎补、透骨草、补骨脂、牛膝、车前子各30克，全蝎、蛇蜕各15克。水煎2次，去渣，混合2次煎汁，文火熬浓，另加麦芽糖、蜂蜜各60克，糖浆500克，收膏。每次20～30克，每日2次，早、晚空腹开水冲服。适用于患肢肿痛，局部皮肤暗红，腰酸腿软，面色苍白，遗精阳痿（或月经不调），身热口干，消瘦，乏力，唇淡舌暗少苔，脉沉细或细数的患者。

8. 知柏地黄膏：生地黄、山茱萸、女贞子、牡丹皮、骨碎补、补骨脂、透骨草、当归、黄柏、知母、肿节风各30克，自然铜、核桃树枝、寻骨风各20克。水煎2次，去渣，混合2次煎汁，文火熬浓，另加麦芽糖、蜂蜜各60克，糖浆300克，收膏。每次20～30克，每日2次，早、晚空腹开水冲服。适用于局部肿块肿胀疼痛，皮色暗红，疼痛难忍，朝轻暮甚，身热口干，咳嗽，贫血清瘦，行走不便，全身衰弱，舌暗唇淡，苔少或干黑，脉涩或细数的患者。

9. 壮腰健肾膏：狗脊1876克，鸡血藤、黑老虎各1150克，金樱子300克，千斤拔450克，牛蒡子350克，桑寄生（盐酒制）563克，菟丝子、女贞子各94克。上药共为细末，和匀，炼蜜为膏。每次5克，每日2～3次，温开水送服。适用于腰部疼痛，多为隐痛，时轻时重，反复发作，腰部酸软无力，

喜按喜揉，足膝无力，遇劳更甚，卧则减轻，弯腰工作感到困难，若勉强弯腰则腰部疼痛加剧，常用双手捶腰，以减轻疼痛。

10. 补虚固肾膏：补骨脂、山药、茯苓、山茱萸、当归、杜仲炭、萆薢、核桃仁、牡丹皮、牛膝、熟地黄、砂仁、小茴香、黄柏各适量。上药共为细末，和匀，炼蜜为膏。每次10克，每日2次，温开水送服。适用于腰部疼痛，多为隐痛，时轻时重，反复发作，腰部酸软无力，喜按喜揉，足膝无力，遇劳更甚，卧则减轻，弯腰工作感到困难，若勉强弯腰则腰部疼痛加剧，常用双手捶腰，以减轻疼痛。

11. 调元肾气膏：生地黄（酒煮）120克，山茱萸、山药、牡丹皮、白茯苓各60克，人参、当归身、泽泻、麦冬、龙骨、地骨皮各30克，木香、砂仁各9克，黄柏（盐水炒）、知母各15克，水煎2次，去渣，混合2次煎汁，文火熬浓，另加蜂蜜20克，收膏。每次20～35克，每日2次，早、晚餐后开水冲服。适用于营养不良，肾阴受损，阴虚生内热，低热、消瘦，肾气亏而失荣等患者。

12. 补气健脾膏：菟丝子240克，蒺藜、覆盆子、白莲须、炒党参、生黄芪、炙黄芪、地骨皮、料豆衣、福泽泻、川杜仲、制何首乌、郁金、紫丹参、大生地黄、金樱子、续断各120克，墨旱莲300克，枸杞子100克，山药、南芡实、云茯苓、女贞子、合欢皮、金毛狗脊、焦谷芽、麦芽各150克，炒白术、山茱萸各90克，赤小豆、薏苡仁、五味子各30克，炙远志50克，广陈皮60克。上药浓煎3次，取汁去渣，另用紫河车粉100克冲入调匀，取阿胶、鳖甲胶各150克，冰糖250克烊化收膏。每日早、晚各服1食匙，开水调服。适用于脾肾气虚，症见小便色淡红，日久不愈，肢倦乏力，少气懒言，面色无华，纳差，便溏，舌淡、体胖，边有齿痕，苔白，脉沉细者。

帕金森病

帕金森病又称震颤麻痹，是一种中、老

年人较常见的神经系统变性疾病，好发于40～70岁，发病高峰在60岁左右，60岁以上人口的患病率约为1％，其病因目前尚不清楚，可能在遗传、环境因素、年龄老化等相互作用下，通过氧化应激、线粒体功能衰竭、钙超载、兴奋性氨基酸毒性作用、细胞凋亡、免疫异常等机制导致。主要病理改变是以黑质多巴胺能神经元变性缺失和路易小体形成为特征，临床表现为静止性震颤、运动迟缓、肌强直和姿势步态异常四大症状，随着病情进展，晚期则可出现精神症状如抑郁、焦虑、痴呆等，若不积极治疗，将会对家庭和社会造成沉重的负担。

本病相当于中医学"颤病"，亦属于"颤震""颤证""震掉""脑风""摇头风"等范畴。中医学认为本病为脑髓与肝、脾、肾等脏器受损而发生的退行性病变，与心有一定关系，病性多为虚实夹杂。其病因归纳起来不外是肾虚精亏，髓海失充，气血不足，筋脉失荣，肢体失控，脾虚生痰，痰热内盛，阳盛动风，心神失养。病机关键是髓海失充，肢体失控，风、火、痰、瘀、虚单一或复合因素均可导致本病的发生。临床常见证型有气血两虚、肝肾阴虚、风痰阻络、血瘀动风、阴阳两虚、脾虚动风。

【膏方集成】

1. 填精止颤膏：龟甲胶、鳖甲胶、枸杞子、白芍、牛膝、何首乌、钩藤各150克，五味子、山茱萸、当归、杜仲各100克，熟地黄、肉苁蓉、僵蚕各200克。上药除龟甲胶、鳖甲胶外，余药加水煎煮3次，滤汁去渣，合并滤液，加热浓缩成清膏，再将龟甲胶、鳖甲胶加适量黄酒浸泡后隔水炖烊，冲入清膏和匀，最后加蜂蜜300克收膏即成。每次15～30克，每日2次，开水调服。适用于脑髓不足，肝肾亏虚，以致气血不能上承脑者，多见于头摇肢抖、头晕耳鸣、记忆不清、腰酸腿软、肢体麻木等。

2. 清热化痰膏：半夏、陈皮、胆南星、天麻、郁金、黄芩、焦栀子、川牛膝、制大黄各100克，枳实、茯苓、钩藤、僵蚕各150克，石决明、珍珠母各200克。上药加水煎煮3次，滤汁去渣，合并滤液，加热浓缩成清膏，再加蜂蜜300克收膏即成。每次15～30克，每日2次，开水调服。适用于痰热肝风交阻者，多见于头摇肢颤、头胀头痛、急躁易怒、痰多胸闷。

3. 养肝化痰膏：明天麻、炒白术、炒僵蚕、丝瓜络、麦冬、生地黄、熟地黄、泽泻、广郁金、炒狗脊、佛手片、绿梅花、制香附各100克，枸杞子、炒酸枣仁、太子参、淮小麦、首乌藤各300克，钩藤、杭白芍、茯苓、丹参、川石斛、生龙骨、北沙参、炒杜仲、炒谷芽、麦芽各150克，山茱萸、玫瑰花各30克，牡丹皮、石菖蒲各60克。上药煎浓汁，另入龟甲胶、阿胶、大枣各250克，冰糖500克，收膏。适用于帕金森病肝肾不足，痰瘀阻络证，多见于手呈搓丸样动作，取放物品困难，面部表情僵滞，情绪易激动，行动时上身前倾呈前冲状，步履不稳，头晕眼花，腰酸乏力，心烦失眠，大便干结，舌红少苔，脉弦细者。

4. 熄风止痉膏：紫丹参、熟地黄、枸杞子各30克，蜈蚣、全蝎、干地龙各6克，蝉蜕9克，冰片1.5克。上药共为细末，和匀，储瓶备用。外用，用时取药末30克，以麻油适量调成软膏状，分作3份，分贴敷于两足心涌泉穴和肚脐（或双侧肝俞穴）上。上盖敷料，胶布固定。每日换药1次，10次为1个疗程。适用于帕金森病躯干僵硬，抖动不已，伴有头痛头昏，耳鸣目糊，五心烦热，口干舌燥，腰部酸软，脉细数或弦细数。

5. 补肾填精膏：龟甲胶、鳖甲胶、枸杞子、白芍、牛膝、何首乌、钩藤各150克，五味子、山茱萸、当归、杜仲各100克，熟地黄、肉苁蓉、僵蚕各200克，生牡蛎300克。上药煎汤滤汁去渣3次，合并滤液加糖浆1000毫升加热浓缩成膏。每次10克，每日3次，开水调服。适用于帕金森病髓海不足型，多见于头摇肢抖，头晕耳鸣，记忆不清，腰酸腿软，肢体麻木，视物不清，舌干口燥，盗汗等。

6. 清热潜阳膏：半夏、陈皮、胆南星、天麻、郁金、黄芩、焦栀子、川牛膝、制大黄各100克，枳实、茯苓、钩藤、僵蚕各150克，石决明、珍珠母各200克。上药加水煎煮 3 次，滤汁去渣，合并 3 次滤液，加热浓缩成清膏，再加蜂蜜 300 克收膏即成。每次 15～30 克，每日 2 次，开水调服。适用于帕金森病痰热肝风交阻型，多见于头摇肢颤，头胀头痛，急躁易怒，痰多胸闷。

癫痫与癫痫持续状态

癫痫是一组由不同病因引起的慢性脑部疾病，以大脑神经元过度放电所致的短暂中枢神经系统功能失常为特征，具有反复发作的倾向。根据大脑受累的部位和异常放电扩散的范围，痫性发作可表现为不同程度的运动、感觉、意识、行为、自主神经障碍，或兼而有之。我国的患病率呈中等水平，为 4%～6%，以我国 15 亿人口计，全国约有 750 多万患者，发作类型全面性强直-阵挛发作最多见。根据癫痫发作的临床及脑电图可分为部分性发作、全身性发作及不能分类的癫痫发作。引起癫痫的病因既有遗传因素，又有后天因素，与遗传密切相关的癫痫称为原发性或特发性癫痫，有脑损害或全身性疾病影响脑代谢失常引发的癫痫，则称为继发性癫痫或症状性癫痫。癫痫持续状态又称癫痫状态，是癫痫连续发作之间意识尚未完全恢复又频繁再发，或癫痫发作持续 30 分钟以上不自行停止。最常见的原因是不适当地停用 AEDs，或因急性脑病、脑卒中、脑炎、外伤、肿瘤和药物中毒等引起，个别患者原因不明，不规范 AEDs 治疗、感染、精神因素、过度疲劳、孕产和饮酒等均可诱发。临床表现：①全面性发作持续状态，全面性强直-阵挛发作持续状态，强直性发作持续状态，阵挛性发作持续状态，肌阵挛发作持续状态，失神发作持续状态。②部分性发作持续状态，单纯部分性运动发作持续状态，边缘叶性癫痫持续状态，偏侧抽搐状态伴偏侧轻瘫。

本病相当于中医学"痫病"，亦属于"胎病""羊羔风""巅疾"等范畴。多因先天因素、七情失调、脑部外伤等而致脏腑受损，积痰内伏，遇外因遂致气机逆乱而触动积痰，痰浊上扰，闭塞心窍，壅塞经络，发为痫证。临床常见风痰闭阻证、痰火内盛证、瘀阻脑络证、心肾亏虚证、心脾两虚、阴血虚损、阴虚风动等。

【膏方集成】

1. 平肝熄风滋阴潜阳膏：丹参、茯苓、远志、龙齿、石菖蒲、陈皮、白术、枳实、木香、朴硝、青礞石、黄芩、法半夏各 30 克，制大黄、甘草、胡黄连、胆南星各 15 克，沉香 10 克，煅磁石 60 克。抽搐较甚者加全蝎 10 克，钩藤 30 克。上药加水煎煮 3 次，滤汁去渣，合并药液，加热浓缩，加入适量炼蜜，文火收膏。每次 1 匙，每日 3 次，白开水送服。适用于平常容易肝阳上亢，肝肾阴虚，肝风内动的患者，多见于头痛头晕，面红目赤，烦躁易怒，舌红苔黄，脉细弦数。

2. 补气养血和冲止痫膏：炙黄芪、潞党参、云茯苓、大白术、大枣、全当归、紫丹参、大熟地黄、炙僵蚕、炙地龙、嫩钩藤、枸杞子、女贞子、沙苑子、生天南星、天竺黄各 150 克，炙甘草、香莲子、川芎、石菖蒲各 100 克，大白芍、珍珠母各 300 克，炙远志 80 克，生铁落 400 克，全蝎 40 克，蜈蚣 60 克。上药研细粉。将药粉加入 3 千克糖浆浓煎成膏，储瓶备用。每次 10 克，每日 3 次，开水调服。适用于癫痫证属气血亏虚，痰瘀交阻型，素体中焦疲惫，气血亏虚，运化不健，滋生痰浊，多见于癫痫频繁扰人，每逢经期必发，情绪紧张、抑郁或劳累之后，亦易诱发，发作时猝然跌仆，四肢抽搐，吐涎，两目上视，甚则小便失禁。日久正气亏虚，而见面萎，神疲，头晕，月经量少，舌质淡胖微紫，脉濡软无力，重按弦。

3. 止痫膏：草乌、川乌、当归、白及、乌药、肉桂、白薇、云茯苓、猪牙皂、乳香、没药、枣枝、槐枝、柳枝、桑枝、桃枝各 15 克，木鳖子、赤芍、连翘各 20 克。另备吴茱萸适量。上药共为细末，和匀，用温开水或凡士林调和成软膏，收储备用。外用，于肚脐及双涌泉穴同时用一小撮吴茱萸粉填放后，外用本膏。数日或数周更换 1 次。或于洗澡及洗脚后更换，连续贴敷至症状消失后 1 周至 1 个月。遇到局部痒痛反应或出现疱疹后，可暂时停用。好后再续贴敷。适用于癫痫，多见于平素常感眩晕、胸闷、多痰，发作前可有加剧之先兆。发作时突然昏仆，神志不清，四肢抽搐，双目呆滞，口吐涎沫，喉间痰鸣，也可见短暂神志不清，或精神恍惚而无抽搐者。

4. 平痫膏：全蝎3克，蜈蚣、天竺黄、陈胆南星、石菖蒲、炙甘草各9克，石决明、淮小麦各30克，远志4.5克，大枣15克，玉枢丹0.3克。上药除玉枢丹、全蝎、蜈蚣外，余药加水煎煮3次，滤汁去渣，合并滤液，再将玉枢丹、全蝎、蜈蚣共为细末加入滤液中，再放入适量蜂蜜，加热浓缩成膏，储瓶备用。每次5克，每日2次，口服。适用于癫痫，症见患者多起病急，突然昏仆，强直抽搐，双目上翻，口吐涎沫，或有吼叫，甚则如狂，醒后头痛如裂。平素情绪急躁，心烦失眠，口干口苦，咳痰不爽，大便秘结。舌质红、苔黄腻。

5. 二石龙蚕膏：石菖蒲、地龙、僵蚕、硼砂各30克，赭石100克。研末外用，用时每取本散30克，以米醋适量调和成软膏状，外敷于双手心劳宫穴和肚脐上，包扎固定。每日换药1次，10次为1个疗程。适用于癫痫风痰闭阻证，多见于平素常感眩晕、胸闷、多痰，发作前可有加剧之先兆。发作时突然昏仆，神志不清，四肢抽搐，双目呆滞，口吐涎沫，喉间痰鸣，也可见短暂神志不清，或精神恍惚而无抽搐者。舌苔白腻，脉弦滑。

6. 外用止癫膏：白矾、天南星、硼砂、丹参、石菖蒲各15克，吴茱萸、苯妥英钠各5克。若加郁金10克，石菖蒲15克尤佳。外用，用时取药末25克，以胡椒油或水调和成软膏状，做成3个药饼，分敷于丹田、关元穴和涌泉穴（双）上。上盖敷料，胶布固定。每日换药1次，至控制发作为止。适用于癫痫，突然昏倒，证属痰瘀阻窍，多见于有头部外伤、产伤或脑部感染、脑血管疾病等病史，癫痫发作症状较为固定，或常与月经周期有关，多伴头痛、肢麻等症状，舌质暗紫有瘀斑，脉弦而涩者。

7. 金菖膏：郁金、石菖蒲各25克，丹参、乌药各50克。上药加水煎煮3次，滤汁去渣，合并滤液，加热，加蜂蜜浓缩成膏，储瓶备用。每次5克，每日2次，口服。7日为1个疗程。适用于癫痫气滞血瘀痰阻型，多见于有外伤及产伤史，发作时头晕眩仆，昏不知人，四肢抽搐，头部刺痛，痛处固定，面唇青紫，形体消瘦，肌肤枯燥色暗，大便干结，舌暗有瘀斑，脉细涩。

偏头痛与紧张性头痛

偏头痛是原发性周期发作性血管性头痛，多在青春期起病，以女性多见，可有家族史。典型偏头痛发作前有视觉先兆症状，数分钟至数十分钟后出现搏动性一侧或双侧头痛，严重者伴有恶心、呕吐。每次发作持续数小时或数日，可自行缓解。普通型偏头痛无先兆症状，头痛发作较轻，持续时间较长，在临床上较为常见。偏头痛是神经科门诊最常见的病。男、女性患者之比为1:（3.5~4）。我国北方地区夏季头痛发作频率最高，而南方地区春季最高。紧张性头痛的病理生理机制尚不清楚，可能与多种因素有关，如肌肉或肌筋膜结构收缩或缺血，细胞内、外钾离子转运障碍，CNS单胺能递质慢性或间断性功能障碍等。紧张不是主要原因，曾认为与应激、紧张、抑郁等所致的持续性颈部及头皮肌肉收缩有关，但可能是继发现象。其一般在20岁左右起病，随年龄增长患病率增加，两性均可患病，女性多见。特征是几乎每日双侧枕部非搏动性头痛，又称慢性每日头痛。通常为持续性钝痛，像一条带子紧束头部或呈头周缩箍感、压迫感或沉重感，不伴恶心、呕吐、畏光或畏声、视力障碍等前驱症状。

偏头痛与紧张性头痛相当于中医学"偏头风""首风""脑风"等范畴。是指头部经脉绌急或失养，清窍不利所引起的以头部疼痛为特征的一种病证。其病因有内伤与外感两端，病位在脑，与气、血、经络、肝、肾、脾诸脏密切相关。临床常见肝火上扰、风痰阻络、瘀血阻络、气血两亏、风寒头痛等证型。

【膏方集成】

1. 菊花茶调膏：川芎、菊花各60克，薄荷50克，荆芥、羌活、防风、白芷、僵蚕、甘草各 30 克，细辛 20 克。上药加水煎煮 2 次（薄荷须另煎，水沸后几分钟即可，滤出药汁），过滤药汁、去渣，合并 2 次煎液（薄荷煎液也合入），加热浓缩成清膏，再加适量炼蜜和匀，文火收膏。每次 1 匙，每日 2 次，白开水冲服。适用于平常容易外感风热引发头痛的患者，多见于外感风邪头痛，偏正头痛，鼻塞声哑目赤流泪，视物模糊。

2. 头痛寐艰膏：太子参、蒸白术、当归身、大白芍、稽豆衣、合欢花、炒菊花、陈皮（盐水炒）、江枳壳、炒竹茹各 45 克，沙苑子、蛤蚧肉、炒酸枣仁、北炄米、蒺藜、黑芝麻、女贞子、炒熟地黄（砂仁 24 克拌）、牛膝、炒杜仲、续断各 90 克，茯神、核桃仁各 120 克，干何首乌、甘枸杞各 60 克，牡蛎 150 克，绿萼梅 30 克。上药浓煎 2 次，滤汁去渣，加阿胶、龟甲胶、霞天胶各 120 克（上胶陈酒烊化）煎熬，再加白纹冰糖 500 克，文火收膏，以滴水成珠为度。适用于平常心肾阴虚头痛寐艰者，多见于头痛腰酸疼，心血不足，神不归舍，乃有夜寐欠酣之症。

3. 补肾止痛膏：熟地黄 300 克，山茱萸、枸杞子、杜仲、白芍、茯苓、牛膝、徐长卿各 150 克，山药、龟甲胶各 200 克，当归、党参、延胡索各 100 克，川芎、炙甘草各 60 克。上药除龟甲胶外，余药加水煎煮 3 次，滤汁去渣，合并滤液，加热浓缩成清膏，再将龟甲胶加适量黄酒浸泡后隔水炖烊，冲入清膏和匀，最后加蜂蜜 300 克收膏即成。每次 15～30 克，每日 2 次，开水调服。适用于肾虚头痛证，多见于头痛脑空，常兼有头晕、耳鸣、腰酸、神疲。

4. 平肝止痛膏：天麻、川牛膝、熟地黄、女贞子、桑寄生、茯苓、酸枣仁各 150 克，钩藤、白芍、石决明、珍珠母各 300 克，生地黄、鳖甲胶各 200 克，黄芩、栀子各 100 克。上药除鳖甲胶外，余药加水煎煮 3 次，滤汁去渣，合并滤液，加热浓缩成清膏，再将鳖甲胶加适量黄酒浸泡后隔水炖烊，冲入清膏和匀，最后加蜂蜜 300 克收膏即成。每次 15～30 克，每日 2 次，开水调服。适用于肝阳头痛证，多见于头痛而眩，烦躁易怒，或兼面红目赤口苦。

5. 化痰止痛膏：半夏、蔓荆子、莱菔子、制天南星各 100 克，白术、天麻、茯苓、泽泻、蒺藜各 150 克，陈皮、川芎、炙细辛各 60 克。上药加水煎煮 3 次，滤汁去渣，合并滤液，加热浓缩成清膏，再加蜂蜜 300 克收膏即成。每次 15～30 克，每日 2 次，开水调服。适用于痰浊头痛，多见于头痛昏蒙，头重如裹、呕恶痰涎、胸脘满闷。

6. 化瘀止痛膏：白芍 200 克，桃仁、当归、赤芍、郁金、白芷、银杏叶各 150 克，红花、川芎、土鳖虫、王不留行、穿山甲、天麻各 100 克，细辛、炙甘草各 60 克。上药加水煎煮 3 次，滤汁去渣，合并滤液，加热浓缩成清膏，再加蜂蜜 300 克收膏即成。每次 15～30 克，每日 2 次，开水调服。适用于瘀血头痛，多见于头痛日久不愈，痛处固定不移，痛若针刺，或有头部外伤史。

7. 益气养血通络膏：大生地黄、熟地黄、山茱萸、女贞子、淫羊藿、甘枸杞、紫丹参、续断、补骨脂、明天麻、全当归、姜半夏、炒枳实、广地龙、炙僵蚕、焦楂曲、泽泻各 120 克，山药、大白芍、云茯苓、粉葛根各 150 克，墨旱莲、珍珠母、牡蛎各 300 克，肉苁蓉、京赤芍、制大黄各 100 克，桑寄生 240 克，红花、广陈皮、姜竹茹各 60 克，大川芎、炙甘草各 30 克。上药浓煎 3 次，取汁去渣，另用全蝎粉、蜈蚣粉各 30 克，田七粉 40 克冲入调匀，取阿胶、鳖甲胶、冰糖各 150 克烊化收膏。每日早、晚各 1 汤匙，开水冲服。适用于血管性头痛，证属气血不足，脉络瘀滞，久病及肾，肾水不涵肝木，多见于夜寐不安，面萎神疲，面目怕光，耳鸣腰痛，颈项板滞，纳食减少，舌质红，边有瘀点，苔薄腻，脉象弦细。

8. 熄风豁痰滋肾膏：生地黄、熟地黄、山药、枸杞子、楮实子、沙苑子、桑寄生、续断、炙地龙、炙僵蚕、川芎、赤芍、白芍、丹参、嫩钩藤、粉葛根各 150 克，山茱萸、墨旱莲各 120 克，淫羊藿、肉苁蓉、生天南星各 200 克，红花 80 克，明天麻、菖蒲各 100 克，全蝎、蜈蚣（微火烘脆，勿使焦，研极细粉）各 40 克。上药除全蝎、蜈蚣外，用清水隔夜浸泡，煎三汁，去渣取汁，文火缓缓浓缩，加陈阿胶（打碎，用陈绍酒 250 克炖烊）140 克，加冰糖 500 克，连同全蝎、蜈蚣粉乘热收膏。每日早、晚各 1 匙，开水冲服。如遇感冒发热，伤食停滞时暂停服用。服膏期间，应忌莱菔、茶以及咖啡、烟酒、辛辣刺激性食物。避免过于劳累，注意适当休息。适用于血管性头痛辨证属肝肾不足，阳亢瘀阻证，多见于头痛反复发作，以巅顶及眉棱为甚，经期痛甚，伴恶心呕吐，脉弦细，舌苔薄腻，舌质淡胖。

血管性痴呆与阿尔茨海默病

痴呆又称老年性痴呆，主要指阿尔茨海默病（AD）和血管性痴呆（VD），是一种主要侵犯大脑皮质神经元引起痴呆的神经系统变性疾病，由于脑功能障碍而产生的获得性和持续性智能障碍综合征。包括不同程度的记忆、认知（概括、计算、判断、综合和解决问题）及语言能力下降，人格、行为、情感及视空间功能异常，日常生活、社会交往和工作能力减退。临床上以近记忆障碍为突出和早期表现的进行性全面智能衰退为特征，AD 病理上有皮质神经元数量减少，伴随神经元内脂褐素沉积，神经元胞质内出现神经元纤维缠结，以及淀粉样蛋白的老年斑、血管淀粉样变、颗粒空泡变性等。脑血管病变是 VD 的基础，脑实质可见出血性或缺血性损害，以缺血多见，常见病理改变为多发性腔隙性病变或大面积梗死灶及脑动脉粥样硬化等，脑组织病变可为弥漫性、多数局限性或多发性腔隙性，可以皮质损害或皮质下病变为主。近年来，痴呆发病率逐渐上升，病程长，致残率高。我国痴呆患病率在 60 岁以上人群中为 0.75%～4.69%，国外为 1%。我国全国性痴呆流行病学统计资料显示：随着人口的老龄化、饮食结构的改变，VD 的发病呈增加趋势。VD 的死亡率为 84%。根据北京、西安、上海和成都所进行的一项大规模 65 岁以上老年人的患病率研究，1997 年我国约有 500 万痴呆患者。研究发现脑卒中是引起 VD 的主要因素。在＞65 岁的脑卒中患者中，约 1/3（25%～41%）在 3 个月内发展为 VD。

痴呆属于中医学"呆病""文痴""健忘""善忘""癫证""郁证""痴呆""不慧""神呆""愚痴""癫疾""语言颠倒"等范畴。本病多因年老体虚，精气不足，久病耗损，七情内伤致气、血、痰、瘀诸邪为患。本病病位在脑，与心、肝、脾、肾功能失调有关。肾主髓，通于脑，肾亏则脑空，与肾关系尤为密切，其基本病机为髓减脑消，神机失调，以肾精亏虚为本，痰浊瘀血内阻为标，虚实夹杂。临床上常见髓海不足、脾肾两虚、肝肾阴虚、痰浊阻窍、瘀血内阻等证型。

【膏方集成】

1. 填精益髓膏：紫河车 1 具，人参、远志、龟甲胶、阿胶各 100 克，杜仲、牛膝、天冬、当归、石菖蒲各 150 克，熟地黄 300 克，黄柏 60 克。上药除龟甲胶、阿胶、紫河车外，余药加水煎煮 3 次，滤汁去渣，合并滤液，加热浓缩成清膏，再将龟甲胶、阿胶加适量黄酒浸泡后隔水炖烊，冲入清膏和匀，紫河车须烘干研细末，再加入膏中调和，最后加蜂蜜 300 克收膏即成。每次 15～30 克，每日 2 次，开水调服。适用于髓海不足证，多伴有头晕耳鸣，怠惰思卧，骨软痿弱。

2. 滋肝益肾膏：龟甲胶 200 克，鹿角胶、枸杞子各 150 克，熟地黄 300 克，远志、石菖蒲各 100 克，紫河车 1 具，龙骨 500 克。上药中紫河车须烘干研细末，龟甲胶和鹿角胶用水蒸烊化备用，余药加水煎煮 3 次，合并滤液，加热浓缩成清膏，加入紫河车细末和烊化的龟甲胶、鹿角胶调匀，最后加蜂蜜 300 克收膏即成。每次 15～30 克，每日 2 次，开水调服。适用于肝肾亏虚证，多伴有颧红盗汗，筋惕肉瞤，舌红少苔。

3. 补肾和脾膏：熟地黄、茯苓各 300 克，山茱萸、巴戟天、肉苁蓉、杜仲、石菖蒲、大枣各 150 克，远志、五味子各 100 克，砂仁、木香 30 克，龟甲胶 200 克。上药除龟甲胶外，余药加水煎煮 3 次，滤汁去渣，合并滤液，加热浓缩成清膏，再将龟甲胶加适量黄酒浸泡后隔水炖烊，冲入清膏和匀，最后加蜂蜜 300 克收膏即成。每次 15～30 克，每日 2 次，开水调服。适用于脾肾两虚证，多伴有倦怠流涎，纳呆乏力，腹胀便溏，舌淡体胖。

4. 清心降火膏：黄连、龙胆各50克，黄芩、合欢皮、石菖蒲各150克，黄柏、栀子、柴胡各100克，生地黄200克，酸枣仁300克。上药加水煎煮3次，滤汁去渣，合并滤液，加热浓缩成清膏，再加蜂蜜300克收膏即成。每次15～30克，每日2次，开水调服。适用于心肝火盛证，多伴有眩晕头痛，心烦不寐，咽干舌燥，尿赤便干，舌红苔黄。

5. 化痰通窍膏：苍术、白术、半夏、神曲、川牛膝各150克，茯神200克，陈皮90克，生甘草60克，石菖蒲、生酸枣仁、首乌藤各300克，桔梗30克，远志100克。上药加水煎煮3次，滤汁去渣，合并滤液，加热浓缩成清膏，再加蜂蜜300克收膏即成。每次15～30克，每日2次，开水调服。适用于痰浊阻窍证，多伴有头重如裹，腹胀痞满，倦怠乏力，舌淡苔腻。

6. 化瘀通窍膏：桃仁、川芎、当归、枳壳各150克，红花100克，葛根、生地黄、黄芪各200克，人参50克。上药加水煎煮3次，滤汁去渣，合并滤液，加热浓缩成清膏，再加蜂蜜200克收膏即成。每次15～30克，每日2次，开水调服。适用于血瘀脑窍证，多伴有头痛如刺，肢体麻木不遂。

7. 填髓益智膏：石菖蒲、何首乌、益智、熟地黄、枸杞子、菟丝子、炒白术、杜仲、当归、山茱萸、炙甘草、砂仁、鹿角胶、龟甲胶各等份。上药除鹿角胶、龟甲胶外研碎，加水煎汤3次，滤汁去渣，合并滤液，加鹿角胶、龟甲胶烊化收膏。每次10克，每日3次，口服。适用于痴呆髓海不足证，症见健忘，智能减退，神情呆钝，词不达意，头晕耳鸣，懈怠思卧，齿枯发焦，腰酸骨软，步履艰难，舌瘦色淡，苔薄白，脉沉细弱。

8. 补肾益髓膏：熟地黄、山茱萸、白术、当归、山药、石菖蒲、广郁金、杏仁、炙远志、鹿角胶、龟甲胶各等份。纳谷不香者加炒谷芽、炒麦芽、炙鸡内金、砂仁、豆蔻；苔腻者加姜半夏、陈皮、苍术等。上药除鹿角胶、龟甲胶外研碎，加水煎汤3次，滤汁去渣，合并滤液，加鹿角胶、龟甲胶烊

化收膏。每次10克，每日3次，口服。适用于痴呆髓海不足证，症见头晕目眩，耳鸣耳聋，记忆力减退，懈怠思卧，齿枯发焦，腰膝酸软，步行艰难，夜眠多梦，舌质淡，苔薄，脉象沉细。

9. 地黄膏：熟地黄、山茱萸、山药、巴戟天、制何首乌、石斛、五味子、菖蒲、葛根、木香、龟甲胶、鹿角胶各等份。脉细而弦数者加丹参、莲子心、知母、黄柏；舌质红而苔黄腻者加清心滚痰丸，每次1丸，每日2次，待痰热化净，再投滋补之品。上药除鹿角胶、龟甲胶外研碎，加水煎汤3次，滤汁去渣，合并滤液，加鹿角胶、龟甲胶烊化收膏。每次10克，每日3次，口服。适用于痴呆髓海不足证，症见头晕耳鸣，记忆力和计算力明显减退。懈怠思卧，齿枯发焦，腰酸腿软，步行艰难，舌瘦色淡，苔薄白，脉沉细。

10. 活血益智膏：益智、当归、远志、地龙、川芎、桃仁、红花、赤芍、炙甘草、郁金各等份。上药研碎，加水煎汤3次，滤汁去渣，合并滤液，加酒加热浓缩成清膏，再加蜂蜜适量加热浓缩成膏。每次10克，每日3次，口服。适用于痴呆瘀阻脑络证，症见健忘，神情呆钝，言语不利，肢体不利，表情迟钝，伴肌肤甲错，舌质暗或有瘀点瘀斑，脉细涩。

11. 涤痰化瘀开窍膏：益智、石菖蒲、半夏、桃仁、陈皮、白术、茯苓、当归、川芎各等份。上药研碎，加水煎汤3次，滤汁去渣，合并滤液，加热浓缩成清膏，再加蜂蜜适量加热浓缩成膏。每次10克，每日3次，口服。适用于痴呆痰瘀阻窍证，症见健忘，记忆力减退，神情呆钝，反应迟钝，不思饮食，脘腹胀满，头重如裹，口多涎沫，和（或）肢体不利，表情迟钝，行为古怪，伴肌肤甲错，口干不欲饮，双目晦暗，舌质暗或有瘀点瘀斑，脉细涩，或舌质淡，苔白腻，脉弦滑。

12. 补肾化痰瘀益智膏：人参、黄芪、何首乌、补骨脂、肉苁蓉、益智、石菖蒲、郁金、丹参、川芎、枸杞子、半夏、水蛭各等份。上药研碎，加水煎汤3次，滤汁去渣，

中医膏方全书（珍藏本）

合并滤液，加热浓缩成清膏，再加蜂蜜适量加热浓缩成膏。每次 10 克，每日 3 次，口服。适用于痴呆肾虚痰瘀证，症见健忘，反应迟钝，头晕耳鸣，腰膝酸软，倦怠乏力，头重如裹，口多涎沫，伴肌肤甲错，舌质暗或有瘀点瘀斑，或舌质淡，苔白腻，脉弦滑。

13. 五子健脑膏：沙苑子、菟丝子、枸杞子、五味子、女贞子各 200 克，熟地黄、山茱萸各 100 克，神曲 50 克。先将熟地黄、山茱萸放入锅中，加水 2000 毫升浸泡 1 小时，煮沸后改小火煎煮 40 分钟，滤出药汁；加水 1500 毫升，煮沸后改小火煮 40 分钟，滤出药汁；如此再煎 1 次，滤出药汁；合并 3 次药汁，加入神曲粉搅匀，大火煎取浓膏。将原料中的"五子"焙干，捣成碎末，加入药汁浓膏，搅拌搓揉均匀，捏成团，以触之能散为度，用模具或压块机制成小方块，低温干燥，使含水量降至 3% 以下即成。密封储存。每次 20 克，每日 2～3 次，放入茶杯中，用沸水冲泡，加盖闷 10 分钟即可服用。适用于脑髓空虚证，症见记忆力减退，言语迟缓，说话颠倒，行动迟钝，或行为幼稚，表情呆滞，喜独居，或头摇肢颤，兼见头晕眼花，耳鸣如蝉，听力下降，发稀齿少，面色暗淡，舌红少苔，或光滑无苔，多裂纹，脉沉细无力。

14. 长生神芝膏：白术 1000 克，苍术 500 克，人参 90 克。将诸药择净，研细，水煎 3 次，3 液合并，文火浓缩，加入蜂蜜适量煮沸收膏即成。每次 20 克，每日 3 次，温开水适量送服。适用于痴呆。

15. 河车补肾膏：紫河车 1 具，熟地黄、何首乌、枸杞子、蜂蜜各 300 克，川芎、黄柏各 60 克，木香 30 克，黄精、杜仲、牛膝、天冬、远志、石菖蒲、核桃仁各 150 克，神曲、人参（另煎）、当归、龟甲胶、阿胶各 100 克。将诸药择净，除人参、紫河车、核桃仁、龟甲胶、阿胶、蜂蜜外，余药研细，水煎 3 次，3 液合并，文火浓缩，加入人参汁、紫河车末、核桃仁、龟甲胶、阿胶、蜂蜜煮沸收膏即成。每次 2 克，每日 3 次，温开水适量送服。适用于痴呆，头晕耳鸣，怠惰嗜卧，骨软痿弱等，舌淡，脉沉细。

16. 河车地黄膏：紫河车 1 具，生地黄、熟地黄、蜂蜜、何首乌、龙骨各 300 克，石菖蒲 250 克，山药 200 克，山茱萸、菟丝子、沙苑子、女贞子、枸杞子、石斛、僵蚕、天麻、核桃仁、阿胶各 150 克，远志、泽泻、枳壳、龟甲胶各 100 克。将诸药择净，除紫河车、核桃仁、龟甲胶、阿胶、蜂蜜外，余药研细，水煎 3 次，3 液合并，文火浓缩，加入紫河车末、核桃仁、龟甲胶、阿胶、蜂蜜煮沸收膏即成。每次 20 克，每日 3 次，温开水适量送服。适用于痴呆，颧红盗汗，筋惕肉瞤，轻微震颤，眼目昏糊，舌红少苔，脉弦细等。

17. 熟苓薏仁膏：熟地黄、茯苓、蜂蜜、薏苡仁各 300 克，山茱萸、巴戟天、肉苁蓉、杜仲、大枣、石菖蒲、白术、山药、灵芝各 150 克，甘草 60 克，砂仁、木香各 30 克，远志、刺五加、五味子、谷芽、阿胶、龟甲胶各 100 克。将诸药择净，除龟甲胶、阿胶、蜂蜜外，余药研细，水煎 3 次，3 液合并，文火浓缩，加入龟甲胶、阿胶、蜂蜜煮沸收膏即成。每次 20 克，每日 3 次，温开水适量送服。适用于痴呆，倦怠流涎，纳呆乏力，腹胀便溏，舌淡体胖，脉沉缓等。

18. 柴胡四黄膏：黄连、栀子、陈皮、甘草各 60 克，黄芩、黄柏、郁金、玄参各 100 克，车前子、夏枯草、麦冬、合欢皮、石菖蒲各 150 克，生地黄 200 克，柴胡 90 克，酸枣仁、蜂蜜各 300 克。将诸药择净，除蜂蜜外，余药研细，水煎 3 次，3 次滤液合并，文火浓缩，加入蜂蜜煮沸收膏即成。每次 20 克，每日 3 次，温开水适量送服。适用于痴呆，眩晕头痛，心烦不寐，咽干舌燥，尿赤便干，舌红苔黄，脉弦数等。

19. 导痰膏：苍术、白术、郁金、川牛膝、枳壳、远志各 150 克，茯苓 200 克，神曲、半夏、天南星各 100 克，陈皮 90 克，桔梗、白矾各 30 克，石菖蒲、生酸枣仁、蜂蜜、首乌藤各 300 克，生甘草 60 克。将诸药择净，除蜂蜜外，余药研细，水煎 3 次，3 液合并，文火浓缩，加入蜂蜜煮沸收膏即成。每次 20 克，每日 3 次，温开水适量送服。适用于痴呆，头重如裹，腹胀痞满，倦怠乏力，舌淡苔腻，脉滑等。

20. 桃红活血膏：桃仁、延胡索、当归、刺五加、远志、枳壳各 150 克，红花、川芎、三七、红景天各 100 克，葛根、生地黄、黄芪各 200 克，人参（另煎）50 克，石菖蒲、蜂蜜各 300 克。将诸药择净，除人参、蜂蜜外，余药研细，水煎 3 次，3 液合并，文火浓缩，加入人参汁、蜂蜜煮沸收膏即成。每次 20 克，每日 3 次，温开水适量送服。适用于痴呆，头痛如刺，肢体麻木不遂，面暗，舌有瘀斑，脉涩等。

21. 秘精膏：熟地黄 350 克，天麻、生杜仲、生何首乌、茯苓、阿胶各 250 克，碎玉米粒 200 克，枸杞子、玉竹、灵芝、黄精、枣花蜜、黑芝麻、燕麦各 100 克，黄酒 300 毫升。将上药择净，研细备用。将前 8 味药水煎 2 次，2 液合并。将阿胶加入黄酒中浸泡 1 日，与药液混匀，加入黄精、玉竹、燕麦，放入蒸锅蒸熟，烊化，放温后，加入黑芝麻、灵芝粉及枣花蜜，和匀即可。每次 10 克，每日早、晚餐后各 1 次，口服。适用于防治痴呆。

22. 复方红景天煎膏：红景天、黄芪、党参、何首乌、枸杞子、桑椹、山药、黄精、牛膝、牡蛎、杜仲、熟地黄、川芎、当归、丹参、赤芍、山茱萸、覆盆子、益智、刺五加、茯神、补骨脂、石斛、菊花、山楂、白术、麦冬、大枣、白蜜、饴糖、藕粉各等份。上药研碎，加水煎汤 3 次，滤汁去渣，合并滤液，加热浓缩成清膏，再加蜂蜜适量加热浓缩成膏。每次 10 克，每日 3 次，口服。先连用半个月，再隔 2 个月继服。适用于痴呆。

重症肌无力

重症肌无力是自身抗体所致的免疫性疾病，病变主要累及神经肌肉接头处突触后膜上乙酰胆碱受体，致神经肌肉接头处传递功能障碍。主要是由 AChR 抗体介导、细胞免疫和补体参与的自身免疫性疾病。主要病理改变是电镜下可见患者神经肌肉接头突触后膜皱褶变浅，平均面积减少，突触间隙增宽。临床主要表现为晨轻暮重、活动后加重、经休息或服用抗胆碱药治疗后症状暂时减轻或消失的骨骼肌无力。重症肌无力可发生于任何年龄，但以 10～40 岁最多见，女性为男性的 2 倍。发病高峰，女性为 20～30 岁，男性为 50～70 岁。25% 的患者于 21 岁前起病。

本病相当于中医学"痿证"，亦属于"睑废""歧视""暗啡""声痛""风痱""喘脱""大气下陷""侵风""噎膈"等范畴。中医学认为导致机体痿软的原因十分复杂，内伤情志、外感湿热、劳倦久病都能损伤内脏精气，导致经脉失养，产生痿证。本病病位在筋脉，与肝、脾关系密切，多因脏腑虚损，气血阴阳不足，或因虚致实，痰浊、瘀血内生，闭阻经脉，肌肉筋脉失养。临床常见脾气虚弱、脾肾阳虚、气血不足、肝肾阴虚、气虚血瘀、湿热阻络等证型。

【膏方集成】

1. 加减身痛逐瘀膏：当归、赤芍、川芎、桃仁、延胡索各 120 克，穿山甲、土鳖虫、没药各 60 克，牛膝 100 克，甘草 50 克，三七粉 30 克。上药除三七粉外，余药加水煎煮 3 次，滤汁去渣，合并药液，加热浓缩，加入适量炼蜜，拌入三七粉，和匀，文火收膏。每次 1 汤匙，每日 3 次，白开水送服。适用于脉络瘀阻型痿证，多见于久病体虚，四肢痿弱，肌肉瘦削，手足麻木不仁，四肢青筋显露，可伴有肌肉活动时隐痛不适。舌痿不能伸缩，舌质暗淡或有瘀点、瘀斑，脉细涩者。

2. 谦斋清肺膏：潞党参、清炙黄芪、山药、生地黄、熟地黄、甜桑椹、净连翘、甜杏仁、忍冬藤、生薏苡仁、茯神、熟女贞子、天花粉各 150 克，北沙参（炒）、白术、川石斛、大麦冬各 100 克，牛膝、当归身、炒续断、大白芍各 75 克。上药浓煎 3 次，去渣取汁，再加阿胶 200 克、枇杷叶膏 300 克、冰糖 400 克烊化收膏。每次 15～30 克，每日 2 次，开水调服。适用于痿证证属肺热叶焦的患者，多见于发热，咳嗽，咽痛，或在热病之后出现肢体软弱不用者。

3. 参苓白术膏：莲子、薏苡仁、砂仁、桔梗、白扁豆、茯苓、人参、甘草、白术、山药各等份。上药浓煎 3 次，去渣取汁，加蜂蜜烊化收膏。每次 15～30 克，每日 2 次，开水化服。适用于脾虚湿盛型痿证，兼见纳差、气短、便溏、面色无华、神疲无力、苔薄白、脉细弱者。

4. 白虎加桂枝膏：生石膏 30 克，知母、黄柏、牡丹皮、赤芍各 9 克，忍冬藤 25 克，苍术 12 克，威灵仙、秦艽各 15 克，桂枝 3 克。上药配 8～10 剂，合在一起，加水煎煮 3 次，滤汁去渣，合并药汁，加热浓缩，加入适量炼蜜，文火收膏。每次 1 汤匙，每日 3 次，白开水送服。适用于湿热浸淫的痿证，兼有身重、胸脘痞闷、小便涩赤热痛、苔黄腻、脉濡数者。

5. 脏真亏损腑燥足痿膏：上党参、云茯苓、北秫米（包）、细生地黄、沙苑子、炒蒺藜、牛膝（盐水炒）、炒续断、炒杜仲、黑芝麻各 90 克，黄芪、蛤蚧肉各 60 克，白术、肥玉竹、枳壳、炒竹茹、陈皮、山茱萸、制何首乌、当归身、大白芍、炒菊花各 45 克，煅牡蛎 150 克，大枣、核桃仁各 120 克。上药浓煎 2 次，滤汁去渣，加阿胶、龟甲胶各 120 克（上胶陈酒烊化），煎熬，再入桑椹子膏 180 克，白纹冰糖 500 克文火收膏，以滴水成珠为度。每次 30 克，每日 3 次，开水冲服。适用于年届古稀，脏真亏损之足痿，多见于腿足酸软，大便燥结，乃属阴血耗伤，肠液枯涸。

6. 健脾温肾膏：淫羊藿、黄芪、党参各 300 克，巴戟天、白术、陈皮各 120 克，当归、升麻、柴胡各 90 克，鸡血藤 150 克。上药加水煎煮 3 次，滤汁去渣，合并 3 次滤液，加热浓缩成清膏，再加蜂蜜 200 克，蔗糖 100 克收膏即成。每次 30 克，每日 3 次，开水冲服。适用于痿证肺脾气虚，肾阳不足型，兼见纳差、气短、面色无华、神疲无力、苔薄白、脉细弱。

7. 补气膏：山药、陈仓米各 30 克，桃枝 24 克，黄芪、太子参各 20 克，党参、明党参、黄精、紫河车、金雀根、狼把草、金雀花各 15 克，人参、白术、大枣各 12 克，白扁豆、饴糖、手参各 10 克，发团 9 克，生姜、葱白、石菖蒲各 6 克。用麻油 1070 克浓煎，上药浸泡，上锅熬枯，熬油至滴水成珠，

下丹频搅，再入炒铅粉 30 克，密陀僧、松香各 12 克，赤石脂、木香、砂仁、官桂、丁香、檀香、雄黄、白矾、轻粉、降香、制乳香、没药各 3 克，龟甲胶（酒蒸化）、鹿角胶（酒蒸化）各 6 克，搅匀收膏。外用，用时将膏药化开，贴于气海、关元、足三里、膻中、肺俞穴上。适用于气虚证（脾、肺气虚），倦怠乏力，食欲不振，脘腹虚胀，大便溏泄，甚或浮肿，脱肛，动则喘气，自汗等。

8. 参归膏：党参、当归、续断、延胡索、木瓜、甘草各 60 克，炙全蝎 50 克，炙蜈蚣 20 条，炙蜂房 2 只，积雪草、甘松各 30 克。上药共为极细末，加糖浆 800 毫升，加热浓缩成膏。每次 6 克，每日 3 次，水、酒各半加热送服。适用于腰背臀及下肢酸痛隐隐，按揉则舒，喜温恶寒，头晕如飘，目视昏花，动辄加重，一侧或两侧下肢软弱无力，甚者痿废不用，面色苍白，唇口麻木色白，舌淡，脉细弱无力。

9. 杜仲膏：杜仲、牛膝、桑枝、豨莶草、鸡血藤、威灵仙各 150 克。上药加水煎煮 3 次，每次煮沸 1 小时，滤汁去渣，合并 3 次滤液，加热浓缩成清膏，再加蜂蜜 300 克，收膏即成。每次 15～30 克，每日 2 次，温开水调服。适用于筋骨疼痛，四肢麻木，行走无力等。

10. 参芪苓术膏：黄芪、白术、陈皮、半夏、谷芽各 100 克，党参、神曲、阿胶、枳壳各 150 克，茯苓 200 克，炙甘草、升麻各 30 克，柴胡 50 克，厚朴 60 克，薏苡仁 300 克。上药除阿胶外，余药加水煎煮 3 次，滤汁去渣，合并 3 次滤液，加热浓缩成清膏，最后加蜂蜜 300 克，阿胶（陈酒烊化），收膏即成。每次 15～30 克，每日 2 次，开水调服，服至症状改善为止。适用于骨质疏松伴脾胃虚弱，食欲不振，呕吐恶心，腹泻便溏等。

11. 芪术补虚膏：黄芪 200 克，白术、苍耳子、辛夷、生地黄、龟甲各 120 克，大枣、防风、乌梅各 90 克，川芎、桂枝、甘草、五味子各 60 克，白芷 30 克，干姜 10 克，葛根 100 克，柴胡 45 克，鹅不食草、女贞子、墨旱莲、谷芽、麦芽、山药、生地榆、茯苓、黄精各 150 克。另以生晒参粉、紫河

车粉各 50 克，蜂蜜、阿胶各 200 克，冰糖 500 克，黄酒为引。上药除阿胶、蜂蜜、生晒参粉、紫河车粉外，余药加水煎煮 3 次，滤汁去渣，合并 3 次滤液，加热浓缩成清膏，再将阿胶、生晒参粉、紫河车粉加适量黄酒浸泡后隔水炖烊，冲入清膏和匀，然后加蜂蜜收膏即成。每次 15～30 克，每日 2 次，开水调服。适用于气阴不足，脾肾亏虚，症见乏力气短，腰膝酸痛，手足心热，自汗咽干，舌淡红，苔薄白，脉细数无力的患者。

12. 芪归大补膏Ⅰ：黄芪、龙葵、马鞭草、薏苡仁各 200 克，白术、苍耳子、辛夷、续断、狗脊、枸杞子、山楂各 120 克，大枣、防风各 90 克，桂枝、甘草、炮甲片各 60 克，葛根、淫羊藿各 100 克，鹅不食草、女贞子、墨旱莲、谷芽、麦芽、山药、菟丝子、桑寄生各 150 克，细辛 30 克。另以生晒参粉、紫河车粉各 50 克，蜂蜜、阿胶各 200 克，冰糖 500 克，黄酒为引。上药除阿胶、蜂蜜、生晒参粉、紫河车粉、炮甲片外，余药加水煎煮 3 次，滤汁去渣，合并 3 次滤液，加热浓缩成清膏，再将阿胶、生晒参粉、紫河车粉、炮甲片加适量黄酒浸泡后隔水炖烊，冲入清膏和匀，然后加蜂蜜收膏即成。每次 15～30 克，每日 2 次，开水调服。适用于气虚血瘀型，症见乏力气短、腰部刺痛，面色黧黑，血尿不断，舌边瘀紫，脉沉涩的患者。

13. 芪归大补膏Ⅱ：黄芪、龙葵、马鞭草、薏苡仁各 200 克，白术、苍耳子、辛夷、续断、狗脊、枸杞子、山楂、功劳叶各 120 克，大枣、防风各 90 克，桂枝、甘草、九香虫、刺猬皮、炮甲片各 60 克，葛根、鸡内金、白茅根各 100 克，鹅不食草、女贞子、墨旱莲、谷芽、麦芽、山药、菟丝子、淫羊藿、桑寄生各 150 克。另以生晒参粉、紫河车粉各 50 克，蜂蜜、阿胶各 200 克，冰糖 500 克，黄酒为引。上药除阿胶、蜂蜜、生晒参粉、紫河车粉、炮甲片外，余药加水煎煮 3 次，滤汁去渣，合并 3 次滤液，加热浓缩成清膏，再将阿胶、生晒参粉、紫河车粉、炮甲片加适量黄酒浸泡后隔水炖烊，冲入清膏和匀，然后加蜂蜜收膏即成。每次 15～30 克，每日 2 次，开水调服。适用于气虚血瘀

型，症见乏力气短、腰部刺痛，面色黧黑，血尿不断，舌边瘀紫，脉沉涩的患者。

14. 芪归大补膏Ⅲ：黄芪、龙葵、马鞭草、薏苡仁各 200 克，白术、续断、狗脊、枸杞子、熟地黄、生地黄、山楂各 120 克，大枣、防风、佛手、乌梅、柴胡、炮附子各 90 克，桂枝、甘草、炮甲片各 60 克，葛根、鸡内金、白茅根各 100 克，鹅不食草、女贞子、墨旱莲、谷芽、麦芽、山药、菟丝子、淫羊藿、桑寄生各 150 克。另以生晒参粉、紫河车粉各 50 克，阿胶 100 克，龟甲胶 150 克，冰糖 500 克，蜂蜜 30 克，黄酒为引。上药除阿胶、蜂蜜、生晒参粉、紫河车粉、炮甲片外，余药加水煎煮 3 次，滤汁去渣，合并 3 次滤液，加热浓缩成清膏，再将阿胶、生晒参粉、紫河车粉、龟甲胶加适量黄酒浸泡后隔水炖烊，冲入清膏和匀，然后加蜂蜜收膏即成。每次 15～30 克，每日 2 次，开水调服。适用于气虚血瘀型，症见乏力气短、腰部刺痛，面色黧黑，血尿不断，舌边瘀紫，脉沉涩的患者。

15. 益气温阳膏：炙黄芪、炒白术、熟地黄、山药、枸杞子、炒白扁豆、鹿角胶、淫羊藿、阿胶各 250 克，菟丝子、山茱萸、杜仲、益智、仙茅各 180 克，茯苓 150 克，巴戟天、当归各 120 克，防风、川芎、鸡内金各 100 克，乌药、陈皮各 90 克，制附子、砂仁、干姜各 60 克，肉桂 50 克，紫河车 30 克。上药除鹿角胶、阿胶外，余药加水煎煮 3 次，滤汁去渣，合并滤液，再将鹿角胶、阿胶炖烊，冲入清膏和匀，最后加冰糖 500 克收膏即成。每次 15～20 克，每日 2 次，早、晚开水调服。适用于阳虚证。

16. 壮腰健肾膏：狗脊 1876 克，鸡血藤、黑老虎各 1150 克，金樱子 300 克，千斤拔 450 克，牛蒡子 350 克，桑寄生（盐酒制）563 克，菟丝子、女贞子各 94 克。上药共为细末，和匀，炼蜜为膏。每次 5 克，每日 2～3 次，温开水送服。适用于腰部疼痛，多为隐痛，时轻时重，反复发作，腰部酸软无力，喜按喜揉，足膝无力，遇劳更甚，卧则减轻，弯腰工作感到困难，若勉强弯腰则腰部疼痛加剧，常用双手捶腰，以减轻疼痛。

17. 补虚固肾膏：补骨脂、山药、茯苓、山茱萸、当归、杜仲炭、萆薢、核桃仁、牡丹皮、牛膝、熟地黄、砂仁、小茴香、黄柏各适量。上药共为细末，和匀，炼蜜为膏。每次 10 克，每日 2 次，温开水送服。适用于腰部疼痛，多为隐痛，时轻时重，反复发作，腰部酸软无力，喜按喜揉，足膝无力，遇劳更甚，卧则减轻，弯腰工作感到困难，若勉强弯腰则腰部疼痛加剧，常用双手捶腰，以减轻疼痛。

18. 调元肾气膏：生地黄（酒煮）120 克，山茱萸、山药、牡丹皮、白茯苓各 60 克，人参、当归身、泽泻、麦冬、龙骨、地骨皮各 30 克，木香、砂仁各 9 克，黄柏（盐水炒）、知母各 15 克。水煎 2 次，去渣，混合 2 次煎汁，文火熬浓，另加蜂蜜 20 克，收膏。每次 20～35 克，每日 2 次，早、晚餐后开水冲服。适用于营养不良，肾阴受损，阴虚生内热，低热、消瘦，肾气亏而失荣等症的患者。

19. 补气健脾膏：菟丝子 240 克，蒺藜、覆盆子、白莲须、炒党参、炙黄芪、地骨皮、料豆衣、泽泻、川杜仲、制何首乌、郁金、紫丹参、大生地黄、金樱子、续断各 120 克，墨旱莲 300 克，枸杞子 100 克，山药、南芡实、云茯苓、女贞子、合欢皮、金毛狗脊、焦谷芽、麦芽各 150 克，炒白术、山茱萸各 90 克，赤小豆、薏苡仁、五味子各 30 克，炙远志 50 克，广陈皮 60 克。上药浓煎 3 次，取汁去渣，另用紫河车 100 克冲入调匀，取阿胶、鳖甲胶各 150 克，冰糖 250 克烊化收膏。每日早、晚各服 1 食匙，开水调服。适用于脾肾气虚，症见小便色淡红，日久不愈，肢倦乏力，少气懒言，面色无华，纳差、便溏，舌淡、体胖、边有齿痕，苔白，脉沉细者。

周期性麻痹

周期性麻痹是以反复发作的骨骼肌弛缓性瘫痪为主要临床表现的一组遗传性通道疾病，肌无力症状一般持续数小时至数周，发作时大都伴有血清钾浓度的改变，发作间期完全正常，按发作时血清钾水平可将本病分为 3 种类型：低钾型、高钾型、正常钾型。本病国内以散发性、低钾型最常见，其发病机制目前认为是由于通道异常所致的钾浓度改变，低钾型是钾离子自细胞外转移至细胞内，高钾型是钾离子自细胞内转移至细胞外。本病发作时病情程度不一，严重时可累及呼吸肌，危及生命。

本病属于中医学"痿证"范畴。《素问·痿论》指出本病病机为"肺热叶焦"不能输精于五脏，五体失养产生痿证，治疗上则提出"治痿独取阳明"，《丹溪心法》提出的"痿证不可作风治"以及"泻南方，补北方"的治疗原则，《临证指南医案·痿》更概括指出本病为"肝肾肺胃四经之病"。痿证多属五脏内伤、精血受损阴虚火旺，一般以热证、虚证居多，虚实夹杂者也不少见，而实证、寒证则较少，但本病与肺热有关，故应重视清养肺热，脾胃虚弱，肝肾亏损很常见，须分别强以健脾益气、补益肝肾。临床上常见肺热津伤、脾胃虚弱、湿热浸淫、肝肾亏损等证型。

【膏方集成】

1. 加减身痛逐瘀膏：当归、赤芍、川芎、桃仁、延胡索各 120 克，穿山甲、土鳖虫、没药各 60 克，牛膝 100 克，甘草 50 克，三七粉 30 克。上药除三七粉外，加水煎煮 3 次，滤汁去渣，合并药液，加热浓缩，加入适量炼蜜，拌入三七粉，和匀，文火收膏。每次 1 汤匙，每日 3 次，白开水送服。适用于脉络瘀阻型痿证，多见于久病体虚，四肢痿弱，肌肉瘦削，手足麻木不仁，四肢青筋显露，可伴有肌肉活动时隐痛不适。舌痿不能伸缩，舌质暗淡或有瘀点、瘀斑，脉细涩。

2. 谦斋清肺膏：潞党参、清炙黄芪、山药、生地黄、熟地黄、甜桑椹、净连翘、甜杏仁、忍冬藤、生薏苡仁、茯神、熟女贞子、天花粉各 150 克，北沙参（炒）、白术、川石斛、大麦冬各 100 克，牛膝、当归身、炒续断、大白芍各 75 克。上药浓煎 3 次，去渣取汁，再加阿胶 200 克，枇杷叶膏 300 克，冰糖 400 克烊化收膏。每次 15～30 克，每日 2 次，开水调服。适用于痿证证属肺热叶焦的患者，多见于发热，咳嗽，咽痛，或在热病之后出现肢体软弱不用者。

3. 参苓白术膏：莲子、薏苡仁、砂仁、桔梗、白扁豆、茯苓、人参、甘草、白术、山药各 30 克。上药浓煎 3 次，去渣取汁，加蜂蜜烊化收膏。每次 15～30 克，每日 2 次，开水化服。适用于脾虚湿盛型痿证，兼见纳差、气短、便溏、面色无华、神疲无力、苔薄白、脉细弱。

4. 白虎加桂枝膏：生石膏 30 克，知母、黄柏、牡丹皮、赤芍各 9 克，忍冬藤 25 克，苍术 12 克，威灵仙、秦艽各 15 克，桂枝 3 克。上药配 8～10 剂，合在一起，加水煎煮 3 次，滤汁去渣，合并药汁，加热浓缩，加入适量炼蜜，文火收膏。每次 1 汤匙，每日 3 次，白开水送服，适用于湿热浸淫的痿证，兼有身重、胸脘痞闷、小便涩赤热痛、苔黄腻、脉濡数。

5. 脏真亏损腑燥足痿膏：上党参、云茯苓、北粳米（包）、细生地黄、沙苑子、炒蒺藜、牛膝（盐水炒）、炒续断、炒杜仲、黑芝麻各 90 克，黄芪、蛤蚧肉各 60 克，白术、肥玉竹、枳壳、炒竹茹、陈皮、山茱萸、制何首乌、当归身、大白芍、炒菊花各 45 克，煅牡蛎 150 克，大枣、核桃仁各 120 克。上药浓煎 2 次，滤汁去渣，加阿胶、龟甲胶各 120 克（上胶陈酒烊化），煎熬，再入桑椹子膏 180 克，白纹冰糖 500 克文火收膏，以滴水成珠之度。每次 30 克，每日 3 次，开水冲服。适用于年届古稀，脏真亏损之足痿，多见于腿足酸软，大便燥结，乃属阴血耗伤，肠液枯涸。

6. 健脾温肾膏：淫羊藿、黄芪、党参各 300 克，巴戟天、白术、陈皮各 120 克，当归、升麻、柴胡各 90 克，鸡血藤 150 克。上药加水煎煮 3 次，滤汁去渣，合并 3 次滤液，加热浓缩成清膏。再加蜂蜜 200 克，蔗糖 100 克收膏即成。每次 30 克，每日 3 次，开水冲服。适用于痿证肺脾气虚，肾阳不足型，兼见纳差、气短、面色无华、神疲无力、苔薄白、脉细弱。

7. 壮腰健肾膏：狗脊 1876 克，鸡血藤、黑老虎各 1150 克，金樱子 300 克，千斤拔 450 克，牛蒡子 350 克，桑寄生（盐酒制）

563 克，菟丝子、女贞子各 94 克。上药共为细末，和匀，炼蜜为膏。每次 5 克，每日 2～3 次，温开水送服。适用于腰部疼痛，多为隐痛，时轻时重，反复发作，腰部酸软无力，喜按喜揉，足膝无力，遇劳更甚，卧则减轻，弯腰工作感到困难，若勉强弯腰则腰部疼痛加剧，常用双手捶腰，以减轻疼痛。

8. 补虚固肾膏：补骨脂、山药、茯苓、山茱萸、当归、杜仲炭、萆薢、核桃仁、牡丹皮、牛膝、熟地黄、砂仁、小茴香、黄柏各适量。上药共为细末，和匀，炼蜜为膏。每次 10 克，每日 2 次，温开水送服。适用于腰部疼痛，多为隐痛，时轻时重，反复发作，腰部酸软无力，喜按喜揉，足膝无力，遇劳更甚，卧则减轻，弯腰工作感到困难，若勉强弯腰则腰部疼痛加剧，常用双手捶腰，以减轻疼痛。

9. 调元肾气膏：生地黄（酒煮）120 克，山茱萸、山药、牡丹皮、白茯苓各 60 克，人参、当归身、泽泻、麦冬、龙骨、地骨皮各 30 克，木香、砂仁各 9 克，黄柏（盐水炒）、知母各 15 克。水煎 2 次，去渣，混合 2 次煎汁，文火熬浓，另加蜂蜜 20 克，收膏。每次 20～35 克，每日 2 次，早、晚餐后开水冲服。适用于营养不良，肾阴受损，阴虚生内热，低热、消瘦、肾气亏而失荣等症的患者。

10. 补气健脾膏：菟丝子 240 克，蒺藜、覆盆子、白莲须、炒党参、炙黄芪、地骨皮、料豆衣、泽泻、川杜仲、制何首乌、郁金、紫丹参、大生地黄、金樱子、续断各 120 克，墨旱莲 300 克，枸杞子 100 克，山药、南芡实、云茯苓、女贞子、合欢皮、金毛狗脊、焦谷芽、麦芽各 150 克，炒白术、山茱萸各 90 克，赤小豆、薏苡仁、五味子各 30 克，炙远志 50 克，广陈皮 60 克。上药浓煎 3 次，取汁去渣，另用紫河车粉 100 克冲入调匀，取阿胶、鳖甲胶各 150 克，冰糖 250 克烊化收膏。每日早、晚各 1 食匙，开水调服。适用于脾肾气虚，症见小便色淡红，日久不愈，肢倦乏力，少气懒言，面色无华，纳差，便溏，舌淡体胖，边有齿痕，苔白，脉沉细者。

神经症

神经症又称神经官能症或精神神经症，是一组精神障碍病的总称，其主要表现为癔症症状、广泛性焦虑、惊恐发作、恐怖、强迫、抑郁、疑病和神经衰弱等症状。本病作为一类疾病，有着复杂的病因学和发病机制，很难用单一理论模式予以表述，起病可与精神应激或心理社会因素有关，近代研究表明还存在着一定的生物学基础。

本病在中医学中没有专门记载，但相应的病症描述散见于诸多文献之中，属于中医学"恐症""惊悸""怔忡""郁症""不寐""癫狂""百合病""脏躁""虚劳""眩晕"等范畴。病因有先天、后天、内因、外因之分，机制多为气滞血瘀、痰迷心窍、火热过盛、心血不足、精髓不足、阴虚阳亢等。

【膏方集成】

1. 疏肝理气化痰膏：柴胡、香附、郁金、生地黄、合欢皮各100克，枳壳、白芍、佛手、香橼皮、酸枣仁、丹参、首乌藤各150克，陈皮、青皮、川芎、甘草各60克。上药加水煎煮3次，滤汁去渣，合并滤液，加热浓缩成清膏，再加蜂蜜300克收膏即成。每次15～30克，每日2次，开水调服。适用于肝郁痰结痰凝证，多见于精神抑郁、情绪不宁，胸胁胀痛、嗳气腹胀，或心躁易怒、头痛目赤、口干而苦，或咽喉、食管处似有异物梗阻，咯之不出，咽之不下。

2. 无忧膏：淮小麦300克，大枣、柏子仁、白芍、生地黄、黄芪、党参、茯苓、阿胶、龟甲胶各150克，炙甘草、当归、白术、郁金、香附、合欢皮、龙眼肉、炙远志各100克，酸枣仁200克，川芎60克。上药除阿胶、龟甲胶外，余药加水煎煮3次，滤汁去渣，合并滤液，加热浓缩成清膏，再将阿胶、龟甲胶加适量黄酒浸泡后隔水炖烊，冲入清膏和匀，最后加蜂蜜300克收膏即成。每次15～30克，每日2次，开水调服。适用于郁伤心脾证，多见于精神恍惚、多思善虑、心神不宁、失眠健忘、头晕神疲、食欲不振。

3. 清心膏：生地黄、熟地黄、山药、茯苓、川牛膝、鳖甲胶各150克，山茱萸、泽泻、牡丹皮、郁金、栀子、龟甲胶各100克，柴胡60克，珍珠母300克，磁石200克。上药除龟甲胶、鳖甲胶外，余药加水煎煮3次，滤汁去渣，合并滤液，加热浓缩成清膏，再将龟甲胶、鳖甲胶加适量黄酒浸泡后隔水炖烊，冲入清膏和匀，最后加蜂蜜300克收膏即成。每次15～30克，每日2次，开水调服。适用于阴虚火旺证，多见于情绪不宁、头晕眼花、心烦易怒、失眠健忘、腰酸遗精。

4. 理气和中安神膏：菟丝子240克，淫羊藿、覆盆子、甘枸杞、沙苑子、补骨脂、炒杜仲、炒白术、炒白扁豆、制半夏、北秫米（包）、合欢皮、明天麻、续断、川牛膝、蒸黄精、泽泻、焦谷芽、麦芽各120克，太子参、云茯苓、首乌藤、煅龙齿、金毛狗脊各150克，广陈皮、炙甘草、姜竹茹各60克，炙远志50克，珍珠母、淮小麦各300克，大枣100克。上药浓煎3次，取汁去渣，再加入吉林白参粉50克，琥珀粉30克调匀，取鹿角胶50克，鳖甲胶150克，麦芽糖150克烊化收膏。每日早、晚各1汤匙，开水冲服。适用于肾气亏损证后期，脾胃运化失司，湿浊内滞，中焦湿阻化热，上扰心神。多见于夜寐欠安，心悸不宁，泛泛欲吐，不能起身，腹中胀气，腰臀部有寒冷感觉，遇冷更甚，纳食减少，大便质稀，形神委顿，舌质淡苔薄白而腻，脉右弦左细。

5. 颜德馨治失眠膏方：西洋参（另煎冲）、紫河车、玉桔梗、江枳壳、牛膝各60克，炒知柏、泽泻、仙茅、肉苁蓉、赤芍、白芍、巴戟天、柴胡、五灵脂、杏仁、桃仁、枸杞子、熟女贞、墨旱莲、麦冬、滁菊花、熟大黄、川芎、续断、牡丹皮、云茯苓、炙远志、山茱萸各90克，制何首乌、淫羊藿、紫丹参各150克，山药、当归身、肥玉竹、玄参、火麻仁各120克。上药共煎浓汁，文火煎糊，入阿胶、龟甲胶各60克，白蜜750克，熔化收膏。以沸水冲饮1匙。适用于水亏木旺，心失所养引起的失眠，多见于夜分少寐多梦，目眵便秘，经事不以时下，神疲乏力，饮食不馨。脉细弦，舌红少苔。

6. 安神膏：酸浆草（鲜）500克，松尖

100 克，大枣 50 克。先将松尖、大枣加水煎煮 1 小时，加入酸浆草继续煮 20 分钟，过滤，药渣再加水煎煮 30 分钟，合并滤液，加热加蜂蜜 100 毫升浓缩成膏。每次 10 克，每日 2～3 次，口服。适用于神经衰弱心失所养。多见于健忘，失眠，神志恍惚，面色萎黄，唇舌色淡，脉缓弱。

7. 平肝安神膏：酸枣仁（炒）500 克，首乌藤 600 克，钩藤 200 克，郁金 150 克。上药加水煎煮 3 次，滤汁去渣，合并 3 次滤液，加热浓缩成清膏，再加蜂蜜 300 克收膏即成。每次 15～30 克，每日 2 次，白开水调服。适用于肝阳上亢型神经衰弱，多见于失眠多梦，眩晕耳鸣，头目胀痛，急躁易怒，心悸健忘，腰酸腿软，口苦咽干，舌红，脉细数。

8. 九味安神膏：首乌藤、生龙骨、生牡蛎各 300 克，山药 150 克，生地黄、熟地黄、茯神各 120 克，山茱萸、远志各 90 克。上药加水煎煮 3 次，滤汁去渣，合并 3 次滤液，加热浓缩成清膏，再加蜂蜜 300 克收膏即成。每次 15～30 克，每日 2 次，白开水调服。适用于神经衰弱证属肾阴不足型，多见于精神疲惫，头昏，气短，乏力，记忆力差，面色㿠白，对一般事物不感兴趣，生活缺乏热情，性欲减退，阳痿早泄，滑精，舌质淡红，脉弱。

9. 滋阴百补固精膏：苍耳草、天冬、麦冬、蛇床子、远志（去心）、菟丝子、生地黄、熟地黄、牛膝（去芦）、肉豆蔻、虎骨（代）、续断、鹿茸、紫梢花各 30 克，谷精草 15 克，木鳖子（去壳）、肉苁蓉、官桂、大附子各 18 克。先用香油 700 毫升入苍耳草熬数滚，再下谷精草、天冬、麦冬、蛇床子、远志、菟丝子、生地黄、熟地黄、牛膝、肉豆蔻、虎骨、续断、鹿茸、紫梢花，熬得药至黑色，又下木鳖子、肉苁蓉、官桂、大附子。稍熬，待药俱黑枯遂去药渣，将油又熬滚，方下黄丹 240 克，柏油 60 毫升，用槐条不断搅拌，方将硫黄、赤石脂（煅）、龙骨（煅）、木香各 6 克，阳起石、没药、丁香、沉香各 12 克，麝香 3 克为细末，下尽，搅匀，又下黄蜡 18 克，拌匀，倾在罐内，封固好，开水中浸 7 日，备用。外用，每膏药用红缎一方，

药 9 克，贴在肚脐上，再用 2 个贴在肾区（3 克 1 个）。适用于肾阴不足的神经衰弱，多见于情绪不稳，烦躁易怒，惊恐悲泣，虚烦不眠，多梦健忘，五心烦热，盗汗，耳鸣，腰酸腿软，遗精或月经不调，舌红少苔，脉细数。

10. 金樱子膏：金樱子肉 10 千克。上药捣碎，加水煎煮 3 次，滤汁去渣，合并 3 次滤液，加热浓缩成清膏，再加蜂蜜适量（或 600 克）收膏即成。每次 15 克，每日 2 次，开水调服。适用于由肝肾两亏引起的神经衰弱，多见于小便不禁及梦遗滑精，脾虚下利等。

11. 复方桑椹膏：桑椹清膏、制黄精各 125 克，山海螺 250 克，炙甘草、大枣各 50 克，炒白术、金樱子、女贞子各 100 克，炒白芍、熟地黄、麦冬、首乌藤、墨旱莲各 80 克，橘皮 60 克。上药除桑椹清膏外，橘皮等 13 味药酌予切碎，用水煎 2～3 次，至煎出液基本味尽，煎出液分次过滤合并，浓缩成稠膏状，加入烊尽的砂糖 510 克液及桑椹清膏，冲分搅拌，再浓缩成稠膏。每次 15 克，每日 2～3 次，开水调服。适用于神经衰弱血虚阴亏型，心悸不寐，头昏目眩，多梦易醒，头痛绵绵，面色少华，舌淡、苔薄白，脉细弱。

精神分裂症

精神分裂症是以思维、情感、行为等多方面障碍和精神活动不协调为主要特征的一组原因未明的精神病。一般无意识障碍和智能障碍，病程多迁延。临床上常分为以妄想、幻觉及思维被干扰等阳性症状为主的急性精神分裂症，或以淡漠、缺乏驱动力、社会性退缩等阴性症状为主的慢性精神分裂症。发病年龄以 16～35 岁为最多。主要病理表现：①多巴胺功能亢进。②5－羟色胺功能异常。③氨基酸类神经递质异常。④神经病理异常等。

本病大部分归属于"癫病""狂病"等范畴，从气郁痰火，阴阳失调，阴癫阳狂来认识。癫病表现为精神抑郁，沉默痴呆，喃喃自语；狂病表现为喧扰打骂，狂躁不宁，两

者之间又可相互转化。癫狂患者往往有家族史。临床上以肝失疏泄、痰浊内阻、正气虚弱为根本病机，治疗上当辨明气血痰火之偏盛，邪正之虚实盛衰。常见证型有：痰火内扰、痰湿内阻、气滞血瘀、阴虚火旺、心脾两虚等。

【膏方集成】

1. 柴术膏：柴胡、大黄、赤芍各30克，龙骨、牡蛎各60克，莪术100克。上药加水煎煮3次，滤汁去渣，合并3次滤液，加热加蜂蜜浓缩成膏。每次10克，每日2次，口服。2个月为1个疗程。适用于精神分裂症（阳型），多见于兴奋紊乱，狂躁不宁，幻觉，幻想，卧起不安等症。

2. 癫狂膏：生大黄、橘红各12克，厚朴、栀子、黄芩、龙胆各10克，柴胡9克，生地黄、麦冬各30克，竹茹、车前子各15克，茯苓20克，生石膏40克，煅磁石60克。上药除大黄外，余药加水煎煮3次，滤汁去渣，合并3次滤液，浓缩成清膏，再将生大黄研末兑入和匀，加热加蜂蜜浓缩成膏。每次20～30毫升，每日2次，口服。适用于狂证属肝胆阳明湿热型，多见于神志失常，语无伦次，喧扰不宁，舌红苔黄，脉数实者。

3. 合欢膏：合欢皮600克，茯神、郁金各120克，石菖蒲、天竺黄各150克，醋柴胡、当归、青皮、陈皮、白术各100克，胆南星90克。上药加水浸透煎煮3次，滤汁去渣，合并3次滤液，加热浓缩成清膏，再加蜂蜜300克收膏即成。每次10克，每日2次，口服。半个月为1个疗程。适用于肝郁气滞，痰火互结证，多见于起病急剧，性情急躁，心烦易怒，头痛无眠，两眼怒视，面红目赤，喧扰不宁，狂乱无知，舌质红绛，舌苔黄腻，脉弦大滑数。

4. 癫狂停膏：黄连、栀子各9克，玄参60克，赭石、生石膏各120克，郁金15克，大黄（研末兑入）、石菖蒲各12克，麦冬、丹参、珍珠母、生地黄各30克，沉香、胆南星各10克，朱砂、甘草各3克。上药除大黄、沉香、朱砂外，余药加水煎煮3次，滤汁去渣，合并滤液，再将大黄、沉香、朱砂研末兑入和匀，加热加糖浆浓缩成膏。每次

10克，每日3次（温服），口服。10日为1个疗程。适用于精神分裂症狂躁型（狂证）。表现为行动异常，情志激亢，打人毁物。

5. 止狂膏：生大黄（研末兑入）、赤芍各400克，桃仁200克，郁金150克。先将后3味药加水煎煮3次，滤汁去渣，合并3次滤液，加热浓缩成清膏，再将大黄粉兑入和匀，然后加蜂蜜300克收膏即成。每次15～30克，每日3次，开水调服。1料为1个疗程。适用于精神分裂症狂躁型（狂证），证属痰热瘀结，多见于癫狂日久不愈，面色晦滞，情绪躁扰不安，多言不序，恼怒不休，甚至登高而歌。大便不通，舌质紫暗，有瘀斑，少苔或薄黄苔干，脉弦细或细涩。

6. 牛黄膏：牛黄7.5克，朱砂、郁金、牡丹皮各9克，冰片、甘草各3克。上药共为细末，加入适量蜂蜜，加热浓缩成膏。每次3克，每日1～2次，开水化服，多见于神志失常，语无伦次，喧扰不宁，舌红苔黄，脉数实者。

7. 灵丹膏：丹参60克，首乌藤20克，灵芝、大枣各10克。上药加水煎煮2～3次，滤汁去渣，合并滤液，兑入适量蜂蜜，加热浓缩成膏。每次5克，每日3次，口服。适用于精神病失眠症，多见于癫痫久延，时作时止，势已较缓，妄言妄为，呼之亦能自制，但有疲惫之象，寝不安寐，口干便难，舌尖红无苔，有剥裂，脉细数。

8. 平肝熄风滋阴潜阳膏：丹参、茯苓、远志、龙齿、石菖蒲、陈皮、白术、枳实、木香、朴硝、青礞石、黄芩、法半夏各30克，制大黄、甘草、胡黄连、胆南星各15克，沉香10克，煅磁石60克。抽搐较甚者，上方加全蝎10克，钩藤30克。上药加水煎煮3次，滤汁去渣，合并药液，加热浓缩，加入适量炼蜜，文火收膏。每次1匙，每日3次，白开水送服。适用于平常容易肝阳上亢，肝肾阴虚，肝风内动的患者，多见于头痛头晕，面红目赤，烦躁易怒，舌红苔黄，脉细弦数。

睡眠障碍

睡眠障碍（失眠）通常是指入睡困难或

维持睡眠障碍（易醒、早醒和再入睡困难），导致睡眠时间减少或质量下降不能满足个体生理需要，明显影响日间神经功能或生活质量。引起失眠的原因很多，包括躯体、生理、心理、精神及药物性等。①躯体性原因：如关节痛、肌痛、心悸、气短、咳嗽、瘙痒和尿频等躯体症状导致失眠，睡眠呼吸暂停综合征。②生理性原因：如时差、车船飞机上睡眠环境变化、卧室内强光、噪声、室温过高或过低等。③心理性原因：焦虑、抑郁伴失眠，焦虑以入睡困难为主，抑郁以凌晨早醒为主。④精神性原因：包括精神分裂症、反应性精神病等精神疾病。⑤药物性原因：中枢神经兴奋药如苯丙胺、哌甲酯等导致失眠。睡眠障碍分类中主要失眠类型有心理生理性失眠、睡眠卫生习惯不良、抑郁障碍相关性失眠、焦虑障碍相关性失眠、睡眠调节性障碍、主观性失眠、强制入睡性睡眠障碍、入睡相关性障碍。以下主要述及心理生理性失眠。心理生理性失眠是指患者过分注意睡眠问题引起的失眠。

本病中医学称为"不寐""不得眠""不得卧"等，本病较顽固，易反复。中医学认为其为情志所伤，或劳逸失度、久病体虚、五志过极、饮食不节等导致阴阳失交，阳不入阴而形成不寐。临床上常见肝火扰心、痰热扰心、心脾两虚、心肾不交、心胆气虚、心火炽盛等证型。

【膏方集成】

1. 归脾膏：黄芪、酸枣仁各 300 克，党参、白芍、茯苓、熟地黄、丹参各 250 克，白术、远志、阿胶各 200 克，龙眼肉 100 克，炙甘草、陈皮各 50 克，五味子、柏子仁、大枣（去核）各 150 克，木香 15 克。上药除阿胶外，余药加水煎煮 3 次，滤汁去渣，合并滤液，加热浓缩成清膏，再将阿胶加适量黄酒浸泡后隔水炖烊，冲入清膏和匀，最后加蜂蜜 300 克收膏即成。每次 15～30 克，每日 2 次，开水调服。适用于心脾两虚证，多因思虑太过伤及心脾或久病体虚、气血不足、心失所养所致心神不安，多见于多梦易醒，心慌健忘，头晕眼花，食欲不振，面色少华。

2. 天王补心膏：生地黄、丹参、首乌藤、磁石各 300 克，麦冬、党参、茯苓、五味子各 150 克，当归、远志、川牛膝各 100 克，酸枣仁、阿胶各 250 克，川黄连 30 克。上药除阿胶外，余药加水煎煮 3 次，滤汁去渣，合并滤液，加热浓缩成清膏，再将阿胶加适量黄酒浸泡后隔水炖烊，冲入清膏和匀，最后加蜂蜜 300 克收膏即成。每次 15～30 克，每日 2 次，开水调服。适用于阴虚火旺型，多因素体阴虚或大病久病后肾阴亏耗、心肾不交、扰乱心神所致，多见于心烦失眠、心悸不安、头晕耳鸣、五心烦热、口干津少等。

3. 朱砂安神膏：党参、炙远志、竹茹、合欢花各 100 克，茯苓、石菖蒲、酸枣仁各 150 克，生龙骨、生龙齿各 200 克，知母、川芎各 60 克。上药加水煎煮 3 次，滤汁去渣，合并滤液，加热浓缩成清膏，再加蜂蜜 300 克收膏即成。每次 15～30 克，每日 2 次，开水调服，服至见效为止。适用于心胆气虚证，多因情绪紧张或受惊恐，渐致心胆气虚，致心神不安、易恐善惊，多见于失眠多梦，入睡后易惊醒，遇事善惊、胆怯心悸、气短疲乏等。

4. 益心养神补脾膏：黄芪（蜜炙）、首乌藤、煅龙齿、淮小麦各 300 克，党参（米炒）、焦白术、炒白扁豆、莲子、全当归、炒白芍、熟地黄、紫丹参、炒酸枣仁、柏子仁、甘枸杞、沙苑子、覆盆子、肥玉竹各 120 克，云茯苓、山药、合欢皮、制何首乌各 150 克，大川芎、炙甘草、广木香、青防风各 30 克，炙远志 50 克，菟丝子、料豆衣各 240 克，陈皮 60 克，糯稻根、大枣各 100 克。上药浓煎 3 次，取汁去渣，另取吉林白参、西洋参各 100 克煎汁冲入，用阿胶 100 克，鳖甲胶 150 克，冰糖 250 克烊化收膏。每日早、晚各 1 汤匙，开水冲服。适用于心脾气血不足证，多见于夜寐时常出汗，心悸头晕耳鸣，健忘，偶有腰痛，舌质红，苔少，脉象细弦。

5. 补心安神膏：黄芪、沙参、生地黄、当归、赤芍、白芍、墨旱莲、金樱子、五味子、焦麦芽、鸡内金、桑椹、冰糖各 60 克，党参、阿胶、女贞子、远志各 30 克，黄芩 20 克，川黄连 10 克，鲜葡萄 2500 克，鲜苹果

（切片）400 克，蜂蜜 150 克。将以上前 19 味药除阿胶和冰糖外，加水煎煮 4 小时，去净药渣，至文火上浓缩，加鲜葡萄和鲜苹果，再煎，再去药渣，加入蜂蜜与冰糖，徐徐收膏。同时将阿胶熔化于膏内以滴水成珠为度，储于瓶中备用。每次 1 汤匙，每日早、晚各 1 次，开水化服。适用于劳倦思虑太过、心脾两虚的失眠症，或伴见脾虚气滞，而见心悸健忘，肢倦神疲，纳食欠佳，面色少华，大便秘结，舌淡，脉细弱者。

6. 人参滋补膏：人参 30 克，干地黄、熟地黄、白术（麸炒）、续断各 150 克，仙鹤草 500 克，菟丝子、女贞子（制）、墨旱莲、桑寄生各 300 克，鸡血藤 600 克，狗脊（制）、首乌藤各 400 克，合欢皮 200 克，蔗糖 167 克。先将人参加水煎煮 3 次，煎液滤过，浓缩至适量，余药（除蔗糖外）加水煎煮 2 次，合并煎液，静置 2 日以上，取上清液，浓缩后加蔗糖，再加入人参煎液，搅匀，浓缩至稠膏即得。每次 15 克，每日 2 次，空腹温开水调服。适用于五脏亏虚，气血不足的失眠患者，多见于面色无华，精神疲倦，四肢无力，腰膝酸软，失眠健忘，头晕耳鸣，须发早白，脉沉细或弦细者。

7. 人参补膏：人参、党参各 40 克，刺五加浸膏、五味子各 80 克，黄芪 100 克，75％乙醇适量。先将人参、党参、黄芪、五味子粉碎，用 75％乙醇连续回流收集提取液，浓缩成半流膏状，加入刺五加浸膏混匀即成。每次 15～20 克，每日 3 次，空腹温开水调服。适用于气津两伤之头晕气短，自汗口干，心悸怔忡，神疲乏力，面色萎黄，失眠健忘，舌淡苔薄，脉弱。

8. 葆春膏：生晒参、淡菜各 60 克，珍珠粉 3 克，南沙参、北沙参、牡蛎、续断、大地黄各 90 克，丹参、鸡血藤各 120 克，黄芪、灵芝、枇杷叶、麦芽、谷芽各 150 克，五味子（制）、九节菖蒲各 15 克，桑椹、女贞子（制）、虎杖、陈皮各 45 克，当归、淫羊藿、远志（制）各 30 克，香附（制）50 克，甘松 18 克，砂糖、蜂蜜各适量。先取生晒参煎 2 次，取煎汁备用。余药除珍珠粉、砂糖、蜂蜜外，水煎 2 次，滤取煎汁，浓缩，加入生晒参煎汁，砂糖、蜂蜜、珍珠粉，混匀，浓缩成即成。每次 1 汤匙，每日 2 次，空腹温开水送服。适用于气血不足的失眠，多见于头晕目眩，不寐多梦，心悸怔忡，健忘迷惑，遗精早泄，面色萎黄，神疲倦怠，舌淡红，脉细弱。

9. 健脾安神膏：黄芪、酸枣仁各 300 克，党参、白芍、茯苓、熟地黄、丹参各 250 克，白术、远志、阿胶各 200 克，当归、龙眼肉各 100 克，五味子、大枣（去核）各 150 克，炙甘草、陈皮各 50 克，木香 15 克。水煎 2 次，去渣，混合 2 次煎汁，文火熬浓。每次 15～30 克，每日 2 次，开水调服。适用于心脾两虚型失眠，多见于多梦易醒，心慌健忘，头晕眼花，食欲不振，面色少华。

10. 降火安神膏：生地黄、丹参、首乌藤、磁石各 300 克，麦冬、茯苓、党参、五味子各 150 克，当归、远志、川牛膝各 100 克，酸枣仁、阿胶各 250 克，川黄连 30 克。上药除阿胶外，加水煎煮 3 次，合并 3 次滤液，加热浓缩成清膏，再将阿胶加适量黄酒浸泡后隔水炖烊，冲入清膏和匀，然后加蜂蜜 300 克收膏即成。每次 15～30 克，每日 2 次，开水调服。适用于阴虚火旺型失眠，多见于心烦失眠，心悸不安，头晕耳鸣，五心烦热，口干津少。

11. 双龙安神膏：党参、炙远志、竹茹、合欢花各 100 克，茯苓、石菖蒲、酸枣仁各 150 克，生龙骨、生龙齿各 200 克，知母、川芎各 60 克。上药加水煎煮 3 次，滤汁去渣，合并 3 次滤液，加热浓缩成清膏，再加蜂蜜 300 克收膏即成。每次 15～30 克，每日 2 次，开水调服，服到见效为止。适用于心胆气虚型失眠。多见于失眠多梦，入睡后易惊醒，遇事善惊，胆怯心悸，气短乏力等。

脑　瘤

脑瘤系指生长于颅内的肿瘤，可划分为原发性和继发性两大类。原发性颅内肿瘤发生于脑组织、脑膜、脑神经、垂体、血管及残余胚胎组织等，继发性肿瘤则是指身体其他部位恶性肿瘤转移或侵入颅内的肿瘤。诱发脑瘤的可能因素有遗传因素、物理因素、化学因素以及生物因素等。颅内肿瘤可发生于任何年龄，以 20～50 岁年龄组多见。儿童及少年患者以颅后窝及中线部位肿瘤为多，如髓母细胞瘤、颅咽管瘤及松果体区肿瘤等，成年患者多为胶质细胞瘤（如星形细胞瘤、胶质母细胞瘤等），其次为脑膜瘤、垂体瘤及听神经瘤等。颅内肿瘤的临床表现：①颅内压增高的症状和体征，如头痛，视盘水肿，呕吐，视力减退，黑矇，复视，头晕，猝倒，淡漠，意识障碍，大小便失禁，脉搏徐缓及血压增高等。②局灶性症状和体征，如癫痫、疼痛、肌肉抽搐等刺激性症状，正常神经组织受到挤压和破坏而导致的功能丧失，即麻痹性症状，如偏瘫、失语、感觉障碍等。

中医学无"脑瘤"一词，根据脑瘤常见的颅内压增高症状和局部症状，当属中医学"头痛""头风""眩晕""癫痫""中风""暴盲"等范畴。脑瘤属髓海病变，其成因多由痰湿之邪结聚于脑，脑部气滞血瘀，痰瘀阻滞，毒邪凝结所致。在其病变过程中痰瘀互结，脑络痹阻日久，化热动风，风火相煽，耗伤阴液，可致肝肾不足。肝气郁结，气郁化火，风阳内动，风火相煽，痰瘀凝结，毒邪结聚，肝肾不足是形成脑瘤的主要病机。临床常见证型有肝胆火盛、肝风内动、火毒内蕴、风毒犯脑、气滞血瘀、痰湿内阻、痰瘀凝结、痰火郁结、风痰上扰、脾肾两虚、阳虚血瘀、肝肾阴虚等。

【膏方集成】

1. 地龟膏：丹参、黄芪、茜草各 75 克，海螵蛸粉、南沙参、紫花地丁、蒲公英、炙龟甲、阿胶各 150 克，生甘草、炙白蔹、炙乳香、炙没药、皂角刺各 50 克，白花蛇舌草 300 克。上药除阿胶外加水煎煮 3 次，至味尽滤汁去渣，合并 3 次滤液，加热浓缩成清膏，再将阿胶用黄酒浸泡隔水炖烊，兑入膏内，搅匀，再加蜂蜜 300 克收膏即成。每次 20 克，每日 3 次，开水调服。适用于头晕耳鸣，五心烦热，便秘尿赤，舌质红，苔黄白，脉弦细或细弱等。

2. 二草解毒膏：败酱草、茜草、白头翁、半枝莲、川黄连、桂枝、三棱、莪术、土茯苓各 20 克，黄芩、川黄柏、红花、桃仁、山药、桑寄生、续断、牡丹皮、生地黄各 15 克，党参、生黄芪各 25 克，穿山甲、鸡内金各 10 克。上药加水煎煮 3 次，滤汁去渣，合并 3 次滤液，加热加蜂蜜 500 毫升浓缩成膏。每次 10 克，每日 3 次，口服。1 个月为 1 个疗程。适用于头晕耳鸣，五心烦热，便秘尿赤，舌质红，苔黄白，脉弦细或细弱等。

3. 蒲银膏：蒲公英、金银花、土茯苓、半枝莲、薏苡仁、茵陈各 30 克，野菊花 15 克。上药加水煎煮 3 次，滤汁去渣，合并 3 次滤液，加热加蜂蜜适量浓缩成膏。每次 5 克，每日 2～3 次，口服。1 个月为 1 个疗程。适用于痰毒凝聚型，多见于头痛头晕，肢体麻木，身重倦怠，舌强语謇，恶心呕吐，视物模糊，痰多胸闷，舌胖有齿痕，苔白厚腻，脉滑或弦细。

4. 二龙膏：活甲鱼、苋菜各 500 克，三棱、莪术各 30 克，乳香、没药各 150 克，木香 60 克，沉香、肉桂各 135 克，麝香 1 克，香油 7500 毫升，樟丹 3120 克。先将前 4 味药用香油炸枯，去渣，下樟丹熬成膏药基质，再取乳香、没药、沉香、肉桂、麝香及木香，共为细末，每 1500 克膏药基质中兑入上细料 0.3 克，中贴掺细料 0.18 克，小贴掺细料 0.09 克，收储备用。外用，用时取膏药温热化开，贴于肚脐上。适用于气血郁结型，多见于头痛头胀，面色晦暗，视物模糊，口唇青紫，舌质紫黯或有瘀斑，脉细涩或弦。

5. 蛇莲膏：白花蛇舌草 60 克，夏枯草 45 克，半枝莲、半边莲 30 克，橘核、海藻、昆布、红花、桃仁、莪术各 15 克，土鳖虫、川楝子、三棱各 10 克，生薏苡仁 25 克，生甘草 8 克。上药加水煎煮 3 次，滤汁去渣，合并 3 次滤液，加热加蜂蜜适量浓缩成膏。每次 10 克，每日 2 次，口服。适用于痰毒凝聚型脑癌，多见于头痛头晕，肢体麻木，身重倦怠，舌强语謇，恶心呕吐，视物模糊，痰多胸闷，舌胖有齿痕，苔白厚腻，脉滑或弦细。

6. 解毒膏：白英、马鞭草、龙葵各 30 克，蛇果草 24 克。上药加水煎煮 3 次，滤汁去渣，合并 3 次滤液，加热加蜂蜜浓缩成膏。每次 5 克，每日 2 次，口服。适用于肝胆实热型脑癌，多见于头痛头胀，如锥如裂，呕吐如喷，便干溲赤，舌黯红或红，苔黄，脉弦数。

7. 清热消瘤膏：铁树叶、预知子、白花蛇舌草、半枝莲各 30 克，蜂房、白术各 9 克，陈皮 6 克。上药加水煎煮 3 次，滤汁去渣，合并 3 次滤液，加热加蜂蜜浓缩成膏。每次 5 克，每日 2～3 次，口服。适用于头痛头胀，如锥如裂，呕吐如喷，便干溲赤，舌红，苔薄黄，脉弦等。

8. 益气养阴膏：党参、白术、黄芪、天冬、麦冬、枸杞子、牡丹皮、鹿角霜、生地黄各 9 克，木香、五味子各 6 克，天花粉 15

克。上药加水煎煮 3 次，滤汁去渣，合并 3 次滤液，加热加蜂蜜浓缩成膏。每次 5 克，每日 2 次，口服。适用于神疲乏力，腰膝疲软，舌淡，脉沉细等。

9. 加减扶元和中膏：党参 45 克，白术、茯苓、当归身、续断、黄芪、炒谷芽、鸡内金各 30 克，香附、熟地黄各 18 克，砂仁、佩兰草各 12 克，生姜、半夏各 24 克，大枣 20 枚，冰糖 250 克。上药加水熬透，去渣再熬浓，兑冰糖为膏。每次 1 匙，白开水冲服。适用于头晕目眩，耳鸣耳聋，视力障碍，腰膝酸软，形寒肢冷，气短懒言，溲清便溏，或咽干口渴，颧红盗汗，五心烦热，脉沉细无力。

中医膏方全书（珍藏本）

第十章 理化因素所致疾病

有机磷杀虫药中毒

有机磷杀虫药中毒是指有机磷杀虫药在农业生产中应用广泛，如果在生产、运输、使用过程中出现安全措施不到位或者误服、误用、投毒等原因可造成急、慢性中毒。中毒机制主要是由于有机磷和人或动物体内的乙酰胆碱酯酶结合成磷酰化胆碱酯酶，使其失去水解乙酰胆碱的能力，造成体内乙酰胆碱的堆积而出现胆碱能神经先兴奋后抑制的症状。急性中毒的主要临床表现有毒蕈碱样症状，如恶心、呕吐、腹痛、腹泻、流泪、大小便失禁、针尖样瞳孔、心跳减慢等；烟碱样症状，如肌纤维颤动、肌肉强直、心率加快等；中枢神经系统症状，如头痛、烦躁、昏迷等。部分重度中毒患者或者中毒时间较长的患者可出现"迟发性多发性神经病"，主要累及肢体末端而出现下肢瘫痪、四肢肌肉萎缩或癔症性瘫痪等。慢性中毒可出现胆碱酯酶活力下降，但临床症状较为轻微。在急性中毒临床症状消失后，部分重度中毒患者可出现迟发性神经病，主要表现为在急性期症状好转后，经过1～5周的潜伏期，逐渐出现肢体麻木、感觉减退、肌肉疼痛，甚至肢体无力、迟缓性瘫痪，部分患者还可出现精神症状，其原因可能与中毒引起的神经脱髓鞘有关。

本病在中医学并无对应之名，古籍中也少有对其相关证候的记述。现认为其病机主要是由于有机磷农药入于机体，使得机体气机逆乱而津液不布，聚湿成痰，肝主疏泄，气机不行则肝气郁结，肝阳上亢，化火化风，夹痰湿之邪上干于脑，脑脉闭阻而为病。在对急性有机磷农药中毒的治疗上，中医学缺乏较为系统和成熟的经验，主要还是需要及时采取催吐、洗胃、利尿、导泻等急救措施，并且应用阿托品、解磷定等解毒药物，加强对症处理，以免贻误救治。中医学在治疗迟发性神经病上具有显著优势，可参照"风痱""癫狂"等进行辨证治疗，其主要病因病机为外来邪毒损伤正气，气血失和，痰浊内生，蒙蔽清窍，或是由于毒邪损伤肝肾气血，肢体筋肉失养而出现肢体痿软甚至瘫痪、神志失常等表现，临床可分痰蒙清窍、热扰心神、血瘀脉络、肝肾阴虚等证型进行论治。

【膏方集成】

1. 癫狂停膏：黄连、栀子各9克，玄参60克，赭石、生石膏各120克，郁金15克，大黄（研末兑入）、石菖蒲各12克，麦冬、丹参、珍珠母、生地黄各30克，沉香、胆南星各10克，朱砂、甘草各3克。上药除大黄、沉香、朱砂外，余药加水煎煮3次，滤汁去渣，合并滤液，再将大黄、沉香、朱砂研末兑入和匀，加热加糖浆浓缩成膏。每次10克，每日3次（温服），口服。10日为1个疗程。适用于中毒后期康复治疗，表现为行动异常，情志激亢，打人毁物。

2. 止狂膏：生大黄（研末兑入）、赤芍各400克，桃仁200克，郁金150克。先将后3味药加水煎煮3次，滤汁去渣，合并3次滤液，加热浓缩成清膏，再将大黄粉兑入和匀，然后加蜂蜜300克收膏即成。每次15～30克，每日3次，开水调服。1料为1个疗程。适用于中毒后期治疗，面色晦滞，情绪躁扰不安，多言不序，恼怒不休，甚至登高而歌，大便不通，舌质紫暗，有瘀斑，少苔或薄黄苔干，脉弦细或细涩。

3. 牛黄膏：牛黄 7.5 克，朱砂、郁金、牡丹皮各 9 克，冰片、甘草各 3 克。上药共为细末，加入适量蜂蜜，加热浓缩成膏。每次 3 克，每日 1～2 次，开水化服。适用于中毒后神志失常，语无伦次，喧扰不宁，舌红苔黄，脉数实者。

4. 灵丹膏：丹参 60 克，首乌藤 20 克，灵芝、大枣各 10 克。上药加水煎煮 2～3 次，滤汁去渣，合并滤液，兑入适量蜂蜜，加热浓缩成膏。每次 5 克，每日 3 次，口服。适用于中毒后势已较缓，妄言妄为，呼之亦能自制，但有疲怠之象，寝不安寐，口干便难，舌尖红无苔，有剥裂，脉细数。

5. 安神膏：酸浆草（鲜）500 克，松尖 100 克，大枣 50 克。先将松尖、大枣加水煎煮 1 小时，加入酸浆草继续煮 20 分钟，过滤，药渣再加水煎煮 30 分钟，合并滤液，加热加蜂蜜 100 毫升浓缩成膏。每次 10 克，每日 2～3 次，口服。适用于中毒后恢复治疗，神经衰弱，心失所养，多见于健忘、失眠、神志恍惚，面色萎黄，唇舌色淡，脉缓弱。

6. 平肝安神膏：酸枣仁（炒）500 克，首乌藤 600 克，钩藤 200 克，郁金 150 克。上药加水煎煮 3 次，滤汁去渣，合并 3 次滤液，加热浓缩成清膏，再加蜂蜜 300 克收膏即成。每次 15～30 克，每日 2 次，白开水调服。适用于中毒后恢复治疗，肝阳上亢型神经衰弱，多见于失眠多梦，眩晕耳鸣，头目胀痛，面红目赤，急躁易怒，心悸健忘，腰酸腿软，口苦咽干，舌红，脉细数。

7. 无忧膏：淮小麦 300 克，大枣、柏子仁、白芍、生地黄、黄芪、党参、茯苓、阿胶、龟甲胶各 150 克，炙甘草、当归、白术、郁金、香附、合欢皮、龙眼肉、炙远志各 100 克，酸枣仁 200 克，川芎 60 克。上药除阿胶、龟甲胶外，余药加水煎煮 3 次，滤汁去渣，合并滤液，加热浓缩成清膏，再将阿胶、龟甲胶加适量黄酒浸泡后隔水炖烊，冲入清膏和匀，最后加蜂蜜 300 克收膏即成。每次 15～30 克，每日 2 次，开水调服。适用于郁伤心脾证，多见于精神恍惚、多思善虑、心神不宁、失眠健忘、头晕神疲、食欲不振。

8. 清心膏：生地黄、熟地黄、山药、茯

苓、川牛膝、鳖甲胶各 150 克，山茱萸、泽泻、牡丹皮、郁金、栀子、龟甲胶各 100 克，柴胡 60 克，珍珠母 300 克，磁石 200 克。上药除龟甲胶、鳖甲胶外，余药加水煎煮 3 次，滤汁去渣，合并滤液，加热浓缩成清膏，再将龟甲胶、鳖甲胶加适量黄酒浸泡后隔水炖烊，冲入清膏和匀，最后加蜂蜜 300 克收膏即成。每次 15～30 克，每日 2 次，开水调服。适用于阴虚火旺证，多见于情绪不宁、头晕眼花、心烦易怒、失眠健忘、腰酸遗精。

9. 金樱子膏：金樱肉 10 千克。上药捣碎，加水煎煮 3 次，滤汁去渣，合并 3 次滤液，加热浓缩成清膏，再加蜂蜜适量（或 600 克）收膏即成。每次 15 克，每日 2 次，开水调服。适用于中毒后表现为小便不禁及梦遗滑精，脾虚下利等。

10. 复方桑椹膏：桑椹清膏、制黄精各 125 克，山海螺 250 克，炙甘草、大枣各 50 克，炒白术、金樱子、女贞子各 100 克，炒白芍、熟地黄、麦冬、首乌藤、墨旱莲各 80 克，橘皮 60 克。上药除桑椹清膏外，橘皮等 13 味药酌予切碎，用水煎 2～3 次，至煎出液基本味尽，煎出液分次过滤合并，浓缩成稠膏状，加入烊尽的砂糖 510 克液及桑椹清膏，充分搅拌，再浓缩成稠膏。每次 15 克，每日 2～3 次，开水调服。适用于中毒后康复治疗，表现为血虚阴亏型神经衰弱，症见心悸不寐，头昏目眩，多梦易醒，头痛绵绵，面色少华，舌淡、苔薄白，脉细弱。

急性一氧化碳中毒

急性一氧化碳中毒是指一氧化碳为含碳物质燃烧不充分所产生的一种有毒气体，人或动物吸入过多一氧化碳可导致急性一氧化碳中毒，本病常发生在通风条件差、周围环境气压低等情况之下。一氧化碳中毒的机制为：①一氧化碳与血红蛋白的亲和力是氧与血红蛋白亲和力的 200 多倍，吸入的一氧化碳与血红蛋白结合成碳氧血红蛋白，失去携氧能力，组织无法获得氧。②血红蛋白中的某些血红素与一氧化碳结合后会使其余血红素对氧的亲和力增加，但被结合的氧释放减少，氧离曲线左移。③一氧化碳抑制红细胞内的糖酵解过程。2,3-DPG 生成减少，氧离曲线左移。根据其中毒程度可分为 3 级：轻度中毒，主要表现为头晕、头痛、无力、恶心、呕吐、嗜睡等；中度中毒，主要表现为口唇樱桃红色、呼吸困难、轻至中度昏迷、生理反射迟钝或减弱等；重度中毒，主要表现为深昏迷、潮式呼吸、呼吸衰竭，常并发脑水肿、肺水肿、休克等，可留下后遗症。急性一氧化碳中毒可出现迟发性脑病，主要表现为患者意识障碍恢复后，经过一段"假愈期"可出现木僵状态、帕金森病、偏瘫、失语、癫痫等临床表现。

本病中医学称为"煤气中毒"，认为其主要病机是秽浊之毒侵入人体，导致血不载气，气机不行，水津不运而成湿、成痰，毒气扰乱气机，气郁化火，阳亢动风，肝风痰火上扰脑窍，痰湿阻于脾胃则清阳不升而脑窍失养，故出现头痛头晕、神志不清，甚则厥脱之象。急性期症状消失后，由于毒邪伤正，导致正气亏虚，气血失调，内生痰浊，或蒙蔽心窍，或流窜经络，导致血脉痹阻，日久而损及真阴，阴不抑阳，出现阳亢动风之象。在急性一氧化碳中毒的中医学治疗上，我们还较缺乏确切而完整的治疗经验，故在处理此类病证上应积极抢救，对症处理。在一氧化碳中毒的迟发性脑病治疗方面，中医学具有其独到之处，并且体现了明显优势，根据其临床表现可参照中医学"癫狂""痴呆"等进行治疗，临床可分为痰蒙心窍、中气亏虚、气虚痰瘀、阴虚动风等证型进行治疗。

【膏方集成】

1. 朱砂膏：朱砂、硼砂、焰硝各 7.5 克，金箔、银箔各 5 片，石膏 18 克，麦冬（去心）20 克。上药为细末，加少许蜂蜜加水浓煎成膏。每次 1 克，每日 1～2 次，口服。适用于一氧化碳中毒，不省人事。

2. 合掌膏：川乌、草乌、斑蝥、巴豆、细辛、胡椒、白矾、干姜、麻黄各等份，醋适量。上药为细末，再予适量蜂蜜、醋熬成膏。每次 1 克，每日 3 次，口服。醒时即止。适用于急症昏迷，不省人事。

3. 还元膏：胡椒、细辛各 1 克，干姜 2

克，白酒适量。上药共为细末，白酒调膏备用。外敷脐部，纱布包扎，再用热水袋热熨，至出汗则止。适用于晕厥后，面白唇青，手足发冷，肚冷等症。

4. 辟邪膏：降真香、白胶香、沉香、虎头骨、小叶莲、龙胆、人参、茯苓、雄黄各 1.5 克，麝香 3 克，蜜适量。上药为细末，除麝香外余药煎水滤汁去渣存液 3 次，合 3 次滤液加蜂蜜 100 毫升，加麝香浓缩成膏。用时每次 5 克，煎乳香汤送服，每日 1 次。适用于中毒后心腹刺痛，闷乱欲死，腹大而满者。

5. 熄风豁痰滋肾膏：生地黄、熟地黄、山药、枸杞子、楮实子、沙苑子、桑寄生、续断、炙地龙、炙僵蚕、川芎、赤芍、白芍、丹参、嫩钩藤、粉葛根各 150 克，山茱萸、墨旱莲各 120 克，淫羊藿、肉苁蓉、生天南星各 200 克，红花 80 克，明天麻、菖蒲各 100 克，全蝎、蜈蚣（微火烘脆，勿使焦，研极细粉）各 40 克。上药除全蝎、蜈蚣外，用清水隔夜浸泡，煎 3 汁，去渣取汁，文火缓缓浓缩，加陈阿胶（打碎，用陈绍酒 250 克炖烊）140 克，加冰糖 500 克，连同全蝎、蜈蚣粉乘热收膏。每日早、晚各 1 匙，开水冲服。如遇感冒发热，伤食停滞，暂停服用。服膏期间，应忌莱菔、茶以及咖啡、烟酒、辛辣刺激性食物。避免过于劳累，注意适当休息。适用于一氧化碳中毒后期辨证属肝肾不足，阳亢瘀阻证，多见于头痛反复发作，以巅顶及眉棱为甚，经期痛甚，伴恶心呕吐，脉弦细，舌苔薄腻，舌质淡胖。

6. 填精益髓膏：紫河车 1 具，人参、远志、阿胶各 100 克，杜仲、牛膝、天冬、当归、石菖蒲各 150 克，熟地黄 300 克，黄柏 60 克。上药除阿胶、紫河车外，余药加水煎煮 3 次，滤汁去渣，合并滤液，加热浓缩成清膏，再将阿胶加适量黄酒浸泡后隔水炖烊，冲入清膏和匀，紫河车须烘干研细末，再加入膏中调和，最后加蜂蜜 300 克收膏即成。每次 15～30 克，每日 2 次，开水调服。适用于髓海不足证，多伴有头晕耳鸣，怠惰思卧，骨软痿弱。

7. 滋肝益肾膏：龟甲胶 200 克，鹿角胶、枸杞子各150克，熟地黄300克，远志、石菖蒲各100克，紫河车1具，龙骨500克。上药中紫河车须烘干研细末，龟甲胶和鹿角胶用水蒸烊化备用，余药加水煎煮3次，合并滤液，加热浓缩成清膏，加入紫河车细末和烊化的龟甲胶、鹿角胶调匀，最后加蜂蜜300克收膏即成。每次15～30克，每日2次，开水调服。适用于肝肾亏虚证，多伴有颧红盗汗，筋惕肉瞤，舌红少苔。

8. 补肾和脾膏：熟地黄、茯苓各300克，山茱萸、巴戟天、肉苁蓉、杜仲、石菖蒲、大枣各150克，远志、五味子各100克，砂仁、木香各30克，龟甲胶200克。上药除龟甲胶外，余药加水煎煮3次，滤汁去渣，合并滤液，加热浓缩成清膏，再将龟甲胶加适量黄酒浸泡后隔水炖烊，冲入清膏和匀，最后加蜂蜜300克收膏即成。每次15～30克，每日2次，开水调服。适用于脾肾两虚证，多伴有倦怠流涎，纳呆乏力，腹胀便溏，舌淡体胖。

9. 益肾填精膏：紫河车1具，人参、远志、阿胶100克，熟地黄300克，杜仲、牛膝、天冬、当归、石菖蒲各150克，龟甲胶200克，黄柏60克。上药除阿胶、龟甲胶、紫河车外，余药加水煎煮3次，滤汁去渣，合并3次滤液，加热浓缩成清膏，再将龟甲胶、阿胶加适量黄酒浸泡后隔水炖烊，冲入清膏和匀，紫河车须烘干研细末，再加入膏中调和均匀，然后加蜂蜜300克收膏即成。每次15～30克，每日2次，开水调服。适用于一氧化碳中毒髓海不足型，多伴有头晕耳鸣，怠情思卧，骨软痿弱。

10. 化浊安神膏：苍术、白术、半夏、神曲、川牛膝各150克，茯神200克，陈皮90克，生甘草60克，石菖蒲、生酸枣仁、首乌藤各300克，远志100克。上药加水煎煮3次，滤汁去渣，合并3次滤液，加热浓缩成清膏，再加蜂蜜300克收膏即成。每次15～30克，每日2次，开水调服。适用于一氧化碳中毒痰浊阻窍型，多见于头昏如裹，腹胀痞满，倦怠乏力，舌淡苔腻。

11. 化瘀通窍膏：桃仁、川芎、当归、枳壳各150克，红花100克，葛根、生地黄、

黄芪各200克，人参50克。上药加水煎煮3次，滤汁去渣，合并3次滤液，加热浓缩成清膏，再加蜂蜜300克收膏即成。每次15～30克，每日2次，开水调服。适用于一氧化碳血瘀脑窍型，多见于头痛如刺，肢体麻木不遂等。

酒精中毒

酒精中毒是指包括机体一次性摄入过量的酒精所造成的急性中毒和长期大量酗酒引起多系统损害的慢性中毒。急性酒精中毒主要是由于血液中过高的酒精浓度引起了中枢神经系统的抑制和机体的代谢障碍，其临床表现可分为3期。①兴奋期：主要表现为精力亢奋、易怒易激。②共济失调期：主要表现为步履蹒跚、视物模糊、言语不清。③昏迷期：可出现昏睡、昏迷、瞳孔扩大、血压下降甚至呼吸、循环衰竭。慢性中毒主要是长期饮酒造成的营养供给不足和酒精所引起的细胞代谢障碍而导致的神经、消化、心血管等多系统的损伤。

中医学中虽没有与本病相对应的病名，但对于酒精中毒所出现证候的描述并不鲜见于历代医籍之中，晋代就有"恶酒候"的记载。其病机主要为一次饮酒过量，酒毒上犯脑窍，长期饮酒内伤脾胃，运化不行，湿阻化热，湿热内蕴，日久损及肝肾，筋骨失养，髓窍不充而为病。由于急性中毒严重者可因生命中枢的抑制而死亡，属急重之症，因此在治疗时必须应用催吐、洗胃、补液、促醒等措施来抢救患者生命，在此基础上，可根据情况运用中药方剂辨证论治。

【膏方集成】

1. 抽薪膏：黄芩、黄柏、栀子、木通、泽泻各9克，石斛、枳壳、甘草各6克，阿胶适量。神识昏愦者加石菖蒲、郁金各9克，葛花15克；呕吐痰涎甚者加姜半夏、竹茹各9克；气喘热甚者加黄连9克，枳椇子15克。上药除阿胶外，余药加水煎煮3次，滤汁去渣，合并滤液，加热浓缩成清膏，再将阿胶加适量黄酒浸泡后隔水炖烊，冲入清膏和匀，最后加蜂蜜300克收膏即成。每次15～20

克，每日 2 次，开水调服。适用于酒精中毒恢复治疗。

2. 葛花解醒膏：砂仁、豆蔻、神曲、白术各 9 克，茯苓 15 克，猪苓、泽泻各 12 克，葛花 30 克，枳椇子、木香、陈皮、青皮、黄连、石菖蒲各 10 克。上药加水煎煮 3 次，滤汁去渣，合并滤液，加热浓缩成清膏，最后加蜂蜜 300 克收膏即成。每次 15～20 克，每日 2 次，开水调服。适用于饮酒过量，神志不清，甚则神识昏蒙，头痛欲裂，心烦躁扰，呕吐痰涎，手足震颤，舌红苔黄，脉弦滑。

3. 地黄膏：生地黄、山茱萸、石斛、五味子、麦冬各 15 克，巴戟天、肉苁蓉各 10 克，肉桂 6 克，炮附子（先煎）9 克，茯苓、石菖蒲、远志、薄荷各 12 克，大枣 5 枚，生姜 6 克。半身肢体麻木震颤者加川芎、丹参、郁金各 9 克，全蝎 5 克。上药加水煎煮 3 次，滤汁去渣，合并滤液，加热浓缩成清膏，再加蜂蜜 300 克收膏即成。每次 15～20 克，每日 2 次，开水调服。适用于多年饮酒，智力、记忆力下降，健忘，甚则痴痴呆呆，性欲低下，阳痿早泄，腰酸，腿胫酸软，不能久行久立，舌淡苔白，脉沉细无力。

4. 芩连栀芍膏：黄芩、黄连、栀子各 9 克，白芍、甘草各 15 克，金仙膏 1 贴。以上药物共为细末，以凉水调和成膏状，涂于脐内，外用金仙膏封贴，每 2 日换药 1 次。适用于饮酒过多，热性胃痛，胃脘疼痛，胀满，痛处灼热感，口干而苦，恶心呕吐，吐出物为胃内容物，有酸臭味或苦味，饮食喜冷恶热，大便干结，尿黄，舌质红，苔黄厚或黄腻，脉弦滑。

5. 胃气痛膏：青皮、川楝子、吴茱萸、延胡索各 12 克。上药共为细末，加少量水调和成膏状，填满脐孔，盖以纱布，胶布固定。适用于饮酒太多，气滞胃痛，胃脘胀满，攻撑作痛，痛及两胁，情志不畅时更甚，或呕吐吞酸，饮食减少，舌质淡红，苔薄白，脉弦者。

6. 清胃膏：生地黄、滑石、芦根、枇杷叶（去毛）、芭蕉叶、淡竹叶各 120 克，大麦冬、天花粉各 90 克，黄连、知母、当归、瓜蒌子、生白芍、石斛、天冬、干葛、生甘草、

生姜、竹茹、葱白、韭白、薤白、藿香各 60 克，玄参、丹参、苦参、羌活、枳实、槟榔、防风、秦艽、枯黄芩、川郁金、浙贝母、香白芷、半夏、化橘红、苦桔梗、连翘、川芎、柴胡、前胡、胆南星、山药、忍冬藤、蒲黄、杏仁、火麻仁、紫苏子、炙甘草、青皮、地骨皮、桑白皮、黄柏、黑栀子、赤芍、牡丹皮、红花、五味子、五倍子、胡黄连、升麻、白术、甘遂、大戟、细辛、车前子、泽泻、木通、皂角、蓖麻子、木鳖子、羚羊角、镑犀角、穿山甲、大黄、芒硝、石菖蒲各 30 克，茅根、桑叶各 200 克，槐枝、柳枝、桑枝、白菊花各 240 克，凤仙草 1 株，乌梅 3 个。用麻油 10 千克将上药浸透熬枯，去渣下丹频搅，再入生石膏 240 克，寒水石 120 克，青黛 30 克，牡蛎粉、玄明粉各 60 克，牛胶（酒蒸化）120 克，搅匀收膏。外用时将膏药适量化开，分贴于上脘、中脘、下脘 3 穴上。适用于胃中血不足，燥火用事，或心烦口渴，或呕吐黄水，或噎食不下，或食下吐出，或消谷善饥，或大呕吐血，或大便难者。

7. 青梅膏：青梅适量。上药洗净去核，捣烂榨汁，用布过滤，储广口浅盆（陶瓷）中，置于炭火上蒸发水分，浓缩至饴糖状。待冷，凝固如胶，储入瓶中备用。放置多年不坏，且越久越佳。用时取青梅膏溶化于开水中饮服。小儿可加些白糖送服。成人每次取纯膏 3 克（小儿视年龄大小酌减），每日 3 次，餐前服。若急性重症，须加大用量才可奏效。

中　暑

中暑是由于体温调节中枢障碍、汗腺功能衰竭和水、电解质平衡失调所引起的一种急性病症。环境的高温高湿、劳动或运动的时间过长或强度过大、衣物透气性不佳、汗腺分泌障碍等都可促使本病的发生。在临床上，中暑有热痉挛、热射病和热衰竭 3 种表现：热痉挛主要是指运动后的肌肉痉挛疼痛，休息可缓解，且没有明显体温升高；热射病则主要表现为高热无汗，意识障碍，为临床上的急重症；热衰竭多发生于老人、儿童等

体质衰弱的人群，主要有头晕乏力、恶心呕吐、胸闷而大汗出等表现，严重者也可出现循环衰竭的症状。

本病中医学亦称"中暑"，其主要病因病机为素体正气不足，气阴两虚或有痰湿内盛，兼感暑热之邪，伤津耗气，痰浊上泛而出现身热汗出，烦渴引饮，胸闷呕恶，重者神昏抽搐，甚则厥脱、死亡。

【膏方集成】

1. 百合蜂蜜膏：蜂蜜 150 克，干百合 100 克。将百合与蜂蜜一同放入碗内，蒸 1 小时，之后趁热调匀，冷却后成膏装瓶备用。每次 10 克，每日 3 次，口服。适用于中暑轻症。

2. 柠檬膏：鲜柠檬肉、白糖各等份。先将鲜柠檬肉切碎，用纱布绞取汁液，先以大火、后以小火煎煮柠檬汁，熬成膏状，停火，待冷却后加白糖将汁膏吸干，混匀，晒干，装瓶备用。每次 10 克，每日 2 次，沸水冲化后饮用。适用于热病津伤口渴、中暑呕恶。

3. 红色正金软膏：薄荷脑 150 克，薄荷油 100 克，樟脑、樟油各 50 克，桉油 60 克，肉桂油、丁香罗勒油各 30 克。以上 7 味混匀，经加热至熔融、滤过去渣后，取滤液继续加热浓缩成油膏。外用，取适量油膏涂擦于太阳穴或患处，每日 3 次。适用于中暑，头晕，伤风鼻塞，虫咬，蚊叮等。

4. 清凉油膏：薄荷脑、薄荷油、樟脑油、樟脑、桉油、丁香油、桂皮油、氨水各等份。经加热至熔融、滤过去渣后，取滤液继续加热浓缩成软膏。外用，需时取少许软膏涂于太阳穴或患处，每日 2～3 次。适用于感冒头痛，中暑，晕车，蚊虫螫咬等。

5. 茶膏：茶嫩叶 150 克，甘草、丁香、桂花各 5 克，贝母、橘皮各 10 克。将诸药择净，研细，水煎 3 次，3 液合并，文火浓缩，加入蜂蜜适量煮沸收膏即成。每次 10 克，每日 2 次，温开水适量送服。适用于暑热及酒醉口渴，舌糜，口臭，喉痹等。

6. 普洱茶膏：普洱茶嫩叶适量。将普洱茶嫩叶择净，研细，水煎 3 次，3 液合并，文火浓缩，加入蜂蜜适量煮沸收膏即成。每次 3 毫升，每日 2 次，温开水适量送服。适用于

暑热，肉食积滞，酒后口渴，口糜，咽痛，外伤出血等。

7. 附子干姜膏：附子、干姜各 20 克。上药共为细末，加温开水调为膏。外用，每次取少许外敷于双足心 30～60 分钟，每日 2 次。适用于中暑汗多虚脱，四肢不温者。

8. 吴茱萸地龙膏：吴茱萸、广地龙各适量。上药共为细末，加入适量面粉混匀，调入米醋制成膏。外用，每次取少许外敷于双足心涌泉穴，纱布包扎固定，每日 1 换，7 日为 1 个疗程。适用于中暑头痛头晕，恶热心烦，面红气粗，口燥渴饮，汗多等。

9. 清肺膏：①生黄芩 90 克，滑石、枇杷叶各 120 克，南薄荷、桑白皮、地骨皮、知母、贝母、天冬、麦冬、连翘、紫苏子、天花粉、葶苈子、淡竹叶、柏叶、橘叶、生姜、葱白、芫花各 60 克，桔梗、橘红、郁金、香附、荆芥穗、枳壳、牛蒡子、山豆根、瓜蒌、旋覆花、苦杏仁、川芎、白芷、马兜铃、前胡、蒲黄、防风、紫苏梗、青皮、胆南星、防己、射干、白前、白槟榔、白牵牛头、款冬花、五倍子、玄参、生地黄、生甘草、忍冬藤、当归尾、白芍、赤芍、牡丹皮、木通、车前子、枳实、黄连、黄柏、黑栀子、白及、白蔹、大黄、芒硝、木鳖子、蓖麻子、凤仙（全株）、百合、莱菔子、穿山甲各 30 克，冬桑叶、白菊花、槐枝、柳枝、桑枝各 240 克，花椒、乌梅各 15 克，香麻油 10 千克。②生石膏、牛皮胶各 120 克，青黛、海石、蛤粉、硼砂、白矾、真轻粉各 30 克。将上药择净，研细。方①如常法将药物研碎用香麻油熬枯，黄丹粉收膏，再加入方②细粉，调匀即成膏。摊贴胸口或背心部位，每日 1 换。适用于风热、暑热、燥热及酒爆过度，伤及肺脏而致咳喘。

10. 阴痧急救膏：①生附子 120 克，白附子、川乌、官桂、生半夏、生天南星、白术、炮干姜、木瓜、蚕沙各 60 克，吴茱萸、苍术、草乌、独活、补骨脂、高良姜、延胡索、五灵脂、草豆蔻各 30 克，川芎、防风、桂枝、细辛、酒白芍、当归各 21 克，陈皮、厚朴、荜澄茄、乌梅、炙甘草、巴戟天、益智、大茴香、姜黄连、乌药、麦冬、五味子、

肉豆蔻各 15 克。②雄黄、朱砂、枯矾、檀香、木香、丁香、砂仁、乳香、没药各 15 克。上药择净，研细备用。将方①用香麻油适量熬枯，滤净，黄丹调匀，再加方②调匀，收膏即成。每次适量，外贴胸脐，包扎固定，每日 2 换。适用于中暑，腹痛，四肢不温，冷汗时作等。

11. 阳痧救急膏：①苍术 90 克，生姜、薤白、葱白、大蒜头、石菖蒲、藿香、陈皮、枳壳、山楂、麦芽、神曲、黄芩、半夏各 60 克，厚朴、羌活、防风、荆芥、川芎、白芷、杏仁、香附、乌药、青皮、大腹皮、槟榔、草果、木瓜、郁金、细辛、香薷、白术、车前子、姜黄连、大黄、猪苓、木通、泽泻、白芥子、花椒、佛手、莱菔子各 30 克，紫苏子、柴胡、干葛、薄荷各 21 克，吴茱萸、川乌、甘草各 15 克，滑石 120 克，凤仙 1 株。②雄黄、朱砂、砂仁、白矾、降香、木香、丁香、桂皮各 15 克。上药择净，研细备用。将方①用香麻油熬枯，滤净，黄丹调匀，再加方②调匀，收膏即成。每次适量，外贴胸脐，包扎固定，每日 2 换。适用于感受风寒暑湿，饮食失常，霍乱吐泻。

晕 动 病

晕动病是指在乘坐车、船、飞机时或由于其他原因导致人体进行摇摆、旋转、加速运动等动作时出现的一种疾病，以头晕、恶心呕吐为主要表现，可伴心动过缓、肢体无力，甚者由于呕吐频繁还可导致水、电解质紊乱、血压下降。其发病的主要原因可能与运动对前庭器的过度刺激有关。

本病属于中医学"眩晕"范畴，其主要病因病机为素体气血不足，肾精亏虚，不能充养脑窍，或由于脾肾亏虚，运化不行，水湿内停，酿生痰浊，上扰清窍，出现头晕目眩、恶心呕吐，面色苍白等表现。

【膏方集成】

1. 眩晕膏：潞党参、沙苑子、蒺藜、钩藤（后下）、冬青子、黑芝麻（捣包）、炮茯神、制何首乌各 90 克，大熟地黄（砂仁 18 克拌炒）150 克，稆豆衣、杭白菊、炒菊花、

冬桑叶（水炙）、山茱萸、大天冬、玳瑁片、陈皮各 45 克，煅牡蛎 180 克，再加阿胶 180 克，冰糖 250 克。上药加水煎煮 3 次，滤汁去渣，合并 3 次滤液，加热浓缩成清膏，再加阿胶、冰糖，文火收膏。每取本膏适量，每日 3 次，温开水送服。适用于肾虚肝旺，头目眩晕症，多见于眩晕、耳鸣、头痛、面色红、急躁易怒、失眠多梦、口苦、腰膝酸软、舌质红、苔黄的患者。

2. 止眩膏：潞党参、太子参、炒熟地黄、制何首乌、山药、沙苑子、蒺藜、冬青子、炒杜仲、鸡血藤各 90 克，山茱萸、蒸白术、炒白芍、炒野菊花、玳瑁片、枳壳、稆豆衣、陈皮、炒竹茹各 45 克，甘枸杞 60 克，煅石决明、大枣、核桃仁各 120 克，明天麻 30 克，大川芎 24 克。再加阿胶、龟甲胶各 120 克，冰糖 250 克。上药加水煎煮 3 次，滤汁去渣，合并 3 次滤液，加热浓缩成清膏，再加阿胶、龟甲胶，文火收膏。每次 30 克，每日 2 次，开水冲服。适用于肝血不足，肾阴亏虚的眩晕，多见于头胀痛、面红、腰酸腿软、耳鸣如蝉。

3. 洞天长寿膏：党参、黄芪、白术、茯苓、山药、熟地黄、当归、白芍、川芎、何首乌、狗脊、女贞子、覆盆子、牛膝、陈皮、杜仲、南沙参、百合、泽泻、甘草各 50 克。上药用水煎熬，制成膏剂。每次 9～15 克，每日 1～2 次，开水调服。适用于病后虚弱，气血亏损，肝肾不足，头目眩晕，腰膝痿弱，疲乏无力，四肢倦怠，津少口渴。

4. 补气养血膏：党参、黄芪、天麻、白术、茯苓、白芍、酸枣仁、生地黄、熟地黄、山药、黄精各 150 克，当归、龙眼肉、大枣各 100 克，阿胶 200 克，升麻、柴胡各 60 克，木香 30 克。上药除阿胶外，余药加水煎煮 3 次，滤汁去渣，合并滤液，加热浓缩成清膏，再将阿胶加适量黄酒浸泡后隔水炖烊，冲入清膏和匀，最后加蜂蜜 300 克收膏即成。每次 15～30 克，每日 2 次，开水调服。适用于中风气血不足型，多见于头晕心悸，面黄神疲，气短乏力，半身不遂，舌强语謇，偏身麻木，舌胖淡暗，或有瘀斑，苔薄白或白腻。

5. 六味地黄膏：熟地黄、何首乌各 200

克，山茱萸、菟丝子、牛膝、黄精、天麻、茯苓、枸杞子、女贞子、龟甲胶各 150 克，山药、泽泻、白术、鹿角胶各 100 克。上药除龟甲胶、鹿角胶外，余药加水煎煮 3 次，滤汁去渣，合并滤液，加热浓缩成清膏，再将龟甲胶、鹿角胶加适量黄酒浸泡后隔水炖烊，冲入清膏和匀，最后加蜂蜜 300 克收膏即成。每次 14～30 克，每日 2 次，开水调服。适用于中风肝肾阴虚证，多见于半身不遂，口舌㖞斜，舌强言謇或不语，感觉减退或消失，眩晕耳鸣，腰酸腿软，健忘失眠，咽干口燥，舌质红，少苔或无苔，脉弦细数。

6. 半夏白术天麻膏：制半夏、天麻、陈皮各 50 克，白术 100 克，泽泻 120 克，生牡蛎 200 克，钩藤 75 克。先将牡蛎单独煎煮 3 小时，共 2 次，滤出药汁合并在一起，将钩藤单独加水煎煮 20 分钟 2 次，滤出药汁合并在一起，余药加水煎煮 2 次，取汁，将药汁合并，牡蛎、钩藤之药汁也并入，沉淀，取上面清汁加热炼制成清膏，再加入适量白糖，文火收膏。每次 1 匙，每日 2 次，白开水冲服。适用于中风属痰浊内阻证，多见于形体肥胖，胸腹痞满，神志昏蒙，半身不遂，口眼㖞斜，四肢不温，喉中痰鸣，舌质暗淡，苔腻，脉弦滑。

7. 羌活愈风膏：十全大补汤加羌活、独活、防风、白芷、麻黄、细辛、柴胡、前胡、秦艽、蔓荆子、薄荷、菊花、苍术、厚朴、枳壳、半夏、黄芩、生地黄、知母、枸杞子、杜仲、石膏、地骨皮、防风各等份。麻油熬，黄丹收。外用，适量贴膻中。适用于气血不足，上焦和体表容易受邪者。

8. 乌皂豨荷膏：乌梅 12 克，皂角、豨莶草各 6 克，薄荷 3 克。上药混合共为细末，用水调和成膏状，敷于肚脐内盖以纱布，胶布固定，每 3 日换药 1 次，5 次为 1 个疗程。适用于中风患者。

9. 滋肾育阴平肝熄风膏：肉苁蓉、明天麻、远志、广地龙、牡丹皮、山茱萸、山药、甘枸杞、沙苑子、全当归、杭白芍、滁菊花、云苓神、玄参、牛膝、泽泻片各 45 克，赭石、生石决明、青龙齿各 150 克，炒熟地黄、细生地黄、豨莶草、桑寄生、何首乌、莲子、核桃仁各 120 克，山茱萸 99 克，玳瑁片 30 克。以上精选道地药材，水浸一宿，浓煎 3

次，滤汁去渣，加阿胶 180 克，龟甲胶 120 克（上胶陈酒烊化），煎熬，再入白纹冰糖 300 克，蜂蜜 250 克，文火收膏，以滴水成珠为度。每次 30 克，每日 3 次，开水冲服。适用于老年心肾阴亏日久，肝阳时而上扰的患者，多见于头晕欲仆，腰酸足软无力，心烦少寐，手指颤动不已，口咽少津，大便干结难解，舌红中起裂纹，脉细弦数不静。

10. 平肝和胃膏：上党参、炒熟地黄（砂仁 24 克拌）、煅石决明、煅牡蛎、核桃仁各 120 克，炒白术 60 克，当归（土炒）、炒白芍、制何首乌、玳瑁片、稆豆衣、甘枸杞、炒菊花、江枳壳、黄玉金、白残花、橘叶、橘皮、炙鸡内金各 45 克，云茯苓、蒺藜、嫩钩藤、女贞子、柏子仁、路路通各 90 克。上药浓煎 2 次，滤汁去渣，加阿胶、霞天胶各 120 克（上胶陈酒烊化），煎熬，再入白纹冰糖 180 克，文火收膏，以滴水成珠为度。适用于平常容易肝阴内亏，厥阳化风上扰，肝旺脾弱，胃气失于通降的患者，多见于头晕脘痛纳呆便难。

11. 参芪地黄膏：党参、黄芪、天麻、茯苓、白芍、酸枣仁、生地黄、熟地黄、山药、黄精各 150 克，白术、当归、龙眼肉、大枣各 100 克，升麻、柴胡各 60 克，木香 30 克，阿胶 200 克。上方除阿胶外，余药加水煎煮 3 次，滤汁去渣，合并 3 次滤液，加热浓缩成清膏，再将阿胶加黄酒适量浸泡后隔水炖烊，冲入清膏和匀，最后加蜂蜜 300 克收膏即成。每次 15～30 克，每日 2 次，开水调服。适用于眩晕证属气血亏虚型，多见于眩晕，遇劳即发，面色㿠白，唇甲色白，心悸失眠，神疲懒言。

12. 滋肾健脾膏：熟地黄、何首乌各 200 克，山茱萸、菟丝子、牛膝、黄精、天麻、茯苓、枸杞子、女贞子、龟甲胶各 150 克，山药、泽泻、白术、鹿角胶各 100 克。上药除龟甲胶、鹿角胶外，余药加水煎煮 3 次，滤汁去渣，合并 3 次滤液，加热浓缩成清膏，再将龟甲胶、鹿角胶加适量黄酒浸泡后隔水炖烊，冲入清膏和匀，最后加蜂蜜 300 克收膏即成。每次 30 克，每日 2 次，开水冲服。适用于眩晕证属肾精不足型，多见于眩晕，神萎，耳鸣眼花，腰酸腿软，遗精。

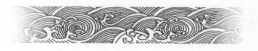

第二篇 外科疾病

第十一章　全身化脓性感染

全身化脓性感染是指化脓性细菌及毒素由局部感染病灶侵入血液循环并不断繁殖产生毒素，从而引起严重的全身性反应者。其包括败血症和毒血症，而以败血症为常见。凡是致病菌侵入血液循环并持续存在，迅速繁殖产生大量毒素，引起严重的全身症状者，称为败血症。一般在患者全身情况差和致病菌毒力大、数量多的情况下发生，是一种严重的疾病，预后较差，死亡率为30%～50%。局部化脓性病灶的细菌栓子和脱落的感染血栓，间接地进入血液循环，并在身体的各处组织和器官内，发生转移性脓肿者，称为脓血症。临床上所说的毒血症，是指细菌、损伤或感染后组织破坏分解所产生的毒素，进入血液循环后所引起的剧烈全身反应，它并不是全身性感染，且致病菌留居在感染灶处，并不侵入血液循环。其实败血症本身就已包括毒血症，因细菌在血液中繁殖时即已产生毒素。临床上败血症、毒血症和脓血症多是混合型，难以截然分开，且败血症和脓血症可同时存在，称为脓毒败血症。败血症、脓血症和毒血症的临床表现有许多相同之处，如起病急骤，病情重，发病迅速。发热，体温高达40℃～41℃，头痛，头晕，食欲不振，恶心，呕吐，腹胀，腹泻，大量汗出，贫血和全身情况迅速恶化，神志淡漠，烦躁，谵妄或昏迷，脉搏细数，呼吸急促或困难，心跳加快，肝脾可肿大，严重者出现黄疸、皮下出血，代谢失调和肝肾损害，病情发展可出现感染性休克。

本病属于中医学"疔疮走黄""疽毒内陷"范畴。疔疮走黄一语，首先见于《疮疡经验全书》："疔疮初生时红软温和，忽然顶陷黑，谓之'癀走'，此证危矣。"癀走即是走黄之意。《外科正宗》曰："凡见是疮，便加艾灸，殊不知头乃诸阳之首……再加艾灸，火益其势，逼毒内攻，反为倒陷，走黄之证作矣。"疽毒内陷又称"三陷变局"，《疡科心得集》曰："三陷变局，谓火陷、干陷、虚陷也。火陷者气不能引血外腐成脓，火毒反陷入营，渐致神迷、发痉发厥；干陷者，脓腐未透，营卫已伤，根盘紫滞，头顶干枯，渐致神识不爽，出现内闭外脱之象；虚陷者，脓腐虽脱，新肉不生，状如镜面，光白板亮，脾气不复，恶食日减，形神俱削，渐发腹痛便泻，寒热似损变象，皆不治之证也。"总之，疔疮走黄与疽毒内陷为疮疡阳证疾患的过程中毒邪走散，内传脏腑的危险证候。本病或因疔疮火毒炽盛，走散入营，内攻脏腑，或因疽毒疮疡，正不胜邪，毒不外泄，反陷于里，客于营血，内传脏腑所致。临床上分为气血两燔型、毒入营血型、疔毒内闭型、壮热亡阴型、阴虚毒炽型、正虚毒陷型、脾肾阳虚型、阴伤胃败型等。

【膏方集成】

1. 消瘀膏：栀子50克，木瓜、蒲公英、姜黄各100克，黄柏150克，大黄250克。上药共为细末，过筛去渣，用适量蜂蜜和水（2∶1）调膏备用。先用超出手术切口四周1.5厘米的无菌敷料覆盖切口，以胶布封严，再将本品均匀地摊涂在丹毒部位并稍高出红肿边缘，用药厚2毫米，敷料覆盖，每日或隔日1次。适用于感染性疾病。

2. 金花膏：石膏30克，广丹1.5克，冰片0.3克。上药共为细末，麻油调敷患处。适用于下肢丹毒。

3. 大黄甘草外敷膏：大黄、甘草、当归、川芎、白芷、青木香、独活、黄芩、芍

217

药、升麻、沉香各 32 克，芒硝 96 克。上药以水 2400 毫升，煮取 600 毫升，去渣，再加入凡士林 800 克，调匀成膏。外用，贴敷患处，干则换之。适用于丹毒。

4. 透海膏：海桐皮、红花、三棱、莪术、防风各 7 克，桂枝 3 克，冰片 2 克。其中冰片为细末，其余各药烘干拌匀后混合打粉，过 40 目筛后再与冰片末拌匀放入沸菜子油中煎煮 30 分钟，再投黄丹粉适量收膏。用时将膏加热烊化粘于绵纸上再适温时贴于患处。每日 1 贴，2 周为 1 个疗程。适用于下肢丹毒。

5. 祛毒膏：川升麻、漏芦、川芒硝、黄芩各 60 克，栀子 30 克。上药共捣为粗末，每用两匙头，以水 300 毫升，煎至 200 毫升，去渣儿，加蜂蜜 200 毫升继续浓缩成膏。用时先加热并趁微热以软布蘸药拓疮上，以消为度。适用于皮损初起为水肿性鲜红斑片，边界清楚，中间较淡，有时皮损表面可出现大小水疱，疱壁较厚，内容物清亮或混浊，自觉灼热及疼痛患者。

6. 慢丹膏：苍术 90 克，当归尾、赤芍、丹参、桃仁、红花、川牛膝、木瓜、防己各 45 克，黄柏、丝瓜络、泽泻、槟榔各 30 克。上药共为细末，加入凡士林 800 克，调匀成膏。用时取药膏外涂患处，每日换药 3～4 次。适用于发于下肢，局部红赤肿胀、灼热疼痛，或见水疱、紫斑，甚至结毒化脓或皮肤坏死，或反复发作，可形成大脚风，伴发热，胃纳不香，舌红，苔黄腻，脉滑数的患者。

7. 五神膏：金银花、丹参、泽兰、薏苡仁、车前子（包煎）各 15 克，紫花地丁、茯苓各 12 克，川牛膝、牡丹皮、泽泻、黄柏各 10 克，生甘草 6 克。上药共捣为粗末，每用两匙头，以水 300 毫升，煎至 200 毫升，去渣儿，加蜂蜜 200 毫升继续浓缩成膏。用时先加热并趁微热以软布蘸药拓疮上，以消为度。适用于局部红肿灼热，常呈游走性，或伴壮热烦躁，甚则神昏谵语、恶心呕吐的患者。

8. 丹毒膏：生蓖麻子仁 40～50 粒，生巴豆仁 7～8 粒，制马钱子粉、生甘草粉各 2 克。上药共捣烂，再加香油适量制成膏。根据患部面积大小，摊于塑料纸上，局部外敷，细绳或胶布固定，数小时后，即可见局部红肿萎缩，渐渐消退，每次可敷 10～20 小时，一般敷 2 次，即可治愈。此药剧毒，不可内服。局部外敷可有轻度痒感，或为热感，但无其他不良反应。捣膏时不可使用铁器。适用于皮损表面出现大小水疱，疱壁较厚，内容物清亮或混浊，自觉灼热及疼痛，可伴淋巴管炎及淋巴结炎患者。

9. 升麻膏：升麻、白蔹、漏芦、芒硝各 28 克，黄芩、枳实、连翘、蛇衔草各 42 克，栀子 20 克，菵蓸根 56 克。上药 10 味捣令细，纳器中，以水 600 毫升渍半日，以猪脂 1000 毫升煎令水竭，去渣。外敷，每日 4～5 次。适用于各型丹毒患者。

10. 芙蓉膏：黄柏、黄芩、黄连、芙蓉叶、泽兰叶、大黄各 250 克。上药共为细末，过筛，用凡士林调成 20% 软膏。外敷患处。适用于丹毒水疱、紫斑，甚至结毒化脓或皮肤坏死，或反复发作患者。

11. 润肌膏：紫草 150 克，地榆 15 克，当归、大黄、生地黄各 30 克，黄蜡 90 克，菜油 360 克。上药除黄蜡外，余药放在菜油中浸 3～7 日（冬季 7 日，夏季 3 日，春秋季 5 日），然后与菜油同入铁锅煎熬，煎至药枯，捞出药渣过滤，加入黄蜡，待熔化后呈紫色软膏。用时，取适量薄摊在绵纸上或纱布上，敷贴患处。适用于皮损初起为水肿性鲜红斑片，边界清楚，中间较淡，有时皮损表面可出现大小水疱，疱壁较厚，内容物清亮或混浊，自觉灼热及疼痛患者。

12. 紫色消肿膏：赤芍、升麻各 30 克，当归、白芷各 60 克，贯众 6 克，紫草、荆芥穗、紫荆皮、草红花、儿茶、红油、羌活、防风各 15 克。上药共研细末过重罗。每 120 克药面加血竭粉 3 克，山柰粉 6 克，乳香粉、没药粉各 12 克，凡士林 120 克，调匀备用。外敷患处，每日 1～2 次，热毒性肿胀勿用。适用于高热、头痛，局部脓肿高出皮面者。

第十二章　损伤性疾病

烧　伤

烧伤是指由于热力（火焰、灼热气体、液体或固体）、电能、化学物质、放射线等所引起的一种急性损伤性疾病。烧伤后病理改变表现为不同层次的细胞内蛋白质变性和酶失活等发生变性、坏死，而后脱落或结痂。强热力则可使皮肤甚至深层组织炭化。烧伤区及其邻近组织的毛细血管可发生充血、渗出、血栓形成等变化。根据三度四分法可将烧伤分为一度、浅二度、深二度和三度。重度烧伤可并发休克、脓毒症、急性肾衰竭、肺部感染和急性呼吸窘迫症、胃扩张、应激性溃疡及心、脑、肝等器官的病变。临床表现因烧伤的深度和面积不同而表现各异，接触部位皮肤（包括皮下组织、黏膜）可出现红肿热痛、水疱、焦痂等，严重者可出现昏迷、休克。

本病属于中医学"烫火伤""火烧伤""烫泼火伤""烫火疮""水火烫伤"等范畴。病因病机为强热、火毒侵袭人体，热盛则肉腐，以致皮肉腐烂。病理机转多从 3 个方面把握。①津液渗出阶段：轻者伤皮肉，津伤不重，重者阴液损伤，甚者阴损及阳，出现阳脱之候。②火毒侵袭阶段：伤后 4～7 日，火毒内传或火疮染毒酿脓败坏，疮毒内陷，内攻脏腑，出现变证和陷证。③创伤修复阶段：若亡阳或火毒得到控制则可度过危险期而进入修复阶段。本病治疗：急性期以解毒、凉血、护阴为主；恢复期以益气、养阴、补血为主。目前临床多从火热伤津、气阴两伤、阴损及阳、阴伤阳脱、气营两燔、火毒内攻、气血两虚、阴伤胃败等证论治。

【膏方集成】

1. 地乌软膏：生地黄汁 140 毫升，生乌麻脂 60 克，黄丹 12 克，熏陆香末、丁香末各 8 克，黄蜡（如鸡子黄）2 枚。先微火煎地黄汁和乌麻脂，待三分减一，乃下丁香末、熏陆香末，煎 30 沸，乃下黄丹，次下黄蜡，煎之使消，以匙搅数千次，下之待凝，摊用患处。适用于火伤，烫伤，金伤（烧伤、外伤、枪刀伤）。

2. 栀子软膏：栀子、黄连、白芷各 30 克，生地黄 60 克，黄蜡 15 克，清麻油 20 毫升，葱白 10 根。上药细切，于油锅内煎，以地黄焦黑为度，绵滤去渣澄清，即于锅内入蜡，慢火熬，候蜡消，倾于瓷盒内，每使用时，用毛笔抹上。适用于烫泼火伤（烫伤、烧伤）。

3. 三脂软膏：羊脂、松脂、猪脂各 9 克，蜡 15 克。取羊、猪脂，同于锅中煎，令沸，次下松脂和蜡，令熔尽搅匀，倾于瓷盒内盛。每日涂 2～3 次。适用于烫火所伤（烫伤、烧伤）。

4. 赤紫软膏：赤芍、紫草、白芷、当归各 18 克，甘草 9 克，轻粉、血竭各 3 克，梅片 0.6 克。麻油 500 毫升熬煎前 5 味，熬至白芷为黄色去渣，次入白蜡 30 克调匀后，再入轻粉、血竭、梅片，搅匀，毛笔敷涂伤面。适用于烫泼火伤（烫伤、烧伤）。

5. 香米膏：香油 1000 毫升，罂粟壳 60 克，铅粉 15 克，生地黄 10 克，冰片 6 克。先将香油烧开，再炸生地黄、罂粟壳两味，炸枯去渣滤净，再入铅粉成软膏，候温兑冰片，敷患部。适用于火烧伤，皮肤被热水或蒸气及油类烫伤，局部红肿，起水疱，疼痛不止。

6. 大黄烫伤油膏：大黄、栀子、黄柏、

紫草、薄荷各 15 克，石膏 50 克。将药物放入 500 克麻油中浸泡 24 小时，再放入锅中加热，炸枯去渣，离火后趁热加黄蜡 150 克，搅匀成膏，备用。用时取适量涂抹患处，每日 2～3 次。适用于烫伤，局部红肿水疱，疼痛者。

7. 烧伤药膏：生地榆、炒地榆、生川大黄、寒水石各 31 克，冰片 15 克。上药共为极细末，用香油或凡士林调和成软膏状。外涂患处，每日 2 次。适用于烧伤早期及烫伤，一、二度中小面积烧伤。

8. 火伤膏：大黄、苦参、黄柏、生石膏、煅龙骨各 9 克，儿茶、琥珀末、地榆炭各 6 克，青黛 12 克，三七 4.5 克。上药共为极细末，将上药末用菜油煎熬，黄丹粉收膏。水、火烫伤时可直接用油膏涂抹。适用于烧伤亡阴气脱证烦躁不安，口渴，尿少或无尿，甚则昏迷不醒，局部创面大量渗液或有水疱。

9. 创灼膏：煅炉甘石、煅石膏各 384 克，虎杖根 90 克，黄柏、地榆、茅术、木瓜、延胡索、防己、郁金、白及各 30 克，冰片 4.8 克。依法制成膏剂。先用干棉球擦去疮口脓液，如疮口周围皮肤发黑感硬，用消毒小刀刺破，放出瘀血。然后将药膏薄薄地涂在不渗油的纸上，剪成大小适当的膏药纸，迭瓦式地贴于创面上，覆盖纱布或草纸等，再用绷带扎紧。分泌物多的每日换药 1 次，少的隔 1～2 日换药 1 次。适用于烧伤亡阴气脱证，烧烫伤、老烂脚、挫裂伤、压疮、术后创口感染、冻疮溃烂、慢性湿疹、常见疮疖等烦躁不安，口渴，尿少或无尿，甚则昏迷不醒，局部创面大量渗液或有水疱。

10. 东方一号膏：大黄、黄芩、黄连、黄柏、紫草、苍术、蒲黄、乳香各 15 克，土茯苓、白芷、地榆、夏枯草、蒲公英、白及各 30 克，煅石膏粉、煅炉甘石粉各 90 克，麻油（或菜油）1000 克。先将前 14 味药切细，用麻油浸泡 1～7 日。煎 2 小时后去渣，再加入后 2 味药粉，火煎，不时搅拌，使冒白烟，2 小时即成，备用。外涂患处，对颜面、四肢、躯干部轻、中度烧伤采用包扎方法，重度和特重度烧伤采用暴露疗法。暴露处每日 2～3 次，结痂后每日 1 次，包扎者每

隔 3～5 日换敷料 1 次。适用于烧伤火毒内攻证，症见壮热烦渴，躁动不安，热毒传心则烦躁不宁，神昏谵语；传肺则呼吸气粗，鼻翼扇动，咳嗽痰鸣，痰中带血；传肾则尿闭浮肿或血尿；传肝则痉挛抽搐，头摇目窜；传脾则腹胀便秘，或便溏黏臭而频，或呕血便血。

冻 伤

冻伤是指人体遭受低温寒冷侵袭所引起的全身性或局部性的损伤。本病以严寒冬季在户外工作者多见。全身性冻伤为冻僵，一般情况下很少发生，局部性冻伤包括冻疮、战壕足、水浸足等。低温是冻伤的主要原因，此外，还受潮湿、风速、饥饿、疲劳、御寒衣装、个体耐寒差异等因素的影响。组织冻结首先在细胞间隙形成冰晶，以致细胞外渗透压增高，细胞内液渗出，造成细胞死亡。全身性冻伤的病理为血液循环障碍和细胞代谢不良。临床上以局部肿胀紫红、痛痒溃烂为特征，严重者可导致肢体坏死或死亡。

本病属于中医学"冻伤""冻疮""冻烂疮""冻风疮""冻僵"等范畴。由于寒邪侵袭，气血运行不畅，经脉阻碍，阳气失于温通，血流瘀滞所致，多因冬季静止少动，气血不周，或素体衰弱，过度疲劳等因素而诱发。气血经脉得寒则凝，故初起皮肤苍白，继则血瘀红肿，或起水疱，而后转为暗红，甚则皮肉凝滞而坏死，严重时可以引起骨枯干燥，坏死零落，若复染毒邪，则见局部红肿热痛、毒热炽盛等证。临床上多从寒凝血瘀、寒凝血虚、寒化热毒、寒盛阳衰、寒气入脏等证辨治。

【膏方集成】

1. 夹纸膏：樟脑 9 克，铜绿 3 克，猪油适量。先用猪油和药捣烂，以油纸夹之。贴患处。1～2 日翻转再贴，3～4 日换 1 次。适用于已溃的冻疮，及久溃不愈合者，适用于冻疮的寒凝血瘀证，麻木冷痛，暗红漫肿，或有水疱。

2. 冻疮油：青紫色辣椒（去蒂）50 克。煮半小时。过滤后，集液 50 毫升，兑入蜂蜜

50毫升，加热浓缩成膏。用时每取适量摊敷于患处，每日2～3次。适用于冻疮。

3. 冻疮膏：河蚌壳适量。将河蚌壳煅研细末，置入麻油中煎煮后加黄丹粉成膏。用时将膏粘于布上，贴于患处，每日3次。适用于冻疮未烂。表现为寒凝血瘀证麻木冷感，肤色青紫，肿胀结块，灼痛瘙痒，手足清冷。

4. 冻疮外敷膏：煅白矾、干姜（炒黄）各30克，马勃15克。置入麻油中煎煮后加黄丹粉成膏。用时将膏粘于布上贴患处，每2日换药1次。适用于冻疮的寒化热毒证，表现为冻损疮破，疮面溃烂，流脂溢脓已溃者。

5. 芒硝膏：芒硝、黄柏各适量。其比例为：未溃破者，芒硝用量大于黄柏1倍；已溃破者，黄柏用量大于芒硝1倍。两药共为极细末，以冰水或雪水调制成膏，敷患处，每日换药1次。适用于冻疮。

6. 大黄膏：大黄适量。研为细末，用酒泡制煎煮，加蜂蜜加热浓缩成膏。用时取少许敷于患处，纱布覆盖，胶布固定，每日换药1次。适用于冻疮。

7. 山楂膏：鲜山楂（去皮）适量。用酒泡制煎煮，加蜂蜜加热浓缩成膏。用时取少许敷于患处，纱布包扎，每日换药1次。适用于冻疮。

8. 生姜膏：生姜适量。用酒泡制煎煮，加蜂蜜加热浓缩成膏。用时取少许敷于患处，纱布包扎，每日换药1次。适用于冻疮。

9. 柏杏软膏：柏叶（炙干为末）120克，杏仁（去皮研）40枚，血余炭、盐各15克，乳香（研）0.3克，黄蜡30克，清油30毫升。先煎油令沸，次下众味药，以血余炭消尽为度，次下黄蜡搅匀，瓷器收中。外用，每日1洗1换，如疮渐好，即3～4日1换。适用于冻疮。

10. 白芷软膏：白芷、当归、紫草、红花各12克。以上药料用香油1000毫升炸枯，去渣滤净，加黄蜡180克收膏。外用，涂抹患处。适用于红肿疼痛，冬日冻疮，水火烫伤。

毒蛇咬伤

毒蛇咬伤是人体被毒蛇咬伤，其毒液由伤口侵入人体内而引起的一种急性全身性中毒性疾患。本病以我国南方的发病率较高，一般发生在夏秋季节，病情的严重程度与进入身体的毒素量多少有关，蛇大、咬伤深、咬住时间长，则注入毒量大，病情重；被咬者的年龄和体格大小与中毒程度也有关系，儿童、老人和体格瘦小者反应一般较严重，如蛇毒进入血液循环，可在短时间内引起死亡。主要病理改变是蛇毒的有毒成分（神经毒、血循毒、酶）对神经、肌肉、心肌细胞、血管、凝血因子等的破坏，引起肌肉运动障碍，及其结构功能的破坏，凝血机制受损，导致出血、溶血等一系列血液系统、循环系统的病理改变，最终引起呼吸麻痹、循环衰竭、急性肾衰竭等严重合并症。被毒蛇咬伤后，伤处常有较粗大而深的牙痕，局部伤口常有不同程度的疼痛，或麻木蚁行感。伤口周围肿胀，并迅速向近心端蔓延。有的还可有出血不止，水疱或血疱。随之，可出现轻重程度不同的全身症状，但由于蛇毒的性质不同，所出现的症状也不同。

本病属于中医学"毒蛇咬伤""中蛇毒"范畴。毒蛇咬伤人体后，毒液经伤口而入，侵蚀肌肤，传播经络或入于营血，内攻脏腑而发生中毒，是本病的基本病因病机。分而言之：神经毒属于中医学"风毒"范畴，具有风的特性，易犯经络，轻则经气运动不利，气血流行不畅；重则经脉瘀阻，传导、联络功能受碍，经气不至而麻痹；尤重者风毒闭肺至呼吸麻痹或风毒传肝而引起肝风。血循毒属于中医学"火毒"范畴，具有火邪的特性，初始侵入气分或内结于六腑，表现一派热毒症状，继则内陷营分，引起耗血、动血之变，甚者蛇毒攻心、耗伤心气，至心神蒙蔽，心气欲脱。混合毒属于中医学"风火毒"范畴，既具火之性，又具风之特征，但有所偏重，或以风毒为主，或以火毒为重，或风火毒并举，随蛇之所含毒性而定。中医学在临床上多按风毒、火毒、风火毒三证进行辨治。

【膏方集成】

1. 加味烟晶膏：烟晶膏、鲜五爪龙叶各适量。用竹签从旱烟斗杆内蘸取绿豆粒大小

中医膏方全书（珍藏本）

一团烟晶膏，取鲜五爪龙叶适量洗净，与烟晶膏制成膏饼，贴于伤口上，用纱布轻轻固定保温，每6小时换药1次，同时让患者冲服蜂蜜，以防蛇毒内陷。先用纱布条在伤口近心端结扎，再用三棱针在伤口多处刺破皮肤，用手挤压出血排毒，再以生理盐水或乙醇冲洗伤口，然后敷药。适用于毒蛇（五步蛇、银环蛇）咬伤。

2. 乌柏二叶膏：鲜青色乌柏树叶2份，土牛膝叶8份，红糖30克。上药共同捣碎，加白酒少许，做成鸡蛋大药膏，敷于患部。开始每小时换药1次，3次后改为每日换药1次，并用上药涂肿胀处。中毒重者，用牛膝叶捣汁对入白酒50毫升服下。适用于各种毒蛇咬伤。

3. 大蒜雄黄膏：蒜头、雄黄各适量。蒜头去皮膜捣烂如泥，调以雄黄成膏。外敷患处，每日换药3次。适用于毒蛇咬伤急救，抑制毒素的扩散。

4. 虫蛇咬伤膏：石灰、面碱各100克。共为细末，以火酒调成膏。用时取湿膏敷患处，膏干则随时换，如觉患处痛时，乃毒气去尽，可停止敷药。每日换药3次，在敷膏时配以黄连、白芷各3克，水煎服。适用于各类虫蛇咬伤。

5. 毒蛇咬伤膏：鲜冬青叶、鲜红龙船叶各1000克。上药切碎，加水2000毫升急火煎煮2小时，滤去药渣，再慢火浓缩成膏约250克，拌匀装瓶备用。治疗时，先以5%盐水湿敷，清洗患部，涂上药蜜以填满溃疡处为度，外加棉垫扎。每日换药1次，治疗2日，创面即干净，皮层由外围向内长出新肉芽，至第13日基本愈合而停药。适用于蛇伤溃疡多糜烂、恶臭、经久不愈。

6. 二虫膏：地龙5条，蜈蚣1条。上药共为细末，以香油调成膏剂。用时每取少许敷于患处，每日3次。适用于毒蛇咬伤。

7. 凤凰蛇毒膏：鲜白辣蓼250克，鲜罗柱叶下风100克。上药洗净，捣烂取药汁，浓缩浸膏。每次10克，每日3次，口服。另取鲜白辣蓼、鲜罗柱叶下风加冷开水调匀敷涂患处。内服外用。适用于各类毒蛇咬伤。

8. 雄麝膏：雄黄10克，麝香1克，鲜

板蓝根500克。先将雄黄、麝香研细末，同时将板蓝根榨汁；然后将雄黄粉、麝香粉同板蓝根汁调匀为膏。用时取适量涂于伤口处，每日3次。适用于蛇咬伤。

毒虫螫伤

毒虫螫伤是指含有毒素的虫类（包括蜂、蚊、蝎、蜈蚣、刺毛虫、蜘蛛等）通过其刺及毒毛刺螫或口器刺咬人体皮肤，毒液入里而发生局部或全身性病理反应。轻者仅发生局部的中毒症状，严重者可出现全身性的中毒反应。毒虫毒液多经尖牙、尾刺注入人体，毒液中含有多种不同的毒素，能导致人体发生过敏反应和中毒反应，严重者可危及生命。螫伤多见于颜面、手足等暴露部位。人体被螫伤后，伤处可出现剧痛，或伴瘙痒、红肿、水疱、荨麻疹等，也可出现全身中毒反应，如头昏、恶心呕吐、腹泻、恶寒发热，严重可有惊厥、抽搐，甚至可发生过敏反应。

本病属于中医学"恶虫叮咬"范畴。中医学认为，恶虫咬螫人体，由其虫毒注入人体内而发病，轻则局限于皮肤，重则走散，循经络而入营血脏腑，从而引起局部的反应或全身的中毒症状。毒虫伤人，毒气侵入肌肤，可致瘙痒刺痛，外起斑疹，甚则溃烂，若毒气流窜经络，可有红丝显现，若邪毒炽盛，则可入营血，侵犯脏腑。临床上多从风毒、火毒两证论治。

【膏方集成】

1. 雄黄消毒膏：雄黄20克，巴豆10克，生白矾40克。上药共为末，黄蜡100克熔化，入药搅成膏。用时将膏加热炙开，滴螫处立效。每日1次。适用于蝎螫伤。

2. 半夏膏：半夏500克，香油适量。取半夏研成细末，加香油适量调成膏。以螫伤点为中心，用半夏膏均匀涂抹，面积超过肿胀部位外0.5厘米即可，每日换药1次。适用于毒蝎螫伤。

3. 蜘蛛敷膏：蜘蛛适量。用蜘蛛研成膏，并同时以活蜘蛛按在毒虫咬处吸其毒。外用，每日1次。适用于蜂蝎螫伤，蜈蚣咬伤，蛇虺咬伤。

4. 四神膏方：皂荚、芜荑、雄黄、青盐各等份。上药共为末和匀，用蜜调制成膏。涂于蜘蛛咬伤处，每日 3 次。适用于蜘蛛咬伤。

5. 附子膏：生附子 1 枚。将生附子放入沙盆内以醋磨浓成膏。用时取少许涂抹伤口处，每日 3 次。适用于蜈蚣咬伤。

6. 雄黄膏：雄黄 10 克，鲜桑白皮 500 克。先将雄黄研细末，同时将鲜桑白皮榨汁；然后将雄黄粉同桑白皮汁调匀为膏。用时取适量涂于伤口处，每日 2 次。适用于蜈蚣咬伤。

7. 王不留行膏：王不留行籽适量。将王不留行研末，加冷开水调成膏。用时先拿橡皮膏或伤湿止痛膏加热后贴患处，然后迅速揭开，反复几次，拔出毒毛；再取少许王不留行膏敷于患处，每日 1 次。适用于毛虫蜇伤后引起的局部剧痛、红肿等。

第十三章　急腹症疾病

急性阑尾炎

急性阑尾炎是腹部外科中最为常见的疾病之一，其症状主要表现为腹部疼痛，胃肠道反应和全身反应。典型的急性阑尾炎患者，腹痛开始的部位多在上腹、剑突下或脐周围，经6～8小时或10多小时后，腹痛部位逐渐下移，最后固定于右下腹部。腹痛固定后，原来初发部位的疼痛可明显减轻，甚至完全消失。这种腹痛部位的变化，临床上称为转移性右下腹痛，它是急性阑尾炎所独有的特征，也是和其他急腹症鉴别的主要依据之一，大约80％的患者具有一这特点。临床上不典型的患者也有，腹痛起始的部位可能在全腹部，或左侧腹部，甚至在腰部、会阴部，也有的患者无转移性腹痛，发病一开始就是右下腹部疼痛。因此，没有典型的转移性腹痛病史，也不能轻易地完全排除急性阑尾炎的存在。急性阑尾炎的患者腹痛多数以突发性和持续性开始的，少数可能以阵发性腹痛开始，而后逐渐加重。突然发生完全性梗阻的急性阑尾炎，发病初期就可为剧烈的阵发性腹痛，这是由于阑尾腔内压力增高，阑尾壁强力收缩的结果，一阵剧痛过后，可以经短暂的间歇而再次发作。腹痛的程度和特点因人而异，但与阑尾炎病理类型关系密切，单纯性阑尾炎多呈持续性钝痛或胀痛，而化脓性和穿孔性阑尾炎常为阵发性剧痛或跳痛。急性阑尾炎患者胃肠道反应以恶心、呕吐最为常见，早期的呕吐多为反射性，常发生在腹痛的高峰期，呕吐物为食物残渣和胃液，晚期的呕吐则与腹膜炎有关。约1/3的患者有便秘或腹泻的症状，腹痛早期的大便次数

增多，可能是肠蠕动增强的结果。盆位阑尾炎时，阑尾的尖端直接刺激直肠壁也可伴便次增多，而阑尾穿孔后的盆腔脓肿，不仅便次多，甚至会出现里急后重。急性阑尾炎初期，部分患者自觉全身疲乏，四肢无力，或头痛、头晕，病程中觉发热，单纯性阑尾炎患者的体温多在37.5℃～38℃，化脓性和穿孔性阑尾炎时体温较高，可达39℃左右，极少数患者出现寒战高热，体温可升到40℃以上。

本病属于中医学"肠痈"范畴。按疼痛部位的不同，分为大肠痈和小肠痈：痛处接近右下腹天枢穴者称为大肠痈，在关元穴附近者称为小肠痈。临床以大肠痈为常见。中医学认为本病是由于寒温不适，或饮食不节，或劳累过度，或暴急奔走，跌仆损伤，或情志不畅，暴怒忧思等因素，导致肠胃受损，运化失职，糟粕积滞，生湿生热，气血不和，败瘀留积，蕴于肠道而成。临床上一般把肠痈分为瘀滞型、热毒型和湿热型。

【膏方集成】

1. 双柏膏：侧柏叶、大黄各60克，黄柏、泽兰、薄荷各30克。上药共为细末，用开水与蜜糖各半，与药末共调煮为稠糊状，也可与凡士林调为膏敷贴用。将药糊趁热敷患处，每日上、下午各1次。本膏药水蜜调敷时，应调后以温热（以患者能耐受为度）敷贴，特别是用治急腹症时，为使药物较长时间保持温热，可在膏药表面外加热水袋，以提高疗效。个别患者敷贴后，局部可出现皮疹，停药后可自行消退。适用于阑尾炎、阑尾周围脓肿、急性胆囊炎、疮疡、毒蛇咬伤、急性睾丸炎、血栓性静脉炎、急性乳腺炎、丹毒、带状疱疹等。

2. 大黄牡丹皮汤膏：大黄 72 克，牡丹皮 18 克，桃仁 60 克，瓜子 180 克，芒硝 54 克，桃枝 12 克，蒜头、柳枝、槐枝、桑枝各 4 克，苍耳子、益母草、蕹菜、车前草、马齿苋、地丁草各 66 克，凤仙草、猪牙皂、赤小豆各 6 克，石菖蒲、白芥子、花椒各 3 克。用麻油 2240 克，将上药浸泡，上锅炸枯，去滓，熬油，下丹搅匀，再下炒铅粉 30 克，松香 4 克，密陀僧、牛胶（酒蒸化）、生石膏各 12 克，陈壁土、白矾、轻粉各 6 克，官桂、木香各 3 克，搅匀收膏。使用时将膏药化开，贴于天枢、巨虚穴上。孕妇禁贴。适用于阑尾炎、子宫附件炎等盆腔炎症或输精管结扎术后感染等属于里热证、大便不通者，亦可用于急性睾丸炎或附睾炎、痔疮、肛门周围炎、支气管哮喘、荨麻疹而兼有便秘者。

3. 花粉黄柏膏：天花粉 180 克，黄柏、生天南星、赤芍、生川乌、生草乌、生甘草、陈皮各 80 克，大黄、姜黄各 90 克，僵蚕、黄芩、藤黄各 125 克，白芷、樟脑、冰片各 30 克，薄荷冰、制乳香、制没药各 15 克。上药共为细末，用香油 500 克，猪油 100 克，黄蜡 150 克放锅内煮沸后，加入前 14 味药末，不断搅拌至 30 ℃以下，最后加入樟脑、冰片、薄荷冰、制乳香、制没药，搅匀收膏。将膏药涂于纱布上，贴于患处，每日换贴 1 次，直至病愈。孕妇禁用。适用于急性阑尾炎初起尚未成脓者。

4. 半夏南星膏：半夏、天南星、川乌、猪牙皂、浙贝母、广姜黄、黄芩、大黄各 30 克，黄柏、败酱草、木芙蓉叶各 60 克，穿山甲 45 克，白芷 15 克。上药共为细末，按 3∶7 的比例加凡士林或蜂蜜调和成膏备用。将膏药摊于油纸，上盖纱布，胶布固定，每日换药 1 次。孕妇禁用，老年人及小儿全身情况差者慎用。适用于阑尾炎穿孔、严重坏疽性阑尾炎或合并腹膜炎者。

5. 复方大黄糊：大黄、芙蓉叶各 300 克，黄芩、黄连、黄柏、泽兰叶各 240 克，冰片 9 克。上药共为细末，密储备用。外用，贴敷时用黄酒适量调成麻酱稠度，摊于油纸或塑料布上，厚 0.3～0.4 厘米，敷于病变局部，外以纱布覆盖，胶布固定即可。每日贴

敷 1～3 次，3 次为 1 个疗程。适用于肠痈。

6. 加味大黄膏：大黄、侧柏叶各 50 克，黄柏、泽兰、薄荷各 25 克，乳香、没药各 15 克。先将上药研为细末，用蜂蜜和水各半调拌成糊膏状，炒热备用。外用，趁热外敷阑尾区，敷药后加热水袋置药上外敷，或冷后炒热再敷，1 剂可用 2～3 日。如为化脓性阑尾炎，上方加炮穿山甲 10 克，三棱、莪术各 15 克，用法同上。适用于单纯性阑尾炎或化脓性阑尾炎。

7. 青苔苎麻膏：井边青苔、苎麻根各 30 克，蜜适量。上药捣烂，蜜调匀备用。外敷痛处，每日 1～3 次。适用于慢性阑尾炎。

肠 梗 阻

肠内容物不能顺利通过肠道称为肠梗阻。肠梗阻主要病理生理变化有肠膨胀和肠坏死、体液丧失和电解质紊乱、感染和毒素吸收三大方面。肠梗阻的主要临床表现是腹痛、呕吐、腹胀，无大便和无肛门排气。这些症状的出现和梗阻发生的急缓、部位的高低、肠腔堵塞的程度有密切关系。早期单纯性肠梗阻患者，全身情况无明显变化，后因呕吐，水、电解质紊乱，可出现脉搏细速、血压下降、面色苍白、眼球凹陷、皮肤弹性减退、四肢发凉等中毒和休克征象，尤其以绞窄性肠梗阻更为严重。腹部体征：机械性肠梗阻常可见肠型和蠕动波。肠扭转时腹胀多不对称。麻痹性肠梗阻腹胀均匀，单纯性肠梗阻肠管膨胀，有轻度压痛。绞窄性肠梗阻，可有固定压痛和肌紧张，少数患者可触及包块。蛔虫性肠梗阻常在腹部中部触及条索状团块。当腹腔有渗液时，可出现移动性浊音，绞痛发作时，肠鸣音亢进，有气过水声、金属音。肠梗阻并发肠坏死、穿孔时出现腹膜刺激征。麻痹性肠梗阻时，肠鸣音减弱或消失。低位梗阻时直肠指检如触及肿块，可能为直肠肿瘤，极度发展的肠套叠的套头或肠腔外的肿瘤。

本病属于中医学"关格""腹痛""结症"范畴。若因气血虚弱、阴虚肠燥、寒凝固结、瘀血滞留、食积阻肠、蛔虫聚阻或燥

热内结等以致肠道运化传导功能失职，则致本病的发生。①气血虚弱，肠运无力：若素体气血虚弱或术中失血，气血损伤，血为气之母，血伤气亦损，则肠道失去血润气运而形成本证。②阴液不足，肠道干涩：若素体阴亏，或术中失血，损伤阴血，以致真阴一亏，肠道失润而干槁，则燥屎内结不通而形成本证。③寒凝气滞，肠道固结：若素体阳虚，脾肾虚寒或贪凉饮冷，或感受寒邪，寒邪直中肠胃。而寒性凝滞，即凝闭不通之意。《素问·举痛论》曰："寒气客于脉外则脉寒，脉寒则缩蜷，缩蜷则脉绌急，绌急则外引小络，故卒然而痛。"④瘀血滞留，血脉不通：若腹部跌仆损伤，或术后离经之血滞留肠间脉中，则为瘀血，血凝则气滞，气血运行不畅，不能宣达，通降失常而形成本证。⑤食积阻肠，气机不通：若饮食不节、暴饮暴食，食积内停，日久积而化热。或恣食肥甘煎炸燥烈之品，肠胃壅热，于是湿热积滞，壅结肠胃而形成本证。⑥蛔虫聚阻，气机逆乱：若饮食不洁，感染蛔虫，蛔虫若壅结阻塞肠道，则气机逆乱，使传化不行，腑气不通，而形成本证。⑦燥热内结，腑实不通：若外感暑热之邪，或寒郁化热，热传阳明，热结津伤，阳明燥结，则腑实不通，甚则见热入营血，则出现神昏之症。

【膏方集成】

1. 通阻膏：生大蒜120克，芒硝30克，生大黄60克，醋60毫升。将上药于醋中浸泡，后用蜂蜜成膏。每次10克，每日3次，口服。适用于肠梗阻腹痛、呕吐、腹胀，无大便。

2. 莱枳香葱熨：莱菔子、枳实、木香各30克，葱头50克，食盐300克，白酒20克。将莱菔子、枳实和木香共碾为粗末，和食盐混合均匀，在铁锅内炒热，趁热入葱头（切碎），以白酒拌匀，加水煎煮滤汁去渣3次，取滤液兑蜂蜜加热浓缩成膏。用时用布包裹敷于患处，每日2～3次。适用于肠梗阻，腹部疼痛剧烈，伴呕吐者。

3. 雄黄攻虫膏：雄黄3～10克，研细末。上药用鸡蛋清调成糊膏。用时利用体温加热成膏，敷脐部，外用纱布包扎。若在患者腹部摸到条索团块，可用热水袋在此处热熨之，则会收到更好的疗效。适用于蛔虫性肠梗阻，腹痛、呕吐、腹胀。

4. 肠通膏：麝香0.3克，生姜、紫苏各120克，大葱500克，陈醋250克，普通膏药活纱布1张。将生姜、紫苏研为细末，和大葱共捣一起，用陈醋炒热，再加蜂蜜加热浓缩成膏。用时先将麝香（研细末）纳入神阙穴，外盖本膏于神阙及阿是穴。适用于瘀滞寒凝肠梗阻，腹痛、呕吐、腹胀。

5. 桃红松解膏：当归、丹参、红花、桃仁、厚朴、延胡索、陈皮、白术、生白芍、甘草、赤芍各等份。上药共同粉碎，用醋调成膏糊状备用。使用时将上膏装入1个10厘米×10厘米纱布袋中，外敷脐部，外用绷带固定。亦可用于热水袋热敷或红外线理疗，每次20～30分钟，每日3次，药包平时戴在身上，4日为1个疗程。适用于术后粘连性肠梗阻。

6. 肠梗阻贴膏：生大黄、大腹皮、延胡索、丹参、制附子、肉苁蓉各50克，当归、生甘草、赤芍各30克，蜈蚣3条，肉桂末（另包）3克。上药除肉桂外，加水按常规煎药方法煎煮，去渣，将药液浓煎收膏备用。使用时将药膏均匀地涂抹于纱布上，另包肉桂末撒在药膏上，以神阙穴为中心，敷于腹部，外用宽胶布固定，并用热水袋热敷，每次50～60分钟，每日3次，2日换药1次。患者常规采用禁食或少量流质维持水、电解质和酸碱平衡等对症处理。适用于结肠癌术后肠梗阻。

7. 消胀膏：白术、厚朴、枳实、大黄各等份，细辛、冰片少许。上药共为细末，放入麻油中煎煮后纳入黄丹粉收膏。使用时将患者神阙穴（脐部）用消毒棉签蘸生理盐水洗净，将调好的药膏适量敷于局部，一般5克为宜，上覆一小块塑料薄膜，外敷消毒纱布，用胶布固定。适用于腹部手术后腹胀、肠梗阻等。

8. 阿魏麝丁膏：阿魏0.6克，丁香0.3克，麝香0.06克，伤湿止痛膏1张。上药为细末，取药末适量放膏药上备用。用时外贴脐部，再用热水袋熨，每次15～30分钟。孕妇忌用。适用于肠梗阻所致小腹疼痛。

胆道感染与胆石症

胆道感染、胆石症是胆道系统急、慢性炎症与结石病变的总称，包括急性胆囊炎、慢性胆囊炎、慢性结石性胆囊炎、急性胆管炎、慢性胆管炎、原发性胆管结石症、急性梗阻性化脓胆管炎等，发病率一般占急腹症的第 2 位，但在国内沿海与南方的一些省份中已上升为第 1 位，成为外科的常见、多发、难治疾病。胆道感染是指胆道内有细菌感染，可单独存在，但多与胆石症同时并存，互为因果。感染的胆道易于形成结石，胆石如阻塞胆总管则有 80％～90％合并感染，感染常见细菌为大肠埃希菌、铜绿假单胞菌、厌氧菌等。胆石症在静止期可无明显症状及体征，或仅有上腹部不适、隐痛、厌油腻饮食等症状，当胆道某一部位发生胆石移动、梗阻或细菌感染时，可出现中右上腹绞痛、发热、黄疸等症状，右上腹可出现压痛、腹肌紧张、反跳痛或扪及肿大胆囊之底部。重症感染可并发胆囊坏疽穿孔、胆道出血、肝脓肿、中毒性休克等。胆石症包括原发于胆囊及原发于胆管系统的结石，两者在发病机制和临床过程中均有显著差别。胆石虽是由胆汁中的成分构成，但其中的主要成分是与患者的饮食习惯、地理环境、营养条件、胆道本身的病理改变和身体的代谢活动等因素有密切关系。西方国家结石主要发生于胆囊，但我国及东南亚、日本一带，原发于胆管系统的色素结石却很常见。腹痛、寒战、高热及黄疸是胆总管结石梗阻、感染而致急性胆管炎的典型三联症状，如出现神昏谵语、血压下降等中毒性休克征象时，称为急性梗阻性化脓性胆管炎（重症胆管炎）。急性结石性胆囊炎主要表现为右上腹剧烈绞痛，持续性伴阵发性加剧，可向右肩背部放射，油腻饮食常为胆绞痛诱发因素，体温常在 38 ℃以上，右上腹有压痛、腹肌紧张，有时可扪及肿大之胆囊。慢性胆囊炎主要表现为上腹部饱胀、嗳气和厌食油腻等消化不良症状，类似"胃痛"，有时可感到右肩胛下、右季肋处隐痛，

右上腹部可能有轻度压痛和不适，无典型的临床症状，病史可长达数年至十余年，部分患者可曾有胆绞痛及急性胆囊炎发作史。较大的胆囊结石主要表现为右上腹闷胀不适，或呈慢性胆囊炎症状；较小的胆囊结石可使在油腻饮食或夜间平卧后结石移动阻塞胆囊颈部引起胆绞痛及继发急性胆囊炎；结石如长期阻塞胆囊颈管不发生感染，则形成胆囊积水，约有半数的胆管结石患者，可因无症状而终身被忽略，称为隐性结石。肝内胆囊结石症状常不典型，表现为经常反复发作的右上腹肝区闷胀疼痛，畏寒发热，有时出现黄疸，肝区有叩击痛或可扪及有触痛和肿大的肝脏。

胆道感染、胆石症属于中医学"黄疸""胁痛"等范畴。在中医学里黄疸和胁痛是属于两个不同的病名，故本篇中对其分别讨论。

【膏方集成】

1. 肝胆排石膏：天南星、附子、香附各 10 克，当归、肉桂、丁香、乳香、没药、大黄各 20 克，五灵脂、木香、陈皮、地龙各 30 克，防风、荆芥各 40 克，广丹、香油各 1000 克。上药浸于胡麻油中煎熬成焦黑色，去渣备用。外敷，不分年龄大小均可以用，2 贴为最好，即肝区前后各 1 贴，洗澡或隔 2～3 日取下对折几次，使未发挥药物作用的部分调节到外面，再敷肝胆痛区，每周更换 1 次。针对本病发作时患者恶心、呕吐，不能进食，饮水时剧烈呕吐的现象，加用排石丹口服为辅助用药。适用于胆石症之胆道术后无结石、残留结石（肝内、外胆管结石、胆总管结石），原发肝内、外胆管结石、胆总管结石，胆囊结石（以直径小于 10 厘米，CT 值小于 100，泥沙样结石为主）。

2. 清热利湿膏：龙胆、柴胡、延胡索、木通、川楝子、半夏、当归、甘草、金钱草、海金沙、郁金、硝石、白矾各 10 克，黄芩、泽泻各 12 克，黄连、木香各 6 克，黄柏 2 克，栀子、车前子、青蒿各 15 克，生地黄、茵陈各 30 克。辅药：韭白、葱、蒜各 12 克，槐枝、柳枝各 24 克，石菖蒲、艾叶、白芥子、佛手各 3 克，凤仙草（全株）6 克。用麻油 1070 克，将上药浸泡，上锅熬枯，去渣熬油，

下丹频搅，搅匀后再入官桂、丁香、砂仁、檀香各 3 克，牛胶（酒蒸化）12 克，搅匀收膏。使用时将膏药化开，贴于胆俞、章门、三阴交穴上。孕妇禁贴。适用于湿热煎熬结成砂石，致胆管、胆囊结石者，胁痛口苦，胸闷纳呆，恶心呕吐，目赤或目黄身黄，小便黄赤，舌苔黄腻，脉象弦数。

3. 大柴胡汤膏：柴胡、黄芩、枳实、制半夏、白芍各 27 克，大黄 18 克，生姜 36 克，大枣 12 枚。辅药：干姜 3 克，葱白、蒜头、韭白各 6 克，槐枝、柳枝、冬青枝、枸杞根、桑叶各 20 克，益母草、菊花各 10 克，石菖蒲 15 克。用麻油 120 克将上药浸泡，上锅熬枯，去滓，熬油，下丹频搅，再入炒铅粉 30 克，牛胶（酒蒸化）、松香、密陀僧各 12 克，官桂、樟脑、陈壁土、赤石脂各 6 克，雄黄、白矾、木香、丁香、轻粉、乳香、没药各 3 克，搅匀收膏。使用时将膏药化开，贴于大椎、天枢穴上。孕妇禁贴。适用于急性胃肠炎、急性热病过程中的呕吐、便秘，或慢性胆道感染和胆石症等。

4. 桐油生石膏敷贴：桐油 30～40 毫升，生石膏 10 克。将桐油与石膏混合均匀，涂于纱布或油纸上，外敷患处。腹腔炎症将膏药敷于病变部位的腹前壁上，盆腔附件器官的炎症敷于下腹部，敷药宽度必须超出炎症浸润的范围。根据病情轻重每日换药 1～3 次。治疗过程中须根据患者病情结合应用抗生素，或输液、输血，对急性穿孔性阑尾炎，阑尾脓肿破溃或其他原因引起的弥漫性腹膜炎及时采取手术方法。适用于慢性胆囊炎，急、慢性阑尾炎，急性胰腺炎、消化道穿孔术后、附件炎等腹腔脓肿。

5. 胁痛膏：醋柴胡、醋延胡索、当归、五灵脂、赤芍、桃仁、青皮、黄芩各 20 克，制香附 30 克，枳壳、红花、川芎、川楝子、生茜草各 15 克，广木香、制乳香、制没药、黄芩各 10 克，麝香 2 克，樟脑 3 克，黄丹 250 克，胡麻油 800 克。将上药除麝香、樟脑、黄丹外，浸于胡麻油中煎熬成焦黑色，去渣，存油，加入黄丹再煎至滴水成珠，最后加入麝香、樟脑，凝结成膏，每张 25 克药膏备用。使用时先将胆囊底、胆俞穴部位用

温开水洗净，将膏药稍加温后，取 2 张药膏分别贴于胆囊底和胆俞穴，2～3 日更换 1 次，10 日为 1 个疗程。可连续治疗 2～3 个疗程。适用于慢性胆囊炎。

6. 利胆化石膏：金钱草 380 克，珍珠母 90 克，王不留行 60 克，虎杖 50 克，鸡内金 45 克，石韦 36 克，鹅不食草、海金沙、赤芍、茵陈各 30 克，鱼脑石 20 克，姜黄、郁金、延胡索各 18 克，白芥子 6 克。上药用麻油煎，黄丹收膏，备用。临用时将膏药烤热后贴在胆区、胆俞、神阙、阿是穴，每 2 日更换 1 次，12 次为 1 个疗程，中间可间歇 6 日。适用于胆囊炎、胆管炎所致的右胁胀痛、痛彻肩背，泥沙样胆结石，肝内外胆管结石，肝内广泛性小结石，术后胆道残余结石，复发性结石等。

7. 消肿止痛膏：大黄、蒲黄、浙贝母各 20 克，吴茱萸 10 克，冰片 5 克。上药为细末，放入沸油中煎煮，待 30 分钟后加入适量黄丹粉以收膏。用时将药膏烊化涂于敷料，贴于胆囊疼痛区，外用胶布固定。每日换药 1 次，连用 3～5 日。适用于胆囊炎疼痛不止，脘腹胀满。

8. 黄柏桃胡膏：黄柏 20 克，生桃仁、延胡索各 15 克，冰片 6 克。上药为细末，用凡士林 60 克调成糊膏状，外敷于胆囊区压痛处并用敷料覆盖，直径 3 厘米，外用胶布固定。每 24 小时换药 1 次，7 日为 1 个疗程。适用于慢性胆囊炎急性发作，疼痛不止，局部肿胀。

9. 消胆石膏：香附、五灵脂、鸡内金各 500 克，柴胡、枳实、厚朴、金钱草、木通各 260 克，冰片 3 克。上药共研细末过筛，麻油熬膏备用。敷天宗、期门、日月、梁门、阳陵、外丘、光明、足三里、胆囊、肝俞、胆俞。每次选 4～6 穴，每日 1 次，连敷 1～3 个月。适用于胆囊炎，胆石症。

泌尿系结石与尿路梗阻

凡在人体肾盂、输尿管、膀胱、尿道出现的结石，统称泌尿系结石，又称尿石症。尿石症是全球性的常见病，在我国的发病率

也较高，且多发于青壮年。泌尿系结石多见于男性，病因尚不十分清楚，但与异物、梗阻、感染、营养障碍、内分泌及代谢失调和长期卧床等因素有关。泌尿系结石可引起剧烈疼痛、血尿。若继发感染还可引起发热。结石长期梗阻可引起梗阻部位以上尿路积水、功能损害。尿结石可发生于泌尿道各个部位，如肾盏、肾盂、输尿管、膀胱、尿道等处，是造成尿路阻塞的重要原因之一。泌尿系结石的大小差别很大，大者可如鸡蛋黄，直径达5～6厘米，小者可如细沙。结石在原发部位静止时，患者常没有任何不适感，或仅觉轻度腰腹部胀坠感，往往引不起人们的重视。所以经常有患者肾盂内结石已长至直径1厘米以上了，还没发现，在进行健康体检或检查其他疾病时才发现患了泌尿系结石。结石活动或下移时可引起患者腰腹部绞痛。常伴恶心呕吐、小便发红等症状。结石活动期做B超，往往发现单侧或双侧肾积水，这是由于结石下移在输尿管某处嵌顿所致，结石长期嵌顿，尿液排泄不能畅通，日久可致不可逆性肾功能损害，后果严重。

本病中医学称为"石淋"，属于淋证之一。淋证病因以湿热为主，湿热蕴结下焦，膀胱气化失司，水道不利遂发于淋。湿热蕴积，煎熬尿液，日久尿中杂质结为沙石，则为石淋。《诸病源候论》曰："诸淋者，由肾虚而膀胱热故也，肾虚则小便数，膀胱热则水下涩，数而且涩，则淋漓不宣，故谓之淋。"《诸病源候论·石淋候》曰："石淋者，淋而出石也。肾主水，水结则化为石，故肾客沙石。肾虚为热所乘，热则成淋。其病之状，小便则茎里痛，尿不能卒出，痛引少腹，膀胱里急，沙石从小便道出，甚者塞痛合闷绝。"

【膏方集成】

1. 淋证膏：葱白（带须，去土，勿洗）5支，萹蓄3克，大黄、木通各2克，瞿麦6克。上药共捣烂为膏。用时取药膏（如枣大）1块，放于脐中，上盖纱布，再用胶布固定，每日换药1次。适用于尿路感染，尿痛淋漓。

2. 通淋膏：玄参、麦冬、当归、赤芍、知母、黄柏、生地黄、黄连、黄芩、栀子、瞿麦穗、萹蓄、赤茯苓、猪苓、木通、泽泻、车前、甘草、木香、郁金、粉草薢、乱发各30克。上药先用油熬，黄丹收膏，加入滑石240克搅匀。外用，摊贴脐下。适用于膀胱积热、淋秘、尿血等。

3. 通尿消石膏：滑石、硝石、生乳香、琥珀、小茴香各30克，冰片15克。上药共为细末，瓶储备用。每次3克，温开水调成糊膏状，外敷脐部，麝香膏固定，上加艾条悬灸30分钟。每日1次，2日换药1次。适用于泌尿结石，小便不利，少腹疼痛。

4. 尿结石膏：小茴香3克，金钱草6克，葱白5支，蓖麻籽7粒，食盐6.5克。以上诸药共捣烂如泥，每次取1块放在脐中，如枣大，外用纱布覆盖，胶布固定，每日换药1次。如果同时加贴膀胱俞穴，效果更好。适用于尿路结石，小便淋漓涩痛。

5. 虎杖消石膏：鲜虎杖根100克，乳香15克，琥珀10克，麝香1克。将虎杖根捣极烂，乳香、琥珀研为细末。将上药除麝香外予沸油加黄丹粉成膏。用时在膏面撒麝香末，敷神阙穴，并敷双侧肾俞、膀胱俞穴。适用于尿路结石，小便涩痛。

6. 澄浊膏：菖蒲12克，木通、大黄、五倍子、诃子、杜仲、小茴香各6克。上药共为末，加入沸油中，再纳入黄丹粉成膏，冷却备用。用时将膏烊化，取少许摊于敷料上贴于肚脐。外用纱布覆盖，胶布固定，每日换药1次。8～15次为1个疗程。适用于尿浊日久，经久不愈。

7. 固泉膏：益智、乌药、桑螵蛸、生龙骨、远志各等份。上药共压粉，用时取药粉10克，以蜂蜜调为膏状，涂脐内，常规方法固定。每日1次，连用5日。适用于尿频，次多量少。

急性重症胆管炎

急性重症胆管炎以往称急性梗阻性化脓性胆管炎，是指胆管严重的急性梗阻性化脓性感染，常伴胆管内压升高。患者除了有右上腹痛、畏寒发热、黄疸夏科（Charcot）三联症外，还可伴有休克及精神异常症状

（Reynolds 五联症）。本病是我国胆道疾病最突出的急症，也是最严重的感染性急腹症。近年来对本病的诊断和治疗虽取得很大进展，但病死率仍然较高。本病多因胆石症、胆道蛔虫病或肝脓肿引起。感染的细菌绝大多数是大肠埃希菌、铜绿假单胞菌、变形杆菌等。其特点是发病急骤、病情危重、发展迅速，常伴有中毒性休克，如处理不及时，常会出现严重后果。临床表现：①多有胆道感染或胆道手术史。②起痛急，有夏科三联症伴恶心、呕吐等消化道症状。③约50%患者出现烦躁不安，昏睡或昏迷。④体温高热或不升，脉搏快（120次/分钟以上），血压下降，神志改变，呈休克状态。⑤右上腹肌紧张、压痛、肝大、胆囊大，触痛，肠胀气明显。

本病属于中医学"黄疸""急黄"范畴，系感受湿热毒邪，阻滞中焦，脾胃疏泄失常，胆汁输送排泄受阻，侵入于血，外溢肌肤所至。其特点是发黄急骤，身目呈红黄色，高热烦渴，胸满腹胀，神昏谵语，衄血便血，或出斑疹，舌绛，苔黄燥，脉弦滑数。

【膏方集成】

1. 急性重症胆囊1号膏：金钱草、丹参、大黄各15克，黄柏、柴胡、茵陈、栀子、木香、延胡索、郁金各50克，甘草30克。呕吐者加法半夏50克，竹茹70克；热重者加黄连50克，蒲公英70克；湿重者加藿香、佩兰各70克。上药加水浓煎，加入蜂蜜200毫升继续加热成膏。每次10～20克，每日3次，口服。可再配合金黄散外敷：用少量乙醇调和金黄散敷于右上腹，一般连用3～5日。针刺：取双侧足三里为主，配以阳陵泉、三阴交等穴，每日1～2次，留针15～20分钟，5分钟行针1次。适用于急性重症胆囊炎（保守治疗者），症见高热、寒战、腹痛、黄疸三联症。

2. 急性重症胆囊2号膏：党参、枳实、桃仁、红花各80克，厚朴、木香各100克，莱菔子90克。上药加水浓煎后加入蜂蜜200毫升继续加热成膏。每次10～20克，每日3次，口服。48小时腹胀明显者，可用延胡索15克，大黄20克，煎至250毫升保留灌肠，每日1～2次，尽量保留2小时以上至排气止，同时加穴位针刺，取穴双足三里、三阴交，每日1～2次，留针15～20分钟，5分钟行针1次。适用于急性重症胆囊炎术后调理。

3. 福贴膏：牡蛎、茵陈、枳壳各30克，三棱、莪术、鳖甲、桃仁、穿山甲、虎杖、连翘、白花蛇舌草各15克，桃叶12克，柴胡、蜂房、黄芩各10克，甘草6克。上药各为细末备用。左乳头下5厘米处，局部清洁消毒，取上述药末30克，用蜂蜜调成膏糊状外敷，用纱布及塑料薄膜覆盖，胶布固定。每周更换敷贴1次，可连续治疗3个月。适用于胆管炎。

4. 清肝退黄膏：茵陈50克，土茯苓、蒲公英、金钱草、鲜茅根各20克，猪苓、泽泻各12克，木瓜、薏苡仁、柴胡、甘草各10克。恶心不欲食者加神曲、白术各12克。将上药入沸油中煎煮30分钟，滤汁去渣，在沸油中加入适量黄丹粉收膏。用时将膏摊抹于敷料，贴肚脐。每日1贴。适用于身目俱黄如橘子色，倦怠乏力，脘闷纳少，恶心欲呕，腹部胀满，右胁肋疼痛，或畏寒、发热，小便深黄，口苦等症。

5. 桃杏糊：桃仁、杏仁各30克，栀子、桑枝各15克。上药共为末，加醋适量，调成糊状，敷神阙穴，每2日换药1次。适用于胆管炎。

6. 干姜敷脐方：干姜、白芥子各适量。共为细末，储瓶备用。每取药末适量加温开水调如膏状敷肚脐孔，上盖胶布固定，口中觉有辣味时除去。每日1次。10次为1个疗程。适用于胆管炎后阴黄状，其黄疸色黄灰暗不鲜明，不发热，便稀，四肢乏力。

7. 茵陈敷脐方：茵陈60克，附子、干姜各30克。上药共为细末炒热，填满肚脐孔，取剩余部分布包裹于脐上，外用布包扎，每日换药1次。适用于阴黄。

第十四章　腹外疝

凡腹腔脏器或组织经腹壁或盆腔壁缺损部位（如腹环、股环、脐环、切口裂隙）突出至腹腔范围以外形成体表肿物，称为腹外疝，包括腹股沟斜疝和直疝、股疝、脐疝、切口疝。临床以患部出现肿物，站立、行走、咳嗽时明显，平卧时可消失，偶有胀痛为主要特点，本病是最常见的腹部外科疾病之一，其发病率约为人群的1.5%，其中以腹股沟疝（直疝和斜疝）发病率最高，占90%以上，其次是股疝。腹壁抵抗力减弱（先天性、后天性）和由各种原因（长期剧咳、慢性便秘、腹水）引起的腹内压增高，是发生腹外疝的两个主要因素。典型的腹外疝由疝环、疝囊、疝内容物和疝外被盖4部分组成。腹外疝的病理类型可分为易复性、难复性、嵌顿性、绞窄性4种。

本病属于中医学"狐疝""气疝""小肠疝"等范畴。本病是因寒湿邪气侵袭厥阴肝经，以致寒凝湿滞，气因寒聚而发本病，或情志抑郁，或暴怒号哭，气机失于疏泄，气滞不通，筋脉不利而成，或因强力举重，远行辛苦，以致气虚下陷，窜于少腹而成，或小儿先天不足，妇女生育过多，老年肝肾虚弱，筋脉松弛，失于固摄，或因脾胃虚弱，中气下陷，升提失职而发。本病以老年、体弱者及小儿较常见，临床以中气下陷者居多。治疗以益气升提为主要原则。且本病与任脉、厥阴肝经有关。因任脉主人体一身之阴，见症多偏阴、偏寒，而肝脉循少腹，络阴器。所以张子和曰："诸疝皆归肝经。"因此本病治疗又多从肝、从气论治。

【膏方集成】

1. 复方寒疝膏：大蒜15克，花椒12克，肉桂9克，附子、吴茱萸、小茴香、干姜、韭菜子、川楝子各6克，丁香、木香各3克，麝香2克。上药为细末，以白酒调制成膏，填脐内，外用胶布固定，每日换药1次。适用于寒疝，伴疼痛，遇冷加重，得温则减。

2. 疝气膏：小茴香、吴茱萸、川楝子、橘核、黄皮核、白胡椒、桂皮各15克。上药共为细末，水煎3次滤汁去渣，合并滤液，加蜂蜜加热浓缩成膏。外用，每次取药膏10～15克，用米酒调匀，填纳脐孔中，外以纱布贴紧，胶布固定。每日换药1次，10日为1个疗程。适用于睾丸肿痛，疝气，站立、行走、咳嗽时肿物明显，平卧时可消失，偶有胀痛。

3. 疝痛膏：白附子1个，川楝子30克，吴茱萸20克，广木香、小茴香、桂枝各15克。诸药混合粉碎为末，过筛。取药末15克，用黄酒调匀，放于神阙穴，上盖纱布用胶布固定，1～2日换药1次。适用于疝痛，站立、行走、咳嗽时肿物明显，平卧时可消失，无疼痛者。

4. 寒疝膏：小茴香（盐炒）适量，青木香、广木香、吴茱萸各30克，大葱250克。前4味药烘干研为细末，和大葱共捣为泥膏，纱布包裹。敷脐，外加热敷，30～60分钟1次。适用于寒疝腹痛。

5. 丁香膏：丁香适量。研成细末，加适量麻油、黄丹粉收膏。用时取少许敷脐，外用敷料覆盖，胶布固定，2日换药1次。适用于寒疝。

6. 治疝膏：木瓜、小茴香、桃仁各6克，橘核3克。上药共为末，酒调为糊膏，敷脐部。每日换药1次。适用于寒疝腹痛。

7. 蓖麻仁膏：蓖麻仁（去皮）10枚。将蓖麻仁中加入适量蜂蜜加热调制成膏。用时取少许贴敷于涌泉穴，左侧患病贴于右侧穴位，右侧患病贴于左侧穴位，上盖油纸（或纱布），胶布固定即可。每次贴敷 12 小时，每日 1～2 次。适用于疝痛，急性睾丸炎。

7. 桃杏膏：炒桃仁、炒杏仁各 30 克，川楝子 60 克，蓖麻子 120 克。上药共捣如泥膏状，然后加麝香 15 克拌匀，备用（以上为 5 次量）。用时取上药 1/5，摊于纱布上，于夜间睡前贴敷于患处，翌日晨取掉。可连续贴敷 5～10 次。适用于疝痛，睾丸鞘膜积液。

第十五章　周围血管疾病

血栓闭塞性脉管炎

血栓闭塞性脉管炎是一种慢性全身性血管疾患，多发于青壮年，以男性为多，是一种动、静脉的血管腔发生闭塞，引起局部组织缺血进而坏死，以致肢体末端脱落的炎性病变。现代医学认为其病理变化是血管堵塞，血流减少致组织发生缺血、缺氧性坏疽。原因有感染坏死的组织，心内膜炎赘生物，肿瘤细胞的堵塞，原发性血管内膜炎性改变，动脉粥样硬化，血管痉挛病，大动脉炎、静脉炎、动脉栓塞等。主要病状是累及四肢远端中小动脉、伴行静脉和浅静脉的病理变化，为血管壁周期性、节段性、非化脓性炎性改变及血管内血栓形成，血管腔闭塞，引起肢体缺血、缺氧。其临床表现是时冷，间歇性跛行，严重者并发溃疡，坏疽。

本病属于中医学"脱疽"范畴。"脱疽"又称"脱痈""脱骨疽""十指零落"等。早在《内经》中就有本病的记载。《灵枢·痈疽第八十一篇》曰："发于足趾，名曰脱疽，其状赤黑，死不治，不赤黑不死，治之不衰。急斩之。不则死矣。"《外科正宗》亦曰："已溃肉枯筋腐，血水臭汗，疼苦应心，零汀彻骨者逆。"中医学认为主要从寒滞型、气滞瘀阻型、热毒型、寒凝血瘀型、寒湿夹瘀型等方面进行辨证论治。

【膏方集成】

1. 大青膏：大青叶 60 克，黄柏、川大黄、乳香、没药、白矾、樟丹、芙蓉叶、铜绿胆矾、五倍子各 30 克。上药共为细末，用凡士林调和成膏。将成膏摊于消毒纱布上，外敷患处，每日或隔日换药 1 次。适用于一切急性化脓性感染性疾病局部红肿热痛者，如疖、痈、蜂窝织炎、丹毒和急性血栓性静脉炎等。

2. 消炎膏：芙蓉叶、生天南星、白矾、生大黄、黄连、黄柏各 30 克。将上药共研细粉，用凡士林调配成膏备用。使用时将本膏涂敷于静脉炎处纱布覆盖，胶布固定，每日换药 1 次。适用于血栓性浅静脉炎急性炎症期局部肿硬痛重者。

3. 消结膏：芙蓉叶、赤芍、大黄、黄芩、黄柏、山慈菇、生天南星、生川乌、生半夏、姜黄、浙贝母、穿山甲各 30 克。上药共研细粉，用凡士林调配成膏备用。将本膏涂敷于静脉炎处纱布覆盖，胶布固定，2 日换药 1 次。适用于血栓性浅静脉炎后期遗留慢性炎块不消者。

4. 双柏膏：侧柏叶、大黄、黄柏、泽兰各 60 克。将以上药物共为细末，储瓶内备用。临用时取以上药面适量，用香油调匀成膏状，敷贴于患处，上用纱布覆盖，胶布固定。3 日换药 1 次。适用于血栓性静脉炎。

5. 青芙膏：大青叶、芙蓉叶各 60 克，泽兰叶、马齿苋各 40 克，土贝母、大黄、黄连、紫草、汉防己、乳香、没药、川芎、丹参、王不留行、红花各 20 克，三棱、穿山甲、全蝎各 15 克，冰片 10 克。上药为细末，加凡士林调成 30% 青芙膏。取适量药膏涂于患处，范围超过患处 1 厘米，盖上纱布包扎。每 4 小时换药 1 次，3 次为 1 个疗程。未愈者行第 2 个疗程。适用于急性血栓性浅静脉炎。

6. 化瘀通栓膏：红栀子 1000 克，大黄 500 克，食醋 250 克，面粉 100 克。将红栀子、大黄共为细末混合均匀。取葱白适量捣成泥，与上药末、食醋、面粉调拌为膏糊状备用，以可黏附于皮肤，不脱洒为宜。以腘窝、踝关节周围，或以明显肿痛，有条索硬结处为重点贴敷部位，局部清洁，将本膏外敷，厚度为1厘米，外用棉布条缠绕包裹，不宜过紧过厚，以药料不洒，无外渗为宜。嘱患者平卧，抬高患肢，休息约12小时后，药物变干结块，可去掉棉布条将药块收集，加水调和后重复使用1次。4小时换新药剂。连续贴敷7日，休息2日，开始下一疗程。适用于下肢静脉血栓。

7. 金银花膏：金银花500克，玄参、伸筋草、桑枝各150克，透骨草、当归、红花、桂枝、没药各100克，蜈蚣4条。上药共为细末，加凡士林1000毫升调成膏糊状备用。使用时将上膏加温溶化，取适量涂于消毒纱布上，敷于下肢痛处，纱布覆盖，胶布固定。每日1次。10日为1个疗程，连续应用2个疗程。适用于血栓性深静脉炎。

8. 止痛生肌膏：象皮、合欢皮、生地黄各60克，当归45克，紫草、乳香、没药各15克，生甘草、血竭粉各9克，黄蜡150克，麻油75克。将前8味药入油中浸4小时，再炸枯过滤去渣，加入黄蜡，熔化后入血竭粉，搅匀候冷。使用时涂纱布上，外敷患处。适用于脱疽坏死期。

9. 内伤膏：鹿角、红花、官桂、生姜、秦艽、老鹳草、虎骨（酥炙）各60克，乌药240克，当归36克，木瓜30克，离乡草、商陆各90克，麻油5000毫升，飞丹2000克。辅药：肉桂、乳香、没药各60克，麝香6克。用麻油浸主方药21日，煎枯，去渣，离火收膏，再入辅药末搅匀入飞丹。外贴患处，每日1次。孕妇禁用。适用于内伤腰腿寒食流注，鹤膝风，痹证。

10. 丹参膏：丹参、萹蓄各90克，闹羊花、菊花各30克，秦艽、独活、乌头、花椒、连翘、桑白皮、牛膝各60克，醋500毫升，麻油7000毫升，猪脂500克。诸药与醋、麻油共煎，令醋尽，去渣，再与猪脂同煎为膏。用时外涂患处，每日1～2次。孕妇禁用。适用于肢节麻痹疼痛或病后半身不遂、偏枯，口斜耳聋，或结核瘰疬坚肿未溃。

11. 乌头摩风膏：乌头、附子、当归各60克，羌活、细辛、桂心各10克，防风、白术、花椒、吴茱萸各30克，猪脂500克，醋20毫升。上药细切，入醋浸12小时。先煎猪脂，再将上药入猪脂中慢火煎至附子成黄色，去渣，膏即成。适量外涂患处，每日2～3次。孕妇禁用。适用于风痹，腰脚不遂、四肢拘挛，并治马坠疼痛不可忍，及白癜风、脚气等。

12. 芥芷膏：白芥子、白芷各15克，鸡蛋3枚。上药共为细末，蛋清调匀为膏备用。用时外敷患处，3小时后洗去。现制现用，皮肤过敏者忌用，勿令起疱。适用于痹证，关节酸痛。

闭塞性动脉硬化

闭塞性动脉硬化是一种常见的周围血管疾病，是因动脉血管退行性改变所发生的病理变化。早期动脉内膜粗糙，管壁可见增厚、血管弹性降低，随着动脉粥样硬化斑块的增大，加之斑块处的继发性出血和附壁血栓形成，逐渐导致病变处的动脉管腔狭窄和闭塞，从而引起患肢缺血的一系列临床表现。其典型症状为间歇性跛行，早期伴有肢体发凉怕冷、麻木、酸困乏力、轻微疼痛，足背动脉搏动减弱，可并发高血压、高血糖、高血脂等，随着缺血加重，可出现皮肤苍白、苍黄或紫黯、皮肤干燥、脱屑、汗毛脱落、趾（指）甲变形等营养障碍性改变，严重者出现肢端坏疽，剧烈疼痛，晚期多继发血栓形成，迅速出现高位肢体广泛性坏疽而危及生命。本病在欧美国家发病率较高，美国70岁以上人群中发病率为10％，40～70岁发病率为1％～2％，每年有10万人（次）接受外科治疗。随着人民生活水平的提高，饮食结构改变，平均寿命增高，下肢闭塞性动脉硬化发病率有明显增高趋势，并已引起人们的重视。目前认为其与高血压、高血糖、高血脂、肥胖、吸烟等因素有关。其病程进展较缓慢，采用中西医结合辨证论治进行整体治疗，并有比较满意的疗效。

本病属于中医学"脱疽"范畴。

【膏方集成】

1. 生肌玉红膏：白芷 15 克，甘草 30 克，当归身、黄蜡各 60 克，瓜蒌、血竭、轻粉各 12 克，紫草 6 克，麻油 500 克。先用当归身、甘草、紫草、白芷、瓜蒌 5 味入油内浸 3 日，再慢火熬至微枯，用细绢滤清，将油复入油锅内煎滚，下整血竭使化尽，次下黄蜡，微火化开。先用茶盅 4 枚，预顿水中，将膏分作四处，倾入盅内，候片刻，下研极细轻粉，每盅内投 3 克，搅匀，候一昼夜取出。疮面清洗后外涂本膏，每日 1 次。适用于闭塞性动脉硬化，症见疮疡肿痛，溃烂流脓，浸淫黄水。

2. 紫草油膏：紫草、当归、生地黄、白芷、防风、乳香、没药各等份。上药煎汤滤汁去渣后继续文火加香油加热，浓缩成油膏。外用，涂敷患处，每日 1 次。适用于闭塞性动脉硬化，症见局部疮口溃烂、久不收口等。

3. 创灼膏：炉甘石（煅）、石膏（煅）、甘石膏粉、白及、冰片。辅料：液状石蜡、羊毛脂、黄蜂蜡各等份。上药煎汤滤汁去渣后继续文火加香油加热，浓缩成油膏。外用，涂敷患处，如分泌物较多，每日换药 1 次；分泌物较少，2～3 日换药 1 次。适用于闭塞性动脉硬化，症见疮口感染，溃烂。

4. 四黄膏：黄连、大黄、黄柏、黄芩各等份。上药共为细末，加凡士林均匀搅拌成 20% 软膏。外用。适用于闭塞性动脉硬化，症见局部痛肿红热疼痛。

5. 红油膏：红信石 250 克，棉籽油 2500 毫升，黄蜡 250～500 克。先将红信石捣成细粒，与棉籽油放入大铜锅内，置煤球炉或炭火上，熬至红信石呈枯黄色，离火待冷。除去药渣，再加温放入黄蜡（冬用 250 克，夏用 500 克）熔化，离火，调至冷成膏。外用。适用于闭塞性动脉硬化，症见局部脱皮有屑。

6. 阳和膏：新鲜牛蒡子根、叶、梗各 1500 克，活白凤仙梗、苏合香油、川芎各 120 克，川附子、桂枝、大黄、当归、肉桂、桂皮、草乌、川乌、地龙、僵蚕、赤芍、白芷、白蔹、白及、乳香末、没药末各 60 克，续断、防风、荆芥、五灵脂、木香、香橼、麝香、陈皮各 30 克。先以菜油 5 千克煎牛蒡子、白凤仙，煎枯去滓；次日除麝香、陈皮、乳香末、没药末外，余药入油内煎枯，去渣滤净；经一宿油冷后称准分量，每 500 克油加黄丹（炒透）210 克，搅拌，熬至滴水成珠，不黏指为度，离火稍冷；将麝香、陈皮、乳香末、没药末研为细末，加入油内搅和成膏。半个月后加热烊化，摊布上，贴患处。适用于闭塞性动脉硬化，症见结节肿胀等阴性疮疡。

7. 芙蓉膏：芙蓉叶、大黄、泽兰叶、黄柏各 200 克，黄芩、黄连各 150 克，冰片 100 克。上药为细末，按 7 份凡士林 3 份药的比例调成膏。外敷。适用于闭塞性动脉硬化，症见软组织感染初期，有红肿热痛而脓未形成者。

8. 消散膏：炙蜂房 120 克，公丁香、荜茇、细辛各 60 克，制乳香、制没药各 90 克。上药共为细末，以太乙膏 500 克烊化后，加药末 50 克。外用，拌匀摊贴，贴敷患处。适用于恶疮、阴疽及白色漫肿的瘰疬、乳癖、流注、附骨疽，深部脓肿等。

9. 冲和膏：紫荆皮 150 克，独活、白芷各 90 克，赤芍 60 克，石菖蒲 45 克。上药晒干，磨为细末，葱酒捣汁，调为膏状。敷于患处，以纱布覆盖，胶布固定。适用于疽痛发背，阴阳不和，冷热瘀凝者。

10. 回阳玉龙膏：草乌（炒）96 克，天南星（炒）、香白芷、赤芍各 32 克，军姜（煨）46 克，肉桂 15 克。上药磨为细末，热酒调为膏状。敷于患处，以纱布覆盖，胶布固定。适用于诸阴发背，流注，骨椎风，久损伤，冷痹，风湿，诸肺气冷痛等。

11. 乌金膏：川乌、草乌、羌活、独活、白芷、细辛、防风、血竭各 30 克，乳香、没药、公丁香、母丁香、赤芍、桃仁各 36 克，红花、木鳖子、草麻仁、白及、自然铜各 39 克，铁吊竿叶 60 克，当归 90 克，川三七 21 克，甘草 15 克，枫胶 12 克，松香 500 克，麻油 250 克。先将麻油煮滚，再加入松香、枫胶，俟溶化搅匀，将前药 23 味研为细末，入油内搅匀成膏。外用，用时将本膏外敷患处即可。适用于脱疽等。

《中医膏方全书（珍藏本）》

下肢深静脉血栓形成

下肢深静脉血栓形成（DVT）是临床常见病、多发病，在周围血管疾病中占 40％左右，而下肢深静脉血栓形成后综合征的发病率高达 50％以上。据报道，美国每年有 25 万～50 万人患深静脉血栓性疾病，尸检中发现有下肢深静脉血栓形成者占 72％。国内深静脉血栓形成的患者也在逐年增多。本病多与手术、挤压、外伤和长时间固定体位有关，发病后严重影响患者正常生活和工作，甚至危及生命。

本病属于中医学"肿胀""瘀证""血瘤""筋瘤""恶脉""瘀血流注""脉痹"等范畴。1994 年国家中医药管理局发布的"中医病症诊断疗效标准"将本病明确命名为"股肿"。其形成多由筋脉受损，或过食膏粱，或气机郁滞，或荣卫不和，或外邪入侵，致使气血正常运行受阻，局部筋脉络道凝滞，痰瘀内蕴而成。

【膏方集成】

1. 金黄膏：天花粉 500 克，姜黄、白芷、大黄、黄柏各 250 克，苍术、天南星、甘草、厚朴、陈皮各 100 克，小磨麻油 2500 毫升，黄丹 750～1050 克。上药用麻油浸泡 48 小时，文火先炸前 6 味中药，后炸后 4 味中药，炸至表面深褐色为佳，取出中药过滤药渣，剩下的麻油放入黄丹成膏状物。外用，每次取适量外敷于患处，3 日换 1 次。适用于毛囊闭锁三联征有特效。

2. 消炎膏：黄芩、黄柏、大黄各 10 克，煅石膏 270 克。上药共为细末，用水煎汤滤汁去渣，合滤液加蜂蜜加热浓缩成油膏。外用，每次取适量涂抹患处，每日 3 次。适用于下肢深静脉血栓形成脉络湿热型。

3. 大青膏：天麻、青黛、蝎尾、乌梢蛇肉、天竺黄各 3 克，白附子 4.5 克，朱砂 0.3 克。上药共为细末，生蜜和成膏。外用，每次取适量敷于患处，每日 1 次。肢体肿胀者可用芒硝 500 克，冰片 5 克装入布袋内局部外敷，每日 1 次；或用硝矾洗药湿热敷患肢，每日 3 次。适用于下肢深静脉血栓形成初期，

股内侧可触及痛性索条状物。

4. 软坚散结膏：乳香、没药、山慈菇、拳参、漏芦、重楼各等份，自然铜与前药比例为 1：0.5，冰片为 1：0.1。上药共为细粉，过 120 目筛备用。取麻油 1000 克，樟丹 50 克，熬炼为基质，以 4：1 加入药粉，充分搅匀收膏，分摊于纸上，每张净重 15 克。用时在痛处用盐水冲洗，擦干。将本膏用火烤软后贴敷 3 日后揭掉，间隔 2 日后再行贴敷。适用于深静脉血栓形成综合征。

5. 五枝膏：香油 500 克，铅丹 150 克，槐枝、梧桐枝、柳枝、桑枝、桃枝各 30 克。先将油同 5 种枝条入锅内，文武火煎，待众药色黑时，滤去滓，次下铅丹并不停地搅，候药油呈黑色，取收瓷罐内，绢帛摊贴。外用，每次取适量膏药敷贴于患处，每日 1 次。适用于下肢深静脉血栓形成，闭塞性动脉粥样硬化性坏疽。

6. 加味消肿止痛膏：黄连、黄柏、黄芩、大黄、冰片各 15 克，煅石膏、乳香、没药各 20 克，三七 10 克。将冰片另包待置，单独把三七碾碎研细面，其余药物混合研细面。除冰片外，将诸药共为极细面，用凡士林 7 份，药面 3 份调成膏，高压消毒，待药膏凉温后，掺入冰片搅匀，收藏备用。用时取少许膏药局部外敷，消毒纱布敷盖，包扎固定，每日 2 次。适用于下肢深静脉血栓形成后下肢肤色改变伴下肢疼痛者。

7. 活血止痛膏：当归 60 克，紫草、乳香、没药各 30 克，甘草 9 克，麻油 500 克，白蜡（冬春 45 克，夏秋 60 克）。上药浸入油内 3 日，然后炸枯，过滤去渣，再加白蜡，血竭粉 9 克，轻粉末 6 克，搅匀候冷成膏。用时取少许药膏外涂纱布后贴于患处，每日 1 次。适用于下肢深静脉血栓形成导致的脱疽及溃后疮疡。

8. 祛腐生肌软膏：苦杏仁、甘草、当归、白芷、乳香、没药各等份。上药煎汤滤汁去渣，取滤液加香油加热浓缩成油膏。用时取本品适量涂于患处，并用敷料在患处包扎；深度溃烂形成空腔者，另取祛腐促愈敷贴涂敷本膏置于空腔中。每日 1 次。适用于下肢深静脉血栓形成后引起的皮肤溃疡，并

广泛应用于病毒性带状疱疹、脓疮恶疡等各种炎性创面感染。

单纯性静脉曲张

下肢静脉曲张是一种常见多发性疾病。曲张静脉壁有局灶性结构改变。肌肉纤维及富有纤维的腔原性结缔组织较正常状态明显减少，静脉瓣功能不全，临床常并发局部溃疡。与单纯西医内、外科常用的消炎、静脉内注射药物疗法、静脉曲张截除术等治疗手段相比，中医辨证施治往往具有更强的个体性和灵活性，不仅疗效显著，更可免除患者手术之苦。下肢静脉曲张临床较为常见，尤以中年男性为多，患者常感下肢沉重、肿胀，容易疲倦，小腿有隐痛，局部和足背多有水肿，晚期小腿常出现萎缩、色素沉着、脱屑、瘙痒，甚则破溃感染，且反复发作，不易愈合。

本病中医学称为"筋瘤"。《灵枢·刺节真邪》曰："有所结，中于筋，筋屈不得伸，邪气居其间而不反，发为筋瘤。"《外科正宗·瘿瘤论》曰："筋瘤者，坚而面紫、垒垒青筋、盘曲甚者，结若蚯蚓。"

【膏方集成】

1. 单纯性静脉曲张消炎膏：芙蓉叶 100 克，生天南星 10 克，升麻 15 克，大黄 30 克。上药加入 300 毫升香油中浸透、炸枯，过滤，趁热加入凡士林 40 克，冷却搅匀备用。外用，用时将上药分 10 次使用，每日 1 次。10 日为 1 个疗程。

2. 神妙膏：连翘 70 克，茯苓、泽泻、苍术、黄柏、防己、秦艽、当归、赤芍各 50 克，牛膝 90 克，薏苡仁 200 克。上药煎煮浓缩后，加蜂蜜 200 毫升继续加热煎煮成膏。每次 10～15 克，每日 3 次，口服。适用于下肢静脉曲张且局部红肿疼痛，伴有发热者。

3. 紫连膏：黄连 10 克，黄柏、大黄、紫草各 15 克，乳香、没药各 9 克，冰片 3 克。上药共为细末，过 120 目筛备用。取香油 100 毫升，炸开后放入黄蜡 15 克，待冷却至70℃左右，取上述混合药粉 30 克加入油中搅匀冷却收膏。常规消毒患处，取本膏涂于患处，

外盖纱布固定，每日换药 1～2 次。适用于下肢静脉曲张肿胀疼痛者。

4. 肉芽药膏：乳香（去油）、没药（去油）、龙骨、当归各 6 克，血竭、紫草各 3 克，轻粉、梅片各 1.5 克，煅石膏 18 克。上药共为细末，以凡士林调成软膏，外敷患处。适用于下肢静脉曲张肿胀疼痛者。

5. 马钱子膏：马钱子 20 克，黄丹 30 克，麻油 150 毫升，黄蜡适量。先将马钱子置麻油内炸成棕褐色，取出再入黄丹，搅匀，至丹色褪尽时加入黄蜡熔化成软膏。用时疮面常规消毒，匀涂药膏，油纸或纱布覆盖，3 日换药 1 次。适用于下肢静脉曲张肿胀疼痛者。

6. 炉甘石膏：制炉甘石、密陀僧各 60 克，黄柏 20 克，冰片 15 克，猪板油 200 克。先将 4 味中药研成极细末，再把猪板油（去油皮）捣烂成泥，然后合并调成软膏状备用。用时先将创面常规消毒，然后薄敷软膏，用纱布包扎固定，隔 7 日换药 1 次。21 日为 1 个疗程。适用于下肢静脉曲张肿胀疼痛者。

7. 拔毒生肌膏：铅粉 21 克，轻粉 9 克，硼砂 18 克，白芷 24 克，大黄 60 克，槐枝 30 克，白蜡 15 克，猪板油 1000 克。将猪板油煎去渣入大黄、白芷、槐枝，文火煎至药枯，去渣，入白蜡熔化，再入轻粉、铅粉、硼砂拌匀成膏。治疗时以药膏少许涂布于消毒纱布上或制成拔毒生肌膏纱布盖贴于创面上。换药时，先洗净创面。脓腐较多或夏季宜 2～3 日 1 换；脓净、肉芽红活或冬季一般可隔 4～7 日 1 换。溃疡感染严重，脓性分泌物多，皮肤色素沉着明显者，也可用三七药酒湿敷。待脓性分泌物减少后再敷本膏。每次换药包扎后，取宽布带或绷带沿向心方向缠缚小腿全部，自下而上，上下松紧均匀适度。若患肢直腿抬高 45°并对小腿轻轻按摩后再绷缚则更佳。溃疡愈合后，在下地行走活动时仍需自行缠缚，以防溃疡复发。适用于下肢静脉曲张。

8. 祛腐生新膏：白芷、紫草、煅龙骨、熟石膏各 15 克，甘草、轻粉、制没药、蜈蚣各 10 克，当归、丹参各 30 克，枯矾 3 克，冰片、珍珠粉各 1.5 克，白蜡 60 克，麻油 500

《中医膏方全书（珍藏本）》

毫升。将当归、紫草、白芷、丹参、甘草浸于麻油24～36小时，然后倾入铜锅内火煎熬至枯黄，过滤去渣，加入没药，待溶解后纱布过滤，再加入白蜡，微火熔化后加入余诸药细末（共研，过120目筛），不停搅拌，离火隔水冷凝成膏。用时先将溃疡面洗净，再将少许药膏均匀摊于油纸或消毒纱布上敷盖疮面，夏季1日1换，冬季隔日1换。适用于下肢静脉曲张肿胀。

9. 生肌象皮膏：象皮288克，全当归、血余各192克，生龟甲、大生地黄各384克，真香油8000克，生炉甘石粉768克，生石膏粉500克，黄蜡、白蜡各750克。将象皮同沙子入铁锅内炒，烫成黄脆，用手指能捻成粉，取出细研粉备用。香油分为2份，先将1份香油入锅内熬1小时。先下血余，此时火要大，半小时使血余熔化成炭，即捞出。再下龟甲熬成粟子色为度，以后将余下1份香油分2～3次加入。下大生地黄熬成枯焦色，再入当归熬枯去渣过滤，微火再熬，加入炉甘石粉、生石膏粉，用文火再熬1.5小时。将黄蜡、白蜡用锅熬至无泡沫时，用纱布直接过滤于油锅内，约10分钟将锅取出。候稍凉时不住搅拌，如不搅拌炉甘石和石膏等药即沉淀，搅至温度不烫手时，再加入象皮粉和血余炭膏，务必要搅匀成膏为止。用时将药膏涂于纱布上敷贴患处。适用于下肢静脉曲张肿胀疼痛者。

10. 解毒生肌膏：当归、白芷、紫草、生地黄、黄芩各15克，蜂蜡90克，麻油360克。先将上药5味入麻油内炸枯去渣，再入蜂蜡熔化过滤，待冷即膏成。据疮口大小，摊于纱布上外贴。或加纱布经高压灭菌，制成解毒生肌膏油纱布，换药用。适用于下肢静脉曲张肿胀疼痛，有局部溃疡者。

11. 枯矾猪甲膏：猪甲粉（取新鲜猪蹄甲放锅内炒黄研粉）3份，枯矾、海螵蛸各1份，冰片少许，麻油（或蜂蜜）适量。以上方药一并调成糊状。用时先常规清洁疮面，均匀敷布本膏，敷料包扎，1周后换药，第2次3日后换药，以后每日换药1次至痊愈。首次敷药后局部可有疼痛，无须作其他处理。适用于下肢静脉曲张患者。

12. 蜂蜜珍珠膏：蜂蜜100毫升，珍珠粉20克。上药调成膏状，置恒温箱中，温度60℃持续消毒2小时后备用。溃疡面用3%过氧化氢溶液消毒后，再用生理盐水冲洗干净，最后敷上适量本膏，视溃疡面情况每日2次或每日3次换药。治疗期间均绝对卧床休息，抬高患肢20°～30°。适用于下肢静脉曲张有溃疡流脓的患者。

13. 蓖麻乳没膏：蓖麻仁、生乳香、生没药、紫草、白芷各20克，红花15克，血竭12克，黄丹130克，香油250毫升。先将香油放入铁锅内，用文火烧开，把蓖麻仁、紫草、白芷、红花投入油内炸枯过滤去渣，将油重放锅内；再把乳香、没药、血竭入锅待熔化尽；最后将黄丹徐徐撒进油内，并取尺许长的新槐枝旋转搅拌，熬至滴水成珠，指捻软硬适宜为度。于是将油膏倾入冷水盆内，浸泡一昼夜以去火毒，即可取出备用。用前先洗净创面，将膏药摊放纱布上，覆盖创面，每周换药1次。适用于下肢静脉曲张肿胀疼痛者。

14. 玉红膏：紫草、象皮、乳香、合欢皮各60克，全当归90克，生地黄120克，没药30克，甘草15克。上药用麻油750克，煎枯去渣，再入黄蜡120克、白石蜡60克、血竭15克，共煎至滴水不化成膏。摊在布及油纸上，外敷患处。适用于下肢静脉曲张肿胀疼痛者。

15. 生肌膏：制炉甘石50份，滴乳石、琥珀各30份，朱砂10份，滑石100份，冰片1份。上药共为极细末，用凡士林适量，调煮油膏外敷，其中冰片可待用时掺撒在膏药的表面。适用于下肢静脉曲张伴有局部溃疡者。

16. 万灵膏：血余1握，香油1000克，铅丹500克，乳香、没药各9克。上药中血余、香油同煎，柳条不住手搅，化尽，将锅下地，入铅丹放油内滚起，略扇几下，紧搅不住手，滴水成珠为度。如不成珠，再于火上略煎，候成珠则止，又不可制过了。将乳香、没药入内搅匀，儿茶、血竭适量加入尤妙。治疗时以药膏纸摊贴患处。适用于下肢静脉曲张者。

17. 红油膏：九一丹10份，东丹1.5

份，凡士林 100 份。先将凡士林烊化，然后徐徐将两丹调入，和匀为膏。治疗时将药膏摊在敷料上贴患处。适用于下肢静脉曲张有溃疡流脓者。

18. 神效膏：花椒 49 粒，3 厘米长槐枝 49 节，蜂蜡 30 克，轻粉 0.6 克，枯矾 0.3 克。以香油 60 克，放铜勺内，用文武火熬，先下花椒，煎黑取起，次下槐枝，煎黑又取起；再次下蜂蜡、轻粉、枯矾溶清，入绵纸浸油内，令透不可令焦，取起备用。用时先取槐枝、葱、椒煎汤，洗疮令透，拭干，乃将本膏纸贴上，外以单油纸盖护，敷料包扎，每日换药 1 次。适用于下肢静脉曲张。

19. 白玉膏：铅粉、密陀僧、黄蜡各 60 克，乳香（去油）、没药（去油）、象皮、白蜡各 15 克，轻粉 12 克。上药除黄蜡、白蜡外，余俱另研细末，另取桐油 500 克，放锅内熬滚去沫，入密陀僧末搅匀取起，入二蜡熔化搅匀，待油稍温，方入余药，搅 200 余遍，以大绵纸摊上阴干，随疮大小剪贴。待疮中毒水流出，膏药变黑，再换新者贴之。适用于下肢静脉曲张有溃疡流脓者。

20. 红药膏：黄丹（飞炒）60 克，乳香、没药、儿茶、血竭、朱砂、樟脑、水银各 3 克，麝香、冰片各 0.3 克，黄蜡、水牛油、猪油各 30 克。先将黄蜡熔化，次入猪油、水牛油和匀，候冷投入诸药末，搅匀，做成隔纸膏，贴敷患处。适用于下肢静脉曲张有溃疡腐肉者。

小腿慢性溃疡

小腿慢性溃疡又称臁疮腿，是发生于小腿下 1/3 胫骨脊两旁，踝部皮肤和肌肉间的慢性溃疡，溃疮口凹陷，边缘如缸口，被水淋漓，久不愈合，每因破伤而易复发，患者多伴有下肢静脉曲张病史。因发病部位在裙边、裤口，病后长年不愈，俗称"裙边疮""裤口毒""老烂脚"，好发于长期站立劳作且伴有下肢静脉曲张的患者。本病多因脾湿胃热内生、湿热下注，以致下肢脉络不畅、复与外伤，患部肌肤较薄，气血运行欠佳，从而形成溃疡，且经久不愈。溃疡形成后疮口凹陷，边缘形如缸口，疮面肉色灰白，流溢灰黑色或草绿色秽臭脓水，如疮面碰伤或损伤血管极易出血，溃疡周围皮肤色素沉着，可并发皮炎、湿疹。病情重者可烂至胫骨，常反复发作，发作时先痒后痛，掀红漫肿，多并发细菌感染，继则溃疡蔓延很快，少数溃疡多年不愈，形如菜花状，发生癌变。

本病多见于中年男性，盖因劳损耗伤气血，中气下陷，络脉失畅。局部气血瘀滞。肌肤失养。复因湿热下注，或皮肤破损、虫咬、湿癌染毒而诱发。《外科正宗·臁疮论》曰："臁疮者，风热湿毒相聚而成，有新久之另，内外之殊。"

【膏方集成】

1. 冰川软膏：冰片 9 克，川贝母、白芷、生地黄、黄花各 30 克，当归 60 克，紫草、血竭、没药、乳香、红花、白蜡、甘草各 15 克，黄蜡 5 克，猪油 2500 毫升。将上药入油内浸 3 日，再熬至枯，去渣滤净，再下血竭及蜡，化尽膏成。外用，将本膏涂于纱布之上，敷于患处。适用于疮疡后拔毒。

2. 梁氏臁疮膏：净轻粉、铅丹各 25 克，真铜绿、炙乳香、炙没药各 15 克，血余、蜂蜡（净水洗净后晒干）各 50 克，香油 100 克。前 5 味药共为细末，随香油倒入锅内，用炭火熔化。待开滚时，将血余零星投入油中，并取 33 厘米长的新柳枝回旋搅拌，以防冒烟着火。待血余炸至白丝状，油色也变红，即捞去余滓，并将药锅离火置于地上，趁热撒下药末，仍用新柳枝极力搅拌。随即把已割成小块的蜂蜡，随搅随入油内。待药油能滴水成珠而不散，即可放置冷水中凝膏。若膏尚稀，还可再放入少许蜂蜡。用时先将患处洗净，再敷药膏适量。敷药后宜安静坐卧，敷药时忌食腥辣刺激食品。愈后仍需休息一段时间，并忌房事 2～3 个月。适用于臁疮缠绵难愈，甚至溃烂见骨，皮肉乌黑者。

3. 枯矾猪甲膏：新鲜猪蹄甲、枯矾、海螵蛸、冰片、麻油各适量。取新鲜猪蹄甲放锅中炒黄研成粉，按枯矾 1 份，猪甲粉 3 份，海螵蛸粉 5 份，冰片少许，用麻油或蜂蜜调成膏状备用。将溃疡面用过氧化氢溶液清洗去除脓性物，将药膏均匀敷于疮面上，外用纱布包扎，1周后换药，此时可见新生肉芽组织。第2次3日换药1次，以后每日1次，直至痊愈，一般5～10次即可。适用于下肢溃疡、臁疮。

4. 四黄膏合生肌膏：①四黄膏，黄连、黄芩、黄柏、大黄、乳香、没药各等份，冰片、凡士林各适量。②生肌膏，氧化锌、硼酸、黄丹、冰片、苯酚、凡士林等。四黄膏：将前6味研为细末，加入冰片，调制成20%凡士林软膏备用；生肌膏：将氧化锌等与凡士林调制成膏备用。用时先将四黄膏置于消毒棉垫上，加生肌膏少许（注意生肌膏不宜过厚，1～2毫米，以防过厚造成肉芽过长），伤口常规消毒后，外敷药膏，每日换药1次。适用于小腿慢性溃疡。

5. 蜂蜜珍珠膏：蜂蜜100毫升，珍珠粉20克。上药调成膏状，置恒温箱中，温度60℃持续消毒2小时后备用。用过氧化氢溶液消毒后，再用生理盐水冲洗干净，敷贴上适量本膏，视溃疡面情况每日2～3次换药。治疗期间相对卧床休息，抬高患肢20°～30°。适用于下肢慢性溃疡、臁疮满筋组成。

6. 臁疮膏：官粉、铜绿、黄蜡各30克，血余1团，香油100毫升。除黄蜡外，余品入香油内，文火煎熬，时时以槐枝搅拌，待血余成炭时离火，入黄蜡溶化收膏备用。用时将药膏涂于消毒纱布上，取生理盐水清洁疮面，尔后敷药，外加固定。4小时再换1贴，7日后痊愈去药。适用于臁疮。

7. 甘占膏：炉甘石粉、川占（蜂蜡）各15克，生杏仁（捣碎）、全蝎（研细）各3克，猪板油（熬炼）120克。将上药调匀，共捣烂成糊状，取火纸（方型烧纸）10余张，把药糊分别薄薄地涂于火纸上，再将药纸卷成筒状，用铁棒夹住，点火烧之，使其药物油滴于瓷器中（或玻璃瓶内）冷后备用。将药膏涂于纱布上，敷于患处，外用绷带缠紧，每日换药1次。适用于臁疮。

8. 复方黄连膏：黄连、黄柏、紫草、生地黄各10克，当归尾15克，麻油500克，黄蜡适量。将前5味药置于麻油中浸泡7日后，文火煎开1小时，过滤后高压消毒，再加入液化的黄蜡调节硬度后，即可分装使用。疮面周围正常皮肤用乙醇消毒，疮面较干净、肉芽红润的，使用庆大霉素盐水清洗后，将本膏均匀涂拭于疮面上。如疮面有脓性分泌物、痂皮应采用蚕蚀法逐渐清除，以免损伤正常组织，并使用过氧化氢溶液、生理盐水清洗后，再涂敷本膏，外盖敷料。适用于臁疮。

第十六章　皮肤疾病

单纯疱疹

单纯疱疹是发热后或发热过程中发生的一种急性疱疹性皮肤病。本病好发于皮肤黏膜交界处，以口唇、鼻孔周围多见，皮损初起为红晕，继则出现簇集性小水疱，疱壁薄，易破，破后渗液痂，愈后不留瘢痕，常自觉灼热刺痛。本病成年人多发，病程1～2周，有自限性但易复发。临床上可分为原发型与复发型两型。初发单纯疱疹潜伏期2～12日，平均6日，几乎所有的内脏或黏膜表皮部位都可分离到HSV。初次感染（不论是HSV-Ⅰ或是HSV-Ⅱ）时宿主急性期血清中无HSV抗体，常伴有全身症状，且往往比复发性疱疹明显。

本病属于中医学"热疮"范畴。中医学认为该病病因病机为内有蕴热，加上外感风热邪毒，热毒结聚于肺胃二经，上蒸头面，或肝胆湿热下注二阴而发病。单纯疱疹的辨证，当辨明风热、湿热及阴虚，以风热为主者，应散风清热解毒；湿热为主者，重在清热利湿解毒；阴虚毒恋者，应养阴清热解毒。

【膏方集成】

1. 湿疡雄冰膏：雄黄、当归各30克，冰片粉9克，紫草6克，大黄面4.5克，香油500克，黄蜡160克。将上述药物调匀成膏，外敷患处。适用于热疮，皮肤黏膜交界处，以口唇、鼻孔周围多见，皮损初起为红晕。

2. 玉露膏：芙蓉叶1000克，凡士林5000克。将芙蓉叶放在熔开的凡士林中，小火煎熬至焦黑为度，滤去渣，加黄蜡适量，冷凝成膏，再取膏适量外敷患处。适用于热疮，皮肤黏膜交界处，以口唇、鼻孔周围多见，红晕。

3. 湿疡雄冰膏：雄黄解毒散30克，冰片粉9克，当归10克，紫草、大黄各6克，香油150克，黄蜡40克。先将当归、紫草、大黄研成细末，再加入香油、黄蜡、冰片粉和雄黄解毒散调匀成膏，外敷患处。适用于热疮，口唇、鼻孔出现簇集性小水疱，疱壁薄，易破，破后渗液痂，愈后不留瘢痕，常自觉灼热刺痛。

4. 乌梢蝉蜕膏：乌梢蛇、蝉蜕、僵蚕、蜂房、甘草各6克，牡丹皮、赤芍、苦参各9克，土茯苓、千里光、白鲜皮各15克。上药研成粉末，再加香油600毫升，收膏。成人每次15毫升，每日3次，小儿减半，口服。适用于疱疹之多发于颜面部，以口唇、鼻侧多见，皮损为红斑、水疱，有灼热刺痒感，伴轻微发热，倦怠不适，口苦，舌红，苔薄黄，脉浮数。

5. 崔氏龙蛇膏：白花蛇舌草、金银花、徐长卿、板蓝根、赤芍各12克，当归、丹参、茯苓、白术、车前子、猪苓各15克，龙胆、滑石各9克，甘草6克。上药共为细末，加入香油1000毫升，麦芽糖、蜂蜜各60克收膏。每日早、晚各15毫升，开水冲服。适用于疱疹发于阴部，男性多见于包皮、龟头或冠状沟，女性多发于阴唇、阴阜、阴蒂或子宫颈部，水疱易溃、易烂，伴疼痛，大便干燥，尿黄赤，舌质红，苔黄，脉弦滑。

6. 四色软膏：黄连、黄柏各90克，赤小豆、绿豆各30克，紫草、寒水石、漏芦各20克。上药共为细末，用香油调匀。外用，涂患处，每日3次。适用于各型疱疹，多发于颜面部，以口唇、鼻侧多见，皮损为红斑、水疱，有灼热刺痒感，伴轻微发热者。

7. 疡医二黄膏：黄连、黄柏各 90 克，漏芦、赤小豆、绿豆粉各 30 克，寒水石、紫苏各 21 克，甘草 15 克。上药共为细末，用麻油调敷，收膏。外敷于患处，每日 3 次。适用于口唇、鼻孔出现簇集性小水疱，疱壁薄，易破，破后渗液痂，愈后不留瘢痕，常自觉灼热刺痛。

带状疱疹

带状疱疹是一种由水痘-带状疱疹病毒（VZV）所引起的，累及神经和皮肤的急性疱疹性病毒性皮肤病。多发于春秋季节，年龄越大，发病率越高，愈后极少复发。带状疱疹由潜伏在神经系统内的 VZV 复活所致。VZV 既是水痘又是带状疱疹的病原体，属于嗜神经及皮肤的疱疹病毒，只累及人。首次感染通常发生在童年，并导致出现水痘。在病毒血症期，VZV 进入表皮细胞，引起典型的水痘疹。病毒接着进入皮肤黏膜的感觉神经，并通过轴突逆向输送到临近脊髓的脊神经背根感觉神经节或脑神经的感觉神经节内，永久性地潜伏在神经元中。VZV 潜伏在 1%～7% 的感觉神经节的神经元内，每个被感染的细胞中基因组复制数少于 10 个。VZV 在潜伏状态中是不传染的，随着年龄的增长，或发生免疫抑制及免疫缺陷时，VZV 特异性细胞免疫下降，VZV 在受累的感觉神经元中复活，形成完整的病毒体，接着这些病毒体会通过感觉神经轴突转移到皮肤，从一个细胞传播到另一个细胞，穿透表皮，引起特有的疼痛性的皮肤带状疱疹，表现为簇集的丘疹水疱，密集地分布于受累感觉神经根支配的皮区。

本病相当于中医学"火带疮"，亦属于"蛇串疮""缠腰火丹"等范畴。中医学认为其病因病机为感受毒邪，湿、热、风，火郁于心、肝、肺、脾，致经络阻隔，气血凝滞而成。带状疱疹的辨证，当辨明火毒、湿热。以火毒为主者，着重清热泻火；以湿热为主者，着重利湿解毒；以瘀滞为主者，着重行气祛瘀。

【膏方集成】

1. 大黄五倍子膏：生大黄、黄柏各 2 份，五倍子、芒硝各 1 份。上药共为细末，加凡士林调成 30% 的软膏备用。临用时常规消毒破损处，将药膏平摊于纱布或麻纸上约 0.2 厘米厚，贴敷患处，隔日换药 1 次。适用于带状疱疹水疱溃破，糜烂渗液者。

2. 疡毒膏：滑石 90 克，甘草 15 克，黄连、地榆各 30 克，冰片 3 克。上药共为细末，香油调成油膏。外敷患处，每日换药 1 次。适用于带状疱疹渗液者。

3. 雄黄膏：雄黄、枯矾、血余炭各 30 克，冰片 4 克。上药共为极细末，储瓶备用。将患处用生理盐水清洗，再用药粉放于洁净瓷盘内用麻油调成膏，外涂患处，以覆盖病变部位为度，每日 2 次，直到结痂为止。适用于带状疱疹各期。

4. 冰芩乳膏：黄芩、大黄、甘草、冰片。黄芩经酒浸后取 15%，大黄经酒制后取 10%，甘草取 5%，共研细粉过 120 目筛，加冰片 1%，用水包油型乳化剂基质制成乳膏，涂敷患处。适用于带状疱疹各期。

5. 龙柴膏：龙胆、牡丹皮、柴胡各 15 克，黄芩、车前子、生山楂各 30 克，鲜生地黄、紫草各 40 克，京赤芍、泽泻各 35 克，木通、生甘草各 10 克。上药加水煎煮 2 次，滤汁去渣，合并 2 次煎液，加热浓缩成清膏，加适量白糖，文火收膏。每次 6 克，每日 2 次，白开水冲服。适用于带状疱疹局部皮损大多消退，但患处仍疼痛不止，夜寐不安，精神疲倦，舌质暗紫有瘀点，苔白，脉细涩。

6. 带状疱疹膏：石灰 30 克，50% 乙醇 100 毫升。将石灰浸入盛有 50% 乙醇 100 毫升的瓶内，密储 24 小时。使用时振荡摇匀，外涂患处，每日 4～6 次，敷后待干时包扎即可。适用于带状疱疹初发。

7. 黛连油膏：黄连、黄柏、姜黄各 9 克，当归尾 15 克，生地黄 30 克，芝麻油 360 毫升，黄蜡 80～120 克。用芝麻油将药物煎枯，去渣存油，下黄蜡 120 克（冬季减至 80 克），熔化过滤，冷却成膏。用时取膏 20 克，加青黛粉 1 克，搅匀后外敷，每日 1～2 次。适用于带状疱疹皮损见红斑、水疱明显，灼热刺痛者。

8. 四黄大枣膏：黄连、黄柏、大黄、雄黄、大枣、白矾各 10 克，米醋适量。先将黄连、大黄、黄柏、雄黄、大枣、白矾共同研成极细粉末，再用米醋调成膏状，储瓶备用。外敷患处，每日 3 次。适用于带状疱疹身热、水疱、疼痛明显、夜寐不安、精神疲倦。

9. 二黄柏枝膏：雄黄、大黄各 15 克，柏树枝 50 克，冰片 3 克，麻油适量。将柏树枝烧灰，与雄黄、大黄研极细末，麻油放在勺中加热，沸后倒入药末，凉后入冰片搅拌成膏。用药膏均匀涂敷患处，外用敷料包扎，每日早、晚各 1 次。适用于带状疱疹有低热，疲乏，全身不适，局部皮肤灼热，疼痛，感觉过敏。

10. 特效蛇丹膏：黄连 30 克，重楼 50 克，明雄黄 60 克，琥珀、白矾各 90 克，蜈蚣 20 克。先将蜈蚣放入烘箱内烧黄，然后将所有药研细末，经 100 目筛选过，混匀装瓶备用。取药粉适量，用麻油调成膏。使用时在皮损处以生理盐水清洗局部，并用灭菌棉球揩干，然后将本膏涂布在灭菌纱布上敷贴患处，胶布固定。每日换药 1 次。适用于带状疱疹皮损色淡疱壁松弛。

疣

疣是指发生于皮肤浅表的一种良性赘生物，是由人乳头瘤病毒引起的一组以细胞增生反应为主的皮肤病，因其发生的部位、皮损差异而有不同的名称。如发生于手、足背侧、头皮等处者称为"千日疮""枯筋箭"，发生于前臂、颜面者称为"扁瘊"，发生于足跖部者称为"跖疣"，发于眼睑、颈部者称为"线瘊"，分别相当于西医所说的寻常疣、扁平疣、跖疣、丝状疣。另有发生于外阴部者称为"瘙瘊"，相当于西医的尖锐湿疣；好发于儿童的传染性软疣病毒所引起的发于胸背中有脐窝状的丘疹性皮损，称为"鼠乳"，即西医之传染性软疣。

寻常疣是一种较常见的病毒性皮肤病。多见于儿童及青年，好发于手背、手指及足缘等处，也可发生于全身任何部位。病程多

迁延日久，有的可自愈，有的可自行消退或脱落，愈后不留瘢痕。皮损初起为针尖大小的丘疹，逐步扩大到黄豆、豌豆大小，呈圆形或多角形，表面突出，质硬，多为灰褐色、黄色或正常皮色，表面粗糙，角化过度，坚硬，呈乳头状。大多数患者并无自觉症状。

本病属于中医学"千日疮""枯筋箭""瘊子""疣目"等范畴。中医学认为本病系因风毒搏于肌肤，或肝失疏泄，气血失和所致，治宜调和气血、活血解毒、软坚消疣。

扁平疣是由人乳头瘤病毒感染引起，好发于青年男女之颜面、手背及前臂，为米粒至黄豆大小扁平皮疹，表面光滑，皮色正常或为淡红色或浅褐色，皮疹散在或密集，可相互融合，也可因搔抓而自体接种，沿抓痕呈串珠状排列，患者多无自觉症状或微痒。病程较漫长，可自然消退，也可持续数年不愈。本病中医学称为"扁瘊"，多因脾失健运，湿浊内生，复感外邪，凝聚肌肤，或风邪侵袭，热客于肌表，风毒久留，郁久化热，气血凝滞，或肝火妄动，气血不和，阻于腠理而致病。扁平疣的辨证，当辨明风热、风湿和血瘀。

【膏方集成】

1. 半斑膏：生半夏、斑蝥各等份。共为细末，用 10% 的稀盐酸调成糊状。用时局部消毒，用小梅花针叩打疣顶端，待微出血，将药涂于顶端，涂后有烧灼感，继而干燥结痂，1 周后疣体脱落而愈。适用于各种寻常疣。

2. 水晶膏：糯米 100 克，15% 苛性钾液 250 毫升。将糯米放入苛性钾液中，隔 24 小时后捣成透明药膏，用胶布挖空套在患处，保护皮肤露出，疣体直接敷药，再盖胶布固定，每 3 日换药 1 次，至脱落为止。适用于各种寻常疣。

3. 紫色疽疮膏：轻粉、红粉、琥珀粉、乳香粉、血竭粉各 9 克，冰片、煅珍珠粉各 0.9 克，蜂蜡 30 克，香油 120 毫升。将香油放入锅内加热，待开后离火，然后将前 5 种粉入油内，混匀再入蜂蜡使其完全熔化，待将冷却时兑入冰片、煅珍珠粉搅匀成膏备用。用时外擦患处。适用于损害性皮肤疾患等扁

平疣，多见无炎性的呈芝麻或粟粒大稍高于皮面，表面光滑，呈浅褐色或正常色等。

4. 五枝油膏：柳枝、桃枝、桑枝、槐枝、榆树枝各 300 克，乳香、没药各 380 克，芝麻油 5000 毫升。将 5 种树枝剪成 6～7 厘米，投入油锅内，武火加热，待油沸 30～40 分钟，改用文火，不断搅拌，防止油溢出锅外，炸至焦黄取出药渣残枝，加入乳香、没药，煎至滴油入水成珠，滤出药渣，冷却后装瓶备用。用时外搽患处。适用于尖锐湿疣术后感染、血管瘤冷冻后感染、小腿溃疡、药疹、外伤感染、压疮、脓皮病。

5. 灭疣净软膏：鸦胆子、马钱子各 20 克，雄黄、狼毒、白鲜皮、黄柏各 40 克，凡士林 1000 克。取诸药共为极细末，过 120 目筛，混匀后加入已熔凡士林中，调匀成膏。使用时涂敷患处，每日 1 次。5 日为 1 个疗程。适用于各种类型的尖锐湿疣。

6. 香连软膏：降香 50 克，墨旱莲 30 克，白矾 100 克，凡士林 200 克。先将前 3 药焙干研末，过 120 目筛，混匀，放入凡士林中研匀，备用。外用，先将患处皮肤常规消毒，用三棱针刺破疣的基底部，如遇母疣，则用刀片削去角质层，再涂药膏。每日 1～2 次。7 日为 1 个疗程。适用于由人乳头瘤病毒感染引起的表现为米粒至黄豆大小的扁平疹，表面光滑的扁平疣。

7. 疣脱灵软膏：苦参 50 克，重楼、苍术、黄柏、土茯苓、大青叶、白矾、蛇床子各 25 克，青黛粉 50 克，凡士林 800 克。前 8 味药水煎 3 次，浓缩成 50 毫升流浸膏，与青黛粉同入已焙凡士林内，搅匀成膏，备用。外用，先用上药（除青黛与凡士林外）1 剂，煎水熏洗肛门 30 分钟后，患者取俯卧位，使疣体暴露，将本膏外敷患部，每日 2 次。10 日为 1 个疗程。适用于肛门尖锐湿疣。

8. 水晶膏：糯米 90 克，氢氧化钾粉 100 克。糯米用温水浸泡至饱和，取米与粉和匀捣膏，装瓶备用。外用，皮损处用 75％乙醇消毒，牙签蘸本膏，均匀点涂疣体表面，不要接触正常皮肤，24 小时内忌洗擦，次日可涂紫草油少许。7～10 日后脱疣。适用于扁平疣、寻常疣皮疹较多，色微红。

9. 冰片玄明粉膏：冰片、玄明粉、桃仁、红花各 10 克，苦参、板蓝根、大青叶、鱼腥草各 3 克。先将冰片、玄明粉用冷开水调成糊状备用，然后将余药用水煎煮取液外洗皮损，最后药糊反复涂擦患处 15～20 分钟。适用于寻常疣。

10. 千金膏：乳香、没药、轻粉、朱砂、砒石、赤石脂、雄黄各 15 克。上药共为细末，将药末以冷开水调成糊膏状，外敷患处，并用纱布、胶布固定，每 3 日换药 1 次。适用于各种寻常疣。

脓疱疮

脓疱疮是一种由金黄色葡萄球菌或乙型溶血性链球菌感染引起的急性化脓性皮肤病。本病为常见多发病，多见于夏秋季节，好发于儿童及幼儿面部、四肢、臀部及暴露部位。皮疹为黄豆大或更大、周边红晕、疱壁薄的脓疱，下部呈半月形沉积，破后形成糜烂面，干燥后结黄色脓痂，痂脱落后遗留褐色色素沉着，不留瘢痕。按照临床表现又可分为寻常性脓疱疮、大疱性脓疱疮、新生儿脓疱疮、深脓疱疮。

本病中医学称为"黄水疮""滴脓疱""浸淫疮"，多因暑夏炎热，湿热邪毒，气机失畅，疏泄障碍，熏蒸皮肤形成，或小儿肢体娇嫩，汗出腠疏，暑湿侵袭，更易发病，且可互相传染。若反复发作或邪毒久羁，以致脾虚失运，病程迁延或损及脏腑，发生病变。脓疱疮的辨证，当辨明暑湿、脾虚。以暑湿热蕴为主者，治以清暑利湿解毒，以脾虚湿蕴为主者，治以健脾渗湿。

【膏方集成】

1. 二黄青黛膏：黄连、黄柏各 30 克，青黛 20 克，冰片 5 克，枯矾 10 克，绿豆粉 12 克。上药为末，加入凡士林 1000 克，调匀制膏。外用，湿性者用消毒棉球擦去脓液，再将干药粉撒于患处；干性者用本膏调敷局部，每日 2 次。若为小儿患者，可用双层纱布包盖。适用于各型脓疱疮。

2. 寒水石软膏：寒水石 30 克，黄连 12 克，滑石 18 克，冰片 3 克。上药共为细末，用凡士林调成 50% 药膏。外用，每日 1 次。适用于脓疱疮皮疹以脓疱为主者。

3. 青黛膏：青黛 60 克，石膏、滑石各 120 克。上药共为细末，和匀，用植物油调成糊状。外涂患处，每日 2～3 次。适用于皮疹以水疱、脓疱为主者。

4. 野菊二石膏：野菊花、生大黄各 30 克，枯矾、青黛各 15 克，煅石膏、煅炉甘石各 100 克，玄明粉 20 克。上药共为细末，过细箩筛后加入冰片适量和匀，储瓶备用。用时先用淡盐水或生理盐水洗净疮面脓痂，擦干，撒上药粉，暴露。若无黄水则用本膏涂擦患处，如局部渗出液过多，可直接撒药，每日 1～2 次。适用于各型脓疱疮，皮疹为黄豆大或更大、周边红晕、疱壁薄的脓疱。

5. 掌跖专用膏Ⅰ号、Ⅱ号：Ⅰ号，大黄、黄芩各 200 克，凡士林 800 克。Ⅱ号，黄柏、青黛各 200 克，芝麻油 300 毫升。将Ⅰ号中 2 味药研极细末，过 120 筛后，调入凡士林内配成软膏，Ⅱ号中 2 味药投入芝麻油中煎枯去渣，存油即得。先用掌跖煎洗方（马齿苋、苦参、白鲜皮、地肤子各 5 克，蛇床子、苍术、芒硝、花椒各 9 克）煎水去渣，浸泡手足部 20 分钟后，再用Ⅰ号与Ⅱ号交替外擦，一般隔 3～4 小时换用。若 10 日后无效，可加服窝疮煎剂：生地黄、赤芍、金银花、连翘、牡丹皮、黄芩、黄柏、苍术、土茯苓、白花蛇舌草各 6 克，每日 1 剂。适用于掌跖脓疱疮者。

6. 黄连清茶油膏：小檗碱 30 片，青黛 3 克，儿茶 6 克，冰片 0.5 克。上药共为细末，麻油调匀成膏，装盒备用。外擦患处，每日 3～4 次。适用于脓疱疮反复发作，疱大脓稀，渗出多者。

7. 脓疱疮药膏：冬葵子、藏青果、大黄、煅白矾各 30 克，凡士林 120 克。上药共为细末，过 100 目筛，逐步加凡士林，调匀。外用，涂敷患处，每日 3 次。适用于各型脓疱疮患者皮疹为黄豆大或更大、周边红晕、疱壁薄的脓疱。

8. 五倍子药膏：五倍子 10 克，枯矾、滑石、青黛各 5 克，冰片 2 克，75% 乙醇 100 毫升。上药共为细末，用乙醇调成糊状，装瓶密闭。用时先用 5% 黄柏水清洗疮面，去除脓痂与脓汁，再用本膏外擦，每日 3 次。10 日为 1 个疗程。适用于脓疱疮脓疱红肿热痛，发热，口渴，舌红，脉数者。

9. 乳没膏：乳香、没药各 40 克，猪油 160 克。将前 2 味药研细末放入沸油中，使两药完全融化，冷却即成。用时清洗疮面，外涂不包，每日早、晚各 1 次。5 日为 1 个疗程。适用于脓疱疮疮面流黄水，皮肤湿润而潮红的糜烂疮面者。

10. 乌金膏：黄蜡 45 克，大黄 500 克，冰片 0.6 克，桐油 500 毫升。先将桐油入锅熬，起白星为度，加黄蜡熔化，入研细的大黄末，搅匀，再加入冰片，摊油纸上备用。外贴患处，每日 1～2 次。适用于足三阴湿热，腿脚红肿，皮破脂流，类似血风疮，浸淫不止，痛痒非常者。

11. 甘砂膏：甘草 21 克，朱砂 9 克，茶油适量。上药共为细末，茶油调匀备用。外涂患处，每日 1 次。适用于脓疱疮初期者，皮疹为黄豆大或更大，周边红晕，疱壁薄的脓疱。

癣

癣是发生在皮肤、毛发、指（趾）甲的浅部真菌性皮肤病，本病根据发病部位，有不同的名称。

头癣是由小孢子菌或毛癣引起的头发感染，分黄癣、白癣、黑点癣 3 种，本病在我国曾流行较广，主要在农村和边远山区，中华人民共和国成立后已趋于消灭，目前发病已明显减少。黄癣以毛干周围互相融合的蜡黄、松脆、蝶状，具有特殊鼠脓臭味的黄癣痂，易形成瘢痕，永久脱发，剧烈瘙痒为其特征。白癣以头皮灰白色鳞屑斑片，毛发折断，发根松动，病发基底部有白色外套为特征。黑点癣以头部大小不等的鳞屑斑片，毛发一出头皮即折落，残留发根显露，表现为黑色小点为特征。黄癣属于中医学"肥疮"范畴，白癣属于中医学"白秃疮"范畴，黑点癣属于中医学"蛀发癣"范畴。中医学认为，本病发病内因为脾虚胃热，湿热蕴蒸于头部，复感外风挟邪毒侵入，以致气血郁滞，血不荣发，则皮肉、毛发干枯脱落而致。抗真菌是治疗头癣的首选方法。因此，头癣的辨病治疗，总的治疗原则应以利湿、杀虫、止痒为主。对于病情较严重者，应注意准确的辨证论治。

手癣和足癣是由致病性皮肤浅部真菌感染手部和足部引起的皮肤病。手癣和足癣可彼此传染，相继发病，也可仅侵犯一处，发于手部的称为手癣，发于足部的称为足癣，其中以足癣更为常见，是真菌病中发病率最高的一种。以手部、足部皮肤起丘疹、丘疱疹、水疱、脱皮、皲裂、瘙痒，反复发作为特征。常因搔抓引起感染，或用药不当易发生湿疹样变或过敏性癣菌疹。根据临床特点，可分为水疱型、鳞屑角化型和浸渍型。本病相当于中医学"鹅掌风""脚湿气"。中医学认为，本病多因久居潮湿之处或冒雨涉水，肌肤失于疏泄，毒邪挟湿冷之气侵入肌肤，或由于脾胃湿热流于下焦，邪毒乘虚而入所致。湿热蕴积，肌肤则发水疱，湿水、虫邪行于内则痒，湿邪为患，缠绵难愈。日久则脉络瘀阻，气血不能荣于肌肤，而致皮肤枯槁。因此，手足癣的辨病治疗，总的治疗原则应以利湿、杀虫、止痒为主。

体癣与股癣是指发生于除头皮、毛发、掌趾、指（趾）甲以外皮肤的浅部真菌病。多发于夏季及炎热潮湿地区，冬季可减轻或消退。体癣好发于皮肤暴露部位，如颜面、颈、前臂、小腿等。股癣常见于大腿内侧、尾骶部、阴囊等处。皮肤损害多为红斑、丘疹、水疱，常融合成片，且皮损中央逐渐消退，不断向周边扩展，形成圆形或不规则形的环状损害，边界清楚，边缘多处于活动期，患者自觉瘙痒难忍。本病相当于中医学"圆癣"。中医学认为本病多由湿热外邪侵袭皮肤，或由传染所致。体癣和股癣的辨证论治，当辨明风湿、湿热、气血不足。以风湿热蕴为主者，着重清热除湿祛风止痒；以湿热下注为主者，着重清热利湿；以气血不足为主者，着重补血养气润燥。

【膏方集成】

1. 斑蝥外敷膏：斑蝥 10 克。加优质白酒 500 克，浸泡 30 日备用。用时用小毛刷蘸药酒涂刷头癣患处，至局部充血发红为止，然后上覆凡士林膏 6 小时，每日擦换。适用于各种头癣。

2. 肥油膏：马钱子、当归、藜芦、黄柏、苦参、杏仁、附子各等份。上药捣烂，用凡士林调匀。患处拔发，外敷药膏。适用于头癣，主要症状为瘙痒、流滋水、肥厚、断发者。

3. 雄黄膏：雄黄 5 克，氧化锌 10 克，凡士林 8 克。调成药膏，外擦患处，每日 2 次。适用于渗出较多的头癣。

4. 头癣膏：铜绿、轻粉各 1 克，官粉、枯矾各 30 克，樟脑 90 克，冰片、松香各 2 克，樟丹 60 克。上药各为细末，麻油 250 克，黄蜡 60 克，先将轻粉、冰片研细，与其他药末混匀。将麻油投入锅内，文火熔化黄蜡，放凉后投入药粉不断搅拌，待冷后成膏。外擦患处。适用于各种头癣。

5. 蝎蜈槿皮膏：全蝎 15 克，蜈蚣 5 条，土槿皮、百部各 20 克。将上药用 95% 乙醇 150 毫升浸泡 24 小时后，以棉花蘸擦患处，每日 2～3 次。适用于足癣顽症。

6. 顽癣必消膏：陈皮 200 克，轻粉、雄黄各 20 克，百药煎 4 瓶，斑蝥 5 克，巴豆 7 克，大黄、海桐皮各 100 克。上药共为细末，香油调敷患处。适用于手足顽癣。

7. 黎风膏：藜芦、枯矾、大风子各 100 克，藿香、花椒、生百部、苦参、生大黄各 340 克。上药加工成细末，过 80 目筛，分装密封备用，用时取 25 克或 50 克与等量陈醋调匀成糊，厚敷患处，外盖塑料薄膜或无菌纱布，每日 2 次。适用于手足癣爪甲枯槁，色泽灰白，甲壳缺损，或爪甲蛀空与甲床分离，爪甲变形凹凸不平，病情迁延不愈，舌淡红，苔薄白或少苔，脉弦细者。

8. 脚癣八珍膏：蛇床子、苦参、金黄散、青黛各 20 克，枯矾、槐树根各 30 克，大黄、马齿苋各 15 克。上药共为细末，过筛去杂质备用。用时将上药末调成 10% 水溶液浸泡患处，每次 20 分钟，每日 2～3 次。适用于手足癣皮疹以水疱、丘疱疹、糜烂为主，焮红肿痛者。

9. 五黄膏：鸡脚大黄、硫黄、雄黄、姜黄、藤黄各等份。上药共为细末，用菜油调涂患处，7 日勿洗浴。适用于手足之顽癣患者。

10. 马钱子药膏：马钱子 7 克，铜绿、儿茶、三仙丹、硫黄各 4 克，冰片 6 克，五倍子、蛇床子各 9 克，水粉、炉甘石各 12 克。上药共为细末，用凡士林（按药末 60 克，凡士林 500 克比例）搅拌均匀，制膏备用。根据皮损范围大小，用手指涂抹本膏适量在皮损部位摩擦至有烧灼感为度，每日 3～4 次。7 日为 1 个疗程。适用于不同部位的体癣和股癣。

11. 巴豆蜂蜡膏：当归、巴豆仁、蜂蜡、轻粉、香油各适量。先把香油置锅内，将当归片和巴豆仁放入其中，渐加温至沸，待上 2 味药煎炸成炭，过滤，趁热在滤液中先放入蜂蜡溶解，再将轻粉加入，充分搅匀，冷后装瓶备用。将患处用清水洗净，取本膏适量，均匀涂于局部，然后用艾条熏，使皮肤感觉发热，每日 1～3 次。每涂擦 3～4 日后清洗癣面，再继续涂擦。适用于体癣，股癣。

12. 紫药膏：紫草、黄蜡各 60 克，百部 125 克，麻油 370 克，朴硝 50 克，硫黄 15 克，樟脑 6 克。先将麻油入铜锅内，然后加入百部、紫草，熬至半枯，去渣离火，逐渐加入朴硝（起泡末时应慢慢加），后加入硫黄、樟脑搅和，最后入黄蜡调和成膏。治疗时先剃光头发，然后将本膏敷于患处，每日 1 次。适用于头癣，见于白癣患者头部数块大小不等的白屑斑，白屑易于脱落，毛发易于折断者。

13. 白黄膏：煅白矾、青矾各 30 克，硫黄（生用）、石膏各 15 克，食油脚（即麻油、豆油等沉淀物）120 克。先将前 4 味药共研极细末，入食油脚中调匀，然后上锅中蒸之即可。治疗时取棉签蘸本膏涂擦患处，每日 2 次。适用于头癣，见于黄癣或脓癣患者头部数块大小不等的黄黏脓痂，有臭味，毛发稀疏脱落者。

14. 草枝膏：铜绿、紫草根各 9 克，槐枝 100 克，血余 30 克，艾尖 10 克，香油 360 毫升，黄蜡 90 克。上药除黄蜡外，其余各药均放入香油内炸焦，去渣，再放入黄蜡熬成膏。每日先用温开水洗净患处，再用本膏涂之。适用于头癣头部数块大小不等的黄黏脓痂患者。

15. 润肌膏：当归、黄蜡各 15 克，紫草 3 克，香油 120 克。将当归、紫草放入香油内浸泡 24 小时，再将药物和香油同煎至药枯焦为度，将香油用布滤去，去药渣保留香油，最后将香油再熬，入黄蜡化尽，待冷却后涂擦患处，涂擦后用文火烘烤患处 5～15 分钟，或以双手对搓，或以手对搓其足，务使药力内透，如有感染者，则不要用力擦。如有角化者，先用白矾、地骨皮各 30 克，煎水趁热温洗患处，直至其角化处变软后拭干，再涂擦本膏，如有瘙痒者，以生姜片蘸本膏擦之。适用于手足皲涩，皮肤裂开疼痛，不能迎风者。

16. 硫脑膏：硫黄 5 克，樟脑、轻粉各 2 克，大风子、生杏仁各 6 克，猪油适量。将硫黄、樟脑、轻粉共研细末，后入大风子、生杏仁、猪油，共捣糊状，装瓶备用。用时将药擦患处，每日 2 次。适用于体表部位发生红斑，边界清楚，周边可见散在丘疹、水疱、鳞屑，瘙痒剧烈者。

17. 辛麻膏：细辛、祖师麻、长春七、藜芦各等份。将上药共研为细粉，加凡士林调成膏，先用蚌壳刮癣处至有出血点后，再涂本膏。适用于阴股部出现红斑或暗红区，周边有丘疱疹和脱屑，瘙痒明显，阴部潮湿者。

18. 陀石膏：密陀僧 150 克，炉甘石 250 克，黄连 15 克，土槿皮 30 克，冰片 10 克。上药共为细末，用凡士林调成膏剂，外涂患处。适用于各型体癣及股癣患者。

19. 马前膏：制马钱子 7.5 克，铜绿、儿茶、冰片各 6 克，三仙丹、硫黄各 4.5 克，五味子、蛇床子各 9 克，水粉、甘石各 12 克。上药共为细末，加凡士林 500 克，调匀成膏。治疗时以手指抹膏药在患处摩擦至有烧灼感为度。适用于体股癣逐渐消退，皮疹暗，瘙痒不著，皮疹干燥者。

荨麻疹

荨麻疹是一种较常见的皮肤黏膜过敏性疾病，是由于皮肤黏膜小血管扩张及渗透性增加而出现的一种局限性水肿反应。15％～20％的人一生中至少发生过1次。可发生于任何年龄，以中青年为多见。荨麻疹表现为皮肤上突然发生风团，于数分钟或数小时后即可消退，一般不超过24小时，成批发生，有时一天反复出现多次，呈鲜红色和白色，红色者血管渗出较轻，白色者由较广泛的渗出压迫毛细血管产生贫血所致。风块大小不等，大者可达10厘米直径或更大，有时表面可出现水疱，疏散排列，邻近损害能互相融合，形成特殊的圆形、环形、地图形等，可泛发全身，消退后不留痕迹，有剧痒、烧灼或刺激痛感。一般急性型经数日至1～2周停发，也有反复发作，病程缠绵1～2个月以上，有的经年不断，转为慢性。血管性水肿发生在皮下组织较疏松部位或黏膜，呈局限性、短暂性大片肿胀，边缘不清，不痒，通常累及眼睑、唇、舌、手和足，常和荨麻疹一起发生。若累及上呼吸道，可能会阻塞咽喉而危及生命；如累及胃肠道，可能出现腹痛，有的还伴有恶心、呕吐，以致进行不必要的外科探查。一般都在2～3日后消失。本病病因复杂，可由内源性或外源性的病因所引起，发病机制主要有变态反应和非变态反应两种。

本病属于中医学"瘾疹"范畴，俗称"风疹块"。中医学认为本病患者禀赋不耐，卫外不固，风邪乘虚侵袭所致，或表虚不固，风寒、风热之邪外袭，客于肌表，致使营卫失和而发，或饮食失节，过食辛辣肥厚，或肠道寄生虫，使肠胃积热，复感风邪，内不得疏泄，外不得透达，郁于肌肤而发。荨麻疹的辨证，当辨风热、风寒、气血两虚、肠胃湿热。以风热为主者，着重疏风清热；以风寒为主者，着重疏风散寒、调和营卫；以气血两虚为主者，着重养血祛风、益气固表；以肠胃湿热者为主者，着重疏风解表、通腑泄热。

【膏方集成】

1. 乌梅鲜皮膏：乌梅、白鲜皮各150克，防风、柴胡、生甘草、五味子、苦杏仁各90克。上药加水煎煮3次，滤汁去渣，合并3次滤液，加热浓缩成清膏，每100克清膏加炼蜜200克，和匀，文火收膏。每次15克，每日2次，白开水冲服。适用于皮疹色白，遇风寒则加重，得暖则减，口不渴者。

2. 乌梅膏：乌梅10枚，马来酸氯苯那敏30片，甘草末15克。先将乌梅去核，研为细末，将马来酸氯苯那敏、甘草末混合研为细末，再与乌梅粉拌匀，用米醋调成软膏状。治疗时取本膏适量，贴敷于神阙穴处，上盖纱布，胶布固定。每日换药1～2次。适用于风团鲜红，灼热剧痒，遇热则皮疹加重，伴有发热、恶寒、咽喉肿痛者。

3. 封脐硬膏：黄芪、徐长卿、黄芩、葛根、牡丹皮、生地黄、地龙、苦参各220克，松香400克，蜂蜡50克，香油10毫升，薄荷脑5克，氮酮16毫升。制成硬膏，分作小张。用时取1张贴神阙穴，2日换1次。5贴共用10日为1个疗程。适用于各型荨麻疹。

4. 乌蛇膏：乌梢蛇、当归、木鳖子、枳壳、大黄各30克，天麻、附子、僵蚕、草乌、天南星、桂心、细辛、吴茱萸、羌活、苍术、防风、牛膝、花椒、葛根、白芷各15克，醋150毫升，腊月猪脂1千克。上药共为细末，以醋浸12小时，后入猪脂中煎，待白芷变黄紫色，去渣成膏。外涂患处，每日2次。适用于风团片大，色红，瘙痒剧烈，发病时可伴有脘腹疼痛，神疲纳呆，大便秘结或泄泻，甚至恶心呕吐者。

5. 地骨皮拭之膏：地骨皮240克，白槐120克，白矾末、盐各30克。上药共为粗末，以水9升，煎取2升去渣，再煎浓缩成膏。用棉签蘸药膏涂拭患处，每日3～5次。适用于风疹瘙痒者。

6. 青羊脂膏：青羊脂、寒水石、白及、白芷、黄柏、防风、黄芪、升麻各120克，甘草、赤芍各90克，淡竹叶、石膏各50克，猪脂500克。除猪脂、石膏、淡竹叶外，余药共研粗末。先以水8升煮石膏、淡竹叶，至4升时去渣，药液浸诸药，入猪脂合煎，去渣成膏。用时外敷患处，每日 1～2 次。适用于风热赤疹，搔之成疮。

7. 野葛膏：野葛 90 克，制附子 15 克，牛蒡子根 200 克，猪脂 500 克。上药切细，用醋拌浸 12 小时，再加入猪脂文火煎，去渣备用。用时外涂患处，每日 3～5 次。适用于风疹、瘾疹、肿痒疹。

8. 摩风膏：防风、羌活、川芎、白蔹、细辛、花椒、当归、闹羊花各 0.9 克，白及、丹参、桂枝、制附子、制乌头、杏仁、皂荚、莽草、苦参、玄参各 30 克，腊月猪脂 1 千克，米醋 200 毫升。上药切细，以米醋拌匀，3 日后以火微炒令干，入猪脂内，以文火煎 1 日，去渣备用。用时每次 10～20 克，先点手上，再外涂患处，每日 1 次。适用于瘾疹瘙痒或风疾瘥后，肌肉顽麻，遍体疮癣。

接触性皮炎

接触性皮炎是由于皮肤、黏膜接触刺激物或致敏物后，在接触部位所发生的急性或慢性皮炎。本病为多发病，常见病。任何人接触刺激物均可迅速发病，致敏物无刺激性，仅发生在少数过敏体质的个体，且有一定的反应期。可引起本病的物质不胜枚举，有的有刺激性，有的无刺激性，还有的介乎两者之间。常见的类别有：①纺织品、皮革、塑料。②化工原料、药物、杀虫剂、化妆品、清洁洗涤剂。③金属、首饰等。④动物、植物及其他。发病机制可分为两大类。①原发刺激反应：接触物本身有刺激性，如强酸、强碱，任何人接触均可在短时间内发生急性皮炎，甚至坏死。发病的决定因素是接触物刺激性的强弱、浓度和接触时间。不同个体和部位间的差异不显著。②变态反应：接触物无刺激性，但有致敏性，皮炎只发生在个别敏感者。致敏期不少于 4～25 日（平均 7～10 日）。已致敏的机体再接触特异性抗原后至出现皮炎所需时间为数小时至 1 日。绝大多数变应性接触性皮炎属Ⅳ型变态反应，但个别亦可由 IgE 介导的Ⅰ型变态反应，且两者可以同时发生。皮炎表现一般无特异性，由于接触的性质、浓度、接触方式及个体反应

不同，发生的皮炎形态、范围及严重程度也不相同，轻症局部出现红斑、淡红或鲜红色，稍有水肿，或有针尖大小丘疹密集，重症时红斑肿胀明显，在此基础上有多数丘疹、水疱、糜烂、渗液和结痂。自觉症状大多有瘙痒和烧灼感或胀痛感，少数严重病例可有全身反应，如发热、畏寒、恶心及头痛等。皮损常发于身体暴露部位，如两上臂及面部等，有时因搔抓等将接触物带到其他部位。

本病中医学没有明确的定名，而是根据接触物质的不同及其引起的症状特点而有不同的名称，如因漆刺激引起的称为"漆疮"，因贴膏药引起的称为"膏药风"，接触马桶引起的称为"马桶癣"。本病多因禀赋不耐，肌肤腠理不密，接触某种物质后，湿热毒邪蕴积肌肤，与气血搏结而成。接触性皮炎的辨证，当以先天禀赋不耐为本，以风热、热毒、血瘀风燥为标。

【膏方集成】

1. 皮炎药膏：黄柏、黄屈菜各 500 克，狼毒、贯众各 250 克，草乌 15 克，松香 100 克。除松香外，余药水煎 1 小时，滤汁去渣合并滤液，浓缩成 500 克。趁热加入松香，搅拌成膏，放冷备用。用时外涂患处，每日 1～2 次。适用于各型接触性皮炎患者。

2. 牛蒡油膏：牛蒡子根（捣烂）、猪脂各适量。上药和匀加热搅拌成膏，放冷备用。用时外敷患处，每日 2～3 次。适用于接触性皮炎之皮肤肿痒。

3. 四和膏：麻油 60 毫升，松脂 60 克，黄蜡、桂心各 30 克。桂心为细末，与麻油、松脂和黄蜡共煎熬成膏。用时外涂患处，每日 2～3 次。适用于全身性接触性皮炎，遍身焮赤疼痛者。

4. 杉樟膏：杉树嫩皮 15 克，樟脑、食盐各 12 克。上药共捣为泥，加热搅拌成膏，放冷备用。用时外敷患处，每日 2 次。适用于漆疮肿痒。

5. 养血润肤膏：当归、川芎、白芍、乌梢蛇各 10 克，何首乌、黄精、墨旱莲、阿胶、鸡血藤、丹参、珍珠母各 15 克，甘草 6 克，香油 600 毫升。上药共为极细末，加入香油调匀成膏。用时外敷患处，每日换药 2～

中医膏方全书（珍藏本）

3 次。适用于接触性皮炎全身瘙痒明显患者。

6. 参柏收湿膏：苦参 90 克，黄柏、地榆、五倍子、白鲜皮各 30 克，白矾 10 克，凡士林 800 克。上药（除凡士林外）先加水 3000 毫升，煎取汁 1000 毫升，加入凡士林调匀成膏。用时外涂患处，每日 3～4 次，至渗出停止，患处干燥结痂为止。适用于接触性皮炎以湿热为主者。

7. 马齿苋药膏：马齿苋 60 克，大青叶、蒲公英各 15 克。上药共为细末，取细末 10～15 克，加入凡士林 1000 克调匀成膏。以棉签蘸本膏搽患处，每日多次。适用于各型接触性皮炎。

8. 贯众油膏：贯众 50 克，香油适量。贯众焙枯研细末，加入香油调匀成膏备用。用时外敷患处，每日 1～2 次。适用于皮炎发于下部，肌肤鲜红成片，皮损潮红，肿胀，渗出糜烂，自觉瘙痒灼痛，兼口渴不欲饮，烦躁不安者。

9. 青金膏：金钱草 740 克，青盐 24 克。金钱草捣烂，加盐调匀成膏备用。用时外敷患处，每日 2～3 次。适用于接触性皮炎多发于上半身，皮损为红斑或肿胀，可见密集红色丘疹，水疱较少，渗出不多，瘙痒剧烈者。

10. 麻油膏：轻粉、朱砂、广丹各 30 克，芝麻油 1200 毫升，黄蜡 300 克。先将 3 味中药分别研细末，均匀混合待取，麻油加热至沸，黄蜡加入熔化过滤，稍冷片刻徐徐加入以上配备的药末，不断搅拌至凝固而成红棕色，装瓶备用。用时先洗净患处，将药膏均匀涂布在皮损表面，用电吹风机热烘，距离为 15～20 厘米，以不烫皮肤为度。每次 20 分钟，每日 1～2 次。本品有毒性，对急性期及大面积皮损者忌用。适用于病情反复发作，接触过敏物部位皮肤暗红，皮损肥厚干燥，有鳞屑，或呈苔藓样变，瘙痒剧烈，有抓痕及结痂者。

11. 胡桃油膏：核桃仁、氧化锌各 250 克，芝麻油 500 毫升。在铁锅内将核桃仁炒焦出油，等冷后研成油糊状，与氧化锌粉及麻油调匀，分装备用。外擦时宜均匀薄敷，并在药物上面撒上少许滑石粉，无须包扎，若渗出液较多时，则需厚敷，用纱布包扎，

每日 1～2 次。用药期间及前后不能用水清洗。若第 2 次用药有药垢太多时，可用水杨酸油擦洗去除。适用于病情反复发作，接触过敏物部位皮肤暗红，皮损肥厚干燥，有鳞屑，或呈苔藓样变，瘙痒剧烈，有抓痕及结痂者。

药物性皮炎

药物性皮炎又称药疹，是指药物通过口服、注射或皮肤黏膜直接用药等途径，进入人体内所引起的皮肤或黏膜的急性炎症反应。其特点是发病前有用药史，并有一定的潜伏期，第 1 次发病多在用药后 4～20 日内，重复用药常在 24 小时内发生，短者甚至在用药后瞬间或数分钟内发生。皮损形态多样，可泛发或仅限于局部，一个人对一种药物过敏，在不同时期可发生相同或不同类型的皮疹。

本病相当于中医学"中药毒"。中医学认为其病因病机为机体禀赋不耐，感受外邪而发病。药物性皮炎的辨证，当辨明风热、湿热、血热、火毒及气阴两虚。以风热为主者，着重祛风清热；以湿热为主者，着重清热利湿；以血热为主者，着重凉血清热解毒；以火毒为主者，着重清营解毒，养阴泄热；以气阴两虚为主者，着重益气养阴。

【膏方集成】

1. 活血化瘀中药流浸膏：川芎、当归、乳香、没药、毛冬青各 2 份，水蛭 1 份。按以上比例称取上药，经水浴煎制成流浸膏后，置冰箱内备用。外用，将中药流浸膏直接涂抹在出现炎症部位的皮肤表面上。适用于药物性皮炎。

2. 抗敏止痒膏：生何首乌 20 克，生麻黄、大黄、薄荷、防风、蝉蜕、僵蚕、黄芩、紫草、牡丹皮各 10 克，赤芍 12 克，苦参 15 克，甘草 6 克。上药加水浓煎，加入凡士林 1000 克，调匀装瓶备用。外用，用时外涂患处，每日换药 1～2 次。适用于皮疹为丘疹、红斑、风团，来势快，多在上半身，分布疏散或密集，焮热作痒的患者。

3. 活血祛湿除风膏：生地黄、牡丹皮、赤芍各 12 克，红花、防风、菊花、知母、陈

皮、黄芩、桑白皮、苦参、连翘、栀子各10克，薏苡仁、石膏、金银花、白鲜皮各15克，甘草6克。上药加水浓煎，再入蜂蜜600克调匀成膏。用时每次20毫升，小儿减半，每日3次，口服。适用于药物性皮炎导致皮肤肿胀、潮红、水疱，甚则糜烂渗液，多集中在下半身，或伴有胸闷，纳呆，大便干结或溏薄者。

4. 加味扁鹊三豆药膏：绿豆、黑豆、赤小豆各30克，荆芥、苦参各9克，赤芍、连翘各12克，金银花15克，甘草6克，饴糖500克。上药（除饴糖外）先入水浓煎，取汁约1000毫升，再加入饴糖调匀装瓶备用。每次15～20毫升，每日2～3次，小儿减量，口服。适用于药物性皮炎集中于上半身患者。

5. 朱氏皮炎膏：生地黄、生石膏各30克，牡丹皮、赤芍、知母、金银花、连翘各10克，生甘草6克，蜂蜜500克。上药（除蜂蜜外）共为极细末，再加入蜂蜜，调和均匀。用时先将患处擦拭干净，再取本膏均匀涂布患处，每日换药2～3次。适用于全身性药物性皮炎瘙痒剧烈者。

6. 加味雄黄膏：雄黄、白矾各5克，轻粉2.5克，肤轻松软膏30克。将前3味药共为极细末，掺入肤轻松软膏内和匀，装瓶备用。用时将药膏涂敷患处，每日2～3次。适用于皮疹鲜红或紫红，甚则紫斑、血疱等患者。

7. 复方硫砒膏：硫黄、砒石各50克，全蝎20克，牛蒡子35克，蝉蜕、三七各25克，麝香0.6克。上药共为细末备用。用时取药末20克，凡士林100克，混合均匀，配成20%凡士林膏。用时将软膏少许涂布于纱布上面，敷于患部并妥善包扎，每日1次，或2～3日1次。如用药过多，局部易形成疱疹反应。治疗期间禁食辛辣刺激性食物。适用于药物性皮炎全身反应较重患者。

湿　疹

湿疹是一种常见的过敏性炎症性皮肤病，任何年龄男女均可发病，小儿尤为多见，占皮肤科初诊病例的10%～30%。湿疹的病因很复杂，由内在因素与外在因素相互作用而诱发。湿疹皮损多样，形态各异，病因复杂，表现不一，可发生于任何部位，甚则泛发全身，但大多发生于人体的屈侧、折缝，如耳后、肘弯、腘窝、乳房下、阴囊、肛门周围等处。根据病程和皮损特点，一般分为急性、亚急性和慢性，在急性阶段以丘疱疹为主，在慢性阶段以表皮肥厚和苔藓样变为主。①急性湿疹：自觉剧烈瘙痒，皮损多形性，红斑、丘疹、丘疱疹或水疱密集成片，易渗出，边缘不清，周围散在小丘疹、丘疱疹，常伴糜烂、结疤，如继发感染可出现脓疱或脓痂。处理适当则炎症减轻，皮损可在2～3周后消退，但常反复发作并可转为亚急性或慢性湿疹。②亚急性湿疹：急性湿疹炎症减轻后，仍有剧烈瘙痒，皮损以丘疹、结痂和鳞屑为主，可见少量丘疱疹，轻度糜烂。处理不当则可急性发作或转为慢性湿疹。③慢性湿疹：常因急性、亚急性湿疹反复发作不愈而转为慢性湿疹，亦可开始不明显，因经常搔抓、摩擦或其他刺激，以致发病开始时即为慢性湿疹。其表现为患处皮肤浸润肥厚，表面粗糙，呈暗红色或伴色素沉着，皮损多为局限性斑块，常见于手足、小腿、肘窝、乳房、外阴、肛门等处，边缘清楚。病程慢性，可长达数月或数年，也可因刺激而急性发作。总之，患者自觉瘙痒，或轻或重，呈阵发性，夜间或精神紧张、饮酒、食辛辣发物时瘙痒加剧，重者影响睡眠。发于关节处者因皮肤失去正常弹性加上活动较多，可产生皲裂而致皮损部有疼痛感。

本病属于中医学"湿疮""浸淫疮""血风疮"范畴。因其发病部位不同，又有不同的名称，发于小腿部的称为"下注疮""湿毒疮""湿濂疮"，发于手部的皲裂性湿疹称为"掌心风"，发于耳部的称为"旋耳疮"，发于乳头的称为"乳头风"，发于脐部的称为"脐疮"，发于阴囊部的称为"肾囊风"。中医学认为本病总由禀赋不耐，风、湿、热邪客于肌肤而成。湿疹当辨明湿热、脾虚、血虚风燥诸型，以湿热为主者，着重清热利湿；以脾虚为主者，着重健脾利湿；以血虚风燥为主者，着重养血祛风。

中医膏方全书（珍藏本）

中医膏方全书（珍藏本）

【膏方集成】

1. 湿疹膏：青黛、枯矾、石膏各 10 克，氧化锌、炉甘石、黄连各 15 克，炙松香、儿茶、煅牡蛎各 5 克，地榆、滑石、冰片各 3 克。上药研细过 100 目筛，装瓶密封备用。用时先用 0.9％生理盐水冲洗疮面，擦去结痂后，用香油调上药粉为膏敷之。适用于湿疹。

2. 吴萸柏参膏：吴茱萸、黄柏、苦参各 60 克，枯矾 20 克。上药共为极细粉末，过 120 目筛，混匀，置于瓶内备用。治疗时取药粉适量，用凡士林调成膏状，外敷患处，每日换药 2 次。适用于阴囊湿疹。

3. 冰黛蛇膏：冰片 20 克，青黛 10 克，季德胜蛇药片 10 片。将上药研末后与 3 小盒绿药膏调成糊状，均匀涂于患处，每日 3 次。适用于湿疹渗出较少者。

4. 青黛枯椒散：青黛、枯矾、花椒各 30 克，雄黄 6 克，轻粉、黄连各 10 克，硫黄 20 克，黄柏 18 克。上药共为极细末备用。先用 0.1％苯扎溴铵或淡盐水清洗患处，用 75％乙醇消毒周围，再用本散与植物油调匀外涂患处，每日 1 次。适用于湿疹。

5. 中药冷敷膏：大黄 100 克，芒硝（冲）50 克，硼砂（冲）30 克，荆芥 15 克，防风 12 克，薄荷 10 克，甘草 9 克。加水 1000 毫升，煎取汁后冲芒硝、硼砂待化净冷凉备用。外用，每日 1 剂，用时用干净毛巾蘸取药液，冷敷于阴囊部位，每次 30 分钟，每日 3～4 次。适用于阴囊湿疹。

6. 黄芪补虚膏：党参、白术、茯苓各 150 克，薏苡仁 300 克，黄芪、半夏、神曲、地肤子各 100 克，白鲜皮 200 克，生甘草 50 克，陈皮、阿胶各 60 克。上药除阿胶外，余药加水煎煮 3 次，滤汁去渣，合并滤液，加热浓缩成清膏，再将阿胶加适量黄酒浸泡后隔水炖烊，冲入清膏和匀，再加冰糖 300 克，收膏即成。每次 15～30 克，每日 2 次，开水调服。适用于湿疹患者脾虚明显，皮损淡褐色片状，粗糙肥厚，剧痒时作。

7. 归参阿胶膏：当归、连翘各 100 克，丹参、茯苓、山楂、昆布、牡丹皮、赤芍、桃仁、金银花、半夏各 150 克，陈皮、阿胶各 60 克，海藻、益母草、黑豆各 200 克，夏

枯草 300 克，甘草 30 克。上药除阿胶外，余药加水煎煮 3 次，滤汁去渣，合并滤液，加热浓缩成清膏，再将阿胶加适量黄酒浸泡后隔水炖烊，冲入清膏和匀，再加冰糖 300 克，收膏即成。每次 15～30 克，每日 2 次，开水调服。适用于病程较长，反复发作，皮损灰白如枯树皮，粗糙肥厚似牛皮，心悸怔忡，失眠健忘，女子月经不调者。

8. 黄芪生地软膏：黄芪、生地黄、土茯苓、连翘各 15 克，当归、川芎、防风、赤芍、红花、栀子、牡丹皮、薄荷各 10 克。上方配 5～6 剂，将药合在一起再加水煎煮 2 次，滤出药汁，去渣，合并药汁，加热浓缩，加适量白糖，文火收膏。每次 1 匙，每日 3 次，白开水送服。对于皮脂分泌过多者，可用芦荟、地榆、虎杖、山楂、薄荷叶各 10 克，加水煎熬取药汁，每晚敷面或用纱布 6 层药汁湿敷于面部持续半小时，1 周为 1 个疗程。

9. 二妙油膏：苍术、黄柏各等份，香油适量。上药共为细末，用香油调匀备用。外涂患处，每日 3～4 次。适用于皮损潮红，瘙痒，抓后糜烂渗出，可见鳞屑者。

10. 二片茶连膏：穿山甲片 15 克，孩儿茶 6 克，冰片 0.15 克，黄连 12 克，香油适量。上药共为细末，香油调匀备用。用时外涂患处，每日 2～3 次。适用于各型湿疹患者。

11. 薄荷冰乳膏：薄荷 100 克，乳香、冰片各 50 克，黄柏、黄连、紫花地丁、炉甘石、生地榆、白鲜皮、地肤子各 250 克。上药共为细末，调匀，将麻油加热至八成，倒入药末，边搅边加热，至成糊状。将药膏均匀涂在皮损处，覆盖无菌敷料后包扎固定。每日 1 次。适用于湿疹皮损色暗或色素沉着，剧烈瘙痒，或皮损粗糙肥厚。

12. 养血止痒润肤膏：地肤子 15 克，苍耳子、苍术皮、桑皮、茯苓皮、生姜皮、白鲜皮各 20 克，当归、川芎、赤芍、生地黄、苦参、蝉蜕、皂角刺、防风、羌活、牡丹皮、甘草各 10 克，蜂蜜 500 克。上药除蜂蜜外加水浓煎取汁约 1000 毫升，再加入蜂蜜调匀装瓶备用。每次 20 毫升，每日 3 次，小儿减

半，口服。适用于湿疹患者血虚风燥瘙痒较剧者。

13. 青黄膏：青黛、滑石粉、黄柏各15克，冰片9克。上药共为细末，用麻油调糊状，外涂患处，每日3次。适用于急性湿疹。

14. 苦参牡蛎膏：苦参、煅牡蛎各20克，生黄连、炉甘石各15克，蛇床子、冰片各10克。上药共为细末，用生菜油调成膏状。敷药前先用四黄煎剂（黄连、黄柏、黄芩、生大黄各20克）清洗病灶部位，用消毒棉球擦干后，将上药敷于患处。每日换药1次。适用于各型湿疹。

神经性皮炎

神经性皮炎又称慢性单纯性苔藓，是一种常见的神经功能障碍性皮肤病，以阵发性剧痒和苔藓样变为特征。本病病因尚未明了，发病多与神经系统功能障碍、大脑皮质兴奋和抑制平衡失调有关，消化系统疾病、内分泌障碍、生活环境变化、衣领摩擦和其他局部刺激均可诱发本病。临床分为局限性和泛发性两种：局限性好发于小腿、腕、踝、颈后侧、肘部、腰骶、眼睑、外耳、会阴等部位。初发为有聚集倾向的扁平丘疹，干燥而结实，皮色正常或淡褐色，表面光亮，反复摩擦、搔抓后，丘疹融合成斑块，逐渐扩大，皮肤增厚，干燥，发展成为苔藓样变，泛发性皮损形态与局限性相似，不同的是分布广泛，呈对称性，以成年人及老年人多见，自觉阵发性剧痒，夜间尤甚，严重影响睡眠和工作。目前认为精神因素是发生本病的主要诱因，情绪波动、精神过度紧张、焦虑不安、生活环境突然变化等均可使病情加重和反复。胃肠道功能障碍、内分泌系统功能异常、体内慢性病灶感染而致敏等也可能成为致病因素。局部刺激，如衣领过硬而引起的摩擦、化学物质刺激、昆虫叮咬、阳光照射、搔抓等，均可诱发本病的发生。

本病属于中医学"牛皮癣"范畴。中医学认为本病的病因病机为风湿热之邪阻滞肌肤，或颈项衣着硬领摩擦刺激所引起，或因久病耗伤阴液，营血不足，血虚生风生燥，皮肤失于濡养而成，或因情志不遂，郁闷不舒，致暗耗阴血，血虚肝旺，反复发作。本病辨证要辨明病之虚实，实者多发于青壮年，皮损色红或淡褐，病程短，多伴心烦易怒，口苦咽干等症状；虚者多见于老年、体虚者，皮损色灰白，肥厚粗糙似牛皮，病程较长，反复发作。

【膏方集成】

1. 皮癣膏：黄柏、白芷、轻粉各25克，煅石膏、蛤粉、五倍子各30克，硫黄、雄黄、铜绿各15克，枯矾、胆矾各6克，凡士林5000克。将上药（除凡士林外）共为极细粉末，加凡士林调匀成膏。外涂患处，每日1～2次。适用于各种神经性皮炎。

2. 敷贴膏：土荆皮25克，蛇床子、百部根各30克，五倍子24克，密陀僧15克，轻粉6克。上药共为细末，用时以皂角水洗患处，再以醋调药粉成糊状，敷于患处，每日1次。适用于各型神经性皮炎。

3. 荆芥防风膏：荆芥、防风、地肤子、白鲜皮、苦参、大黄、大风子各30克，枯矾20克。将上药同入砂锅，加水2000毫升，煎熬20分钟，弃渣取汤，加入凡士林800克调匀成膏。每日早、晚各1次。适用于各种神经性皮炎。

4. 止痒膏：透骨草30克，红花、苦参、雄黄、白矾各15克。将上药碾碎，放入砂锅加水2000毫升，煎熬15分钟，弃渣取汤，加入凡士林600克调匀备用。用时取本膏涂布患处，每日3次。适用于各型神经性皮炎。

5. 轻陀散膏剂：轻粉、密陀僧各15克，冰片9克。上药分别研细末再混合，用生菜油调成糊状涂于患处。适用于各型神经性皮炎。

6. 复方蛇床膏：蛇床子15克，白鲜皮12克，当归、丹参、薄荷、达克罗宁各10克，苯海拉明0.5克，基质以橡胶为主50克。上药按常规制成贴膏备用。用时按皮损面积大小贴于患部，48小时更换1次，用药6日，停药1日，14日为1个疗程。适用于皮损淡褐色片状，粗糙肥厚，剧痒时作，夜间尤甚，伴部分皮损潮红、糜烂、湿润和血痂，舌红，苔薄黄或黄腻，脉濡数者。

中医膏方全书（珍藏本）

7. 铜绿软膏：铜绿、官粉、密陀僧、松香、黄蜡各32克，香油500克。将香油煮开离火，然后加入黄蜡及松香，待药冷却时加入官粉、密陀僧及铜绿，须快速搅拌（避免沉淀），制成软膏备用。用时先将病变周围涂抹一层凡士林以保护正常皮肤，然后在病变处涂上一层1～1.5毫米厚的本膏，再用纱布包好，每日1次。适用于各型神经性皮炎瘙痒剧烈者。

8. 麻油膏：轻粉、朱砂、广丹各30克，芝麻油1200毫升，黄蜡300克。先将3味中药分别研细末，均匀混合待取，麻油加热至沸，黄蜡加入熔化过滤，稍冷片刻徐徐加入以上配备的药末，不断搅拌至凝固而成红棕色膏状，装瓶备用。用时先洗净患处，将本膏均匀涂布在皮损表面，用电吹风机热烘，距离为15～20厘米，以不烫伤皮肤为度。每次20分钟，每日1～2次。本品有毒，对急性期及大面积皮损者忌用。适用于病情反复发作，接触过敏物部位皮肤暗红，皮损肥厚干燥，有鳞屑，或呈苔藓样变，瘙痒剧烈，有抓痕及结痂者。

9. 全虫油膏：朱砂、全蝎、轻粉各10克，白鲜皮、防风、皂刺、何首乌（酒炒）各20克，芝麻油90毫升，食醋25毫升。上药共为细末，入麻油煎至微热时加入食醋，搅拌成糊状，备用。用时均匀涂于创面，然后用TDP治疗器进行透热照射，每日1～2次。10日为1个疗程。适用于老年人或病程较长的患者，好发于秋冬季节，夏季减轻，皮肤干燥脱屑，抓痕显见，伴头晕眼花，失眠多梦者。

皮肤瘙痒症

皮肤瘙痒症是一种无原发性皮肤损害，而以瘙痒为主要症状的皮肤病。常表现为皮肤阵发性剧烈瘙痒，搔抓后常出现抓痕、血痂、色素沉着、苔藓样变以及皮损肥厚等。本病发病时无原发性皮损，仅有瘙痒等症状，根据临床表现易于诊断。临床上常将本病分为全身性和局限性两种。全身性瘙痒症以全身各处阵发性瘙痒为主要表现，剧烈搔抓后出现抓痕、血痂、湿疹样变、苔藓样变以及色素沉着等继发皮损。局限性瘙痒症则好发于肛周、阴囊、女阴、小腿等部位，病程较长，易转为慢性，瘙痒剧烈，局部皮肤肥厚粗糙，色素沉着，继发皮炎。老年人因皮肤腺体功能减退导致全身性瘙痒称为老年瘙痒症，发病与季节有明显关系者称为季节性瘙痒症。皮肤瘙痒症的病因尚不明了，多认为与某些疾病有关，如糖尿病、肝病、肾病等，同时还与一些外界因素刺激有关，如寒冷、温热、化纤织物等。

本病属于中医学"痒风"范畴。中医学认为其病机为先天不足，禀赋不耐，或外感风毒湿热之邪，或饮食不洁，过食辛辣厚腻、鱼腥发物，损伤脾胃，湿热内生，熏蒸肌肤，或因情志不抒，五志化火，热而生风，淫于肌肤，或因年老体虚，阴血不足，生风化燥，肌肤失养而发为本病。本病发病原因复杂，治疗以镇静止痒为主。瘙痒症的辨证，当结合患者的年龄、病程、临床表现辨明病情之虚实。实者以湿热蕴肤居多，治宜清热利湿止痒为主；虚证多为血虚肝旺，治宜养血祛风。

【膏方集成】

1. 顽痒膏：朱砂、炉甘石、冰片、滑石、雄黄各20克，花椒、轻粉、铅粉各10克，五倍子50克。将诸药研细末后用甘油调和，放入苯扎溴铵10毫升，装瓶备用。外用，适量外搽患处即可。适用于湿邪偏重之瘙痒症。

2. 木鳖子药膏：木鳖子（去外壳）60克。烤干后研成细末，放入陈醋500毫升内浸泡7日，每日摇动2次，滤渣取汁加入凡士林200克调匀成膏备用。用时以绿茶水清洗患部皮损，然后用膏药直接涂擦，每日2～3次。适用于各型瘙痒症。

3. 红花祛瘀膏：红花、杏仁、生栀子各10克，凡士林或蜂蜜适量。将前3味药研细末，加入冰片适量和匀，再加凡士林或蜂蜜调成膏。使用时将其摊成3厘米×3厘米×1厘米大小饼块，直接填于脐上，轻轻按压，使之与脐紧密接触，再用敷料包扎固定，每日换药1次。适用于各型瘙痒症。

4. 黄柏止痒膏：黄柏、苍术、荆芥各 6 克，蛇床子 9 克，白矾 3 克。上药共为细末，装入洁净纱布袋扎口，再放入沙锅加水 3000 毫升，煎熬 20 分钟，弃渣取汤，加入蜂蜜 500 克调匀成膏备用。用时直接外擦患处，每日早、晚各 1 次。10 日为 1 个疗程。适用于各型瘙痒症。

5. 防风止痒膏：生地黄、防风各 30 克，羌活、荆芥各 20 克，地肤子 40 克，蛇床子 60 克，川芎、草乌各 10 克，浮萍 100 克。将上药放入沙锅加水 3000 毫升，煎熬 30 分钟，弃渣取汤，加入凡士林 500 克调匀成膏备用。直接外涂患处，每日早、晚各 1 次。7 日为 1 个疗程。适用于各型瘙痒症。

6. 阿胶膏：生地黄、白茅根、地骨皮、生石膏各 300 克，白薇、牡丹皮、玄参、金银花、侧柏叶各 150 克，桑白皮 200 克，知母、牛蒡子、荆芥、防风、阿胶各 100 克，升麻 50 克。头皮瘙痒者加地肤子、僵蚕、沙苑子各 150 克；心烦失眠者加远志 100 克，首乌藤 300 克，五味子 60 克。上药除阿胶外，余药加水煎煮 3 次，滤汁去渣，合并滤液，加热浓缩成清膏，再将阿胶加适量黄酒浸泡后隔水炖烊，冲入清膏和匀，再加蜂蜜 300 克，收膏即成。每次 15～30 克，每日 2 次，开水调服。适用于皮肤瘙痒症血热风燥型患者。

7. 术附膏：白术、茯苓、猪苓、山楂、丹参、萆薢、车前子、泽泻、白鲜皮各 150 克，薏苡仁 300 克，陈皮、川芎各 60 克，半夏 90 克，阿胶 100 克。消化不良、胸闷者加莱菔子 100 克，木瓜 150 克；小便黄赤者加茵陈 200 克，栀子 100 克，川牛膝 150 克；头皮烘热者加侧柏叶 200 克，桑白皮 300 克，生地黄 150 克。上药除阿胶外，余药加水煎煮 3 次，滤汁去渣，合并滤液，加热浓缩成清膏，再将阿胶加适量黄酒浸泡后隔水炖烊，冲入清膏和匀，再加蜂蜜 300 克收膏即成。每次 15～30 克，每日 2 次，开水调服。适用于皮肤瘙痒症湿浊内盛型患者。

8. 地肤膏：当归尾、赤芍、茺蔚子、防风、苍术、地肤子、白鲜皮各 9 克，苦参、乌梅、炒黄柏、甘草各 6 克。上药配 10 剂，合在一起，加水浸一夜，煎煮 3 次，滤汁去渣，合并 3 次滤液，加热浓缩成清膏。每次 9 克，每日 3 次，白开水冲服。此外，可用下方煎汤外洗患处：炒黄柏、制藁本、苦参各 20 克，蛇床子、地肤子各 30 克。每日 1 剂，1 周为 1 个疗程。适用于各型皮肤瘙痒症患者。

9. 清燥止痒膏：硫黄 40 克，黄连、苦参各 15 克，轻粉、雄黄、大风子各 25 克，冰片 5 克，凡士林 250 克。上药前 5 味研为极细末，大风子仁蒸后捣泥，凡士林加热熔化，加冰片共同搅拌均匀。涂于患处，用手揉搓 10 分钟，每日 1 次。适用于老年人或病程较长的患者，好发于秋冬季节，夏季减轻，皮肤干燥脱屑，抓痕显见，伴头晕眼花，失眠多梦，舌红，苔薄，脉细数者。

10. 复方硫黄膏：硫黄（升华）10 克，樟脑 3 克，甲硝唑 0.2 克，马来酸氯苯那敏 0.024 克。上药共为细末，加入油包水型板基质霜 40 克，调匀，密封备用。治疗时洗净患处，早、晚各外涂药物 1 次，连续 4 日。适用于各型皮肤瘙痒症患者。

玫瑰糠疹

玫瑰糠疹是一种较为常见的炎症性自限性皮肤病。多发于春秋季节，发病年龄大多在 10～40 岁，女性略多于男性，无明显种族差异。本病具有自限性，极少复发，少数迁延至半年以上，甚至数年之久。本病的发病原因不明，因为本病有季节性发作，皮疹有自限性，很少复发，初起为前驱斑，又未发现任何确定的变态反应性的物质引起本病，因此多数认为与病毒感染有关。此外真菌、细菌感染或螺旋体等其他微生物的病源说法也未被证实。也有人认为是某种感染的一种过敏或胃肠中毒的皮肤表现。初起的损害是在躯干或四肢某处出现直径 1～3 厘米大小的玫瑰色淡红斑，有细薄的鳞屑，被称为前驱斑，数目为 1～3 个。1～2 周以后躯干与四肢出现大小不等的红色斑片，常对称分布。开始于躯干，以后逐渐发展至四肢。斑片大小不一，直径 0.2～1 厘米大小，常呈椭圆形，

中医膏方全书（珍藏本）

斑片中间有细碎的鳞屑，而四周圈状边缘上有一层游离缘向内的薄弱鳞屑，斑片的长轴与肋骨或皮纹平行。可伴有不同程度的瘙痒。少数患者的皮损仅限于头颈部或四肢部位发生。本病有自限性，病程为4～8周，但也有数月，甚至7～8个月不愈者，自愈或痊愈后一般不复发。

本病相当于中医学"风热疮"，亦属于"风癣""血疳疮""母子疮"等范畴。中医学认为其病因病机为外感风热之邪，客于肌肤，致使腠理闭塞，营血失和，或因风热之邪，郁于肌肤，日久化燥，肌肤失养而发病。玫瑰糠疹的辨证，当辨明外感风热和阴虚血燥，以外感风热为主者，着重疏风清热止痒；以阴虚血燥为主者，着重养血祛风润燥。

【膏方集成】

1. 消风玉容膏：绿豆90克，白菊花、白附子、白芷各30克，食盐15克。上药共为细末，加冰片6克，再研匀备用，每日取适量洗脸。适用于玫瑰糠疹。

2. 祛风白芷膏：茯苓、白芷各9克，黄连、黄柏、儿茶各6克，铅丹3克。上药共为细末，以香油调敷外搽患处。适用于玫瑰糠疹。

3. 苦参膏：苦参310克，百部、野菊花、凤眼草各90克，樟脑125克。先将前4味药装入大口瓶内，加入75%乙醇500毫升，浸泡7日后去渣，再加入樟脑溶化后倒入适量黄蜡煎汤成膏，冷却储瓶备用。取适量外涂患处，每日1～2次。适用于玫瑰糠疹。

4. 朱仁康经验药膏：土荆皮1250克，千金子6克，斑蝥（布包）40克。先将上药放入大口瓶中，再加入白酒5000毫升，密封，浸泡半个月至1个月，去渣加入凡士林800克。每日取适量外涂患处。适用于玫瑰糠疹。

5. 寒水石药膏：寒水石、炉甘石各30克，青黛粉、甘油各20克，冰片4克。将上药混合加蒸馏水100毫升，另加入蜂蜜600克，调匀成膏。外涂患处，每日2～3次。适用于玫瑰糠疹。

6. 复方蛇床子软膏：蛇床子粉、炉甘石粉各10克，苯酚1毫升，甘油5毫升。加蒸

馏水至100毫升，再入凡士林500克调匀成膏。外涂患处，每日1次。适用于玫瑰糠疹。

7. 紫草膏：紫草、马齿苋、苦参各30克，浮萍、白鲜皮、白芷、黄柏各15克，野菊花10克，蜂蜜600克。上药除蜂蜜外共研细末，再加入蜂蜜调匀，即成膏。用时取药膏涂擦患处，每日换药2～3次。适用于素体虚弱，病程日久皮损呈淡红色，皮肤干燥，伴口干咽燥，大便结，舌淡红，少苔，脉细或细数患者。

8. 祛玫汤Ⅱ号膏：紫草、牡丹皮、生槐花、苦参、徐长卿、玄参、黄芩各10克，金银花、板蓝根、白鲜皮、地肤子各15克，茯苓12克，甘草6克。上药加水浓煎，取汁1000毫升，再加入蜂蜜500克，调匀即成膏。每次20毫升（小儿减半），每日3次，口服。适用于轻微恶风，发热，伴有头痛、咽痛，皮损可呈淡红色或玫瑰红色，可有不同程度的瘙痒，舌淡红，苔薄黄，脉浮或弦数者。

9. 凉血润燥膏：生地黄、玄参、黄芩各12克，金银花、栀子、牡丹皮、赤芍各15克，蒺藜、菊花各9克，甘草6克。上药共为细末，加入凡士林500克调匀装瓶备用。用时取药膏涂布患处，每日换药2～3次。适用于玫瑰糠疹后期皮色变淡，正气较虚者。

银屑病

银屑病又称牛皮癣，是一种常见并易复发的慢性红斑鳞屑性皮肤病，在自然人群中发病率为0.1%～3%。皮损好发于头皮、四肢伸侧、膝肘，常对称发生，皮疹呈针尖至扁豆大小炎性红斑，表面覆盖银白色鳞屑、薄膜现象及点状出血，基底浸润，进行期有同形反应。脓疱型可在寻常型基础上出现多数无菌性小脓疱，关节病型伴发于寻常型或脓疱型，关节炎症轻重与皮损平行，红皮病型全身皮肤弥漫潮红干燥，大量脱屑，常因用药不当引起。本病病程较长，冬轻夏重，反复发作。本病病因较多。①遗传因素：引发了自身的牛皮癣，在牛皮癣发生之后，自身的病情和多个遗传基因有关，其中每对基因的单独表达导致牛皮癣发生的概率极低，

但多个基因的叠加累计效应，加上环境因素的刺激诱发作用超过一定阈值后，即有可能发生牛皮癣。②污染因素：引起牛皮癣疾病发作的情况，也是比较多的，在生活中，污染因素约占牛皮癣发病因素的 19%。工业污染、环境污染及某些药品、食品污染都可以诱发或加重牛皮癣的发生。③免疫因素：是牛皮癣发生的常见因素，在平时的时候，造成免疫障碍的原因有内源性，也有外源性，内源性一般是指自身罹患某种疾病后导致免疫障碍的发生，外源性一般多是在机体疲惫情况下发生暂时性的免疫力下降。

本病相当于中医学"白疕"，亦属于"干癣""松皮癣""风癣"等范畴。中医学认为其病因病机不外乎内因、外因，外因以风邪为主，兼与寒、湿、燥、毒等相兼致病，内因则重在血分，血燥、血热、血虚及血瘀。此外，饮食不节，肝肾亏损或冲任不调等均可使营血不和，脏腑失调而发病。银屑病的辨证，当辨明风热血燥、血虚风燥、瘀滞肌肤、湿热蕴阻、火毒炽盛。以风热血燥为主者，着重清热凉血，祛风润燥；以血虚风燥为主者，着重养血和血，祛风润燥；以瘀滞肌肤为主者，着重活血化瘀，祛风润燥；以湿热蕴阻为主者，着重清热利湿，和营通络；以火毒炽盛为主者，着重凉血清热解毒。

【膏方集成】

1. 紫色膏：紫草、党参、荆芥穗、红花各 15 克，丹参、赤芍、当归各 30 克，蜂蜡 120 克，香油 320 克。上药除蜂蜡外，共为细末。将油放于锅内加温，开后离火，然后将前 7 种药粉加入油内，混匀再入蜂蜡使其完全溶化，待将冷却时搅匀成膏备用。外涂患处，7 日为 1 个疗程，共治疗 3 个疗程。适用于各型银屑病，头皮、四肢伸侧、膝肘，常对称发生，皮疹呈针尖至扁豆大小炎性红斑，表面覆盖银白色鳞屑、薄膜现象及点状出血，基底浸润，进行期有同形反应者。

2. 复方青黛膏：青黛 30 克，轻粉、冰片、硫黄各 10 克，药用凡士林 100 克。将上药按常规制成软膏，外擦患处，每日 1~2 次。7 日为 1 个疗程。适用于银屑病病程长，皮损肥厚浸润患者。

3. 消银膏：黄连 5 克，山豆根、乌梢蛇、麦冬、重楼各 10 克，当归、黄芪、郁金、白芍、生地黄、丹参各 15 克，甘草 6 克，凡士林 800 克。上药除凡士林外，共为极细末，再加入凡士林调匀装瓶备用。用时外涂患处，每日换药 2~3 次。适用于各型银屑病患者头皮、四肢伸侧、膝肘，常对称发生，皮疹呈针尖至扁豆大小炎性红斑，表面覆盖银白色鳞屑、薄膜现象及点状出血，基底浸润，进行期有同形反应者。

4. 清燥油擦膏：煅蛤粉、煅石膏各 30 克，黄柏末、轻粉各 15 克，青黛 12 克。上药共为细末，香油、茶水各半调成糊状。外用，均匀涂敷于患处，每日 2 次。适用于银屑病头皮、四肢伸侧、膝肘，常对称发生，皮疹呈针尖至扁豆大小炎性红斑患者。

5. 硫附甲珠膏：硫黄、附子、炮甲珠各 15 克。将上药分别捣为细末，研极细粉，各药混合均匀，用 80 克凡士林（或猪脂膏亦可）加热熔化，离火后，趁热加入上药反复搅匀成膏，放在净皿中，冷后装瓶备用。治疗时先将患部洗净，晾干片刻，再涂药于患处，每晚 1 次。亦可用纱布轻微缠裹以防止油污衣被。适用于表面覆盖银白色鳞屑、薄膜现象及点状出血，基底浸润，进行期有同形反应患者。

6. 五倍花椒膏：五倍子（炒黑）、花椒各 30 克，轻粉、木鳖子（去油）各 6 克，斑蝥 10 克，麻油 50 毫升。上药共为细末，用麻油调成糊状，外涂患处。适用于银屑病脓疱型无菌性小脓疱者。

7. 癣消皮俊膏：斑蝥 3 克，儿茶、冰片、轻粉各 15 克，苦参、白矾、雄黄各 10 克，芒硝、油牛皮各 25 克。将上药分别研成极细末，用凡士林膏药调成糊状，抹在患处，每日 1~2 次，起疱即停。一般情况下，痂掉后癣即消退，若癣块不退，可如法再抹药。适用于银屑病全身斑块，上覆较厚鳞屑，四肢身侧尤明显者。

8. 消银软膏：大风子、白矾、黄柏各 30 克，苯甲酸、水杨酸各 15 克，冰片、狼毒各 10 克，凡士林 500 克，羊毛脂 200 克。取以上各药极细末，过 120 目筛后放入已熔的凡

中医膏方全书（珍藏本）

士林与羊毛脂中，充分调匀，分装备用。用时取药膏外擦病灶上，并用蜡纸或薄纸严密敷盖，再用绷带包扎，每隔 1 周换药 1 次。本品只限于小面积使用于银屑病静止期、退行期患者。

9. 牛皮康软膏：青黛 30 克，轻粉、冰片各 10 克，凡士林 100 克。先将药物共研细末，过 100 目筛后，加入凡士林研和调匀即成。用时外擦患处，每日 1～2 次。7 日为 1 个疗程，1～3 个疗程见效。使用本品前，先做皮肤过敏试验，即先外擦皮损 1 块，每日 1 次，3 日后无不良反应，即开始外用治疗。适用于各型银屑病患者，头皮、四肢伸侧、膝肘，常对称发生，皮疹呈针尖至扁豆大小炎性红斑，表面覆盖银白色鳞屑、薄膜现象及点状出血，基底浸润，进行期有同形反应者。

白 癜 风

白癜风是一种后天性局限性色素脱失皮肤病。发病率为 0.5%～2%，世界各地均有发生，95% 的患者在 40 岁以前发病。本病可累及所有种族，一般肤色浅的人发病率较肤色深者低。本病男女发病率大致相等，从初生婴儿到老年人均可发病，但以青少年为最多。

本病是一种获得性、自发性皮肤病，临床上表现为获得性白斑，色素减退斑或斑片，其发病机制的研究主要集中在自身免疫、自身细胞毒和神经假说。依据受累程度和脱色区域分布对其进行分类。泛发性白癜风最为常见，双侧对称脱色，好发于面部（特别是口腔部）、颈、躯干、四肢伸侧、腋下或黏膜表面。颜面肢端性白癜风，表现为手指远端及面部、口腔部脱色，后者为局限性。局灶性白癜风脱色斑片呈局限性、非皮节分布。节段性白癜风发生在皮节，非对称性分布，由于发病早、病程顽固与自身免疫病的联系下降，因而被认为是白癜风的一个特殊类型。泛发性白癜风（universal vitiligo）是全身皮肤色素脱失。临床表现以皮肤颜色减退、变白，境界鲜明，无自觉症状为特点。全身任何部位的皮肤均可发生，但好发于颜面部、

颈部、前臂和手背等暴露部位，亦可沿神经分布。皮损为大小不等的圆形或不规则形，皮肤色素脱失形成的乳白色斑片，境界清楚，边缘可有色素沉着带，数目可为单个或多发，可对称，亦可单侧发生，可局限或泛发。一般无自觉症状，病程长短不一，可缓慢进展或长期稳定不变。

本病相当于中医学"白驳风"，亦属于"白癜"等范畴。中医学认为其病因病机为感受风邪，跌仆损伤，情志内伤，亡血失精等，使气血失和，瘀血阻络而成。白癜风的辨证治疗，当辨明气血不和、瘀血和肝肾不足。以气血不和为主者，着重调和气血；以瘀血为主者，着重活血化瘀；以肝肾不足为主者，着重滋补肝肾。消白斑治疗是白癜风首选方法。因此，白癜风的辨证治疗，总的原则应以调和气血，活血通络，补益肝肾为主。对于泛发性白癜风，应注意准确的辨证治疗。

【膏方集成】

1. 穿山甲药膏：穿山甲 50 克，水银 20 克，轻粉 3 克。先将穿山甲炮焦，研为细末，再同水银、轻粉共研细粉，用香油适量调成糊状。外涂患处，每日 3～4 次。适用于病程日久，皮损局限一处或泛发全身，但可停止发展，亦可发生于外伤的部位，舌质暗红，有斑点或瘀斑，脉涩患者。

2. 补骨脂膏：补骨脂 180 克，75% 乙醇（或白酒）400 毫升。补骨脂放在乙醇内浸泡 7 日后，滤汁加入凡士林 600 克，调匀备用。涂搽患处，每日 3～5 次。适用于白癜风，但损害在颜面部、皮肤黏膜交界处者禁用或慎用。

3. 25% 菟丝子膏：菟丝子（打碎）25 克，50% 乙醇 75 毫升。将菟丝子放在乙醇内浸泡 7 日后，滤汁加入凡士林 1000 克调匀备用。涂搽患处，每日 3～5 次。适用于白癜风。

4. 温通猪脂膏：蜂房、凌霄花各 30 克，附子、川乌、防风各 60 克。上药共为细末，用猪脂 1500 克煎炼，待药焦黄，去渣，外擦患处。适用于发病久，症见皮损呈乳白色，局限或泛发。皮损区变白，病情发展缓慢，对光敏感，皮肤干燥，伴头昏眼花，腰膝酸软，舌质红，少苔，脉细数患者。

5. 消斑膏：密陀僧、樟脑、硫黄、煅硼砂、枯矾、轻粉各 15 克，冰片 3 克。上药共为细末，加入凡士林 800 克调匀备用。使用时以生姜切片蘸药膏稍用力涂擦患处，每日 1～2 次。连用 2 周以后，每隔 2 日外用药 1 次，连用 10 日。适用于白癜风。

6. 黑豆内服膏：黑豆、制何首乌、地榆、石决明各 150 克，紫草、红花、郁金、牡丹皮、沙苑子各 100 克。将上药加水煎熬 3 次，滤汁去渣，合并药液，加热浓缩，加入适量炼蜜，文火收膏。每次 1 匙，每日 3 次，白开水送服。适用于白斑无固定好发部位，色泽时暗时明，皮损发展缓慢，常随情绪变化而加重，以女性多见，伴胸闷嗳气，性情急躁，月经不调，乳房胀痛，舌质淡红，苔薄白，脉弦细者。

7. 复方效应膏：补骨脂、皂角各 50 克，白鲜皮、百部各 40 克，樟脑 20 克。上药共为极细末，加入凡士林 1000 克调匀备用。同时将皮肤洗干净再用药水涂擦，每日 2～4 次。适用于白癜风。

8. 前胡防风药酒膏：前胡 20 克，防风 10 克，补骨脂 30 克，75％乙醇 100 毫升。将前胡、防风、补骨脂同研为细末，放入盛乙醇容器内，浸泡 7 日，弃渣取酒，再加入蜂蜜 500 克调匀备用。外涂患处，每日早、晚各 1 次。30 日为 1 个疗程。适用于白癜风。

9. 蛇床子硫黄膏：蛇床子、硫黄、雄黄、密陀僧、枯矾各 6 克，冰片 3 克，凡士林适量。先将蛇床子、硫黄、雄黄、密陀僧、枯矾、冰片共为极细粉末，再加入凡士林调成膏状，备用。外敷患处，每日 1 次，10 日为 1 个疗程。适用于白癜风。

10. 25％山栀膏：生栀子 25 克，50％乙醇 75 毫升。将栀子放在乙醇内浸泡 7 日后，滤汁加入蜂蜜 600 克，调匀后装瓶备用。涂搽患处，每日 3～5 次。适用于白癜风。

11. 白蚀膏：乌梅、大黄、菟丝子、蒺藜、肉桂、甘草各等份。用 75％乙醇浸泡 1 周，取液去渣，加入凡士林 800 克，即成膏备用。用时外涂，每日 2 次。适用于白癜风。

12. 抗白风油膏：硫黄、密陀僧、轻粉、乳香、僵蚕、杏仁各 30 克。上药共为细末，

和研匀，酥油调膏外擦。适用于白癜风。

13. 二黄蛇僧膏：硫黄、雄黄、蛇床子、密陀僧、枯矾各 6 克，冰片 3 克。上药共为细末，与凡士林调膏涂擦患处。适用于白癜风皮肤颜色减退、变白，境界鲜明，无自觉症状患者。

14. 复方地米膏：枯矾 10 克，密陀僧 60 克，硫黄 30 克，轻粉 5 克。上药共为细末，调入地塞米松霜。每日涂擦患处 3～5 次。本方严禁内服，若眉目起粟黏样血疹，应暂停用药，待疹消退再用。适用于白癜风患者皮损呈白粉红色，或有淡红色丘疹，发于颜面或颈部，夏秋季发展快，冬春季不扩展，常感皮肤微痒，日晒后加重，兼可见肢体困倦，头重，纳呆，舌苔微黄腻，脉濡或滑患者。

丹　毒

丹毒是一种由溶血性链球菌侵入皮肤或黏膜内的网状淋巴管所引起的一种急性感染性疾病。丹毒的病原菌为 A 群 B 型溶血性链球菌，偶有 C 型链球菌所致。多由皮肤或黏膜的破损处侵入，也可由血行感染，故鼻部炎症、抠鼻、掏耳、足癣等因素常成为丹毒的诱因，病原菌可潜伏于淋巴管内引起复发。其他如营养不良、过分酗酒、丙种球蛋白缺陷及肾性水肿等皆可为丹毒的促发因素。本病临床表现以局限性水肿性红斑，境界明显，好发于颜面及下肢为特征。发病前常有畏寒、发热、头痛、呕恶不适等全身症状。本病好发于小腿及面部，呈局限性，起病多急骤，发展迅速。皮损初起为水肿性鲜红斑片，边界清楚，中间较淡，有时皮损表面可出现大小水疱，疱壁较厚，内容物清亮或浑浊，自觉灼热及疼痛，可伴淋巴管炎及淋巴结炎。婴儿及年老体弱者可继发肾炎及败血症。

本病中医学亦称"丹毒"，亦属于"抱头火丹""内发丹毒""流火""腿游风""赤游风"范畴。中医学认为其病因病机为素体血分有热，肌肤不固，外受火热毒邪，相互搏结所致。丹毒的中医治疗总以凉血清热，解毒化瘀为原则。丹毒的辨证当辨别风火、湿火、湿热和胎火。

中医膏方全书（珍藏本）

【膏方集成】

1. 消瘀膏：栀子 50 克，木瓜、蒲公英、姜黄各 100 克，黄柏 150 克，大黄 250 克。上药共为细末，过筛去渣，用适量蜂蜜和水（2∶1）调膏备用。先用超出手术切口四周 1.5 厘米的无菌敷料覆盖切口，以胶布封严，再将本膏均匀地摊涂在丹毒部位并稍高出红肿边缘，用药厚 2 毫米，敷料覆盖，每日或隔日 1 次。适用于术后丹毒。

2. 金花膏：石膏 30 克，广丹 1.5 克，冰片 0.3 克。上药共为细末，麻油调敷患处。适用于下肢丹毒。

3. 大黄甘草外敷膏：大黄、甘草、当归、川芎、白芷、青木香、独活、黄芩、芍药、升麻、沉香各 32 克，芒硝 96 克。上药以水 2400 毫升，煮取 600 毫升，去渣，再加入凡士林 800 克，调匀成膏。贴敷患处，干则换之。适用于丹毒。

4. 透海膏：海桐皮、红花、三棱、莪术、防风各 7 克，桂枝 3 克，冰片 2 克。其中冰片研细末，其余各药烘干拌匀后混合打粉，过 40 目筛后再与冰片末拌匀即成。取本膏每包 50 克，每次 1 包，入水煎，温度适宜后外洗及浸泡患处。每次 30 分钟，每日 2 次。2 周为 1 个疗程。适用于下肢丹毒。

5. 祛毒膏：川升麻、漏芦、川芒硝、黄芩各 60 克，栀子 30 克。上药共捣为粗末，每用 2 匙，以水 300 毫升，煎至 200 毫升，去渣儿，趁微热以软布蘸药拓疮上，以消为度。适用于皮损初起为水肿性鲜红斑片，边界清楚，中间较淡，有时皮损表面可出现大小水疱，疱壁较厚，内容物清亮或浑浊，自觉灼热及疼痛患者。

6. 慢丹膏：苍术 90 克，当归尾、赤芍、丹参、桃仁、红花、川牛膝、木瓜、防己各 45 克，黄柏、丝瓜络、泽泻、槟榔各 30 克。上药共为细末，加入凡士林 800 克，调匀成膏。用时取药膏外涂患处，每日换药 3～4 次。适用于丹毒发于下肢，局部红赤肿胀、灼热疼痛，或见水疱、紫斑，甚至结毒化脓或皮肤坏死，或反复发作，可形成大脚风，伴发热，胃纳不香，舌红，苔黄腻，脉滑数患者。

7. 丹毒膏：生蓖麻子仁 40～50 粒，生巴豆仁 7～8 粒，制马钱子粉、生甘草粉各 2 克。上药共捣烂，再加香油适量制成膏。根据患部面积大小，摊于塑料纸上，局部外敷，细绳或胶布固定，数小时后，即可见局部红肿萎缩，渐渐消退，每次可敷 10～20 小时，一般敷 2 次，即可治愈。此药剧毒，不可内服。局部外敷可有轻度痒感，或为热感，但无其他不良反应。捣膏时不可使用铁器。适用于皮损表面出现大小水疱，疱壁较厚，内容物清亮或混浊，自觉灼热及疼痛，可伴淋巴管炎及淋巴结炎患者。

8. 升麻膏：升麻、白蔹、漏芦、芒硝各 28 克，黄芩、枳实、连翘、蛇衔草各 42 克，栀子 20 克，蒴藋根 56 克。上药捣令细，纳器中，以水 600 毫升渍半日，以猪脂 1000 毫升，煎令水竭，去渣，敷之，每日 4～5 次。适用于丹毒。

9. 芙蓉膏：黄柏、黄芩、黄连、芙蓉叶、泽兰叶、大黄各 250 克。上药共为细末，过筛，用凡士林调成 20% 软膏。外敷患处。适用于丹毒水疱、紫斑，甚至结毒化脓或皮肤坏死，或反复发作患者。

10. 润肌膏：紫草、地榆各 15 克，当归、大黄、生地黄各 30 克，黄蜡 90 克，菜油 360 克。上药除黄蜡外，余药放在菜油中浸 3～7 日（冬季 7 日，夏季 3 日，春秋季 5 日），然后与菜油同入铁锅煎熬，煎至药枯，捞出药渣过滤，加入黄蜡，待熔化后呈紫色软膏。用时，薄摊在绵纸上或纱布上，敷贴患处。适用于皮损初起为水肿性鲜红斑片，边界清楚，中间较淡，有时皮损表面可出现大小水疱，疱壁较厚，内容物清亮或浑浊，自觉灼热及疼痛患者。

11. 紫色消肿膏：赤芍、升麻各 30 克，当归、白芷各 60 克，贯众 6 克，紫草、荆芥穗、紫荆皮、草红花、儿茶、红油、羌活、防风各 15 克。上药共为细末过重罗。每 120 克药面加血竭粉 3 克，山柰粉 6 克，乳香粉、没药粉各 12 克，凡士林 120 克，调匀备用。外敷患处，每日 1～2 次，热毒性肿胀勿用。适用于慢性丹毒流注，结节性红斑，新生儿头皮血肿。

脂溢性皮炎

脂溢性皮炎是一种发生在皮脂溢出基础上的慢性炎症性皮肤病。多发于青壮年和婴幼儿，男性多于女性，人群发病率为2%～3%。其发病可能与免疫、遗传、激素、神经和环境因素等有关，此外精神因素、饮食习惯、嗜酒等对本病的发生、发展均有一定的影响。临床特征为皮肤鲜红或黄色斑片，表面覆以油腻性鳞屑或痂皮，常有不同程度的瘙痒，皮损可由头部开始向下蔓延至其他部位，常自觉有不同程度的瘙痒。本病病程较长，易反复发生，易并发脂溢性脱发。

本病相当于中医学"面游风"。中医学认为多因肌热当风，郁久血燥，肌肤失养，或过食辛辣厚味及油腻，湿热内蕴，外受风侵，阳明胃经湿热挟风，或风邪郁久，耗血伤阴，血虚风燥，肌肤失养所致。脂溢性皮炎的辨证，当辨明热盛、湿困、血虚，以肺胃热盛为主者，着重清热止痒；以脾虚湿困为主者，着重健脾渗湿；以血虚风燥为主者，着重养血润燥。

【膏方集成】

1. 皂胆膏：皂荚60克，白芷、冬凌草、零陵香各30克。上药共为粗末，以60%乙醇浸泡1周后过滤，加入蜂蜜100毫升即可，取上药外搽患处，每日2次。适用于脂溢性皮炎。

2. 颠倒膏：生大黄、硫黄（升华）各等份。将两药研为细末，加入香油600毫升，装瓶备用。每次先将头发用温水浸湿，然后将本膏10克搓在头发上，反复搓揉10分钟，使药物与头皮充分接触后，再用清水冲洗干净，每5日1次。适用于脂溢性皮炎。

3. 太平麝香膏：土瓜根、白蔹各15克，防风、沉香、栀子花各9克，当归、藁本、木兰皮、冬瓜子、辛夷、麝香、茯苓、白芷各6克，牛油、猪油各200毫升。除麝香外，将余药研为细末，用白酒1000毫升浸泡1日，再加入脂类药物，小火煎熬至白芷焦黄为度，去渣后加入麝香搅匀，备用。取适量外涂患处。适用于脂溢性皮炎。

4. 燥湿止痒膏：苦参、紫苏叶、威灵仙、僵蚕、地肤子、海桐皮各30克，白芷、苍术、大黄各24克，防风15克，白鲜皮、五倍子各36克，紫草45克，甘草6克。上药共为细末，用香油2000克放入锅内煮沸，放入白蜡500克熔化后，再将以上药末放入其中，搅匀成膏备用。用时将药膏外敷患处。适用于脂溢性皮炎。

5. 三黄膏：黄连、黄芩、大黄各2克，益母草粉、白芷粉、五倍子粉各1克。加少量甘油及水拌匀，作颜面局部按摩药。适用于脂溢性皮炎。

6. 益母草膏剂：益母草100克。将益母草加水煎煮半小时后，取汁400毫升，取200毫升口服，另外200毫升中加入凡士林100克制成膏剂，用消毒纱布敷患部，每次10～20分钟，每日3次。适用于脂溢性皮炎。

7. 自拟皮炎膏：黄芩、黄柏、苦参各30克，花椒、枯矾、百部各15克。上药加入75%乙醇500毫升，浸泡7日后，滤渣，加入蜂蜜500克，装瓶备用。取药外搽患处。适用于脂溢性皮炎。

8. 麻活膏：麻黄30克，羌活60克，升麻、防风各12克，当归9克，白及、白檀香各6克，香油310克，黄蜡15克。将上药入香油内浸泡5日，小火熬至药枯，加黄蜡熔化，搅至冷成膏，薄涂患处。适用于脂溢性皮炎。

9. 椒药膏：花椒60克，轻粉、枯矾、铜绿各30克，香油适量。先将前4位药共研细末，然后用适量香油调和成膏，外涂擦患处。适用于皮肤干燥，有糠秕样鳞屑，瘙痒，头发干燥无光，常伴有脱发，舌红，苔薄白，脉弦患者。

10. 青黄膏：青黛、黄柏各60克，石膏、滑石各120克。上药共为细末，和匀，麻油调敷患处。适用于脂溢性皮炎。

11. 紫草膏：当归、黄蜡各15克，紫草3克，麻油12克。将当归、紫草与麻油同煎，滤渣后加入黄蜡。外涂患处。适用于皮损淡红或黄，有灰白色鳞屑患者。

12. 经验膏方：生地黄、生石膏、白茅根、白薇、地骨皮各300克，桑白皮、牡丹皮、金银花、侧柏叶、玄参各 150 克，知母、牛蒡子、荆芥、防风、阿胶各 100 克，升麻 50 克。上药除阿胶外，余药加水煎煮 3 次，滤汁去渣，合并滤液，加热浓缩成清膏，再将阿胶加适量黄酒浸泡后隔水炖烊，冲入清膏和匀，再加蜂蜜 300 克收膏即成。每次 15～30 克，每日 2 次，开水调服。适用于脂溢性皮炎血虚风燥型。

13. 白术膏：白术、茯苓、山楂、丹参、猪苓各 150 克，萆薢、车前子各 300 克，泽泻、白鲜皮、薏苡仁各 200 克，陈皮、川芎各 60 克，半夏 90 克，阿胶 100 克。上药除阿胶外，余药加水煎煮 3 次，滤汁去渣，合并滤液，加热浓缩成清膏，再将阿胶加适量黄酒浸泡后隔水炖烊，冲入清膏和匀，再加蜂蜜 300 克收膏即成。每次 15～30 克，每日 2 次，开水调服。适用于脂溢性皮炎湿浊内盛型。

痤　疮

痤疮是一种毛囊皮脂腺的慢性炎症性皮肤病，以皮肤散在性粉刺、丘疹、脓疱、结节及囊肿等皮损，伴有皮脂溢出为临床特点，易反复发作。本病是常见多发病，在人群中的发病率为 20%～24%，好发于青春期的年轻人。本病的发生与雄激素、皮脂分泌增多等因素有关，另外饮食、胃肠功能障碍、精神因素、月经、化学物质刺激等亦可诱发本病。本病好发于面部、前胸及背部等皮脂腺发达的部位，皮损为散在性粉刺、丘疹、脓疱、结节等，对称分布，一般无自觉症状，有时可有疼痛及触痛。病程较长，一般在青春期后可缓解或痊愈。

本病相当于中医学"肺风粉刺"，属于疮类皮肤病的范畴。中医学认为其病因病机主要是由于先天素体肾之阴阳平衡失调，肾阴不足，相火过旺，加之后天饮食生活失调，肺胃火热上蒸头面，血热郁滞而成。痤疮的辨证，当辨明风热、湿热、痰湿，以风热为主者，着重清肺散风；以湿热为主者，着重清热化湿；以痰湿为主者，着重化痰健脾渗湿。痤疮常由热毒炽盛引起，治疗当以清热解毒为主。

【膏方集成】

1. 山栀茵陈膏：栀子 90 克，茵陈、金银花、金钱草、车前子、赤小豆、黄芩各 150 克，桑白皮、地骨皮各 200 克，苦参 100 克，蒲公英 300 克，甘草 50 克，阿胶 60 克。大便干结者加大黄 30 克，桃仁、杏仁、玄参各 100 克；口中黏腻者加黄连 30 克，佩兰 300 克，茯苓 100 克，猪苓 150 克；皮疹脓出不畅者加皂角刺、穿山甲各 90 克，天花粉、白芷各 150 克。上药除阿胶外，余药加水煎煮 3 次，滤汁去渣，合并滤液，加热浓缩成清膏，再将阿胶加适量黄酒浸泡后隔水炖烊，冲入清膏和匀，再加冰糖 300 克收膏即成。每次 15～30 克，每日 2 次，开水调服。适用于痤疮湿热蕴结型。

2. 归赤膏：当归 100 克，丹参、牡丹皮、赤芍各 150 克，桃仁、半夏各 250 克，陈皮、茯苓、海藻、昆布、夏枯草、益母草、金银花、连翘、山楂、黑豆各 200 克，甘草 30 克，阿胶 60 克。小便短赤、混浊者加黄柏 60 克，川牛膝 150 克；囊结叠生者加三棱、莪术各 90 克，乳香、没药各 60 克。上药除阿胶外，余药加水煎煮 3 次，滤汁去渣，合并滤液，加热浓缩成清膏，再将阿胶加适量黄酒浸泡后隔水炖烊，冲入清膏和匀，再加冰糖 300 克收膏即成。每次 15～30 克，每日 2 次，开水调服。适用于痤疮瘀痰互结型。

3. 芩地软膏：黄芩、生地黄、土茯苓、连翘各 15 克，当归、川芎、防风、赤芍、红花、栀子、牡丹皮、薄荷各 10 克。上方配 5～6 剂，将药合在一起加水煎煮 2 次，滤出药汁，去渣，合并药汁，加热浓缩，加适量白糖，文火收膏。每次 1 匙，每日 3 次，餐后白开水送服。皮脂分泌过多者，可用芦荟、地榆、虎杖、栀子、荷叶各 10 克，加水煎熬取药汁，每晚枕面或用纱布 6 层取药汁湿敷于面部持续半小时，1 周为 1 个疗程。适用于各型痤疮患者。

4. 大黄淀粉膏：大黄粉 150 克，淀粉适量。上药用温水调成糊状，洗净面部，将糊涂于面部，半小时后去之洗净。10 日为 1 个疗程。适用于痤疮。

5. 皂刺醋膏：皂角刺 30 克，米醋 100 克。将皂角刺和米醋同放入沙锅内煎熬，弃渣取汤文火熬成浓汁，加马油适量成膏，备用。外涂患处，每日早、晚各 1 次。适用于脓疱型痤疮。

6. 野菊花软膏：野菊花 30 克，芒硝 60 克，花椒、枯矾各 20 克。先将上药放入沙锅中，加水 1000 毫升煎熬 20 分钟，弃渣取汤，加入凡士林 1000 克调匀备用。用时取药膏外涂患处，每日早、晚各一次。适用于痤疮。

7. 药油膏：黄连 8 份，糯米、赤小豆各 5 份，吴茱萸 1 份，胡粉、水银各 6 份。捣黄连等下筛，先于掌中研水银极细使和药相入，以生麻油调，洗后敷之。适用于痤疮皮肤散在性粉刺、丘疹、脓疱、结节及囊肿等皮损患者。

8. 黛黄膏：山慈菇 30 克，青黛、黄柏、大黄各 10 克，硫黄 5 克。上药共为细末，加入 105 克凡士林中，调匀，装瓶备用。每晚睡觉前温开水洗脸后，将药膏涂于面部患处，厚 2～3 毫米，其上覆消毒纱布，次日清晨用茶叶水将药膏洗去。每晚 1 次。7 日为 1 个疗程。适用于痤疮皮疹结成囊肿，或有纳呆、便溏，舌淡胖，苔薄，脉滑患者。

9. 除痘药膏：冰硼散 20 克，珠黄散、云南白药、珍珠粉各 10 克，维生素 B_6 针剂 100 毫克 20 支。将 4 种药粉混匀，装瓶备用。将药粉用维生素 B_6 针水调成糊状药膏。外涂，每日 1 次。20 日为 1 个疗程。适用于皮疹红肿疼痛，或有脓疱、口臭、便秘、尿黄，舌红，苔黄腻，脉滑数患者。

10. 平痤膏：苦参 500 克，赤芍、冬瓜子各 120 克，玄参 60 克，僵蚕、白附子、白芷、藁本、茯苓各 30 克，青木香、益母草各 15 克，黄连 10 克。加水 2000 毫升，分 3 次煎煮，3 次滤液合并，浓缩至稀膏状，放入冰片、滑石粉各 5 克，调匀备用。用时外涂及按摩，每日 1 次。4 周为 1 个疗程。适用于痤疮急性发病，面部潮红，散在黑色粉刺，丘疹，或有痒痛，舌红，苔薄黄，脉浮数患者。

11. 双黄乳剂：硫黄 30 克，小檗碱 5 克，氢化可的松 5000 毫升，乳化基质加至 1000 克。前 2 味为极细末，与氢化可的松混

合，再加乳化基质调匀，分装备用。外擦，每日 2～3 次。适用于痤疮皮肤散在性粉刺、丘疹、脓疱、结节及囊肿等皮损患者。

12. 荆芷玉容膏：荆芥、菊花各 25 克，白芷、白及、木瓜、苦参、土茯苓、生晒参各 50 克。上药共为粗粉，加 10 倍水煎煮 3 次，每次 1 小时，滤过，混合，低温浓缩成稠膏状，加入雪花膏 1000 克，混匀，分装，灭菌。每日 2 次外擦。8 周为 1 个疗程。适用于黄褐斑患者，散在性粉刺、丘疹、脓疱、结节等，对称分布，一般无自觉症状，有时可有疼痛及触痛。

黄 褐 斑

黄褐斑是由于皮肤黑色素的增加而形成的一种颜面部呈褐色或黑色色素沉着性、损容性改变的皮肤病。本病男女均可发生，以中青年女性多发，30%～47% 的患者有家族史。本病病因尚不完全明了，主要与女性激素、内分泌、紫外线、化妆品、药物等有关。临床表现以面部褐色斑片，无自觉症状为特点。皮损为淡褐黑色，形状不规则，常对称分布于额、眉、颊、鼻、上唇等颜面皮肤。亦可于颜面一侧发病，一般无自觉症状及全身不适。

本病相当于中医学"黧黑斑"，亦属于"肝斑""黑斑""面尘"等范畴。中医学认为其病因病机主要由于肝郁、脾虚或肾亏，气血失和不能上荣于面而成。祛斑治疗是黄褐斑首选方法，对于黄褐斑的辨证，当辨明肝郁、脾虚、肾虚。以肝郁为主，着重疏肝解郁；以脾虚为主，着重健脾益气；以肾虚为主，着重滋阴补肾。对于全身症状明显者，应注意准确的辨证治疗。

【膏方集成】

1. 玉容膏：甘松、山柰、茅香各 15 克，僵蚕、白及、白蔹、白附子、天花粉、香白芷、绿豆粉各 30 克，防风、零陵香、藁本各 9 克。上药共为细末，加入蜂蜜 500 克，调匀，每日早、晚蘸末擦面。适用于黄褐斑，雀斑。

2. 祛斑膏：大风子仁、杏仁、核桃仁、

中医膏方全书（珍藏本）

红粉、樟脑各 50 克。将前 3 味药研为细末，再加樟脑研为泥，装饼备用，红粉另装。每晚用时取上药加少许麻油调匀，涂擦患处，过敏者不加红粉。适用于黄褐斑。

3. 中药面膜膏：当归、川芎、桃仁、红花、沙参、羌活、防风各 10 克，细辛 4 克。制成流浸膏加乳剂基质成霜剂。首先洁面，然后将霜剂涂擦于面部，轻柔按摩 10 分钟，用石膏粉倒模。每周 2 次。6 次为 1 个疗程。适用于黄褐斑。

4. 麒麟消斑膏：血竭、参三七、乳香、没药、葛根、杭白芍、川芎、香附、白芷各 10 克，冰片、甘草各 6 克。先将上药（血竭、冰片除外）焙干研粉，血竭、冰片分别研极细末后与上述药物混合均匀备用。用药前先将肚脐用温开水洗净擦干，每次取药粉 3～4 克用米醋调成糊状敷于脐中，外加油纸或塑料薄膜隔湿，纱布覆盖，胶布或绷带固定。每 5～7 日换药 1 次。3 次为 1 个疗程。适用于黄褐斑。

5. 祛斑增白膏：白芷、茯苓、当归、红花、沙苑子、夜明砂各 6 克。上药研末加蜂蜜调成糊状，外敷患处，每周 1～2 次。4 次为 1 个疗程。适用于黄褐斑。

6. 三仁祛斑膏：大风子仁、杏仁、核桃仁、樟脑各 30 克。先将大风子仁、杏仁、核桃仁研极细末，再与红糖、樟脑一同研极细如泥，加麻油少许调和备用。每晚临睡前外涂患处，次日晨温水洗去。适用于黄褐斑。

7. 五白膏：白及、白芷、白附子、当归、白蔹各 6 克，白丁香 5 克，鸡蛋清适量。先将白及、白芷、白附子、白蔹、白丁香、当归研极细末，调拌均匀，再用鸡蛋清调匀成膏备用。每晚临睡前用温水洗脸后，外涂患处，次日晨用温水洗去。适用于黄褐斑。

8. 复方当归药膏：当归、川芎、沙参、柴胡、防风、天花粉各 20 克，冬瓜子、白芷、白及、绿豆各 10 克。上药共为细末，过筛后混匀，冷开水调成稀糊状药膏。将药膏敷于面部，温热棉垫覆盖，30 分钟后清除药膏，作地仓、迎香、太阳、瞳子髎、印堂等穴位按摩。适用于黄褐斑面部斑片呈黑褐色，以鼻为中心，对称分布于颜面，伴腰膝酸软无力，五心烦热，尿频，男子遗精，女子月经不调，舌红，少苔，脉沉细患者。

9. 白玉药膏：玉竹、防风、当归、川芎、白芷、密陀僧各 10 克，施尔康 1 克。上药共为极细末后，用鸡蛋清或米醋适量调成稀糊膏状。低温保存，待用。睡前涂患处，晨起洗去。同时内服祛斑美容汤：当归、白芍、制何首乌各 12 克，黄芪、桃仁、僵蚕、白附子、大枣各 9 克，山药 15 克，白术、赤芍、珍珠粉、白芷各 10 克。加水 600 毫升，煎成 100 毫升，每日 3 次（每日 1 剂），温服。内外合治 1 个月为 1 个疗程。适用于面部淡褐色斑片如尘土，或灰褐色，边界不清，分布于鼻翼、前额及口周，伴有神疲纳少，脘腹胀闷，或宿有痰饮内停，或带下清稀，舌质淡微胖，苔薄微腻，脉濡细患者。

10. 柴香薄荷膏：柴胡、香附、薄荷、栀子、陈皮、阿胶、黄芩各 100 克，赤芍、红花、丹参、牡丹皮、川芎、黑豆、赤小豆、金银花各 150 克，甘草 50 克。口干便秘者加生地黄、麦冬各 200 克，玄参 150 克，生大黄 30 克；小便赤黄者加泽泻 100 克，木通 60 克。上药除阿胶外，余药加水煎煮 3 次，滤汁去渣，合并滤液，加热浓缩成清膏，再将阿胶加适量黄酒浸泡后隔水炖烊，冲入清膏和匀，再加冰糖 300 克收膏即成。每次 15～30 克，每日 2 次，开水调服。适用于黄褐斑气滞血瘀型。

11. 荆芷玉容膏：荆芥、菊花各 25 克，白芷、白及、木瓜、苦参、土茯苓、生晒参各 50 克。上药共为粗粉，加 10 倍水煎煮 3 次，每次 1 小时，滤过，混合，低温浓缩成稠膏状，加入雪花膏 1000 克混匀，分装灭菌。每日 2 次外擦。8 周为 1 个疗程。适用于黄褐斑。

第十七章 肛门直肠结肠疾病

一 痔

痔是直肠末端黏膜下和肛管皮肤下静脉丛瘀血、扩张和屈曲而形成的柔软静脉团块，并因此而引起出血、栓塞或团块脱出。临床常表现为便血（严重者贫血）、疼痛、脱肛、坠胀、瘙痒等。痔是多发病、常见病。据国内外统计报道，成人患痔者达 60%～70%，俗称"十人九痔"，自 20 岁以后发病率随年龄增长而逐渐增高，影响健康和生活，因此历来受到人们重视。痔按解剖部位进行分类，以齿状线为界，可以分为内痔、外痔、混合痔。

本病中医学统称为"痔疮"。中医学认为痔的发病为脏腑本虚、气血亏损，加之湿、热、风、燥四邪侵袭，饮食不节、起居失常、劳力负重、久坐、便秘等所致，据此分为气血失调、经络阻滞、瘀血浊气下注等证型。

【膏方集成】

1. 槐角膏：槐角炭、地榆炭、黄芩各 15 克，金银花、蒲公英各 30 克，仙鹤草、当归各 120 克，生地黄、防风各 10 克，甘草 6 克。上方配 10 剂，合在一起，加水煎煮 2 次，滤汁去渣，合并药液，加热浓缩成清膏。每次 1 匙，每日 3 次，白开水送服。适用于痔疮便血轻症。

2. 消痔止血膏：别直参、陈皮、侧柏叶各 30 克，潞党参、牡蛎（先煎）、柿饼、大枣、莲子各 120 克，白术、泽泻各 45 克，全当归、赤芍、白芍各 60 克，炙黄芪、云茯苓、山药、山茱萸、生地黄、熟地黄、沙苑子、熟女贞子、枸杞子、厚杜仲、续断、槐花炭、制何首乌、生薏苡仁、肥玉竹、赤豆

各 90 克，砂仁 12 克，炙甘草 15 克，炒黑荆芥 24 克。上药煎 4 次，取极浓汁，加龟甲胶、清阿胶各 120 克，均用陈酒炖化，白纹冰糖 250 克溶化，收膏。每日早、晚各服 2 匙，均用开水冲服。适用于脾胃虚弱、湿热下注所致痔疮便血。

3. 血漏膏：生地黄 30 克，穿山甲珠、黄连各 6 克，苦参 12 克，白糖少许。上药共为细末，另取蜂蜜适量入锅加热炼之，复入上药粉拌匀，下白糖，煮二三沸即成，储瓶备用。每次 6 克，每日早、晚各 1 次，白糖水调服。适用于血漏（痔血）。

4. 九华膏：滑石 600 克，硼砂 90 克，龙骨 120 克，川贝母、冰片、朱砂各 18 克。上药共为细末，用凡士林调匀成 20% 的软膏，冬季可适当加入香油。外涂患处。适用于内外痔肿痛及内痔手术后。

5. 广济疗痔膏：藜芦、大黄、黄连各 25 克，川楝子、桃仁各 14 枚，巴豆、蓖麻子各 4 枚，猪油 1000 克。上药除大黄、黄连研细外，余药入猪油加热熬至药枯，去渣，炼油，离火，再将大黄、黄连细末兑入膏内和匀即成。外用，每取药膏适量，外敷患处。适用于痔疮。

6. 黄连膏：麻油、熟猪油各 250 克，大黄、黄蜡各 120 克，黄连 60 克，樟脑 15 克，冰片 5 克。先将麻油炸黄连、大黄，炸透去渣，下熟猪油、黄蜡搅拌，离火再下樟脑、冰片末，再搅成膏。外用，每取药膏适量，外敷患处。适用于内外痔。

7. 痔疮膏：白及、五倍子、地榆各 80 克，三七、川黄连、血竭、生大黄、白矾、乳香、没药、仙鹤草各 50 克，生甘草 30 克，冰片 20 克，蜂蜜适量。先将前 13 味药分别

研极细末，再混合均匀，徐徐加入蜂蜜适量调成软膏状。外用，用时先清洁患处，取药膏适量，涂擦患处，外盖消毒敷料，胶布固定，每日换药2次。便后或睡前必须各换1次。适用于痔疮。

8. 石梅膏：制石灰粉10克，乌梅肉炭8克，青黛4克，朱砂1克，浓茶籽壳液30毫升。上药共为极细末，和匀，用浓茶籽壳液调和成软膏剂。外用，用时先取细葱头4个捣烂，调反肛散放入肛门齿状线上0.5厘米处，10分钟左右，令患处排便样努挣，使痔核脱出，在痔核周围涂凡士林以保护正常组织，再取本膏敷痔核上，过20～30分钟后待痔核根部变黑，将本膏洗净，让其暴露于肛外，用大叶桉树叶或九里明藤煎水，加盐适量坐浴，每日3～5次，连续用药5～7日。敷药后，一般5～14日痔核脱落，再经6～15日创面愈合。适用于痔核。

9. 生肌膏：白及、龙骨、血竭各12克，象皮、儿茶、熟石膏、樟丹、川白蜡、冰片各6克。上药共为极细末，和匀，以适量猪板油炖去渣，再以净油蜡再熬成膏。外用，先将肛门洗净拭干，将药膏外敷在脱去痔核后之溃疡面上。每日换药2次。适用于痔疮溃烂核脱，腐尽肉，芽生长者。

10. 太平膏：防风、荆芥、栀子、连翘、黄芩、大黄、羌活、独活、当归、生地黄、赤芍、甘草、金银花、五倍子、两头尖、血余各6克，白及、白蔹、山慈菇各30克，香油500克，铅丹250克，乳香、没药、轻粉、血竭各6克。先将前19味药（防风至山慈菇）研末入油内浸泡一昼夜，用文火熬至药焦枯，过滤去渣，再熬油，至滴水成珠为度。离火待温，再下乳香等4味药细料搅匀收膏。如药色嫩，再加入官粉15克亦佳。务必要看其火色，不老不嫩得所为妙。外敷患处，每日1换。适用于痔疮。

11. 复方猪胆膏：鲜猪胆1个，云南白药2克，冰片末3克。将猪胆剪破，取胆汁倾入砂锅内，文火加热，浓缩减半，加入云南白药、冰片末，搅拌成膏状，离火降温，装瓶备用。先将肛门洗净，然后将药膏涂于患处，敷料覆盖，胶布固定，保留3小时。

若内痔，将药膏搓成条塞入肛内，保留3小时。平均每日换药1次。1周为1个疗程。适用于内外痔。

12. 消痔软膏：槐花、五倍子各100克，菊花、儿茶、地榆、甘草各50克，黄连、白矾各30克，冰片10克，凡士林适量。先将前7味药研细为末，灭菌，然后放入白矾、冰片。将散剂配成30%消痔软膏备用。患者每次换药前用硝矾洗剂熏洗，取胸膝位，局部用0.5%氯己定棉球消毒，然后取本膏摊于纱布上，用丁字绷带固定在肛门处，用药后30分钟即感疼痛减轻，次日局部水肿见消。每日1次，一般用药5～7次。痔核还纳困难者每日换药2次。适用于嵌顿性内痔。

13. 痔炎灵膏：乌药、当归、血竭、地榆各150克，黄连、菖蒲、黄柏、大黄、红花各75克，冰片、枯矾各50克。上药共为细末，过120目筛，加凡士林膏1500克调匀，分装容器，高压消毒后备用。用时局部以1∶5000高锰酸钾坐浴后，将本膏涂在消毒纱布上敷盖患处，胶布固定。每日换药2次，直至水肿消退，痔核缩小，临床症状消失为止。适用于血栓性、炎性痔疮。

14. 消痔膏：冰片10克，栀子、大黄、苍术、金银花、白芷、黄柏各30克，地榆炭、槐角炭各60克，芒硝、五倍子各15克。上药共为细末，过80目筛，装袋备用。将患处洗净、擦干，取上药末20克，用茶水及少量凡士林调成膏状，涂于患者肛门周围，纱布覆盖，胶布固定。早、晚各换药1次。10日为1个疗程。用药期间保持大便通畅，忌辛辣、生冷、厚燥之品。适用于痔疮。

15. 乌药大黄膏：乌药、大黄、血竭、地榆各150克，黄柏、石菖蒲、红花各75克，黄连15克，枯矾50克。上药共为细末，过120目筛后加入凡士林，调匀成膏状，高压消毒备用。使用时先用1∶5000高锰酸钾溶液坐浴，再将药膏涂敷于痔疮上。每日换药2次，直至痔疮水肿消退，血栓缩小，症状消除为止。适用于炎症性外痔，血栓性外痔。

16. 芒硝膏：芒硝30克，冰片10克，猪胆汁适量。先将芒硝、冰片研为细末，再用猪胆汁适量调成糊状（如痔疮表面有溃疡或分泌物多者加白矾 10 克），外敷于痔疮上，再用纱布棉垫覆盖，胶布固定。每日早、晚各敷 1 次。适用于痔疮发炎肿痛。

17. 四黄痔疮膏：大黄、五倍子各 100克，黄芩 80 克，黄连、黄柏各 20 克，冰片 10 克，辅料 670 克。大黄粉碎成粗粉，加 60%乙醇适量置容器内，密封、浸渍，连续浸 3 次，放置 2 日。滤过，合并滤液，回收乙醇，薄膜浓缩至规定量。取 8 倍量水煎黄芩粗粉 1 小时，过滤，保温，药渣用 6 倍量水重复煎 1 次，趁热滤过，加盐酸调 pH 值至 1～2，在 80 ℃保温静置 24 小时，使黄芩苷凝聚析出，滤过，得黄芩苷粗品，将此粗品用热水洗至 pH5，滤过，于 60 ℃烘干，得黄芩苷提取物。黄连、黄柏加水煎煮 3 次，各 2 小时，每次煎液滤过，合并，浓缩至规定量。将大黄浓缩液加入黄连、黄柏浓缩液中，加入黄芩苷提取物，搅匀，加热至 80 ℃，加入尼泊金乙酯，搅拌溶解。取羧甲基纤维素钠加入甘油中研匀，再加入上述第 4 项热溶液，放置数小时后，加入剩余浓缩液，搅匀，将五倍子研成细粉分次少量加入，继续搅匀得稠厚膏体。将冰片、氮酮分别溶于少量乙醇中，加入上述膏体中调匀即得。每克软膏相当于生药 0.33 克，流通蒸汽灭菌后分装于软膏盒内。排完大便并给予 1：5000 高锰酸钾坐浴后，用甘油注射器将本膏注射入肛内，外痔患者将药膏适量涂患处，无菌纱布包敷，每日 1～2 次。适用于痔疮。

肛隐窝炎与直肠肛管周围脓肿

肛隐窝炎

肛隐窝炎又称肛窦炎，是肛窦、肛门瓣发生的急、慢性炎症。其特点是肛门部疼痛，坠胀不适和肛门潮湿，常并发肛乳头炎、肛乳头肥大。临床上症状比较轻微，常被忽视，然本病是诱发肛门、直肠疾病的重要因素，故肛窦素有肛门直肠疾病的"发源地"之称。

中医学认为本病多因饮食不节，过食膏梁厚味及辛辣刺激食物所致，或因肠燥热结，便秘蕴热肛门，或因湿毒热结，湿热下注肛门所致，治当以清热利湿，泻火解毒为主，辨证应重在分清湿热、热毒两证，灵活应用治疗法则，全面兼顾，补泻兼施。

【膏方集成】

1. 生肌玉红膏：当归、紫草、生地黄各 60 克，地榆、五倍子各 30 克，白芷、乳香、没药、生甘草各 15 克，鲜槐枝 23 厘米，麻油 1500 毫升，白蜡、凡士林各 90 克，轻粉、白矾、黄连、冰片各 20 克。先将前 10 味药浸泡于麻油内 3 日，文火煎熬至药焦枯，过滤去渣，再加入白蜡、凡士林，搅匀化开后，加入轻粉、白矾、黄连（均研为细末）搅匀待膏药降至 20 ℃，加入冰片（研细）搅匀成膏。外用，用本膏注入肛内或涂搽患处。适用于溃疡性结肠炎、肛隐窝炎。

2. 乌金膏：苍耳草 50 千克，茜草末、白矾末、樟脑末各 200 克。先将苍耳草加水 100 千克，煎至 50 千克，过滤取汁，药渣再加水煎取汁 20 千克，两液混合，以文火浓缩至 50 千克（成为稀糊状即可），再将茜草末、白矾末、樟脑末徐徐加入，边加边搅拌均匀，成膏即可。外用，大便干净后，每取本膏适量，涂于患处。适用于肛隐窝炎。

3. 连翘败毒膏：连翘 480 克，桔梗、甘草、木通各 360 克，金银花、防风、玄参、白鲜皮、黄芩、浙贝母、地丁草、白芷、天花粉各 240 克，赤芍、蝉蜕、大黄、蒲公英、栀子各 350 克。上药洗净，酌予断碎，以清水加热煎煮，水量频发减少时，适量添水，煎 4～5 小时，将汁取出，续入清水再煎。如此 3～4 次，取出残渣压榨，榨汁与煎汁合并过滤，静置。取清汁置锅内，加热熬炼，表面起泡沫时，随时捞出，汁转为浓时，降低火力，用铜勺轻入锅底，不停搅动，防止焦化。炼成清膏，取少许滴于能吸潮的纸上，以不渗纸为度。取清膏入锅微炼，另加炼精蜂蜜（每清膏 300 克用蜂蜜 600 克）搅拌均匀，除去泡沫。待凉储瓶备用。每次 30 克，每日 2 次，白开水冲服。适用于肛隐窝炎初期肿胀疼痛。

《中医膏方全书（珍藏本）》

4. 大败毒膏：金银花、蒲公英、天花粉、木鳖子、甘草、白芷、黄柏、乳香、当归、赤芍、陈皮、蛇蜕、干蟾、蜈蚣、全蝎、大黄、芒硝各等量。上药加水煎煮 3 次，滤汁去渣，合并滤液，加热浓缩成清膏，再加蜂蜜适量收膏即成。每次 15～30 克，每日 2 次，开水冲服。适用于肛隐窝炎初期红肿热痛等。

5. 拔毒膏：大青叶、水胡满、大叶紫珠、黑面神各 500 克，曼陀罗叶、野颠茹、了哥王根各 200 克，凡士林 1000 克。上药共为细末，和匀，过 80～100 目筛，用凡士林调匀成软膏状。外用，用时取药膏适量，外涂患处，每日换药 2 次。适用于肛隐窝炎初起。

6. 大黄软膏：川大黄、雄黄（细研）、珍珠末、附子（生用、去皮脐）各 30 克，川芎 20 克，黄芩、白薇各 60 克，儿茶（令捣为末）、白矾（稍令汁尽细研）各 80 克。川大黄、附子、川芎、黄芩、白薇一并切碎，先入猪脂 150 克煎 10 余沸，滤去渣，再入雄黄、珍珠、儿茶、白矾等细末，搅匀膏成。外用，取膏涂于患处，每日 2～3 次。适用于肛隐窝炎初起或已成脓。

7. 解毒膏：白芷、白蔹、白及、川乌、草乌、黄芩、独活、细辛各 7.5 克，荆芥、栀子、连翘、羌活、黄连、阿胶、海藻、穿山甲、昆布、大黄、木鳖子、血余、赤芍、薄荷、牛膝、木瓜、防风、石燕、黄柏、桃枝、柳枝、桑枝、杉枝、皂角刺、密陀僧各 50 克，铅丹 150 克，香油 400 毫升。将香油入锅熬，将上药（除血余、铅丹、密陀僧）入内熬枯去渣，然后下后 3 味药至黑滴水成珠，停火待冷，收储备用。外用，取膏涂于患处，每日 3 次。适用于肛隐窝炎初中期。

8. 消炎膏：金黄散 400 克，雄黄、苏雄黄各 100 克，冰片 5 克，过氧化氢溶液适量。取玉黄膏适量，上药共为细末，与玉黄膏加过氧化氢适量，调和成软膏状。外用，取药膏适量，外敷患处。适用于肛隐窝炎初期。

9. 消炎镇痛膏：滑石 100 克，龙骨 15 克，地榆炭、当归、川贝母、冰片、芒硝各 50 克，朱砂、乳香、没药各 10 克。上药共为

极细末，混合均匀，过 100～200 目筛，取凡士林置少量水中加热溶化，将药末缓缓加入，搅拌均匀，制成 30% 软膏，然后放入纱布，高压灭菌后备用。大便后，用温热水坐浴，洗净擦干后，用球头探针肛内上消肿镇痛纱条 1 个，每日 1 次。适用于肛隐窝炎疼痛不适。

直肠肛管周围脓肿

直肠肛管周围脓肿是指肛门直肠周围间隙发生急、慢性感染而形成的脓肿。主要是由于肛门腺感染、化脓蔓延到肛管直肠周围所致。发病特点是多数发病急骤，疼痛剧烈，肛门部肿胀，伴有发热，破溃后流出脓液而形成肛瘘。

本病中医学称为"肛痈"，因发病部位不同名称各异，如"穿裆发""坐马痈""脏毒"等。发病原因是湿热下注肛门，郁久化火，肉腐成脓而发为肛痈。辨证应根据患者的体质情况和不同的致病因素，首先辨别虚实、寒热、标本之主次，早期以局部症状为主，即标实为主，当辨寒、热的偏盛，中期成脓则局部与全身症状并存，当辨虚、实的多少，后期毒尽体虚，则应重辨气血盛衰。

【膏方集成】

1. 垂柳膏：垂柳枝（切白皮）60 克，莿蓟根（切）、铅丹各 120 克，朱砂（细研）0.3 克，熟鸡子黄 1 枚，熊胆（研）15 克，故青帛（烧灰研）23 厘米，黄蜡 30 克，清油 500 毫升。先熬清油令沸，下柳皮、莿蓟根煎，候赤黑色，以绵滤去渣，次下丹、蜡煎，以柳棍搅，候变黑色，下 4 味研药，再搅匀，以瓷盒盛之备用。外用，以细布上摊贴，敷于患处，每日 2 次。适用于肛痈，肠痈。

2. 生肌象皮油膏：象皮 30 克，甘草 40 克，紫草 9 克，血竭 12 克，轻粉、白芷各 15 克，当归 6 克，白蜡 93 克，麻油 500 毫升。先将象皮、甘草、紫草、白芷、当归入麻油内浸泡 3 日后，用慢火煎熬至枯，滤去渣，将油复入锅内煎沸，加入血竭面，候化尽，方下白蜡，微火熬化，再下轻粉细末搅匀，待 1 日后即可使用。外用，大便尽后，取油

膏适量涂于患处，每日 2 次。适用于伤口溃烂、脓水淋漓不干之肛痈。

3. 青黛黄龙油膏：黄柏 62 克，二龙丹 93 克，青黛 15 克，铅丹 9 克，轻粉 31 克。上药共为极细末，调生清油为面浆糊状，瓷缸收储备用。外用，用时取此膏适量，涂敷患处。适用于肛痈中后期脓水不干、瘙痒疼痛等。

4. 紫草膏：紫草 50 克，防风、白芷、没药、当归、生地黄、乳香各 15 克。上药除紫草外，乳香、没药研成细粉，过筛，待用。其余当归等 4 味酌予碎断，另取食用植物油 600 毫升，同置锅内以文武火炸枯，去渣，将紫草用水湿润，置油锅中炸至呈紫红色，去渣，滤过，另加蜂蜜适量溶化，待温，再加入乳香、没药细粉搅匀即得，收储备用。外用，大便尽后，取药膏适量，直接涂患处，每日 2 次。适用于肛痈溃烂疼痛不止。

5. 紫金膏：紫草 100 克，当归、生地黄、姜黄、黄柏各 250 克，冰片 25 克，凡士林 2500 克。用凡士林油炸紫草、当归、生地黄、姜黄、黄柏至焦枯去渣，再将冰片研细撒入，调匀成软膏状。外用，外贴患处，每日 1 次。适用于肛痈溃腐成脓不脱。

6. 咬头膏：铜绿、松香、乳香、没药、生木鳖子、蓖麻子（去壳）、杏仁各 3 克，巴豆 6 克，白砒 0.3 克。上药共捣成膏，为绿豆大小，阴干，制成膏丸剂。外用，每日 1 粒，放入敷药中心。适用于肛痈脓成未溃者。

7. 太乙膏：生地黄、木鳖子、玄参、赤芍、大黄、白芷、当归各 15 克，乳香、没药各 6 克，阿魏 3 克，轻粉 4.5 克，血余 1 团，肉桂 7.5 克，铅丹（水飞）195 克。先将药用麻油 500 毫升浸之，春五、夏三、秋七、冬十日。上药浸入锅内，文武火熬至浮起为度。住火片时，用布袋滤净药渣，将锅展净，入油锅内，下血余再熬，以柳枝挑着，待血余熬枯浮起，方为熬熟，每净油 500 毫升，将炒过的铅丹，徐徐投入，不住手搅，等锅内先发青烟，后白烟徐徐升起，其膏即成。将膏少许滴入水中试看，软硬适中，下锅，方下阿魏。散膏面上划过，次下乳香、没药、轻粉末搅匀，倾入水内，以柳木棍搅成 1 块。

取出，熔化摊膏备用。外用，取膏药温热化开，贴于患处。适用于肛痈化腐等。

8. 千捶膏：蓖麻子仁、松香各 60 克，炙乳香、炙没药各 9 克，银朱 15 克，轻粉 12 克，麝香 0.3 克。先将蓖麻子仁、松香入石臼内搅匀，加入后 5 味药同捣千余下。或将蓖麻子仁改为蓖麻油 60 毫升，加松香烊化后，将各药细末撒入搅匀，浸冷水中备用。外用，用时取膏捏作药饼，盖贴患处。适用于肛痈深部脓肿。

9. 大黄黄柏膏：大黄、黄柏、白芷各 60 克，姜黄 6 克，厚朴、陈皮、甘草、苍术、天南星各 24 克，天花粉 120 克。上药研成细末，用凡士林或茶油调成糊状，配成 20% 软膏备用。用 15% 高锰酸钾温水溶液坐浴 15 分钟，洗净肛门，取少许药膏敷于痈肿处，外盖消毒敷料固定，每日早、晚换药 2 次。适用于肛周脓肿初起未溃者。

直肠脱垂

直肠脱垂是直肠黏膜、肛管、直肠全层和部分乙状结肠向下移位，脱出或不脱出肛门外的一种疾病。其特点是患者身体瘦弱，直肠黏膜及直肠反复脱出肛门外伴肛门松弛，反复发作。直肠黏膜脱垂多见于小儿，直肠全层脱垂多见于成年人。

本病中医学归属于"脱肛""脱肛痔""重叠痔""截肠""盘肠痔"等范畴。小儿气血未旺，老年人气血衰退，中气不足，或妇女分娩用力耗气，气血亏损，以及慢性泻痢，习惯性便秘，长期咳嗽均易导致气虚下陷，固摄失司而发为本病。临床一般认为脱肛虽属虚证，但病因很多，有气虚下陷、气血两虚、肾虚不固、小儿气血未壮等之分，临床上应审证求因施治。

【膏方集成】

1. 蜗牛软膏：蜗牛、凡士林各适量，冰片 5 克。捉活蜗牛，洗去污泥，置瓦上焙干，研末，过 120 目筛，装瓶备用。用时将蜗牛粉 15 克，医用凡士林 30 克调成软膏。用盐开水或 1∶1000 的高锰酸钾溶液熏洗患处，再用调好的药膏涂在脱出的直肠周围，托进直肠，用纱布盖好，贴上胶布，再用绷带或旧布带，做丁字形固定。适用于小儿脱肛。

2. 苦叶苗根膏：新鲜苦叶苗根 60～80 克。洗净，置锅内加水 500 毫升，文火煎至 200 毫升左右，去渣，继续熬水收膏摊于白布上。随即贴于患儿囟门。视患儿年龄，布块可剪成直径为 5～7 厘米的圆形。贴前剪去患儿囟门处长发，洗净污垢。适用于小儿脱肛。

3. 托肛膏：蝉蜕 15 克，煅龙骨 30 克，蛇蜕（或僵蚕）9 克。将上药置瓦上或锅上焙干，加入冰片，研末过 120 目筛，装瓶备用。如需用膏剂，可将上述粉末加入凡士林 100 克调成软膏。先用盐开水或 1：1000 高锰酸钾溶液洗净患处，再取上药粉放于清洁纸上，将脱出的肛肠缓缓上托，随即压进肛门内，或以上药膏涂在脱出的直肠周围，再托进肛门内，用纱布盖好，贴胶布，用绷带做十字架固定。适用于脱肛。

4. 涩肠止泻膏：补骨脂、肉豆蔻、吴茱萸、诃子、五味子、五倍子、附子各 20 克，禹余粮、乌梅、石榴皮各 24 克，炮姜、干姜、椿皮、金樱子、生姜、韭白、葱白、桃枝各 12 克，芡实、赤石脂、莲子各 30 克，灶心土 60 克，益母草、蕹菜、车前草、石菖蒲、花椒、白芥子各 3 克，皂角、赤小豆各 6 克。上药共用油适量，以干药 500 克用油 1500 克，鲜药 500 克用油 500 克来计算。熬丹收，再入炒铅丹 30 克，松香 24 克，密陀僧 3 克，牛胶（酒蒸化）12 克。贴神阙穴，可用于治疗脱肛。

5. 桂神疝气膏：桂根皮、神蛙腿茎、百药祖叶、桑枝各 15 克，苎麻根、韭菜根（3 年以上）、丝瓜叶各 12 克，楝树皮、小桃（树上自干者）、蜘蛛各 10 克，麝香 3 克。上药共为细末，熬成黑膏药。使用时清洁脐部，取膏药适量外敷，外用无菌纱布覆盖，胶布固定。每日换药 1 次。适用于脱肛。

6. 补中益气膏：黄芪 200 克，炙甘草 100 克，党参、当归、陈皮、升麻、柴胡各 60 克，生姜 20 克，大枣 40 克，干姜、葱白、薤白、韭白、蒜头、干艾叶、侧柏叶各 18 克，槐枝、桑枝、桃枝、冬青枝、菊花各 72 克，发团 27 克，炒白术、花椒、乌梅、苍耳

草、凤仙草、石菖蒲、白芥子、莱菔子各 9 克。上药共用麻油适量，以干药 500 克用油 1500 克，鲜药 500 克用油 500 克来计算，分熬下丹收存，再入铅粉 90 克，赤石脂、木香、砂仁、官桂、丁香、檀香、雄黄、白矾、轻粉、降香、制乳香、没药各 9 克，另用龟胶、鹿胶各 18 克酒蒸化兑入。用时贴于关元穴和足三里穴处，适用于中气下陷、脱肛。

7. 收涩膏：山茱萸、五味子、乌梅、肉豆蔻各 10 克，海螵蛸、莲子、石莲子、莲须、芡实各 20 克，桑螵蛸、金樱子、白果、五倍子、碎米荠、白矾、诃子、椿皮各 12 克，赤石脂、根皮、禹余粮、覆盆子、罂粟壳、浮小麦、麻黄根各 15 克，刺猬皮、糯稻根须、石榴皮各 18 克。辅药：韭白、榆白、桃枝各 12 克，柳枝、槐枝、鸡冠花、白药煎、没食子各 10 克，石菖蒲、花椒各 3 克，凤仙草、皂角、赤小豆各 6 克。将以上药物用麻油适量，以干药 500 克用油 1500 克，鲜药 500 克用油 500 克来计算，分熬下丹收存，再入炒铅丹 30 克，松香 24 克，密陀僧、牛胶（酒蒸化，兑入）、生石膏各 12 克，陈壁土、轻粉各 6 克，木香、官桂各 3 克。贴关元穴，可治脱肛泄泻等。

8. 诃子膏：诃子、龙骨、赤石脂各 30 克。先将诃子、龙骨、赤石脂和匀，磨成细粉，再加入凉开水调成糊膏状，敷于患处，外盖纱布，胶布固定，每日 1 换。7 日为 1 个疗程。适用于脱肛。

溃疡性结肠炎

溃疡性结肠炎又称慢性非特异性溃疡性结肠炎，是一种主要侵及直肠、结肠黏膜层，常形成糜烂、溃疡，原因不明的弥漫性非特异性大肠炎症性疾病。病变多在直肠及乙状结肠，亦可向上扩展到左半、右半结肠，甚至全结肠和回肠末端。临床上以腹泻、黏液血便、腹痛为主要症状。病情轻重悬殊，多数病程缓慢，容易反复发作，亦有急性暴发者，可产生严重的局部或全身的并发症，如中毒性结肠扩张、肠穿孔、结肠大出血、直肠脱垂、结肠脓肿以及皮肤的各种病变、关

节炎，以及眼、肝、肾等其他脏器的病变，重症患者癌变率高。本病被认为是一种难治的下消化道疾病。

中医学没有相应的名称，一般将其归入"肠澼""痢疾""泄泻""便血"等范畴。本病的形成多因脾虚不能胜湿，外感暑湿之邪或邪从内生，内蕴大肠，或情志失调，损伤肝脾，肝脾不和，气滞血瘀而发。病程迁延日久则脾肾亏虚，阴阳俱损。本病总属本虚标实，初起以邪实正盛为特点，多为湿热壅滞大肠和肝郁气滞，病久不愈则转化为脾肾阳虚、下关不固之证。

【膏方集成】

1. 封脐膏：大黄、黄芩、黄柏、地榆、枳实各 30 克、槟榔 40 克，黑白牵牛、当归、槐花、木香（后入）各 15 克，生姜、黄丹各 120 克。麻油 240 克合以上药熬成膏，摊贴肚脐上。忌油腻、酒、烟、荤腥。赤多者用川黄连、地榆各 5 克，茶叶适量煎服后贴膏药。适用于溃疡性结肠炎便血等。

2. 三仙膏：黄丹 500 克，香油 1000 克，白巴豆 480 枚。将油 1000 克于锅内煎热，入桃枝 20 根煎枯取出，次下柳枝 20 根煎枯取出，再下白巴豆煎枯取出放温，入砂锅煎油热下黄丹，文武火熬搅 2 小时，下火再搅至滴水成珠，去火毒三四日。腹疼泻痢贴肚脐上。适用于溃疡性结肠炎腹痛、腹泻、便血等。

3. 肠安膏：黄芪 15 克，肉桂、黄连各 3 克，公丁香、冰片各 5 克，白术、白及、白芷各 10 克，白头翁 30 克，小茴香 6 克。上药共为细末备用，每次取上述药末 5～6 克，用米醋调成稠膏状，敷于神阙穴上，用伤湿止痛膏覆盖固定，2 日换药 1 次。1 个月为 1 个疗程。适用于慢性溃疡性结肠炎之腹泻、黏血便、腹痛等。

4. 清热燥湿膏：黄连、黄柏各 20 克，龙胆 24 克，苦参 48 克，黄芩、胡黄连、十大功劳叶、唐松草各 40 克，三棵针、土茯苓、百蕊草、白凤仙各 30 克，苍耳草、蕨菜、芭蕉、芙蓉叶各 12 克，石菖蒲 3 克。以麻油 1230 克将上药分 2 次熬枯去渣，再并熬，油成后仍分两次下丹，注意避免火旺走

丹。再加入炒铅粉 25 克，雄黄、白矾、硼砂、青黛、轻粉、乳香、没药各 1.5 克，生石膏 12 克，牛胶 6 克搅匀收膏。将膏适量化开摊贴大椎、中脘、天枢、下巨虚穴位上。适用于溃疡性结肠炎湿热泄泻腹痛。

5. 葛根芩连汤膏：第一组，葛根 45 克，黄连、黄芩各 36 克，甘草 24 克。第二组，生姜、韭白、榆白、桃枝各 12 克，苍耳草、益母草、车前草、石菖蒲、花椒、白芥子各 3 克，凤仙草、皂角、赤小豆各 6 克。将以上两组药物浸泡于芝麻油内，冬十、秋七、春五、夏三日，置锅内慢火熬至药枯去渣，熬药油成，下黄丹收存，再下炒铅粉 30 克，松香 24 克，轻粉、官桂、木香各 3 克，后入牛胶（酒蒸化）12 克，搅匀制成膏，分摊于红布上，折叠备用。将膏药加温变软，揭开待稍温，贴于天枢、足三里穴处。适用于急性溃疡性结肠炎，常表现为下利身热等症。

6. 清大肠湿热膏：第一组，黄连、木香各 12 克，黄芩、黄柏、败酱草、鱼腥草、胡黄连、当归、槟榔各 20 克，苦参、大黄、地榆、槐实、椿皮各 30 克，白头翁、蒲公英各 60 克，秦皮、马齿苋、穿心莲、白芍各 24 克。第二组，生姜、葱白、槐枝、凤仙草（全株）各 60 克，韭白、蒜头、桑枝、苍耳草各 30 克，柳枝、桃枝各 24 克，石菖蒲、白芥子各 6 克。将两组药物浸泡于 2850 克芝麻油内，置锅内慢火熬至药枯去渣，熬药油成，下黄丹收存，再下松香 24 克，密陀僧 12 克，陈壁土、煅赤石脂各 6 克，雄黄、白矾、木香、丁香、降香、乳香、没药、官桂、樟脑、轻粉各 3 克，后入牛胶（酒蒸化）12 克，搅匀制成膏，分摊于红布上，折叠备用。将膏药加温变软，揭开待稍温，贴于中脘、肚脐、下脘、足三里穴处。适用于溃疡性结肠炎之里急后重、腹痛、腹泻等。

7. 木香槟榔膏：木香、槟榔、炒枳壳、陈皮、青皮、三棱、莪术、黄连各 5 克，制香附、黄柏、大黄各 15 克，炒牵牛子 20 克，芒硝 10 克，生姜 9 克，葱白、藿香、薤白、凤仙草、韭白各 6 克，石菖蒲 3 克，桑叶、芭蕉叶、淡竹叶各 12 克，柳枝 24 克，乌梅 1.5 克。用麻油 660 克将上药熬枯去渣，下丹

《中医膏方全书（珍藏本）》

搅匀，再入生石膏 24 克，寒水石 12 克，青黛 3 克，牡蛎粉、玄明粉各 6 克，牛胶 12 克，搅匀成膏。用时将膏药放开，贴于气海、足三里穴位上。适用于溃疡性结肠炎里急后重、腹痛腹泻等。

8. 调和肝脾膏：白术、炒白术各 300 克，防风、扁豆衣、青皮、陈皮、葛根、木香、柴胡各 150 克，苍术、山药、茯苓、鹿角胶、焦楂曲各 200 克，扁豆花、玫瑰花、绿梅花各 30 克，炙甘草 50 克。加入蜂蜜熬成浓膏。每次 15 克，每日 2 次，开水调服。适用于溃疡性结肠炎肝脾不和型。

9. 溃疡膏：生附子、巴戟天、炮姜、炒茴香各 30 克，官桂 21 克，党参、白术、当归、吴茱萸、炒白芍、白茯苓、高良姜、甘草各 15 克，木香、丁香各 12 克，沉香末 9 克，麝香 1 克。将前 15 味药粉碎，把麻油加热至沸后，放入诸药炸枯，过油去滓，再熬炼成膏状，加入黄丹，兑入麝香和沉香末搅拌均匀，摊成膏药，贴敷时使其温化，敷于中脘、脾俞穴。每日换敷 1 次，两穴可交替选用。适用于慢性溃疡性结肠炎。

10. 益肠膏：肉桂、丁香各 50 克，五倍子 15 克，黄连 10 克。上药共为细末混合均匀，储瓶备用。每次取药末 10 克，用陈醋调成膏糊状，摊于纱布上，敷于肚脐部，每日换药 1 次。1 料为 1 个疗程。适用于慢性溃疡性结肠炎，症见大便时溏时泄等。

11. 愈溃理肠膏：黄芪 15 克，肉桂、黄连各 3 克，乌梅、白芷、白及各 10 克，白头翁 30 克，公丁香、冰片各 5 克，麝香 0.5 克。上药共为细末，储瓶备用。每次取药末 5～6 克，用米醋调成膏糊状，敷于肚脐部，伤湿止痛膏覆盖固定，3 日换药 1 次。1 个月为 1 个疗程。适用于慢性溃疡性结肠炎以腹泻、黏血便、腹痛为主要症状者。

12. 结肠炎贴膏：水红花、南布裙各 12 克，臭椿树皮、凤尾草、仙鹤草各 10 克，奶浆草 5 克，刺萝卜苗 20 克。取上药制成细粉。取预制好的药粉 10 克，加入小葱全草 15 克捣泥，蜂蜜适量调成膏剂，分 3 份，分别直接敷在患者的涌泉穴、神阙穴、病灶压痛点皮肤处，再用消毒纱布覆盖，胶布固定，

持续敷药 24 小时。10 次为 1 个疗程，一般敷药 1～3 个疗程可治愈。适用于急、慢性溃疡性结肠炎以腹泻、黏血便、腹痛为主要症状者。

13. 便血红痢膏：椿皮 250 克，酸梨 500 克，鲜姜 9 克，红糖 120 克。先将椿皮多加水熬剩 500 毫升，去渣滤汁，再将姜、梨捣汁去渣，将汁兑在一起，放生锅内熬沸，再下红糖成膏。每日早、晚各 1 匙，开水冲服。适用于溃疡性结肠炎以赤痢便血，腹泻、黏血便、腹痛为主要症状者。

克罗恩病

克罗恩病是一种慢性非特异性胃肠道炎症性疾病，根据病变部位和病理特点又称局限性肠炎、节段性肠炎、肉芽肿性肠炎等。其病变可累及胃肠道的任何部位，以远端小肠和结肠最多见，尤其好发于末端回肠和右半结肠。病变呈节段性分布的全壁炎症，有纵形裂隙样溃疡，非干酪样坏死性肉芽肿及纤维组织增生。临床表现取决于病变的部位和病变的范围，主要症状有腹痛、腹泻、肠梗阻等，全身并发症可有发热、营养不良、贫血、关节炎、虹膜炎、肝病等，局部则可有消化道出血，急性消化道穿孔，内、外瘘等。据临床报道，本病患者肠癌发病率明显高于正常人。

本病中医学归属于"泄泻""腹痛""肠结"等范畴。本病病位在脾，多因湿热内蕴，下迫大肠而发病，病久损伤正气，脾肾俱亏，故治疗应着重从湿热、气血方面辨证论治。

【膏方集成】

1. 神异膏：桂花、苏合油各 15 克（如无苏合油，苏合丸亦可），木鳖子、乳香、没药、白及、白蔹、当归、杏仁、官桂各 30 克，丹参 750 克，槐枝条 250 克。除乳香、没药、苏合油外，余药挫碎，浸香油 2500 克内，以文武火熬频搅，至槐枝黑色，滤渣放温，搅入乳香、没药、苏合油，再熬微滚两三沸，放温，入黄丹 60 克，上火再熬，如此 5～7 次，候滴水成珠复地上去火毒，摊贴。用时取膏贴于肚脐上。适用于克罗恩病腹痛、

腹泻等。

2. 健脾膏：白术 128 克，茯苓、白芍、六神曲、麦芽、香附、当归、枳实、半夏各 64 克，陈皮、黄连、吴茱萸、山楂、豆蔻、益智、山药、甘草各 22 克，党参、木香各 15 克。麻油熬，黄丹收膏。使用方法同（一）。适用于克罗恩病肠鸣、腹痛、腹泻等。

3. 祛湿热膏：党参、苍术、白术、山药、炒薏苡仁各 300 克，厚朴、炙黄芪、莲子、枳实、白扁豆各 200 克，川黄连粉、马齿苋、地锦草、茯苓各 250 克，防风炭、木香、焦楂曲各 120 克，炙甘草 50 克。上药加水慢火熬，滤汁去渣，加入蜂蜜，炼成稠膏。每次 15 克，每日 2 次，开水调服。适用于克罗恩病久泄、久腹痛者。

4. 清肠排毒膏：黄芪、党参、炒白术、白茯苓、川黄柏、仙鹤草、山药各 150 克，白芍、鹿衔草、麦冬、焦山楂、龟甲、制黄精、鸡内金、金银花、香谷芽、蒲公英、山茱萸、枸杞子、丹参、首乌藤、焦神曲、枳壳、陈皮、石斛各 200 克，北沙参、女贞子、大枣各 250 克，阿胶 100 克。上药加水慢火熬，滤汁去渣，加入蜂蜜，再熬成稠膏。每次 15 克，每日 2 次，开水调服。适用于克罗恩病恢复期或术后湿毒未清者等。

5. 白参止泻膏：白术 200 克，白芍 300 克，陈皮、党参、柴胡、枳壳各 350 克，乌药、山药、白扁豆、芡实、石榴皮各 150 克，甘草 30 克。上药加水煎煮 3 次，滤汁去渣，合并滤液，加热浓缩成清膏，再加蜂蜜 300 克，搅匀收膏即成。每次 15～30 毫升，每日 2 次，开水调服。适用于克罗恩病肝脾不调型腹痛、腹泻等。

6. 参芪苓术膏：党参、黄芪、茯苓、白术、山药各 200 克，白扁豆、莲子、砂仁、薏苡仁、陈皮、桔梗各 100 克，人参 50 克，阿胶 150 克。上药除莲子、阿胶、人参外，余药加水煎煮 3 次，滤汁去渣，合并滤液，加热浓缩成清膏，人参另煎兑之，莲子炖至酥烂捣泥调入，再将阿胶加适量黄酒浸泡后隔水炖烊，冲入清膏，和匀，最后加蜂蜜 300 克，搅匀收膏即成。每次 15～30 克，每日 2 次，开水调服。适用于克罗恩病后期脾虚腹

痛泄泻等。

7. 结肠膏：补骨脂、吴茱萸、党参、山药、诃子、石榴皮各 30 克，枯矾、硼砂各 10 克。上药共为细末。外用，用时取药末 25 克，以侧柏叶、白头翁各 15 克煎浓汁，取药汁适量调和成软膏状，外敷于双足心涌泉穴和肚脐上，上盖敷料，胶布固定。每日或隔日换药 1 次。15 次为 1 个疗程。适用于克罗恩病腹痛、腹泻等。

8. 生肌玉红膏：当归、紫草、生地黄各 60 克，地榆、五倍子各 30 克，白芷、乳香、没药、甘草各 15 克，鲜槐枝 23 厘米，麻油 1500 毫升，白蜡、凡士林各 90 克，轻粉、白矾、黄连各 15 克。先将前 10 味药浸泡于麻油内 3 日，用文火熬至药枯焦，过滤去渣，再加白蜡、凡士林，搅匀化开后，加入轻粉、白矾、黄连（均研细末），搅匀待膏温度降至 20 ℃时加入冰片 3 克，搅匀成膏。用时将此膏适量注入肠内，每日 2～3 次。适用于克罗恩病溃疡面较大者。

9. 腹泻膏：白胡椒 9 克，干姜 6 克，鲜姜、葱白各适量，香油或豆油 500 毫升，樟丹 250 克。先将香油或豆油、白胡椒、干姜、鲜姜、葱白置小锅内浸泡 6～8 小时，然后加温，直至将上述药物炸枯，滤油去渣。再炼油至滴油成珠，再放入樟丹，边放边搅，待出现大量泡沫呈黑褐色时，取下小锅，取少许膏置冷水中，以不粘手为度，再放冷水中 72 小时去火毒，温化后将膏药涂于小方纸或布上制成 200 贴，放阴凉处备用。外用，用时将膏药用文火化开，贴于脐眼上，隔日 1 换。适用于克罗恩病后期脾阳虚损导致的大便时溏时泻，迁延反复，饮食减少，面色萎黄，神疲倦怠，舌淡苔薄腻，脉细弱等。

10. 白参止泻膏：白术、芡实各 200 克，白芍、枳壳、山药各 300 克，陈皮、党参、柴胡各 100 克，乌药 60 克，白扁豆、石榴皮各 150 克，甘草 30 克。上药加水煎煮 3 次，滤汁去渣，合并滤液，加热浓缩成清膏，再加蜂蜜 300 克，拌匀收膏即成。每次 15～30 毫升，每日 2 次，开水调服。适用于克罗恩病肝郁脾虚型导致的胸胁胀闷，嗳气食少，腹痛泄泻，舌淡红，脉弦等。

第十八章　男性生殖系统疾病

睾丸炎与附睾炎

睾丸炎与附睾炎系各种致病因素引起的炎性病变，可分为急性非特异性及特异性。其典型的临床症状是突然发作的一侧或两侧睾丸肿大、疼痛。疼痛程度不一，轻者仅有不适，重者痛如刀割，行动或站立时加重，阴囊红肿灼热，皮肤紧绷光亮，疼痛可沿输精管放射至下腹及腰背部。伴有恶寒发热或寒热往来，食欲缺乏、恶心呕吐、口苦、口渴欲饮、尿短赤、便秘等全身症状。触摸睾丸肿大，质地硬，痛而拒按，化脓溃脓后疼痛程度减轻，脓肿自溃或切开引流后，症状消退迅速，创口容易愈合。

本病属于中医学"子痈"范畴，为男性外生殖器常见的疾病。明王肯堂《证治准绳》对本病的症状有所论述："足厥阴之经，环阴器，抵少腹，人之病此者，其发睾丸胀痛，连及少腹。"到清王洪绪《外科全生集》一书首创"子痈"的病名："子痈与囊痈有别，子痈则睾丸硬痛，睾丸不肿而囊肿者为囊痈""子痈者，肾子作痛而不升上，外观红色者是也……其未成脓者，同枸橘汤一服即愈。"

【膏方集成】

1. 土仙膏：土茯苓、仙人掌按 2：1，鸡蛋清少许。将土茯苓研碎，与仙人掌捣烂，加鸡蛋清混匀成膏。外用，外敷睾丸红肿部位，用纱布固定，每日 1～2 次。3～7 日为 1 个疗程。适用于睾丸炎或附睾炎，临床表现为一侧或两侧阴囊内红肿热痛，睾丸肿大，压痛明显，但无脓液者。

2. 如意金黄膏：天花粉 500 克，姜黄、大黄、黄柏、白芷各 250 克，苍术、胆南星、甘草、厚朴、陈皮各 100 克，小磨麻油 2500 毫升，黄丹 750～1050 克。将上药浸入麻油内 48 小时，文火先炸天花粉、姜黄、白芷、苍术、胆南星、甘草，后炸大黄、黄柏、厚朴、陈皮，至表面深褐色内部焦黄为度，滤渣取药油，经炼油，下黄丹成膏，去火毒，摊涂而成。外用，用苯扎溴铵溶液消毒阴囊及会阴部，用本膏适量，稍加热，涂纱布上，包扎患侧阴囊，每日换药 1 次。适用于急、慢性睾丸炎和附睾炎。

3. 三黄乳没膏：黄芩、黄连、黄柏各 2 份，乳香、没药各 1 份。上药共为细末，混合均匀备用。清洁患处，取上述药末适量，用米醋调成膏糊状，摊贴在纱布上厚 0.3～0.5 厘米，外敷患侧阴囊，每日换药 1 次，垫高患侧阴囊。适用于急性附睾炎。

4. 地龙蒲黄膏：地龙 30 克，生蒲黄 25 克，延胡索 20 克，川芎 10 克。肾阳虚寒者加小茴香、炮附子各 10 克；下焦湿热者加大黄、黄柏各 10 克。上药共为细末，取上述药末 30 克，加米醋适量调成膏糊状，置于纱布上，持续敷贴于附睾处，若局部出现灼热者，间断 4～6 小时后继续敷。适用于慢性附睾炎。

5. 地丁膏：车前草、紫花地丁、萹蓄、瞿麦各 300 克。上药加水煎煮 3 次，滤汁去渣，合并 3 次滤液，加热浓缩成清膏，再加蜂蜜 300 克，收膏即成。每次 15～30 克，每日 2 次，开水调服。适用于慢性附睾炎，慢性睾丸炎。

6. 蒲金膏：蒲公英、金钱草、海金沙、鸡内金、橘络、橘核各 300 克，白芍、滑石、牛膝、车前子、丹参、王不留行各 150 克，甘草梢 100 克。上药除鸡内金外，余药加水煎煮 3 次，滤汁去渣，合并 3 次滤液，加热浓缩成清膏，再将鸡内金研为细末，撒入清膏中和匀，再加蜂蜜 300 克收膏即成。每次 15～30 克，每日 2 次，温开水调服。适用于慢性附睾炎硬结等。

7. 蒲韦膏：蒲公英 600 克，石韦、车前草各 300 克。上药加水煎煮 3 次，滤汁去渣，合并 3 次滤液，加热浓缩成清膏，再加蜂蜜 300 克收膏即成。每次 15～30 克，每日 2 次，温开水调服。适用于急性附睾炎，突然发作的一侧或两侧肿大、疼痛。

8. 生姜大黄膏：生大黄、大枣、鲜生姜（去皮）各 60 克。上药共捣如泥膏，敷贴阴囊，布包，每日 1 换。适用于睾丸炎，突然发作的一侧或两侧肿大、疼痛。

9. 香葱膏：乳香、葱白各 10 克。乳香研细末，与葱白共捣为膏。用时外敷患处，每日 3 次。适用于急、慢性睾丸炎和附睾炎阴囊肿痛等。

前列腺炎与前列腺增生

前列腺炎

前列腺因某些致病菌感染或其他因素所致的急性和慢性炎症的一种病变，称为前列腺炎。多发于 20～40 岁男性。临床上分为急性前列腺炎和慢性前列腺炎两种，其中以慢性前列腺炎最为多见。临床上急性前列腺炎以肛门、会阴胀痛，尿频、尿急、尿痛、恶寒、发热等为主症，慢性前列腺炎以会阴、睾丸、腰骶部胀痛不适，尿道分泌少量米泔样分泌物、尿频、尿意不尽等为基本特征，具有病程冗长、病情顽固、反复发作、缠绵难愈等特点。急性前列腺炎治疗不彻底可转变成慢性前列腺炎。

结合本病临床表现，一般将急性前列腺炎归属于中医学"热淋"范畴。由于湿热蕴于精室，以致经络阻塞，气血瘀滞而发病。慢性前列腺炎归属于中医学"淋浊""精浊""劳淋""膏淋"等范畴，而肾虚精关不固为发病之本，湿热蕴结、气血瘀滞为致病之标。

【膏方集成】

1. 五味敷贴膏：柴胡、红花、三七、延胡索、冰片各适量。先将上药研末与麻油煎熬浓缩，加黄丹收膏，再与噻酮乙醇溶液混匀，分摊于纸上即得。两贴分别贴于神阙穴和八髎穴（贴前洗净），并用宽胶布固定，每日更换药膏 1 次。适用于前列腺痛。

2. 消淋化浊膏：丹参、赤芍、益智各 6 克，王不留行、穿山甲、车前子各 5 克，黄柏 10 克，冰片 3 克。上药共为细末，用凡士林调成膏糊状备用。使用时清洁肚脐部，外敷本膏，直径 3～4 厘米，外用纱布覆盖，胶布固定，48 小时换药 1 次。14 日为 1 个疗程。适用于慢性前列腺炎，直肠指诊见前列腺硬度增加。

3. 地龙蜗牛糊膏：地龙 1 条，蜗牛 1 只。共捣如泥膏，备用。外敷脐部，纱布包扎固定，每次 3～5 小时，每日 1～3 次。适用于急性前列腺炎会阴胀痛、小便涩痛等。

4. 淋证膏：葱白 5 根，萹蓄 3 克，大黄、木通各 2 克，瞿麦 6 克。上药共捣为膏，用时外敷脐部，胶布固定，每日 1 次。适用于急、慢性前列腺炎尿频、尿急、尿痛、尿道口灼热等。

5. 蒜螺车前膏：车前子、大蒜各 10 克，田螺 1 枚。加水共熬成膏。外敷脐部，纱布固定，每日 1～3 次。适用于前列腺炎尿频、尿急等。

前列腺增生

由于前列腺组织良性增生压迫后尿道所产生的一系列症状，称为前列腺增生，又称前列腺肥大。本病多发生于 50 岁以上年龄的男子。临床上以尿频、排尿困难，甚至发生尿潴留等为基本特征。近年来，随着对本病症发病率的逐步提高和诊断技术不断改进，目前已成为老年男性的常见疾病之一。

本病属于中医学"精癃""癃闭"范畴。本病的病位在前列腺，但与肺、脾、肝、肾及三焦的功能密切相关，肺、脾、肾功能不全及三焦气化功能失调，可以导致津液输布失常，生湿生痰，或肝郁气滞血瘀，阻塞尿道。本病多见于老年男性，肾脏渐衰，本病以肾虚为本，湿、热、气滞、血瘀、痰浊为标实。因久病入络，腺体增生，气血运行不畅，故标实又以血瘀、湿邪为主。

【膏方集成】

1. 麝香膏：台麝香 0.9 克，活蜗牛 4 个。上药共捣烂如泥膏状。外用，用时取上药泥涂在肚脐中，用手盖肚脐，另用开水一盆，令患者蹲盆上，每次 30 分钟，每日 2 次。适用于前列腺增生小便闭塞，胀闷难忍等症。

2. 二白膏：葱白 1～2 根，白胡椒 7 粒。上药共捣烂如泥膏状。用时，一次性贴敷于肚脐上，上盖塑料薄膜，胶布固定。适用于前列腺增生证属肾阳亏虚，出现小便不畅等。

3. 皂葱膏：皂角粉 12 克，葱白 3 根。上药共捣泥，调匀备用。外敷脐部，胶布固定。适用于小便困难，甚至点滴不通，排尿不畅等。

4. 茴香葱膏：小茴香 6 克，葱头 15 克。上药共捣烂，调匀备用。外敷小腹，1 小时取下，每日 1～3 次。适用于前列腺增生尿频，排尿困难，排尿不畅等。

5. 通尿膏：葱白、硫黄各 20 克。上药共捣为泥膏，外敷脐部，胶布固定，上用热水袋热熨，熨 1 小时后，再换膏药外敷及热熨膀胱区。适用于前列腺增生小便不通，点滴不爽，尿频，排尿困难，排尿不畅等。

6. 栀蒜兰花膏：栀子 7 枚，大蒜 1 枚，鲜马兰花 5 朵。上药共捣调膏，摊纱布上备用。外敷脐部，每日 1～3 次。适用于前列腺增生小便不利，排尿不畅等。

7. 蓖麻水仙膏：蓖麻子 30 克，水仙头 1 枚。蓖麻子去壳，与水仙头共捣泥，调匀备用。外敷足心涌泉穴，每日 2～3 次。适用于前列腺增生小便不通，小便不畅，小腹胀急等。

8. 葱白吴萸膏：大葱（带须）100 克，吴茱萸、胡椒各 10 克（也可用花椒代替），小茴香 20 克。上药共为细末，用白酒调成膏状。用纱布块垫脐部，将药膏摊于纱布上，敷于神阙穴，约 20 分钟，腹部有灼热、肠鸣、欲排尿感，30 分钟左右即徐徐排出，或兼汗出。若不见效果则加服本膏。每剂分 4 次服（食后禁忌蜂蜜，加热熨为佳）。适用于前列腺增生致小便不通、小腹胀急等。

9. 琥珀膏：琥珀、大黄、半夏各 15 克，麝香（后入）1.5 克。上药共为细末，用蜂蜜拌成糊膏状备用。取药膏适量敷于肚脐部和阿是穴，用纱布覆盖，外用胶布固定。每日换药 1 次，配合内治，效果更佳。适用于前列腺增生。

勃起功能障碍

勃起功能障碍是指阴茎持续不能达到或维持充分的勃起时间，以获得满意的性生活。临床上，凡阴茎勃起硬度不足以插入阴道，或勃起维持的时间不足以圆满地完成性交，而且其发生频率超过性行为的 50% 时可诊断为勃起功能障碍。据其病因可以分为 3 类：心理性勃起功能障碍、器质性勃起功能障碍、混合性勃起功能障碍。

本病属于中医学"阳痿"范畴。中医学认为本病是由于外感六淫、劳累、忧虑、惊恐、损伤等因素，导致宗筋失养而弛纵、痿弱不用，以致临房不举或不坚，不能完成正常房事的一种病症。临床上患者多见于中老年人，多因年老体弱，或劳倦内伤，或房劳过度，久病伤肾，肾气受损而致肾阳亏虚，使阴茎举而不坚、坚而不久。若失治、误治，可使命门火衰，病情加重。

【膏方集成】

1. 益寿比天膏（一）：鹿茸、虎骨、远志、牛膝、紫梢花、续断、菟丝子、蛇床子、天冬、川楝子、生地黄、熟地黄、肉苁蓉、花椒、附子、杏仁、肉桂、锁阳、甘草各 30 克。上药用香油 1500 克煎好，雄黄、硫黄、龙骨、木香、乳香各 6 克，共研细面，兑入拌匀，收膏。每个重 21 克，红绢摊开，贴脐上或两腰眼上，每一个贴 60 日换。适用于命门火衰之腰膝酸软，阳痿。

2. 益寿比天膏（二）：牛膝、杜仲、虎骨、木鳖子、蛇床子、肉豆蔻、菟丝子、紫梢花、续断、穿山甲、远志、天麻子、鹿茸、肉苁蓉、生地黄、熟地黄、肉桂、川楝子、山茱萸、巴戟天、补骨脂各30克，甘草60克，桑枝、槐枝各20厘米，香油3000克。上药浸一夜，慢火炸至黑色，每净油500克入黄丹195克，用柳棍不停地搅，再下黄丹、雄黄、龙骨、赤石脂各18克，母丁香、沉香、木香、乳香、没药、阳起石、麝香各12克研末，黄蜡15克，兑入拌匀收膏。每个月2张，贴双侧腰眼上，或贴脐上1张亦可。每贴1次半个月换1张。适用于下元虚冷，五劳七伤，半身不遂，或下部痿软，腰膝酸软，阳事不举，夜梦遗精等。

3. 保元固本膏：党参、白术、鹿角、当归、香附、川芎、附子（炙）、独活、花椒、干姜、杜仲、鳖甲、草果仁、荜茇、白芍各30克，生黄芪45克。用麻油1500克将上药炸枯，去渣，再熬至滴水成珠，入飞净黄丹560克，肉桂、沉香、丁香各9克（共研细末），候油冷，加入搅拌成膏，重200～250克，候去火气，3日后方可摊贴。每次适量，用纱布敷贴于肚脐、关元、二侧肾俞穴，每日1次。适用于诸劳虚损，气血不足等证，阳痿。

4. 阳和启脾膏：党参、白术、黄芪、鹿角、当归、香附各45克，川芎、附子、独活、花椒、干姜、草果仁、白芍、阿魏、橘皮、三棱各30克。用麻油1500克将上药炸枯，去渣，再熬至滴水成珠，入飞净黄丹560克，肉桂、沉香、丁香各9克（共研细末），候油稍冷，加入搅拌成膏，重200～250克，候去火气，3日后方可摊贴。每次适量，用纱布敷贴于肚脐、关元、二侧肾俞穴，每日1次。适用于脾胃虚弱、阳气不足、中风中寒、五更泄泻等虚寒阳痿。

5. 封脐广嗣膏：紫梢花、木荆子、杏仁、远志、川牛膝、虎胫骨、续断、熟地黄、肉苁蓉、鹿茸、蛇床子、天冬、生地黄、川楝子、肉豆蔻、官桂、附子、谷精草各6克。上药入香油1000克，熬去渣，入东丹500克，雄黄、龙骨、赤石脂、沉香、丁香、蟾蜍、阿芙蓉各15克，乳香、没药、阳起石各3克（共研细末），入膏内，熬至滴水成珠，再加入黄蜡15克，收膏。用红绢摊贴。可久

贴本膏于肚脐或二肾俞穴均可。适用于一切真元亏虚、囊冷遗淋、头沉腰偻，肾虚遗精，阳痿等症。

6. 神效灵龟益寿膏：菟丝子（酒蒸）、牛膝（酒洗）、木鳖子、熟地黄、肉豆蔻、续断（酒洗）、蛇床子（酒洗）、鹿茸、大附子（炙、酒洗）、生地黄（酒洗）、虎腿骨（醋炙）、官桂、紫梢花、杏仁（去皮尖）、谷精草各30克。用油120克将上药熬枯，滤去渣，熬至滴水成珠，加入松香120克，黄丹240克，硫黄、雄黄、龙骨、乳香、没药、赤石脂、沉香、母丁香、麝香、木香、阳起石、蟾蜍各9克，蛤蚧1对（共为细末），诸药下完，不住手搅，收膏入瓷罐中。下井中浸3日或5日，去火毒方可用。本膏妇女贴脐上，男人贴左右命门各1张，用汗巾敷住，勿令走动，每60日1换。适用于下元虚冷，诸虚百损，五劳七伤，阳痿不举，举而不坚，久无子嗣等。

7. 千金封脐膏：天冬、生地黄、熟地黄、木鳖子、大附子、杏仁、蛇床子、远志、牛膝、肉苁蓉、官桂、菟丝子、虎骨、鹿茸、麦冬、紫梢花各6克（一方加乳香、没药、母丁香）。上药共为末，入油500克，文武火熬黑色去渣，澄清入黄丹250克，松香120克熬，用槐柳条搅拌，滴水不散为度。再下硫黄、雄黄、朱砂、赤石脂、龙骨各15克（共为细末），从此不见火。将药微冷定，再下胸肭1副，阿芙蓉、蟾酥各15克，麝香5克，阳起石、沉香末各15克，俱不见火，上为末入内，待药冷下黄蜡30克，放瓷器内，封口放水中浸3日去火毒，取出摊贴，60日为1个疗程。适用于阳痿。

8. 疏肝导气膏：柴胡、香橼、枳壳、香附各150克，全瓜蒌、木灵芝、陈佛手、酸枣仁、郁金、合欢皮各200克，青皮、陈皮各160克，金橘叶、橘核、橘络各120克，炙甘草、玫瑰花、代代花各50克，绿梅花粉、川贝母粉各30克，阿胶、鹿角胶各100克上药加水浓缩加蜂蜜熬成膏。每次15克，每日2次，温水冲调内服。适用于肝郁气滞型阳痿，症见阳痿不起，或起而不坚，精神不悦，多疑善虑，胸胁胀满，心烦易怒，喜

中医膏方全书（珍藏本）

叹息等。

9. 补气健脾膏：吉林参粉、炙甘草各 50 克，山药、炙黄芪、丹参各 300 克，党参、黄精、白术、刺五加、阿胶、木灵芝、茯神、柏子仁、大枣、龙眼肉、莲子各 200 克，蜂乳 50 毫升，五味子、酸枣仁各 150 克，鹿角胶 100 克。上药加水、加蜂蜜熬成膏。每次 15～30 克，每日 2 次，温水冲调内服。适用于心脾两虚型阳痿，症见精神委靡，面色萎黄，体倦食少，失眠健忘，心悸气短等。

10. 兴阳膏：石菖蒲、川芎、肉桂、巴戟天各 40 克，麻黄、白芷各 30 克，细辛 20 克。上药共为细末，过 80 目筛。另取冰片 25 克研末过 80 目筛后，与上药混匀共入 500 克凡士林膏中，充分搅拌均匀，装瓶封闭备用。患者先取仰卧位，用 75% 乙醇棉球将神阙、中极两穴位搓拭消毒后，取本膏如杏核大小分别贴敷在穴位上，再取塑料薄膜，剪成直径约 6 厘米的圆片盖在药膏上，并按压使药膏紧贴皮肤，再在塑料薄膜上加盖 1 块纱布敷料，以胶布固定即可。如取俯卧位，在双侧肾俞穴上，如上法操作敷药，早、晚各换药 1 次。适用于肾气不固型阳痿。

11. 补阳膏：①鹿茸、鹿角霜、肉苁蓉、菟丝子、杜仲、续断、核桃仁、韭菜子各 12 克，鹿角、蛤蚧、骨碎补、冬虫夏草、补骨脂、益智、锁阳、紫河车、腽肭脐、巴戟天、仙茅、胡芦巴、楮实、石钟乳、海狗肾、附子各 10 克。②葱白、韭白各 6 克，九香虫 10 克，响铃草 20 克，沉香、石菖蒲、白芥子、莱菔子、花椒、大枣、乌梅各 3 克，发团 9 克，桃枝 24 克。将以上两组药物浸泡于 1060 克麻油内，冬 10 日、秋 7 日、春 5 日、夏 3 日，置锅内慢火熬至药枯去渣，熬药油成，下黄丹收膏，再入炒铅粉 30 克，密陀僧、松香各 12 克，赤石脂、白矾、轻粉、降香、制乳香、没药各 3 克，后入龟胶、鹿胶（酒蒸化）各 12 克，拌匀制成膏，分摊于红布上，折叠备用。外用，将膏药加温变软，揭开贴于肾俞、神阙、关元、命门穴。适用于命门火衰阳痿。

12. 温肾阳膏：①炮附子、肉桂、鹿角胶、仙茅、锁阳、杜仲、胡芦巴、山茱萸、当归各 20 克，鹿茸 12 克，淫羊藿、巴戟天、熟地黄各 24 克，肉苁蓉、菟丝子、海狗肾、山药、枸杞子各 30 克。②生姜、韭白、葱白、益母草各 10 克，石菖蒲、白芥子、皂荚、赤小豆各 6 克。将以上两组药物浸泡于 1440 克芝麻油内，至锅内慢火熬至药枯去渣，熬药油成，下黄丹收存，再入炒铅丹 30 克，松香 24 克，密陀僧、生石膏各 12 克，陈壁土、白矾、轻粉各 6 克，肉桂、木香各 3 克，后入牛胶（酒蒸化）12 克，拌匀制成膏，分摊于红布上，折叠备用。外用，将膏药加温变软，揭开贴于命门、关元穴等。适用于肾阳虚衰阳痿。

13. 淫羊藿膏：淫羊藿、蛇床子、皂荚、马钱子、肉苁蓉、黑附子、丁香各 100 克。取上药水煎 2 次，再浓缩成膏，阴凉干燥，研为细末，过 100 目筛，储瓶备用。外用，取药末 1.5 克，用白酒调成膏糊状，敷于命门穴处，外用胶布覆盖，每日换药 1 次。15 日为 1 个疗程。治疗期间禁房事、烟酒，注意调摄精神。适用于阳痿。

14. 秘传膏：赤石脂、硫黄、天冬（去心）、麦冬（去心）、熟地黄（酒浸）、菟丝子（酒浸）、木香（酒酥）、肉苁蓉（酒浸）、没药（另研）、紫梢花、杏仁（去皮尖、另研）、鹿茸、生虎骨、牛膝（酒浸）、阳起石、远志（去心）、续断、蛇床子、谷精草、煅龙骨、生地黄、沉香、母丁香各 6 克，炮附子（去皮脐）、乳香（另研）各 15 克，雄黄（另研）12 克，官桂（另研）、甘草各 9 克，松香（另研）90 克，木鳖子（去壳、辗细）30 克。上药为末，除甘草、杏仁、木鳖子、官桂 4 味外（留松香 60 克），将余药置砂锅内，加水 3120 克，用桑柴火熬至 500 克去粗渣，将松香末、麻油各 60 克，白及末 30 克，下砂锅内熬数沸，再将甘草、杏仁、木鳖子、官桂及余下松香入砂锅内，以槐柳桑条不住手搅，以稠黏成膏为度，储瓷器备用。外用，用时将膏药化开以绢或红布摊如小碗大，贴肚脐上及腰上。适用于肾阳虚衰阳痿。

不育症

男性不育症系指夫妇婚后同居 2 年以上

未采用任何避孕措施，由于男性原因造成女方不孕者。男性不育症患者可分为性功能正常性男性不育症和性功能障碍性男性不育症两大类。前者可根据精液分析的结果，进一步分为无精子症和少精子症、畸形精子过多症、精子不液化症以及死精子症等，后者包括性欲减退、阳痿、早泄和阴茎插入困难等，部分内容在前面已有提及，故本节主要论述性功能正常性男性不育症。

中医学认为肾主藏精，主发育与生殖。肾精充盛，则人体生长发育健壮，性功能及生殖功能正常。肝主藏血，肝血充养，则生殖器官得以滋养，婚后房事得以持久。脾主运化，水谷精微得以布散，精室得以补养，才能使精液充足。凡肾、肝、脾、心等脏腑功能失调均可影响生殖功能，出现精少、精弱、精寒、精薄、精热、精稠、阳痿、早泄、不射精等症，乃至男性不育症。

少精子症

精液中精子数量过少，能降低生育能力，或导致不育的病症称为少精子症。一般患者无明显临床症状，只是因为不孕育就医时检查精液常规提示精子数量低于正常值而被诊断，是导致男性不育较常见的一种病症。

中医学通常将本病归属于"虚劳""精少"范畴。

【膏方集成】

1. 鹿茸膏：鹿茸（去毛酥炙黄）156克。上一味药，捣罗为末，以清酒1500毫升放入银食器中用慢火熬成膏，盛入瓷器中。每次6克，每日2次，空腹餐前温水送服。适用于少精子症。

2. 保精膏：鳖甲1个，熟地黄240克，菟丝子（酒制）、肉苁蓉（酒洗）各120克，天冬、麦冬、生地黄、山药、续断、炒杜仲、巴戟天、车前子、枸杞子、山茱萸、茯苓、五味子、党参、柏子仁各60克，黄连、当归、白芍、远志、酸枣仁、覆盆子、金樱子、地骨皮、益智、茴香、菖蒲、花椒、甘草、泽泻、黄柏、知母、龙骨、煅牡蛎、骨碎补各30克。麻油熬成膏，黄丹收，加赤石脂120克搅匀。外用，本膏掺附子、肉桂末贴肾俞穴处。适用于肾精不固之少精症。

3. 生精膏：熟地黄、牛骨髓、黄精、肉苁蓉、菟丝子、制何首乌各300克，鹿角胶、鱼鳔、阿胶各100克，枸杞子150克，补骨脂、女贞子、沙苑子、牛膝、当归各200克，熟黑芝麻、核桃仁粉、紫河车粉、炙甘草各50克，蜂乳60克。上药炼成稠膏。每次15克，每日2次，温水冲调内服。适用于肾精亏虚之少精症。

4. 五养保真膏：粉甘草120克，官桂、菟丝子（酒煮极烂后捣成饼为末）、远志（酒浸泡一宿后晒干为末）、虎骨（酥炙黄）、鹿茸（酥炙黄）、蛇床子（酒浸一宿后焙干）、锁阳（酥炙）、厚朴、玄参、生地黄（酒浸一宿后焙干）、熟地黄（酒浸一宿后焙干）、当归（酒洗）、天冬（去心）、麦冬（去心）、防风、茅香、赤芍（酒浸洗）、白芍（酒浸洗）、白芷、五味子、谷精草、杜仲（盐酒拌炒后去丝）、荜茇、木香、车前子、紫梢花、续断、高良姜各18克，黄蜂12克，穿山甲（以皂荚炒为末）、骨碎补各6克，地龙（炙）、杏仁（去皮尖）各12克，蓖麻子（去壳）200粒，大附子（面裹火煨、去皮脐）2个重60克，木鳖子（去壳，研，纸裹压去油）40个，肉苁蓉（红色者，酒浸去甲，焙）21克，桑枝、槐枝、桃枝、李枝各20厘米嫩枝。将麻油1500克与上药置铜锅内，用桑枝柴火慢熬数沸后，下诸药，熬枯去渣，再熬药油至滴水成珠。每500克药油，缓缓下黄丹240克，慢火煎熬，以桑枝、槐枝不停地搅拌，勿使丹沉底，候青烟冒起，膏即成，视老嫩得中住火，入炼过的松香250克，黄蜡180克（以药油500克为比例），搅匀放冷，待膏凝结后，连锅埋入泥土中3日取出，用另外的锅烧滚水炖药锅在上，隔水烫融，以桑枝、槐枝不住搅三五百次，遍出火毒，入以下药末：麝香、蟾酥、阳起石、白占各18克，丁香、乳香、没药、广木香、雄黄、龙骨、沉香、晚蚕蛾、硫黄、血竭、赤石脂、桑螵蛸各12克，黄芪（蜜炙为末）9克。上药各为细末，渐渐入膏中，搅拌匀和，即投膏入冷水中，掐成15克一饼，摊涂于丝布上，叠合备用。外用，将膏药用水泡软，贴于腰眼。适用于少精症。

畸形精子过多症

畸形精子过多症是指异常形态的精子比例过多的一种病症。在精液常规中，若畸形精子为 30% 或超过 30%，即可确诊为本病症。本病是造成男性不育的原因之一，也是造成畸胎的原因之一。本病患者通常无明显的临床症状，往往因婚后不孕育就医而被发现。

中医学一般将本病归属于"无子""精少""精冷"等病证进行辨证治疗。

【膏方集成】

1. 龟鹿二仙膏：龟甲 1250 克，鹿角 2500 克，枸杞子 460 克，人参 225 克。龟甲击碎，鹿角截碎，浸流水 3 个月，刮去垢入砂锅，以河水慢火，桑枝煮 3 昼夜，不可断火，常添开水，至 3 日取出，晒干，碾为末，另用河水将药末并枸杞子、人参，复煮 1 昼夜，滤去渣，再慢火熬成膏，瓷瓶收储。每次 5 克，每日 2 次，空腹时白开水冲服，或黄酒炖化服之。适用于精少不育症。

2. 补阳膏：仙茅、淫羊藿、熟地黄、巴戟天、肉苁蓉、锁阳、补骨脂、鹿角胶、阿胶、益智、刺五加各 200 克，肉桂粉、熊蚕粉、北虫草粉各 30 克，熟附片 60 克，韭菜子 100 克（包），紫河车粉、炙甘草各 50 克。慢火熬，滤去渣，蜂蜜适量，炼成稠膏。每次 10 克，每日 2 次，空腹用淡盐米汤冲服。适用于精少不育症。

精液不液化症

男子的精液射出后，在适宜的温度下，时间超过 30 分钟以上后，仍呈胶冻状凝块而不液化者，称为精液不液化症。发病年龄以 20～40 岁为多。本病无明显临床症状，通常是已婚夫妇婚后不孕育就医，行精液常规检查而被发现，亦是引起男性不育的重要原因之一。

中医学主要将其归属于"精寒""精热"

范畴进行治疗。

【膏方集成】

1. 乾坤一气膏：当归、赤芍、白附子、白芷、生地黄、熟地黄、炮穿山甲、木鳖子、巴豆仁、蓖麻子、三棱、莪术、续断、五灵脂、肉桂、玄参、乳香、没药各 36 克，麝香 9 克，阿魏 60 克。上药用麻油熬，黄丹收膏。外用，男子贴膏于丹田穴，每 3 日 1 换。适用于精液不化症。

2. 鹿龟膏：鹿角胶、龟甲胶各 250 克，黄酒 500 毫升，熟地黄、制何首乌、大枣各 240 克，山茱萸、菟丝子、覆盆子、淫羊藿、补骨脂、当归、五味子各 120 克，山药 180 克，黄芪 150 克。先取鹿角胶、龟甲胶（或阿胶）加入黄酒中，浸泡 24 小时后，加清膏（熟地黄、制何首乌、大枣、山茱萸、菟丝子、覆盆子、淫羊藿、补骨脂、当归、五味子、山药、黄芪），冰糖 500 克，慢火熬，滤去渣，蜂蜜适量，炼成稠膏。每年秋、冬季开始，每次 1 匙，每日 2 次，空腹服，24 日（用 1 剂）为 1 个疗程。适用于精液不化症。

3. 补气赞育膏：杜仲、小茴香、川楝子、牛膝、续断、甘草、大茴香、天麻子、紫梢花、补骨脂、肉苁蓉、熟地黄、锁阳、龙骨、海马、沉香、乳香、没药、母丁香、木香、鹿茸各 100 克。上药如法制成膏药。外用，温热化开后，贴于肾俞穴和脐中穴，3～5 日换药 1 次。适用于精液不化症。

无精子症

男子性交时能射精，精量亦可正常，但是连续 3 次以上的精液常规化验，或精液离心沉渣涂片镜检，均未能发现精子者，称为无精子症。通常患者无明显临床症状，往往因夫妇双方婚后不孕育就医而被发现。目前是导致男性不育的常见原因之一。

中医学一般将本病归属于"绝育""无子""精冷无产"等范畴，属于男科难治病证。

【膏方集成】

1. 参附膏：人参、附子、肉苁蓉、补骨脂、天麻子、杜仲各 60 克，肉桂、紫梢花各

15 克、赤石脂、生地黄、续断、龙骨、蛇床子、大茴香、小茴香、鹿茸、牛膝、菟丝子各 30 克，羊腰 1 对，甘草 20 克。上药用香油4000 克，熬枯去渣，入黄丹 1500 克，收膏，再加丁香、雄黄各 15 克，肉桂 25 克，麝香10 克。外用，男子用时贴于左右肾俞、丹田穴。适用于精寒肾冷之无精子症。

2. 鹿龟膏：鹿角胶、龟甲胶各 250 克，黄酒 500 毫升，熟地黄、制何首乌、大枣各240 克，山茱萸、菟丝子、覆盆子、淫羊藿、补骨脂、当归、五味子各 120 克，山药 180克，黄芪 150 克。先取鹿角胶、龟甲胶（或阿胶）加入黄酒中，浸泡 24 小时后，加清膏（熟地黄、制何首乌、大枣、山茱萸、菟丝子、覆盆子、淫羊藿、补骨脂、当归、五味子、山药、黄芪），冰糖 500 克，炼成稠膏。每年秋、冬季开始，每次 1 匙，每日 2 次，空腹服，24 日（用 1 剂）为 1 个疗程。

3. 补益气血膏：野山参粉 30 克，熟地黄、当归、炙黄芪、党参、阿胶、白术、山药各 300 克，白芍、川芎、黄精、制何首乌、刺五加、绞股蓝、茯苓、大枣、龙眼肉、桑椹各 200 克，枸杞子 150 克，紫河车粉 60 克，炙甘草 50 克。慢火熬，滤去渣，加入适量蜂蜜，炼成稠膏。每次 10 克，每日早、晚各 1次，白开水冲服。适用于气血亏虚之无精子症。

4. 固本膏：杜仲、熟地黄、附子、肉苁蓉、牛膝、补骨脂、续断、官桂、甘草各 120克，生地黄、大茴香、小茴香、菟丝子、蛇床子、天麻子、紫梢花、鹿角各 45 克，羊腰1 对，赤石脂、龙骨各 30 克。将上药浸泡于4000 克芝麻油内，置锅内慢火熬制药枯去渣，熬药油成，下黄丹 1440 克收存，再下雌黄、丁香、乳香、没药、木香各 30 克，麝香 0.9克，阳起石 1.5 克，以上药研末拌匀成膏，分摊于红布上，折叠备用。外用，将膏药加温变软，揭开，男子贴肾俞穴位处，15 日换药 1 次。

死精症

排出的精子死亡数量在 40% 以上，或者全部死亡，称为死精症。正常情况下，精液内含有一定数量的死精子是允许的，如果死精子过多，则可影响生育。

结合本病主要是导致男性不育的表现，一般将其归属于中医学"无子""虚劳"等范畴进行辨证治疗。

【膏方集成】

1. 疏肝理气膏：柴胡、白芍、当归、枳壳、郁金各 200 克，陈皮、青皮、金橘叶、香附、金橘饼各 250 克，川贝母粉、全瓜蒌、九香虫、炙蜈蚣粉各 30 克，陈佛手、橘络、合欢皮、玫瑰花、红花、代代花、阿胶、炙甘草各 50 克。慢火熬，滤去渣，加入适量蜂蜜，炼成稠膏。每次 2 匙，每日早、晚餐后各 1 次，温水兑服，适用于肝郁气滞型死精症。

2. 通瘀膏：桃仁 250 克，益母草 300克，当归尾、路路通、阿胶各 200 克，青皮、陈皮、急性子、赤芍、川芎、川牛膝、红花、土鳖虫各 100 克，炙蜈蚣粉 30 克，炙甘草 50克。上药慢火熬，滤去渣，加入适量蜂蜜，炼成稠膏。每次 2 匙，每日 3 次，温水兑服。适用于精道瘀阻型男子死精症。

3. 益寿延龄膏：鹿茸、人参、白术、当归各 20 克，茯苓、白花蛇、补骨脂、川芎、白芍、熟地黄、肉苁蓉、骨碎补、附子、杜仲、羌活、桑寄生、龙骨、龟甲、千年健、金樱子、川牛膝各 15 克，黄芪 25 克，续断、木瓜、山药、仙茅各 12 克，石菖蒲、地骨皮、红花、甘草、巴戟天、广木香各 10 克。上药加入 5000 克香油内泡之，泡足够日期，倾入铁锅内，用鲜柳枝不停搅拌，文火熬之，熬至药油滴水成珠住火，再加入炒研细末的樟丹，用罗筛徐徐加入油内收膏。下丹时勿一次下足，因药油经加热量继续消耗，再下丹时要看火候与丹数。收膏时倾入水中，取出不断扯，捏之软硬适度，贴之黏性好、不滑，揭之无油膏为宜。外用，先将丹田、肾俞穴以温水洗净，膏药慢火烤软揭开，将膏内所附药面沾匀，贴于丹田、肾俞穴处。适用于婚后不育、死精症等。

前列腺癌

前列腺癌是男性泌尿生殖系统中最常见

第十八章　男性生殖系统疾病

中医膏方全书（珍藏本）

的肿瘤，也是人类特有的疾病。亚洲地区发病率较低，欧美地区发病率高。大量临床资料提示本病与性激素尤其是雄激素有关，与前列腺淋病奈瑟菌、病毒、衣原体感染、化学物质、饮食习惯有关。前列腺早期无明显症状，一般到晚期才出现症状。表现为进行性的尿急、尿频，或尿流变细或缓慢，尿流分叉或偏斜，尿流中断，淋漓不尽，尿道涩痛，严重时可以引起排尿滴沥及急、慢性尿潴留。当肿瘤侵犯到包膜及其附近的神经周围淋巴管时，可出现会阴部疼痛和坐骨神经痛，直肠受累时可表现为排便困难或结肠梗阻，当侵犯尿道膜部时可出现尿失禁，其他转移症状有下肢水肿、肾积水、皮下转移结节、病理性骨折等。

本病属于中医学"淋证""癃闭""尿血"范畴。中医学认为，本病的发生多与饮食不节，以致脾湿内盛，湿热内蕴，或情绪不畅，肝郁气滞，或房劳过度，久病体虚，以致脾肾亏虚。

【膏方集成】

1. 肿节风膏：肿节风、龙胆、土茯苓、瞿麦、泽兰、丹参、核桃树枝各150克。上药加水煎煮3次，滤汁去渣，合并3次滤液，加热浓缩成清膏，加冰糖适量收膏即成。每次2匙，每日2～3次，温开水调服。2个月为1个疗程，每疗程间隔3日，再续服下一个疗程。适用于湿热蕴结型前列腺癌。

2. 核苓膏：核桃树枝300克，土茯苓100克，苦参50克。上药加水煎煮3次，滤汁去渣，合并3次滤液，加热浓缩成清膏，再加糖适量，收膏即成。每次15～30克，每日2～3次，口服。1个月为1个疗程。适用于湿热蕴结型前列腺癌。

3. 蟾雄膏：蟾酥、雄黄、铅丹、冰片、皮硝各30克，乳香、没药、血竭各50克，朱砂5克，麝香1克，大黄100克。上药共为细末状。外用，将药粉撒在芙蓉膏药面上，贴在患处，每日1次。本膏对前列腺癌具有良好的止痛效果。

4. 青蒿膏滋：青蒿、鳖甲、地骨皮、秦艽、党参、黄芩各6克，麦冬、百合、百部各12克，马钱子0.3克，鱼腥草、半枝莲各

40克，斑蝥0.03克，黄芪9克。将鳖甲砸碎成末，与其他各味药用水熬熟成汁，滤汁去渣，用糖适量收膏。每次15～20克，每日3次，口服。适用于前列腺癌证属阴虚型。

5. 麦膏滋：五味子、川贝母各6克，麦冬12克，牡丹皮、山茱萸、知母各9克，生地黄、瓜蒌各20克，夏枯草、铁树叶各8克。上药用水煎熟取汁，用糖适量收膏。每次12克，每日3次，口服。适用于前列腺癌证属肺肾亏虚。

6. 大葱白矾膏：大葱白、白矾各15克。上2味共捣烂如膏状，贴肚脐上，每日1换，贴至尿通为度。适用于前列腺癌，小便不通，点滴难下。

7. 抗癌大膏：常春花、喜树、黄药子、半枝莲、白英、龙葵各20克，藤梨根、天葵子、鹿衔草、骨碎补、黄芪各30克，全蝎、蜂房、葵树子、白花蛇舌草、蟑螂、猢狲跟、败酱草、猪苓、瞿麦、菝葜、莪术、半边莲各50克，生姜、薤白、葱白、韭白、苍耳草、凤仙草、蒜头、干艾叶、侧柏叶各6克，槐实、柳枝、桑枝、冬青叶、桃枝、菊花各24克，石菖蒲、白芥子、莱菔子、花椒各3克，发团9克。将以上药物共用麻油适量，以干药500克用油1500克，鲜药500克用油500克来计算，分熬下丹存。再入铅粉30克，密陀僧、松香各12克，赤石脂、木香、砂仁、官桂、丁香、檀香、雄黄、白矾、轻粉、降香、制乳香、没药各3克，另用龟甲胶、鹿甲胶各12克酒蒸化拌匀收膏，分为数贴。用时稍加热趁热贴到病变局部，7日换1贴。3次为1个疗程。使用3～5个疗程可以控制病情。本膏可使肿瘤缩小，延长肿瘤患者的寿命。

8. 蛤蟆膏：干蟾蜍（蛤蟆）皮15～30克，黄丹、铅粉各5～10克，麻油适量。将蛤蟆皮放入麻油中炸枯，去渣，入黄丹、铅粉搅匀，冷却后收膏。外用，以膏适量敷贴于肿瘤包块处，外加纱布包扎固定。24小时换药1次，不断敷之。适用于前列腺或其他癌肿坚硬如石，疼痛难耐，敷药后局部痒灼辣感，应当极力耐受，勿中断敷贴。

9. 癌痛膏：马钱子20克，天南星60

克、丁香、乳香各 30 克，没药、黄连各 50 克，蟾蜍、斑蝥、樟脑各 5 克。上药除樟脑外，用传统熬制法，熬成黑膏药，分为数贴。外用，把本膏药贴于痛处，每 10 日换 1 次。适用于前列腺癌疼痛。

10. 鸡血藤膏：鸡血藤、熟地黄、何首乌、大枣各 150 克，丹参 125 克，白芍 75 克，党参 100 克，当归 90 克，女贞子、枸杞子、肉桂各 15 克。上药加水煎煮 3 次，滤汁去渣，合并 3 次滤液，加热浓缩成清膏，再加糖适量收膏即成，收储备用。每次 15～30 克，每日 3 次，开水调服。适用于癌症后期气血亏虚等。

11. 八珍汤大膏药：当归、熟地黄各 150 克，川芎 75 克，白芍、党参、炒白术、茯苓各 100 克，甘草 50 克，生姜、葱白、韭白、薤白、蒜头、干艾叶、侧柏叶各 30 克，槐枝、柳枝、桑枝、冬青枝、菊花、桃枝各 120 克，苍耳草、凤仙草、石菖蒲、白芥子、莱菔子、花椒、大枣、乌梅各 15 克，发团 45 克。上药用油适量，以干药 500 克用油 1500 克，鲜药 500 克用油 500 克来计算，分熬丹收，再入铅粉 150 克，密陀僧、松香各 60 克，雄黄、白矾、轻粉、降香、乳香、没药各 15 克，另用龟甲胶、鹿甲胶各 30 克，酒蒸化，浓缩成稠膏。外用，敷于膻中、膈俞穴。适用于前列腺癌病到晚期，疲乏无力，自汗盗汗，面色无华，贫血消瘦，行动气促，有时咳嗽伴有低热，口干而不喜饮，舌质红或深红，脉细弱或大而数者等。

12. 三金膏：金钱草 60 克，海金沙 30 克，鸡内金、瞿麦、萹蓄各 20 克，石韦、冬葵子、木通、泽兰各 12 克，滑石 25 克，赤芍 15 克，甘草精 10 克。上药 3 副加水煎煮 3 次，滤汁去渣，合并 3 次滤液，加热浓缩成清膏，再加蜂蜜 300 克收膏即成。每次 15～30 克，每日 2 次，开水调服。适用于前列腺癌肾气亏虚，症见无痛性血尿，呈间歇性，伴腰酸膝软，耳鸣，眩晕，舌质淡暗，苔薄白，脉沉细，尺弱者。

13. 六味地黄丸大膏药：熟地黄 160 克，山茱萸、山药各 80 克，泽泻、茯苓、牡丹皮各 60 克，生姜、葱白、韭白、薤白、龟甲

胶、鹿角胶（酒蒸化）、蒜头、干艾叶、侧柏叶各 18 克，槐枝、柳枝、桑枝、冬青枝、发团、桃枝、菊花各 72 克，苍耳草、凤仙草、石菖蒲、白芥子、莱菔子、花椒、大枣、乌梅、赤石脂、木香、砂仁、官桂、丁香、檀香、雄黄、白矾、轻粉、降香、乳香、没药各 9 克，铅粉 90 克，密陀僧、松香各 36 克。上药炼成稠膏。外用，敷于志室、中极穴。适用于前列腺癌后期出现气血亏虚证候等。

14. 消瘤散：老生姜、雄黄各等份；消瘤膏：香油 500 克，铅粉 165 克。①消瘤散配制法：将大块老生姜去掉叉芽，挖洞，姜壁约 0.5 厘米厚，再装入雄黄粉末，再用挖出的姜末将口封上，口压紧，放于旧瓦片上，用炭火慢慢焙 7～8 小时，焙至金黄色，脆而不焦，一捏即碎，即可研粉，过 80 目筛，密储备用。②消瘤膏配制法：将香油用武火加温至起泡，不停地搅动，扇风降温，至满锅全是黄泡时，即取下稍等片刻，后再置火上加温，约 300 ℃，在冷水中使香油能滴水成珠时，取下稍冷片刻，再放火上，然后将铅粉均匀缓缓倒下，用木棒不停地搅动，直到满锅都是深金色大泡时，即可取下，连续搅动数分钟，后用冷水 1 碗沿锅边倒下，去毒收膏。后摊贴在准备好的不同大小的膏药纸上，备用。外用，用时取膏药 1 张，烘烤软化，靠膏中心部位撒上薄薄 1 层消瘤散。即贴于肿瘤部位，药粉面积要大于肿瘤区，每 2 日换药 1 次。1～3 个月为 1 个疗程，必要时可继续贴之。适用于各种肿瘤患者。

睾 丸 癌

睾丸癌是男性年轻成人中常见的生殖系统恶性肿瘤。好发于青壮年，主要发生于生殖细胞，少部分发生于间质细胞，肿瘤位于体表，易于早期发现。常见的症状是无痛、硬、不透光的睾丸肿大。

本病属于中医学“子岩”范畴。中医学认为本病多由肝气郁结，经络气滞血瘀，壅塞经络所致。

【膏方集成】

1. 皮癌净：红砒、指甲、血余各 1.5

克，大枣（去核）、碱发白面各 30 克。先将红砒研细，与指甲、血余同放于大枣内，用碱发白面包好放于木炭火中，煅烧炭样，研细为末，用麻油调成 50% 膏剂。外用，用膏剂涂于患处皮肤，每日或隔日 1 次。本膏对放疗、化疗无效者比较适宜，用于睾丸肿瘤局部溃疡或溃烂。

2. 桂星膏：官桂、公丁香、山柰各 12 克，白川 3 克，猪牙皂 6 克。上药共为细末，和匀，以适量饴糖，加冷水调和成软膏状备用。外用，用时取本膏适量，外敷于肿块处，外加包扎固定，每日或隔日换药 1 次。适用于睾丸癌肿大质硬者。

3. 龙蛇膏：蒲公英、龙葵、蛇莓、连翘、夏枯草、金银花、败酱草各 40 克，全当归、丹参、海藻、昆布、黄药子各 25 克，白术、山药、茯苓、赤芍、陈皮、法半夏各 20 克。上药加水煎煮 3 次，滤汁去渣，合并滤液，加热浓缩成清膏，再加蜂蜜 150 克，搅匀收膏即成。每次 15～30 克，每日 2 次，开水调服。1 个月为 1 个疗程。适用于睾丸癌肿大、质硬等。

4. 黄虎健脾膏：炙黄芪、黄精、太子参、虎杖、生薏苡仁各 25 克，茯苓、猪苓、白术各 75 克，泽泻、香附、苍术各 50 克，柴胡、陈皮各 40 克，炙鳖甲、丹参、生甘草、红花各 60 克，白花蛇舌草 150 克。上药加水煎煮 3 次，滤汁去渣，合并滤液，加热浓缩成清膏，再加蜂蜜 300 克，搅匀收膏即成。每次 15～30 克，每日 2 次，开水调服。1 个月为 1 个疗程。适用于睾丸癌晚期证属气血亏虚等。

5. 马钱子膏：马钱子、薏苡仁、半枝莲各 20 克，党参 6 克，白英 30 克，瞿麦、山豆根、生黄芪、黄药子、甘草各 9 克，蛤蟆皮 3 克，肿节风、三尖杉各 15 克。上药除蛤蟆皮外，加水煎煮 3 次，滤汁去渣，合并滤液，加糖适量浓缩成膏，另将蛤蟆皮焙干研成细末，加入膏内搅匀收膏即成。每次 15 克，每日 2 次，开水调服。1 个月为 1 个疗程。适用于睾丸癌皮肤溃烂者。

6. 蒲香膏：蒲公英、鲜香附、麦芽曲各等份。上药共捣烂如泥成膏状备用。外用，用时取本膏约 30 克，外敷患处，外加包扎固定，每日换药 1 次，连敷数日。适用于睾丸癌。

7. 海藻膏：海藻、牡蛎、黄药子各 150 克，昆布、猫爪草各 75 克。上药加水煎煮 3 次，滤汁去渣，合并滤液，加热浓缩成清膏，再加蜂蜜 300 克，搅匀收膏即成。每次 15～30 克，每日 2～3 次，开水调服。1 个月为 1 个疗程。适用于睾丸癌。

8. 阿龟地黄膏：熟地黄、枸杞子、菟丝子、黄精、阿胶、桑椹、肉苁蓉、山药各 150 克，山茱萸、龟甲胶各 100 克，何首乌、茯苓各 200 克。上药除阿胶、龟甲胶外，加水煎煮 3 次，滤汁去渣，合并滤液，加热浓缩成清膏，再将阿胶、龟甲胶加适量黄酒浸泡后隔水炖烊，冲入清膏和匀，再加蜂蜜 300 克，搅匀收膏即成。每次 15～30 克，每日 2～3 次，开水调服。1 料为 1 个疗程。适用于癌症后期头晕乏力，面色苍白或萎黄，腰膝酸软等。

9. 参芪蛇舌膏：白花蛇舌草、生黄芪各 30 克，党参 20 克，女贞子、枸杞子各 15 克，补骨脂、菟丝子、白术各 10 克，生甘草 8 克。上药加水煎煮 3 次，滤汁去渣，合并 3 次滤液，加热浓缩成清膏，再加蜂蜜 100 克，收膏即成。每次 15～30 克，每日 2 次，可配合化疗服用。适用于睾丸癌晚期面色无华，面目虚肿，畏寒身冷，全身乏力，心悸气短，头晕目眩，自汗盗汗，脉虚细无力，舌苔薄白，舌质胖淡，边有齿印等。

10. 防化疗反应膏：茯苓、丁香、甘松各 15 克，白胡椒、法半夏、竹茹各 10 克。上药共为细末备用。将上述药物用凡士林调成糊状，于化疗前 1 小时敷于脐部，化疗后 12 小时后用清水洗净。适用于睾丸癌化疗后恶心呕吐等反应。

第十九章　性传播疾病

淋　病

淋病是由淋病奈瑟菌引起的泌尿生殖系统感染。本病主要是通过性交直接传染，也可通过污染的衣裤、被褥、毛巾、浴盆和手等间接传染。本病与梅毒、软下疳、生殖器疱疹等均属性传播疾病（STD）。淋病的临床表现主要是尿道炎和宫颈炎，也可累及直肠、咽部及眼睛，重者可播散全身，引起淋病奈瑟菌性败血症，还可能并发关节炎、脑膜炎、肺炎、盆腔炎、附件炎、腹膜炎和心内膜炎等，孕妇患淋病者还可引起羊膜腔内和胎儿感染。淋病是世界范围内流行的疾病，世界卫生组织（WHO）估计每年有 6000 万例患者。我国也不例外，呈逐年迅速增加和持续蔓延趋势，因此，不能不引起医药卫生界和广大人民群众的高度重视和警惕。淋病的症状，在男性主要为淋菌性尿道炎、附睾炎，感染后潜伏期 2～7 日，外尿道排出较多的黄白脓性分泌物，排尿时有强烈疼痛和尿道灼热感。淋病中有 20%～30% 是淋病奈瑟菌与衣原体的混合感染；在女性为淋病奈瑟性宫颈炎，亦排出黄色脓性分泌物，有的可逆行扩散而引起子宫内膜炎、附件炎、性交获得性反应性关节炎、卵巢炎及盆腔炎（PID），甚至引起不育症、异位妊娠和慢性盆腔疼痛。

隋巢元方《诸病源候论》一书把淋证分为石淋、痨淋、血淋、气淋、膏淋 5 种。中医文献中首次肯定记载淋病的是明孙一奎《赤水玄珠》："若小便行将而痛者，气之滞也，行后而痛者，气之陷也，若小便频数而痛，此名淋浊。"本病属于中医学"淋证"范畴。中医学认为，本病多因贪恋女色，房事不洁，感染湿浊疫疠之气，由溺窍或阴户而入，阻滞下焦，蕴结膀胱，化热化火，导致膀胱气化不利，肝经气机不畅，甚或气血瘀阻，而生诸症。湿热秽毒久恋不解，化火伤阴，或素体阴虚，复感湿热秽毒，致阴虚湿热，虚实夹杂，病情反复，迁延难愈。病位在下焦。

【膏方集成】

1. 清糜膏：白茅根（鲜品）1000 克，鱼腥草、车前草、土茯苓各 300 克，生甘草 200 克。上药加水煎煮 3 次，滤汁去渣，合并 3 次滤液，加热浓缩成清膏，再加蜂蜜 300 克收膏即成。每次 20 毫升，每日 2～3 次，温开水调服。适用于淋病小便时疼痛混浊等。

2. 蒲苓膏：蒲公英、土茯苓、萹蓄、淡竹叶各 300 克，地肤子、车前草各 150 克。上药加水煎煮 3 次，滤汁去渣，合并 3 次滤液，加热浓缩成清膏，再加蜂蜜 300 克收膏即成。每次 15～30 克，每日 2～3 次，温开水调服。适用于淋病小便时疼痛混浊等。

3. 莲须膏：蒲公英、莲须各 300 克，牡丹皮、萆薢、丹参、贯众、车前子、茯苓各 200 克，生甘草 80 克，白茅根 400 克，川黄柏、大蓟、小蓟各 100 克。上药加水煎煮 3 次，滤汁去渣，合并 3 次滤液，加热浓缩成清膏，再加蜂蜜 300 克收膏即成。每次 15～30 克，每日 2 次，温开水调服。适用于淋病尿频、尿急、尿痛、白浊等。

4. 菜花膏：荠菜花 2000 克，鲜射干 500 克，威灵仙、石韦、白茅根、生地榆各 300 克。上药加水煎煮 3 次，滤汁去渣，合并 3 次滤液，加热浓缩成清膏，再加蜂蜜 300 克收膏即成。每次 15～30 克，每日 2 次，温开水调服。适用于淋病尿频、尿急、尿痛、白

中医膏方全书（珍藏本）

浊等。

5. 金贯膏：金钱草、贯众、荠菜花、萆薢、萹蓄、菝葜各 300 克，大蓟 400 克。上药加水煎煮 3 次，滤汁去渣，合并 3 次滤液，加热浓缩成清膏，再加蜂蜜 300 克收膏即成。每次 15～30 克，每日 2 次，温开水调服。适用于淋病尿频、尿急、尿痛、白浊等。

6. 椿根皮膏：椿皮 90 克，干姜、白芍、黄柏各 30 克，麻油适量。麻油烧沸，将上药粉碎，入油锅炸至枯黄，捞出药渣，将药油熬成膏。外用，用时敷脐部。适用于尿白浊。

梅　毒

梅毒是苍白螺旋体苍白亚种（俗称梅毒螺旋体）所引起的一种慢性、系统性传染病。主要通过性接触传染。本病的特点是病程的长期性和隐匿性，病原体可侵犯任何器官，临床表现出各种不同的症状，早期主要侵犯皮肤和黏膜，晚期可使多个系统器官受累，如心脏、中枢神经系统。也可隐匿多年而毫无临床表现。

本病中医学称为“徽疮”“霉疮”“杨梅疮”和“广疮”等。中医学认为梅毒的传染有精化传染、气化传染及胎传染毒等。精化传染是与患者性接触精泄时毒气乘肝肾之虚入里；气化传染是通过接吻、哺乳、接触污染物品等染触秽毒，毒气循脾、肺二经传入；胎传染毒是禀受于母体之毒而发。一旦受邪，则毒邪聚积于五脏。毒气外发于皮毛、阴茎，内伤于骨髓、关窍、脏腑，变化多端，证候复杂。

【膏方集成】

1. 玉脂膏：牛油、柏油、香油、黄蜡各 30 克，银珠 4.5 克，官粉 6 克，麝香 1.5 克。上药为末，入内搅匀，调成膏。外用，将疮去痂，火烘再擦，再烘如神。适用于梅毒一期硬下疳。

2. 白杏膏：轻粉 3 克，杏仁（去皮）7 个。上药共捣烂，加入猪胆，熬成膏。外用，将疮去痂，涂本膏于患处。适用于硬下疳。

3. 清血根治膏：土茯苓 900 克，金银花 300 克，甘草 150 克。上药加水用大锅蒸熬，滤汁去渣，继续将药浓缩成膏，装瓶备用。每次 1 茶匙，用白开水冲稀即可服用。15 日为 1 个疗程。适用于梅毒顽疮。

4. 下疳膏：黄柏、猪膏各等份，轻粉少许。上药合炼成膏，敷患处。适用于梅毒硬下疳。

5. 红玉膏：鸡蛋 2 个，血余、槐枝各 15 克。用香油 120 克，将上药炸至枯焦浮起，用绢滤净渣，入锅熬至滴水成珠，加黄丹 60 克，再熬片刻离火，下黄蜡 60 克，待熔化搅匀收膏。外用，用时涂敷在患处。适用于梅疮顽疮。

非淋菌性尿道炎

非淋菌性尿道炎又称非淋菌性泌尿生殖道炎，是指由淋病奈瑟菌以外的其他病原体，主要是沙眼衣原体、尿素分解支原体所引起的尿道炎，少数由阴道毛滴虫、蓝贾第鞭毛虫、疱疹病毒等引起。临床以尿频、尿急，尿道内轻微灼痒、疼痛，尿道口有稀薄分泌物为主要症状。

本病属于中医学“淋证”范畴。中医学认为，本病多因贪恋女色，房事不洁，感染湿浊疫疠之气，由溺窍或阴户而入，阻滞下焦，蕴结膀胱，化热化火，导致膀胱气化不利，肝经气机不畅，甚或气血瘀阻，而生诸症。湿热秽毒久恋不解，化火伤阴，或素体阴虚，复感湿热秽毒，致阴虚湿热，虚实夹杂，病情反复，迁延难愈。病位在下焦。

【膏方集成】

1. 血淋膏：生地黄、白茅根各 150 克，萹蓄 250 克，鲜灯心草 500 克，鲜海金沙 600 克。上药加水煎煮 3 次，滤汁去渣，合并 3 次滤液，加热浓缩成清膏，再加蜂蜜 300 克收膏即成。每次 15～30 克，每日 2 次，开水调服。适用于非淋菌性尿道炎兼有尿血。

2. 五草膏：车前草、鱼腥草、白花蛇舌草、益母草、茜草各 500 克。上药加水煎煮 3 次，滤汁去渣，合并 3 次滤液，加热浓缩成清膏，再加蜂蜜 300 克收膏即成，每次 15～30 克，每日 3 次，温开水调服。适用于急性非淋菌性尿道炎，症见尿频、尿急、尿痛，小便淋漓不畅等。

3. 蒲公英膏：蒲公英、白茅根各 300 克，车前草 30 克，瞿麦 120 克，萹蓄 150 克，马鞭草 100 克。上药加水煎煮 3 次，滤汁去渣，合并 3 次滤液，加热浓缩成清膏，再加蜂蜜 300 克收膏即成。每次 15～30 克，每日 2 次，开水调服。适用于非淋菌性尿道炎证属湿热淋。

4. 通淋膏：玄参、麦冬、当归、赤芍、知母、黄柏、生地黄、黄连、黄芩、栀子、瞿麦、萹蓄、猪苓、木通、泽泻、车前子、甘草、木香、郁金、萆薢、血余各 30 克。上药用油熬，黄丹收，入滑石 240 克搅匀成膏。外用，贴肚脐下。适用于非淋菌性尿道炎淋漓涩痛等。

5. 解毒通淋膏：车前子、石韦、萹蓄、川牛膝、瞿麦各 150 克，滑石 200 克，制大黄 50 克，蒲公英 200 克，升麻 30 克，焦栀子、炒黄柏、生甘草各 100 克。上药加水煎煮 3 次，滤汁去渣，合并 3 次滤液，加热浓缩成清膏，再加蜂蜜 300 克收膏即成。每次 15～30 克，每日 2 次，开水调服。适用于非淋菌性尿道炎实证伴有发热等。

6. 健脾益肾膏：党参、熟地黄、山药、白术、茯苓、山茱萸、泽泻、菟丝子、杜仲、川牛膝、牛膝、丹参、川芎、生地黄、石韦、滑石、瞿麦、阿胶各 150 克，生甘草 50 克。上药除阿胶外，余药加水煎煮 3 次，合并 3 次滤液，加热浓缩成清膏，再将阿胶加适量黄酒浸泡后隔水炖烊，再加蜂蜜 300 克收膏即成。每次 15～30 克，每日 2 次，开水调服。适用于淋证之虚证。

7. 化浊膏：椿皮 96 克，干姜、白芍、黄柏各 32 克。麻油熬，黄丹收成膏。外用，贴于气海穴。适用于非淋菌性尿道炎赤白浊等。

8. 利湿通淋膏：木通、瞿麦、萹蓄、车前子、滑石、茯苓各 20 克，猪苓、泽泻、灯心草、甘草梢、栀子、大黄、海金沙、石韦、金钱草、冬葵子、通草各 10 克，韭白、葱白、桃枝各 12 克，柳枝、槐枝、桑枝各 24 克，苍耳草、通草梗、薏苡仁、益母草、蒒菜、车前草、马齿苋、黄花地丁各 30 克，凤

仙草 6 克，石菖蒲、白芥子各 3 克。上药共用油适量，以干药 500 克用油 1500 克、鲜药 500 克用油 500 克计算，分熬丹收，再入炒铅粉 30 克，松香 24 克，密陀僧、牛胶（酒蒸化）、生石膏各 12 克，陈壁土、白矾、轻粉各 6 克，官桂、木香各 3 克，拌匀收稠膏。外用，贴于曲骨穴处。适用于非淋菌性尿道炎小便赤涩等。

尖锐湿疣

尖锐湿疣是由人乳头瘤病毒感染所引起的一种良性表皮肿瘤。多发生于男女生殖器及肛门周围，绝大多数通过性接触传染。

本病属于中医学"千日疮""疣目""枯筋箭"范畴。国家标准《中医临床诊疗术语》归属于"臊疣"范畴，发生于外阴部者称为"外阴臊疣"，发生于肛门部者称为"肛门臊疣"。中医学认为，本病多因房事不节寻花问柳，房劳伤精，精气亏损，湿热秽浊之邪乘虚侵入，下注阴器，浊毒湿热蕴结，气血郁阻，经络不畅，浊邪凝聚肌肤而生疣目，常因酗酒，或过食辛辣、肥厚等，损伤脾胃，湿热内生，而诱发或加强病情。或因复感热毒之邪，湿热毒互结，热胜肉腐，而见皮烂流滋、流脓恶臭等症，甚至状如"翻花疮"。病位以外阴、肛门常见。

【膏方集成】

1. 三黄膏：黄柏、大黄各 20 克，硫黄、鸦胆子各 5 克，五倍子 20 克。上药共为细末，加入适量冰片粉，与香油调成糊状，成膏。外用，棉签蘸药膏适量点涂患处，覆盖病灶，停留 15 分钟，观察患者反应即可。3～5 日点敷 1 次。适用于尖锐湿疣。

2. 湿疣膏：黄柏、苦参各 30 克，马齿苋 45 克，大风子、白果仁各 10 克，花椒 5 克。将上药水煎 3 次，每次 15 分钟，3 次煎液浓缩成稀糊状（约 45 毫升），加入轻粉末 1.5 克调匀。外用，每次外阴熏洗后涂于湿疣部。阴道壁、子宫颈部湿疣，可用带棉线棉球蘸药液 2 毫升塞于阴道深处，下次外阴熏洗时取出，如法换用。适用于尖锐湿疣。

3. 鸦胆子膏：鸦胆子、五倍子各 5 克，

《中医膏方全书（珍藏本）》

白矾 10 克，冰片 1 克，乌梅 20 克。上药共研为泥膏，加醋 20 毫升调匀。外用，外敷于患处，注意不要敷在组织上。适用于尖锐湿疣。

4. 木贼草膏：木贼 200 克。上药水煎后滤出液再加热浓缩成糊膏。外用，将纱布条在药液中浸泡 3 日后取纱布敷于患处，每日最少用 3 次，如有条件可多敷几次，疗程 2～3 周。适用于湿疣大小不超过黄豆粒大小者，大于黄豆粒应在切除或电灼基础上加用本膏外敷。

5. 湿疣膏：蛇床子 40 克，硼砂、花椒、血竭、蜈蚣各 30 克，黄柏 60 克，雄黄、白矾、轻粉各 20 克，冰片 15 克。上药研末过筛，将药末用适量醋泡后用菜油煎，再加黄丹粉收膏。外用，外敷时先用手轻轻地揉搓局部 5～6 分钟，使局部产生麻、赘、痛感觉，每日 1～2 次。10 日为 1 个疗程。适用于尖锐湿疣。

6. 百雄膏：百部 5 份，乌梅、白矾、大黄各 1 份，雄黄 2 份。上药共为细末，用适量香醋调成软膏备用。外用，用时涂敷在患处。适用于尖锐湿疣。

7. 消疣膏：板蓝根、马齿苋、土茯苓、金银花、黄柏、苍术、夏枯草各 50 克，桃仁、红花、香附、蜂房、百部、木贼各 30 克，生甘草 20 克。上药烘干后，共为细末，蜜水各半调拌如厚糊状备用。外用，清洁外阴后，将本膏敷于患处。每日 2 次。7 日为 1 个疗程。适用于尖锐湿疣。

8. 五枝油膏：柳枝、桃枝、桑枝、槐枝、榆枝各 300 克，乳香、没药各 380 克，芝麻油 5000 毫升。将 5 种树枝剪成 6～7 厘米，投入油锅内，武火加热，待油沸 30～40 分钟，改用文火，不断搅拌，防止油溢出锅外，炸至树枝焦黄，取出药渣残枝，加入乳香、没药，煎至滴油入水成珠，滤出药渣，冷却后装瓶备用。用时摊贴于患处，如贴后，作痒起疱可揭去，已溃则不可用。适用于尖锐湿疣术后感染等。

9. 灭疣净软膏：鸦胆子、马钱子各 20 克，雄黄、狼毒、白鲜皮、黄柏各 40 克，凡士林 1000 克。取诸药共为极细末，过 120 目筛，混匀后加入已熔凡士林中，调匀成膏，

外用，使用时涂敷患处，每日 1 次。5 日为 1 个疗程。适用于各种症状之尖锐湿疣。

生殖器疱疹

生殖器疱疹是由单纯疱疹病毒感染所引起的一种性传播疾病。主要损害男女生殖器的皮肤黏膜处，临床以局部出现群集小疱、糜烂，自觉灼痛为特点。本病多为性行为传播，一旦染病，周期发生，缠绵不愈，而且它可引起不孕、不育、死胎、畸胎。原发感染后经过一定的静止期后常复发。

本病属于中医学"阴部热疮""阴疮""疳疮"等范畴。中医学认为，本病多因寻花问柳，不洁性交，感受温热秽浊之邪，或素日嗜酒，多食肥甘厚味、辛辣之品，损伤脾胃，脾失健运，湿浊内蕴，郁而化热，湿热侵入肝经，下注阴部，热炽湿盛，湿热郁蒸而外发疱疹。肾开窍于前后二阴，或由于房劳过度，或由于湿热、淫毒久稽，耗伤肾阴，日久阴损及阳，也可造成肾阳不足。肾阴肾阳是人体最宝贵的物质，统帅着人体全身的阴阳，当肾阴肾阳受损后，人体阴阳就会失调，疾病就容易复发。

【膏方集成】

1. 四黄膏：黄柏 30 克，黄连、大黄、黄芩各 20 克，金银花、大青叶各 15 克。将上药研细后混匀，加医用凡士林 250 克调匀，调成膏备用。外用，每次将药膏均匀涂抹在皮损处，每日 2～3 次，有条件者辅以氦氖激光器或红外线灯照射 5～10 分钟则疗效更佳。适用于生殖器疱疹皮肤糜烂者。

2. 二粉柿油膏：赤豆粉、滑石粉各 30 克，柿油 100 毫升。将赤豆粉与滑石粉混匀，柿油调匀备用。外用，外涂患处，每日 2～3 次。适用于生殖器疱疹局部出现群集小疱、糜烂，自觉灼痛等。

3. 白冰二黄膏：雄黄、生白矾、黄柏各 6 克，冰片 0.5 克，鸡蛋清适量。上药共为细末，鸡蛋清调匀备用。外用，外涂患处，每日 2～3 次。适用于生殖器疱疹痒痛不适等。

4. 地龙二黄膏：大黄、雄黄、炙地龙各等份，醋适量。上药共为细末，醋调匀备用。

适用于生殖器疱疹皮肤糜烂等。

5. 二煅二石膏：煅石膏、煅炉甘石各 30 克，香油适量。上药共为细末，香油调匀备用。用时药膏摊纱布上，外贴患处。适用于生殖器疱疹小疱糜烂难愈等。

6. 术柏槟矾膏：炒白术、黄柏、槟榔各 12 克，枯矾 6 克，清油适量。上药共为细末，清油调成软膏备用。外用，用时药膏摊纱布上，外贴患处。适用于生殖器疱疹小疱糜烂等。

7. 仙人掌膏：仙人掌适量去刺，冰片、雄黄两者比例为 3：2。后 2 味药研细，和仙人掌一起捣成糊状。外用，将药糊均匀涂敷在患处，每日 1 次，连续外敷。适用于生殖器疱疹疼痛不适等。

8. 二黄膏：大黄、黄柏各 2 份，五倍子、芒硝各 1 份。上药共为细末，过 120 目筛，加凡士林配成 30% 软膏。外用，用时涂敷在患处。适用于生殖器疱疹小疱、糜烂，自觉灼痛等。

9. 乌梢蝉蜕膏：乌梢蛇 10 克，蝉蜕、僵蚕、蜂房、牡丹皮、赤芍、苦参、土茯苓、千里光各 15 克，白鲜皮、甘草各 6 克。上药研成粉末，再加香油 600 毫升熬制。成人每次 15 毫升，每日 3 次，口服。适用于生殖器疱疹，伴轻微发热，倦怠不适，口苦，舌红，苔薄黄，脉浮数等。

10. 崔氏龙蛇膏：白花蛇舌草、茯苓各 15 克，徐长卿、板蓝根各 10 克，赤芍、当归、丹参、白术、金银花、车前子、猪苓各 12 克，龙胆、滑石各 9 克，甘草 6 克。上药共为细末，加入香油 1000 毫升，麦芽糖、蜂蜜各 60 克收膏。每日早、晚各 15 毫升，开水冲服。适用于生殖器疱疹发于阴部，男性多见于包皮、龟头或冠状沟，水疱易溃、易烂，伴疼痛，大便干燥，尿黄赤，舌质红，苔黄，脉弦滑等。

11. 四色软膏：黄连、黄柏各 90 克，赤小豆、绿豆各 30 克，紫草、寒水石、漏芦各 20 克。上药共为细末，用香油调匀。外用，外涂患处，每日 3 次。适用于生殖器疱疹皮损为红斑、水疱，有灼热刺痒感，伴轻微发热者。

12. 龙柴膏：龙胆、牡丹皮各 15 克，京赤芍、泽泻、黄芩、车前子、生山楂各 30 克，柴胡、木通、生甘草各 10 克，鲜生地黄、紫草各 40 克。上药加水煎煮 2 次，滤汁去渣，合并 2 次煎液，加热浓缩成清膏，加适量白糖和匀，文火收膏。每次 6 克，每日 2 次，白开水冲服。适用于生殖器疱疹局部皮损，疼痛不止，夜寐不安，精神疲倦，舌质暗紫有瘀点，苔白，脉细涩等。

13. 黛连油膏：黄连、黄柏、姜黄各 9 克，当归尾 15 克，生地黄 30 克，芝麻油 360 毫升，黄蜡 80～120 克。用芝麻油将药物煎枯，去渣存油，下黄蜡 120 克（冬季减至 80 克），熔化过滤，冷却成膏。外用，用时取膏 20 克，加青黛粉 1 克，搅匀后外敷，每日 1～2 次。适用于生殖器疱疹皮损见红斑、水疱明显，灼热刺痛者。

14. 特效蛇丹膏：黄连 30 克，重楼 50 克，明雄黄 60 克，琥珀、白矾各 90 克，蜈蚣 20 克。先将蜈蚣放入烘箱内烧黄，然后分别取药研细末，经 100 目筛选过，混匀装瓶备用。取药粉适量，用麻油调成糊状，即成膏。外用，使用时现有皮损处以生理盐水清洗局部，并用灭菌棉球揩干，然后将本膏涂布在灭菌纱布上敷贴患处，胶布固定，每日换药 1 次。适用于生殖器疱疹皮损疼痛不适等。

第二十章　骨　折

骨折是指骨与骨小梁的连续性发生中断，骨骼的完整性遭到破坏的一种体征。造成骨折的外因系损伤外力，一般可分为直接暴力、间接暴力、肌肉牵拉力和累积性力4种。骨折的发生，外因是很重要的，但它与年龄、健康状况、骨的解剖部位和结构、骨骼是否存在原有病变等内在因素关系十分密切。骨折移位方式有成角移位、侧方移位、缩短移位、分离移位和旋转移位5种，临床上常合并存在。骨折移位的程度和方向，一方面与暴力的大小、作用方向及搬运情况等外在因素有关，另一方面还与肢体远侧段的重量、肌肉附着点及其收缩牵拉力等内在因素有关。西医学将骨折分类得很细，根据解剖部位的不同而有不同名称，如桡骨下端骨折、肱骨内上髁骨折、股骨颈骨折等。其共同的临床表现如下。①全身情况：轻微骨折可无全身症状。一般骨折常有发热（体温38.5℃以内），5～7日后体温渐渐降至正常，兼有口渴、口苦以及心烦等。②局部情况：固定而局限性的压痛、活动功能障碍、畸形、骨擦音和异常活动等。目前对于骨折的治疗，主要是根据骨折的程度和部位的不同而选用石膏固定术、外支架固定术或切开复位内固定术等。

中医学对骨折很早就有认识，马王堆出土的汉代《帛书医经》中记载了"折骨绝筋""折骨裂肤"。骨折的治疗方法必须在继承中医丰富的传统理论和经验的基础上，结合现代自然科学的知识，辨证地处理好骨折治疗中复位、固定、功能锻炼和内外用药的关系。而骨折一经整复固定，内外辨证用药尤为重要。传统的内外辨证用药，内服药以四诊八纲为依据，根据损伤的发展过程，一般分为初、中、后3期。①初期：一般在伤后1～2周内，由于气滞血瘀，需消肿止痛，以活血化瘀为主，即采用"下法"或"消法"，若瘀血积久不消，郁而化热，或邪毒入侵，或迫血妄行，可用"清法"，气闭昏厥或瘀血攻心，则用"开法"。②中期：在损伤后3～6周，虽损伤症状改善，肿胀瘀阻渐趋消退，疼痛逐步减轻，但瘀阻去而未尽，疼痛减而未止，仍应以活血化瘀，和营生新，接骨续筋为主，故以"和""续"两法为基础。③后期：为损伤7周以后，瘀肿已消，但筋骨尚未坚实，功能尚未恢复，应以坚骨壮筋、补养气血、肝肾、脾胃为主，而筋肌拘挛，风寒湿痹，关节屈伸不利者则予以温经散寒、舒筋活络，故后期多施"补""舒"两法。三期分治方法是以调和疏通气血，生新续损，强筋壮骨为主要目的，临证时，必须结合患者体质及损伤情况辨证施治。外用药也颇具特色，有消肿止痛，接骨续筋，舒筋活络等作用，主要适用于闭合性骨折。在加强骨折愈合方面，两者均有很好的疗效。

骨折早期

伤后1～2周，患处肿胀，有压痛及纵向叩击痛，患肢活动受限，局部皮下瘀斑，面色晦暗，舌质暗红或有瘀斑，苔白或黄，脉弦或沉涩。

【膏方集成】

1. 消肿止痛膏：姜黄、羌活各15克，干姜、栀子各12克，乳香、没药各9克。将上药共为细末制膏，水调外敷。

2. 祛瘀消肿膏：血竭、儿茶、乳香、没药各9克，延胡索12克，花椒6克，麝香、冰片各 1.5 克，赤小豆 15 克，地龙 10 克。上药共为细末，将药粉置沸油中，再予黄丹粉收膏，储瓶以备外用。每日 1 贴，7 日为一个疗程。适用于不完全性骨折。

3. 星桂接骨膏：天南星 12 克，土鳖虫、乳香、没药、肉桂各 6 克。上药共为细末，用饴糖或凡士林调成膏加酒少许，外敷伤处。适用于闭合性骨折早期。

4. 复方定痛膏：红花 250 克，紫丁香根、当归、川芎、肉桂、白芍、升麻、防风各 50 克，麝香 1.5 克。上药共为细末，用热黄酒调成膏外敷患处。适用于闭合性骨折早期。

5. 消瘀止痛膏：土鳖虫、乳香、没药、生木瓜、栀子各 10 克，生大黄 20 克，蒲公英 15 克。上药共为细末，用饴糖或凡士林调成膏外敷患处。适用于皮肤未破而局部损伤者。

6. 清营退肿膏：生黄柏、黄芩、天花粉、滑石各 9 克，生大黄、芙蓉叶各 15 克，牡丹皮 12 克。上药共为细末，用饴糖或凡士林调成膏外敷患处。适用于闭合性骨折早期。

骨折中期

伤后 3～6 周，局部肿胀消退，疼痛减轻，患肢活动尚可，或见肌肉萎缩，患肢无力，舌淡胖，苔白滑，脉沉弦或涩。

【膏方集成】

1. 接骨膏：五加皮、地龙、乳香、没药、煅自然铜、骨碎补、白及各等份，蜂蜜适量。上药共为细末，用白酒、蜂蜜调成膏外敷。

2. 接骨续筋药膏：自然铜、荆芥、防风、五加皮、皂角、茜草根、续断、羌活各 3 份，乳香、没药、骨碎补、接骨木、红花、赤芍各 2 份，白及、血竭、螃蟹角、硼砂各 4 份。上药共为细末，用蜂蜜或白酒调成厚糊外敷。

3. 接骨通筋膏：龙骨 24 克，制乳香、制没药、肉桂、当归、骨碎补各 12 克，鹿角霜、血竭、土鳖虫、煅自然铜、红花、续断、白芷各 15 克，紫荆皮 24 克，麝香 1 克。上药

共为细末（麝香后入），以蜂蜜调成软膏，加酒少许，摊于油纸上 2～3 毫米厚，外敷患处。

4. 碎骨膏：骨碎补、白及、陈皮、茄皮各 30 克，冰片、麝香各 2 克，三七 45 克，血竭、土鳖虫、乳香、续断各 20 克，硼砂 10 克，没药 45 克。上药共为细末，用蜂蜜、冷水调成药膏摊贴患处。

5. 接骨止痛膏：五加皮、鹿角霜各 100 克，血竭、红花、血余炭、菖蒲炭各 50 克，当归、栀子、白及、牛角梢（焙黄）各 40 克，合欢皮、白芷、乳香、没药各 20 克。除血竭另研外，其余共为细末与血竭末和匀，再加白面（适量）拌成青砖色，同时每 50 克药以陈醋 1000 克熬至 250 克，候温与药料拌匀，慢火收膏，临用按患处大小涂布上贴伤处，有破伤者勿用。

骨折后期

伤后 7 周，骨折疼痛肿胀基本消失，关节活动无障碍。或见筋骨痿软，步履乏力，或见肌肉消瘦，不思饮食，怠倦气短，面色无华，舌淡苔白或少，脉细或无力。

【膏方集成】

1. 十全大补膏：人参、川芎、肉桂各 90 克，白术、茯苓、黄芪、当归、白芍、地黄各 150 克，炙甘草 60 克。先将人参煎汁备用，其他药物水浸一宿，文武火煎取浓汁，冲入人参汁后熬成膏。每次 1 匙，每日 3 次，开水调服。

2. 填骨煎：菟丝子、山茱萸、当归、茯苓、人参、五味子、远志、麦冬、石斛、附子、巴戟天、牛膝各 80 克，肉苁蓉 90 克，大豆 1000 克，天冬 100 克，石韦、桂枝各 35 克。上药共捣末，用生地黄、生瓜蒌各 1500 克捣绞取汁，慢火煎减半，然后入药末，加白蜜 300 克，牛髓 150 克，再煎如膏。每次 1 匙，每日 3 次，米汤化下。

3. 跌打养营膏：炙黄芪 120 克，党参、白术、白芍、当归、川芎、杜仲、土鳖虫、骨碎补、续断、狗脊、桑寄生、谷芽、龟甲胶、鹿角胶、熟地黄、何首乌、伸筋草、鸡

中医膏方全书（珍藏本）

血藤各 150 克，陈皮 60 克。上药除龟甲胶、鹿角胶外，余药加水煎煮 3 次，滤汁去渣，合并滤液，加热浓缩成清膏，再将龟甲胶、鹿角胶加适量黄酒浸泡后隔水炖烊，冲入清膏和匀，最后加蜂蜜 300 克收膏即成。每次 15～30 克，每日 2 次，开水调服。如骨折处局部冷感明显者，加制附子 60 克，桂枝 90 克。

4. 养营膏：枸杞子、杜仲、山药、党参、黄芪、茯苓、白术、何首乌、当归、白芍、熟地黄各 240 克，龙眼肉 150 克，三七 60 克，牡丹皮、酸枣仁各 90 克。将上药加入水中煎出药液，慢火煎减半，加蜜 300 克，炖烊为膏则成。每次 1 匙，每日 3 次，开水调服。

5. 坚骨壮筋膏：①骨碎补、续断各 90 克，马钱子、白及、硼砂各 60 克，生草乌、生川乌、牛膝、苏木、杜仲、伸筋草、透骨草、羌活各 30 克，独活、麻黄、五加皮、皂角核、红花、泽兰叶、虎骨各 24 克，香油 5000 克，黄丹 2500 克。②血竭、冰片各 15 克，丁香、肉桂、白芷、甘松、细辛、乳香、没药各 30 克，麝香 1.5 克。将第①组药熬成膏药后温烊摊贴，再将第②组药共为细末，临贴时撒于药面。

6. 伤科万用膏：续断、仙茅、熟地黄、骨碎补、生白术、补骨脂、当归、青皮、陈皮、淫羊藿、甘草各等量。上药加水煎煮 3 次，过滤，合并滤液。继续加热加蔗糖适量熬制成膏。每次 20～30 毫升（约 2 匙），每日 2 次，口服。

第二十一章　脱　位

凡骨端关节面相互间的关系越出正常范围，引起功能障碍者称为脱位。关节脱位多由直接暴力或间接暴力所致，其中以间接暴力所致者为多见。先天性发育不良、体质虚弱或关节囊及周围的韧带松弛者较易发生脱位。西医学将脱位分类得很细，根据解剖部位的不同而有不同名称，如腕掌关节脱位、下尺桡关节脱位、桡骨头脱位等。一般临床表现为疼痛与压痛、肿胀、功能障碍，并有其特有的体征。①畸形：脱位后骨端关节面的位置改变，因而出现特殊的畸形。②关节盂空虚：原有位于关节盂的骨端脱出，致使关节盂空虚，关节头处于异常位置。③弹性固定：脱位后关节周围的肌肉痉挛收缩，可将脱位后的骨端保持在特殊的位置上。目前对于脱位的治疗，主要是根据脱位的程度和部位的不同而选用手法复位或手术复位。

中医学很早就对脱位有所认识，历代有"脱臼""出臼""脱骱""脱窌""骨错"等多种称谓。晋葛洪《肘后救萃方》记载"失欠颌车"即颞颌关节脱位，其中创制的口腔复位法是世界首创，至今仍采用。脱位一经确诊，在全身情况允许下，治疗越早越好。在脱位关节整复固定后，配合药物治疗和功能锻炼，对恢复患肢功能极为重要。传统的关节脱位的药物治疗分内服药和外用药两种。两者的应用，以损伤的病理变化为依据，按早、中、后3期进行辨证论治。在脱位复位成功的前提上，早期活血祛瘀为主，兼行气止痛，中期和营生新，续筋接骨，后期补养气血，补益肝肾，强筋壮骨。外用药也颇具特色，有消肿止痛、舒筋活络等作用。

脱位早期

伤后1～2周，患处肿胀疼痛，患肢活动受限，出现明显畸形，弹性固定，局部皮下瘀斑，舌质暗红或有瘀点，苔白或黄，脉弦细或沉涩。

【膏方集成】

1. 祛瘀消肿膏：血竭、儿茶、没药各9克，乳香、延胡索、花椒各6克，麝香、冰片各1.5克，赤小豆、地龙各30克。上药共为细末制膏，水调外敷患处。

2. 散瘀膏：玄明粉、黄柏各12克，黄连6克，黄芩10克。上药共为细末，用凡士林调膏外敷。

3. 消肿止痛膏：姜黄、栀子各15克，羌活9克，干姜、乳香、没药各12克。上药共为细末，用凡士林调成软膏外敷患处。

4. 消瘀止痛药膏：木瓜、蒲公英各60克，大黄150克，栀子、土鳖虫、乳香、没药各30克，甘草15克。上药共为细末，用饴糖或凡士林调敷。

5. 定痛膏：芙蓉叶4份，紫荆皮、独活、生天南星、白芷各1份。上药共为细末，用姜汁、水、酒调煮热敷，亦可用凡士林调煮成软膏外敷。

6. 狗皮膏（成药）：枳壳、青皮、大风子、赤石脂、赤芍、天麻、乌药、牛膝、羌活、威灵仙、生川乌、续断、桃仁、生附子、川芎、生草乌、杜仲、穿山甲、青风藤、木香、肉桂、轻粉、乳香、没药、血竭、樟脑、植物油、铅丹各适量。制成药膏烘热外敷患处。

7. 金黄膏：大黄、黄柏、姜黄、白芷各2500克，制天南星、陈皮、苍术、厚朴、甘

《中医膏方全书（珍藏本）》

草各 500 克，天花粉 5000 克。上药共为细末，用酒、油、菊花、金银花膏、丝瓜叶或生姜等捣汁调敷，或按凡士林 8 份、金黄膏 2 份的比例调制成膏外敷。

脱位中期

伤后 2～3 周，患肢肿胀疼痛基本消失，或接近消失，关节活动稍可，瘀斑消失，或有肌肉萎缩，舌淡胖，苔白滑，脉沉弦或涩。

【膏方集成】

1. 舒筋活络药膏：延胡索、松节、蓖麻子各 6 克，木瓜、蚕沙各 3 克，穿山甲、钩藤、海风藤、五加皮、乳香各 9 克，没药、干地龙、蛇蜕各 4 克，麝香 1 克。煎水去渣，调成糊状外敷患处。

2. 金不换膏（成药）：川乌、草乌各 18 克，苦参 15 克，皂角 5 克，大黄 3 克，当归、白芷、赤芍、连翘、白及、白蔹、木鳖子、乌药、肉桂、羌活、五灵脂、穿山甲、两头尖、透骨草各 24 克，槐枝、桃枝、桑枝、柳枝各 13 厘米，香油 1250 克，炒黄丹 625 克，乳香、没药各 30 克，麝香 0.6 克，苏合香油 6 克。上药共为细末，用香油制成膏药，贴患处。

3. 消肿活血膏加减：苏木、羌活、威灵仙各 9 克，红花、没药、乳香各 6 克，丹参、五加皮各 15 克。上药共为细末，用香油制成膏贴患处。

4. 四肢损伤膏：桑枝、桂枝、伸筋草、透骨草、牛膝各 12 克，木瓜、乳香、没药、红花、羌活、独活、积雪草各 6 克，补骨脂、淫羊藿、萆薢各 9 克。上药共为细末，用香油制成膏药，贴患处。

5. 活血膏加减：乳香、没药、羌活、生香附、甲珠、煅自然铜、独活、续断、虎骨、川芎、木瓜、血竭各 15 克，贝母、炒小茴、肉桂、厚朴各 9 克，木香 6 克，制川乌、制草乌各 3 克，麝香 1.5 克，白芷、紫荆皮、当归各 24 克。上药共为细末，开水调成糊膏外敷患处。

脱位后期

伤后 6 周，疼痛肿胀消失，关节活动可，

固定解除，或见筋骨痿软，步履乏力，或见肌肉消瘦，不思饮食，怠倦气短，面色无华，舌淡苔白或少，脉细弱或无力。

【膏方集成】

1. 补髓膏：生地黄、白芍、黄芪、杜仲、当归、五加皮、续断各 200 克，川芎、牛膝、红花各 100 克。将上药加入水中煎出药液，慢火煎减半，加蜜 300 克，炖烊为膏则成。每次 1 匙，每日 1～3 次，开水调服。

2. 十全大补膏：人参、川芎、肉桂各 90 克，白术、茯苓、黄芪、当归、白芍、地黄各 150 克，炙甘草 60 克。先将人参煎汁备用，其他药物水浸一宿，文武火煎取浓汁，冲入人参汁后熬成膏。每次 1 匙，每日 3 次，开水调服。

3. 跌打养营膏：炙黄芪、党参、白术、白芍、当归、川芎各 90 克，杜仲、土鳖虫、骨碎补、续断、狗脊、桑寄生、熟地黄、何首乌、伸筋草、鸡血藤、谷芽、龟甲胶、鹿角胶各 150 克，陈皮 60 克。上药除龟甲胶、鹿角胶外，余药加水煎煮 3 次，滤汁去渣，合并滤液，加热浓缩成清膏，再将龟甲胶、鹿角胶加适量黄酒浸泡后隔水炖烊，冲入清膏和匀，最后加蜂蜜 300 克收膏即成。每次 15～30 克，每日 2 次，开水调服。如骨折处局部冷感明显者，加制附子 60 克，桂枝 90 克。

4. 伤科万用膏：续断、仙茅、熟地黄、骨碎补、生白术、补骨脂、当归、青皮、陈皮、淫羊藿、甘草各等份。上药加水煎煮 3 次，过滤，合并滤液，继续加热加蔗糖适量熬制成膏。每次 20～30 毫升（约 2 匙），每日 2 次，口服。

5. 填骨煎：菟丝子、山茱萸、当归、茯苓各 80 克，大豆 1000 克，麦冬、石斛、附子、巴戟天、牛膝、天冬、人参、肉苁蓉、五味子、远志各 90 克，石韦、桂枝各 35 克。上药共为末，用生地黄、生瓜蒌各 1500 克捣绞取汁，慢火煎减半，然后入药末，加白蜜 300 克、牛髓 150 克，再煎如膏。每次 1 匙，每日 2 次。米汤化下。

第二十二章 筋 伤

肩部扭挫伤

肩部受到外力的打击或扭捩致伤者为肩部扭挫伤。本病可发生于任何年龄，损伤的部位多见于肩部的上方或外上方，以闭合伤为常见，多因跌挫、扭转、打击等因素造成。伤后肩部疼痛、肿胀、压痛，肩关节活动受限，其受限多为暂时性。如肩部肿痛范围较大者，要查出肿痛的中心点，根据压痛最敏感的部位，判定受伤的准确位置。冈上肌腱断裂时，冈上肌肌力消失，无力外展上臂。如果帮助患肢外展至60°以上后，就能自动抬举上臂。应注意除外肱骨外髁颈嵌入性骨折、肱骨大结节撕脱性骨折，注意与肩关节脱位及肩锁关节脱位相鉴别。如外伤暴力不大，但引起严重肿痛者，应除外骨囊肿、骨结核等病变。必要时拍摄 X 线片，可进一步明确诊断。

本病属于中医学"筋伤"范畴，根据其临床表现可从气血瘀滞证和风寒湿痹证两大证型进行辨证治疗。

【膏方集成】

1. 伤膏药：大黄 90 克，生黄柏、牡丹皮、生栀子各 500 克，三七、乳香、没药、自然铜各 300 克，儿茶、冰片、炮山甲各 150 克。上药捣烂为末，加凡士林油膏调和成膏。视患者挫伤程度，取膏 30～50 克，用温水化软，用手摊于无菌纱布上，外敷无菌药棉，贴敷病患处，该药膏仅用于皮肤完好者。外用弹力绷带作固定，一般每 2 日换药 1 次。适用于肩关节局部肿胀，疼痛拒按，功能受限，或见瘀斑，舌质暗或有瘀斑，苔白或薄黄，脉弦或细涩。

2. 软伤活血膏：生半夏、当归、白芷、川乌、草乌、制天南星、天花粉、骨碎补、细猪牙皂、明雄黄各 60 克，川黄连、黄柏、片姜黄、生大黄、芙蓉叶各 30 克，熟石膏 180 克，煅自然铜 190 克，樟脑、冰片、青黛各 10 克，麝香少许。上药共为细末，过 100 目筛，装瓶备用。取上药适量，用蜂蜜或饴糖调匀摊在绵纸上敷于患处，绷带包扎，胶布固定。每 2～3 日换药 1 次。对伴有骨折或脱位者，先行手法整复，在不影响复位固定的情况下，敷用此药。适用于肩关节局部肿胀、疼痛拒按，功能受限，或见瘀血斑，舌质暗或有瘀斑，苔白或薄黄，脉弦或细涩。

3. 消肿止痛膏：大黄、黄柏、川乌、草乌各 30 克，乳香、没药、木香、延胡索各 15 克，生天南星、细辛各 12 克。上药共为细末，用鸡蛋清将上药细末调成糊状敷于患处，绷带包扎固定于关节功能位置，用量大小视损伤范围及部位而定，每日更换 1 次。3 次为1 个疗程。适用于以肩部酸胀痛为主，有沉重感，遇风寒则疼痛加重，得温则疼痛减轻，舌质淡，苔薄白或腻，脉紧。

4. 舒筋活血膏：紫荆皮、大黄各 90 克，赤芍、芙蓉叶、栀子各 60 克，土鳖虫、白芷各 45 克，玄明粉 180 克，冰片 10 克，液状石蜡 1000 毫升，凡士林 800～1000 克。先将紫荆皮、栀子酒炒微焦，与赤芍、芙蓉叶、大黄、白芷、土鳖虫共干燥，研碎过 100 目细筛，玄明粉亦研细过 100 目筛与上药混匀，再加适量液状石蜡调成糊状后，将融化的凡士林加入糊状药粉中，调成均匀细腻之软膏，另将冰片研极细，加少量液状石蜡，待完全溶解后，加入上软膏，充分拌匀储于密闭瓷器中备用。凡因损伤致局部肿痛发热均可应

《中医膏方全书（珍藏本）》

用。适用于肩关节局部肿胀，疼痛拒按，功能受限，或见瘀斑，舌质暗或有瘀斑，苔白或薄黄，脉弦或细涩。

5. 膜韧膏：白凤仙花、生栀子、北细辛、杜红花、羌活、独活、当归、制乳香、制没药、苏木、樟脑各 10 克，生甘草、山柰、公丁香、生石膏各 5 克，赤小豆 15 克，血竭 2.5 克。上药加工成粉拌匀，倒入容器内，加入饴糖、米醋，大约 3∶1，拌匀成糊状，发酵 1 日即可应用。使用时将药膏刮于牛皮纸上，药膏面上贴桑皮纸，使药性渗透，贴于损伤部位，外用纱布或绷带包扎，每 3 日更换 1 次药膏，剩余药膏下次再用，一般 5 次为 1 个疗程。适用于以肩部酸胀痛为主，有沉重感，遇风寒则疼痛加重，得温则疼痛减轻，舌质淡，苔薄白或腻，脉紧。

6. 山甲活血膏：穿山甲、三棱、莪术各 40 克，大黄、蒲公英、连翘各 120 克，黄芩、赤芍、丹参、伸筋草、乳香、没药、续断、骨碎补、透骨草各 90 克，当归、川芎、土鳖虫、白芷、红花、木瓜、牛膝、三七、陈皮、枳壳、香附、栀子各 60 克，细辛 20 克。取麻油 10 千克，倒入大铁锅内，置火上加热至油滚沸，将上药放入热油中炸微枯，细绢滤清，去渣，再将油复入锅内，熬至滴水成珠，后加入铅丹（每 500 克油加铅丹 220 克），搅匀成膏去火，冷置 7 日后备用。另备穿山甲 40 克，儿茶、血竭各 90 克，研极细，每 3 克为 1 包，备用。外用，用时根据损伤范围大小，取该药膏适量，摊于白布上厚 0.2～0.3 厘米，摊药范围超过伤处 2 厘米，将备用之穿山甲等药粉撒于药膏上，贴于患处，每 5 日更换药膏 1 次。若合并关节脱位及骨折应先整复，再贴敷药膏。个别患者在贴药过程中，若出现皮肤瘙痒、丘疹，给予肤轻松软膏外涂或停药。适用于肩关节局部肿胀，疼痛拒按，功能受限，或见瘀斑，舌质暗或有瘀斑，苔白或薄黄，脉弦或细涩。

7. 消肿镇痛膏：儿茶、大黄、陈皮、乌药、黄柏各 10 克，红花、赤芍、泽兰各 15 克，当归、刘寄奴、栀子各 25 克，木香、桃仁各 20 克，生地黄 10 克，血竭 9 克，土鳖虫 12 克，细辛 6 克。上药研碎，过 120 目筛后，加入液化的凡士林中制成糊状，放于电炉上烊化 5 分钟。用时视损伤面积大小把药膏摊于胶纸上，厚 3～5 毫米，敷于患处，绷带包扎固定，每 3 日换药 1 次。3 次为 1 个疗程。同时损伤部位用 TPD 灯局部照射，每次 30 分钟，每日 2 次。适用于肩关节局部肿胀，疼痛拒按，功能受限，或见瘀斑，舌质暗或有瘀斑，苔白或薄黄，脉弦或细涩。

8. 跌打止痛膏：川红花、冰片、侧柏叶、三七、薄荷、泽兰叶各 50 克，乳香、没药各 10 克，大黄、蒲公英、两面针、赤小豆各 100 克。上药共为粉末，调配成膏状备用。将适量药膏涂抹于蜡纸上，然后敷于患处，每日 1 贴。适用于肩关节局部肿胀，疼痛拒按，功能受限，或见瘀斑，舌质暗或有瘀斑，苔白或薄黄，脉弦或细涩。

9. 接骨消肿膏：姜黄、羌活、大黄、樟脑各 50 克，栀子 60 克，干姜、制没药、制乳香、茴香、丁香各 30 克，黄柏 40 克，红花 20 克。樟脑另包，其他药物共为细末，过 80 目筛后，再加入樟脑混合调匀，以凡士林为载体，加温调好备用。外用，患处用生理盐水擦洗干净后，将膏敷于敷料上每 1～2 日换药 1 次。7 日为 1 个疗程，如有骨折及脱位，整复后再敷药。适用于肩关节局部肿胀，疼痛拒按，功能受限，或见瘀斑，舌质暗或有瘀斑，苔白或薄黄，脉弦或细涩。

10. 散瘀软伤膏：丹参、赤芍、三七、桃仁、当归尾、红花、泽兰、细辛、黄柏、地龙、黄芩、栀子、甘草各 500 克，大黄 1500 克，乳香、没药、血竭、儿茶、樟脑、冰片各 300 克。先将前 14 味中药粉碎过 120 目筛，取 5000 克药粉与乳香、没药（去油）、血竭、儿茶、樟脑、冰片按上述比例研成细粉，全药混匀后再以凡士林调煮成膏，装入容器中备用。外用，用时可视肿胀面积大小，将药膏摊于布上，厚 2～3 毫米，贴于患处，外用绷带包扎固定。每 3 日换药 1 次。15 次为 1 个疗程。适用于肩关节局部肿胀，疼痛拒按，功能受限，或见瘀斑，舌质暗或有瘀斑，苔白或薄黄，脉弦或细涩。

11. 蒌根软膏：瓜蒌根、木鳖子、附子各 30 克，丁香（末）、麝香（细研）、羌活、川芎、防风（去芦头）、细辛、牛膝（去苗）各 15 克，猪膏 600 克。上药除猪膏外均切细，以米醋 140 毫升拌匀，经三宿，纳锅内炒令稍干，下猪膏等，以慢火煎，候诸药焦黄色即停火，用绵滤去渣，后下丁香、麝香搅匀，纳瓷盒中盛，旋取摩之。用时将膏药摊于纱布上，厚 2～3 毫米，贴于患处，外用绷带包扎固定。每 3 日换药 1 次。10 次为 1 个疗程。适用于肩关节局部肿胀、疼痛拒按、功能受限，或见瘀斑，舌质暗或有瘀斑，苔白或薄黄，脉弦或细涩。

12. 天花膏：天花粉 90 克，姜黄、赤芍、白芷各 30 克。上药共为细末，用清茶调敷。适用于肩关节局部肿胀、疼痛拒按，功能受限，或见瘀斑，舌质暗或有瘀斑，苔白或薄黄，脉弦或细涩。

13. 大黄五倍膏：生大黄、生栀子、柑子叶、芙蓉花各 30 克，五倍子 20 克，白及 15 克。上药共为细末，用生姜适量煎汁搅匀。外用，涂敷于患处，纱布包扎固定，每日 1 次。适用于肩关节局部肿胀、疼痛拒按，功能受限，或见瘀斑，舌质暗或有瘀斑，苔白或薄黄，脉弦或细涩。

14. 乳没木香膏：乳香、没药各 10 克，青木香 15 克，栀子 20 克，冰片、樟脑各 5 克，红糖适量。上药除红糖外共为细末，过 120 目筛，用红糖拌匀，用冷开水调成糊状。外用，敷于患处，当药膏敷干后取下换药。适用于肩关节局部肿胀、疼痛拒按，功能受限，或见瘀斑，舌质暗或有瘀斑，苔白或薄黄，脉弦或细涩。

肩关节周围炎

肩关节周围炎是一种以肩痛、肩关节活动障碍为主要特征的多因素病变的筋伤，简称肩周炎。多见于 50 岁以上的中老年人，多数患者呈慢性发病，少数有外伤史。初时肩周微有疼痛，常不引起注意。1～2 周后，疼痛逐渐加重，肩部酸痛，夜间尤甚，肩关节外展、外旋活动开始受限，逐步发展成肩关节活动广泛受限。外伤诱发者，外伤后肩关节外展功能迟迟不恢复，且肩周疼痛持续不

愈，甚至转见加重。肩部肿胀不明显，肩前、后、外侧均可有压痛，病程长者可见肩臂肌肉萎缩，尤以三角肌为明显。搭肩征阳性，此时一手触摸住肩胛骨下角，一手将患肩继续外展时，可感到肩胛骨随之向外上转动，此说明肩关节已有粘连。重者外展、外旋、后伸等各方向功能活动均受到严重限制。此病病程较长，一般在 1 年以内，长者可达 2 年左右。X 线检查多属阴性，有时可见骨质疏松、冈上肌腱钙化或大结节处有密度增高的阴影。

本病中医学称为"肩痹""漏肩风""五十肩""肩凝症""冻结肩"等。根据本病的症状可从风寒湿型、瘀滞型、气血虚弱型进行辨证治疗。

【膏方集成】

1. 肩周 1 号膏：蕲蛇、川芎各 30 克，蜂房 24 克，全当归、白芍、熟地黄、炙僵蚕、海风藤、豨莶草、木瓜、千年健、嫩桑枝各 60 克，蝎尾 15 克，阿胶 10 克。上药共为极细末，储瓶备用，或以阿胶 180 克，烊化成浆，和蜜为膏，备用。每日早、晚各服 8～10 克，水、酒各半加热送服。适用于肩周炎两臂掣痛，不能高举、屈伸，晨起穿衣尤甚。

2. 肩周 2 号膏：天南星、生川乌、生草乌、羌活、苍术、姜黄、生半夏各 20 克，白附子、白芷、乳香、没药各 15 克，红花、细辛各 10 克。上药共为细末，加凡士林调煮成膏，用时料中加少量食醋、蜂蜜、白酒，少量葱白、生姜、白胡椒捣烂为膏糊状。外用，加热后敷于患处，每次 30 分钟，每日换药 2 次，连用 5～7 日，不可内服。适用于肩部肿胀疼痛拒按，以夜间为甚，舌质暗或有瘀斑，苔白或薄黄，脉弦或细涩。

3. 五枝膏：樟丹 250 克，乳香、没药各 15 克，香油 500 克，桑枝、槐枝、榆枝、桃枝、柳枝各 1 段（长 36 厘米，直径 12 毫米，以秋末初冬采者为宜）。先将 5 种树枝都切成 3 厘米为一段，放入香油中炸焦捞出，再将乳香、没药（均研细末）加入油中，边加边搅拌（朝一个方向搅拌），搅拌均匀，再加入樟丹继续搅拌呈糊状，待温后，摊在 25～30 张

牛皮纸上，备用。外用，贴膏前，先用温水将肩关节周围皮肤擦洗干净后，再贴本膏。每5日换药1次，同时开始活动关节及肩关节功能锻炼。适用于肩部窜痛，遇风寒痛增，得温痛减，畏风恶寒，或肩部有沉重感。舌质淡，苔薄白或腻，脉弦滑或弦紧。

4. 痹症膏：马钱子1000克，生川乌、生草乌、生乳香、生没药各150克，青风藤、当归各200克，麻油2000克，广丹1000克（冬季750克）。先将马钱子入油内炸至黑色，捞出，除广丹外，再将余药入油内炸枯后，捞出，过滤去渣，再加油加热，徐徐下广丹，将广丹加入油内，用槐条不住搅拌，使油与广丹充分化合成膏，置冷水内浸泡8～10日即可应用。外用，每取膏药适量，微加温、贴于患处。适用于肩部窜痛，遇风寒痛增，得温痛减，畏风恶寒，或肩部有沉重感，舌质淡，苔薄白或腻，脉弦滑或弦紧。

5. 万灵筋骨膏：大黄、槟榔、五倍子、香附、穿山甲、全蝎、羌活、防风、杏仁、芫花、细辛、牵牛子、土鳖虫、厚朴、甘遂各10.5克，木鳖子、三棱、莪术、川乌、天麻子、地黄、草乌各15克，独活、猪牙皂、黄柏、肉桂、大戟、枳壳、麻黄、巴豆各12克，当归22.5克，黄连、蜈蚣各6克，玄参3克，柳枝240克，蕲蛇120克。上药除肉桂外，捣碎共入麻油4800克中浸泡，置锅内加热炸枯，捞出残渣，取油过滤即为药油，返入锅内，微热加入肉桂粉搅匀收膏，离火去火毒，待温摊膏、微晾对折备用，每张膏重18～33克。外用，用时温热化开，贴于患处。适用于肩部窜痛，遇风寒痛增，得温痛减，畏风恶寒，或肩部有沉重感，舌质淡，苔薄白或腻，脉弦滑或弦紧。

6. 风湿跌打止痛膏：乌药、防己、过江龙、两面针各150克，樟丹、薄荷脑各20克，没药、乳香各60克，麻油4000克，黄丹1000克。将乌药、防己、过江龙、两面针置麻油中浸泡5～7日，加热提取有效成分，药物炸焦为度，捞出药渣，继续加热炼油至滴水成珠，离开火源加入黄丹，不断搅拌，待冷后倒入冷水内，每日换水1次，1周后取出摊涂，摊涂时将膏药置水浴上融化，加入乳香、没药、薄荷脑、樟脑等细粉，搅匀，用竹签摊涂于厚纸或布的中央，冷后折合即得。外用，贴患处。适用于肩部窜痛，遇风寒痛增，得温痛减，畏风恶寒，或肩部有沉重感，舌质淡，苔薄白或腻，脉弦滑或弦紧。

7. 狗皮膏：枳壳、青皮、大风子、赤石脂、天麻、甘草、乌药、牛膝、羌活、黄柏、补骨脂、威灵仙、生川乌、木香、续断、桃仁、生附子、川芎、生草乌、生杜仲、远志、穿山甲、香附、白术、川楝子、僵蚕、小茴香、蛇床子、当归、细辛、菟丝子、橘皮、青风藤、轻粉各50克，儿茶、丁香、樟脑、没药、血竭、乳香各25克，肉桂30克，麻油1200克。上药中轻粉、儿茶、丁香、没药、血竭、乳香、肉桂、樟脑等8味药分别研成细末，过80～100目筛，和匀待用，将余药（35味）酌予碎断，另取麻油置于铁锅内，入枳壳等35味药，加热炸枯至橘黄色，捞出残渣，取油过滤，即为药油。炼油：根据下丹方式不同要求，依法炼油，下丹，分火上下丹和焖火上下丹两种。去火毒，将上述药膏搅匀放入冷水中搅成500～1500克1块，将水控净，再放入冷水中浸泡5～10日，每日换水1次，然后将膏油加热熔化，等爆音停止，水汽去尽，晾温，加入轻粉等8味药细料，边加边搅匀，加毕收膏，待温分摊于狗皮、羊皮上，微凉对内对折，备用。外用，用时温热化开，贴于患处。适用于肩部窜痛，遇风寒痛增，得温痛减，畏风恶寒，或肩部有沉重感，舌质淡，苔薄白或腻，脉弦滑或弦紧。

8. 神功内托膏：当归、川芎、白术、黄芪、蒲公英、制没药各20克，杭白芍、茯苓、炮穿山甲、陈皮、广木香各15克。上药浓煎3次，去渣取汁后，加入冰糖800克烊化。每次25～35克，每日2次，早、晚空腹开水冲服。适用于脓水淋漓，瘘管形成酸痛无热，口中不渴，舌淡苔白，脉沉细或迟细的患者。

9. 脾升胜湿膏：生黄芪、丹参、苍术、白术各30克，茯苓、薏苡仁、泽泻、木瓜、忍冬藤各15克，陈皮、半夏、川牛膝、防己各10克。上药浓煎3次，去渣取汁后，加入麦芽糖、蜂蜜各 60 克，糖浆 380 克，收膏。每次 15～30 克，每日 2 次，早、晚空腹开水冲服。适用于病势缠绵，局部窦道常有黏滞或稀薄脓液，纳差，脉虚的患者。

10. 真归膏：熟地黄、枸杞子、川牛膝、黄芪、炒山药、山茱萸、菟丝子、连翘各 30 克。上药浓煎 3 次，去渣取汁后，加入冰糖 500 克，龟甲胶、鹿角胶各 60 克烊化，成膏。每次 20～35 克，每日 2 次，早、晚空腹开水冲服。适用于疮破溃，脓水稀薄淋漓，舌质少津，少苔，脉沉细的患者。

11. 葱白蒜膏：大葱白 240 克，蒜 480 克，醋 1500 毫升。葱、蒜捣烂，入醋熬膏备用。外用，贴患处。适用于关节炎迁延不愈，局部可见流脓，红、肿、痛不明显者。

12. 萍鳅膏：浮萍 30 克，活泥鳅 2 条。先将泥鳅用清水养 24 小时，保留体表黏滑物质，洗净后再用冷水浸洗 1 次。将浮萍、泥鳅一起捣烂如泥呈膏状，储存备用。外用，用时取本膏 30 克，贴敷患处，外加包扎固定。每日换药 1 次。2 周为 1 个疗程。适用于关节炎早期。

13. 葡萄根膏：新鲜野葡萄根、鸡蛋、香油、白酒、苯甲酸钠各适量。将新鲜野葡萄根去外皮洗净，捶取内皮，捣烂成泥状，每 500 克加鸡蛋清 4 枚，香油 60 毫升，白酒 5 毫升，苯甲酸钠 2.5 克，搅拌成膏，置瓶内备用。又取新鲜野葡萄根内皮捣汁，浸泡纱条，高压消毒，储瓶备用。上药均不宜用金属器皿盛装。外用，用时先洗净患处皮肤，红、肿、痛或有脓未溃者外敷药膏 0.2 厘米厚，以胶布或绷带固定。表面坚硬，脓肿难消者，可于局部先撒黄粉再敷药膏，破溃成瘘管者，则先用纱布条引流，再外敷药膏，每日换药 1 次。适用于关节炎溃破期。

14. 麝香膏：麝香、牛黄各 6 克，僵蚕 30 克，蜈蚣 3 条，血竭、冰片、朱砂各 5 克。上药共为极细末，和匀，储瓶备用，勿令泄气。外用，用时取本膏适量，外敷伤口及死骨上，上盖敷料，胶布固定。每 2～3 日换药 1 次，直至痊愈为止。适用于关节炎溃破期。

15. 斑蝥膏：斑蝥适量。将斑蝥研极细末，储瓶备用。贴敷前先用 3 厘米左右见方

胶布，中央剪一小孔如黄豆大，贴在穴位上，然后取斑蝥粉适量调和后放于剪孔上，上盖胶布固定即可。根据病情、部位及患者施灸处感应，贴敷 0.5～2.5 小时，若出现水疱，须抽出液体，外用消毒纱布包扎，防止感染。适用于关节炎早期。

16. 四汁膏：葱汁、蒜汁、姜汁、米醋各 300 毫升，凤仙花汁 100 毫升。放锅内加热，熬至极浓时，加入牛皮胶 120 克融化，再加入小麦面 60 克搅匀，略熬成膏，备用。贴敷时取 8 平方厘米，胶布数块，再取药膏适量摊于中央，分别贴敷在肩关节上方，每日贴敷 1 次。适用于肩部窜痛，遇风寒痛增，得温痛减，畏风恶寒，或肩部有沉重感，舌质淡，苔薄白或腻，脉弦滑或弦紧。

17. 止痛膏：络石藤 1000 克，桑寄生 200 克，当归 40 克，全蝎、土鳖虫、独活、肉桂、黑附子各 20 克，干姜 15 克，乳香、没药各 30 克，冰片 6 克，桑枝 1 握。将上药除络石藤、当归、桑枝、冰片外，其余诸药混合略炒，后加入冰片。粉碎、过筛取末，再将络石藤、当归、桑枝加水煎 2 次取汁，去渣，合并 2 次煎液浓熬，取出浓液加入诸药末，调成膏状。外用，取药膏适量分别贴敷在曲池、天宗等穴位上，上盖敷料，胶布固定，每日贴敷 1 次。适用于各类肩周炎患者并疼痛者。

肘部扭挫伤

肘关节扭挫伤是常见的肘关节闭合性损伤，凡使肘关节发生超过正常活动范围的运动，均可引起关节内、外软组织损伤。多由直接暴力打击造成肘关节挫伤，或间接暴力如跌仆滑倒、手掌撑地时，肘关节处于过度外展、伸直或半屈位均可致成肘关节扭伤。伤后肘关节处于半屈曲位，呈弥漫性肿胀、疼痛、肘关节活动受限，有的可出现瘀斑。压痛点往往在肘关节的内后方和内侧副韧带附着部。严重的扭挫伤要注意与骨折相区别，环状韧带的断裂常使桡骨头脱位并尺骨上段骨折。在成人通过 X 线摄片易确定有无合并骨折，在儿童骨骺损伤时较难区别，可与健

侧同时拍片对比，避免漏诊。部分严重的肘部扭挫伤，有可能是肘关节错缝后已自动复位，只有关节明显肿胀，已无脱位征，易误认为单纯扭伤。在后期可出现血肿钙化，并影响肘关节的伸屈功能。

本病属于中医学"筋伤"范畴。《伤科补要·曲月秋骱》曰："肘骨者，胳臂中节上下支骨交接处也，俗名鹅鼻骨，上接腰骨，其骱名曲月秋。"根据肘部受伤情况，中医可从气滞血瘀型和虚寒型进行辨证治疗。

【膏方集成】

1. 吊伤膏：生川乌、生草乌、全当归、生大黄、王不留行子、制乳香各 500 克，红花、香白芷、山柰、甘松、血竭、樟脑各 250 克，生栀子 1000 克。上药共为细末，用蜜糖 30 克，高粱酒 70 克调拌如厚糊状，摊于纱布或纸上。外用，敷贴患处。适用于肘部疼痛，弥漫性肿胀，偶见瘀斑，局部压痛，肘关节活动受限。舌可见瘀点，脉弦紧。

2. 软伤活血膏：生半夏、当归、白芷、川乌、草乌、制天南星、天花粉、骨碎补、细猪牙皂、明雄黄各 60 克，川黄连、黄柏、片姜黄、生大黄、芙蓉叶各 30 克，熟石膏 180 克，煅自然铜 190 克，樟脑、冰片、青黛各 10 克，麝香少许。上药共为细末，过 100 目筛，装瓶备用。取上药适量，用蜂蜜或饴糖调匀摊在绵纸上敷于患处，绷带包扎，胶布固定。每 2～3 日换药 1 次。对伴有骨折或脱位者，先行手法整复，在不影响复位固定的情况下，敷用本药。适用于肘部疼痛，弥漫性肿胀，偶见瘀斑，局部压痛，肘关节活动受限。舌可见瘀点，脉弦紧。

3. 中药泥膏：黄柏、生半夏、五倍子、面粉各等份，食用醋适量。先将面粉与五倍子共炒至熟，置冷后与余药共为细末，过箩即成，储瓶备用。外用，使用时加入适量食用醋，调成泥膏。将本泥膏涂于损伤处的皮肤上（范围应大于损伤的面积），其上盖以白麻纸 4～5 层，再用胶布或绷带固定，1～2 日换药 1 次。适用于肘部疼痛，弥漫性肿胀，偶见瘀斑，局部压痛，肘关节活动受限。舌可见瘀点，脉弦紧。

4. 消肿止痛膏：乳香、没药、木香、延

胡索各 15 克，大黄、黄柏、川乌、草乌各 30 克，生天南星、细辛各 12 克。上药共为细末，用鸡蛋清将上药细末调成糊膏。外用，敷于患处，绷带包扎固定于关节功能位置，用量大小视损伤范围及部位而定，24 小时更换 1 次。3 次为 1 个疗程。适用于以肘部酸胀痛为主，有沉重感，遇风寒则疼痛加重，得温则疼痛减轻，舌质淡，苔薄白或腻，脉紧。

5. 扭挫伤贴敷膏：川续断、山药、当归、浙贝母、乳香、没药各 30 克，黄芩、独活、生蒲黄各 36 克，黄柏、大黄各 48 克，冰片 1.8 克，樟脑 3.6 克。上药共为细末（冰片、樟脑另研）。外用，取适量药末加水调成糊状，煮沸后兑白酒少许调匀，摊于纱布上，再取冰片、樟脑末少许，撒于药面上，趁热敷于患处，外加绷带包扎，每日换药 1 次。适用于各种扭挫伤属于瘀血阻滞者。

6. 舒筋活血膏：紫荆皮、大黄各 90 克，赤芍、芙蓉叶、栀子各 60 克，土鳖虫、白芷各 45 克，玄明粉 180 克，冰片 10 克，液状石蜡 1000 毫升，凡士林 800～1000 克。先将紫荆皮、栀子酒炒微焦，与赤芍、芙蓉叶、大黄、白芷、土鳖虫共干燥，粉碎过 100 目细筛，玄明粉亦研细过 100 目筛与上药混匀，再加适量液状石蜡调成糊状后，将融化的凡士林加入糊状药粉中，调成均匀细腻之软膏，另将冰片研极细，加少量液状石蜡，待完全溶解后，加入以上软膏，充分拌匀储于密闭瓷器中备用。凡因损伤致局部肿痛发热均可应用。适用于肘部关节局部肿胀，疼痛拒按，功能受限，或见瘀斑，舌质暗或有瘀斑，苔白或薄黄，脉弦或细涩。

7. 蒌根软膏：瓜蒌根、木鳖子、附子各 30 克，丁香（末）、麝香（细研）、羌活、川芎、防风（去芦头）、细辛、牛膝（去苗）各 15 克，猪膏 600 克。上药切细，以米醋 140 毫升，拌令匀，经三宿，纳锅内炒令稍干，下猪膏等，以慢火煎，候诸药焦黄色即停火，用绵滤去渣，后下丁香，麝香搅令匀，纳瓷盒中盛，旋取摩之。适用于肘部关节局部肿胀、疼痛拒按，功能受限，或见瘀斑，舌质暗或有瘀斑，苔白或薄黄，脉弦或细涩。

8. 天花膏：天花粉 90 克，姜黄、赤芍、白芷各 30 克。上药共为末，用清茶调敷。适用于肘部关节局部肿胀，疼痛拒按，功能受限，或见瘀斑，舌质暗或有瘀斑，苔白或薄黄，脉弦或细涩。

9. 大黄五倍膏：生大黄、生栀子、柑子叶、芙蓉花各 30 克，五倍子 20 克，白及 15 克。上药共为细末，用生姜适量煎汁搅匀。外用，涂敷于患处，外用纱布包扎固定，每日 1 次。适用于肘部关节局部肿胀，疼痛拒按，功能受限，或见瘀斑，舌质暗或有瘀斑，苔白或薄黄，脉弦或细涩。

10. 乳没木香膏：乳香、没药各 10 克，青木香 15 克，栀子 20 克，冰片、樟脑各 5 克，红糖适量。上药除红糖外共为细末，过 120 目筛，用红糖拌匀，用冷开水调成糊状。敷于患处，当药膏敷干后取下换药。适用于肘部关节局部肿胀，疼痛拒按，功能受限，或见瘀斑，舌质暗或有瘀斑，苔白或薄黄，脉弦或细涩。

11. 止痛膏：络石藤 1000 克，桑寄生 200 克，当归 40 克，全蝎、土鳖虫、独活、肉桂、黑附子各 20 克，干姜 15 克，乳香、没药各 30 克，冰片 6 克，桑枝 1 握。将上药除络石藤、当归、桑枝、冰片外，其余诸药混合略炒，后加入冰片。粉碎、过筛取末，再将络石藤、当归、桑枝加水煎 2 次取汁，去渣，合并 2 次煎液浓熬，取出浓液加入诸药末，调成膏状。外用，取药膏适量，分别贴敷在曲池、天宗等穴位上，上盖敷料，胶布固定，每日贴敷 1 次。适用于各类肘关节扭挫伤并疼痛者。

腕管综合征

腕管综合征是由于正中神经在腕管中受压，而引起以手指麻痛乏力为主的症候群。腕部的创伤，如桡骨下端骨折、腕骨骨折脱位、腕部扭挫伤、腕部慢性损伤，或腕管内有腱鞘囊肿、脂肪瘤，或内分泌紊乱等原因而引起腕管内容物增多、腕横韧带增厚，导致腕管容积减少，引起肌腱及肌腱周围组织和滑膜水肿、肿胀、增厚，使管腔内压力增高，压迫正中神经，发生腕管综合征。腕管综合征主要表现为正中神经受压后，引起腕以下正中神经支配区域内的感觉、运动功能障碍。患者桡侧 3 个半手指麻木、刺痛或烧灼样痛，肿胀感。患手握力减弱，拇指外展、对掌无力，握物端物时偶有突然失手的情况。夜间、晨起或劳累后症状加重，活动或甩手后症状减轻。寒冷季节患指可有发冷、发绀等改变。病程长者大鱼际萎缩，患指感觉减退，出汗减少，皮肤干燥脱屑。屈腕压迫试验，即掌屈腕关节同时压迫正中神经 1 分钟，患指症状明显加重者为阳性。叩击试验，即叩击腕横韧带之正中神经处，患指症状明显加重者为阳性。肌电图检查见大鱼际出现神经变性，可协助诊断。

本病属于中医学"筋伤"范畴。根据本病的临床症状，可从气滞血瘀型和虚寒型进行辨证治疗。

【膏方集成】

1. 活血消坚膏：乳香、没药、荜茇、地骨皮、血竭、肉桂、高良姜、红花、儿茶各 30 克，土鳖虫、楸树皮、艮珠各 15 克，五倍子 250 克，生附子 60 克，冰片 9 克，麝香 0.5 克。上药共为细末，用陈醋熬稠成膏，储存备用。外用，用时视患处大小，取膏摊于布上贴敷患处，以绷带包扎固定。适用于腕部活动功能障碍，桡侧手指麻木、刺痛，有肿胀感，手指对掌无力，握物不稳，舌质暗或有瘀斑，苔白或薄黄，脉弦或细涩。

2. 四生止痛膏：生川乌、生草乌、生天南星、生半夏各 10 克，鸡蛋清适量。前 4 味药共为细末，鸡蛋清调匀成膏备用。外用，用时外敷患处，每日 1 次。破皮者忌用，孕妇慎用，严禁入口。适用于腕部活动功能障碍，桡侧手指麻木、刺痛，有肿胀感，手指对掌无力，握物不稳，舌质暗或有瘀斑，苔白或薄黄，脉弦或细涩。

3. 仙传膏：乳香 1.5 克，没药、樟脑各 6 克，轻粉、血竭各 9 克，冰片 0.9 克，麝香 0.3 克，黄蜡 30 克，猪板油 66 克。前 7 味药共为细末，将蜡、油同化，调药成膏。外用，外贴患处，每日 1 次。不可内服，孕妇忌用。适用于跌打重伤，死血瘀结所致腕管综合征者。

4. 回阳玉龙膏：草乌 3 克，天南星、干姜、白芷、赤芍各 30 克，肉桂 15 克。上药分别炒后研细末。外用，用时先以葱汤或热酒调药为膏，外敷患处，每日 1～2 次。不可内服，孕妇忌用。用时避风冷。适用于腕部活动受限，桡侧手指麻木、发冷，有肿胀感，握力减弱，手指对掌无力，舌质淡，苔薄白，脉细。

5. 芙蓉独芷膏：芙蓉叶 60 克，紫荆皮、生天南星、独活、白芷各 15 克，鲜马齿苋 30 克，葱汁、白酒各适量。前 5 味药共为末，加鲜马齿苋捣烂，和匀，加葱汁、酒同炒热，备用。外用，外敷患处，每日 1～2 次。不可内服。适用于腕部活动受限，桡侧手指麻木、发冷，有肿胀感，握力减弱，手指对掌无力。舌质淡，苔薄白，脉细。

6. 消肿定痛膏：蚯蚓 4 条，细茶、草乌各 60 克，芙蓉花 12 克，桐油适量。前 4 味药共为细末。将石头烧红放入桐油内，冷后去石头，用此油调药末备用。外用，外敷患处，每日 1 次。严禁入口，孕妇慎用。适用于腕部活动受限，桡侧手指麻木、发冷，有肿胀感，握力减弱，手指对掌无力，舌质淡，苔薄白，脉细。

7. 止痛膏：络石藤 1000 克，桑寄生 200 克，当归 40 克，全蝎、土鳖虫、独活、肉桂、黑附子各 20 克，干姜 15 克，乳香、没药各 30 克，冰片 6 克，桑枝 1 握。上药除络石藤、当归、桑枝、冰片外，其余诸药混合略炒，后加入冰片。粉碎、过筛取末，再将络石藤、当归、桑枝加水煎 2 次取汁，去渣。合并 2 次煎液浓熬，取出浓液加入诸药末，调成膏状。外用，取药膏适量，分别贴敷在曲池、天宗等穴位上，上盖敷料，胶布固定，每日贴敷 1 次。适用于各类疼痛患者。

髋关节扭挫伤

髋关节扭挫伤是指髋关节在过度外展、外旋、屈伸姿势下扭挫，致使髋部周围的肌肉、韧带和关节囊发生撕裂、水肿等一系列症状。间接暴力扭伤多见，直接暴力挫伤少见。青壮年多因摔跤或高处坠下时，髋关节姿势不正受到扭挫损伤，其肌肉、韧带和关节囊或有撕裂、断裂伤，或有嵌顿现象。损伤后患侧髋部疼痛、肿胀、功能障碍。活动时加重，休息静止时疼痛减轻。患肢不敢着地负重行走，呈保护性姿态，如跛行、拖拉步态、骨盆倾斜等。患侧腹股沟处有明显压痛，在股骨大转子后方亦有压痛，髋关节各方向被动活动时均可出现疼痛加重。偶有患肢外观变长，托马斯（Thomas）征可出现阳性。X 线检查多无异常表现。

本病属于中医学“筋伤”范畴。《医宗金鉴·正骨心法要旨》曰：“胯骨，即髋骨也，又名髁骨。”根据本病的临床症状，中医学从气血瘀滞型和风寒湿型进行辨证论治。

【膏方集成】

1. 山甲活血膏：穿山甲、三棱、莪术各 40 克，大黄、蒲公英、连翘各 120 克，黄芩、赤芍、丹参、伸筋草、乳香、没药、续断、骨碎补、透骨草各 90 克，当归、川芎、土鳖虫、白芷、红花、木瓜、牛膝、三七、陈皮、枳壳、香附、栀子各 60 克，细辛 20 克。取麻油 10 千克，倒入大铁锅内，置火上加热至油滚沸，将上药放入热油中炸微枯，细绢滤清，去渣，再将油复入锅内，熬至滴水成珠，后加入铅丹（每 500 克油加铅丹 220 克），搅匀成膏去火，冷置 7 日后备用。另备穿山甲 40 克，儿茶、血竭各 90 克，研极细，每 3 克为 1 包，备用。外用，用时根据损伤范围大小，取本药膏适量，摊于白布上厚 0.2～0.3 厘米，摊药范围超过伤处 2 厘米，将备用之穿山甲等药粉撒于药膏上，贴于患处，每 5 日更换药膏 1 次。若合并关节脱位及骨折应先整复，再贴敷药膏。个别患者在贴药过程中，若出现皮肤瘙痒、丘疹，给予肤轻松软膏外涂或停药。适用于髋部疼痛，弥漫性肿胀，偶见瘀斑，局部压痛，髋关节活动受限，舌可见瘀点，脉弦紧。

2. 消肿镇痛膏：儿茶、大黄、陈皮、乌药、生地黄、黄柏各 10 克，红花、赤芍、泽兰各 15 克，当归、刘寄奴、栀子各 25 克，木香、桃仁各 20 克，血竭 9 克，土鳖虫 12 克，细辛 6 克。上药研碎，过 120 目筛后，加入液化的凡士林中制成糊状，放于电炉上烊化 5 分钟。用时视损伤面积大小把药膏摊于胶纸上，厚 3～5 毫米。外用，敷于患处，绷带包扎固定，每 3 日换药 1 次。3 次为 1 个疗程。同时损伤部位用 TPD 灯局部照射，每次 30 分钟，每日 2 次。适用于髋关节局部肿胀，疼痛拒按，功能受限，或见瘀斑，舌质暗或有瘀斑，苔白或薄黄，脉弦或细涩。

3. 跌打止痛膏：川红花、冰片、侧柏叶、三七、薄荷、泽兰叶各 50 克，乳香、没药各 10 克，大黄、蒲公英、两面针、赤小豆各 100 克。上药共为细末，调配成膏状备用。外用，将适量药膏涂抹于蜡纸上，然后敷于患处，每日 1 贴。适用于髋部疼痛，弥漫性肿胀，偶见瘀斑，局部压痛，髋关节活动受限，舌可见瘀点，脉弦紧。

4. 栀韭膏：栀子、韭菜各等份。上药取鲜品，共捣烂如泥状后，用鸡蛋清调匀呈稠糊状，备用。外用，用时取药膏适量，均匀地外敷于患处，将红肿面盖全，外用纱布包扎固定，每日换药 1 次。适用于髋部疼痛，弥漫性肿胀，髋关节活动受限。

5. 风湿跌打止痛膏：乌药、防己、过江龙、两面针各 150 克，樟丹、薄荷脑各 20 克，没药、乳香各 60 克，麻油 4000 克，黄丹 1000 克。将乌药、防己、过江龙、两面针置麻油中浸泡 5～7 日，加热提取有效成分，药物炸焦为度，捞出药渣，继续加热炼油至滴水成珠，离开火源加入黄丹，不断搅拌，待冷后倒入冷水内，每日换水 1 次，1 周后取出摊涂，摊涂时将膏药置水浴上融化，加入乳香、没药、薄荷脑、樟脑等细粉，搅匀，用竹签摊涂于厚纸或布的中央，冷后折合即得。用时将适量药膏涂于蜡纸上，而后敷于患处，每日 2 贴。适用于髋部窜痛，遇风寒痛增，得温痛减，畏风恶寒，或髋部有沉重感，舌质淡，苔薄白或腻，脉弦滑或弦紧。

6. 散瘀软伤膏：丹参、赤芍、三七、桃仁、当归尾、红花、泽兰、细辛、黄柏、地龙、黄芩、栀子、甘草各 500 克，大黄 1500 克，乳香、没药、血竭、儿茶、樟脑、冰片各 300 克。先将前 14 味中药研碎过 120 目筛，取 5000 克药粉与乳香、没药（去油）、血竭、儿茶、樟脑、冰片按上述比例研成细粉，全

药混匀后再以凡士林调煮成膏，装入容器中备用。外用，用时可视肿胀面积大小，将药膏摊于布上，厚 2～3 毫米，贴于患处，外用绷带包扎固定，每 3 日换药 1 次。15 次为 1 个疗程。适用于髋部疼痛，弥漫性肿胀，偶见瘀斑，局部压痛，髋关节活动受限，舌可见瘀点，脉弦紧。

7. 消肿止痛膏：乳香、没药、木香、延胡索各 15 克，大黄、黄柏、川乌、草乌各 30 克，生天南星、细辛各 12 克。上药共为细末，用鸡蛋清将上药细末调成糊状敷于患处，绷带包扎固定于关节功能位置，用量大小视损伤范围及部位而定，24 小时更换 1 次。3 次为 1 个疗程。适用于髋部窜痛，遇风寒痛增，得温痛减，畏风恶寒，或髋部有沉重感。舌质淡，苔薄白或腻，脉弦滑或弦紧。

8. 茜黄膏：茜草、大黄、土鳖虫各等份。上药共为极细末，和匀，以凡士林调和成软膏状，备用。外用，用时每取药膏适量，外敷于患处，并以敷料和纱布固定，每日换药 1 次。适用于髋部疼痛，弥漫性肿胀，偶见瘀斑，局部压痛，髋关节活动受限。

9. 湿热膏：麻油 240 毫升，黄蜡 7.5 克，松香、黄丹各 30 克，铜绿 6 克，轻粉 3 克，制乳香、没药各 9 克。将麻油置锅内，熬滚入黄蜡，化开，次入松香，搅拌，再下黄丹收膏，待温对入铜绿、轻粉、制乳香、制没药（共为细末），搅拌成膏，摊膏备用。外用，用时取膏药温热化开，敷贴患处。适用于风湿热痹。

10. 凤仙二乌膏：鲜凤仙茎 500 克，大生地黄 180 克，当归须 120 克，急性子 150 克，天南星 90 克，川乌、草乌、干姜、羌活、独活各 60 克，麻油 7500 毫升。上药切片，先将麻油煮烫，入鲜凤仙茎熬 20 分钟，入生地黄，又熬 10 余分钟，乃入诸药，熬至药焦枯，滤净去渣。将药油另入净锅，慢火熬沸，入筛净黄丹，筛细铅粉各 750 克，用柳枝不住手搅拌均匀，膏成离火，另兑入已研细麝香 5 克，乳香、没药各 30 克，肉桂、丁香末各 60 克。调匀，入水成团，藏如常法。外用，用时取膏药温热化开，贴敷患处。适用于风湿热痹。

11. 蒌根软膏：瓜蒌根、木鳖子、附子各 30 克，丁香（末）、麝香（细研）、羌活、川芎、防风（去芦头）、细辛、牛膝（去苗）各 15 克，猪膏 600 克。上药切细，以米醋 140 毫升拌匀，经三宿，纳锅内炒令稍干，下猪膏等，以慢火煎，候除丁香、麝香外诸药焦黄色即停火，用绵滤去渣，后下丁香、麝香搅匀，纳瓷盒中盛，旋取摩之。适用于髋关节局部肿胀，疼痛拒按，功能受限，或见瘀斑，舌质暗或有瘀斑，苔白或薄黄，脉弦或细涩。

12. 天花膏：天花粉 90 克，姜黄、赤芍、白芷各 30 克。上药共为细末，用清茶调敷。适用于髋部关节局部肿胀，疼痛拒按，功能受限，或见瘀斑，舌质暗或有瘀斑，苔白或薄黄，脉弦或细涩。

13. 大黄五倍膏：生大黄、生栀子、柑子叶、芙蓉花各 30 克，五倍子 20 克，白及 15 克。上药共为细末，用生姜适量煎汁搅匀，涂敷于患处，外用纱布包扎固定，每日 1 次。适用于髋关节局部肿胀，疼痛拒按，功能受限，或见瘀斑，舌质暗或有瘀斑，苔白或薄黄，脉弦或细涩。

14. 乳没木香膏：乳香、没药各 10 克，青木香 15 克，栀子 20 克，冰片、樟脑各 5 克，红糖适量。上药除红糖外共为细末，过 120 目筛，用红糖拌匀，用冷开水调成糊状，敷于患处，当药膏敷干后取下换药。适用于髋关节局部肿胀，疼痛拒按，功能受限，或见瘀斑，舌质暗或有瘀斑，苔白或薄黄，脉弦或细涩。

15. 止痛膏：络石藤 1000 克，桑寄生 200 克，当归 40 克，全蝎、土鳖虫、独活、肉桂、黑附子各 20 克，干姜 15 克，乳香、没药各 30 克，冰片 6 克，桑枝 1 握。上药除络石藤、当归、桑枝、冰片外，其余诸药混合略炒，后加入冰片。研碎、过筛取末，再将络石藤、当归、桑枝加水煎 2 次取汁，去渣。合并 2 次煎液浓熬，取出浓液加入诸药末，调成膏状。再取药膏适量，分别贴敷在曲池、天宗等穴位上，上盖敷料，胶布固定。每日贴敷 1 次。适用于各类髋关节扭挫伤并疼痛者。

膝部韧带损伤

膝关节的关节囊松弛薄弱，关节的稳定性主要依靠韧带和肌肉。以内侧副韧带最为重要，其次为外侧副韧带及前、后交叉韧带。内侧副韧带损伤多为膝外翻暴力所致。外侧副韧带损伤多主要为膝内翻暴力所致。前交叉韧带损伤则可因膝关节伸直位下内翻损伤和膝关节屈曲位下外翻损伤造成前交叉韧带断裂。后交叉韧带损伤，无论膝关节属于屈曲位或伸直位，来自前方的使胫骨上端后移的暴力都可以使后交叉韧带断裂。膝伸直位，膝或腿部外侧受强大暴力打击或重压，使膝过度外展，内侧副韧带可发生部分或完全断裂。相反，膝或腿部内侧受暴力打击或重压，使膝过度内收，外侧副韧带可发生部分或完全断裂，在严重创伤时，侧副韧带、十字韧带和半月板可同时损伤。临床表现：一般都有明显外伤史。受伤时可听到有韧带断裂的响声，很快便因剧烈疼痛而不能继续运动或工作，膝部伤侧局部剧痛、肿胀，有时有瘀斑，膝关节不能完全伸直。韧带损伤处压痛明显，内侧副韧带损伤时，压痛点常在股骨内上髁或胫骨内髁的下缘处，外侧副韧带损伤时，压痛点在股骨外上髁或腓骨小头处。

本病属于中医学"筋痹"范畴，指肢体关节间接遭受外力后，经脉、筋膜、肌肉等的一种外伤疾病。根据"气伤痛，形伤肿，客于脉中则气不通的机理，痛则不通"的原理，通过对患处进行按摩、外敷中药和超短波理疗的综合疗法，使患处气血得以畅通，筋脉得以顺畅，达到清热解毒，活血化瘀，消肿止痛的功效。

【膏方集成】

1. 活血膏：土鳖虫、血竭、西红花、乳香、杜仲、续断、苏木、当归、生地黄、川芎、自然铜、桃仁、大黄、马钱子各 3 份，朱砂 1 份，没药、牛膝、白芷、儿茶、骨碎补、冰片各 2 份，蜜糖适量。上药共为细末，炼蜜为膏。每次 5 克，每日 2～3 次。口服。适用于伤后肿胀严重，剧烈疼痛，皮下瘀斑，膝关节松弛，屈伸障碍，舌暗瘀斑，脉弦或涩。

2. 跌打膏：当归、土鳖虫、川芎、血竭、没药各1份，麻黄、自然铜、乳香各2份。上药共为细末，炼蜜为膏。每次5～10克，每日1～2次，口服。适用于伤后肿胀严重，剧烈疼痛，皮下瘀斑，膝关节松弛，屈伸障碍，舌暗瘀斑，脉弦或涩。

3. 醋膏外敷：乳香、血竭、白芷、红花、天南星、骨碎补、自然铜、血余炭、牛膝、桂枝、杜仲各等份。上药研碎备用。外用，根据患处面积取适量药粉，按体积比为3∶1加入面粉，共同放入砂锅调匀，加优质米醋适量，熬至较稠且冒出大泡时取出平摊于棉布上稍冷即贴；急性期将冰片10克研末撒于膏药表面，隔日换药1次，根据病情共1～3贴。急性期加冰片、乳香、血竭、血余炭、骨碎补、自然铜、红花、牛膝、桂枝。适用于伤后肿胀严重，剧烈疼痛，皮下瘀斑，膝关节松弛，屈伸障碍者。

4. 软伤活血膏：半夏、当归、白芷、天花粉、黄柏、川乌、草乌、骨碎补、细猪牙皂、姜黄、川黄连、芙蓉叶、熟石膏、煅自然铜、樟脑、冰片等20余味中药。上药共为极细末，加饴糖调成糊状。外用，适量均匀摊于绵纸上，敷于患处，用神灯（TDP）治疗并照射局部20～30分钟，然后绷带包扎。隔日换药1次。20日为1个疗程。适用于伤后肿胀严重，剧烈疼痛，皮下瘀斑，膝关节松弛，屈伸障碍，舌暗瘀斑，脉弦或涩。

5. 活血消肿散：大黄、侧柏叶各2份，泽兰、黄柏、防风、乳香各1份。上药共为细末，用水、蜜糖调煮。外用，敷患处。适用于伤后肿胀严重，剧烈疼痛，皮下瘀斑，膝关节松弛，屈伸障碍。

6. 消肿止痛膏：大黄30克，桃仁、红花、赤芍、白芷、乳香、没药各15克。上药共为细末，用酒（白酒或乙醇均可）调成糊状。外用，敷患处。为防止药物脱落，减慢蒸发干燥，外用塑料纸包扎，干燥后取下，再加酒调敷，反复3～4次后去除之。适用于伤后肿胀严重，剧烈疼痛，皮下瘀斑，膝关节松弛，屈伸障碍。

7. 清营退肿膏：大黄、芙蓉叶各2份，黄芩、天花粉、滑石、东丹各1份，凡士林适量。上药共为细末，凡士林调煮成膏外敷。适用于伤后肿胀严重，剧烈疼痛，皮下瘀斑，膝关节松弛，屈伸障碍。

8. 三色膏：黄荆子、紫荆皮各8份，全当归、木瓜、丹参、羌活、赤芍、白芷、片姜黄、独活、天花粉、牛膝、威灵仙、木防己、马钱子各2份，川芎、连翘、秦艽各1份，甘草半份。上药共为细末，用蜜糖或饴糖调拌如厚糊状。外用，敷于患处，隔日换药1次。适用于伤后肿胀严重，剧烈疼痛，皮下瘀斑，膝关节松弛，屈伸障碍。

半月板损伤

在胫骨关节面上有内侧和外侧半月形状骨，称为半月板，其边缘部较厚，与关节囊紧密连接，中心部薄，呈游离状态。内侧半月板呈"C"形，前角附着于前十字韧带附着点之前，后角附着于胫骨髁间隆起和后十字韧带附着点之间，其外缘中部与内侧副韧带紧密相连。外侧半月板呈"O"形，其前角附着于前十字韧带附着点之前，后角附着于内侧半月板后角之前，其外缘与外侧副韧带不相连，其活动度较内侧半月板为大。半月板可随着膝关节运动而有一定的移动，伸膝时半月板向前移动，屈膝时向后移动。一般情况下，半月板是紧紧黏合在胫骨平台的关节面上，膝关节在运动的过程中是不移动的，只有在膝关节屈曲135°位时，关节做内旋或外旋运动，半月板才有轻微的移动，故在此体位时容易造成半月板的损伤。半月板损伤的主要机制是膝关节半屈曲时，当体重穿过关节，发生研磨及劈裂的力量，半月板卡在股骨髁与胫骨平台之间，突然做伸直和旋转而造成损伤。临床表现：①大部分患者有外伤史，伤后逐渐肿胀，伤侧较显著。②疼痛往往发生在运动中的某种体位，体位改变后疼痛即可能消失。疼痛部位在两侧关节间隙。③行走可，但乏力，上下楼梯时尤为明显，且伴有疼痛或不适。病程长者，股四头肌会逐渐萎缩。④交锁症状，当运动中，股骨髁突入半月板之破裂处而又不能解除，可突然造成膝关节的伸屈障碍，形成交锁。放松肌肉、改变体位、自主或被动地旋转伸屈之后，交锁多可解除。

本病传统中医文献无此病名。但是半月板破裂又属常见病，具有数千年疗伤经验的中医有些疗法应予重视，其中治疗半月板损伤的"不手术、不固定、多运动"的治疗方法就非常独有特色。"凡损药必热，便生血气，以接骨耳"，重视损伤部位的血运，这是其一。其二，西方人对于半月板破裂的保守治疗喜欢用冰敷，我们则不用冰反而用热：用电褥子加热水袋先发其汗而祛其寒，通过改善局部的气血运行而促使受损组织的修复。其三，休息和固定是当今中西医治疗骨伤的要则，我们则不然，反其道而行之，无论急性还是慢性，都要求患者活动。因为"动生气血"，《吕氏春秋》曰"流水不腐，户枢不蠹，动也，形气亦然。形不动则精不流，精不流则气郁"。

【膏方集成】

1. 消瘀膏：大黄 1 份，栀子 2 份，木瓜、蒲公英、姜黄各 4 份，黄柏 6 份。上药共为细末。外用，用水、蜜糖各半，调敷患处。适用于膝关节疼痛肿胀明显，关节交锁不易解脱，局部压痛明显，动则痛甚，舌暗红，脉弦或细涩。

2. 半月板伤 1 号外敷膏：黄柏、合欢皮、白及、续断、千年健、草薢各 15 克，甜瓜子、土鳖虫、牛膝、檀香各 9 克，赤芍、红花各 6 克。上药共为细末。外用，用开水和蜜糖少许调敷患处，隔日换药 1 次。适用于膝关节疼痛肿胀明显，关节交锁不易解脱，局部压痛明显，动则痛甚，舌暗红，脉弦或细涩。

3. 半月板伤 2 号外敷膏：白及、合欢皮、骨碎补、黄芪各 15 克，续断、紫河车、千年健、茯苓、白芍、苏木各 9 克。上药共为细末。外用，用开水和蜜糖少许调敷患处，隔日换药 1 次。适用于膝关节疼痛肿胀明显，关节交锁不易解脱，局部压痛明显，动则痛甚，舌暗红，脉弦或细涩。

4. 半月板伤 3 号外敷膏：紫河车、白及、土鳖虫各 30 克，儿茶、血竭、丹参、骨碎补各 15 克，乳香、没药、象皮各 12 克，茯苓、牛膝各 9 克。上药共为细末。外用，用开水和蜜糖少许调敷患处，隔日换药 1 次。适用于膝关节疼痛肿胀明显，关节交锁不易解脱，局部压痛明显，动则痛甚，舌暗红，脉弦或细涩。

5. 三色膏：黄荆子、紫荆皮各 8 份，全当归、木瓜、天花粉、威灵仙、木防已、马钱子、牛膝、丹参、羌活、赤芍、白芷、片姜黄、独活各 2 份，甘草 0.5 份，秦艽、川芎、连翘各 1 份。上药共为细末。外用，用蜜糖或饴糖调拌如厚糊状，敷于患处，隔日换药 1 次。适用于膝关节疼痛肿胀明显，关节交锁不易解脱，局部压痛明显，动则痛甚，舌暗红，脉弦或细涩。

6. 清营退肿膏：大黄、芙蓉叶各 2 份，黄芩、天花粉、滑石、东丹各 1 份，凡士林适量。上药共为细末，凡士林调煮成膏外敷。适用于膝关节疼痛肿胀明显，关节交锁不易解脱，局部压痛明显，动则痛甚，舌暗红，脉弦或细涩。

髌韧带断裂

髌韧带断裂是临床中较少而又严重的膝关节运动性损伤，主要由于股四头肌强力收缩所致，多见于 40 岁以下的患者。受伤时膝前血肿、局部疼痛及 X 线片上的非特异表现有时会造成漏诊而延误治疗，从而导致陈旧性髌韧带断裂，大大增加了治疗上的困难。本病可由直接暴力或间接暴力所致。正常情况下伸直位髌腱最松弛，而随屈膝角度增大，其所受的牵拉力也相应增大，因而髌腱断裂多发生于屈膝情况下伸膝装置突然收缩时，而这种动作比较多地出现在跳高、篮球等项目突然起跳或踏跳时以及屈膝落地股四头肌突然收缩时，同样可见于跑步中突然跌倒的情况。临床特点：①有明确的跳跃或跪地性受伤史，伤后主动伸膝功能丧失，但要注意当两侧髌腱未断时，仍可有伸膝动作，但伸膝力量明显减弱，且膝关节不能完全伸直。②髌骨上移，左右活动范围异常增大，股四头肌腱收缩时张力下降。③髌腱正常轮廓消失，屈膝位可看到，摸到断裂部位的凹陷，髌腱无张力感（正常时膝关节伸30°～40°时髌腱轮廓最清楚，触之张力最明显）。④断裂端触痛，伸膝抗阻痛，直抬腿试验阳性。⑤X线片多显示骨与关节正常，但屈膝30°侧位片可见髌骨上移，髌腱阴影失去连续性。

本病属于中医学"筋伤""痹症"范畴。目前临床研究提出了气滞血瘀、肝肾亏虚等辨证方法，接近于临床实际，应用于临床取得了良好的疗效。

【膏方集成】

1. 神秘万金膏：生草乌、川芎、大黄各18克，当归、赤芍、白芷、连翘、白及、白蔹、乌药、官桂、木鳖子各24克，杨枝、桃枝、桑枝、枣枝、乳香、没药各12克，黄丹36克，麻油1000克。先将前12味药及四色树枝研细末，入麻油中浸一宿，用文武火煎至焦色，用生丝绢布过滤去渣，取药油再入锅内，以文火熬至滴水成珠不散，下飞黄丹（炒至细），徐徐下匀，拌至和匀，再将乳香、没药（共研细末），搅拌均匀，储藏备用。外用，用时可视肿胀面积大小，将药膏摊在布上，厚2～3毫米，贴于患处。适用于损伤后期调护，膝关节部疼痛，肿胀，膝关节伸屈无力，髌腱部有局限性压痛，断裂部可打到空虚感。

2. 消肿止痛膏：大黄30克，桃仁、红花、赤芍、白芷、乳香、没药各15克。上药共为细末。外用，用酒（白酒或乙醇均可）调成糊状，外敷患处。为防止药物脱落，减慢蒸发干燥，外用塑料纸包扎，干燥后取下，再加酒调敷，反复3～4次后去除之。适用于损伤后期调护，膝关节部疼痛，肿胀，膝关节伸屈无力，髌腱部有局限性压痛，断裂部可打到空虚感。

3. 散瘀软伤膏：丹参、赤芍、三七、桃仁、当归尾、红花、泽兰、细辛、黄柏、地龙、黄芩、栀子、甘草各500克，大黄1500克，乳香、没药、血竭、儿茶、樟脑、冰片各300克。先将前14味中药粉碎过120目筛，取5000克药粉与乳香、没药（去油）、血竭、儿茶、樟脑、冰片按上述比例研成细粉，全药混匀后再以凡士林调煮成膏，装入容器中

备用。用时可视肿胀面积大小，将药膏摊于布上，厚2～3毫米，贴于患处，外用绷带包扎固定。每3日换药1次。15次为1个疗程。如患者为急性损伤时，及时就医。适用于损伤后期调护，膝关节部疼痛，肿胀，膝关节伸屈无力，髌腱部有局限性压痛，断裂部可打到空虚感。

4. 跌打止痛膏：川红花、冰片、侧柏叶、三七、薄荷、泽兰叶各50克，乳香、没药各10克，大黄、蒲公英、两面针、赤小豆各100克。上药共为粉末，调配成膏状备用。外用，将适量药膏涂抹于蜡纸上，然后敷于患处，每日1贴。适用于损伤后期调护，膝关节部疼痛，肿胀，膝关节伸屈无力，髌腱部有局限性压痛，断裂部可打到空虚感。

5. 风伤膏：当归尾、牛膝各120克，生地黄180克，生川乌、生草乌、独活、羌活各60克，莪术、三棱、穿山甲、红花、五加皮各90克，净茶油1250克，桐油375克。另用炒黄丹750克，栀子90克，北芥子45克，沉香、楠香各60克，肉桂、没药、乳香各30克。先将前12味药共为粗末，茶油、桐油中浸泡同入锅内熬炼至药枯后，滤去药渣，再加入黄丹收膏，入栀子等后7味药细料（共研细末），搅拌均匀成软膏状，收储备用，勿泄气。外用，按患部范围，取药膏摊在布上分大中小3种，温贴患处，每1～2日换药1次。适用于损伤后期调护，属膝关节部疼痛，肿胀，膝关节伸屈无力，髌腱部有局限性压痛，断裂部可打到空虚感。

6. 三色膏：黄荆子、紫荆皮各8份，全当归、木瓜、丹参、羌活、赤芍、白芷、片姜黄、独活各2份，甘草半份，秦艽、天花粉、牛膝、川芎、连翘、威灵仙、木防己、马钱子各1份。上药共为细末，用蜜糖或饴糖调拌如厚糊状，敷于患处，隔日换药1次。如患者为急性损伤时，应及时就医。适用于损伤后期调护，膝关节部疼痛，肿胀，膝关节伸屈无力，髌腱部有局限性压痛，断裂部可打到空虚感。

7. 跌打膏：当归、土鳖虫、川芎、血竭、没药各1份，麻黄、自然铜、乳香各2份。上药共为细末，炼蜜为膏。每次5～10

克，每日 1～2 次，口服。适用于损伤后调护，膝关节部疼痛、肿胀，膝关节伸屈无力，髌腱部有局限性压痛，断裂部可打到空虚感。

8. 活血膏：土鳖虫、当归各 5 份，西红花、朱砂各 1 份，牛膝、白芷、儿茶、冰片、川芎、自然铜、桃仁、大黄、马钱子、骨碎补各 2 份，杜仲、续断、血竭、乳香、没药、苏木、生地黄各 3 份，蜜糖适量。上药共为细末，炼蜜为膏。每次 5 克，每日 2～3 次，口服。适用于损伤后调护，膝关节部疼痛、肿胀，膝关节伸屈无力，髌腱部有局限性压痛，断裂部可打到空虚感。

踝部扭挫伤

距小腿关节（踝关节）由胫腓骨下端与距骨组成，以趾屈、背伸为主。距小腿关节周围主要的韧带有内侧韧带、外侧韧带和下胫腓韧带。内侧韧带又称三角韧带，起于内踝。距小腿关节扭伤是指距小腿关节遭受内、外翻和扭转牵拉外力而引起踝部筋肉的损伤，是常见的软组织损伤之一。可发生于任何年龄，但以青壮年较多，临床一般分为内翻扭伤和外翻扭伤两大类。临床表现：伤后踝部即出现肿胀、瘀斑、疼痛，跛行或不能行走。内翻扭伤时，在外踝前下方肿胀、压痛明显，将足部内翻时疼痛加剧。外翻损伤时，在内踝前下方肿胀、压痛明显，将足部外翻时疼痛加剧。疑有韧带断裂或合并骨折脱位者，应做与受伤姿势相同的内翻位或外翻位 X 线摄片检查。一侧韧带完全撕裂，往往显示患侧关节间隙增宽，下胫腓韧带断裂，可显示内外踝间距增宽。

本病属于中医学"筋伤"范畴。目前临床研究提出了气滞血瘀、筋脉失养等辨证方法，接近于临床实际，应用于临床取得了良好的疗效。

【膏方集成】

1. 软伤活血膏：生半夏、当归、白芷、川乌、草乌、制天南星、天花粉、骨碎补、细猪牙皂、明雄黄各 60 克，川黄连、黄柏、片姜黄、生大黄、芙蓉叶各 30 克，熟石膏 180 克，煅自然铜 190 克，樟脑、冰片、青黛各 10 克，麝香少许。上药共为细末，过 100 目筛，装瓶备用。取上药适量，用蜂蜜或饴糖调匀摊在绵纸上敷于患处，胶布固定。每 2～3 日换药 1 次。对伴有骨折或脱位者，先行手法整复，在不影响复位固定的情况下，敷用本药。适用于损伤早期，距小腿关节疼痛，活动时加剧，局部明显肿胀及皮下瘀斑，关节活动受限，舌红边瘀点，脉弦。

2. 中药泥膏：黄柏、生半夏、五倍子、面粉各等份，食用醋适量。先将面粉与五倍子共炒至熟，置冷后与余药共为细末，过箩即成，储瓶备用。外用，使用时加入适量食用醋，调成糊状，或火煮熟即成泥膏。将本泥膏涂于损伤处的皮肤上（范围应大于损伤的面积），其上盖以白麻纸 4～5 层，1～2 日换药 1 次。适用于损伤早期，距小腿关节疼痛，活动时加剧，局部明显肿胀及皮下瘀斑，关节活动受限，舌红边瘀点，脉弦。

3. 山甲活血膏：穿山甲、三棱、莪术各 40 克，大黄、蒲公英、连翘各 120 克，黄芩、赤芍、丹参、伸筋草、乳香、没药、续断、骨碎补、透骨草各 90 克，当归、川芎、土鳖虫、白芷、红花、木瓜、牛膝、三七、陈皮、枳壳、香附、栀子各 60 克，细辛 20 克。取麻油 10 千克，倒入大铁锅内，置火上加热至油滚沸，将上药放入热油中炸微枯，细绢滤清，去渣，再将油复入锅内，熬至滴水成珠，后加入铅丹（每 500 克油加铅丹 220 克），搅匀成膏去火，冷置 7 日后备用。另备穿山甲 40 克，儿茶、血竭各 90 克，研极细，每 3 克为 1 包，备用。外用，用时根据损伤范围大小，取本药膏适量，摊于白布上厚 2～3 毫米，摊药范围超过伤处 2 厘米，将备用之穿山甲等药粉撒于药膏上，贴于患处，每 5 日更换药膏 1 次。若合并关节脱位及骨折者应先整复，再贴敷药膏。个别患者在贴药过程中，若出现皮肤瘙痒、丘疹，给予肤轻松软膏外涂或停药。适用于损伤早期，距小腿关节疼痛，活动时加剧，局部明显肿胀及皮下瘀斑，关节活动受限，舌红边瘀点，脉弦。

4. 跌打止痛膏：川红花、冰片、侧柏叶、三七、薄荷、泽兰叶各 50 克，乳香、没药各 10 克，大黄、蒲公英、两面针、赤小豆各 100 克。上药共为细末，调配成膏状备用。外用，将适量药膏涂抹于蜡纸上，然后敷于患处，每日 1 贴。适用于损伤早期，距小腿关节疼痛，活动时加剧，局部明显肿胀及皮下瘀斑，关节活动受限，舌红边瘀点，脉弦。

5. 损伤散膏：生川乌、生草乌、红花、川芎各 15 克，生天南星、生黄柏、生苍术各 30 克，雪上一枝蒿 3 克，樟脑 6 克，麦面粉 60 克。先将前 8 味药共研细末，和匀待用，再将樟脑放入乙醇中密封溶解，然后将药粉放入碗中加樟脑液，最后入面粉，白酒或乙醇混匀调制成膏状。外用，用时取药膏适量摊于消毒的纱布上贴敷患处，2～3 日换药 1 次。适用于损伤早期，距小腿关节疼痛，活动时加剧，局部明显肿胀及皮下瘀斑，关节活动受限，舌红边瘀点，脉弦。

6. 消瘀消肿止痛膏：乳香、没药、木香、延胡索各 15 克，大黄、黄柏、川乌、草乌各 30 克，生天南星、细辛各 12 克。上药共为细末，用鸡蛋清将上药细末调成糊状敷于患处，绷带包扎固定于关节功能位置，用量大小视损伤范围及部位而定，24 小时更换 1 次。3 次为 1 个疗程。适用于损伤早期，距小腿关节疼痛，活动时加剧，局部明显肿胀及皮下瘀斑，关节活动受限，舌红边瘀点，脉弦。

7. 五行膏：炒紫荆皮 4 份，炒独活、炒赤芍、白芷各 2 份，石菖蒲、细辛、香附、炒乳香、炒没药各 1 份。上药共为细末，低温烘干备用。配制时将医用凡士林熔化，凉至 20 ℃左右，加入药末（1500 克凡士林入药末 500 克），边加边搅拌调匀，待其完全冷却凝固即可。使用时将本膏摊于药棉上（面积略宽于肿胀范围 1 厘米，厚度约 0.5 厘米），敷贴患处，绷带固定，隔日换药 1 次，并嘱患者减少患踝活动，肿胀严重时抬平患肢。敷药后若有局部瘙痒、丘疹等过敏现象，应立即停止敷药，并外擦尿素软膏；局部红肿，热象明显者，也不宜使用本药。

8. 小英膏：蒲公英、生地黄、冰片各等份。先将蒲公英、生地黄水煎去渣，加入冰片收膏，装入玻璃瓶中备用。外用，用时视患部大小，将麻纸或旧报纸叠成 2～4 层厚放

在底部，上边放敷料 2 层，将药膏摊匀在敷料上贴患处，用绷带包扎。

9. 生栀子膏：生栀子 30～50 克，鸡蛋清 1 个，面粉、白酒各适量。生栀子研末过筛，与鸡蛋清、面粉、白酒共调成糊状，贴于患处，用草纸或布覆盖，绷带固定，敷药后休息，每日换药 1 次。本法一般 1 次即可见效，对在扭伤 5 日内者效果较佳，对陈旧软组织挫伤者无效，开放性软组织挫损伤者不宜使用。

10. 补筋膏：白云苓、熟地黄、当归、牡丹皮、川牛膝、菟丝子、蛇床子、肉苁蓉、白莲蕊、五加皮、宣木瓜、沉香、丁香各 30 克，人参、广木香各 9 克，山药 24 克。上药共为极细末，和匀，炼蜜为膏。每次 5 克，每日 1～2 次，开水化服。适用于损伤后期，关节持续隐痛，轻度肿胀，或可触及硬结，步行欠力。舌淡，苔薄，脉弦细。

11. 益肾膏：熟地黄、山药、制何首乌各 300 克，山茱萸、牛膝、杜仲、桑寄生、千年健、骨碎补、黑芝麻、核桃仁、龟甲胶、鹿角胶各 150 克，菟丝子、枸杞子各 200 克。上药除龟甲胶、鹿角胶、黑芝麻、核桃仁外，余药加水煎煮 3 次，滤汁去渣，合并滤液，加热浓缩成清膏，再将龟甲胶、鹿角胶加适量黄酒浸泡后隔水炖烊，黑芝麻、核桃仁研碎后，一并冲入清膏，和匀，然后加蜂蜜 300 克收膏即成。每次 15～30 克，每日 2 次，开水调服。适用于损伤后期，关节持续隐痛，轻度肿胀，或可触及硬结，步行欠力。舌淡，苔薄，脉弦细。

12. 蒌根软膏：瓜蒌根、木鳖子、附子各 30 克，丁香（末）、麝香（细研）、羌活、川芎、防风（去芦头）、细辛、牛膝（去苗）各 15 克，猪膏 600 克。上药除丁香、麝香、猪膏外，余药切细，以米醋 140 毫升拌匀，经三宿，纳锅内炒令稍干，下猪膏等，以慢火煎，候诸药焦黄色即停火，用绵滤去渣，后下丁香、麝香搅匀，纳瓷盒中盛，旋取摩之。适用于损伤早期，距小腿关节疼痛，活动时加剧，局部明显肿胀及皮下瘀斑，关节活动受限，舌红边瘀点，脉弦。

13. 天花膏：天花粉 90 克，姜黄、赤

中医膏方全书（珍藏本）

芍、白芷各 30 克。上药共为细末，用清茶调敷。适用于损伤早期，距小腿关节疼痛，活动时加剧，局部明显肿胀及皮下瘀斑，关节活动受限，舌红边瘀点，脉弦。

14. 大黄五倍膏：生大黄、生栀子、柑子叶、芙蓉花各 30 克，五倍子 20 克，白及 15 克。上药共为细末。外用，用生姜适量煎汁搅匀，涂敷于患处，外用纱布包扎固定，每日 1 次。适用于损伤早期，距小腿关节疼痛，活动时加剧，局部明显肿胀及皮下瘀斑，关节活动受限，舌红边瘀点，脉弦。

15. 乳没木香膏：乳香、没药各 10 克，青木香 15 克，栀子 20 克，冰片、樟脑各 5 克，红糖适量。上药除红糖外研为细末，过 120 目筛。外用，用红糖拌匀，用冷开水调成糊状，敷于患处，当药膏敷干后取下换药。适用于损伤早期，距小腿关节疼痛，活动时加剧，局部明显肿胀及皮下瘀斑，关节活动受限，舌红边瘀点，脉弦。

16. 止痛膏：络石藤 1000 克，桑寄生 200 克，当归 40 克，全蝎、土鳖虫、独活、肉桂、黑附子各 20 克，干姜 15 克，乳香、没药各 30 克，冰片 6 克，桑枝 1 握。将上药除络石藤、当归、桑枝、冰片外，其余诸药混合略炒，后加入冰片。研碎、过筛取末，再将络石藤、当归、桑枝加水煎 2 次取汁，去渣，合并 2 次煎液浓熬，取出浓液加入诸药末，调成膏状。外用，取药膏适量，分别贴敷在曲池、天宗等穴位上，上盖敷料，胶布固定。每日贴敷 1 次。适用于各类距小腿关节扭挫伤并疼痛者。

跟痛症

跟痛症是指患者因长期站立工作或长期奔跑、跳跃等，或因扁平足、足弓塌陷致足跟部疼痛，行走困难等产生的疾病。临床表现：站立或行走时，足跟下面疼痛，疼痛可沿跟骨内侧向前扩展至足底，尤其是早晨起床以后或休息后开始，行走时疼痛更明显，活动一段时间后疼痛反而减轻，压痛点在跟骨负重点稍前方的足底腱膜处，X 线摄片可见跟骨底有骨刺形成。临床一般可分 3 类。

①跟后痛：主要有跟腱滑膜囊炎、跟腱止点撕裂伤、痹证性跟痛症。②跟下痛：主要有足底腱膜炎、跟骨下滑膜囊炎、跟骨下脂肪垫炎、跟骨骨髓炎。③跟骨骨痛：如跟骨骨骺炎、跟骨骨髓炎、骨结核，偶见良性肿瘤或恶性肿瘤。

《诸病源候论》称本病为"脚根颓"："脚根颓者脚跟忽痛，不得着也，世俗呼为脚根颓。"《丹溪心法》及后世医家均称为"足跟痛"。足跟部是肾经之所主，足少阴肾经起于足下趾，斜行足心，至内踝后，下入足跟。足跟处乃阴阳二跷发源之所，阳跷脉、阴跷脉均起于足跟，阳跷脉、阴跷脉各主人体左右之阴阳，肾为人体阴阳之根本，藏精主骨生髓，因此足跟痛与人体肾阴、肾阳的虚损密切相关，是跟痛症多发于中、老年人的原因所在。在肾虚的基础上可夹有寒湿或湿热。足居下，而多受湿，肾虚正气不足，寒湿之邪，乘虚外侵，凝滞于下，湿郁成热，湿热相搏，致经脉郁滞，瘀血内阻，其痛作矣或足部有所损伤，亦可致瘀血内阻。故跟痛症其病以肾虚为本，瘀滞为标，外邪多为寒湿凝聚。中医学对跟痛症的辨证分期：早期，治疗宜化瘀消肿止痛；中后期，治疗宜舒筋活血，行气止痛，或补益肝肾。

【膏方集成】

1. 消瘀膏：赤芍、泽兰、紫荆皮各等份。用其外敷，可取消瘀止痛、直达病所之效。寒湿偏重者用酒调本膏，湿热偏盛者用醋调本膏。适用于为外力损伤致病，发病之初，足跟部往往有瘀血内聚，之后足跟部疼痛，痛有定处，伴有距小腿关节活动功能障碍，行走困难，舌红，脉弦紧。

2. 川透膏：川芎、透骨草各 150 克，制乳香、制没药各 200 克。上药共为细末。外用，根据患处部位大小取药量，用酒或山西陈醋调成稠糊状，摊在布上，敷患处纱布包扎，间隔 5～7 日换药，2～7 次即可。适用于因外力损伤致病，发病之初，足跟部往往有瘀血内聚，之后足跟部疼痛，痛有定处，伴有距小腿关节活动功能障碍，行走困难，舌红，脉弦紧。

3. 藤黄膏：藤黄、当归各 100 克，丁香

20克，血竭10克，冰片30克。上药研碎后麻油调成膏状待用。外用，使用时先让患者俯卧于床上，屈膝90°，家人一手握住患足作背屈固定，用另一手小鱼际处揉跟腱周围滑囊7～8次，把待用的藤黄膏适量用胶布固定在跟腱周围，每3～4日更换1次。适用于因外力损伤致病，发病之初，足跟部往往有瘀血内聚，之后足跟部疼痛，痛有定处，伴有距小腿关节活动功能障碍，行走困难，舌红，脉弦紧。

4. 血余膏：血余（以男青年的为佳）5～6克，甘薯粉40克左右，醋适量。先将血余剪碎，甘薯粉研成细末，将两者放入锅中炒，炒至甘薯粉将变黄，血余熔成一团时，加入适量醋，迅速拌匀成膏，将膏摊放在牛皮纸上，即成血余膏。外用，等膏的温度下降到皮肤能耐受又不起泡时，将膏贴于损伤处，用绷带或布条包扎，每日早、晚各换药1次。适用于因外力损伤致病，发病之初，足跟部往往有瘀血内聚，之后足跟部疼痛，痛有定处，伴有距小腿关节活动功能障碍，行走困难，舌红，脉弦紧。

5. 神农散瘀膏：大黄、天花粉各10份，黄柏、姜黄、白芷各5份，制天南星、陈皮、苍术、厚朴、甘草各1份，祖师麻、延胡索、广三七粉各2份，蜂蜜若干。上药按以上比例取药，烘干，粉碎过筛（120目）备用。药粉与蜂蜜按4∶6比例取相应剂量蜂蜜，在专用容器内加热煮沸后将上述备用药粉均匀加入，搅匀，继续文火煎煮5～10分钟，冷却按50克袋封装备用，常温保存。外用，涂抹患处，厚度1～2毫米，范围超过肿痛区边缘1厘米，用药总量50克，最大剂量可用至150克，外用脱脂棉及绷带适当固定包扎，2日1次。连续用药1～2周。适用于因外力损伤致病，发病之初，足跟部往往有瘀血内聚，之后足跟部疼痛，痛有定处，伴有距小腿关节活动功能障碍，行走困难，舌红，脉弦紧。

6. 木鳖子软膏：木鳖子适量。先把木鳖子去壳，再用麻油炸黄，把油挤出，然后用米醋调成软膏备用。把药膏摊于纱布上，外敷患者损伤部位，2日换药1次。适用于因外力损伤致病，发病之初，足跟部往往有瘀血内聚，之后足跟部疼痛，痛有定处，伴有距小腿关节活动功能障碍，行走困难，舌红，脉弦紧。

7. 膜韧膏：白凤仙花、生栀子、北细辛、杜红花、羌活、独活、当归、制乳香、制没药、苏木、樟脑各10克，生甘草、山奈、公丁香、生石膏各5克，赤小豆15克，血竭2.5克。上药加工成粉拌匀，倒入容器内，加入饴糖、米醋，大约3∶1，拌匀成糊状，发酵1日即可应用。外用，使用时将药膏刮于牛皮纸上，药膏面上贴桑皮纸，使药性渗透，贴于损伤部位，外用纱布或绷带包扎，3日更换1次药膏，剩余药膏下次再用。一般5次为1个疗程。适用于风寒侵袭致病，足跟部疼痛，或呈走窜痛无定处，得热则痛减，舌紫黯，脉沉迟。

颈部扭挫伤

颈部扭挫伤是常见的颈部筋伤，各种暴力引起的颈部扭挫伤，除了筋伤外，还可能兼有骨折、脱位或伤及颈髓，危及生命。临证时须仔细加以区别，以免误诊。

中医学没有颈部扭挫伤的提法，其症状散见于"颈部伤""脖颈伤筋""项背痛"等。在日常工作与生活中，颈部可因突然扭转或前屈、后伸而受伤。如在高速行驶的车上，因意外情况车突然减速或突然停止时，头部因惯性猛烈前冲，篮球投篮时头部突然后仰，嬉闹扭斗时颈部过度扭转或头部受到暴力打击，均可引起颈项部扭挫伤。扭伤者可出现颈部单侧疼痛，在痛处可摸到肌肉痉挛，头常偏向患侧，颈项部功能活动受限。挫伤者局部常见轻度肿胀、压痛。检查时，注意有无手臂麻痛等神经损伤症状，摄X线片以排除颈椎骨折及脱位。中医治疗以手法治疗为主，配合功能锻炼、药物、理疗等治疗。中药治疗主要以活血化瘀为主。

【膏方集成】

1. 桃红消肿止痛膏：大黄30克，桃仁、红花、赤芍、白芷、乳香、没药各15克。上药共为细末，用酒（白酒或乙醇均可）调成糊状，外敷患处。为防止药物脱落，减慢蒸

第二十二章 筋伤

中医膏方全书（珍藏本）

311

发干燥，外用塑料纸包扎，干燥后取下，再加酒调敷，反复3～4次后去除之。适用于颈项部活动受限，肌肉痉挛，在痛处可触及肿块或条索状硬结。

2. 扶正膏：茯苓、党参、白芍、熟地黄、鸡血藤、伸筋草各400克，白术、当归、羌活、香附各300克、川芎200克。上药洗净，置锅内煎出药汁，文火熬至水减半，加入蜂蜜炼为膏。每次5克，每日1～2次，口服。适用于颈项部活动受限，肌肉痉挛，在痛处可触及肿块或条索状硬结。

3. 乳没消肿止痛膏：大黄、黄柏各30克，乳香、没药、木香、延胡索各15克，川乌、草乌各30克，生天南星、细辛各12克。上药共为细末，用鸡蛋清将上药细末调成糊状敷于患处，绷带包扎固定于关节功能位置，用量大小视损伤范围及部位而定，24小时更换1次。3次为1个疗程。适用于以颈部酸胀痛为主，有沉重感，遇风寒则疼痛加重，得温则疼痛减轻，舌质淡，苔薄白或腻，脉紧的患者。

4. 舒筋活血膏：紫荆皮、大黄各90克，赤芍、芙蓉叶、栀子各60克，白芷45克，玄明粉180克，土鳖虫45克，冰片10克，液状石蜡1000毫升，凡士林800～1000克。先将紫荆皮、栀子酒炒微焦，与赤芍、芙蓉叶、大黄、白芷、土鳖虫共干燥，研碎过100目细筛，玄明粉亦研细过100目筛与上药混匀，再加适量液状石蜡调成糊状后，将融化的凡士林加入糊状药粉中，调成均匀细腻之软膏，另将冰片研极细，加少量液状石蜡，待完全溶解后，加入软膏，充分拌匀储于密闭瓷器中备用。取备用品适量摊于纱布上，外贴患处，包扎。破溃者先消毒、换药，敷料覆盖，再贴膏药。适用于颈部局部肿胀，疼痛拒按，功能受限，或见瘀斑，舌质暗或有瘀斑，苔白或薄黄，脉弦或细涩。

5. 万灵筋骨膏：大黄、槟榔、五倍子、香附、穿山甲、全蝎、羌活、防风、杏仁、芫花、细辛、牵牛子、土鳖虫、厚朴、甘遂各10克，木鳖子、三棱、莪术、川乌、天麻子、地黄、草乌各15克，独活、猪牙皂、黄柏、肉桂、大戟、枳壳、麻黄、巴豆各12

克，当归22克，玄参3克，柳枝240克，蕲蛇120克，黄连、蜈蚣各6克。上药除肉桂外，捣碎共入麻油4800克中浸泡，置锅内加热炸枯，捞出残渣，取油过滤即为药油，返入锅内，微热加入肉桂粉搅匀收膏，离火去火毒，待温摊膏，微晾对折备用，每张膏重18～33克。外用，用时温热化开，贴于患处。适用于以颈部酸胀痛为主，有沉重感，遇风寒则疼痛加重，得温则疼痛减轻，舌质淡，苔薄白或腻，脉紧。

6. 风湿跌打止痛膏：乌药、防己、过江龙、两面针各150克，樟丹、薄荷脑各20克，没药、乳香各60克，麻油4000克，黄丹1000克。将乌药、防己、过江龙、两面针置麻油中浸泡5～7日，加热提取有效成分，药物炸焦为度，捞出药渣，继续加热炼油至滴水成珠，离开火源加入黄丹，不断搅拌，待冷后倒入冷水内，每日换水1次，1周后取出摊涂，摊涂时将膏药置火焰上烘烤至融化，加入乳香、没药、薄荷脑、樟丹等细粉，搅匀，用竹签摊涂于厚纸或布的中央，冷后折合即得。外贴患部，每贴用3～5日。适用于以颈部酸胀痛为主，有沉重感，遇风寒则疼痛加重，得温则疼痛减轻，舌质淡，苔薄白或腻，脉紧。

7. 狗皮膏：枳壳、青皮、大风子、赤石脂、天麻、甘草、乌药、牛膝、羌活、黄柏、补骨脂、威灵仙、生川乌、木香、续断、桃仁、生附子、川芎、生草乌、生杜仲、远志、穿山甲、香附、白术、川楝子、僵蚕、小茴香、蛇床子、当归、细辛、菟丝子、橘皮、青风藤、轻粉各50克，儿茶、丁香、樟脑、没药、血竭、肉桂、乳香各25克。上药除轻粉、儿茶、丁香、没药、血竭、乳香、肉桂、樟脑等8味药分别研成细末，过80～100目筛，和匀待用，将余药（33味）酌予碎断，另取麻油1200克置于铁锅内，入枳壳等33味药，加热炸枯至橘黄色，捞出残渣，取油过滤，即为药油。炼油：根据下丹方式不同要求，依法炼油，下丹，分火上下丹和离火上下丹两种。去火毒，将上述药膏搅匀放入冷水中搅成500～1500克1块，将水控净，再放入冷水中浸泡5～10日，每日换水1次，然后将膏油加热熔化，等爆音停止，水汽去尽，晾温，加入轻粉等后8味药细料，边加边搅匀，加毕收膏，待温分摊于狗皮、羊皮上，微凉对内对折，备用。外用，用时温热化开，贴于患处。适用于以颈部酸胀痛为主，有沉重感，遇风寒则疼痛加重，得温则疼痛减轻，舌质淡，苔薄白或腻，脉紧。

8. 跌打止痛膏：川红花、冰片、侧柏叶、三七、薄荷、泽兰叶各50克，乳香、没药各10克，大黄、蒲公英、两面针、赤小豆各100克。上药共为粉末，调配成膏状备用。外用，将适量药膏涂抹于蜡纸上，然后敷于患处，每日1贴。适用于颈部局部肿胀，疼痛拒按，功能受限，或见瘀斑，舌质暗或有瘀斑，苔白或薄黄，脉弦或细涩。

9. 蒌根软膏：瓜蒌根、木鳖子、附子各30克，丁香（末）、麝香（细研）、羌活、川芎、防风（去芦头）、细辛、牛膝（去苗）各15克。上药切细，以米醋140毫升拌匀，经三宿，纳锅内炒令稍干，下猪膏600克等，以慢火煎，候诸药焦黄色即停火，用绵滤去渣，后下丁香、麝香搅匀，纳瓷盒中盛，旋取摩之。适用于颈部局部肿胀，疼痛拒按，功能受限，或见瘀斑，舌质暗或有瘀斑，苔白或薄黄，脉弦或细涩。

10. 天花膏：天花粉90克，姜黄、赤芍、白芷各30克。上药共为细末。外用，用清茶调敷。适用于颈部局部肿胀，疼痛拒按，功能受限，或见瘀斑，舌质暗或有瘀斑，苔白或薄黄，脉弦或细涩。

11. 大黄五倍膏：生大黄、生栀子、柑子叶、芙蓉花各30克，五倍子20克，白及15克。上药共为细末。外用，用生姜适量煎汁搅匀，涂敷于患处，外用纱布包扎固定，每日1次。适用于颈部局部肿胀，疼痛拒按，功能受限，或见瘀斑，舌质暗或有瘀斑，苔白或薄黄，脉弦或细涩。

12. 乳没木香膏：乳香、没药各10克，青木香15克，栀子20克，冰片、樟脑各5克，红糖适量。上药除红糖外研为细末，过120目筛，用红糖拌匀，用冷开水调成糊状，敷于患处，当药膏敷干后取下换药。适用于颈部局部肿胀，疼痛拒按，功能受限，或见

瘀斑，舌质暗或有瘀斑，苔白或薄黄，脉弦或细涩。

13. 止痛膏：络石藤1000克，桑寄生200克，当归40克，全蝎、土鳖虫、独活、肉桂、黑附子各20克，干姜15克，乳香、没药各30克，冰片6克，桑枝1握。上药除络石藤、当归、桑枝、冰片外，其余诸药混合略炒，后加入冰片，研碎、过筛取末，再将络石藤、当归、桑枝加水煎2次取汁，去渣，合并2次煎液浓熬，取出浓液加入诸药末，调成膏状。外用，取药膏适量，分别贴敷在曲池、天宗等穴位上，上盖敷料，胶布固定，每日贴敷1次。适用于各类颈部扭挫伤并疼痛者。

落　枕

落枕多因睡眠姿势不良，睡觉起来后颈部疼痛，活动受限，似身虽起而颈尚留落于枕，故名落枕。好发于青壮年，冬春两季多发。多由于睡眠时姿势不良，头颈过度偏转，或睡眠时枕头过高、过低或过硬，使局部肌肉长时间处于紧张状态，持续牵拉而发生静力性损伤。

中医学没有"落枕"的病名，颈背部遭受风寒侵袭也是常见因素，如严冬受寒，盛夏贪凉，风寒外邪使颈背部某些肌肉气血凝滞、经络痹阻，僵凝疼痛，功能障碍。其主要症状是晨起突感颈部疼痛不适，出现疼痛，头常歪向患侧，活动欠利，不能自由旋转后顾，如向后看时，须整个躯干向后转动。颈项部肌肉痉挛压痛，触及条索状硬结，斜方肌及大小菱形肌部位亦常有压痛。风寒外束，颈项强痛者，可有渐渐恶风，身有微热，头痛等表证。其往往起病较快，病程较短，2～3日内即能缓解，1周内多能痊愈。如痊愈不彻底，易于复发。若久延不愈，应注意与其他疾病引起之颈背痛相鉴别。中医治疗主要以手法治疗为主，配合药物、理疗等治疗。

【膏方集成】

1. 万灵筋骨膏：大黄、槟榔、五倍子、香附、穿山甲、全蝎、羌活、防风、杏仁、芫花、细辛、牵牛子、土鳖虫、厚朴、甘遂

各 10.5 克，木鳖子、三棱、莪术、川乌、天麻子、地黄、草乌各 15 克，独活、猪牙皂、黄柏、肉桂、大戟、枳壳、麻黄、巴豆各 12 克，当归 22.5 克，黄连、蜈蚣各 6 克，玄参 3 克，柳枝 240 克，蕲蛇 120 克。上药除肉桂外，捣碎共入麻油 4800 克中浸泡，置锅内加热炸枯，捞出残渣，取油过滤即为药油，返入锅内，微热加入肉桂粉搅匀收膏，离火去火毒，待温摊膏，微晾对折备用，每张膏重 18～33 克。外用时温热化开，贴于患处。适用于晨起突感颈部疼痛不适，出现疼痛，头常歪向患侧，活动欠利，不能自由旋转后顾，如向后看时，须整个躯干向后转动。颈项部肌肉痉挛压痛，触及条索状硬结，斜方肌及大小菱形肌部位亦常有压痛，舌薄白，脉弦紧或浮紧而缓。

2. 风湿跌打止痛膏：乌药、防己、过江龙、两面针各 150 克，樟丹、薄荷脑各 20 克，没药、乳香各 60 克，麻油 4000 克，黄丹 1000 克。将乌药、防己、过江龙、两面针置麻油中浸泡 5～7 日，加热提取有效成分，药物炸焦为度，捞出药渣，继续加热炼油至滴水成珠，离开火源加入黄丹，不断搅拌，待冷后倒入冷水内，每日换水 1 次。1 周后取出摊涂，摊涂时将膏药置水浴上融化，加入乳香、没药、薄荷脑、樟脑等细粉，搅匀，用竹签摊涂于厚纸或布的中央，冷后折合即得。外贴患部，每贴用 3～5 日。适用于晨起突感颈部疼痛不适，出现疼痛，头常歪向患侧，活动欠利，不能自由旋转后顾，如向后看时，须整个躯干向后转动。颈项部肌肉痉挛压痛，触及条索状硬结，斜方肌及大小菱形肌部位亦常有压痛，舌薄白，脉弦紧或浮紧而缓。

3. 狗皮膏：枳壳、青皮、大风子、赤石脂、天麻、甘草、乌药、牛膝、羌活、黄柏、补骨脂、威灵仙、生川乌、木香、续断、桃仁、生附子、川芎、生草乌、生杜仲、远志、穿山甲、香附、白术、川楝子、僵蚕、小茴香、蛇床子、当归、细辛、菟丝子、橘皮、青风藤、轻粉各 50 克，儿茶、丁香、樟脑、没药、血竭、乳香各 25 克，肉桂 30 克。上药除轻粉、儿茶、丁香、没药、血竭、乳香、

肉桂、樟脑等 8 味药分别研成细末，过 80～100 目筛，和匀待用，将余药（33 味）酌予碎断，另取麻油 1200 克置于铁锅内，入枳壳等 33 味药，加热炸枯至橘黄色，捞出残渣，取油过滤，即为药油。炼油：根据下丹方式不同要求，依法炼油，下丹，分火上下丹和离火上下丹两种。去火毒，将上述药膏搅匀放入冷水中搅成 500～1500 克 1 块，将水控净，再放入冷水中浸泡 5～10 日，每日换水 1 次，然后将膏油加热熔化，等爆音停止，水汽去尽，晾温，加入轻粉等后 8 味药细料，边加边搅匀，加毕收膏，待温分摊于狗皮、羊皮上，微凉对内对折，备用。外用时温热化开，贴于患处。适用于晨起突感颈部疼痛不适，出现疼痛，头常歪向患侧，活动欠利，不能自由旋转后顾，如向后看时，须整个躯干向后转动。颈项部肌肉痉挛压痛，触及条索状硬结，斜方肌及大小菱形肌部位亦常有压痛，舌薄白，脉弦紧或浮紧而缓。

4. 落枕膏：葛根、桂枝、川芎各 30 克，细辛 9 克。上药共为细末，和匀，储瓶备用。外用，用时取上药适量（约 30 克），以白酒调和成软膏状，外敷于双足心涌泉穴和阿是穴（痛点）。上盖敷料，胶布固定，每日换药 1 次。5 次为 1 个疗程。适用于颈部疼痛属于寒气瘀滞者。

5. 消肿止痛膏：乳香、没药、木香、延胡索各 15 克，大黄、黄柏、川乌、草乌各 30 克，生天南星、细辛各 12 克。上药共为细末，用鸡蛋清将上药细末调成糊状敷于患处，绷带包扎固定于关节功能位置，用量大小视损伤范围及部位而定，24 小时更换 1 次。3 次为 1 个疗程。适用于以颈部酸胀疼痛为主，有沉重感，遇风寒则疼痛加重，得温则疼痛减轻，舌质淡，苔薄白或腻，脉紧。

6. 跌打止痛膏：川红花、冰片、侧柏叶、三七、薄荷、泽兰叶各 50 克，乳香、没药各 10 克，大黄、蒲公英、两面针、赤小豆各 100 克。上药共为粉末，调配成膏状备用。将适量药膏涂抹于蜡纸上，然后敷于患处，每日 1 贴。适用于晨起突感颈部疼痛不适，出现疼痛，头常歪向患侧，活动欠利，不能自由旋转后顾，如向后看时，须整个躯干向

后转动；颈项部肌肉痉挛压痛，触及条索状硬结，斜方肌及大小菱形肌部位亦常有压痛，舌薄白，脉弦紧或浮紧而缓。

颈 椎 病

颈椎病是指颈椎骨质增生、颈项韧带钙化、颈椎间盘萎缩退化等改变，刺激或压迫颈部神经、脊髓、血管而产生的一系列症状和体征的综合征。本病多见于 40 岁以上中老年患者，由于颈项部日常活动频繁，活动度较大，易受外伤，因而中年以后颈部常易发生劳损，如从事长期低头伏案工作的会计、誊写、缝纫、刺绣等职业者或长期使用电脑的工作者，或颈部受过外伤者，或由于年高肝肾不足，筋骨懈惰，引起椎间盘萎缩变性，弹力减小，向四周膨出，椎间隙变窄，继而出现椎体前后缘的骨质增生、钩椎关节的增生、小关节关系改变、椎体半脱位、椎间孔变窄、黄韧带肥厚、变性、钙化、项韧带钙化等一系列改变。椎体增生的骨赘可引起周围膨出的椎间盘、后纵韧带、关节囊的反应充血、肿胀、纤维化、钙化等，共同形成混合性突出物。当此类劳损性改变影响到颈部神经根，或颈部脊髓，或颈部主要血管时，即可发生一系列相关的症状和体征。颈椎病常见的类型有神经根型、脊髓型、椎动脉型和交感神经型，其中最为多见的是神经根型以及同神经根型相关的混合型。

中医学中虽然没有颈椎病的提法，但其相关症状散见于"颈肩痛""颈背痛""痹证""痿证""项强""眩晕"等方面的论述。中医辨证主要分为早、中、晚 3 期辨证。

【膏方集成】

1. 辣椒膏：豆油 1500 克，樟丹 500 克，干红辣椒 1000 克，雄黄 100 克，马钱子面 50 克。先用豆油炸辣椒至黑色，捞出再烤油至滴水不散为度。再下樟丹，文火熬煎，搅拌均匀至滴水成珠离火，搅凉，再下雄黄搅匀成膏状，放凉水中拉开（拔丝为度），然后用滑石粉包起，备用。外用，视病情取 1 块膏药，上放马钱子粉，置消毒白布上压平贴在患处。适用于头项强痛，恶风，或恶寒，或兼身痛，上肢痛或手指屈曲无力，或疼痛牵及肩背，头部转侧不利，项背腰脊酸软无力，头晕，舌淡，脉沉迟缓或沉迟无力。

2. 加味回阳玉龙膏：生川乌、生草乌、生天南星、生附子各 30 克，炮干姜、赤芍各 90 克，肉桂、白芷各 15 克，细辛 12 克。上药共为极细末，储瓶备用。外用，每取此散适量，用上好白酒加热调匀成糊状敷于患处（厚约 0.5 厘米），复以油纸，外用纱布包扎固定，每晚换药 1 次，重者早、晚各敷 1 次。每次换药时，可在用过已干的药料上，陆续加些新药粉，用热酒调匀再敷，直至 1 料药用完为度。适用于头项强痛，恶风，或恶寒，或兼身痛，上肢痛或手指屈曲无力，或疼痛牵及肩背，头部转侧不利，项背腰脊酸软无力，头晕，舌淡，脉沉迟缓或沉迟无力。

3. 痹证膏：当归尾、赤芍、红花、桃仁、川乌、细辛、独活、天南星、生半夏、姜黄、大黄、栀子、草乌各 6 克。上药共为极细末，储存备用。外用，每取此散适量，用生姜、葱白捣烂如泥，入药末调匀贴敷患处，每日换药 1 次。适用于颈项、肩、上肢疼痛，麻木，多为刺痛或触电样或放射样疼痛，痛有定处，夜间加重，痛处拒按，或伴头痛，亦多刺痛，或见指端麻木发绀，指甲凹陷少华，或见皮肤枯燥发痒，甚则肌肤甲错，面色黧黑，舌质青紫，或有瘀斑、瘀点，脉弦细或弦细涩。

4. 顽痹膏：紫河车 1 具，全当归、枸杞子各 60 克，炙蜈蚣 20 条，炙全蝎、土鳖虫各 30 克，灵蕲蛇、积雪草、独活、桑寄生、续断、补骨脂、狗脊各 90 克。上药共为极细末，每次 5～6 克，每日 3 次，以龟鹿二仙膏 1 克开水烊化送服。适用于头痛为空痛或胀痛，眩晕，耳鸣耳聋，腰膝酸软无力，甚者痿废不用，心烦失眠，口苦咽干，遗精带下，舌红少津，脉弦细数。

5. 参归膏：党参、当归、续断、延胡索、木瓜、甘草各 60 克，炙全蝎 50 克，炙蜈蚣 20 条，炙蜂房 2 只，积雪草、甘松各 30 克。上药共为细末，用炼蜜适量调拌成膏状，外用贴于痛处。适用于头颈项上肢酸痛隐隐，按揉则舒，喜温恶寒，头晕如飘，目视昏花，头痛眩晕，动辄加重，一侧或两侧肢体软弱无力，甚者痿废不用，面色苍白，唇口麻木色白，舌淡，脉细弱无力。

6. 舒筋活血膏：紫荆皮、大黄各 90 克，赤芍、芙蓉叶、栀子各 60 克，白芷、土鳖虫各 45 克，玄明粉 180 克，冰片 10 克，液状石蜡 1000 毫升，凡士林 800～1000 克。先将紫荆皮、栀子酒炒微焦，与赤芍、芙蓉叶、大黄、白芷、土鳖虫共干燥，粉碎过 100 目细筛，玄明粉亦研细过 100 目筛与上药混匀，再加适量液状石蜡调成糊状后，将融化的凡士林加入糊状药粉中，调成均匀细腻之软膏，另将冰片研极细，加少量液状石蜡，待完全溶解后，加入软膏，充分拌匀储于密闭瓷器中备用。取备用品适量摊于纱布上，外贴患处，包扎。破溃者先消毒，换药，敷料覆盖，再贴膏药。适用于颈项、肩、上肢疼痛，麻木，多为刺痛或触电样或放射样疼痛，痛有定处，夜间加重，痛处拒按，或伴头痛，亦多刺痛，或见指端麻木发绀，指甲凹陷少华，或见皮肤枯燥发痒，甚则肌肤甲错，面色黧黑，舌质青紫，或有瘀斑、瘀点，脉弦细或弦细涩。

7. 消肿镇痛膏：儿茶、大黄、陈皮、乌药、生地黄、黄柏各 10 克，红花、赤芍、泽兰各 15 克，当归、刘寄奴、栀子各 25 克，木香、桃仁各 20 克，血竭 9 克，土鳖虫 12 克，细辛 6 克。上药粉碎，过 120 目筛后，加入液化的凡士林中制成糊状，放于电炉上烊化 5 分钟。外用，用时视损伤面积大小把药膏摊于胶纸上，厚 3～5 毫米，敷于患处，绷带包扎固定，每 3 日换药 1 次。3 次为 1 个疗程。同时损伤部位用 TPD 灯局部照射，每次 30 分钟，每日 2 次。适用于颈项、肩、上肢疼痛，麻木，多为刺痛或触电样或放射样疼痛，痛有定处，夜间加重，痛处拒按，或伴头痛，亦多刺痛，或见指端麻木发绀，指甲凹陷少华，或见皮肤枯燥发痒，甚则肌肤甲错，面色黧黑，舌质青紫，或有瘀斑、瘀点，脉弦细或弦细涩。

8. 痹症膏：马钱子 1000 克，生川乌、生草乌、生乳香、生没药各 150 克，青风藤、当归各 200 克，麻油 2000 克，广丹 1000 克（冬季 750 克）。先将马钱子入油内炸至黑色，捞出，除广丹外，再将余药入油内炸枯后，捞出，过滤去渣，再加油加热，徐徐下广丹，用槐条不住搅拌，使油与广丹充分化合成膏，置冷水内浸泡 8～10 日即可应用。外用，每取膏药适量，摊不上时微加温，贴于患处。适用于颈项或上肢疼痛、麻木为主，或见关节手指屈曲不利，握物不牢，或头痛、身痛沉重，舌淡苔白，脉弦紧或濡缓。

9. 散瘀软伤膏：丹参、赤芍、三七、桃仁、当归尾、红花、泽兰、细辛、黄柏、地龙、黄芩、栀子、甘草各 500 克，大黄 1500 克，乳香、没药、血竭、儿茶、樟脑、冰片各 300 克。先将前 14 味中药粉碎过 120 目筛，取 5000 克药粉与乳香、没药（去油）、血竭、儿茶、樟脑、冰片按上述比例研成细粉，全药混匀后再以凡士林调煮成膏，装入容器中备用。用时可视肿胀面积大小，将药膏摊于布上，厚 2～3 毫米，贴于患处，外用绷带包扎固定，每 3 日换药 1 次。15 次为 1 个疗程。适用于颈项、肩、上肢疼痛，麻木，多为刺痛或触电样或放射样疼痛，痛有定处，夜间加重，痛处拒按，或伴头痛，亦多刺痛，或见指端麻木发绀，指甲凹陷少华，或见皮肤枯燥发痒，甚则肌肤甲错，面色黧黑，舌质青紫，或有瘀斑、瘀点，脉弦细或弦细涩。

10. 颈椎膏：葛根、黄芪、川芎各 30 克，丹参、威灵仙、白芷各 15 克，乌梢蛇 10 克。上药共为极细末，和匀，备用。外用，每次取药末 20 克，与适量洋芋（连皮）共捣烂如泥状，外敷于颈部（压痛点），用纱布包扎固定，每日换药 1 次。7 日为 1 个疗程。适用于颈项、肩、上肢疼痛，麻木，多为刺痛或触电样或放射样疼痛，痛有定处，夜间加重，痛处拒按，或伴头痛，亦多刺痛，或见指端麻木发绀，指甲凹陷少华，或见皮肤枯燥发痒，甚则肌肤甲错，面色黧黑，舌质青紫，或有瘀斑、瘀点，脉弦细或弦细涩。

11. 鸡血藤膏：鸡血藤、桑枝、威灵仙、葛根、木瓜、白芍各 200 克，牛膝、川芎、陈皮各 100 克。上药加水煎煮 3 次，滤汁去渣，合并 3 次滤液，加热浓缩成清膏，再加蜂蜜、蔗糖各 150 克收膏即成。每次 15～30

中医膏方全书（珍藏本）

克，每日 2 次，开水调服。半个月为 1 个疗程。适用于头痛为空痛或胀痛，眩晕，耳鸣耳聋，腰膝酸软无力，甚者痿废不用，心烦失眠，口苦咽干，遗精带下，舌红少津，脉弦细数的患者。

腰部劳损

腰部劳损是指腰部肌肉、筋膜、韧带软组织的慢性损伤。通常为腰肌劳损、腰骶关节炎、棘上或棘间韧带劳损、腰背筋膜炎、骶髂关节炎、腰椎横突综合征的统称。长期弯腰工作或工作姿势不良，腰部急性外伤之后，未能获得及时而有效的治疗，损伤的组织未得以充分修复，迁延成慢性腰痛，由于腰骶部骨骼的先天性结构异常，使肌肉的起止点随之发生异常或该部活动不平衡也易发生腰部劳损。露卧贪凉，汗出当风，风寒湿邪侵袭腰部，使腰部肌肉发生痉挛、水肿、局部充血及慢性无菌性炎症等。当发生这些现象后如果没有很好的治疗或休息，其局部软组织很容易引起损伤，使劳损与寒湿并发。腰部劳损主要表现为腰痛，但疼痛程度和性质往往有一定的差别。一般的疼痛多为隐痛，时轻时重，反复发作，休息后有一定减轻，弯腰工作感到困难，若勉强弯腰则腰部疼痛加剧，常用双手捶腰，以减轻疼痛。腰部劳损疼痛的部位多在腰两侧部或腰骶关节周围。少数患者感到臀部和大腿后上部胀痛。腰部感到有明显的压痛点，而病灶所在部位往往就是压痛点的位置。腰部劳损与寒湿并发者，阴雨天或受凉后腰痛加重，腰部不能直立，喜暖畏寒，活动不便。

本病中医学归属于"腰痛"范畴，认为主要是肾气亏虚，或气滞血瘀，腰失荣养所致。

【膏方集成】

1. 摩腰膏：附子、川乌、天南星各 7.5 克，花椒、雄黄、樟脑、丁香各 4.5 克，干姜 3 克，麝香 0.3 克。上药共为细末，用凡士林适量调成糊膏状，均匀涂抹在敷料上，敷于患处，外用绷带固定。2～3 日换药 1 次。适用于腰部劳损，面色无华，手足不温，畏寒肢冷，腰腿发凉，小便清长，大便清冷，

舌淡而润，脉沉迟无力者。

2. 虎骨膏：虎骨（酥炙）、龟甲（酥炙）、当归、川草薢、牛膝各 60 克，川芎、肉桂、羌活各 30 克。上药共为极细末，用凡士林适量调成糊膏状，均匀涂抹在敷料上，敷于患处，外用绷带固定。2～3 日换药 1 次。适用于腰部劳损，面色黧黑，皮肤甲错，唇甲青紫，舌淡紫或暗黯，或有瘀斑瘀点，脉细涩或弦细者。

3. 地龙膏：地龙、苏木、桃仁各 9 克，官桂、麻黄、黄柏各 3～6 克，当归 12 克，甘草 6 克。上药共为细末，用凡士林适量调成糊膏状，均匀涂抹在敷料上，敷于患处，外用绷带固定。2～3 日换药 1 次。适用于腰部劳损，面色无华，手足不温，畏寒肢冷，腰腿发凉，小便清长，大便清冷，舌淡而润，脉沉迟无力者。

4. 消肿止痛膏：乳香、没药、木香、延胡索各 15 克，大黄、黄柏、川乌、草乌各 30 克，生天南星、细辛各 12 克。上药共为细末，用鸡蛋清将上药细末调成糊状敷于患处，绷带包扎固定于关节功能位置，用量大小视损伤范围及部位而定，24 小时更换 1 次。3 次为 1 个疗程。适用于腰部劳损，面色黧黑，皮肤甲错，唇甲青紫，舌淡紫或暗黯，或有瘀斑、瘀点，脉细涩或弦细者。

5. 壮腰健肾膏：狗脊 1876 克，鸡血藤、黑老虎各 1150 克，金樱子 300 克，千斤拔 450 克，牛大力 350 克，桑寄生（盐酒制）563 克，菟丝子、女贞子各 94 克。上药共为细末，和匀，炼蜜为膏。每次 5 克，每日 2～3 次，温开水送服。适用于腰部疼痛，多为隐痛，时轻时重，反复发作，腰部酸软无力，喜按喜揉，足膝无力，遇劳更甚，卧则减轻，弯腰工作感到困难，若勉强弯腰则腰部疼痛加剧，常用双手捶腰，以减轻疼痛。

6. 补虚固肾膏：补骨脂、山药、茯苓、山茱萸、当归、杜仲炭、草薢、核桃仁、牡丹皮、牛膝、熟地黄、砂仁、小茴香、黄柏各适量。上药共为细末，和匀，炼蜜为膏。每次 10 克，每日 2 次，温开水送服。适用于腰部疼痛，多为隐痛，时轻时重，反复发作，腰部酸软无力，喜按喜揉，足膝无力，遇劳

中医膏方全书（珍藏本）

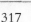

更甚，卧则减轻，弯腰工作感到困难，若勉强弯腰则腰部疼痛加剧，常用双手捶腰，以减轻疼痛。

7. 腰肌劳损 1 号膏：熟地黄、山药、阿胶各 200 克，山茱萸、杜仲、川牛膝、补骨脂、桑寄生、狗脊、五加皮、千年健、杭白芍各 150 克，核桃仁、续断、当归各 100 克。上药除阿胶外，余药加水煎煮 3 次，滤汁去渣，合并滤液，加热浓缩成清膏，再将阿胶加适量黄酒浸泡后隔水炖烊，冲入清膏和匀，最后加蜂蜜 300 克收膏即成。每次 15～30 克，每日 2 次，开水调服。适用于腰部疼痛，多为隐痛，时轻时重，反复发作，腰部酸软无力，喜按喜揉，足膝无力，遇劳更甚，卧则减轻，弯腰工作感到困难，若勉强弯腰则腰部疼痛加剧，常用双手捶腰，以减轻疼痛。

8. 杜仲腰痛膏：补骨脂、制附子、熟地黄、杜仲（炒）、菟丝子、大茴香、川楝子、当归、川芎、桃仁、木香、制香附、延胡索各 30 克。上药共为细末，和匀，以醋、酒各半调和成糊状。外用，每取药膏适量，外敷足底双侧涌泉穴和肾俞穴上，上盖敷料，胶布固定。每日换药 1 次。10 次为 1 个疗程。适用于腰部劳损，面色黧黑，皮肤甲错，唇甲青紫，舌淡紫或暗黯，或有瘀斑瘀点，脉细涩或弦细者。

9. 滋补腰痛膏：熟地黄、山药、阿胶各 200 克，山茱萸、杜仲、川牛膝、补骨脂、桑寄生、狗脊、五加皮、千年健、杭白芍各 150 克，续断、当归各 100 克。上药除阿胶外，余药加水煎煮 3 次，滤汁去渣，合并滤液，加热浓缩成清膏，再将阿胶加适量黄酒浸泡后隔水炖烊，冲入清膏和匀，然后加蜂蜜 300 克，收膏即成。每次 15～30 克，每日 2 次，开水调服。适用于腰部疼痛，多为隐痛，时轻时重，反复发作，腰部酸软无力，喜按喜揉，足膝无力，遇劳更甚，卧则减轻，弯腰工作感到困难，若勉强弯腰则腰部疼痛加剧，常用双手捶腰，以减轻疼痛。

腰椎间盘突出症

腰椎间盘突出症又称腰椎间盘纤维环破裂髓核突出症，是在腰椎间盘发生退行性变，在外力的作用下，使纤维环破裂、髓核突出，刺激或压迫神经根而引起腰痛及下肢坐骨神经放射痛等症状为特征的腰腿痛疾患。它是临床最常见的腰腿痛疾患之一。本病男性占 1.9%～7.6%，女性占 2.5%～5.0%，易发于 20～40 岁。其临床症状主要以腰痛和坐骨神经痛为主，主要以腰 4～腰 5，腰 5～骶 1 椎间盘突出最多见。

本病属于中医学"腰腿痛""痹证"范畴。中医学认为"腰为肾之府"，故本病与肾关系最为密切，提出肾气虚损，筋骨失养而退变是造成腰椎间盘突出症的根本原因。临床上主要根据本病的发作特点分为早期、急性发作期和晚期分期辨证。

【膏方集成】

1. 复方马钱子膏：马钱子、土鳖虫、牛膝、麻黄、僵蚕、全蝎、甘草、乳香、没药、苍术各等份。上药共为极细末，以凡士林调和外敷，每日 1 次。适用于腰背腿疼痛麻木，多为刺痛或触电样或放射样疼痛，急性损伤者，痛如锥刺刀割，痛有定处，夜间加重，痛处拒按，重则因痛剧而不能转侧，行动不能，或下肢痿软无力，甚至下肢痿废不用，或见皮肤枯燥发痒，甚则肌肤甲错，面色黧黑，舌质青紫，或有瘀斑、瘀点，脉弦细或弦细涩。

2. 腰突膏：牡丹皮、马钱子、两面针、秦艽、洋金花各适量。上药按 3：0.5：3：3：0.5 配药，研粉，用水、蜜调制成糊状热敷穴位，用时每穴每次 5～10 克，隔日 1 次，每次 6～8 小时。15 次为 1 个疗程。适用于各型腰椎间盘突出症患者，但急性疼痛者尽量少用。

3. 消刺膏：威灵仙 60 克，生川乌、生草乌、血竭各 10 克，透骨草、乳香、没药各 20 克，冰片、麝香各酌量。上药共为细末，用陈醋调成糊状药膏。外用，用时视患处大小而定，将药膏涂于纱布棉垫上外敷于皮肤表面，然后用胶布固定。隔日换药 1 次。10 次为 1 个疗程。适用于腰背腿疼痛麻木，多为刺痛或触电样或放射样疼痛，急性损伤者，痛如锥刺刀割，痛有定处，夜间加重，痛处拒按，重则因痛剧而不能转侧，行动不能，或下肢痿软无力，甚至下肢痿废不用，或见皮肤枯燥发痒，甚则肌肤甲错，面色黧黑，舌质青紫，或有瘀斑、瘀点，脉弦细或弦细涩。

4. 蠲痹膏：生川乌、生草乌、威灵仙各50克，透骨草、当归、葛根、三棱、红花、生乳香、生没药各30克，皂角刺100克，骨碎补、生穿山甲各40克，白芥子、牛膝、姜黄、细辛各20克，生马钱子60克，全蝎、蜈蚣、冰片、樟脑、丁香、肉桂各15克，麻油1250克，铅丹粉350克。将生川乌、生草乌等前8味粗料药用水煮2次，滤过，药液浓缩为稠膏备用，将除马钱子、生穿山甲外后14味药分别研成细粉备用，将生马钱子、生穿山甲置于麻油中浸泡3日，然后加热熬油至油冒黑烟，待生马钱子呈外黑内黄，生穿山甲起泡时，将药渣捞去，继续加热熬油。熬炼至滴水成珠时，加入铅丹粉制成膏药基质，基质入冷水中浸10余日，每日换水以去火毒。将去火毒后的膏药基质加热熔化后，按适当比例加入水煮稠膏，稍冷加入生乳香、生没药等细粉充分搅匀后，再加入二甲基亚砜，充分搅拌后即成黑色黏膏，然后摊涂或制成膏药备用。外用，用大张膏药外贴患处，每3日换药1次。10次为1个疗程。适用于腰背腿部冷痛重着，转侧不利，行动缓怠，遇寒湿则加重，虽静卧休逸，疼痛亦难明显减轻，甚或加重，其病史一般较长并渐渐加重而致，舌淡苔白腻，脉多沉迟、沉缓或濡缓。

5. 骨刺消痛膏：荜茇、花椒、川乌、麻黄、乳香各15克，大风子（去皮）60克，蓖麻子、木瓜各30克。上药共研过80目筛，将细末分6份，为6次用。外用，每次1份用食醋调成稠膏，外敷于腰部。适用于腰背腿疼痛麻木，多为刺痛或触电样或放射样疼痛，急性损伤者，痛如锥刺刀割，痛有定处，夜间加重，痛处拒按，重则因痛剧而不能转侧，行动不能，或下肢痿软无力，甚至下肢痿废不用，或见皮肤枯燥发痒，甚则肌肤甲错，面色黧黑，舌质青紫，或有瘀斑、瘀点，脉弦细或弦细涩。

6. 参归膏：党参、当归、续断、延胡索、木瓜、甘草各60克，炙全蝎50克，炙蜈蚣20条，炙蜂房2只，积雪草、甘松各30克。上药共为极细末，用炼蜜适量调拌成膏状，外用贴于患处。适用于腰背臀及下肢酸痛隐隐，按揉则舒，喜温恶寒，头晕如飘，目视昏花，动辄加重，一侧或两侧下肢软弱无力，甚者痿废不用，面色苍白，唇口麻木色白，舌淡，脉细弱无力。

7. 万灵筋骨膏：大黄、槟榔、五倍子、香附、穿山甲、全蝎、羌活、防风、杏仁、芫花、细辛、牵牛子、土鳖虫、厚朴、甘遂各10.5克，木鳖子、三棱、莪术、川乌、天麻子、地黄、草乌各15克，独活、猪牙皂、黄柏、肉桂、大戟、枳壳、麻黄、巴豆各12克，当归22.5克，黄连、蜈蚣各6克，玄参3克，柳枝240克，蕲蛇120克。上药除肉桂外，捣碎共入麻油4800克中浸泡，置锅内加热炸枯，捞出残渣，取油过滤即为药油，返入锅内，微热加入肉桂粉搅匀收膏，离火去火毒，待温摊膏、微晾对折备用，每张膏重18～33克。用时温热化开，贴于患处。腰背腿部冷痛重着，转侧不利，行动缓怠，遇寒湿则加重，虽静卧休逸，疼痛亦难明显减轻，甚或加重，其病史一般较长并渐渐加重而致，舌淡苔白腻，脉多沉迟、沉缓或濡缓。

8. 补虚固肾膏：补骨脂、山药、茯苓、山茱萸、当归、杜仲炭、萆薢、核桃仁、牡丹皮、牛膝、熟地黄、砂仁、小茴香、黄柏各适量。上药共为细末，和匀，炼蜜为膏。每次10克，每日2次，温开水送服。适用于腰椎间盘突出症属肝肾不足者。

9. 健步虎潜膏：龟甲胶、鹿角胶、狗胫骨、何首乌、川牛膝、杜仲、锁阳、当归、熟地黄、威灵仙各2份，黄柏、人参、羌活、白芍、白及各1份，大川附子1.5份，蜜糖适量。上药共为细末，炼蜜为膏。每次5克左右，每日1次，口服。适用于腰椎间盘突出症，症见腰膝酸软无力，痛处绵绵，腰部屈曲转侧困难，或屈曲则牵及颈项，或下肢疼痛不适，甚则下肢痿废不用，或耳鸣耳聋，心烦失眠，口苦咽干，遗精带下，舌红少津，脉弦细数。

梨状肌综合征

梨状肌综合征又称坐骨神经盆腔出口综合征，主要是由于梨状肌的肥大或变异，刺激或压迫坐骨神经而引起的以臀腿部疼痛为主的临床综合征。它主要以臀部酸胀疼痛为特点，并常出现沿坐骨神经放射样疼痛，严重者可致不能走路或跛行，导致人体的运动功能障碍。

本病属于中医学"痹证"范畴，又称"臀痛""腿痛"，伴有腰痛时称为"腰腿痛"。中医学认为本病主要因外伤致气滞血瘀、脉络受阻为主，即有"不通则痛"之意，主要分为早期和中晚期辨证施治。

【膏方集成】

1. 瘀化追风膏：川乌、草乌、乳香、没药、白芥子、巴豆、威灵仙、黄芪、防风、秦皮、肉桂各等份。上药除乳香、没药、肉桂外，余药用麻油适量炸至焦枯去渣，炼油，兑入樟丹（适量），搅匀收膏待温兑入研细的乳香、没药、肉桂，和匀即得，摊膏备用。外用，用时先用热姜汤将患处擦洗至充血发红后，擦干水分，再取膏药温热化开，贴敷患处。每张贴敷15～20小时。适用于臀部及下肢麻木，酸痛，偏湿者肢体酸痛重着麻木，偏寒者肢体发凉，得寒痛增，或痛处固定不移或跳窜痛，若寒湿郁而化热，可见"刀割样"或"烧灼样"痛。

2. 藤寄腰痛膏：桑寄生120克，鸡血藤、海风藤各150克，杜仲、川牛膝、地龙、炮穿山甲各100克，细辛30克。上药加水煎煮3次，滤汁去渣，合并3次滤汁，加热浓缩成清膏，再加蜂蜜300克收膏即成。每次15～30克，每日2次，温黄酒或温开水调服。适用于臀部及下肢酸软无力，遇劳加甚，卧则减轻，偏阳虚者，面色无华，手足不温，舌质淡，脉沉细；偏阴虚者，面色潮红，手足心热，舌质红，脉弦细数。

3. 姜附膏：乌头、干姜、附子各9克，麝香0.5克，桂枝6克，细辛3克。先将除麝香外余药共研细末，再入麝香同研和匀，以生姜汁、蜂蜜各适量调和成软膏状。外用，用时取药膏适量，外敷腰部，上盖敷料，胶布固定，每日或隔日换药1次。适用于臀部及下肢麻木、酸痛，偏湿者肢体酸痛重着麻木；偏寒者肢体发凉，得寒痛增，或痛处固定不移或跳窜痛。若寒湿郁而化热，可见"刀割样"或"烧灼样"痛。

4. 虎骨追风膏：石斛、透骨草、桂枝各120克，虎骨、生地黄、当归各240克，赤芍、羌活、杜仲、独活、防风各90克，白及、生川乌、白蔹、生穿山甲、麻黄、生草乌、红花、大黄、皮草各60克，川芎180克，香油15000毫升，樟丹32400克。前21味药用香油炸至焦枯去渣，炼油，兑入樟丹，搅熬收膏。另兑入以下药面：肉桂、血竭各90克，乳香、没药各60克，木香30克，麝香3克，共研细末，兑入搅匀，摊膏，备用。外用，用时取膏药温热化开，随症贴用。适用于臀部筋肉麻木，酸痛，肌肤不仁，痿软无力，舌暗红有瘀斑，脉弦细数。

5. 阿魏麝香膏：阿魏、乳香、生穿山甲、独活、生地黄、没药、白芷、天麻、官桂、赤芍、玄参、松香各60克，木鳖子30克，麝香3克，香油6000毫升，黄丹35000克。上药除乳香、没药、官桂、麝香外，余药用香油炸至焦枯去渣，炼油，兑入黄丹，搅匀收膏。待凉掺入研细的乳香、没药、官桂、麝香搅匀，摊膏备用。外用，用时取膏药温热化开，随症贴用。适用于臀部筋肉麻木，酸痛，肌肤不仁，痿软无力，舌暗红有瘀斑，脉弦细数。

6. 茶黄消肿膏：血竭、三七、栀子、乳香、川芎、没药各200克，土鳖虫150克，儿茶、生大黄、三棱、莪术各300克。上药共为极细末，过100目筛和匀，调入凡士林适量，混合均匀成软膏状。外用，用时取药膏适量，外敷于患处，外盖塑料薄膜或绵纸后，用绷带或胶布固定，每日换药1次。适用于臀部筋肉麻木，酸痛，肌肤不仁，痿软无力，舌暗红有瘀斑，脉弦细数。

第二十三章　骨疾病

急性化脓性骨髓炎

急性化脓性骨髓炎又称血源性骨髓炎，是指骨质各组成部分受到金黄色葡萄球菌或溶血性链球菌感染而引起的急性感染。病变可侵及骨髓、骨皮质及骨膜。本病破坏性大，发展快。多发生于儿童，男性多于女性。本病起病突然，进展迅速，可出现不同程度的感染中毒症状（高热、寒战、头痛、恶心、呕吐甚至昏迷等）及局部炎性表现（红、肿、热、痛），患肢功能障碍，易发生病理性骨折。多起始于长骨的干骺端，成团的细菌在此处停滞繁殖。病灶形成后脓肿的周围为骨质，引流不好，多有严重的毒血症表现，以后脓肿扩大依局部阻力大小而向不同方向蔓延。如不及时正确地治疗，可以危及生命，或者演变成慢性骨髓炎，形成窦道，经久不愈。治疗成功的关键在于早期控制感染和开窗减压引流，防止骨质广泛破坏和死骨形成。同时强调局部与整体并重，内治与外治兼顾，中医与西医结合的综合治疗原则。

本病中医学称为"附骨痈"，并因其发病部位不同命名各异。大腿外侧的称为"附疽症"，内侧称为"咬骨疽"。《疮疡经验全书·附骨痈疽论》曰："此病之发，盛暑身热，贼风于骨节，与热相持，复遇冷湿，或居劳太过，两足下水，久卧湿地，身体虚弱而受寒，然风热伏结，壅遏附骨而成。"因此本病的形成主要与热毒注骨，外伤感染和正气不足有关，病机特点以邪实为主，其邪气主要与热毒有关。治疗按照3期（脓未成、脓已成、脓已溃）辨证，运用"消""托""补"三法。

【膏方集成】

1. 黄仙解毒膏：黄连、黄芩、黄柏、栀子各15克，白芷、贝母、防风、赤芍、当归尾、甘草节、皂角刺（炒）、穿山甲（炙）、天花粉、乳香、没药各10克，金银花30克，陈皮20克。上药浓煎后，再加入麦芽糖100克，糖浆200克，搅拌均匀，成膏状，取用。每次20～30克，每日3次，餐前空腹温开水冲服，并可取少许敷于红肿处。适用于肢体红肿热痛、发热、大汗、黄赤的患者。

2. 生肌收口膏：儿茶、血竭、三七、制乳香、制没药、象皮炭各30克，冰片、麝香各9克。上药碾成粉状，加入0.5升的糖浆中，均匀搅拌，敷于患处。适用于已进行冲洗排脓，或术中骨质破坏严重，开窗范围大的患者。

3. 八桔膏：党参、熟地黄、茯苓、白术、当归、白芍各15克，川芎、白芷、皂角刺、甘草、桔梗各10克，另加麦芽糖、蜂蜜各60克，糖浆500克，收膏。每次22～30克，每日2次，早、晚空腹开水冲服。适用于局部肿胀明显、阵痛或刺痛，皮肤嫩红光亮、按之肿硬中有软陷的患者。

4. 五枝膏：榆树皮、柳树皮、槐树皮、桑树皮、桃树皮各50克，乳香、没药各9克，香油120毫升，樟丹60克。香油煮沸，放入5种树皮，待树皮炸焦，用铜丝箩过滤取渣，再入乳香末、没药末，熬至滴水成珠，然后搅拌入樟丹，冷后即成。外用，将膏药加温，外贴患处，每3～5日换药1次，直至痊愈为止。适用于骨髓炎急性发作，疼痛剧烈，肿胀尚不明显的患者。

5. 谷糠膏：谷糠5000克。用纯净水10升，浸泡上药24小时，再用布过滤去渣澄清，药水入锅熬成膏，摊布上备用。外用，外贴患处，每日1次。适用于急性骨髓炎的辅助治疗，局部红肿、热及压痛明显者。

6. 独角莲膏：鲜独角莲、香油各2份，樟丹1份。先将独角莲切成片，将香油煎滚后下独角莲，炸至黄色后，取出弃之，继续炼油至滴水成珠后，下樟丹，搅拌均匀，待成黑色后，倒入冷水中去火毒，膏药即成，储存备用。外用，用药时取膏适量，摊于布上，贴敷患处。适用于急、慢性骨髓炎，骨结核，痈疽疮疡的患者。

7. 青黛膏：青黛、乳香、没药、血竭、蜈蚣各30克，儿茶、白及各50克，冰片20克，麝香3克，樟脑100克，松香200克，黄蜡250克，猪板油1000克。先将黄蜡、猪油放入锅内，用文火熔化后，缓入松香、孩儿茶、血竭、乳香、没药、白及、蜈蚣、青黛（均先研为细末），搅匀后，再缓入研细的冰片、麝香，搅匀后即成膏药，放入瓷缸内备用。外用，用时先将患处按常规消毒后，取药膏适量贴敷患处。首先每3日换药1次，待脓液少时，每7日换药1次，直至痊愈止。1个月为1个疗程。适用于骨髓炎。

8. 骨疽膏：当归尾、赤芍、生地黄、红花、桃仁、青黛、防风、白芷、癞蛤蟆、荆芥、木香各60克，樟脑、松香各250克，煅象皮、五加皮、冰片各9克，炒黄丹1000克，穿山甲30克，净茶油1500毫升，麻油1000毫升。上药除煅象皮、冰片、炒黄丹、樟脑、青黛外，其他药与茶油、麻油一同放入锅内熬炼至药枯黄，滤去药渣，同研细后的象皮等5味药细料，搅拌均匀，收储备用。外用，根据患处大小，取膏适量，摊在绵纸上，贴敷患处。每日换药2次。适用于骨髓炎，因损伤后感染所致。

9. 骨康膏：活公鸡1只，乳香、没药各15克，血竭4克，骨碎补12克，五加皮20克。先将鸡拧死（勿见铁器）去掉羽毛及腹腔脏器，剩下整只鸡皮备用。用石臼将鸡肉、鸡血等捣烂如泥，再将后5味药共研细末，混匀，与鸡肉泥一起摊于鸡皮上，备用。外用，用时直接取鸡皮膏敷在骨折或骨质破坏之局部，用绷带包扎，外以小夹板固定。24小时后去除药物，外以小夹板固定，隔5～7日换药1次。适用于骨髓炎骨质破坏及骨折患者。

10. 黑药膏：南瓜藤（晒干煅炭存性）、甘油各150克，土楝子（煅炭存性）30克，地脚粉500克，饴糖1000克。上药除饴糖、甘油外，余药共研成细粉末，置于铜锅内加热，投入饴糖、甘油拌匀熬制而成。外用，用时视疮面大小或骨病变大小，将黑药膏摊在夹棉纱布上，贴敷患处。隔日换药1次。适用于急、慢性骨髓炎。邪盛正气未衰者，内服五味消毒饮加味，以助清热解毒，泻火之功；余毒未消，正气不足者，内服以扶正逐邪之品。

11. 南蝎膏：南瓜藤炭50克，乳香、没药、白芷各15克，蜈蚣2条，血竭、平贝母、金银花各10克。上药共为细末，加入适量饴糖调制成膏。外用，用时取药膏适量，外敷患处，每日换药1次。适用于骨髓炎，甲状腺炎，甲状腺肿瘤，乳腺增生等。

12. 珍珠象牙膏：珍珠、官粉、白蜡、象牙末各5克，天花粉2.5克，香油250毫升。上药依法熬成膏，摊膏备用。外用，用时取膏摊贴于患处，隔日换药1次。适用于附骨疽（腐肉已祛）。

慢性化脓性骨髓炎

慢性化脓性骨髓炎是急性化脓性骨髓炎的延续，一般症状限于局部，由于骨质破坏、死骨形成、窦道经久不愈、反复发作。往往顽固难治，甚至数年或十数年仍不能痊愈。临床上进入慢性炎症期时，有局部肿胀，骨质增厚，表面粗糙，有压痛。如有窦道，伤口长期不愈，偶有小块死骨排出。有时伤口暂时愈合，但由于存在感染病灶，炎症扩散，可引起急性发作，有全身发冷发热，局部红肿现象，经切开引流，或自行穿破，或药物控制后，全身症状消失，局部炎症也逐渐消退，伤口愈合，如此反复发作。全身健康状况较差时，也易引起发作。由于炎症反复发作，多处窦道，对肢体功能影响较大，可有肌肉萎缩，如发生病理性骨折，可有肢体短

缩或成角畸形，如发病接近关节，多有关节
挛缩或僵硬。

本病属于中医学"附骨疽"范畴。本病
的发病原因多由于病后体虚，余毒残留，兼
之湿热内感，邪毒窜泛筋骨，以致气血壅滞，
经络闭阻不通，或是内热炽盛，火毒深窜入
骨，壅滞不行，热胜则肉腐，肉腐则为脓，
蕴脓腐骨，或肾中精气不足，阴寒之邪深袭，
凝滞内郁，或寒湿之邪因人之虚，深袭伏结，
郁久化热，湿热之邪凝滞经脉气血，化腐成
脓而得。

【膏方集成】

1. 消脓膏：生黄芪、牛膝、络石藤、忍
冬藤各 30 克，地龙、苏木、乌梢蛇、土鳖
虫、僵蚕各 15 克，当归、汉防己、生甘草各
10 克。上药煎煮，取其浓汁，再加入蜂蜜 80
克，糖浆 200 克，拌匀后，黏稠成膏状，取
用。每次 20～30 克，每日 2 次，早、晚空腹
开水冲服。适用于肢体红肿热痛、病变干骺
端压痛明显、肢体活动障碍、口渴、烦躁、
小便黄赤、大便干燥的患者。

2. 神功内托膏：当归、川芎、白术、黄
芪、蒲公英、制没药各 20 克，杭白芍、茯
苓、炮穿山甲、陈皮、广木香各 15 克。上药
浓煎 3 次，去渣取汁后，加入冰糖 800 克烊
化。每次 25～35 克，每日 2 次，早、晚空腹
开水冲服。适用于脓水淋漓，瘘管形成酸痛
无热，口中不渴，舌淡苔白，脉沉细或迟细
的患者。

3. 脾升胜湿膏：生黄芪、丹参、苍术、
白术各 30 克，茯苓、薏苡仁、泽泻、木瓜、
忍冬藤各 15 克，陈皮、半夏、川牛膝、防己
各 10 克。上药浓煎 3 次，去渣取汁后，加入
麦芽糖、蜂蜜各 60 克，糖浆 380 克，收膏。
每次 15～30 克，每日 2 次，早、晚空腹开水
冲服。适用于病势缠绵，局部窦道常有黏滞
或稀薄脓液，纳差，脉虚的患者。

4. 真归膏：熟地黄、枸杞、川牛膝、黄
芪、炒山药、山茱萸、菟丝子、连翘各 30
克。上药浓煎 3 次，去渣取汁后，加入冰糖
500 克，龟甲胶、鹿角胶各 60 克烊化，成膏。
每次 20～35 克，每日 2 次，早、晚空腹开水
冲服。适用于疮破溃，脓水稀薄淋漓，舌质

少津、少苔，脉沉细的患者。

5. 葱白蒜膏：大葱白 240 克，蒜 480
克，醋 1500 毫升。葱、蒜捣烂，入醋熬膏备
用。外用，外贴患处。适用于骨髓炎迁延不
愈，局部可见流脓，红、肿、痛不明显的。

6. 萍鳅膏：浮萍 30 克，活泥鳅 2 条。
先将泥鳅用清水养 24 小时，保留体表黏滑物
质，洗净后再用冷水浸洗 1 次。将浮萍、泥
鳅一起捣烂如泥膏状备用。外用，用时取本
膏 30 克，贴敷患处，外加包扎固定。每日换
药 1 次。2 周为 1 个疗程。适用于慢性骨髓
炎，有局部肿胀，骨质增厚，表面粗糙，有
压痛的患者。

7. 葡萄根膏：新鲜野葡萄根、鸡蛋、香
油、白酒、苯甲酸钠各适量。将新鲜野葡萄
根去外皮洗净，捶取内皮，捣烂成泥状，每
500 克加鸡蛋清 4 枚，香油 60 毫升，白酒 5
毫升，苯甲酸钠 2.5 克，搅拌成膏，置瓶内
备用。又取新鲜野葡萄根去皮捣汁，浸泡纱
条，高压消毒，瓶储备用。上药均不宜用金
属器皿盛装。外用，用时先洗净患处皮肤。
红、肿、痛或有脓未溃者，外敷药膏 0.2 厘
米厚，以胶布或绷带固定；表面坚硬，脓肿
难消者，可于局部先撒黄粉再敷药膏；破溃
成瘘管者，则先用纱布条引流，再外敷药膏。
每日换药 1 次。坚持用药，其效始著。

8. 麝香膏：麝香、牛黄各 6 克，僵蚕 30
克，蜈蚣 3 条，血竭、冰片、朱砂各 6 克。
上药共为极细末，和匀，储瓶备用。勿令泄
气。外用，用时取此膏适量，外敷伤口及死
骨上。上盖敷料，胶布固定。每 2～3 日换药
1 次直至痊愈为止。适用于慢性骨髓炎有死
骨形成者。

9. 阴疮生肌膏：阿胶 50 克，蜂房 35
克，血余炭 30 克，穿山甲粉 20 克，白胡椒
粉 15 克。先将血余炭（投药前用碱水泡洗干
净）、蜂房加入白酒中浸软，以小火熬至滴水
成珠后，再加穿山甲粉和白胡椒粉搅拌，摊
布外用。外用，用时取膏药贴敷患处。适用
于慢性骨髓炎，伤口已破溃，而肉芽生长不
良，其色阴暗之阴疮。

10. 五毒膏：生川乌、生草乌、生天南
星、乌梢蛇各 54 克，全蝎 24 克，蜈蚣 30 条，

活蟾蜍4个，麻油2500毫升，黄丹1250克。先将7味药与麻油同时放入锅内（蟾蜍处死后放入），共煎熬之，待药枯焦后捞出，再将油炼至滴水中不散时，加入黄丹，搅拌均匀，炼至滴水成珠即成膏。外用，用时取膏药适量，摊成布膏，贴敷患处。适用于骨髓炎、骨结核未溃破，因寒邪所致的疼痛，肿毒初期的患者。

11. 青军膏：青黛、生半夏、生天南星、乳香各3克，生大黄9克，樟脑18克，冰片2克。上药共为细末，和匀，以凡士林调成20%软膏。外用，用时取药膏适量，贴敷患处。适用于化脓性骨髓炎有局部肿胀，骨质增厚，表面粗糙，有压痛的患者。

12. 消散膏：炙蜂房120克，公丁香、荜茇、细辛各60克，乳香、没药各90克。上药共为细末，和匀，以太乙膏每500克烊化后加入上列药末50克，搅拌即成，收储成膏。外用，用时取药膏摊成厚膏，贴敷患处，若症状严重者加掺消核散，拌匀贴患处，效佳。适用于深部脓肿、骨髓炎、流注、瘰疬、乳癖等一切肿疡。

化脓性关节炎

化脓性关节炎为化脓性细菌引起的关节急性炎症。血源性者在儿童发生较多，受累的多为单一的肢体大关节，如髋关节、膝关节及肘关节等。如为火器损伤，则根据受伤部位而定，一般膝、肘关节发生率较高。细菌侵入关节后，先有滑膜炎，关节渗液，关节有肿胀及疼痛。病情发展后，积液由浆液性转为浆液纤维蛋白性，最后则为脓性。当关节受累后，病变逐渐侵入软骨及骨质，最后发生关节僵硬。关节化脓后，可穿破关节囊及皮肤流出，形成窦道，或蔓延至邻近骨质，引起化脓性骨髓炎。此外，由于关节囊的松弛及肌肉痉挛，亦可引起病理性脱臼，关节呈畸形，丧失功能。化脓性关节炎急性期主要症状为中毒的表现，患者突有寒战高热，全身症状严重，小儿患者则因高热可引起抽搐。局部有红肿疼痛及明显压痛等急性炎症表现。关节液增加，有波动，这在表浅

关节如膝关节更为明显，有髌骨漂浮征。患者常将膝关节置于半弯曲位，使关节囊松弛，以减轻张力。如长期屈曲，必将发生关节屈曲挛缩，关节稍动即有疼痛，有保护性肌肉痉挛。

本病相当于中医学"关节流注"或"流注病"的范畴，中医学认为其发病外感六淫之邪，或因疔疮痈毒湿热内盛，或因跌打损伤瘀血停留，阻于关节，以致营卫不和，气血凝滞，郁而化热生毒，腐肉蚀骨，发生本病。本病以正气虚损为本，以邪毒流窜，经脉相隔，气血凝滞为标，故而临床治疗依据其致病机制，以清热解毒，行瘀透脓为其治疗大法。

【膏方集成】

1. 黄神膏：黄连、黄芩、黄柏、栀子、茯苓各15克，金银花、牛膝、车前子、紫花地丁各20克，穿山甲、三棱、莪术、地龙各10克，另加麦芽糖60克，糖浆200克，收膏。每次15～30克，每日2次，早、晚空腹开水冲服，病情缓解则减少用量。适用于寒战高热，头痛如裹，身体困痛，不思饮食，小便短赤，局部关节处筋骨隐痛，活动疼痛加剧，继则焮热肿胀，皮色微红难消者。

2. 如意金黄膏：姜黄、大黄、白芷、黄柏各160克，苍术、厚朴、陈皮、甘草、生天南星各64克，天花粉320克。上药碾成粉末，加植物油或蜂蜜调成膏。外用陈醋调敷，每日数次。适用于肿块红肿、发热、疼痛难耐的患者。

3. 活血止痛膏：白芷、红花各3克，地龙、乳香、没药各5克，钻地风、血竭各6克，三七、桃仁各4.5克。上药共为细末，再将药粉和入溶解的药膏内拌匀，然后用纱布或油纸制成2厘米×1.5厘米大小的膏药备用。外用，用时取此膏药在饭锅上烊化后贴于患处，敷贴4日后将膏药取下，再烊化1次，仍贴在原处，1周后更换1张膏药，以巩固疗效。适用于筋骨疼痛，肌肉麻痹，痰核流注，关节酸痛。

4. 当归膏：主方：当归、川芎、木鳖子、穿山甲、蓖麻子、龟甲、油头发、白薇、白蔹、白及、白芷、草乌各等份，四物汤、

败毒散各1帖，香油500毫升，松香900克。附方：乳香、没药各30克，血竭、麝香各0.3克，煅龙骨9克，白矾、杏仁各15克，黄丹120克，槐枝、柳枝、桃枝各20克。主方除松香外，余药浸香油中3～10日。入松香和油先武火后文火煎至烟尽，去渣，入附方药末，同熬成膏，水浸去火毒。外用，外贴患处，每日1次。适用于关节休息时有疼痛，活动加重，舌紫红，脉涩等表现的气滞血瘀证型患者。

5. 红药膏：朱砂、乳香各13.5克，硼砂3克，砒霜1.5克，雄黄、麝香各9克，白矾、黄丹各18克，黄蜡适量。上药共为细末，黄蜡在锅内熬化，与药末搅拌凝膏。外用，取药涂于患处。适用于化脓性关节炎脓已破溃者。

6. 防独膏：防风、独活、秦艽、威灵仙、海桐皮、花椒、川芎、赤芍、白芷、当归、马钱子、甘草各等份。上药共为细末，和匀，用陶器加水适量，调成糊状，煮沸后煮3～5分钟，将药平铺于白布上，包好备用。外用，用时取布膏置于治疗之部位，药敷布袋上须加油调成一层油状，外用油布或棉垫保温。每次30分钟，每日1次。15～20次为1个疗程。适用于慢性关节风湿痛。

7. 五枝膏：樟丹250克，乳香、没药各15克，香油500克，桑枝、槐枝、榆枝、桃枝、柳枝各1段（长36厘米、直径12毫米，以秋末初冬采者为宜）。先将5种树枝都切成3厘米的段，放入香油中炸焦捞出，再将乳香、没药（均研细末）加入油中，边加边搅拌（朝一个方向搅拌），搅拌均匀，再加入樟丹继续搅拌呈糊状，待温后，摊在25～30张牛皮纸上，备用。外用，贴膏前，先用温水将肩关节周围皮肤擦洗干净后，再贴五枝膏。每5日换药1次，同时开始活动关节及肩关节功能锻炼。适用于肩部窜痛，遇风寒痛增，得温痛减，畏风恶寒，或肩部有沉重感。舌质淡，苔薄白或腻，脉弦滑或弦紧的患者。

8. 痹症膏：生川乌、生草乌、生乳香、生没药各150克，青风藤、当归各200克，麻油2000克，马钱子、黄丹各1000克（冬季750克）。先将马钱子入油内炸至黑色，捞

出，除黄丹外，再将余药入油内炸枯后，捞出，过滤去渣，再加油加热，徐徐下黄丹，将黄丹加入油内，用槐条不住搅拌，使油与黄丹充分化合成膏，置冷水内浸泡8～10日即可应用。外用，每取膏药适量，摊不上、微加温、贴于患处。适用于肩部窜痛，遇风寒痛增，得温痛减，畏风恶寒，或肩部有沉重感。舌质淡，苔薄白或腻，脉弦滑或弦紧的患者。

9. 万灵筋骨膏：大黄、槟榔、五倍子、香附、穿山甲、全蝎、羌活、防风、杏仁、芫花、细辛、牵牛子、土鳖虫、厚朴、甘遂各10.5克，木鳖子、三棱、莪术、川乌、天麻子、地黄、草乌各15克，独活、猪牙皂、黄柏、肉桂、大戟、枳壳、麻黄、巴豆各12克，当归22.5克，玄参3克，柳枝240克，蕲蛇120克，黄连、蜈蚣各6克。上药除肉桂外，捣碎共入麻油4800克中浸泡，置锅内加热炸枯，捞出残渣，取油过滤即为药油，返入锅内，微热加入肉桂粉搅匀收膏，离火去火毒，待温摊膏、微晾对折备用，每张膏重18～33克。外用，用时温热化开，贴于患处。适用于肩部窜痛，遇风寒痛增，得温痛减，畏风恶寒，或肩部有沉重感，舌质淡，苔薄白或腻，脉弦滑或弦紧的患者。

10. 狗皮膏：枳壳、青皮、大风子、赤石脂、天麻、甘草、乌药、牛膝、羌活、黄柏、补骨脂、威灵仙、生川乌、木香、续断、桃仁、生附子、川芎、生草乌、生杜仲、远志、穿山甲、香附、白术、川楝子、僵蚕、小茴香、蛇床子、当归、细辛、菟丝子、橘皮、青风藤、轻粉各50克，儿茶、丁香、樟脑、没药、血竭、乳香各25克，肉桂30克。上药除轻粉、儿茶、丁香、没药、血竭、乳香、肉桂、樟脑等8味药分别为细末，过80～100目筛，和匀待用，将余药（33味）酌予碎断，另取麻油1200克置于铁锅内，入枳壳等33味药，加热炸枯至橘黄色，捞出残渣，取油过滤，即为药油。炼油：根据下丹方式不同要求，依法炼油，下丹，分火上下丹和离火上下丹两种。去火毒，将上述药膏搅匀放入冷水中搅成500～1500克1块，将水控净，再放入冷水中浸泡5～10日，每日

换水 1 次，然后将膏油加热熔化，等爆音停止，水汽去尽，晾温，加入轻粉等 8 味药细料，边加边搅匀，加毕收膏，待温分摊于狗皮、羊皮上，微凉对内对折，备用。外用，用时温热化开，贴于患处。适用于肩部窜痛，遇风寒痛增，得温痛减，畏风恶寒，或肩部有沉重感。舌质淡，苔薄白或腻，脉弦滑或弦紧的患者。

脊柱结核

脊柱结核占全身骨关节结核首位，其中绝大多数为椎体结核，多发生于儿童和青少年。脊柱结核中以腰椎发病率最高，依次是胸椎、胸腰椎、颈椎、颈胸段和骶尾椎则比较少见。椎体结核可分为中心型和边缘型两种，以中心型较多。椎体中心型病变也常有死骨形成，死骨吸收后形成空洞。大多数椎体病变只有一处，少数的椎体病灶在两处或两处以上，每处病灶之间有健康的椎体或椎间盘隔开，因此又称跳跃型病变。脊柱结核是继发性病变，致病因子为结核分枝杆菌。椎体病灶所产生的脓液先汇集在椎体一侧的骨膜下，形成局限性椎旁脓肿。位于颈椎或胸椎椎体后方的局限性脓肿可压迫脊髓造成截瘫。脓肿继续增加时其出路有两条：或者继续剥离病椎和相邻椎体的骨膜形成一个广泛的椎旁脓肿，或者突破椎体骨膜，沿组织间隙向远处流注，形成流注脓肿。最后脓肿可向体表处穿破，形成窦道，或向咽腔、食管、胸腔、肺、支气管、腹腔或肠管穿破，形成内瘘。脓肿穿破后，骨病灶即将发生混合脊椎结核属"流痰"范畴。

本病属于中医学"阴疽"范畴。在古代文献中称脊柱结核为"龟背痰"或"肾俞虚炎"，至清代《疡科心得集》后，一般称为"流痰"或"骨痨"。其致病之因多为先天不足，骨骼柔嫩，或有所损伤、感染疾由致使气血失和，风、寒、痰浊、瘀血凝聚留于骨骼，流注于筋骨关节而成。

【膏方集成】

1. 698 膏：食盐 30 克，枯矾、铜绿、自然铜、金礞石、寒水石、赤石脂、信石、三绿各 15 克，朱砂 9 克，灵砂 60 克，凡士林 500 克。将上药（凡士林除外）按排列顺序，从食盐开始，以底部大、上边小的方式铺药，置密闭锅内升华，文火加热至 400 ℃～500 ℃，每日加热 9 小时，至第 7 日取得升华物。取 698 粉 50 克与凡士林混合灭菌即成。外用，外涂于患处，每日 1 次。适用于脊柱按压疼痛，局部未见破溃，可见全身症状，乏力，或结核中毒症状者。

2. 升丹儿茶膏线：红粉 0.15 克，雄黄、儿茶各 0.03 克，冰片、朱砂各 0.09 克，生石膏 6 克，秫米粥适量。上药煎熬成膏，制成药线备用。外用，药线塞入流注疮口内，每 2 日 1 次。适用于脊柱结核以形成冷脓肿，疮口排出稀薄脓液，X 线片见骨质破坏或椎间隙狭窄的患者。

3. 生乌藤冰膏：生甘草、生川乌、生草乌、白及各 24 克，藤黄 36 克，冰片 1.5 克。上药共为细末，开水调匀备用。外用，外敷患处，每周换药 1 次。适用于脊椎结核早期，创口未破，局部红肿者。

4. 结核红膏：蓖麻子、松香各 30 克，轻粉、红粉、大风子、樟丹、乳香、没药各 12 克。将蓖麻子、大风子研为细末后，纳入其余药共捣成膏状。外敷瘘孔上，每日 1 次。适用于脓肿破溃后形成瘘管者。

5. 金蟾膏：巴豆、乳香各 9 克，鲫鱼 1 尾，蓖麻子 15 克，血余炭 2 克，活蟾蜍 1 只，香油 12 毫升，铅粉 60 克。把香油用铁锅熬开后，将前 6 味药放入香油内，继续加热，并用槐枝连续向一个方向搅拌，到滴水成珠即成，把熬好的膏药全部倒入冷水中，浸泡 24 小时，取出备用。外用，用时取膏药摊于布上，在贴之前先将患处搽洗干净，再用鲜姜涂抹一遍，然后把膏药贴在病灶部位，隔日一换。适用于骨关节结核骨髓炎。

6. 园花膏：鲜园花根、麝香、藤黄、蟾蜍、珍珠各适量。先将园花根（量大）加水煎煮数次，合并滤液，加热浓缩浓汁，加入适量研细的麝香、藤黄、蟾蜍、珍珠调和成泥膏状，备用。外用，用时取膏适量，外敷患处，上盖敷料，胶布固定。适用于骨髓炎、骨结核、淋巴结结核和脉管炎等。

7. 消核膏：马齿苋 150 克，猪板油、蜂蜜各 240 克。取马齿苋全草洗净泥土，用开水略烫，捞出晒干，用铁锅将马齿苋炒炭存性，压细过筛成粉。猪板油化开去渣，取净油 240 克，放锅内加热待干，放入马齿苋炭粉 150 克，立即搅拌均匀，片刻即冒白烟，此时将锅取下，放入蜂蜜 240 克，搅拌成糊状，锅内有沸起现象，等冷却后即成软膏状，储存备用。外用，先将患处用淘米水洗净，按疮口大小将药膏摊成 1 贴小药膏贴于患处，再用纱布固定。隔日换药 1 次，以愈合为度，不可间断。适用于骨结核、淋巴结结核、肺结核等。

8. 滋补骨痨膏：鹿茸 3 克，黄芪 20 克，桔梗、续断、牛膝、当归、山药、山楂、白术、茯苓各 15 克，龟甲、黄瓜籽、红参、血竭各 10 克，蜈蚣 3 条。上药浓煎 3 次，去渣取汁，加入蜂蜜 80 克，糖浆 500 克，拌匀后，黏稠成膏状，储存备用。外用，取本膏贴于患处，隔日一换。适用于初起外形既不红热，又不肿胀，仅感病变关节隐隐酸痛，继则关节活动障碍，动则痛甚的患者。

9. 扶羸秦艽膏：红参、当归、银柴胡、秦艽、炒鳖甲、紫菀、地骨皮、法半夏、黄柏、钩藤各等份，浓煎取汁后加入适量蜂蜜、麦芽糖，收膏。外用，取本膏贴于患处，隔日一换。适用于原发和继发部位渐渐漫肿，皮色微红，形成脓肿，同时伴有午后潮热，颧红，夜间盗汗，口燥咽干，食欲减退的患者。

10. 新骨痨膏：当归、熟地黄、牛膝、威灵仙、木瓜、杜仲、茯苓各 20 克，乳香、没药各 10 克，续断、补骨脂、茜草根、羌活各 15 克，黑木耳 250 克。取上药煎煮，取其浓汁，再加入蜂蜜 80 克，糖浆 200 克，拌匀后，黏稠成膏状，储存备用。外用，取此膏贴于患处，隔日一换。适用于溃脓后疮口排出稀薄脓液，或夹有败絮样物，形成窦道、形体消瘦、面色㿠白的患者。

11. 黄芪骨痨膏：黄芪、熟地黄、茯苓各 120 克，鹿角胶、鳖甲胶各 90 克，甘草、当归各 60 克，党参、粗砂糖、龟甲胶各 240 克。先将党参、黄芪、茯苓、甘草、鳖甲胶、当归加水煎煮 3 次，合并滤液浓缩浓汁后加入熟地黄、粗砂糖、鹿角胶、龟甲胶烊化熬配成膏。储瓶备用。每次 1 汤匙，每日早、晚各 1 次，口服。适用于骨痨。加减：①胃纳不香，先用香砂六君子汤健脾理气开胃。②若四肢厥冷，舌淡脉微无力，先用加减阳和汤温经通络、散痰。③阴虚潮热、舌红少苔，脉细数，先用加减龟甲、鳖甲、地黄汤滋补肝肾、强壮筋骨。④局部漫肿，外用克疬膏（大黄 120 克，白芥子、乳香、没药、姜黄各 90 克，青黛 30 克，麝香 6 克。研细和匀，再加樟脑油 60 毫升，凡士林 108 克，调制成膏）。⑤溃口形成瘘管，用蘸有含汞制剂的药线（如王五丹）笔插入瘘管，腐蚀瘘壁，促使其产生新创面，并用压垫疗法，从瘘管底部向外压垫，使瘘管逐渐变浅而收口。

12. 毒镖膏：乳香、没药、轻粉、血竭、芙蓉叶、三七、甘草粉、五倍子各 18 克，樟丹 180 克，朱砂粉 6 克，麝香 3 克，红花 9 克，小燕 3 只，咸鸭蛋 7 枚，香油 500 毫升。先将香油用文武火熬开，再将方中小燕（即是夏天房内鸟类燕，以在孵出来不过 10 余日的最佳，整个放油内炸），咸鸭蛋（最好是无臭的，用咸的，要生的，整个连皮放油内炸之），甘草粉、朱砂粉、血竭、三七末、红花、芙蓉叶粉、五倍子放油锅内炸至黑黄色为度，去渣滤油，先将乳香、没药、轻粉共研为细末，再徐徐下锅内搅拌，用文火熬之，见各药变成黄色起锅，再下樟丹搅拌均匀，见黑色时，用冷水一盆，热锅，至膏滴水成珠再下麝香搅匀。下樟丹时，要徐徐下之，用铁勺搅之成膏药即将膏药倒在水盆内，以去火毒，火毒出净后，膏药即变原色，取出，即可用之。储罐备用。外用，用时将膏药放水中泡化，待膏软和后，看症轻重，取膏适量，贴于疮上。此药上有脓水时，先用凉水洗净，再贴用之，每日 1 贴，疮症愈合为止。适用于骨结核、腰疽、疔毒、阴疮等症。

13. 十味结核膏：银柴胡、秦艽、地骨皮、知母、牡丹皮、茯苓各 100 克，山药、山茱萸各 200 克，蒲公英 300 克，重楼 150 克。上药加水煎煮 3 次，滤汁去渣，合并滤液，加热浓缩成清膏，人参另煎兑入，蛤蚧研粉调入，再将阿胶加适量黄酒浸泡后隔水炖烊，冲入清膏和匀，最后加蜂蜜 300 克收膏即成。每次 15～20 克，每日 2 次，开水调服。适用于骨结核（阴虚内热，邪毒羁留）。

14. 骨痨起瘫膏：续断、肉苁蓉各 150 克，菟丝子、黄柏、地龙（研末兑入）各 100 克，牛膝、知母、木瓜、大枣各 250 克，大熟地黄、葎草、泽漆、蚕沙各 300 克，全蝎 30 克。上药加水煎煮 3 次，滤汁去渣，合并滤液，加热浓缩成清膏，人参另煎兑入，蛤蚧研粉调入，再将阿胶加适量黄酒浸泡后隔水炖烊，冲入清膏和匀，最后加蜂蜜 300 克收膏即成。每次 15～20 克，每日 2 次，开水调服。适用于骨柱结核合并截瘫的患者。

15. 加皮膏：五加皮、牡丹皮、血竭、龙骨各 30 克，防风、葛根、白芷各 15 克，当归、紫草各 60 克，香油 750 毫升，黄蜡 220 克。先将香油浸药 1 日，然后将药（除血竭、龙骨外）熬枯，去渣过滤，加血竭、龙骨粉搅匀，入黄蜡熔化和匀，即可成膏。外用，用时取膏适量敷患处。适用于骨结核溃脓期。

强直性脊柱炎

强直性脊柱炎是一种慢性、进行性和炎症疾病，主要累及骶髂关节、脊柱、脊柱骨软组织及四肢关节，表现为椎间盘纤维环和纤维环附近结缔组织的骨化，椎间可动关节和四肢关节滑膜的炎症和增生。部分患者还可累及眼睛、心血管、肺和神经系统，分别表现为虹膜炎或葡萄膜炎、上行性主动脉瓣下纤维化、主动脉瓣关闭不全、心脏传导障碍、肺上叶纤维化、肺大疱、肾淀粉样变、马尾综合征等。本病具有明显的家族集聚发病趋势。90％的患者 HLA-B27 阳性。多见于年轻男性，其发病年龄 4～90 岁，但以 15～20 岁多见。

本病相当于中医学"脊痹"，亦属于"顽痹""肾痹"范畴。《素问·痹论》："骨痹不已，复感于邪，内舍于肾……肾痹者，善胀，尻以代踵，脊以代头。"形象地描述了强直性脊柱炎的晚期症状。因肾虚于先，寒邪深入骨髓，使气血凝滞，脊失温煦所致。以腰脊疼痛，两胯活动受限，严重者脊柱弯曲变形，甚至强硬僵直，或背部酸痛，肌肉僵硬沉重感，阴雨天及劳累为甚的肢体痹病类疾病。

【膏方集成】

1. 青龙五生膏：梧桐白皮、桑白皮、青竹茹、柏白皮、龙胆各 15 克，蜂房、刺猬皮、蛇蜕、雄黄、雌黄各 30 克，花椒、附子、川芎各 1.5 克，米醋 2000 毫升，猪脂 1250 克。上药为细末，入米醋内浸泡 12 小时，放在炭火上炙干。猪脂焦至微黄去渣，入药末，搅匀凝膏。外用，外涂患处。每日 1 次。适用于早期强直性脊柱炎，病变部位处红、肿、痛、跛行，可使各个关节纤维化及骨性强直者。

2. 神仙外应膏：川乌 500 克，陈醋适量。上药为细末，与隔年陈醋入锅内慢火熬制酱色。将药膏涂于患处。适用于强直性脊柱炎症状轻者的辅助用药。

3. 琼花膏：闹羊花根皮、防风、荆芥、玄参、天花粉各 45 克，五加皮、当归身各 60 克，威灵仙、甘草各 30 克，麻油 500 毫升。将麻油置锅内，余药酌予碎断，投入锅内，炸至焦枯，去渣，微炼，用铅粉收膏，和匀，退火 7 日以去火毒。摊膏备用。外用，用时取膏药温热化开，贴于患处。适用于筋骨疼痛，腰腿疼痛患者。

4. 虎蛇膏：鲜姜 1000 克，虎骨 500 克，生马钱子 120 克，白花蛇 90 克，当归、羌活、杜仲、川乌、三棱、莪术、乳香、没药、母丁香各 60 克，肉桂、细辛、天麻、全蝎各 30 克，冰片 15 克，麝香 6 克。上药除乳香、没药、麝香、冰片外，余药碎断，投入 20000 毫升香麻油中熬枯去渣，再熬沸，入樟丹搅匀成膏，离火，晾温，入乳香、没药细粉搅匀，再入麝香、冰片细粉，搅匀收膏，摊膏备用。外用，用时取膏药温热化开，贴于患处。适用于风寒湿酸痛，神经痹痛，筋骨疼痛，四肢麻木，腰膝疼痛，筋骨拘急等症。

5. 回阳膏：樟丹、生姜各 60 克，丁公藤、草乌、川乌、穿山甲各 30 克，大黄、当归、白及、白芷各 24 克，乳香、皂角刺、白蔹、鳖子、乌药、没药各 15 克，麝香 0.6

克。上药除乳香、没药、麝香外，余药捣碎，将2500毫升香麻油置锅内，微热，投入余药碎断，炸至焦枯，去渣滤油，复入锅内，炼油至沸，加入樟丹搅拌均匀成膏，改用文火，再入乳香、没药细粉搅匀，离火，再入麝香细粉，搅匀，摊膏备用。外用，用时取膏药温热化开，贴于患处，适用于四肢麻痹，筋骨冷痛，腰膝无力的患者。

6. 桑枝膏：桑枝500克。上药洗净，碎断，加水煎煮3次，每次煮沸2小时，滤汁去渣，合并3次滤液，加热浓缩成清膏，再加蜂蜜适量，收膏即成。每次9～15克，每日2次，温开水化服。适用于筋骨酸痛，四肢麻木的患者。

7. 摩风膏：蓖麻子30克，生川乌头15克，乳香4.5克。上药捣烂，以猪油研成膏。外用，用时取膏药少许，烘热涂患处，以手心摩之觉热如火者效。适用于风毒专注，筋骨疼痛者。

8. 杜仲膏：杜仲、牛膝、桑枝、豨莶草、鸡血藤、威灵仙各150克。上药加水煎煮3次，每次煮沸1小时，滤汁去渣，合并3次滤汁，加热浓缩成清膏，再加蜂蜜300克，收膏即成。每次15～30克，每日2次，温开水调服。适用于筋骨疼痛，四肢麻木，行走无力等症。

原发性骨质疏松症

原发性骨质疏松症病因未明，可能与妊娠和哺乳、雌激素、活性维生素D、甲状旁腺素、某些细胞因子、钙的摄入量、生活方式和生活环境及遗传因素相关。它是一种以骨量降低、骨结构失常，骨骼脆性增加，易于发生骨折的全身骨骼疾病。患者大多数为中老年人，尤以绝经后妇女为常见。其特征是骨质减少、骨密度降低，骨组织的微结构退化、骨的脆性增加、易于发生骨折等，患者轻则腰酸背痛、四肢乏力，重者可出现驼背、弯腰、骨骼疼痛、身高下降甚至骨折，主要发生在髋部、腕部的股骨颈、脊椎和桡骨远端，还可使患者全身免疫功能下降。

中医学虽无"骨质疏松症"这一病名，但关于本病之症状及治疗，早在《内经》中就有记载，本病归属于中医学"骨痿""骨枯""骨痹""骨极"的范畴。《素问·上古天真论》曰："女子七岁肾气盛，齿更发长。……四七筋骨坚、发长极，身体盛壮……七七任脉虚，天癸绝。丈夫八岁肾气实，发更齿长。……四八筋骨隆盛，肌肉壮满。……八八天癸绝，精少、肾脏衰、形体皆极，则齿发去。"《素问·痿论》曰："肾气热，则腰脊不能举，骨枯而髓减，发为骨痿。"这些论述都说明了年龄的增长与肾精盛衰的关系，以及肾虚后引起骨的衰退。肾为先天之本，肾主骨生髓，肾虚是骨质疏松症的主要病机。老年人的骨质脆弱，易于骨折，与肾中精气不足、骨髓空虚骨失充养有关，故辨证从肾论治的理论根据即源于此。脾为后天之本，主运化，为气血生化之源。脾气健运，则四肢得以充养，活动强劲有力，若脾失健运，清阳不升，精微不布，四肢失养，则痿弱不用。另外，肾精亏虚，脾失健运，必致脉络受阻，经络不通，则产生疼痛症状，甚至使骨失所养，脆性增加，发生骨质疏松，容易骨折。根据骨质疏松症的病因病机、临床症状和体征，并根据肾主骨的理论、脾肾相关论、血瘀论，将骨质疏松症分为肾阳亏虚、肝肾阴虚、脾气亏虚和气滞血瘀等四型进行辨证施治。

【膏方集成】

1. 补肾密骨膏：淫羊藿、杜仲、核桃仁、干地黄、补骨脂、天花粉、牛膝各30克。上药浓煎3次，取汁去渣，加入麦芽糖、蜂蜜各500克，糖浆600克，收膏。每次25～35克，每日2次，早、晚空腹开水冲服。适用于时有骨痛肢冷或腰背部疼痛，或足跟痛，腰膝酸软，畏寒喜暖的患者。

2. 圣愈膏：熟地黄、白芍、川芎、人参各20克，当归、黄芪、桃仁、红花、牛膝各15克。上药加汤浓煎后，去渣取汁，再加入蜂蜜80克，糖浆500克，拌匀后，黏稠成膏状，取用。每次20～30克，每日2次，早、晚空腹开水冲服。适用于腰背冷痛，四肢痿软，麻木不仁，舌青唇紫，四肢青筋暴露，有压痛点，舌淡有瘀斑或瘀点，脉涩的患者。

3. 杜仲膏：杜仲、牛膝、桑枝、豨莶草、鸡血藤、威灵仙各 150 克。上药加水煎煮 3 次，每次煮沸 1 小时，滤汁去渣，合并 3 次滤汁，加热浓缩成清膏，再加蜂蜜 300 克，收膏即成。每次 15～30 克，每日 2 次，温开水调服。适用于筋骨疼痛，四肢麻木，行走无力等症。

4. 鸡血藤膏：鸡血藤、熟地黄、何首乌、大枣各 150 克，丹参 125 克，白芍 75 克，党参 100 克，当归 90 克，女贞子、枸杞子各 50 克，肉桂 15 克。上药加水煮煎 3 次，滤汁去渣，合并 3 次滤液，加热浓缩成清膏状，再加糖适量收膏即成。每次 15～20 克，每日 3 次，开水调服。10 日为 1 个疗程。适用于骨质疏松，行走无力，面色苍白的患者。

5. 参芪苓术膏：黄芪、白术、陈皮、半夏、谷芽各 100 克，党参、神曲、阿胶、枳壳各 150 克，茯苓 200 克，炙甘草、升麻各 30 克，柴胡 50 克，厚朴 60 克，薏苡仁 300 克。上药除阿胶外余药加水煮煎 3 次，滤汁去渣，合并 3 次滤液，加热浓缩成清膏状，最后加蜂蜜 300 克，收膏即成。每次 15～30 克，每日 2 次，开水调服。一料服完，可再制一料，直至症状改善为止。适用于骨质疏松伴脾胃虚弱，食欲不振，呕吐恶心，腹泻便溏的患者。

6. 无价宝膏：甘草 30 克，远志、牛膝、肉苁蓉、虎骨、续断、鹿茸、蛇床子、天冬、生大黄、熟地黄、肉豆蔻、川楝子、麦冬、紫梢花、木鳖子、杏仁、官桂、大附子、谷精草、菟丝子、金墨各 15 克，雄黄、龙骨、硫黄、赤石脂、乳香、没药、木香各 10 克，沉香 9 克，阳起石、蟾蜍、丁香各 6 克，麝香 0.1 克，海马 2 对。用麻油 620 克，将甘草以下共 21 味药煎至黑色，去渣，下黄丹 240 克，以柳枝不住手搅，频搅至不散为度，再下雄黄以下共 4 味药，稍熬，乳香以下共 9 味药为细末，入膏内搅匀，离火，瓷器盛之，备用。外用，用时将缎或皮摊涂膏药贴小腹上，连贴 3 贴，5 日 1 换。9 日内常饮酒，引谷道肾经气通，再用 1 贴贴脐上。适用于阳虚骨质疏松的患者。

7. 补气膏：山药、陈仓米各 30 克，桃枝 24 克，黄芪、太子参各 20 克，党参、明党参、黄精、紫河车、金雀根、太子参、狼把草、金雀花各 15 克，人参、白术、大枣各 12 克，白扁豆、饴糖、手参各 10 克，发团 9 克，生姜、葱白、石菖蒲各 6 克。用麻油 1070 克浓煎，上药浸泡，上锅熬枯，熬油至滴水成珠，下丹频搅，再入炒铅粉 30 克，密陀僧、松香各 12 克，赤石脂、木香、砂仁、官桂、丁香、檀香、雄黄、白矾、轻粉、降香、制乳香、没药各 3 克，龟甲胶（酒蒸化）、鹿角胶（酒蒸化）各 6 克，搅匀收膏。外用，用时将膏药化开，贴于气海、关元、足三里、膻中、肺俞穴上。适用于气虚证（脾、肺气虚），倦怠乏力，食欲不振，脘腹虚胀，大便溏泻，甚或浮肿，脱肛，动则喘气，自汗等。

8. 参归膏：党参、当归、续断、延胡索、木瓜、甘草各 60 克，炙全蝎 50 克，炙蜈蚣 20 条，炙蜂房 2 只，积雪草、甘松各 30 克。上药共为极细末，储瓶或水泛为丸如梧桐子大，备用。每次 6 克，每日 3 次，水、酒各半加热送服。适用于腰背臀及下肢酸痛隐隐，按揉则舒，喜温恶寒，头晕如飘，目视昏花，动辄加重，一侧或两侧下肢软弱无力，甚者痿废不用，面色苍白，唇口麻木色白，舌淡，脉细弱无力的患者。

痛风性关节炎

痛风性关节炎是一种嘌呤代谢紊乱的遗传性疾病，多因尿酸沉积在关节囊、滑膜、软骨、肾脏、皮下及其他组织而引起的病损及炎性反应。人体嘌呤来源于饮食和体内合成，嘌呤基代谢后形成尿酸自肾脏排出。当体内嘌呤基过多生成，超过肾脏清除能力时，尿酸即在体液和组织内积聚，最后结晶析出，形成结石。关节及周围软组织内由于尿酸积聚，沉着而产生炎症反应，引起痛风性关节炎。本病多发于 40 岁以上的肥胖男性，以关节剧痛反复发作、局部红肿压痛为主要特征。多在夜间时因为下肢关节的剧烈疼痛而惊醒，发病的关节有明显的发热、发红与肿胀，好发于跗趾的跖趾关节，其次是踝关节、足部小关节以及膝、肘、腕及掌指关节。

本病属于中医学"痹证""痛风""热毒痹""历节病""白虎历节"等范畴，正如《金匮要略·中风历节篇》曰："肤阳脉浮而滑，滑则谷气实，浮则汗自出。"正是说明脾胃湿热，热蒸液泄，可成为本病。《金匮要略》又曰其"历节病"的病因为"少阴脉浮而弱，弱则血不足，浮则为风，风血相搏即疼痛如掣"。盛人脉涩小，短气自汗出，历节疼，不可屈伸，此皆饮酒汗出当风所致。诸肢节疼痛，身体尪羸，脚肿如脱，头眩短气，温温欲吐，桂枝芍药知母汤主之"。其中"风血相搏"与"饮酒汗出当风"与痛风性关节炎发病的诱发因素极为相似。《外台秘要》曰："其昼静而夜发，发即彻髓酸疼不歇，其病如虎之啮，故名曰白虎之病也。"与痛风性关节炎的发病时间多在夜间基本一致。元代以后，中医学所谓的痛风，包括现代医学的多种以疼痛为主的关节炎，痛风性关节炎也在其中。发作据其临床表现，多属"热痹"。本病以跖跗、跖趾关节等处疼痛，日轻夜重，局部红肿，表皮干燥发亮，伴有发热、头痛、心悸等症状，晚期可出现关节变形、僵直等临床特征。多因机体感受风寒湿热之邪而引起的肢体、关节疼痛、酸楚、麻木以及活动障碍等症。发病有急性期和慢性期之分，急性期多由风湿热痹阻经络，慢性期多由风寒湿邪内侵，病久导致经络阻塞、气血凝滞出现瘀血证。病位在跖跗、跖趾等关节，可涉及肝、肾等脏腑。

【膏方集成】

1. 摩风膏：附子、当归、生地黄各90克，白芷、肉桂、雄黄、朱砂各30克，细辛、干姜、乌头、川芎各60克，食醋2100毫升，松脂250克，猪脂2500克。上药细切，以生地黄汁及醋浸一宿，滤出，入猪脂，用慢火煎之，候白芷色黄、膏成绵滤去渣，入朱砂、雄黄及松脂等，以柳枝搅匀，于瓷瓶中盛备用。外用，每取少许摩于患处，如胁下聚如杯者，摩及涂之即可，面目鳖黑消瘦，似心腹中冷，酒调半勺，日三服。适用于一切痛风（痛风性关节炎）。

2. 头葛软膏：川乌头150克，莽草、野葛各500克。上药细切，用酒拌匀，经3日，用猪脂2500克与前药入锅中，以草火煎之，以乌头色焦黄为度。用绵滤去渣，收于瓷瓶中盛，备用。外用，患者近火旁，以手取膏摩两三千遍后，再取膏贴敷患处。每日摩贴1次。适用于痛风（代谢性关节炎）手足麻木（四肢慢性麻木）。

3. 头子软膏：乌头、附子、当归各60克，羌活、细辛、桂心、防风、白术、花椒、吴茱萸各30克，猪脂500克。上药细切如大豆，以醋微腌之。经一宿煎猪脂化，去渣，入诸药微火煎之，候附子色黄及成膏，收瓷盒中备用。外用，患者频取膏摩之，取膏贴患处。适用于痛风（代谢性关节炎），顽痹（类风湿关节炎），白癫疮（白癜风），四肢麻木，痉挛。

4. 痛风定痛膏：金钱草、生石膏各30克，生地黄、赤芍、泽泻、车前子、防己、知母、黄柏、地龙各10克，另加麦芽糖、蜂蜜各60克，糖浆500克，收膏。每次15～30克，每日2次，早、晚空腹开水冲服。适用于关节疼痛，突然发作，红肿明显，皮肤光亮，发热，疼痛剧烈难忍，得冷则减，舌红，苔黄腻、脉滑数的患者。

5. 宣痹膏：防己、滑石、杏仁各10克，萆薢、土茯苓各30克，薏苡仁、赤小豆皮、连翘、蚕沙各15克，忍冬藤、荆芥各20克，另加麦芽糖、蜂蜜各60克，糖浆500克，收膏。每次15～30克，每日2次，早、晚空腹温开水冲服。适用于关节疼痛，红肿明显，皮肤光亮，发热，疼痛剧烈难忍，舌红、苔黄腻、脉滑的患者。

6. 蠲痹膏：羌活、独活、桂心、秦艽、当归、川芎、海风藤、桑枝、乳香、没药各30克，另加麦芽糖、蜂蜜各60克，糖浆600克，收膏。每次25～35克，每日2次，早、晚空腹开水冲服。适用于关节疼痛，活动不便，冬天、阴雨天尤易发作，局部皮色不红不热，遇寒加剧，得热则减，舌淡苔白腻、脉濡的患者。

7. 淤痹膏：当归、丹参、鸡血藤各30克，制乳香、制没药、延胡索、透骨草、香附各10克，另加麦芽糖、蜂蜜各30克，糖浆300克，收膏。每次15～30克，每日2次、早、晚空腹开水冲服。适用于病变关节疼痛、固定不移，压痛明显，皮色紫暗、关节附近可触及结节，甚至关节畸形、僵硬，舌质紫暗或有瘀斑、脉弦涩的患者。风胜呈游走性疼痛者，加防风、白芷；寒胜疼痛剧烈者，加附子、川乌、细辛；湿胜肌肤关节麻木重着者，加防己、薏苡仁、萆薢。

8. 补肾壮阳膏：熟地黄、白芍各30克，生麻黄、白芥子各6克，炮姜、肉桂各12克，杜仲、狗脊、菟丝子各25克，牛膝、续断、丝瓜络、香附、山茱萸、枸杞子各20克，另加麦芽糖、蜂蜜各60克，糖浆500克，收膏。每次20～35克，每日2次、早、晚空腹开水冲服。适用于久病不愈，反复发作，关节呈游走性疼痛，或酸楚重着，甚则强直畸形，屈伸不利，或麻木不仁，腰脊酸痛，神疲乏力，气短自汗，面色无华，舌淡，脉细或细弱的患者。

9. 独寄膏：熟地黄、人参、芍药各30克，杜仲、牛膝、桑寄生、茯苓、当归、川芎、独活、防风、秦艽、细辛、桂枝、络石藤、鸡血藤各15克，另加麦芽糖、蜂蜜各60克，糖浆500克，收膏。每次15～30克，每日2次、早、晚空腹开水冲服。适用于久病难愈，关节呈游走性疼痛，或酸楚重着，甚则强直畸形，屈伸不利，麻木不仁，神疲乏力，面色无华，舌淡，脉细或细弱的患者。

10. 痛风膏：黄柏、苍术、牛膝、萆薢、蚕沙、栀子、连翘、土茯苓、虎杖、木通各30克，薏苡仁60克，另加麦芽糖、蜂蜜各80克，糖浆800克，收膏。每次20～35克，每日2次、早、晚空腹开水冲服。适用于关节疼痛，突然发作，红肿明显，皮肤光亮，发热，疼痛剧烈难忍，舌红，苔黄，脉数的患者。

11. 桑枝膏：桑枝、桃枝、槐枝、柳枝、百灵藤枝各10克，黑豆1500克，羌活、防风各60克。上药8味，将五枝及黑豆粒，羌活、防风捣末，先铺豆于锅底，迁枝摊于豆上，隔水将豆蒸熟。然后加水将豆煮烂，再入羌活、防风同煎如稠膏。每日早、晚服半匙许，温酒调下。适用于风湿痹痛，肢体缓弱，腹内拘急不得俯仰等症。

12. 神验风膏：牛膝、赤芍、当归、白术、白芷、花椒、厚朴、雷丸、半夏、桔梗、细辛、吴茱萸、制附子、木香、大腹皮、槟榔各30克，牛酥60克，坨脂、腊脂、猪脂各1.5千克，白酒100毫升。将前16味药共为细末，以白酒浸12小时，然后煎猪脂，入诸药，以慢火熬成膏，去渣，后入牛酥和坨脂，待冷收入瓷器，备用。外用，外摩患处，每日2次。若腹中痛，以酒化服1～3克，空腹服，每日2次。适用于以关节剧痛反复发作、局部红肿压痛为主要特征，病情迁延不愈反复发作的患者。

13. 防风膏：防风、大葱、白芷、川乌各60克。先将防风、白芷、川乌共为细末，入大葱共捣烂如泥状，收储备用。外用，用时取膏泥适量，加入少许热黄酒调敷患处，二三日后用大辣椒、艾叶煎汤洗后再敷药，包好。若皮肉热痛用清水擦之，再敷料，每日换药1次。适用于老年性痛风（老年性代谢性关节炎）。

14. 老姜膏：鲜老姜500毫升，明水胶120克。上药同入锅内，合熬成膏摊于布上备用。外用，用时取膏贴患处，旬日换药。适用于风寒痛风，代谢性关节炎。

15. 普济万全膏：藿香、白芷、当归尾、贝母、大风子、木香、乌药、生地黄、莱菔子、丁香、白及、僵蚕、细辛、蓖麻子、檀香、秦艽、蜂房、防风、五加皮、苦参、肉桂、蝉蜕、海桐皮、白鲜皮、羌活、桂枝、全蝎、赤芍、高良姜、玄参、生天南星、鳖甲、荆芥、两头尖、独活、苏木、枳壳、连翘、威灵仙、桃仁、牛膝、红花、续断、花百头、杏仁、苍术、艾绒、藁本、骨碎补、川芎、黄芩、麻黄、甘草、黑栀子、川乌（附子）、猪牙皂、半夏、草乌、紫荆皮、青风藤各45克，蜈蚣35条，蛇蜕5条，槐枝、柳枝、桑枝、楝枝、榆枝、楮枝各1.16米，大黄、男人血余各90克（以上俱浸油内），真麻油7.5千克，松香50千克（棕皮滤净），百草霜5千克（同研，过筛）。先将上药（血余以上诸药）共投入麻油中泡（冬浸9宿，春秋浸7宿，夏浸5宿）分数次入锅内，文武火熬，以药枯油黑，滴水成珠为度，滤去渣，重称准药油。每药油360克，下滤净片子松香2000克同熬至滴水不散，每锅下百草霜（细末）180克，勿住手搅匀，俟火候成，则倾入水缸中，以棒搅和成块，用两手扯拔数次，瓷缸收储，备用。外用，用时取膏药适量，摊布，各贴患处。咳嗽，疟疾贴背脊心第7椎。适用于一切风寒湿气，注疼痛以及白虎历节风，鹤膝风，痛疽发背，疔疮，瘰疬，跌打损伤，腹中食积痞块，多年疟母，顽痰瘀血停蓄，腹痛，泻痢，小儿疳积，诸症（并贴患处）。

骨　瘤

　　骨组织发生异常的局限性肿大，形成质地坚硬的肿块，称为骨瘤，是一种较常见的良性肿瘤。骨良性肿瘤主要成分为成骨性的结缔组织内形成丰富的新骨组织，好发于颅骨和下颌骨。一般不引起全身症状，仅见局部隆起，可出现压迫症状如眩晕、头痛、癫痫发作等，一般不发生远处转移。骨瘤为结缔组织性肉瘤，在发展过程中可形成大量的肿瘤性骨样组织及骨组织，根据新骨的存在与否或多少而有溶骨性和成骨性的区别。病变常见于四肢长骨（胫骨上端和股骨下端），发病年龄多在10～25岁。骨瘤因生长迅速，瘤中供血不足，以致部分肿瘤坏死形成假囊肿。肿瘤的外观可因成骨的多少，以及继发性出血、坏死的不同而有差异。如成骨极显著，肿瘤呈浅黄色，质地坚硬如象牙；如成骨少，肿瘤成灰白色，质地较软，瘤中仅夹杂少量沙砾样骨质。若骨瘤血管丰富而发生出血，则瘤组织呈紫红色，若肿瘤生长迅速，可发生坏死和囊性变。

　　本病属于中医"骨疽"范畴，多为恣欲损耗肾阴，虚火内亢，肾火长期郁遏，肾所主之骨气血阻滞而不畅，伤积而成，或先天禀赋不足，骨骼空虚，痰、湿、浊、毒易于乘虚而留，结成骨瘤，亦有因外伤后，局部骨络气滞血瘀，正常血供不足，六淫或特殊邪毒易于内侵，凝结致病成瘤。

【膏方集成】

　　1. 消瘤膏：夏枯草、海藻、昆布、沙参各300克，石斛、牡蛎、骨碎补、当归、熟地黄、女贞子、蒺藜、续断、何首乌各200克，土鳖虫、丹参、鳖甲、秦艽、橘络、木瓜、黄精各100克，姜黄、三棱、莪术各40克，血竭50克，乳香、没药、香附各55克，忍冬藤310克。上药加水煎煮3次，每次煮沸1小时，过滤，合并3次滤液，加热水浓缩成清膏状，再加蜂蜜300克收膏，另取猴骨、虎骨、野牛腿各适量捣碎，加水久煎，取其浓汁渗入膏内，和匀，收储备用。每次15～25毫升，每日3次，口服。2个月为1个疗程。适用于骨恶性巨细胞瘤。

　　2. 忍冬膏：忍冬藤9克，生薏苡仁20克，菖蒲3克，白术6克，木鳖子0.6克，瓜蒌、金银花各12克。上药加水煎煮3次，滤汁去渣，合并3次滤液，加热浓缩成清膏，再加糖适量收膏即成。每次7克，每日3次，口服。服本膏时加服猕猴桃膏和醒消丸。适用于肱骨骨瘤。

　　3. 阿胶补血膏：阿胶、熟地黄、党参、黄芪、枸杞子、白术各等份，另加麦芽糖、蜂蜜各60克，糖浆500克，收膏。每次15～30克，每日2次，早、晚空腹开水冲服。使用注意：感冒时暂停服用。适用于骨瘤气血不足，肺脾虚弱，久病体弱所致的心悸健忘，面色萎黄，头昏目眩，或短气乏力，多汗自汗，或食欲不振，脘腹虚胀等症的患者。

　　4. 调元肾气膏：生地黄（酒煮）120克，山茱萸、山药、牡丹皮、白茯苓各60克，人参、当归身、泽泻、麦冬、龙骨、地骨皮各30克，木香、砂仁各9克，黄柏（盐水炒）、知母各15克，另加蜂蜜20克，收膏。每次20～35克，每日2次，早、晚餐后开水冲服。适用于病至后期，毒聚益盛，肿块日益肿大，肾阴受损，阴虚生内热，低热、消瘦，肾气亏而失荣等症的患者。

　　5. 琥珀黑龙膏：琥珀30克，血竭60克，京墨、五灵脂（炒）、海藻、海带、天南星（姜汁拌，炒）各15克，木香9克，麝香3克。另加麦芽糖、蜂蜜各20克，糖浆200克，收膏。适用于肿瘤病情发展，毒聚血瘀加剧，肿块急骤增大，周围肌肉萎缩，郁久化热，热毒内盛，皮肤光亮呈暗红色，皮温增高等症的患者。

6. 万金膏：川乌、草乌、白芷、黄柏、藁本、荆芥、蝉蜕、肉桂、僵蚕、赤小豆、乳香、没药、蚕沙、天花粉各等份，薄荷汁、蜜各适量。上药共为细末，加薄荷汁、蜜调为膏。外用，外涂患处，每日2次。适用于骨瘤疼痛难忍者。

7. 万痊膏：乳香、没药各135克，半夏、当归、续断、杏仁、桃仁、巴豆、木鳖子、芫花、大戟、川芎、熟地黄、赤芍、苍术、防风、干姜、蛇床子、桂枝各15克，松枝、桃枝各60克，血余3克，麻油5000毫升，黄丹1500毫升，血竭10克。上药除黄丹、血竭外，余药下油内浸泡7日，用慢火煎至半夏黄黑色，去渣。血竭另研后入油搅匀，再滤去渣。入黄丹同煎至黑色，停火，稍冷又以慢火熬至黑烟冒出。2日后，再用木炭火微熬，软硬适度凝膏。外用，外贴患处，每日1次。适用于良恶性骨瘤患者的辅助治疗。

骨 肉 瘤

骨肉瘤是指肿瘤细胞能直接形成肿瘤性类骨组织或骨组织的恶性肿瘤。骨肉瘤是原发性骨恶性肿瘤中最常见者，约占骨恶性肿瘤的1/3。骨肉瘤多发生在骨骼生长发育的旺盛时期，其恶性程度又较高，发展快，转移早，预后差。因此是严重影响劳动生产力并危及生命的重要肿瘤之一，骨肉瘤可发生于任何骨，最常见于四肢长骨，半数以上发生于股骨的下端及胫骨或腓骨的上端，其次为肱骨上端。颌骨、脊椎骨、肩胛骨和髂骨等较少见。长骨的骨肉瘤患者发病年龄较小，发生于扁骨的骨肉瘤患者年龄较大。大多数骨肉瘤发生于骨的内部或中央，在长骨位于干骺端，肿瘤在骨髓腔内及向周围骨皮质浸润形成肿块。因骨骺软骨对骨肉瘤的浸润具有一定的抵抗力，在骨骺板闭合骨化之前（17～20岁），一般不侵及骨骺端。少数骨肉瘤发生于骨表面，称为皮质旁骨肉瘤，其临

床、X线和病理表现均与一般骨肉瘤不同。疼痛和肿胀为常见的临床表现。开始时常呈间歇性隐痛，迅速转为持续性剧痛。局部疼痛最初为间歇性隐痛，很快转为持续性剧痛，夜间尤其，压痛明显。初起局部轻度肿胀，随着时间推移和肿瘤的日益增大，肿胀扩展，可形成偏心性纺锤状肿胀或肿块。硬化型者坚硬如石，溶骨型者则柔软如橡皮，带有弹性。局部皮肤因肿胀而发亮，皮温升高，静脉怒张。邻近关节的骨肉瘤可产生关节活动受限。局部肌肉萎缩，在下肢可见跛行。晚期骨破坏严重者可发生病理性骨折。全身症状出现较早，常出现低热、疲乏、消瘦、贫血和进行性衰弱，最后出现恶病质。常伴有肺部转移。

本病属于中医"石疽""石痈"等范畴。外因是以寒湿为主的六淫，内因是七情失调，脏腑功能紊乱，阴阳失衡。当机体正气亏损时，外邪乘虚而入，客于肌肉，留滞络脉，造成气滞血瘀、痰凝等病理变化，蕴结日久，凝结成块，发为肿瘤，或因外伤，伤及骨与髓，在肾虚之体长期不愈而诱发本病。

【膏方集成】

1. 化岩膏：黄芪、白术、补骨脂、淫羊藿、当归、白芍、大黄、天南星、莪术、郁金各30克，另加麦芽糖、蜂蜜各60克，糖浆500克，收膏。每次15～30克，每日2次，早、晚空腹开水冲服。适用于局部肿胀、疼痛、皮肤温度稍高、皮肤静脉怒张、疼痛呈间歇性，持续加重，夜间明显，甚者不能睡眠，伴有面色苍白、食欲不振，四肢倦怠，消瘦乏力，舌质淡红或体胖齿痕，苔白腻或黄腻，脉沉弦或弦沉细无力的患者。

2. 散血膏：天南星、防风、白芷、柴胡、土鳖虫、自然铜、桑白皮各9克，升麻6克，猴骨、龙骨、桂皮各18克，细辛、荆芥、当归、甘草各7.5克，牡丹皮21克，续断10.5克，海风藤12克，黄芪39克，附子、遍地红、过山龙各15克，红丹500克，香油1000毫升。先将香油置火上煎熬，后加诸药煎枯去之，最后加入红丹为黏稠状，离火，待温下降后，涂布牛皮纸上，收以备用。外用，用时取膏药烘热软化，贴敷肿块处。隔

日换药1次。适用于溶骨性骨肉瘤。

3. 梨树膏：梨树叶、桃树叶、搜山虎各10千克，见肿消、透骨消、骨碎补、王不留行各2千克，三颗针2.5千克，另加麝香、牛黄各10克，熊胆、冰片各5克。先将前8味药加水煎煮3次，每次煮沸1小时，过滤，合并3次滤液，加热浓缩成膏，再加入麝香等4味细末，搅拌，收膏即成。外用，用时取本膏适量，贴敷于肿块处，外加包扎固定，每日或隔日换药1次。适用于骨瘤（恶性病变，且发展迅速，易扩散）。

4. 寄生肾气膏：桑寄生、女贞子、生地黄、山茱萸、丹参、茯苓、薏苡仁、土茯苓、猪苓、骨碎补、透骨草、补骨脂、牛膝、车前子各30克，全蝎、蛇蜕各15克，另加麦芽糖、蜂蜜各60克，糖浆500克，收膏。每次20～30克，每日2次，早、晚空腹开水冲服。适用于患肢肿痛，局部皮肤暗红，腰酸腿软，面色苍白，遗精阳痿（或月经不调），身热口干，消瘦，乏力，唇淡舌暗少苔，脉沉细或细数的患者。

5. 知柏地黄膏：生地黄、山茱萸、女贞子、牡丹皮、骨碎补、补骨脂、透骨草、当归、黄柏、知母、肿节风各30克，自然铜、核桃树枝、寻骨风各20克，另加麦芽糖、蜂蜜各60克，糖浆300克，收膏。每次20～30克，每日2次，早、晚空腹开水冲服。适用于局部肿块肿胀疼痛，皮色暗红，疼痛难忍，朝轻暮重，身热口干，咳嗽、贫血清瘦，行走不便，全身衰弱，舌暗唇淡，苔少或干黑，脉涩或细数的患者。

6. 八珍膏：党参、白术、炙黄芪、炙甘草、陈皮、肉桂、当归、熟地黄、五味子、茯苓、远志、白芍各30克，另加麦芽糖、蜂蜜各50克，糖浆250克，收膏。每次25～35克，每日2次，早、晚空腹开水冲服。适用于局部肿块漫肿，疼痛不休，面色苍白神淡，消瘦乏力，心慌气短，动则汗出，胃纳不香，舌质淡红，苔薄白，脉沉细或虚弱的患者。

7. 金骨膏：草乌、白屈莱、川乌各10克，地龙、木瓜、防己各15克，五灵脂、干蟾皮、蚂蚁各6克，制马钱子0.3克，没药30克，骨碎补19克，牛膝20克，透骨草35克。另加麦芽糖、蜂蜜各40克，糖浆200克，收膏。每次15～20克，每日2次，早、晚空腹开水冲服。适用于患肢肿胀隆起，痛有定处，肿块坚硬，遇寒加重，压痛不重，皮色不变，青筋显露，舌质紫暗，脉沉弦的患者。

8. 散灵破瘀膏：水蛭、牵牛子、地龙、路路通、紫草、莪术、刘寄奴、透骨草、徐长卿各10克，威灵仙15克，虻虫、土鳖虫、血竭各6克。另加麦芽糖、蜂蜜各60克，糖浆400克，收膏。每次25～35克，每日2次，早、晚空腹开水冲服。适用于患肢肿痛、皮肤青紫，压痛拒按，发热口干，大便干结，小便黄赤，舌质暗，苔黄，脉弦数或涩的患者。

9. 白龙膏：白及30克，五倍子15克，白蔹9克，醋适量。上药共为细末，醋调为膏。外用，外敷患处，每日2次。适用于局部疼痛、间歇性隐痛，夜间尤甚，压痛明显的患者。

10. 白芥膏：白芥子15克，鸡蛋2枚。白芥子为细末，加鸡蛋清调膏备用。用于减轻骨肉瘤疼痛等症状。

骨囊肿

骨囊肿为骨的瘤样病变，又称孤立性骨囊肿、单纯性骨囊肿。囊壁为一层纤维包膜，囊内为黄色或褐色液体，预后良好。骨囊肿可能是在胚胎时期少许具有分泌功能的滑膜细胞陷入骨内，结果引起滑液聚集而形成骨囊肿。骨囊肿在其发展过程中很少出现症状，大部分患者是由于外伤造成病理性骨折后产生局部肿痛、肿胀、压痛、不能活动等骨折表现而发现。少数病例表现为局部包块或骨增粗，关节活动多正常，肌肉可轻度萎缩。发生在下肢的患者，偶有跛行。

中医有"肾生髓，在体为骨"肾主骨之说。骨是储存骨髓的地方。骨的杠杆、支架作用及生长发育必须依赖髓的滋养，故灵枢《卫气失常篇》曰："骨之属者，骨空之所以受益而益脑髓者也，而肾生髓长骨。"即骨髓为肾精所化，肾中精气是骨骼生长发育之本，若骨受损伤或病变后的修复，必然依赖肾精濡养。故本病特以补肾益髓、填精生骨为主以治之。囊肿之形成亦可因外邪侵袭，留滞骨干，气血津液运行受阻，骨骼组织失养，瘀积日久，化水停留，渐成肿瘤。

【膏方集成】

1. 补肾化瘀生骨膏：当归、枸杞子、赤芍、生地黄、续断、茯苓、鳖甲、桑枝、牛膝、丹参各 30 克，法半夏、夏枯草、鹿角霜各 15 克，另加麦芽糖、蜂蜜各 60 克，糖浆 500 克，收膏。瘀甚者，疼痛剧烈可加延胡索、血竭；体弱气血亏虚者加党参、黄芪、何首乌；肾虚腰痛者加杜仲、狗脊；脾虚纳少者加白术、山药。每次 15～30 克，每日 2 次，早、晚空腹开水冲服。适用于骨囊肿病程迁延，出现腰膝酸软、易疲劳、小便清长的患者。

2. 生血补髓膏：生地黄、川芎、黄芪、杜仲、五加皮、牛膝、当归、续断、骨碎补各 30 克，防己、豨莶草、独活各 60 克，另加麦芽糖、蜂蜜各 60 克，糖浆 500 克，收膏。偏气虚者加白术、党参各 30 克；偏血虚者加熟地黄、白芍各 20 克。每次 20～30 克，每日 2 次，早、晚空腹开水冲服。适用于异体骨移植术后，体质弱，易疲劳等症状的患者。

3. 调元肾气膏：生地黄（酒煮）120 克，山茱萸、山药、牡丹皮、白茯苓各 60 克，人参、当归身、泽泻、麦冬、龙骨、地骨皮各 30 克，木香、砂仁各 9 克，黄柏（盐水炒）、知母各 15 克，另加蜂蜜 20 克，收膏。每次 20～35 克，每日 2 次，早、晚餐后开水冲服。适用于病至后期，毒聚益盛，肿块日益肿大，肾阴受损，阴虚生内热、低热、消瘦、肾气亏而失荣等症的患者。

4. 甘草膏：甘草 15 克，乳香 0.3 克，蜡 3 克。熬令化，入余药末搅匀。外用，外涂于患处，每次 2～3 次。适用于骨囊肿患者的辅助治疗。

5. 观音膏：香油 120 毫升，松香 500 克，乳香、没药、龙骨、白芷各 120 克，木鳖子 5 克，柳枝、穿山甲各 15 克，蓖麻子 10 克，贝母 9 克。后 7 味药入油内浸入 4 小时，

煎 3～5 分钟，去渣，下松香、乳香、没药末搅匀。外用，外贴涂患处，每日 1 次。适用于骨囊肿局部肿痛、肿胀、压痛、不能活动者。

6. 癌痛贴膏：天花粉 100 克，大黄、黄柏、姜黄、芙蓉叶、皮硝、徐长卿各 50 克，生天南星、白芷、苍术、乳香、没药各 20 克，雄黄 30 克，甘草 10 克。上药共为极细末，过筛和匀，储瓶备用。外用，用时取本散适量，用食醋调匀，摊于油纸上（厚约 5 毫米），敷贴于癌肿部位和背部相应腧穴上，隔日 1 次。适用于各种癌肿疼痛。

7. 消瘤散：老生姜、雄黄各等份；消瘤膏：香油 500 克，铅粉 165 克。①消瘤散配制法：将大块老生姜去掉叉芽，挖洞，姜壁约 0.5 厘米厚，装入雄黄粉末，再用挖出的姜末将口封上，口压紧，放于旧瓦片上，用炭火慢慢焙干，经 7～8 小时焙至金黄色，脆而不焦，一捏即碎，即可研粉，过 80 目筛，密储备用。②消瘤膏配制法：将香油用武火加温至起泡，不停地搅动，扇风降温，至满锅全是黄泡时，即取下稍等片刻，后再置火上加温约 300 ℃，在冷水中使香油能滴水成珠时，取下稍冷片刻，再放火上，然后将铅粉均匀缓缓倒下，用木棒不停地搅动，直到满锅都是深金色大泡时，即可取下，连续搅动数分钟，后用冷水 1 碗沿锅边倒下，去毒收膏。后摊贴在准备好的不同大小的膏药纸上，备用。外用，用时取膏药 1 张，烘烤软化，靠膏中心部位撒上薄薄一层"消瘤散"，即贴于肿瘤部位，药粉面积要大于肿瘤区，每 2 日换药 1 次。1～3 个月为 1 个疗程，必要时可继续贴之。适用于各种肿瘤患者。

8. 石见穿膏：石见穿 30 克，半枝莲 20 克，白英 25 克，党参 6 克，天葵子、生黄芪各 9 克。上药加水煎煮 3 次，滤汁去渣，合并 3 次滤液，加热浓缩成清膏状，加糖适量收膏即成。每次 30～60 克，每日 3 次，开水调服。适用于各型癌症患者。

9. 夏枯草膏：川楝肉（盐水炒）、橘核（盐水炒）、赤芍、天葵子、炒枳实、煨三棱、煨莪术各 100 克，海藻、昆布各 150 克，蒲公英、紫花地丁各 300 克，夏枯草、白花蛇

舌草各 600 克。上药加水煎煮 3 次，每次煮沸 1 小时，过滤，合并 3 次滤液，加热浓缩成清膏状，再加蜂蜜 600 克煮沸 10～15 分钟收膏即成。每次 15～30 克，每日 3 次，开水调服。6 周为 1 个疗程。每疗程间隔 3～4 日，再续服下 1 个疗程。适用于癌症患者症见腰痛腹胀，尿血或腰腹部肿块，纳差、恶心、呕吐，身体消瘦，虚弱贫血，舌质淡，舌苔薄白，脉沉细无力或弱。

10. 三炭龙蛇膏：白花蛇舌草、大蓟、小蓟、车前子、六一散、半枝莲、龙葵各 30 克，槐花、贯众炭、藕节炭、蒲黄炭、赤芍各 15 克，萹蓄、鸡内金、土茯苓各 20 克，生地黄 12 克，黄柏、知母、生甘草各 10 克。上药共为极细末，加入蜂蜜 600 克，调匀蜜制成膏，储瓶备用。每次 10～15 克，每日 3 次，开水冲服。1 个月为 1 个疗程。适用于癌症小便短赤带血，潮热盗汗，口燥咽干，腰膝酸软，腰痛腹部肿块，舌质红，脉细数的患者。

第二十四章 内　伤

头皮损伤

头皮损伤是指直接损伤头皮所致，常因暴力的性质、方向及强度不同所致损伤各异，可分头皮开放性头皮擦伤、挫伤、裂伤及撕脱伤等，多为直接暴力损伤所致。头皮损伤是颅脑损伤中最常见的组成部分。它能提供头部受力的部位，冲击力的大体方向和大小及可能伴同的其他颅内病变的信息。Cushing强调头皮损伤的重要性时曾说："虽然有许多严重的头皮损伤最终证明它并不重要，但更多的头皮损伤看来并不严重，但最终证明它是很重要的。"忽视头皮损伤不仅损失了一部分有价值的临床诊断依据，还可带来不必要的颅内感染及其他后患。头皮损伤分闭合的与开放的两类，前者包括有各类头皮血肿，后者则分擦伤、挫裂伤（包括刺戳伤、裂伤及伴有周围组织呈不同程度失活性的挫裂伤）、头皮撕脱伤。

本病属于中医学"头痛""眩晕"等范畴，多因外伤跌仆引起，以头痛剧烈，如针刺状，舌质暗、苔薄白、脉弦涩等为主要表现。中医治疗主要以活血化瘀、配合其他辨证治疗，多获得良效。

【膏方集成】

1. 八厘膏：苏木面、半两钱、红花、马钱子（油砂炒去毛）各30克，自然铜（醋淬7次）、乳香、没药、血竭各90克，麝香3克，丁香20克。上药除麝香外加水浓煎，再加麝香并兑入蜂蜜200毫升，加热浓缩成膏。每次10~15克，每日3次，口服。适用于头痛剧烈，胀痛不止，如针刺状，舌质暗，苔薄白，脉弦涩者。

2. 顺气活血膏：红花、砂仁、木香各30克，紫苏梗、厚朴、枳壳、炒赤芍、香附各90克，当归尾、苏木末各180克，桃仁210克。上药加水浓煎并兑入蜂蜜200毫升及适量米酒加热浓缩成膏。每次10~15克，每日3次，口服。适用于头胀痛剧烈，如针刺状，舌质暗，苔薄白，脉弦涩等为主要表现者。

3. 八仙逍遥膏：防风、荆芥、川芎、甘草各3克，当归（酒洗）、黄柏各6克，茅山苍术、牡丹皮、花椒各9克，苦参15克。上药共合一处浓煎成膏。外用，用时将其敷于患处。每日1次。适用于局部外伤。

4. 泽兰膏：泽兰60克，赤芍、当归（锉，微炒）、白芷、蒲黄、川芎各30克，细辛、延胡索、牛膝（去苗）、附子（炮裂，去皮、脐）、桃仁（汤浸，去皮、尖、双仁，麸炒微黄）、桂心各30克，川大黄（锉碎，微炒）15克，生干地黄、续断、皂荚（去皮，涂酥炙令焦黄，去子，捣罗为末）各40克。上药捣罗为末，用酒、醋各60毫升先将皂荚末煎成膏，再加蜜加热浓缩成膏储瓶备用。用时以温酒下10~20克，每日3次，口服。适用于头痛眩晕，胸脘痞闷，舌质暗，苔白腻，脉弦涩而滑者。

5. 大活络膏：白花蛇、乌梢蛇、威灵仙、两头尖（俱酒浸）、草乌、天麻（煨）、全蝎（去毒）、何首乌（黑豆水浸）、龟甲（炙）、麻黄、贯众、炙甘草、羌活、官桂、藿香、乌药、黄连、熟地黄、大黄（蒸）、木香、沉香各60克，细辛、赤芍、没药（去油，另研）、丁香、乳香（去油，另研）、僵蚕、天南星（姜制）、青皮、骨碎补、豆蔻、安息香（酒熬）、黑附子（制）、黄芩（蒸）、茯苓、香附（酒浸，焙）、玄参、白术各30

克，防风 75 克，葛根、虎胫骨（炙）、当归各 45 克，血竭（另研）21 克，地龙（炙）、犀角、麝香（另研）、松脂各 15 克，牛黄（另研）、冰片（另研）各 4.5 克，人参 90 克。上药 50 味为末，加蜜炼为膏。每次取 10～20 克以陈酒送下，每日 3 次，口服。适用于各类头皮血肿。

6. 补损接骨仙膏：当归、川芎、白芍、生地黄、补骨脂、木香、五灵脂、地骨皮、防风、夜合花树根皮各 70 克，乳香、没药、血竭各 20 克。渣碎同入大酒壶内，加烧酒适量，重汤煮半小时，再加蜂蜜 200 毫升浓煎成膏。每次 10～20 克，每日 3 次，口服。适用于头痛剧烈，如针刺状，舌质暗，苔薄白，脉涩的患者。

7. 消肿膏：芙蓉叶、紫荆皮各 150 克，白芷、当归、骨碎补、独活、何首乌、天南星各 90 克，橙橘叶、赤芍各 60 克，石菖蒲、肉桂各 15 克。上药共为细末。外用，以姜汁热酒调，乘热涂肿处。适用于头痛剧烈，恶心呕吐，偏瘫麻木，舌质暗，苔薄白，脉弦涩的患者。

8. 消瘀止痛药膏：木瓜、蒲公英各 60 克，大黄 150 克，栀子、土鳖虫、乳香、没药各 30 克。上药共为细末。外用，饴糖或凡士林调敷患处。适用于头痛剧烈，恶心呕吐，偏瘫麻木，舌质暗，苔薄白，脉弦涩的患者。

9. 活血消肿膏：生木瓜、生大黄、土鳖虫、天花粉、蒲公英、干菊叶、栀子、乳香、没药各 50 克。将上药焙干为细末，过筛，用凡士林适量调拌成糊膏状，均匀涂布在敷料上，覆盖在患处，外用胶布或绷带固定。2～3 日换药 1 次。4～6 日为 1 个疗程。适用于头皮损伤局部血肿的患者。

10. 天花膏：天花粉 90 克，姜黄、赤芍、白芷各 30 克。上药为细末，用清茶调敷，如伤头面出血不止，药涂伤处周围。适用于头皮损伤出血不止的患者。

11. 香脑膏：松香 500 克，樟脑 350 克，黄蜡 120 克，朱砂 30 克。先将松香、樟脑、黄蜡沙锅内烊化，续用朱砂调和，另剪红布一方，推贴布上。外用，将膏推贴于伤口，出血即止。适用于外伤后头皮损伤出血的

患者。

颅骨损伤

颅骨损伤即颅骨骨折，系外力直接或间接作用于颅骨所致。其形成取决于外力性质、大小和颅骨结构两方面的因素。颅骨骨折分为颅盖骨折和颅底骨折。两者发生的比率为 4∶1。颅骨骨折的临床意义主要在于并发脑膜、血管、脑和颅神经损伤。按骨折形式分为以下 2 种。①线形骨折：可单发或多发，后者可能是多处分散的几条骨折线，或为一处的多发骨折线交错形成粉碎性骨折。骨折多系内板与外板全层断裂，也可为部分裂开。头颅 X 线片可以确诊。单纯的线形骨折无须特别治疗，但对骨折线通过硬脑膜血管沟或静脉窦时，应警惕并发颅内血肿。②凹陷骨折：骨折全层或仅为内板向颅腔凹陷，临床表现和影响视其部位范围与深度不同，轻者仅为局部压迫，重者损伤局部的脑膜、血管和脑组织，并进而引起颅内血肿。有些凹陷骨折可以触知，但确诊常有赖于 X 线检查。

本病属于中医学"头痛"范畴，多因外伤跌仆引起，以头痛剧烈，如针刺状，舌质暗，苔薄白，脉弦涩等为主要表现。中医治疗主要以活血化瘀、配合其他辨证治疗，多获得良效。

【膏方集成】

1. 消肿膏：芙蓉叶、紫荆皮各 150 克，白芷、当归、骨碎补、独活、何首乌、天南星各 90 克，橙橘叶、赤芍各 60 克，石菖蒲、肉桂各 15 克。上药共为细末。外用，以姜汁热酒调，乘热涂肿处。适用于颅骨损伤头痛剧烈，恶心呕吐，偏瘫麻木，舌质暗，苔薄白，脉弦涩的患者。

2. 消瘀止痛药膏：木瓜、蒲公英各 60 克，大黄 150 克，栀子、土鳖虫、乳香、没药各 30 克。上药共为细末。外用，饴糖或凡士林调敷患处。适用于颅骨损伤头痛剧烈，恶心呕吐，偏瘫麻木，舌质暗，苔薄白，脉弦涩的患者。

3. 活血消肿膏：生木瓜、生大黄、土鳖虫、天花粉、蒲公英、干菊叶、栀子、乳香、

中医膏方全书（珍藏本）

没药各 50 克。将上述药焙干为细末，过筛，用凡士林适量调拌成糊膏状，均匀涂布在敷料上，覆盖在患处，外用胶布或绷带固定。2～3 日换药 1 次。4～6 日为 1 个疗程。适用于颅骨损伤局部血肿的患者。

4. 天花膏：天花粉 90 克，姜黄、赤芍、白芷各 30 克。上药为末，用清茶调敷，如伤头面出血不止，药涂伤处周围。适用于颅骨损伤出血不止的患者。

5. 香脑膏：松香 500 克，樟脑 350 克，黄蜡 120 克，朱砂 30 克。先将松香、樟脑、黄蜡沙锅内烊化，续用朱砂调和，另剪红布一方，推贴布上。外用，将膏推贴后，出血即止。适用于外伤后颅骨损伤出血的患者。

6. 八厘膏：苏木面、半两钱、红花、马钱子（油砂炒去毛）各 30 克，自然铜（醋淬 7 次）、乳香、没药、血竭各 90 克，麝香 3 克，丁香 20 克。将上药除麝香外加水浓煎，再加麝香并兑入蜂蜜 200 毫升，加热浓缩成膏。每次 10～15 克，每日 3 次，口服。适用于头痛剧烈，胀痛不止，如针刺状，舌质暗，苔薄白，脉弦涩者。

7. 顺气活血膏：红花、砂仁、木香各 30 克，紫苏梗、厚朴、枳壳、炒赤芍、香附各 90 克，当归尾、苏木末各 180 克，桃仁 210 克。将上药加水浓煎并兑入蜂蜜 200 毫升及适量米酒加热浓缩成膏。每次 10～15 克，每日 3 次，口服。适用于头胀痛剧烈，如针刺状，舌质暗，苔薄白，脉弦涩等为主要表现者。

8. 八仙逍遥膏：防风、荆芥、川芎、甘草各 3 克，当归（酒洗）、黄柏各 6 克，茅山苍术、牡丹皮、花椒各 9 克，苦参 15 克。上药合一处浓煎成膏。外用，用时将其敷于患处。每日 1 次。适用于局部外伤。

9. 泽兰膏：赤芍、当归（锉，微炒）、生干地黄、续断、皂荚（去皮，涂酥炙令焦黄，去子，别捣罗为末）、白芷各 30 克，泽兰、蒲黄各 60 克，川芎、细辛、延胡索、牛膝（去苗）、附子（炮裂，去皮、脐）、桃仁（汤浸，去皮、尖、双仁，麸炒微黄）、桂心各 40 克，川大黄（锉碎，微炒）15 克。上药捣罗为末，用酒、醋各 60 毫升煎炒后再加入

蜂蜜加热浓缩成膏，储瓶备用。用时以温酒下 10～20 克，每日 3 次，口服。适用于头痛眩晕，胸脘痞闷，舌质暗，苔白腻，脉弦涩而滑者。

10. 大活络膏：白花蛇、乌梢蛇、威灵仙、两头尖（俱酒浸）、草乌、天麻（煨）、全蝎（去毒）、何首乌（黑豆水浸）、龟甲（炙）、麻黄、贯众、炙甘草、羌活、官桂、藿香、乌药、黄连、熟地黄、大黄（蒸）、木香、沉香各 60 克，细辛、赤芍、没药（去油，另研）、丁香、乳香（去油，另研）、僵蚕、天南星（姜制）、青皮、骨碎补、豆蔻、安息香（酒熬）、黑附子（制）、黄芩（蒸）、茯苓、香附（酒浸，焙）、玄参、白术各 30 克，防风 75 克，葛根、虎胫骨（炙）、当归各 45 克，血竭（另研）21 克，地龙（炙）、犀角、麝香（另研）、松脂各 15 克，牛黄（另研）、冰片（另研）各 4.5 克，人参 90 克。上药 50 味为末，加蜜炼为膏。用时每次取 10～20 克以陈酒送下，每日 3 次，口服。适用于各类头皮血肿患者。

11. 补损接骨仙膏：当归、川芎、白芍、生地黄、补骨脂、木香、五灵脂、地骨皮、防风、夜合花树根皮各 70 克，乳香、没药、血竭各 20 克。研碎同入大酒壶内，加烧酒适量，沸汤煮半小时，再加蜂蜜 200 毫升浓煎成膏。每次 10～20 克，每日 3 次，口服。适用于头痛剧烈，如针刺状，舌质暗，苔薄白，脉涩的患者。

12. 消瘀止痛药膏：木瓜、蒲公英各 60 克，大黄 150 克，栀子、土鳖虫、乳香、没药各 30 克。上药共为细末。外用，饴糖或凡士林调敷患处。适用于头痛剧烈，恶心呕吐，偏瘫麻木，舌质暗，苔薄白，脉弦涩的患者。

13. 补肾和脾膏：熟地黄、茯苓各 300 克，山茱萸、巴戟天、肉苁蓉、杜仲、石菖蒲、大枣各 150 克，远志、五味子各 100 克，砂仁、木香各 30 克，龟甲胶 200 克。上药除龟甲胶外，余药加水煎煮 3 次，滤汁去渣，合并滤液，加热浓缩成清膏，再将龟甲胶加适量黄酒浸泡后隔水炖烊，冲入清膏和匀，最后加蜂蜜 300 克收膏即成。每次 15～30 克，每日 2 次，开水调服。适用于脾肾两虚证，

头痛隐隐多伴有倦怠流涎，纳呆乏力，腹胀便溏，舌淡体胖的患者。

14. 益肾填精膏：紫河车1具，人参、远志、阿胶各100克，熟地黄300克，杜仲、牛膝、天冬、当归、石菖蒲各150克，龟甲胶200克，黄柏60克。上药除龟甲胶、阿胶、紫河车外，余药加水煎煮3次，滤汁去渣，合并3次滤液，加热浓缩成清膏，再将龟甲胶、阿胶加适量黄酒浸泡后隔水炖烊、冲入清膏，和匀，紫河车须烘干研细末，再加入膏中调和均匀，然后加蜂蜜300克收膏即成。每次15～30克，每日2次，开水调服。适用于髓海不足型，多伴有头晕耳鸣，怠情思卧，骨软痿弱的患者。

15. 补益肝肾膏：龟甲胶250克，枸杞子150克，紫河车1具，熟地黄300克，龙骨500克，远志、石菖蒲各100克。上药除龟甲胶、紫河车外，余药加水煎煮3次，滤汁去渣，合并3次滤液，加热浓缩成清膏。再将龟甲胶加适量黄酒浸泡后隔水炖烊，冲入清膏和匀，紫河车烘干后研为细末，加入清膏和匀，然后加蜂蜜300克收膏即成。每次15～30克，每日2次，开水调服。适用于肝肾亏虚型，头痛隐隐伴有颧红盗汗，筋惕肉瞤，舌红少苔的患者。

16. 化瘀通窍膏：桃仁、川芎、当归、枳壳各150克，红花100克，葛根、生地黄、黄芪各200克，人参50克。上药加水煎煮3次，滤汁去渣，合并3次滤液，加热浓缩成清膏，再加蜂蜜300克收膏即成。每次15～30克，每日2次，开水调服。适用于血瘀脑窍型，多见于头痛如刺，肢体麻木不遂等。

脑 震 荡

脑震荡系头部受外力打击后大脑发生一时性功能障碍。常见的症状是头部受伤后，即刻发生一时性的神志恍惚或意识丧失，时间持续数秒至二三十分钟不等，清醒后恢复正常，但对受伤时的情况及经过记忆不清。此外，还出现头痛、头晕及恶心、呕吐等。清醒后头痛剧烈，性质多为胀痛、钝痛，常伴眩晕、耳鸣、怕光、呕吐等症状，而且头痛在伤后数日内明显，1～2周内逐渐好转。有近事忘记的现象，即对受伤的当时情况及受伤后的事情不能记忆，但对往事回忆却十分清楚。脑震荡是最轻的颅脑损伤，一般经卧床休息和对症治疗后多可自愈。但在诊疗过程中，要注意是否合并较严重的脑挫裂伤和颅骨血肿等。因此，应密切观察病情，特别要注意脉搏、呼吸及神志的变化。必要时应做进一步检查，如腰脊穿刺、颅骨X线片、超声及CT等，以便即时作出诊断和相应治疗。

本病属于中医学"头痛""眩晕""厥证"范畴，多因外伤跌仆引起，以醒后头痛剧烈，性质多为胀痛、钝痛，常伴眩晕、耳鸣、怕光、呕吐等症状，舌质暗，苔薄白，脉弦涩等为主要表现。中医治疗主要以活血化瘀、配合其他辨证治疗，多获得良效。

【膏方集成】

1. 地龙膏：地龙、血余炭、木瓜、防风、当归、三棱各15克，血竭、生没药、桑寄生各12克，川芎、莪术、生乳香各9克，蜈蚣5条，生穿山甲、木鳖子、藤黄、千年健、桂枝各18克。如法熬膏，外加麝香，和匀摊药膏。外用，贴伤处。适用于外伤后的脑震荡的患者。

2. 二汁膏：葱汁、姜汁各1碗，密陀僧（水研飞净）120克，香油240毫升，乳香、没药、儿茶、血竭各15克，麝香少许。先将油入锅内熬，次入两汁，待熬成黑色，少下细药，冷定去火性，用油纸摊之。适用于杖疮（打伤）后的脑震荡患者。

3. 甘菊膏：甘菊花、防风、大戟、黄芩、川芎、甘草各30克，细辛、黄芪、花椒、大黄、杜仲（炙）各15克，生地黄120克。以上12味药捣筛，以猪膏280克熬，熬至色黄膏成。外用，棉布绞去渣，敷疮上，每日3次。适用于金疮、枪刀伤后的脑震荡患者。

4. 复元活血汤膏：柴胡30克，桃仁、天花粉、当归各18克，红花、甘草、炮穿山甲各12克，大黄60克。辅药：生姜、葱白、韭白、蒜头、干艾、侧柏叶各6克，槐枝、柳枝、桑枝、桃枝、冬青枝各24克，苍耳草、凤仙草、石菖蒲、白芥子、莱菔子、花椒、大枣、乌梅各 3 克，发团 9 克。用麻油 1130 克，将上药浸泡，上锅熬枯，去渣，熬油成，下黄丹搅匀，再下炒铅粉 30 克，密陀僧、松香各 12 克，赤石脂、木香、砂仁、官桂、丁香、檀香、雄黄、白矾、轻粉、降香、乳香、没药各 3 克，龟甲胶、鹿角胶（酒蒸化）各 6 克，搅匀收膏。外用，将膏药化开，贴于期门、阳陵泉穴上。适用于跌打损伤致脑震荡的患者。

5. 龟鳖膏：龟甲 150 克，木鳖子（去壳）、川大黄各 90 克，当归、桂心各 60 克。上药捣细和匀，每用时先空煎酒 70 毫升，煎去 35 毫升，停稍冷，然后入药末 30 克，以柳棍不停地手搅成膏。外用，以油单纸上推贴患者疼处。适用于脑震荡有骨折患者。

6. 补肾和脾膏：熟地黄、茯苓各 300 克，山茱萸、巴戟天、肉苁蓉、杜仲、石菖蒲、大枣各 150 克，远志、五味子各 100 克，砂仁、木香各 30 克，龟甲胶 200 克。上药除龟甲胶外，余药加水煎煮 3 次，滤汁去渣，合并滤液，加热浓缩成清膏，再将龟甲胶加适量黄酒浸泡后隔水炖烊，冲入清膏和匀，最后加蜂蜜 300 克收膏即成。每次 15～30 克，每日 2 次，开水调服。适用于脾肾两虚证，多伴有倦怠流涎，纳呆乏力，腹胀便溏，舌淡体胖的患者。

7. 益肾填精膏：紫河车 1 具，人参、远志、阿胶各 100 克，熟地黄 300 克，杜仲、牛膝、天冬、当归、石菖蒲各 150 克，龟甲胶 200 克，黄柏 60 克。上药除龟甲胶、阿胶、紫河车外，余药加水煎煮 3 次，滤汁去渣，合并 3 次滤液，加热浓缩成清膏，再将龟甲胶、阿胶加适量黄酒浸泡后隔水炖烊、冲入清膏，和匀，紫河车须烘干研细末，再加入膏中调和均匀，然后加蜂蜜 300 克收膏即成。每次15～30 克，每日 2 次，开水调服。适用于髓海不足型，多伴有头晕耳鸣，怠情思卧，骨软痿弱的患者。

8. 补益肝肾膏：龟甲胶 250 克，枸杞子 150 克，紫河车 1 具，熟地黄 300 克，龙骨 500 克，远志、石菖蒲各 100 克。上药除龟甲胶、紫河车外，余药加水煎煮 3 次，滤汁去渣，合并 3 次滤液，加热浓缩为清膏。再将龟甲胶加适量黄酒浸泡后隔水炖烊，冲入清膏和匀，紫河车烘干后研为细末，加入清膏和匀，然后加蜂蜜 300 克收膏即成。每次 15～30 克，每日 2 次，开水调服。适用于肝肾亏虚型，多伴有颧红盗汗，筋惕肉𥆧，舌红少苔的患者。

9. 化瘀通窍膏：桃仁、川芎、当归、枳壳各 150 克，红花 100 克，葛根、生地黄、黄芪各 200 克，人参 50 克。上药加水煎煮 3 次，滤汁去渣，合并 3 次滤液，加热浓缩成清膏，再加蜂蜜 300 克收膏即成。每次 15～30 克，每日 2 次，开水调服。适用于血瘀脑窍型，多见于头痛如刺，肢体麻木不遂等。

脑挫裂伤

脑挫裂伤是脑挫伤和脑裂伤的统称，因为从脑损伤的病理来看，挫伤和裂伤常是同样并存的，区别只在于何者为重何者为轻的问题。通常脑表面的挫裂伤多在暴力打击的部位和对冲的部位，尤其是后者，总是较为严重并常以额、颞前端和底部为多，这是由于脑组织在颅腔内的滑动及碰撞所引起的。脑实质内的挫裂伤，则常因脑组织的变形和剪性应力引起损伤，往往见于不同介质的结构之间，并以挫伤及点状出血为主。脑挫裂伤的临床表现因致伤因素和损伤部位的不同而各异，悬殊甚大，轻者可没有原发性意识障碍，如单纯的闭合性凹陷性骨折、头颅挤压伤即有可能属此情况。而重者可致深度昏迷，严重废损，甚至死亡。

本病属于中医学"头痛""眩晕""厥证"范畴，多因外伤跌仆引起，以醒后头痛剧烈，性质多为胀痛、钝痛，常伴眩晕、耳鸣、怕光、呕吐等症状，甚至昏迷，舌质暗，苔薄白，脉弦涩等为主要表现。中医治疗主要以活血化瘀、配合其他辨证治疗，多获得良效。

【膏方集成】

1. 乳香没药膏：乳香、没药各 10 克，青木香 15 克，栀子 20 克，冰片、樟脑各 5 克，红糖适量。上药除红糖外研为细末，过 120 目筛，与红糖拌匀，用冷开水调成糊状，敷于患处，当药膏干后取下换药。适用于脑挫裂伤的急性软组织扭挫伤。

2. 活血止痛膏：无名异、土鳖虫、紫荆皮、大黄、栀子、牡丹皮各 200 克，当归、红花、白芷、生川芎、生草乌、生天南星、泽泻、川芎各 100 克，冰片 60 克，延胡索 120 克。上药为细末，再加凡士林调成膏状。将膏外敷患处，2 日换药 1 次。适用于脑挫裂伤。

3. 头痛膏：全蝎 10 克，川芎 15 克，细辛 6 克。上药为极细末，装瓶备用。外用，用时将药粉用姜汁调成糊状，制成 0.5 厘米厚、0.5～1 厘米见方的药膏，敷于太阳、风池、合谷穴（双）上，用胶布固定，敷贴 8～12 小时取下，每日 1 次。6 次为 1 个疗程。适用于脑挫裂伤引起的血管性头痛。

4. 二黄筋康膏：大黄、黄柏、血竭、刘寄奴、薄荷、乳香、没药等。上药按一定比例研成细末加凡士林熬制而成。依损伤面积大小，选用适当的膏药敷贴，每次 1 贴，每日 1 次。贴敷时间为 12～24 小时。7 日为 1 个疗程。适用于脑挫裂伤。

5. 蝎辛膏：全蝎、细辛各等份。上药共为细末备用。外用，用时取上药末适量，用温开水调成膏糊状，敷于两侧太阳穴处，外用胶布固定。每日换药 1 次。15 日为 1 个疗程。适用于脑挫裂伤的神经性头痛。

6. 三七膏：白背三七鲜叶适量。将新鲜三七鲜叶捣烂成膏，摊于大片树叶上，敷于患处，外用绷带固定，每日换药 1 次。适用于脑挫裂伤的急性软组织扭挫伤。

7. 八厘膏：苏木面、半两钱、红花、马钱子（油砂炒去毛）各 30 克，自然铜（醋淬7 次）、乳香、没药、血竭各 90 克，麝香 3 克，丁香 20 克。将上药除麝香外加水浓煎，再加麝香并兑入蜂蜜 200 毫升加热浓缩成膏。每次 10～15 克，每日 3 次，口服。适用于头痛剧烈，胀痛不止，如针刺状，舌质暗，苔薄白，脉弦涩者。

8. 顺气活血膏：红花、砂仁、木香各 30 克，紫苏梗、厚朴、枳壳、炒赤芍、香附各 90 克，当归尾、苏木末各 180 克，桃仁 210 克。将上药加水浓煎并兑入蜂蜜 200 毫升及

适量米酒加热浓缩成膏。每次 10～15 克，每日 3 次，口服。适用于头胀痛剧烈，如针刺状，舌质暗，苔薄白，脉弦涩等为主要表现者。

9. 八仙逍遥膏：防风、荆芥、川芎、甘草各 3 克，当归（酒洗）、黄柏各 6 克，茅山苍术、牡丹皮、花椒各 9 克，苦参 15 克。上药共合一处浓煎成膏。外用，用时将其敷于患处。每日 1 次。适用于局部外伤。

10. 泽兰膏：泽兰、蒲黄各 60 克，赤芍、当归（锉，微炒）、白芷、川芎、细辛、延胡索、牛膝（去苗）、附子（炮裂，去皮脐）、桃仁（汤浸，去皮、尖，双仁，麸炒微黄）、桂心、生干地黄、续断、皂荚（去皮，涂酥炙令焦黄，去子，别捣罗为末）各 30 克，川大黄（锉碎，微炒）15 克。上药捣罗为末，用酒、醋各 60 毫升煎炒后再加入蜂蜜加热浓缩成膏，储瓶备用。用时以温酒下10～20 克，每日 3 次，口服。适用于头痛眩晕，胸脘痞闷，舌质暗，苔白腻，脉弦涩而滑者。

11. 大活络膏：白花蛇、乌梢蛇、威灵仙、两头尖（俱酒浸）、草乌、天麻（煨）、全蝎（去毒）、何首乌（黑豆水浸）、龟甲（炙）、麻黄、贯众、炙甘草、羌活、官桂、藿香、乌药、黄连、熟地黄、大黄（蒸）、木香、沉香各 60 克，细辛、赤芍、没药（去油，另研）、丁香、乳香（去油，另研）、僵蚕、天南星（姜制）、青皮、骨碎补、豆蔻、安息香（酒熬）、黑附子（制）、黄芩（蒸）、茯苓、香附（酒浸，焙）、玄参、白术各 30克，防风 75 克，葛根、虎胫骨（炙）、当归各 45 克，血竭（另研）21 克，地龙（炙）、犀角、麝香（另研）、松脂各 15 克，牛黄（另研）、冰片（另研）各 4.5 克，人参 90克。上药 50 味为末，加蜜炼为膏。用时每次取 10～20 克以陈酒送下，每日 3 次，口服。适用于各类头皮血肿患者。

12. 补损接骨仙膏：当归、川芎、白芍、生地黄、补骨脂、木香、五灵脂、地骨皮、防风、夜合花树根皮各 70 克，乳香、没药、血竭各 20 克。研碎同入大酒壶内，加烧酒适量，沸汤煮半小时，再加蜂蜜 200 毫升浓煎

成膏。每次 10～20 克，每日 3 次，口服。适用于头痛剧烈，如针刺状，舌质暗，苔薄白，脉涩的患者。

13. 消肿膏：芙蓉叶、紫荆皮各 150 克，白芷、当归、骨碎补、独活、何首乌、天南星各 90 克，橙橘叶、赤芍各 60 克，石菖蒲、肉桂各 15 克。上药共为末。外用，以姜汁热酒调，乘热涂抹处。适用于头痛剧烈，恶心呕吐，偏瘫麻木，舌质暗，苔薄白，脉弦涩的患者。

14. 消瘀止痛药膏：大黄 150 克，木瓜、蒲公英各 60 克，土鳖虫、乳香、栀子、没药各 30 克。上药共为细末。外用，饴糖或凡士林调敷患处。适用于头痛剧烈，恶心呕吐，偏瘫麻木，舌质暗，苔薄白，脉弦涩的患者。

15. 活血消肿膏：生木瓜、生大黄、土鳖虫、天花粉、蒲公英、干菊叶、栀子、乳香、没药各 50 克。将上述药焙干为细末，过筛，用凡士林适量调拌成糊膏状，均匀涂布在敷料上，覆盖在患处，外用胶布或绷带固定。2～3 日换药 1 次。4～6 日为 1 个疗程。适用于头皮损伤局部血肿。

16. 天花膏：天花粉 90 克，姜黄、赤芍、白芷各 30 克。上药共为末，用清茶调敷，如伤头面出血不止，药涂伤处周围。适用于头皮损伤出血不止的患者。

17. 香脑膏：松香 500 克，樟脑 350 克，黄蜡 120 克，朱砂 30 克。先将松香、樟脑、黄蜡沙锅内烊化，续用朱砂调和，另剪红布一方，推贴布上。外用，将膏推贴后，出血即止。适用于外伤后头皮损伤出血的患者。

颅内血肿

脑损伤后颅内出血聚集在颅腔的一定部位，造成颅内压增高，脑组织受压而引起相应的临床症状，称为颅内血肿。在正常状态下，颅腔容积等于颅内血容量、颅内脑脊液量和脑组织体积三者的总和。由于颅骨缺乏伸缩性和脑组织缺乏压缩性，只有颅内血容量和脑脊液量能起到代偿作用。当颅内血肿超过代偿限度，即引起颅内压增高，当颅内压增高到一定程度可形成脑疝。根据血肿在

脑内的位置不同可分为：硬脑膜外血肿、硬脑膜下血肿、脑内血肿。临床以颅内高压征为表现，诊断首先要明确出血的部位和出血量的多少，这对治疗有指导意义。颅内血肿的治疗效果与有无脑疝发生或脑干受压时间长短有密切关系。有生命危险的患者，必须及时抢救，密切观察病情变化，必要时及时请脑外科会诊或转科，千万不可延误抢救时机。严格掌握颅内血肿的开颅手术指征，一经确诊尽快手术，开颅探查，清除血肿，彻底止血，减压。

中医药治疗慢性颅内血肿较有影响的是 20 世纪 70 年代用颅内消瘀汤治疗颅内血肿，用补阳还五汤加味治疗慢性硬脑膜下血肿，此外也有个案及少量中西医结合综合治疗的临床报道。以中医为主治疗这一病证难度大，但能体现中医药的长处。

【膏方集成】

1. 补阳还五汤膏：一组：生黄芪 240 克，当归尾 12 克，赤芍 10 克，地龙、川芎、桃仁、红花各 6 克。二组：生姜、葱白、蒜头、艾叶、侧柏叶、桃枝各 6 克，槐枝、柳枝、桑枝、冬青枝各 24 克，苍耳草、凤仙草、石菖蒲、白芥子、莱菔子、花椒各 3 克，发团 9 克。将上述药焙干为细末，过筛，用凡士林适量调拌成糊膏状。外用，将膏药加温变软，揭开贴于风府、手三里、合谷、环跳、足三里穴处。适用于慢性硬脑膜下血肿。

2. 活血消肿膏：生木瓜、生大黄、土鳖虫、天花粉、蒲公英、干菊叶、栀子、乳香、没药各 50 克。将上述药焙干为细末，过筛，用凡士林适量调拌成糊膏状，均匀涂布在敷料上，覆盖在患处，外用胶布或绷带固定。2～3 日换药 1 次。4～6 日为 1 个疗程。适用于颅内局部血肿。

3. 香脑膏：松香 500 克，樟脑 350 克，黄蜡 120 克，朱砂 30 克。先将松香、樟脑、黄蜡沙锅内烊化，续用朱砂调和，另剪红布一方，推贴布上。外用，将膏推贴后，出血即止。适用于外伤后颅内血肿。

4. 大黄五倍膏：生大黄、生栀子、柑子叶各 30 克，白及 15 克，五倍子 20 克，芙蓉花 3 克。上药为细末，用生姜适量煎汁搅匀，

涂敷于患处，外用纱布包扎固定，每日1次。适用于外伤后颅内瘀血型血肿。

5. 活血祛风膏：当归90克，防风、生黄芪、桂枝、川芎各60克，蔓荆子、薄荷、陈皮、牡丹皮、杭白芍各30克，白附子面（后入）、樟脑面（后入）、鸡血藤膏各15克。用香油2000克，将药炸枯，滤去渣，熬至滴水成珠，入樟丹1000克，再入面要搅匀，老嫩合适成糊膏状。适用于颅内血肿。

6. 通灵黄金膏：木香、当归（洗，焙）、金毛狗脊（去毛）、防风（去芦头）、白及、白蔹、香白芷、白术、乳香（别研）、松脂（别研）、枫香（别研）、杏仁（去皮、尖，别研）各30克。上药除乳香、枫香、松脂外，各焙干细锉，用清油1.5千克，炼熟放冷，浸药于银制器皿内，文武火养三日，勿令大沸，恐损药力，常似鱼眼，候香白芷黄为度。滤过，放入净锅内，入黄蜡250克，细罗黄丹60克，次入已研之枫香、乳香、松脂，用槐、柳枝子不住手搅，再上慢火熬少时，候凝膏成。每用先膏药3.7克，蛤粉为衣，温酒送下；次用药涂患处。如损折者，以竹夹夹直，用药涂之。适用于头部受伤后卒然昏倒，不省人事，或心神恍惚，无抽搐，舌质淡红，苔薄，脉弦滑的患者。

7. 消肿膏：芙蓉叶、紫荆皮各150克，白芷、当归、骨碎补、独活、何首乌、天南星各90克，橙橘叶、赤芍各60克，石菖蒲、肉桂各15克。上药共为末。外用，以姜汁热酒调，乘热涂肿处。适用于头痛剧烈，恶心呕吐，偏瘫麻木，舌质暗，苔薄白，脉弦涩的患者。

8. 消瘀止痛药膏：大黄150克，蒲公英、木瓜各60克，栀子、土鳖虫、乳香、没药各30克。上药共为细末。外用，饴糖或凡士林调敷患处。适用于头痛剧烈，恶心呕吐，偏瘫麻木，舌质暗，苔薄白，脉弦涩的患者。

9. 活血消肿膏：生木瓜、生大黄、土鳖虫、天花粉、蒲公英、干菊叶、栀子、乳香、没药各50克。将上述药焙干为细末，过筛，用凡士林适量调拌成糊膏状，均匀涂布在敷料上，覆盖在患处，外用胶布或绷带固定。2～3日换药1次。4～6日为1个疗程。适用

于头皮损伤局部血肿。

10. 天花膏：天花粉90克，姜黄、赤芍、白芷各30克。上药共为末，用清茶调敷，如伤头面出血不止，药涂伤处周围。适用于头皮损伤出血不止的患者。

脑外伤后综合征

脑外伤后综合征（又称脑震荡后遗症）是指颅脑外伤后3个月仍有头痛头晕、目眩耳鸣、心烦心悸、失眠健忘等症状表现，而神经系统检查又无器质性损伤体征的一种疾病。脑外伤后综合征是患者在脑损伤后3个月以上，仍有自主神经功能失衡和癔症样发作症状，但经神经系统检查并无客观体征的一种临床现象。主要临床表现为自主神经功能失调和癔症样发作，诸如头痛、头晕、精神不振、乏力、耳鸣、多汗、失眠、心悸、情绪不稳、记忆减退等。损伤早期由于有心理损害和损伤所致的颅脑及有关组织损害，从而导致某些结构功能失调。治疗须消除患者顾虑，妥善安排活动（包括太极拳等适当的体育锻炼）和休息。

中医学认为，脑为元神之府，"诸阳之会""五脏六腑之精气皆上注于脑"。颅脑外伤受损后，气机逆乱，脉络闭塞，气滞血瘀，不通则痛，病程迁延日久，耗气伤血，气血亏损，心脾失养，终致心脾两虚。肾藏精生髓，脑为髓之海，因病久必及于肾，肾阴阳俱虚，髓海不足则脑转耳鸣，故常有眩晕、耳鸣、记忆下降等症状，头脑损伤，病久心、肝、肾阴血不足，虚火上炎，心火不下交于肾，肾水不上济于心，心肾功能失调，故出现失眠等症状。

【膏方集成】

1. 偏头痛膏：水蛭50克，桃仁30克，川芎、延胡索各20克，细辛10克，斑蝥10个。上药共为细末，混合均匀，储瓶备用。外用，以疼痛部位为重点，取上述药末适量，用温酒调成膏糊状外敷，每日1次。7日为1个疗程。适用于脑外伤后综合征之偏头痛瘀血阻络型的患者。

2. 白乌膏：生川乌、生草乌、白芷各15

中医膏方全书（珍藏本）

克，黄丹、香油各 100 克。上药共为细末，再加入黄丹，香油共熬制成膏状。将膏剂杏核大加热后摊在纱布上（依疼痛部位剪成圆形或长条）贴在患处，每 5 日换药 1 次。适用于脑外伤后综合征之三叉神经痛的患者。

3. 趁风膏：穿山甲、海蛤壳、川乌头各 100 克。上药共为细末备用。外用，每次取药末 30 克，用葱汁调和成直径 1.6 厘米大小的药饼，贴敷在双足心部位，外用纱布覆盖，胶布固定，再将双脚浸热水中，患者待周身汗出，马上去除药饼。治疗时宜避风，每半个月贴敷 1 次。2 个月为 1 个疗程。适用于脑外伤后综合征之眩晕患者。

4. 痰阻眩晕膏：胆南星、白矾、川芎、郁金各 12 克，白芥子 30 克，生姜汁适量。将前 5 味药共为细末，储瓶密封备用。外用，用时取药末适量，加入生姜汁调成膏状，敷于患者脐孔上，盖以纱布，胶布固定。每日换药 1 次。10 日为 1 个疗程。适用于脑外伤后综合征之眩晕患者。

5. 朱珀安神膏：朱砂、茯神各 10 克，琥珀、酸枣仁各 12 克，丹参 15 克。上药共为细末备用。外用，用时每次取药粉 2 克，蜂蜜调为膏，敷脐部。每日换药 1 次。适用于脑外伤后综合征之失眠患者。

6. 消肿膏：芙蓉叶、紫荆皮各 150 克，白芷、当归、骨碎补、独活、何首乌、天南星各 90 克，橙橘叶、赤芍各 60 克，石菖蒲、肉桂各 15 克。上药共为末。外用，以姜汁热酒调，乘热涂肿处。适用于头痛剧烈，恶心呕吐，偏瘫麻木，舌质暗，苔薄白，脉弦涩的患者。

7. 消瘀止痛药膏：木瓜、蒲公英各 60 克，大黄 150 克，栀子、土鳖虫、乳香、没药各 30 克。上药共为细末。外用，饴糖或凡士林调敷患处。适用于头痛剧烈，恶心呕吐，偏瘫麻木，舌质暗，苔薄白，脉弦涩的患者。

8. 活血消肿膏：生木瓜、生大黄、土鳖虫、天花粉、蒲公英、干菊叶、栀子、乳香、没药各 50 克。将上述药焙干为细末，过筛，用凡士林适量调拌成糊膏状，均匀涂布在敷料上，覆盖在患处，外用胶布或绷带固定。2～3 日换药 1 次。4～6 日为 1 个疗程。适用

于头皮损伤局部血肿。

胸部屏挫伤

本病多因负重屏气或受暴力撞击等所致。胸部屏伤多以伤气为主，导致气机阻滞，运化失职，经络受阻，不通则痛；胸部挫伤则以伤血为主，多因络脉受损，血溢于经络之外，瘀血停滞而为肿。气血是相辅相承，相互联系，相互影响的，故气血往往俱伤。但有时气先伤而后及于血，或血先伤而后及于气。

本病属于中医学"胸痛"范畴，临床表现为胸胁胀痛或刺痛，痛无定处或压痛固定，胸闷气急，翻转困难等。分为伤气型、伤血型、气血两伤型、胸胁陈伤型。治疗上以手术为主，药物总不离活血化瘀，配合行气止痛。

【膏方集成】

1. 柴胡疏肝膏：柴胡 15 克，黄芩、香附、芍药、郁金、浙贝母各 12 克，瓜蒌 25 克，川芎、炮穿山甲、枳壳各 10 克。将上药加水煎煮，再用蜂蜜调配煎液加热收膏。用时取 10～15 克，每日 3 次，服用时热酒送下。适用于胸胁胀痛，痛无定处，胸闷气急，外无肿胀及固定之压痛点。

2. 血府逐瘀膏：当归、生地黄、柏子仁各 15 克，赤芍、牛膝各 12 克，川芎、柴胡、牡丹皮、枳壳、香附、桃仁、红花各 10 克，牡蛎 30 克。将上药加水煎煮，再用蜂蜜调配煎液加热收膏。用时取 10～15 克，每日 3 次，服用时热酒送下。适用于胸部有固定性、局限性刺痛，因深呼吸或咳嗽时胸痛而加剧，翻身转侧困难，伤处微肿，压痛固定，局部可有瘀斑青紫。重者可有咳血、吐血、低热等。

3. 复元活血膏：柴胡 15 克，天花粉、当归各 9 克，红花、甘草、炮穿山甲各 6 克，大黄（酒浸）30 克，桃仁（酒浸、去皮、尖、研如泥）50 个。将上药加水煎煮，再用蜂蜜调配煎液加热收膏。用时取 10～15 克，每日 3 次，服用时热酒送下。适用于胸部有固定性、局限性刺痛，因深呼吸或咳嗽时胸痛而

加剧，翻身转侧困难，伤处微肿，压痛固定，局部可有瘀斑青紫。重者可有咳血、吐血、低热等。

4. 三棱和伤膏：三棱、乳香、莪术、没药各6克，枳壳、青皮、陈皮、白术、党参、当归各10克，甘草5克，白芍、黄芪各15克。将上药加水煎煮，再用蜂蜜调配煎液加热收膏。用时取10～15克，每日3次。服用时热酒送下。适用于有明显的胸胁受伤史，胸胁隐痛，经久不愈，时轻时重，稍一劳累即能诱发，但外无肿胀及固定之压痛，脉多弦细或细涩的患者。

肋骨骨折

肋骨骨折指肋骨的完整性破坏或连续性中断。肋骨骨折在胸部伤中占61%～90%。不同的外界暴力作用方式所造成的肋骨骨折病变可具有不同的特点：作用于胸部局限部位的直接暴力所引起的肋骨骨折，断端向内移位，可刺破肋间血管、胸膜和肺，产生血胸或（和）气胸。间接暴力如胸部受到前后挤压时，骨折多在肋骨中段，断端向外移位，刺伤胸壁软组织，产生胸壁血肿。枪弹伤或弹片伤所致肋骨骨折常为粉碎性骨折。

本病属于中医学"胸痛""气促"等范畴，临床表现为胸胁胀痛或刺痛，痛无定处或压痛固定，胸闷气急，呼吸困难，翻转困难等。分为气滞血瘀证、瘀血阻络证、气血两伤证。治疗上以手术为主，药物总不离活血化瘀，配合行气止痛。

【膏方集成】

1. 胸伤一号膏：柴胡、枳壳、北杏仁、延胡索各9克，赤芍、当归、郁金各12克，丹参、瓜蒌皮各15克，甘草6克。痛甚者加三七（冲）3克，佛手12克；气逆喘咳者加沉香1.5克，紫苏子12克；咯血者加仙鹤草、白及各12克，藕节15克。将上药加水煎煮，再用蜂蜜调配煎液加热收膏。用时取10～15克，每日3次，服用时热酒送下。适用于有明显的胸胁受伤史，胸胁隐痛，经久不愈，时轻时重，稍劳累即能诱发，但外无肿胀及固定之压痛，脉多弦细或细涩的患者。

2. 胸伤二号膏：党参、当归各12克，桔梗、白术、香附、白芍、郁金、茯苓各15克，炙甘草6克。将上药加水煎煮，再用蜂蜜调配煎液加热收膏。用时取10～15克，每日3次，服用时热酒送下。适用于胸胁胀痛或刺痛，痛无定处或压痛固定，胸闷气急，呼吸困难，翻转困难等。

3. 复元活血膏：柴胡15克，天花粉、当归各9克，红花、甘草、炮穿山甲各6克，大黄（酒浸）30克，桃仁（酒浸，去皮、尖，研如泥）50个。将上药加水煎煮，再用蜂蜜调配煎液加热收膏。用时取10～15克，每日3次，服用时热酒送下。适用于胸部有固定性、局限性刺痛，因深呼吸或咳嗽时胸痛而加剧，翻身转侧困难，伤处微肿，压痛固定，局部可有瘀斑青紫。重者可有咳血、吐血、低热等。

4. 三棱和伤膏：三棱、枳壳、乳香、没药、青皮各10克，陈皮、黄芪、白术、当归、白芍、党参各15克，莪术6克，甘草5克。将上药加水煎煮，再用蜂蜜调配煎液加热收膏。用时取10～15克，每日3次，服用时热酒送下。适用于胸骨骨折，经久不愈，时轻时重，稍一劳累即能诱发的患者。

气 胸

胸膜腔是两层胸膜间的一个潜在的空隙，胸膜腔内的压力低于大气压，称为负压。胸部受伤后，如刀、子弹、弹片等刺伤胸壁及胸膜，或肋骨断端刺破肺组织，或气管、食管破裂等，均可使空气进入胸膜腔而形成气胸。胸膜腔内积气，称为气胸。气胸多由于肺组织或支气管破裂，空气逸入胸膜腔，或因胸壁伤口穿破胸膜，使胸膜腔与外界沟通所致，一般分为闭合性、开放性和张力性三大类。

本病属于中医学"胸痛""气促"等范畴，临床表现为胸胁胀痛或刺痛，痛无定处或压痛固定，呼吸困难，胸闷、气促不适等。分为气滞血瘀证、瘀血阻络证、气血两伤证。治疗上以手术为主，药物总不离活血化瘀，配合行气止痛。

中医膏方全书（珍藏本）

【膏方集成】

1. 外敷接骨膏：骨碎补、血竭、硼砂、当归、乳香、没药、续断、自然铜、大黄、土鳖虫各等份。上药共为细末，饴糖或蜂蜜调制成膏。用时取少许敷于患处，每日1次。适用于气胸，可有明显的胸胁受伤史，胸胁隐痛，经久不愈，时轻时重，稍劳累即能诱发，但外无肿胀及固定之压痛，脉多弦细或细涩。

2. 胸痹膏：川芎、丹参、延胡索各20克，肉桂、红花、降香各10克，水蛭、冰片各5克。上药共为细末备用。外用，每年初伏、中伏、末伏的某一日贴敷治疗。取膻中、心俞、厥阴俞、内关、乳根穴，用生姜汁将上药末调成膏糊状，摊于脱敏胶布上，分别贴敷于上述穴位上，8～12小时后取下。适用于气胸，胸部闷痛的患者。

3. 葱硫膏：红皮葱1根，硫黄30克。葱去皮，洗净，与硫黄共捣泥，纱布包好备用。外用贴患处。适用于气胸，有明显的胸胁受伤史，胸胁隐痛，经久不愈，时轻时重，稍劳累即能诱发，但外无肿胀及固定之压痛，脉多弦细或细涩。

4. 乳没蜈蚣膏：蜂房、蜈蚣各9克，乳香24克，没药、丁香各15克，防风、白芷、甘草各12克，鸡蛋清适量。上药共为细末，用鸡蛋清调匀为糊备用。外用贴患处。适用于气胸，有明显的胸胁受伤史，胸胁隐痛，经久不愈，时轻时重，稍劳累即能诱发，但外无肿胀及固定之压痛，脉多弦细或细涩。

5. 吴萸膏：吴茱萸9克，陈醋适量。吴茱萸为细末，醋调为膏备用。外用贴患处。适用于气胸，有明显的胸胁受伤史，胸胁隐痛，经久不愈，时轻时重，稍劳累即能诱发，但外无肿胀及固定之压痛，脉多弦细或细涩。

血　胸

胸部受伤后，引起胸膜腔积血，称为血胸。引起胸膜腔积血的原因有：①肺组织破裂出血。由于循环的压力较低，一般出血量少而缓慢，多能自行停止。②胸壁血管破裂出血。如果是压力较高的动脉出血，不易自行停止。③心脏和大血管破裂出血。出血多而急，往往在短期内导致失血性休克而死亡。血胸的症状根据出血量、出血速度和患者的体质而有所不同。小量血胸（500毫升以下）可无明显症状。中等量血胸（500～1000毫升）和大量血胸（1000毫升以上）尤其是急性失血者，常常出现脉搏快弱、血压下降、呼吸短促等休克症状。血胸并发感染时，出现高热、寒战、疲乏、出汗等症状。

本病属于中医学"胸痛""气促""咯血"等范畴，临床表现为胸胁胀痛或刺痛，痛无定处或压痛固定，呼吸困难，胸闷、气息微弱，甚则咯血不止等。分为瘀血阻络证、血瘀化热证、气血衰脱证。治疗上以手术为主，药物以止血祛瘀为主。

【膏方集成】

1. 止血膏：三七、紫珠、蒲黄各10克，槐角12克，槐花、地榆各20克，灶心土、棕榈皮、侧柏叶、小蓟、艾叶、地锦草、铁苋菜、羊蹄根、牛角腮、墓头回、万年青根各30克，卷柏、藕节、百草霜、血余炭各9克，仙鹤草、花蕊石、荠菜花、茜草、白及、亘松各15克。辅药：花生衣、山茶花、蚕豆花各10克，水苦荬15克，锡生藤、檵木各20克，白茅根12克，炮姜、乌梅各6克。用麻油1440克将上药熬枯，去渣，熬油至滴水成珠，下黄丹频搅，再下赤石脂、紫石英、陈壁土、枯矾、百草霜、血余炭各6克，搅匀收膏。外用，将膏药化开，贴于膈俞、中脘、肺俞、风府、涌泉、肾俞、太溪、长强、关元、血海穴上。适用于血胸之出血症。

2. 涌泉膏：大海龙（雄黑雌黄，长尺余者佳，如无用海马亦可）1对，大生附子（重45克，切去芦头，用童便、甘草水各浸1日，洗净）1个，零陵香、大穿山甲、锁阳（上3味均切碎）各9克。入茶油浸没后，煮沸30分钟，滤汁去渣，在滤液中加黄丹粉以收膏。外用，将膏药加温变软，揭开，贴两足心涌泉穴处，10日一换。适用于血胸之咳嗽痰喘气急。

3. 凉血地黄膏：大生地黄60克，白芍、黄芩、黄柏、黑栀子、生甘草各30克，牡丹皮、犀角各15克。用麻油500克，将上药熬枯，去渣，熬油至滴水成珠，下黄丹210克搅匀，候温兑入生石膏120克拌匀，收膏备用。外用，将膏药化开，衄血贴眉心，吐血、咳血贴胸口，便血、蓄血贴脐下。适用于血胸。

4. 二胡膏：柴胡10克，青皮30克，龙胆、延胡索各50克。上药为细末，用米醋适量调拌成糊膏状。外用，均匀敷于阿是穴（痛点）、患侧期门穴，外用纱布盖上，胶布固定。每日换药1次。适用于血胸以胸痛为主者。

5. 伤科黑药膏：生川乌、大黄、当归、三七、桃仁、红花、炮甲珠、冰片、麝香、麻油、黄丹等。将药研碎入麻油煎煮，取滤汁加黄丹粉微火收膏，储瓶外用，将膏药文火熔化，贴于患处，3日换药1次。适用于跌打损伤等引起的血胸。

第三篇　妇产科疾病

第二十五章　妊娠疾病

妊娠呕吐

妊娠早期孕妇出现食欲不振、择食、轻度恶心呕吐、头晕、倦怠乏力等症状，称为早孕反应，多不需要特殊治疗，于妊娠 12 周前后逐渐减轻并消失。少数孕妇反应严重，恶心呕吐频繁，不能进食，导致体液、电解质代谢紊乱，营养受到严重影响，甚至威胁孕妇生命，称为妊娠剧吐。多与激素的作用、胃肠道的输入冲动、肾上腺皮质功能低下、维生素缺乏等因素有关。

本病中医学称为"妊娠恶阻"，亦有称为"阻病""子病""病儿"等。认为妇女在怀孕之初，月经停闭，血海藏而不泻，阴血聚以养胎，冲脉气血旺盛。阴血既用以养胎，故相对不足，冲气偏盛。冲脉隶属于阳明，今冲气盛，上逆循经犯胃，胃失和降，则生恶心、呕吐诸症。妊娠剧吐又与孕妇素体脾胃虚弱，肝胃不和及痰湿有关，不及时治疗，可发展成气阴两虚重症。临床上多以脾胃虚弱、肝胃不和、痰湿中阻、气阴两虚等辨证论治。

【膏方集成】

1. 参苓止呕膏：党参、云茯苓各 120 克，半夏 150 克，陈皮、竹茹、甘草各 60 克，白术、砂仁、旋覆花、当归、焦白芍各 90 克，甜梨 10 个，生姜 30 克，大枣 50 枚。上药加水煮煎 3 次，滤汁去渣，合并 3 次滤液，加热浓缩成清膏，再加赤砂糖 100 克，收膏即成。每次 10~20 毫升，每日 2 次，口服。适用于妊娠恶阻。

2. 伏龙膏：伏龙肝 100 克。上药为细末，以生姜汁调和成软膏状，备用。外用，用时取药膏 30 克，外敷于两足心涌泉穴和肚脐上。上盖敷料，胶布固定。每日换药 1 次，中病即止。适用于妊娠恶阻（寒性）。

3. 二香膏：丁香、茴香、陈皮、半夏各 10 克。上药共为细末，和匀，以生姜汁适量调和成稀糊状，备用。外用，用时取膏 30 克，外敷于双手心劳宫穴和肚脐上。上盖敷料，胶布固定。每日换药 1 次，中病即止。适用于妊娠恶阻。

4. 恶阻膏：党参、白术、木香各 90 克，当归身、半夏、陈皮、白扁豆各 60 克，砂仁、甘草各 30 克，大枣 50 枚，生姜 30 片。上药加水煎煮 3 次，滤汁去渣，合并滤液，加热浓缩成清膏，再加赤砂糖 100 克，收膏即成。每次 15 克，每日 2 次，开水调服。适用于妊娠恶阻。

5. 半夏膏：半夏 15 克，砂仁、豆蔻各 3 克，生姜汁 1 小杯。先将前 3 味药共为细末，以生姜汁调药末如稠糊状，备用。外用，用时先取生姜片，擦脐孔至发热，再取药膏涂敷脐孔上，外以纱布覆盖，胶布固定。每日涂药 3~5 次，干后再涂。适用于妊娠恶阻。

6. 健脾和胃膏：太子参、茯苓、炒黄芩、金石斛、麦冬各 150 克，炒白术、藿香梗、砂仁、陈皮、紫苏梗各 120 克，荷顶、竹茹、甘草各 100 克。上药加水煎煮 3 次，滤汁去渣，合并滤液，加热浓缩成清膏，再加赤砂糖 100 克，收膏即成。每次 15 克，每日 2 次，开水调服。适用于妊娠恶阻。症见呕吐频频，食入即吐，精神委靡，口干思饮，少腹隐痛，舌淡红无苔，脉浮数而细。

流 产

流产是指妊娠不足 28 周，胎儿体重不足 1000 克而终止者。其中发生在妊娠 12 周前者，称为早期流产，发生于妊娠 12～28 周，称为晚期流产。自然流产发生率占全部妊娠的 10%～15%，多数为早期流产。由于流产发生的时期不同，其病理过程也不一样。流产的病理变化多数是胚胎先死亡，然后底蜕膜出血，造成胚胎绒毛与底蜕膜分离、出血，已分离的胚胎组织犹如异物刺激子宫，使之收缩而被排出。妊娠 8 周前，胎盘绒毛发育不成熟，与蜕膜附着不牢固，因此，妊娠产物常可全部自行排净，出血不多。妊娠 8～12 周时，绒毛已深入蜕膜层，妊娠物分离常不完整，部分组织残留宫腔影响宫缩，而出血较多。妊娠 12 周后，胎盘已形成，流产过程与足月分娩时相同。若胎儿在宫腔内死亡过久，被血块包围，形成血样胎块可引起出血不止。流产的临床类型实际上是流产发展过程中的各个阶段。本病以阴道流血、腰酸、腹痛及小腹下坠为主症。根据流产发病时的主要症状及发展过程分为先兆流产、难免流产、不全流产、完全流产、稽留流产、习惯性流产、流产感染等类型。

中医学根据发病的不同时间有不同的病名。妊娠在 12 周以内，胚胎自然殒堕者，称为"堕胎"，妊娠 12～28 周内，胎儿已成形而自然殒堕者，称为"小产"；妊娠 1 个月，不知其已受孕而伤堕者，称为"暗产"。根据临床表现的不同，又称"妊娠腹痛""胎漏""胎动不安""胎堕难留""胎死不下""滑胎"等。中医学认为，冲任损伤、胎元不固是本病的主要病机，多从肾虚、气血虚弱、阴虚血热、血瘀、血虚气脱、外伤等方面论治。

【膏方集成】

1. 千金保胎膏：当归、黄芩、益母草各 500 克，白芍、肉苁蓉、黄芪各 250 克，地黄 400 克，甘草、龙骨各 150 克，续断、白术各 300 克，木香 50 克。上药除龙骨外，余药酌予碎断，另取麻油 12000 毫升置于锅内，投入药料炸至焦枯，捞除残渣，取油过滤即为药油。炼油至沸，加入黄丹适量，老嫩适中，搅匀放入冷水中浸泡，以去火毒。再取膏油加热融化，待爆音停止，水汽去尽，微凉，取龙骨细粉加入搅匀，待温摊膏，备用。外用，用时取膏药温热化开，外贴患处。适用于妊娠虚弱、气血不足引起的胎元不固、漏经小产。

2. 保产膏：党参、当归、生地黄、杜仲、续断、桑寄生、地榆、砂仁、阿胶各 50 克，熟地黄 100 克，蚕沙（炒）75 克。上药入 750 毫升麻油中炸枯，滤油去渣，再炼油至沸，加入黄丹 600 克，黄蜡 100 克，边加边搅匀收膏，离火待温，再加入研成细粉的煅紫石英、煅赤石脂、煅龙骨各 35 克，搅匀即成。外用，取膏摊膏。预防小产，先 1 个月贴肚脐眼，7 日一换；过 3 个月，半个月一换；10 个月满为止。淋带、血枯、经闭贴丹田；肾虚腰痛，贴命门及痛处；诸疮久烂贴患处，贴之可收口。适用于小产（先兆流产及习惯性流产），淋带，血枯，经闭，肾虚腰痛及诸疮久烂。

3. 神效膏：当归、条芩（酒炒）、益母草各 50 克，生地黄 400 克，白术、续断（炒）各 30 克，甘草 15 克，白芍（酒炒）、黄芪、肉苁蓉各 25 克。上药用麻油 1000 毫升浸 7 日，炸枯去渣，炼油加白蜡 50 克，再熬三四沸，加黄丹 225 克，再熬，再加飞过龙骨细粉 50 克，搅匀，以绸帛摊如碗口大，备用。外用，用时取膏药温热化开，贴丹田上，14 日一换，贴过 8 个月为妙。适用于习惯性流产。

4. 安胎膏：党参、白术、茯苓、陈皮、菟丝子、女贞子、覆盆子、沙苑子、五味子、续断、杜仲、生地黄、熟地黄、白芍、补骨脂、益智、芡实米、炙甘草各 30 克，肉苁蓉、生黄芪各 60 克，仙鹤草 90 克，大枣 500 克。将上诸药共入锅内，煮极透烂，去渣取汁，再溶化阿胶、鹿角胶、龟甲胶、鳖甲胶各 30 克，再加蜂蜜和匀即为膏滋。每日早、晚各服一匙，温开水冲服。适用于习惯性流产。

5. 杜仲寄生膏：杜仲、桑寄生、菟丝子、覆盆子、续断、党参、炙黄芪各 150 克，杭白芍、阿胶、陈皮各 120 克，生甘草 60克。上药除阿胶外，余药加水煎煮 3 次，滤汁去渣，合并 3 次滤液，加热浓缩成清膏，再将阿胶加适量黄酒浸泡后，隔水炖烊，冲入清膏和匀，然后加蜂蜜 200 克，收膏即成。每次 15～25 克，每日 2 次，开水调服。于上次流产期前 1 周开始服用，服至度过流产危险期为止。适用于习惯性流产。

6. 补益气血膏：党参、阿胶、白术、茯苓、白芍各 200 克，黄芪、黄精各 150 克，当归、鹿角胶各 100 克，熟地黄、枸杞子、何首乌、杜仲、黄芩各 300 克，升麻 30 克，炙甘草 60 克。上药除阿胶、鹿角胶外，余药加水煎煮 3 次，滤汁去渣，合并 3 次滤液，加热浓缩成清膏，再将阿胶、鹿角胶加适量黄酒浸泡后隔水炖烊，冲入清膏和匀，然后加蜂蜜 300 克，收膏即成。每次 15～30 克，每日 2 次，开水调服。适用于习惯性流产（气血两亏型）。表现为阴道少量出血，色淡红，少腹坠胀，面色苍白等。

异位妊娠

受精卵在宫腔以外的部位着床称异位妊娠，习称宫外孕。异位妊娠是妇产科常见的急腹症之一，根据受精卵在宫腔外种植部位的不同可分为输卵管妊娠、卵巢妊娠、腹腔妊娠、阔韧带内妊娠、宫颈妊娠、残角子宫妊娠。其中以输卵管妊娠最多见。输卵管妊娠具有与子宫内妊娠时相同的内分泌变化，合体滋养细胞产生的 HCG 维持黄体生长，使甾体激素分泌增加，致使停经，子宫增大变软，子宫内膜呈蜕膜改变。可出现下列结局：输卵管妊娠流产、输卵管妊娠破裂、陈旧性宫外孕、继发性腹腔妊娠。输卵管妊娠的临床表现与孕卵的着床部位、流产还是破裂、出血量及出血时间等因素有关，其临床典型的症状是腹痛与阴道流血。输卵管妊娠流产或破裂前，由于输卵管妊娠使管腔扩大，常出现一侧下腹隐痛或胀痛，疼痛亦可双侧性。当输卵管妊娠发生流产或破裂时，患者突感下腹一侧撕裂样疼痛，或伴恶心、呕吐。胚胎死亡后，常有不规则的阴道流血，色深褐，量少，呈点滴状。一般不超过月经量，少数患者阴道流血量较多。阴道流血可伴有蜕膜管型或蜕膜碎片排出。腹腔急性内出血及剧烈腹痛，轻者出现晕厥，重者出现失血性休克。当输卵管妊娠流产或破裂所形成的血肿时间较久者，因血液凝固与周围组织或器官（如子宫、输卵管、卵巢、肠管或大网膜等）发生粘连形成包块。

中医学中没有"异位妊娠"的病名，在古代书籍中有类似症状的描述。与"妊娠腹痛""癥瘕""少腹血瘀"等病证相关。本病的发生与妊娠妇女宿有少腹瘀滞，冲任不畅，使孕卵运行受阻，或因先天肾气不足，运送孕卵乏力、迟缓，而使孕卵滞留子宫腔外等有关。孕卵在子宫腔外发育，日久则胀破脉络，血溢于内，蓄积少腹，而形成少腹血瘀之实证，若脉络大伤，则血崩于内，阴血暴亡，气随血脱，变生厥脱之危急重证，或瘀血日久不散，发为少腹血瘀包块，遂成癥瘕积聚之症。

【膏方集成】

1. 活血消癥膏：白芷、紫荆皮、独活、石菖蒲、赤芍各 60 克，高良姜、蜈蚣、刺猬皮、蛇蜕、蓖麻子、鳖甲、僵蚕、甘草、海风藤、连翘、天花粉、白及、牛蒡子、大黄、川黄连、白蔹、当归、千金子、血余炭、金银花、黄柏、穿山甲、防己、猪牙皂、柴胡、川贝母、桃仁、白附子、巴豆、天麻、苦参、荆芥穗、红花、黄芪、桔梗、牛膝、防风、全蝎、麻黄、草乌、肉桂、乌药、羌活、半夏、大戟、苏木各 15 克，桃枝、槐枝、柳枝各截寸长 24 段。将上药用菜油熬沸 1 小时后滤汁去渣，再入黄丹粉收膏。外用，将膏摊于厚纸上贴患处。妇女癥瘕、带下贴脐下。适用于妇女癥瘕、带下。

2. 神效膏：白芥子 1000 克，穿山甲 240克。取桐油 1000 毫升，入锅先熬半响，次入穿山甲熬数沸，再次入白芥子，俟爆止，滤去渣，入飞净炒黑的黄丹 250 克，收膏，离火，再入麝香末 4 克，去火毒 7 日。外用，隔水化开贴敷。适用于妇女痞块。

3. 香槟膏：香附、槟榔、三棱、莪术、莱菔子、青皮、大黄、穿山甲、干姜、巴豆、延胡索、使君子、天南星各 60 克，阿魏 90 克，沉香、木香、丁香、芦荟、硫黄、雄黄各 15 克，轻粉 30 克，香油 5000 毫升，樟丹 1860 克。将香油熬沸，离火下樟丹搅匀成膏药，再将上药为细末掺入搅匀即成。摊于布帛上，收储备用。外用，贴敷肚脐或痞块。适用于妇女癥瘕血块等。

4. 消痞块狗皮膏：高良姜、生地黄、枳壳、苍术、五加皮、桃仁、山柰、当归、川乌、陈皮、乌药、三棱、草乌、川大黄、何首乌、柴胡、防风、刘寄奴、猪牙皂、川芎、官桂、羌活、赤芍、威灵仙、天南星、香附、荆芥、白芷、海风藤、藁本、续断、独活、麻黄（去节）、甘松、连翘各 9 克。用麻油 2000 毫升，将药炸枯去渣，下黄丹收膏。并加以下细料药：阿魏 30 克，肉桂、公丁香各 15 克，乳香、没药各 18 克，木香 12 克，麝香 1 克。掺搅均匀即成。外用，贴敷肚脐或痞块。适用于妇女癥瘕积聚。

5. 二龙膏：活甲鱼、苋菜各 500 克，三棱 30 克，乳香、没药各 150 克，木香 6 克，沉香、肉桂各 135 克，麝香 1 克，香油 7500 毫升，樟丹 3120 克。用香油先将前 3 味药炸枯去渣，下樟丹熬成膏药基质，再取乳香、没药及木香共为细末，每 1500 克膏药基质中兑入细末 30 克；再将沉香、肉桂、麝香混合研细，每张大贴掺此细料 0.3 克，中贴掺细料 0.18 克，小贴掺细料 0.09 克。外用，贴肚脐上。适用于癥瘕痞块，干血痨症等。

早 产

早产是指妊娠满 28 周至不满 37 足周（即 196～258 日）间分娩者。发生率占分娩总数的 5%～15%。此时娩出的新生儿，各器官发育尚未成熟，出生体重为 1000～2499 克，称为早产儿。早产儿中约 15% 在新生儿期死亡。有 8% 的早产儿虽能存活但可能留有智力障碍或神经系统的后遗症。研究表明，早产的母-婴血中皮质醇增加，其作用于滋养细胞激活 17α 羟化酶，使黄体酮水平下降，黄体酮代谢产物及雌激素水平增加，结果导致蜕膜产生前列腺素，并使子宫对内源性缩

宫素敏感性增加，致使早产发生。早产的主要临床表现是子宫收缩，最初为不规则宫缩，并常伴有少许阴道流血或血性分泌物，以后可发展为规则宫缩，与足月临产相似。

中医学认为"早产"即"妊娠七月以后，日月未足，胎气未全而产者"，属"小产"范畴。中医学认为发生早产的原因，主要由于肾气虚弱，胎失所系，气血不足，胎失载养，热伏冲任，损伤胎元，跌仆劳损，伤及胎气而致。在分娩前可按"胎动不安"辨治。

【膏方集成】

1. 千金保胎膏：当归、黄芩、益母草各 300 克，白芍、黄芪、肉苁蓉各 150 克，熟地黄 240 克，甘草、龙骨各 90 克，白术、续断各 180 克，木香 30 克。除龙骨研为细末单放外，其余各药浸入植物油内 3～5 日，再炸枯去渣，过滤沉淀；然后，入锅内熬至滴水成珠时，下黄丹适量、龙骨收膏。外用，用时将膏摊在布上，敷神阙穴。适用于体虚小产。

2. 苏香膏（安胎主膏）：紫苏梗、香附、酒川芎、酒芍药、陈皮、杜仲、续断、贝母各 15 克，党参、酒当归各 60 克，熟地黄 90 克，酒黄芩、山药、白术各 45 克。用麻油 250 毫升，将上药熬枯除渣，入黄丹收膏。外用，用时贴于小腹。适用于妇女安胎。

3. 地榆膏（保产膏）：地榆、党参、当归、生地黄、杜仲、续断、桑寄生、砂仁、阿胶各 30 克，熟地黄 60 克，蚕沙（炒）45 克。用麻油 750 毫升，将上药熬枯除渣，入黄丹 360 克，黄蜡 60 克收膏。下煅紫石英、煅赤石脂、煅龙骨各 20 克搅匀掺入。外用，为防小产，先贴腰部 1 个月，7 天一换；3 个月后，半个月一换，满 10 个月止。血枯经闭贴丹田，肾虚腰痛贴命门及痛处。适用于妇女安胎。

4. 杜仲骨脂安胎膏：杜仲、补骨脂各 20 克。上药共为细末，加入适量黄蜡加热收膏。外用，用时取少许涂抹于患处，纱布覆盖，胶布固定。每日换药 1 次，贴至病愈。适用于胎动不安。

5. 吴茱萸贴膏：吴茱萸适量。吴茱萸研末，外用，酒调药末成膏敷脚心，胎安即洗去。适用于胎动漏红。

6. 当归贴敷方：当归、党参、生地黄、杜仲、续断、桑寄生、地榆、砂仁、阿胶各30克，熟地黄、黄蜡各60克，炒蚕沙45克，麻油750克，黄丹360克。以上药熬收为膏，再下煅紫石英、煅赤石脂、煅龙骨细末各21克，搅匀掺入。外用，先贴腰眼1个月，7日一换；3个月后，半个月一换，满10个月止。肾虚腰痛贴命门。适用于防止小产及防止习惯性流产。

7. 安胎膏：党参、白术、茯苓、陈皮、菟丝子、女贞子、覆盆子、沙苑子、五味子、续断、杜仲、生地黄、熟地黄、白芍、补骨脂、益智、芡实米、炙甘草各30克，肉苁蓉、生黄芪各60克，仙鹤草90克，大枣500克。将上药共入锅内，煮极透烂，去渣取汁，再溶化阿胶、鹿角胶、龟甲胶、鳖甲胶各30克，再加蜂蜜和匀即为膏滋。每日早、晚各服一匙勺，温开水冲服。适用于习惯性流产。

8. 杜仲寄生膏：杜仲、桑寄生、菟丝子、覆盆子、续断、党参、炙黄芪各150克，杭白芍、阿胶、陈皮各120克，生甘草60克。上药除阿胶外，余药加水煎煮3次，滤汁去渣，合并3次滤液，加热浓缩成清膏，再将阿胶加适量黄酒浸泡后隔水炖烊，冲入清膏和匀，然后加蜂蜜200克，收膏即成。每次15～25克，每日2次，开水调服。于上次流产期前1周开始服用，服至度过流产危险期为止。适用于习惯性流产。

9. 补益气血膏：黄芪、黄精各150克，党参、白术、茯苓、阿胶、白芍各200克，当归、鹿角胶、熟地黄、枸杞子、何首乌、杜仲、黄芩各300克，升麻30克，炙甘草60克。上药除阿胶、鹿角胶外，余药加水煎煮3次，滤汁去渣，合并3次滤液，加热浓缩成清膏，再将阿胶、鹿角胶加适量黄酒浸泡后隔水炖烊，冲入清膏和匀，然后加蜂蜜300克，收膏即成。每次15～30克，每日2次，开水调服。适用于习惯性流产（气血两亏型）。表现为阴道少量出血，色淡红，少腹坠胀，面色苍白等。

10. 气血两虚型保胎膏：阿胶、党参、黄芪、黄精各150克，当归、白术、茯苓、白芍、熟地黄、枸杞子、何首乌、杜仲各120克，升麻30克，炙甘草60克、黄芩、鹿角胶各100克。上药除阿胶、鹿角胶外，余药加水煎煮3次，滤汁去渣，合并滤液，加热浓缩成清膏，再将阿胶、鹿角胶加适量黄酒浸泡后隔水炖烊，冲入清膏和匀，最后加蜂蜜300克收膏即成。每次15～30克，每日2次，开水调服。适用于产妇气血亏虚型，头昏眼花、心悸失眠者。

11. 胎衣早破防治1号膏方：阿胶150克，熟地黄、当归、枸杞子、何首乌各200克，龟甲胶、鹿角胶、桑寄生、续断、菟丝子、山茱萸、枳壳各300克、砂仁、升麻、陈皮各30克。上药除阿胶、龟甲胶、鹿角胶外，余药加水煎煮3次，滤汁去渣，合并滤液，加热浓缩成清膏，再将阿胶、龟甲胶、鹿角胶加适量黄酒浸泡后隔水炖烊，冲入清膏和匀，最后加蜂蜜300克收膏即成。每次15～30克，每日2次，开水调服。适用于产妇分娩前肾气亏虚，腰膝酸软，少腹冷痛者。

12. 胎衣早破防治2号膏方：阿胶100克，甘草、龙胆各50克，栀子、黄芩、黄柏各120克，车前子、土茯苓各300克，泽泻、茯苓、猪苓、椿皮各200克，牛膝、生地黄各150克。上药除阿胶外加水煎煮3次，滤汁去渣，合并滤液，加热浓缩成清膏，再将阿胶加适量黄酒浸泡后隔水炖烊，冲入清膏和匀，最后加蜂蜜300克收膏即成。每次15～30克，每日2次，开水调服。适用于产妇湿热蕴结，阴部瘙痒，带下臭秽者。

13. 荣养真脏膏方：上党参、炙黄芪各200克，白术、山茱萸、当归身、炒白芍、侧柏炭各45克，山药、云茯神、炙远志、熟酸枣仁、青龙齿、首乌藤、沙苑子、熟女贞子、炒杜仲、炒续断、金毛狗脊（炙）、海螵蛸各90克，煅牡蛎、牛膝（盐水炒）、炙甘草各15克，川桂枝9克，甘枸杞60克，炒熟地黄（砂仁24克拌）、核桃仁、银杏肉（打）各120克。上药浓煎2次，滤汁去渣，加驴皮胶120克，龟鹿二仙胶60克（上胶陈酒烊化），煎熬，再入白纹冰糖500克，文火收膏，以滴水成珠为度。每次15毫升，每日3次，口服。适用于奇经亏损，真脏不充者。

妊娠期高血压疾病

妊娠期高血压疾病是妊娠期特有的疾病。本病多发生在妊娠 20 周以后，临床表现为高血压、水肿、蛋白尿，严重时可出现搐搦、昏迷、心肾功能衰竭。我国发病率为 9.4%。全身小动脉痉挛是妊娠期高血压疾病的基本病变。由于小动脉广泛性痉挛，造成管腔狭窄，周围循环阻力增大，血管壁及内皮细胞损伤，通透性增加，体液和蛋白质渗漏，出现血压增高、蛋白尿、水肿以及子宫胎盘灌注不足等。对母儿造成危害，甚至导致母儿死亡。

根据其主要临床表现，本病属于中医学"子肿""子晕""子痫"范畴。中医学认为本病责之于肝、脾、肾三脏功能失调。脾为后天之本，若素体脾虚，运化无权，水湿内停发为肿满；肾为先天之本，胞脉所系，若素体虚弱，加之孕后母体阴血下聚冲任养胎，因妊更虚，以致肝肾阴虚，精血不足，肝阳偏亢，或气血虚弱，清窍失养，则出现头目眩晕、头痛、视物昏花，此即为子晕。若阴血虚甚，肝阳上亢，肝风内动，或夹痰火上扰，蒙蔽清窍，而有动风、抽搐发为子痫。子肿、子晕、子痫虽为不同病证，但其在病因、病理及病情发展趋势上有相互内在联系。本病以脏腑虚损，阴血不足为本，风、火、痰、瘀为标。临床常见脾虚、肾虚、气滞、阴虚肝旺、脾虚肝旺、心肝火旺、肝风内动、痰火上扰、血瘀等证型。

【膏方集成】

1. 健脾膏：潞党参、炙黄芪、甜白术、当归身、炒白芍、生地黄、熟地黄（砂仁 24 克拌炒）、大麦冬、肥玉竹、制黄精、云茯神、柏子仁、续断、地骨皮、甘枸杞、沙苑子、女贞子、墨旱莲、牛膝各 90 克、炒黄芩、新会陈皮各 45 克，厚杜仲、桑寄生、炙鳖甲、大枣、龙眼肉、核桃仁各 120 克，炙甘草 50 克，淮小麦 150 克。先将 30 味精选地道药材加水煎煮 3 次，滤汁去渣，合并滤液，加热浓缩成清膏，再将驴皮胶 180 克、龟甲胶 120 克加适量黄酒浸泡后隔水炖烊，冲入清膏和匀，然后加白冰糖、白蜂蜜各 250 克至溶拌匀，文火收膏。每日早、晚各服 1 大食匙，开水调服。伤食、停食缓服数日。适用于妊娠浮肿（子肿）。症见面黄虚浮，眩晕，两足微肿，心悸少寐，日晡潮热，盗汗遍体，腰背酸楚，白带绵绵，纳谷无味，大便艰行，舌质淡红，苔少，脉濡细弱。

2. 羌活膏：羌活、乌蛇肉（酒浸一宿，焙干）、独活各 30 克，天麻、全蝎、人参、僵蚕（微炒）各 15 克。上药共为极细末，和匀，用炼蜜调和成糊膏状。每次 10 克，每日 2～3 次，用荆芥汤入麝香少许化服。适用于子痫。

3. 益脾消肿膏：白术、茯苓各 30 克，砂仁、陈皮各 15 克，葱白、鲜生姜各适量。将前 4 味药共为细末，每次取药末 5 克，葱白 3 根，鲜生姜 5 片，共捣成膏状备用。外用，用时膏药加凉开水适量，调如糊状，将药糊敷在孕妇肚脐上，外以纱布覆盖，胶布固定。每日换药 2～3 次，直至病愈为止。适用于妊娠脾虚水肿。

4. 车前螺蒜膏：车前子 10 克，大田螺（去壳）4 个，大蒜瓣（去皮）5 个。先将车前子另研为极细末，再加田螺、大蒜捣融如泥，再纳入黄蜡适量制成膏。将膏摊涂于棉布备用。外用，用时取药膏 1 个，烘热贴于孕妇脐孔，纱布盖之，胶布固定。每日换药 1 次。适用于妊娠水肿。

5. 子肿膏：地龙、甘遂、猪苓、硼砂、肉桂各 10 克，姜汁、食醋各适量。诸药共碾为末，加姜汁、食醋适量调和如厚膏。外用，敷于孕妇脐孔上，纱布盖之，胶布固定。每日换药 1 次。适用于妊娠水肿患者。

胎儿生长受限

胎儿生长受限又称胎儿宫内生长迟缓，是指妊娠 37 周后，新生儿出生体重小于 2500 克，或低于同孕龄平均体重的 2 个标准差，或低于同孕龄正常体重第 10 百分位数。其发病率平均为 6.39%。影响胎儿发育的因素很多，由于涉及面广，且母体、胎盘、胎儿及自身因素相互交织，因而很难用单一因素来解释胎儿生长受限的发病原因。本病不仅影响胎儿的发育，还可影响儿童期和青春期的体格与智力发育。

本病中医称为"胎萎不长"，又称"妊娠胎萎燥""胎弱症"或"胎不长"。父母禀赋虚弱，生殖之精不健，或孕后调养失宜，如房事不节，劳倦过度等致肾气亏虚，气血不足，以致胎失所养而生长受限。气血不足，胎失所养是本病的主要病机。多从肾气亏虚、气血虚弱、阴虚内热、胞宫虚寒方面辨证论治。

【膏方集成】

1. 三才固本膏：天冬、白术各 180 克，麦冬、黄芩、杜仲各 120 克，熟地黄、人参各 30 克，当归 240 克。上药捣成颗粒，水煎 3 次，每次 1 小时，将煎取液合一处再煎，浓缩成稠膏状。另加人乳、牛乳、羊乳各 50 毫升，白蜜 240 克，和匀后再熬，至滴水成珠为度。每次 15～30 毫升，每日 2 次，白开水送下。适用于妊娠后胎儿存活而生长迟缓之胎萎不长。

2. 补胎膏：党参、白术、当归、枸杞子、白芍、黄芪各 30 克，甘草 10 克。上药共为细末，水调成膏。外用，用时涂敷于脐上，每日一换，直至病愈。适用于胎萎不长。

3. 益肾补胎膏：杜仲、补骨脂各 30 克，菟丝子 15 克，枸杞子 20 克。上药共为细末，水调成膏。外用，用时敷于脐上。每日一换。适用于胎萎不长。

羊水量异常

妊娠期间羊水量超过 2000 毫升称为羊水过多。多数孕妇羊水量增加缓慢，在长时期内形成，称为慢性羊水过多，少数孕妇羊水在数日内迅速增加，称为急性羊水过多。羊水过多时子宫张力大，孕妇易并发妊娠期高血压疾病、早产，破膜后因子宫骤然缩小，可引起胎盘早剥。产后易发生子宫收缩乏力而导致产后出血。胎儿易发生胎位异常、脐带脱垂、胎儿窘迫等。发病率为 0.5%～1%，合并妊娠糖尿病时，其发生率高达 20%。孕妇多于妊娠 20～32 周出现腹部胀大迅速，子宫明显大于妊娠月份，且伴有压迫症状，胎位不清，胎心音遥远等临床症状及体征。

本病属于中医学"子满""胎水肿满"范畴，发病多与脾肾两脏亏虚有关。妇女素体脾虚，孕后则气血下聚养胎，脾气易虚，不能运化水湿，水渍胞中，或妇女喜多抑郁，孕后胎儿渐大，阻塞气机，气机不畅，水滞胞中，致使胎水肿满。故临床多见脾虚水停、气滞湿阻、肾虚水停等证型。

【膏方集成】

1. 利水保胎膏：生黄芪 60 克，茯苓 40 克，白术、泽泻、木香各 20 克，桔梗、莱菔子、砂仁各 15 克，大腹皮、菟丝子、车前子（包）各 30 克。将上药加水煎煮，再用蜂蜜调配煎液加热收膏。每次 10～15 克，每日 3 次，口服。适用于头眩气短，呕恶泛酸，食少纳呆，尿少便溏，腰膝酸软，舌淡胖，苔白腻，脉沉缓的患者。

2. 羊水膏：半夏、陈皮、猪苓、泽泻、竹茹、生姜各 10 克，茯苓 30 克，白术、桑寄生、菟丝子各 15 克。将上药加水煎煮，再用蜂蜜调配煎液加热收膏。每次 10～15 克，每日 3 次，口服。适用于咳喘痰多，色白易咳，头晕目眩，胸闷心悸，腹胀纳呆，小便短少，腰脊酸软，双足浮肿，舌体胖大，边有齿痕，苔白腻，脉左沉弦、右弦滑的患者。

3. 温肾行水膏：附子 10 克，白术、天冬、女贞子各 30 克，熟地黄 50 克，山药、茯苓、山茱萸、泽泻、车前子、竹茹、大腹皮各 25 克，姜皮、肉桂各 15 克。将上药加水煎煮，再用蜂蜜调配煎液加热收膏。每次 10～15 克，每日 3 次，口服。适用于羊水过多，肢体浮肿，腹胀满患者。

过期妊娠

凡平时月经周期规则，妊娠达到或超过 42 周（≥294 日）尚未分娩者，称为过期妊娠。其发生率占妊娠总数的 3%～15%。胎盘可有绒毛内血管床减少，间质内纤维化增加，合体细胞结节形成增多等病理改变，导致胎盘循环中供氧量减少，易发生胎儿窘迫。且临产后受宫缩的影响，过期妊娠时可有羊膜分泌功能降低，羊水量减少，脐带受压可能增大，胎儿更易宫内缺氧。临床表现为超过预产期2周以上，孕妇自觉胎动减少，产科检查，子宫符合足月妊娠大小，体重不再增加反而减少。妊娠43周时，围生儿死亡率为妊娠足月分娩者的3倍，同时也是影响围生儿发育与生存的病理妊娠。

本病中医学称为"过期不产"。孕妇素体虚弱，形体消瘦，加之妊娠期间，气血阴养胎元，损伤肝肾阴精，致使妊娠过期不产；或素体虚弱，或久病体虚，或内伤脾气，致使气亏血虚，胞脉瘀阻，胎元足月而不下；素体虚寒，或感受寒邪，寒凝血瘀，胞脉阻滞，致使过期不产。故临床多以肝肾不足、气虚血瘀、寒凝脉滞论治。

【膏方集成】

1. 催生膏：大龟（以黑板为佳，约重1000克，越重越好）1个。用麻油浸泡数日，熬枯去渣，再将油炼老，下炒黄丹收膏，再用炒铅粉120克搅匀成膏。外用，临产用以9克膏药摊于纸上，令产妇平卧安睡，贴脐上，外加敷药。适用于过期妊娠。

2. 龟甲催生膏：生龟甲240克，麻油500克，黄丹、铅粉各60克，冬葵子、车前子各12克，川芎、当归各10克，半夏6克，枳壳、白芷、白蔹各5克，葱汁20毫升。先将龟甲放入麻油内浸3～5日，倒入锅内加热，炸枯去渣，过滤沉淀，再将油熬至滴水成珠时，徐徐投入黄丹、铅粉，搅拌收膏。然后将余药烘干，研为细末，加入葱汁、麻油调为膏状备用。外用，先将药糊涂在膏药上面，敷神阙穴上，覆盖固定。适用于过期妊娠。

3. 难产仙膏：蓖麻子仁（白仁者佳）7粒，麝香0.1克。共捣烂如泥成膏状，备用。外用，取膏药用绢布包裹，纳入脐中，胶布固定。适用于过期妊娠。

4. 催产膏：人参、川芎、车前子末、当归各15克，龟甲30克，血余炭10克，蝉蜕7枚，蛇蜕1条，葱汁、麻油各适量。人参、川芎、当归、龟甲为细末，入麻油煎。再将蝉蜕、蛇蜕烧灰，于血余炭、车前子末加入药油中同煎15～20分钟。取出冷却，入葱汁

拌匀收膏备用。外用，取药膏30克摊纱布上，外贴脐部，固定至胎儿娩出。适用于过期妊娠。

5. 麝香龟麻膏：龟甲（醋炙）、火麻仁各3克，麝香0.3克，麻油适量。上药为细末，麻油调膏备用。外贴脐部。适用于过期妊娠。

母儿血型不合

母儿血型不合系孕妇与胎儿之间因血型不合而发生的同族血型免疫疾病，可使胎儿红细胞凝集破坏，引起胎儿或新生儿溶血症。本病胎儿死亡率高，即使幸存也会影响患儿智力发育。在妊娠期亦可导致流产、胎死腹中。但本病对孕妇无影响。母儿血型不合主要有ABO血型不合和Rh血型不合两类，其中以ABO血型不合较多见。ABO血型不合病情稍轻，危害较小，常易忽视。而Rh血型不合，病情重，易使胎儿宫内死亡，或新生儿黄疸。我国少数民族比汉族Rh阴性者为多，因此少数民族地区应注意本病的发生。临床上，孕妇往往有原因不明性流产、死胎或新生儿溶血病史。新生儿黄疸一般在出生后第2日开始，第7日达高峰，随后迅速消退。严重者可在产后24小时内出现，同时还合并高胆红素血症或胆红素脑病，贫血症状大多较轻，重者见胎儿水肿，肝脾大。血型检查可确诊。

中医学无此病名，究其临床表现多属"湿热""湿毒"等病证范畴。中医学认为，本病的发生多与孕妇素体脾肾虚寒，或饮食不节，或劳倦内伤，或湿热之邪乘虚外袭，致使湿热、热毒内蕴，瘀阻气血，胞胎失养而成。故可分为气血虚弱，湿热内蕴，热毒、瘀热、气滞血瘀等证型。

【膏方集成】

1. 当归芍药膏：当归、茯苓、白术各60克，白芍、牡丹皮、赤芍各50克，香附30克，菟丝子150克。将上药加水煎煮，浓缩的药液加蜂蜜200毫升，继续加热煎煮浓缩成膏。每次10～20克，每日3次，口服。适用于母儿血型不合，孕妇阴道出血量少，色

紫暗，小腹坠疼或刺痛，乳胁胀疼，既往曾有新生儿溶血病史者，即属于气滞血瘀证。

2. 自拟益黄膏：生地黄、白芍、茵陈各100克，黄芩、当归、炙大黄各30克，益母草、木香、生甘草、赤芍各20克。将上药加水煎煮，浓缩的药液加蜂蜜200毫升继续加热煎煮浓缩成膏。每次10～20克，每日3次，口服。适用于母儿血型不合，孕妇素体多湿热，湿热熏蒸，致使胎儿肝失疏泄，胆汁外溢发为黄疸，又因湿热之邪黏腻，气滞血瘀，导致胎儿或新生儿发生肝脾大、循环障碍等症状。

前置胎盘

妊娠28周后胎盘附着于子宫下段，甚至胎盘下缘达到或覆盖宫颈内口，其位置低于胎先露部，称前置胎盘。为了摄取足够的营养而扩大胎盘面积，伸展到子宫下段，从而形成前置胎盘。妊娠晚期，下段不断伸展，宫颈管消失，宫口开大而使胎盘与附着面剥离引起出血。根据胎盘下缘与宫颈内口的关系，前置胎盘分为3类：完全性前置胎盘、部分性前置胎盘和边缘性前置胎盘。妊娠28周后发生无痛性反复阴道出血是前置胎盘的主要临床特征，经B超检查、阴道检查或经阴道产后可确定胎盘附着部位是否异常。前置胎盘为妊娠晚期出血主要原因之一，是妊娠期严重并发症。如处理不当，可危及母儿生命安全。

中医学无此病名，据其临床表现，本病与"胎动不安""胎漏"等病证相关。中医学认为本病的发病原因主要有肾虚、气血虚弱、血热、血瘀等。肾虚冲任不固，血海不藏，胎失所系，气血虚弱，胎失所养，胎元不固，热伤冲任，迫血妄行，离经而至，热扰胎元，胎动不安，宿有癥瘕瘀血，或孕后跌扑闪挫，可致气血瘀阻子宫、冲任，使胎元失养而不固，发为本病。

【膏方集成】

1. 安胎主膏：紫苏梗、香附、酒川芎、酒芍药、陈皮、杜仲、续断、贝母各15克，党参、酒当归各60克，熟地黄90克，酒黄

芩、山药、白术各45克。用麻油1500毫升，将上药炸枯去渣，入黄丹搅匀收膏。外用，贴小腹或肾俞穴。适用于胎漏，子肿，子喘，子痫，肝脾血热，小便带血，胎动不安。

2. 千金保胎膏：当归、黄芩、益母草各300克，白芍、黄芪、肉苁蓉各150克，熟地黄240克，甘草、龙骨各90克，白术、续断各180克，木香30克。除龙骨研为细末单放外，其余各药浸入植物油内3～5日，再炸枯去渣，过滤沉淀；然后，入锅内熬至滴水成珠时，下黄丹、龙骨末收膏。外用，用时将膏摊在布上，敷神阙穴。适用于体虚小产，胎动不安。

3. 水火膏：井底泥、伏龙肝各适量，青黛少许。和匀后即成。外用，敷脐下。适用于胎动不安。

4. 补肾保胎膏：山茱萸50克，菟丝子、女贞子、杜仲、桑寄生各100克。上药共为细末，备用。外用，清洁双足底，取药末适量，用水调成如桂圆核大小膏丸，贴敷于涌泉穴部位，辅以红外线照射，每次保留30分钟，每日1次。适用于肾虚胎动不安。

5. 苎麻根糊：白苎麻根内皮30克。捣烂敷于脐部，胎安后即去药。适用于胎动漏红。

6. 吴茱萸贴敷方：吴茱萸适量。吴茱萸研末，酒调制成膏敷脚心，胎安即洗去。适用于胎动漏红。

7. 安胎膏：党参、白术、茯苓、陈皮、菟丝子、女贞子、覆盆子、沙苑子、五味子、续断、杜仲、生地黄、熟地黄、白芍、补骨脂、益智、芡实米、炙甘草各30克，肉苁蓉、生黄芪各60克，仙鹤草90克，大枣500克。将上药共入锅内，煮极透烂，去渣取汁，再溶化阿胶、鹿角胶、龟甲胶、鳖甲胶各30克，再加蜂蜜和匀即为膏滋。每日早、晚各服一匙，温开水冲服。适用于气血不足，肝肾亏虚所致胎动不安的患者。

8. 杜仲寄生膏：杜仲、桑寄生、菟丝子、覆盆子、续断、党参、炙黄芪各150克，杭白芍、阿胶、陈皮各120克，生甘草60克。上药除阿胶外，余药加水煎煮3次，滤汁去渣，合并3次滤液，加热浓缩成清膏，

再将阿胶加适量黄酒浸泡后，隔水炖烊，冲入清膏和匀，然后加蜂蜜 200 克，收膏即成。每次 15～25 克，每日 2 次，开水调服。于怀孕第 5 周开始服用，服至度过流产危险期为止。适用于肝肾亏虚所致胎动不安的患者。

9. 补益气血膏：党参、白术、白芍、熟地黄、阿胶各 200 克，黄芪、黄精、茯苓、何首乌、杜仲各 150 克，当归、黄芩、鹿角胶各 100 克，枸杞子 300 克，升麻 30 克，炙甘草 60 克。上药除阿胶、鹿角胶外，余药加水煎煮 3 次，滤汁去渣，合并 3 次滤液，加热浓缩成清膏，再将阿胶、鹿角胶加适量黄酒浸泡后隔水炖烊，冲入清膏和匀，然后加蜂蜜 300 克，收膏即成。每次 15～30 克，每日 2 次，开水调服。适用气血亏虚而致胎失所养，胎元不固所致胎动不安的患者，表现为阴道少量出血，色淡红，少腹坠胀，面色苍白等。

10. 气血两虚型保胎膏：阿胶、党参、黄芪、黄精各 150 克，当归、白术、茯苓、白芍、熟地黄、枸杞子、何首乌、杜仲各 120 克，鹿角胶、黄芩各 100 克，升麻 30 克，炙甘草 60 克。上药除阿胶、鹿角胶外，余药加水煎煮 3 次，滤汁去渣，合并滤液，加热浓缩成清膏，再将阿胶、鹿角胶加适量黄酒浸泡后隔水炖烊，冲入清膏和匀，最后加蜂蜜 300 克收膏即成。每次 15～30 克，每日 2 次，开水调服。适用于产妇气血亏虚型，头昏眼花、心悸失眠者。

11. 胎衣早破防治 1 号膏方：阿胶 150 克，熟地黄、当归、枸杞子、何首乌各 200 克，龟甲胶、鹿角胶、桑寄生、续断、菟丝子、山茱萸、枳壳各 300 克，砂仁、升麻、陈皮各 30 克。上药除阿胶、龟甲胶、鹿角胶外，余药加水煎煮 3 次，滤汁去渣，合并滤液，加热浓缩成清膏，再将阿胶、龟甲胶、鹿角胶加适量黄酒浸泡后隔水炖烊，冲入清膏和匀，最后加蜂蜜 300 克收膏即成。每次 15～30 克，每日 2 次，开水调服。适用于产妇分娩前肾气亏虚，腰膝酸软，少腹冷痛者。

12. 胎衣早破防治 2 号膏方：阿胶 100 克，栀子、黄芩、黄柏各 120 克，车前子、土茯苓各 300 克，泽泻、茯苓、猪苓、椿皮各 200 克，牛膝、生地黄各 150 克，龙胆、甘草各 50 克。上药除阿胶外加水煎煮 3 次，滤汁去渣，合并滤液，加热浓缩成清膏，再将阿胶加适量黄酒浸泡后隔水炖烊，冲入清膏和匀，最后加蜂蜜 300 克收膏即成。每次 15～30 克，每日 2 次，开水调服。适用于产妇湿热蕴结，阴部瘙痒、带下臭秽者。

13. 荣养真脏膏方：上党参、炙黄芪各 200 克，白术、山茱萸、当归身、炒白芍、侧柏炭各 45 克，山药、云茯神、炙远志、熟酸枣仁、青龙齿、首乌藤、沙苑子、熟女贞子、炒杜仲、炒续断、金毛狗脊（炙）、海螵蛸各 90 克，煅牡蛎、牛膝（盐水炒）、炙甘草各 15 克，炒熟地黄（砂仁 24 克拌）、核桃仁、银杏肉（打）各 120 克，川桂枝 9 克，甘枸杞 60 克。上药浓煎 2 次，滤汁去渣，加驴皮胶 120 克，龟鹿二仙胶 60 克（上胶陈酒烊化），煎熬，再入白纹冰糖 500 克，文火收膏，以滴水成珠为度。每次 15 毫升，每日 3 次，口服。适用于奇经亏损，真脏不充者。

第二十六章　产时疾病与产后疾病

产力异常

产力系指将胎儿及其附属物从子宫内逼出的力量，包括子宫收缩力、腹压和肛提肌收缩力。产力中主要是子宫收缩力，贯穿于分娩的全过程。在分娩过程中，子宫收缩的节律性、对称性及极性不正常或强度、频率有改变，称为子宫收缩力异常，简称产力异常。临床上又分为子宫收缩乏力和子宫收缩过强两类，每类又分为协调性子宫收缩和不协调性子宫收缩。本节主要介绍协调性子宫收缩乏力、不协调性子宫收缩乏力。产力异常中医学分有虚实两证。协调性子宫收缩乏力表现为子宫收缩的节律性、对称性、极性正常，但收缩功能低下，收缩强度弱，宫腔内压力低，小于15毫米汞柱，宫缩持续时间短，间歇时间长且无规律，又称低张性宫缩乏力。与产妇精神紧张、头盆不称或胎位异常、产妇内分泌失调、近临产或临产后使用大量或多次使用镇静药、镇痛药及麻醉药等有关。另外，子宫肌纤维过度伸展，子宫发育畸形（双子宫、双角子宫、纵隔子宫），子宫肌瘤，多次妊娠、分娩、刮宫，子宫肌纤维变性，产程中体力消耗也可导致协调性子宫收缩乏力。临床见子宫收缩强度弱，宫缩持续时间短、间歇时间长，宫缩10分钟＜2次，当宫缩达高峰时，宫体隆起不明显，宫口不能如期扩张，先露下降慢，宫缩时按压子宫可有凹陷，产程进展缓慢甚至停滞。此种宫缩乏力，多属继发性宫缩乏力。

本病属于中医学"难产""产难"等范畴，主要机制是孕妇素体虚弱，元气不足，或因临产后用力过早耗气伤力，不能迫胎外出，或临产胞衣早破，水干液竭，致血虚气弱，是以难产。主要表现为虚证。

【膏方集成】

1. 气血虚弱膏方：续断、牛膝、煅龙骨、女贞子、墨旱莲叶、炒黄芩各45克，川黄柏（酒炒）、桑椹、椿皮各90克，厚杜仲、芡实、莲子、龙眼肉、核桃仁各120克。上药精选道地药材水浸一宿，浓煎3次，滤汁去渣，加阿胶250克，龟甲、鳖甲胶各120克（上胶陈酒烊化），煎熬，再入白纹冰糖300克，文火收膏，以滴水成珠为度。每次15毫升，每日3次，口服。适用于经行期久色淡质薄，淋漓不断，平时白带稀薄，腰背酸痛，患者产前体弱，阴血久虚。症见面色少荣，头目眩心悸少寐，口干便难，口疮时起，舌红苔落，脉形濡细。

2. 滋阴潜阳催生膏方：大龟甲1枚，麻油600毫升，炒黄丹180克，炒铅粉120克。麻油浸泡大龟甲3日，熬枯，去渣，将油炼老，下黄丹，入炒铅粉搅拌。外用，用药膏9克贴脐上，直至胎儿娩出。适用于难产，数日不下，交骨不开。

3. 蛇蜕催产膏：蛇蜕1条，麝香0.9克，乳汁适量。蛇蜕瓦上焙干适量，每3克加麝香0.9克，乳汁调膏备用。外用，外贴脐部，1～3分钟后取下。适用于死胎不下。

4. 祛瘀助产膏：人参、川芎、当归、车前子末各15克，龟甲30克，血余炭10克，蝉蜕7枚，蛇蜕1条，葱汁、麻油各适量。人参、川芎、当归、龟甲为细末，入麻油煎。再将蝉蜕、蛇蜕烧灰，与血余炭、车前子末加入药油中同煎15～20分钟。取出冷却，入葱汁搅拌收膏备用。外用，取药膏30克摊纱布上，外贴脐部，胶布固定至胎儿娩出。用药期孕妇需闭目静卧 1 小时。适用于难产、产时阵微疼痛、宫缩时间短而间隙时间长、久产不下、神疲乏力的孕妇。

5. 麝香龟麻膏：龟甲（醋炙）、火麻仁各 3 克，麝香 0.3 克，麻油适量。上药共为细末，麻油调膏备用。外用，外敷脐眼、丹田，纱布、胶布固定，敷至产出为止（忌风）。适用于足月生产、产道正常、宫缩无力的孕妇。

6. 大麻子催产方：大麻子 30 克。将大麻子剥去皮，捣碎成泥状，敷白布上，贴于产妇脚心处。适用于继发性子宫乏力的孕妇。

胎位异常

胎位异常是造成难产的常见原因之一。分娩时枕前位约占 90%，异常胎位约占 10%，其中以臀先露最为常见，横位、肩先露较少见。胎头位置异常居多。孕妇腹壁过度松弛，或羊水过多，使胎儿在宫腔内自由活动，则易发生胎位不正，子宫畸形、胎儿畸形多呈横位或臀位，前置胎盘、盆腔肿瘤、骨盆狭窄影响胎头入盆，初产妇腹壁过紧、羊水过少，影响胎儿自然回转也易发生胎位异常。

本病属于中医学"难产"范畴。中医学认为胎位异常的原因有：气滞、气虚、肾亏，三者之间互有联系，不可分割。

【膏方集成】

1. 保胎膏：党参、当归、杜仲、续断、桑寄生、生地黄、地榆、砂仁、阿胶各 32 克，黄蜡、熟地黄各 64 克，炒蚕沙 48 克，麻油 750 克，黄丹 388 克。再下煅紫石英、煅赤石脂、煅龙骨各 15 克搅拌成膏。外用，妊娠 28 周后，先 1 个月贴腰根，7 日一换，此后半个月一换，直至分娩。适用于肾气不足、气血虚衰的孕妇。

2. 姜泥膏：鲜生姜适量。用时将鲜生姜捣成泥膏。外用，将药贴敷于双侧至阴穴，然后用塑料薄膜包裹，使姜泥始终保持湿润状态，若干燥可重新换药。24 小时后胎位未转正，可再敷贴 2～3 次。适用于臀位胎位不正的孕妇。

3. 安胎主膏：党参、酒当归各 64 克，熟地黄 96 克，酒黄芩、山药、白术各 48 克，酒川芎、酒白芍、陈皮、紫苏梗、香附、杜仲、续断、贝母各 15 克。用麻油熬、黄丹收膏。外用，贴肾俞穴。适用于肝肾亏虚的孕妇。

4. 千金保胎膏：当归 300 克，白芍、黄芪、肉苁蓉各 150 克，熟地黄 240 克，甘草、龙骨末各 90 克，白术、续断各 180 克，木香、黄芩、益母草各 30 克，黄丹 800 克。上药除龙骨、黄丹外，余药浸入麻油 1500 毫升内 3～5 日，炸枯去渣，再入锅内熬至滴水成珠，入黄丹、龙骨收膏，摊在布上备用。外用，外敷脐部，胶布固定，每日 1 次。适用于胎元不固的孕妇。

5. 拟平肝和胃、气滞血瘀之膏：炒当归、炒白术各 60 克，炒白芍、川楝子、制香附、炒池菊、乌药、江枳壳（麸炒）、砂仁、香橼皮、鸡血藤各 45 克，大川芎 24 克，炒续断、炒大熟地黄、沙苑子、紫石英、云茯苓、海螵蛸、焦山楂、沉香曲各 90 克，延胡索 65 克，吉林参须（另炖汁，冲入收膏）、橘叶、橘络各 30 克，煅石决明 120 克。上药浓煎 2 次，滤汁去渣，加驴皮胶（陈酒烊化）180 克，再入白纹冰糖 300 克，文火收膏，以滴水成珠为度。每次 15 毫升，每日 3 次，口服。适用于经行腹痛，腰酸带下，胸脘痞满，头痛，呼吸不畅等症，乃虚实夹杂之候。

胎膜早破

胎膜破裂发生于产程正式开始前称胎膜早破。如果发生在 37 周后，称为足月胎膜早破，占分娩总数的 10%，而发生在妊娠不满 37 周者，称为足月前胎膜早破，发生率为 2%～3.5%。胎膜早破易导致宫内感染，危及胎儿及产妇，常可伴发羊水过少而发生胎儿宫内窘迫。临床表现为妊娠晚期或临产，未进入产程或刚进入产程，孕妇自觉阴道有一阵水样液流出，开始为持续性，随后为阵发或间断少量阴道流液，腹压增加时，如咳嗽、打喷嚏、负重等，均可使流液增多。无腹痛及其他产兆。本病是围生儿死亡及孕产妇感染的重要原因之一。

本病中医学称为"胎衣早破",发生有内、外因之别。内因是母体气血不足,气虚下陷,或胎衣单薄,外因多系妊娠后期外力损伤或房事损伤,或接生检查不慎损伤胞衣而致。辨证时首先辨其虚实。若阵痛微弱,伴神疲乏力,心悸气短者多为气血虚弱;若阵痛难忍,产程过长,烦躁不安,胸闷脘胀者多为气滞血瘀。此外,临床上还见湿热蕴结证。

【膏方集成】

1. 保胎膏:党参、生地黄、当归、续断、杜仲、桑寄生、地榆、砂仁、阿胶各30克,熟地黄50克,炒蚕沙45克,麻油450毫升,黄丹360克,黄蜡60克,煅紫石英、煅赤石脂、煅龙骨各21克。麻油熬前11味药,去渣,加黄丹、黄蜡收膏,再下石3味药混合,摊膏。外用,外贴胁腰部,前3个月,3日1次,第4个月至第10个月,5日1次。适用于母体气血不足,预防胎膜早破而致早产。

2. 气血两虚型保胎膏:阿胶、党参、黄芪、黄精各150克,当归、白术、茯苓、白芍、熟地黄、枸杞子、何首乌、杜仲各120克,升麻30克,炙甘草60克,黄芩、鹿角胶各100克。上药除阿胶、鹿角胶外,余药加水煎煮3次,滤汁去渣,合并滤液,加热浓缩成清膏,再将阿胶、鹿角胶加适量黄酒浸泡后隔水炖烊,冲入清膏和匀,最后加蜂蜜300克收膏即成。每次15～30克,每日2次,开水调服。适用于产妇气血亏虚型,头昏眼花、心悸失眠者。

3. 胎衣早破防治1号膏方:阿胶150克,熟地黄、当归、枸杞子、何首乌各200克,龟甲胶、鹿角胶、桑寄生、续断、菟丝子、山茱萸、枳壳各300克,砂仁、升麻、陈皮各30克。上药除阿胶、龟甲胶、鹿角胶外,余药加水煎煮3次,滤汁去渣,合并滤液,加热浓缩成清膏,再将阿胶、龟甲胶、鹿角胶加适量黄酒浸泡后隔水炖烊,冲入清膏和匀,最后加蜂蜜300克收膏即成。每次15～30克,每日2次,开水调服。适用于产妇分娩前肾气亏虚,腰膝酸软,少腹冷痛者。

4. 胎衣早破防治2号膏方:阿胶100克,栀子、黄芩、黄柏各120克,车前子、土茯苓各300克,泽泻、茯苓、猪苓、椿皮各200克,牛膝、生地黄各150克,龙胆、甘草各50克。上药除阿胶外加水煎煮3次,滤汁去渣,合并滤液,加热浓缩成清膏,再将阿胶加适量黄酒浸泡后隔水炖烊,冲入清膏和匀,最后加蜂蜜300克收膏即成。每次15～30克,每日2次,开水调服。适用于产妇湿热蕴结,阴部瘙痒、带下臭秽者。

5. 荣养真脏膏方:上党参、炙黄芪各200克,白术、山茱萸、当归身、炒白芍、侧柏炭各45克,山药、云茯神、炙远志、熟酸枣仁、青龙齿、首乌藤、沙苑子、熟女贞子、炒杜仲、炒续断、金毛狗脊(炙)、海螵蛸各90克,煅牡蛎、牛膝(盐水炒)、炙甘草各15克,炒熟地黄(砂仁24克拌)、核桃仁、银杏肉(打)各120克,川桂枝9克,甘枸杞60克。上药浓煎2次,滤汁去渣,加驴皮胶120克、龟鹿二仙胶60克(上胶陈酒烊化),煎熬,再入白纹冰糖500克,文火收膏,以滴水成珠为度。每次15毫升,每日3次,口服。适用于奇经亏损,真脏不充者。

产后出血与晚期产后出血

胎儿娩出后阴道出血量≥500毫升称为产后出血。产后出血占孕产妇死亡原因第一位,为产科严重并发症之一。产后出血多发生在产后2小时以内,如在短时间内大量失血,可迅速出现失血性休克。由于失血使产妇抵抗力降低,故常成为产褥感染的诱因。若休克未及时抢救,可危及产妇的生命。若休克时间过长,即使生命得到抢救,也可因垂体缺血坏死,垂体功能减退而发生希恩综合征。本病中医学称为"产后血晕"。病机主要为产后瘀阻胞络,血不归经,失血过多,而致血不上荣,致产妇恶心呕吐、头晕眼花、目眩、手足厥冷,甚至神昏口噤,不省人事。故临床常按血虚气脱、瘀阻气闭等证型辨证论治。

分娩24小时后,产妇在产褥期内发生的子宫大量出血,称为晚期产后出血。产后出血的发生率约为1.29%,足月产后发生率为

0.5%，自然产后发生率为 4.5%，剖宫产后发生率为 0.27%。一般多发病在产后 1～2 周，亦有产后 6 周发病者。临床以少量或中等量阴道出血，持续或间断，或突然大量出血为特征，出血多时常导致严重贫血、休克，甚至危及生命。本病属于中医学"产后恶露不绝""产后血崩"的范畴，为妇产科危重症。《女科经纶》引陈无择曰："血崩不是轻病，况产后有此，是谓重伤。"本病的发生机制，主要是冲任不固，气血运行失常。虚、热、瘀是本病基本的病理特征。故多从气虚、血热、血瘀论治，而冲任劳伤，暴怒伤肝亦为临床上产后血崩的常见病因。

【膏方集成】

1. 乌金膏：红花 60 克，熟地黄、赤芍、煨莪术、当归、炒蒲黄、陈黑豆、干姜、肉桂各 30 克，麻油 400 毫升，黄丹 280 克。麻油熬诸药，去渣，黄丹收膏。外用，外贴丹田，每日 1 次。适用于产后出血诸症。

2. 补土膏：当归 60 克，黑荆芥、党参、白术、熟地黄、黄芪、川芎、白芷、炒蒲黄、炒五灵脂各 30 克，柴胡、升麻、陈皮各 15 克，乌梅、炮姜各 9 克。麻油熬诸药，去渣，黄丹收膏。外用，外贴心口、脐下，每日 1 次。适用于产后血崩不止。

3. 宝金膏：当归 120 克，党参、香附、大黄、川芎、延胡索、苏木、白芷、桃仁、红花、熟地黄、茯苓、乌药、川乌各 30 克，地榆炭、牛膝、山茱萸、狗脊、苍术、何首乌、酒白芍、炒五灵脂、醋三棱、羌活、大茴香、陈皮、木香、高良姜、青皮、木瓜、黑荆芥穗、乳香、没药、草乌、血竭、桔梗、防风、天麻、白芷、细辛各 15 克，黑豆、艾叶、牛胶各 45 克，麻油 3000 毫升，黄丹 1800 克。麻油熬诸药，去渣，黄丹收膏。外用，外贴心口或脐下，每日 1 次。主治产后诸症。

4. 消行膏：当归 60 克，川芎 30 克，桃仁、红花、姜炭、甘草、延胡索、肉桂、五灵脂、香附各 15 克。麻油熬诸药，去渣，黄丹收膏。外用，外贴丹田，每日 1 次。适用于产后诸症。

5. 龟鹿二仙胶膏方：鹿角 5000 克，龟甲 2500 克，枸杞子、人参各 500 克。先将鹿角、龟甲浸水煎熬成膏，再将参、杞熬膏和入。每服一匙，早晨温酒下。适用于产后出血导致肝肾虚，精血不足、瘦弱短气，头昏眼花者。

6. 产后气虚膏方：生地黄（捣碎、绞取汁，慢火煎减半）2500 克，牛髓 2500 克，羊脂、白蜜、牛酥各 100 克，生姜汁 30 毫升。上药 6 味都入锅中，黄丹收膏。外用，外贴心口或脐下。适用于产后出血导致虚劳百病，阴虚肾亏，头晕目眩，心悸失眠、潮热盗汗，腰酸足软，须发发白等症。

7. 葱根蜂蜜膏：葱白 5 根，蜂蜜适量。上药共捣为膏备用。外用，外敷脐中，每半小时 1 次，直至苏醒为止。适用于产后血晕严重者。

产褥感染与产褥中暑

分娩及产褥期生殖道受病原体侵袭而引起局部或全身的感染，称为产褥感染。产褥感染后常发生各种妇科炎症（急性外阴炎、阴道炎、宫颈炎、急性子宫内膜炎、子宫肌炎、急性盆腔结缔组织炎、急性附件炎）以及急性盆腔腹膜炎及弥漫性腹膜炎。严重者发生血栓静脉炎，甚至脓毒血症及败血症。产褥感染的发病率为 6%，是产褥期最常见的严重并发症，也是导致孕产妇死亡的四大原因（产褥感染、产科出血、妊娠合并心脏病、子痫）之一。本病以产褥期内出现发热、下腹疼痛、恶露异常为主要临床表现，检查时可见体温升高，脉搏增快，下腹有压痛或有反跳痛、肌紧张，妇科检查子宫大而软，子宫及其周围压痛、活动不良，双侧附件区压痛或触及包块，或在生殖道发现明显感染灶。本病属于中医学"产后发热"范畴。但历代医家多将产褥期间出现的多种发热证统归于此，如《医宗金鉴·妇人心法要诀》明确将产后发热的病因分为外感、伤食、血虚、血瘀、蒸乳等。故中医学产后发热的范围较产褥感染要广。病机主要为产后体虚，感染邪毒，正邪交争，或败血停滞，营卫不通。若热毒不解，则易传入营血或内陷心包。临床多从感染邪毒、热入营血、热陷心包、血瘀阻滞、血虚、阴虚论治。

产褥期间产妇在高温闷热环境中，因体内余热不能及时散发而引起中枢性体温调节功能障碍的急性热病，称为产褥中暑。临床主要表现为高热、水、电解质代谢紊乱、呼吸循环衰竭、肺水肿及脑水肿、神经系统功能损害等。本病起病急骤，病情发展迅速，如处理不当常遗留严重的中枢神经系统障碍的后遗症，甚至导致死亡。本病属于中医学"产后发热"范畴。中医学认为病因多为暑入阳明、暑伤津气、暑犯心包，若出现昏仆、汗出肢冷、脉微欲绝则为阴阳离决之危证。故辨证治之。

【膏方集成】

1. 千风膏：当归 30 克，黑荆芥 15 克，防风 9 克，川芎 12 克，血余炭 3 克，炮姜 1.5 克，黑豆、牛胶各 10 克，葱白 3 根，麻油 200 毫升，黄丹 120 克。牛胶烊化，黄丹研细末备用，麻油熬余药，黄丹收膏，再入牛胶搅匀，摊膏。外用。适用于产后发热致惊风者。

2. 产风膏：川芎、当归、黄芪、党参、白术、熟地黄、茯神、酸枣仁、柏子仁各 10 克，半夏、陈皮、麦冬、甘草各 15 克，麻油 400 毫升，黄丹 120 克。麻油熬诸药，去渣，黄丹收膏。撒朱砂末于心口，外敷贴膏，每日 1 次。适用于产后发热致谵语、怔忡、惊悸等。

3. 肾虚肝热膏：潞党参、炒熟地黄（砂仁 24 克拌）、炙黄芪、云茯苓、女贞子、桑寄生、厚杜仲、续断、牛膝、焦薏苡仁、油松节各 90 克，炒白术、全当归、大白芍（酒炒）、炒池菊、甘枸杞、冬桑叶（饭蒸）、炒牡丹皮、新会陈皮、谷精珠各 45 克，金毛狗脊 50 克，西秦艽（酒炒）60 克，核桃仁 120 克。上药浓煎 2 次，滤汁去渣，加驴皮胶 120 克，线鱼胶 60 克（上陈酒烊化），煎熬，再入白纹冰糖 500 克，文火收膏以滴水成珠为度。每次 15 毫升，每日 3 次，口服。适用于产后肾虚致肝热，腰膝酸软，两目流泪，全身乏力。

4. 肾虚血热膏：上党参、西绵芪、制黄精、天冬、麦冬、京玄参各 45 克，生地黄、熟地黄、山茱萸、山药、生牡蛎、煅龙骨、炒杜仲、甜桑椹、桑螵蛸、大芡实、金樱子、黑芝麻、鲜何首乌、粉牡丹皮、赤芍、白芍、紫丹参、炒池菊、沙苑子、云茯苓各 90 克，牛膝（盐水炒）60 克，生薏苡仁、莲子、核桃仁各 120 克。上药浓煎 2 次，滤汁去渣，加驴皮胶、鳖甲胶各 120 克（上胶陈酒烊化），煎熬，再入白纹冰糖 500 克，文火收膏。以滴水成珠为度。每次 15 毫升，每日 3 次，口服。适用于产后肾虚血热，腰膝酸软、热入营血等症。

5. 心火痰热膏：太子参、北沙参、细生地黄、川雅连（水炒）、竹叶、竹茹、江枳壳、大麦冬、宋半夏、福泽泻、沙苑子、合欢花、首乌藤各 45 克，冬青子、牛膝、连翘（带心）各 90 克，京玄参、紫丹参、生酸枣仁、黑芝麻各 100 克，青龙齿、珍珠母、生石决明各 150 克，辰茯神 120 克，炒贝母 60 克，黛灯心 20 束。上药浓煎 2 次，滤汁去渣，加驴皮胶 180 克，鳖甲胶 120 克（上胶陈酒烊化），煎熬，再入白纹冰糖 500 克，文火收膏。以滴水成珠为度。每次 15 毫升，每日 3 次，口服。适用于产后心火旺盛，夜寐失眠、醒后不能安卧之症。

产后缺乳

产后哺乳期内，乳腺无乳汁分泌或泌乳量少，不能满足喂养婴儿者，称为产后缺乳。多发生在产后 2～3 日或半个月内，也可发生在整个哺乳期。哺乳期间，若发生贫血、营养不良、恐惧、抑郁、焦虑、劳累或疼痛、年龄过大等，均可直接影响丘脑下部，使儿茶酚胺量增多，导致催乳素抑制因子分泌增加，催乳素减少，因而导致缺乳或乳汁过少。此外，若产后婴儿对乳头刺激不够，或因婴儿含接乳头姿势不正确造成乳头皲裂，由于乳头的疼痛，产妇减少泌乳次数亦可引起缺乳。

本病中医学称为"产后缺乳"或"产后乳汁不足""产后乳汁不行""产后乳无汁"等。中医学认为乳房属阳明胃经，乳头属厥阴肝经。乳汁由气血所化生，来源于中焦脾胃，赖肝气疏泄与调节。只有脾胃健旺，气血充足，肝气条达，疏泄有常，乳汁才能正常分泌。缺乳的主要病机包括气血化源不足之虚证和肝气郁结、乳汁运行受阻之实证。临床常见气血虚弱、肝肾虚损、脾肾两伤、热毒壅盛、阳明燥热、过汗耗液、寒邪束表、痰湿内盛等证型。

【膏方集成】

1. 产后少乳膏：阿胶 250 克，鹿角胶、黄芪、生地黄、熟地黄各 200 克，党参、王不留行、路路通各 150 克，白芍 300 克，当归 100 克，炙甘草、通草各 50 克，川芎、柴胡各 60 克。如有胃纳不佳者加陈皮 60 克，茯苓 150 克，白术 100 克；如有乳房胀感明显者加橘核 60 克，穿山甲 100 克。上药除阿胶、鹿角胶外，余药加水煎煮 3 次，滤汁去渣，合并滤液，加热浓缩成清膏，再将阿胶、鹿角胶加适量黄酒浸泡后隔水炖烊，冲入清膏和匀，最后加蜂蜜 300 克收膏即成。每次 15～30 克，每日 2 次，开水调服。适用于产后少乳，头晕眼花，面色苍白，疲乏无力，食欲不振等。

2. 气血内亏膏：别直参（另炖汁，冲入）、西砂仁各 30 克，潞党参、炙黄芪、云茯神、清炙草、甜冬术（土炒）、当归身、炒白芍、生地黄、熟地黄、甘枸杞、紫丹参、侧柏叶、生地榆、厚杜仲、续断、山药、桑寄生、牛膝、桑螵蛸各 90 克，广木香、白残花、绿萼梅各 45 克，神曲 100 克，佛手片 24 克，煅龙骨、煅牡蛎、龙眼肉、核桃仁各 120 克。上药精选地道药材，水浸一宿，浓煎 3 次，滤汁去渣，加驴皮胶 250 克，龟甲胶、霞天胶各 120 克（上胶陈酒烊化），煎熬，再入白纹冰糖、白蜂蜜各 250 克，文火收膏。以滴水成珠为度。每次 15 毫升，每日 3 次，口服。适用于产后气血耗损未复，乳汁缺乏，经水色淡量多。

3. 肝肾俱虚之产后缺乳膏方：潞党参（米炒）、炙黄芪、厚杜仲、煅龙骨、芡实、莲子、龙眼肉、核桃仁各 120 克，甜冬术、当归身、炒白芍、生地黄、熟地黄、净山茱萸（盐水炒）、山药、云茯神、甘枸杞、沙苑子、滁菊花、炒酸枣仁、续断、牛膝、女贞子、墨旱莲叶、桑椹、椿皮各 90 克，霜桑叶 60 克，远志肉、炙甘草、炒黄芩、川黄柏（酒炒）各 45 克。上药精选道地药材水浸一宿，浓煎 3 次，滤汁去渣，加驴皮胶 250 克，龟甲胶、鳖甲胶各 120 克（上胶陈酒烊化），煎熬，再入白纹冰糖、白蜂蜜 250 克，文火收膏。以滴水成珠为度。每次 15 毫升，每日 3 次，口服。适用于多产体弱，乳汁缺少，阴血久虚的患者，症见面色少荣，头晕目眩，心悸少寐，舌红苔薄，脉形濡细。

4. 脾肾内亏之产后缺乳膏方：潞党参、大熟地黄（砂仁 24 克拌炒）、桑寄生、煅龙骨、煅牡蛎、大芡实、生薏苡仁、熟薏苡仁、椿皮、龙眼肉、核桃仁、细生地黄各 120 克，炙黄芪、甜冬术、当归身、炒白芍、紫丹参、云茯神、炒酸枣仁、续断、甘枸杞、滁菊花、沙苑子、神曲、女贞子、墨旱莲、制香附各 90 克，白芍（酒炒）24 克，炙甘草、远志肉、川黄柏（酒炒）各 45 克，银杏肉 60 克。上药精选道地药材水浸一宿，浓煎 3 次，滤汁去渣，加驴皮胶 250 克，龟甲胶、鳖甲胶各 120 克（上胶陈酒烊化），煎熬，再入白纹冰糖、白蜂蜜各 250 克，文火收膏。以滴水成珠为度。每次 15 毫升，每日 3 次，口服。适用于产后脾肾内亏、气滞血虚、肝失疏达所致乳汁缺少患者。

5. 肝郁气滞之缺乳膏方：柴胡 90 克，当归、白术、浙贝母、半夏、预知子、枳壳、天冬、薜荔各 100 克，川楝子、香附、白芍、娑罗子、阿胶各 150 克，玫瑰花、川芎各 60 克，夏枯草 300 克。如乳头刺痛者加赤芍 150 克，王不留行、郁金各 100 克；如烦躁、尿黄者加牡丹皮、栀子各 100 克，麦冬 150 克。上药除阿胶外，余药加水煎煮 3 次，滤汁去渣，合并滤液，加热浓缩成清膏，再将阿胶加适量黄酒浸泡后隔水炖烊，冲入清膏和匀，再加蜂蜜 300 克收膏即成。每次 15～30 克，每日 2 次，开水调服。适用于产后肝郁气滞、心情烦闷患者。

产后尿潴留

产后尿潴留即产后尿潴留于膀胱不能排

出。妊娠期为适应妊娠的需要，肾集合系统、输尿管均有生理性扩张。生产后体内潴留的大量水分均在产后数日经肾脏排出，故尿量明显增加。但分娩过程中胎先露压迫膀胱，特别是膀胱三角区的黏膜充血水肿，膀胱张力降低，加上产后疲劳，会阴伤口局部剧痛等原因，易致产后尿潴留。如产后 6～8 小时不能自如排尿，小腹胀急疼痛，子宫底高达脐以上水平，或宫底下方扪到有囊性肿物者，表明有尿潴留。

本病属于中医学"癃闭"范畴。其发生主要见于生产过程延长，气血耗损较大，真元受伤者。病机主要是膀胱气化失常，与肺肾关系密切。肾司二便，主开阖，与膀胱相表里；肺主一身之气，通调水道，下达膀胱。故如气血亏损，膀胱气化无力，水液循环失控，则潴留膀胱，同时膀胱开阖失常则小便不通。临床按气虚、肾虚、气滞、血瘀、湿热、实热辨证论治。

【膏方集成】

1. 儿白膏：葱白 1 根，白胡椒 7 粒。共捣如泥，备用。外用，外敷脐部，覆盖塑料薄膜，胶布固定，每次 3～5 小时，每日 1～3 次。适用于产后小便不通。

2. 甘遂苡米膏：甘遂 31 克，薏苡仁 16 克。上药烘干，共为细末，水调成膏备用。外用，外敷脐部，胶布固定，每日 1 次。适用于产后尿闭。

3. 田螺膏：田螺 3 枚，盐 9 克。田螺捣泥，加盐和匀成膏备用，外敷脐部（①敷脐上或脐，热熨；②敷脐下 4.3 厘米或 7.6 厘米之处；③敷气海穴或丹田穴）。纱布固定，每日 1～3 次。适用于产后小便不利。

4. 通尿膏：葱白 200 克，硫黄 20 克。上药共捣为膏，备用。外用，外敷脐部，胶布固定，上用热水袋热熨。熨 1 小时后，再换药膏外敷及热熨膀胱区，每日 1 次。适用于产后小便不通、点滴不爽、腰酸无力的患者。

5. 寿世保元蜗牛膏：蜗牛 3 只，麝香 0.5 克。蜗牛去壳，捣烂如泥，入麝香调匀为膏。外用，纳上药于脐中，以手揉按，每日 1～2 次。适用于产后气闭，大小便不通的患者。

6. 蒜栀膏：独头大蒜 1 枚，栀子 21 枚，盐 10 克。上药共捣成膏，备用。外用，外敷脐部，纱布覆盖固定，每日 1 次。适用于产后小便不通的患者。

7. 葱硝膏：芒硝 30 克，龙须葱 3 根。共捣调膏，摊纱布上备用。外用，外敷脐部，每日 1～3 次。适用于产后小便不利。

8. 逐水散：磁石、商陆各 5 克，麝香 0.1 克。将磁石、商陆研成极细粉末后加入麝香研匀。外用，将上药粉分为 2 份，分别摊放于脐眼、关元穴，覆盖胶布比药粉面积稍大一点。一般数小时见效，可自行排尿时即去其药，若无效，次日更换敷之。适用于产后癃闭。

中医膏方全书（珍藏本）

第二十七章　月经疾病与乳腺疾病

功能失调性子宫出血

功能失调性子宫出血简称功血，是妇科常见病，属于异常子宫出血范畴。是指由调节生殖的神经内分泌机制失常引起的异常子宫出血。通常分为排卵性和无排卵性两类，其中无排卵型功血约占 85%，多发生于青春期及绝经过渡期妇女。常表现为月经周期紊乱，经期长短不一，出血量不定，甚或大量出血。有时出现数周或数月停经，然后阴道流血，出血量通常较多，也可开始阴道不规则流血，量少淋漓不净，也有一开始表现类似正常月经的周期性出血。出血期间一般无腹痛或其他不适，出血量多或时间长时可继发贫血，大量出血可导致休克。排卵性功血多发生于生育年龄的妇女。

中医学常分为排卵型月经过多、黄体功能不全、子宫内膜脱落不全、排卵期出血 4 种。功血的表现，包括了中医学"月经先期""月经后期""月经先后无定期""月经过多""月经过少""经期延长""经间期出血""崩漏"等病症。"崩漏"系指妇女在非行经期间阴道大量出血或持续淋漓不断者，前者称"崩中"或"经崩"，后者称"漏下"或"经漏"。是月经病中的疑难重证之一。崩与漏在临床上可以互相转化，久崩不止，可致成漏，漏下不止，必将成崩。崩为漏之甚，漏为崩之渐，故临床统称崩漏。无排卵性功血可参照"崩漏"范畴辨证论治，有排卵性功血归于"月经失调"范畴。故无排卵性功血参照"崩漏"的发病机制主要是冲任损伤，不能制约经血，胞宫蓄溢失常，经血非时而下。常见的病因有血热、肾虚、脾虚、血瘀等。排卵性功血则归因于气虚、虚热、湿热蕴结、血瘀、脾气虚弱、肾气不固、阳盛血热、肝郁血热、阴虚血热、肾阴虚等。

【膏方集成】

1. 调经膏：益母草 120 克，党参、当归、制香附、丹参、牛胶、白术、熟地黄、炒五灵脂、生地黄各 60 克，青皮、陈皮、乌药、柴胡、牡丹皮、地骨皮、川芎、酒白芍、半夏、麦冬、黄芩、杜仲、断续、延胡索、红花、川楝子、苍术各 30 克，没药、炒远志、枳壳、吴茱萸、黄连、厚朴、茴香、木通、木香、肉桂、甘草各 15 克，炮姜 9 克，雄乌骨鸡骨 1 具，麻油 3000 毫升，黄丹 1000 克。牛胶烊化备用，麻油熬诸药，去渣，黄丹收膏，再入牛胶搅匀。外用，外贴脐下，每日 1 次。适用于妇女月经不调。

2. 热崩糊膏：生地黄、地骨皮各 15 克，黄芩、黑栀子、炙龟甲、煅牡蛎各 12 克，牡丹皮 10 克，醋适量。上药共为细末，醋调备用。外用，外敷脐部，纱布覆盖，胶布固定，每日 4 次。适用于崩漏、量多色红、舌红少苔或苔黄、脉数的患者。

3. 宁志膏：朱砂、酸枣仁、人参、茯苓、琥珀各 1.5 克，乳香 3 克。上药共为细末，混匀。每日 3 次，餐前浓煎灯心，枣汤调服。适用于妇女因经血过多而致的心神不安，语言失常，不得卧睡。

4. 冲任失调月经先期膏方：上党参、西绵芪各 90 克，炒白术、当归身各 45 克，大白芍（桂枝 9 克同炒）65 克，炒酸枣仁、辰茯神各 100 克，首乌藤 55 克，生牡蛎、青龙齿各 150 克，沙苑子、蛤蚧肉、黑芝麻、生地黄、熟地黄、山茱萸、桑椹、肥玉竹、山药、甘枸杞、女贞子、炒杜仲、菟丝饼、橘叶、橘皮、川楝子、侧柏炭、藕节炭、核桃仁各 120 克。上药浓煎 2 次，滤汁去渣，加驴皮胶、龟甲胶各 120 克（上胶陈酒烊化），煎熬，再入白纹冰糖 500 克，文火收膏，以滴水成珠为度。每次 15 毫升，每日 3 次，口服。适用于月事先期，头晕寐艰，腹胀肢冷，脉来细小而弱的患者。

5. 月经过多虚证膏方：阿胶 250 克，山稔根、党参各 200 克，黄芪、当归、白芍各 300 克，白术、茯苓、山药、黄精各 150 克，升麻 50 克，酸枣仁 100 克，木香 15 克，仙鹤草 30 克。如经量很多者加艾叶炭 100 克，茜草炭、煅龙骨、煅牡蛎各 200 克；如月经中夹有血块，月经颜色偏暗者加丹参 200 克，川芎 60 克；如失眠健忘者加龟甲胶 100 克，酸枣仁 150 克。上药除阿胶外，余药加水煎煮 3 次，滤汁去渣，合并滤液，加热浓缩成清膏，再将阿胶加适量黄酒浸泡后隔水炖烊，冲入清膏和匀，最后加冰糖 300 克收膏即成。于经前 2～3 日开始服用，每次 15～30 克，每日 2 次，开水调服。可连服 2～3 个经期。适用于多因体质虚弱，中期不足，气不摄血所致的患者。临床表现为月经量多，色淡质稀，常伴有神疲乏力，面色苍白。

6. 月经过多实证膏方：生地黄、牡丹皮、黄芩、黄柏、栀子各 150 克，苎麻根、海螵蛸各 300 克，地榆、槐花、墨旱莲、白芍、丹参各 250 克，制大黄、阿胶各 100 克。如月经中血块很多，月经颜色偏鲜红者加益母草 300 克，泽兰 150 克；如有内热口干明显，喜喝冷饮者加知母 60 克，麦冬 200 克，地骨皮 300 克；如子宫肌瘤严重者加三棱、莪术各 150 克。上药除阿胶外，余药加水煎煮 3 次，滤汁去渣，合并滤液，加热浓缩成清膏，再将阿胶加适量黄酒浸泡后隔水炖烊，冲入清膏和匀，再加冰糖 300 克收膏即成，每于经前 2～3 日开始服用。每次 15～30 克，每日 2 次，开水调服。可连服 2～3 个经期。适用于因体质阳盛，热伏子宫，迫血妄行，或瘀血阻滞，血不循经而导致月经过多的患者。临床表现为月经量多而色深红或者紫红，质黏稠有血块，常伴有腰腹胀痛、面红口干、小便黄、大便干。

7. 血虚气郁月经先期膏方：吉林参须（另炖汁，冲入收膏）30 克，山药、云茯神各 90 克，当归身、炒白芍、沙苑子、制何首乌、蒸白术、甘枸杞、菟丝、女贞子、煅牡蛎、甜桑椹、白池菊、炒杜仲、炒瓜蒌皮、川楝子、白蔻衣、江枳壳、炒竹茹各 45 克，海螵蛸、熟地黄、核桃仁各 120 克。上药浓煎 2 次，滤汁去渣，加驴皮胶（上胶陈酒烊化）120 克，煎熬，再入白纹冰糖 500 克，文火收膏，以滴水成珠为度。每次 15 毫升，每日 3 次，口服。适用于阴血内虚、肝气郁结之月经先期症。

8. 体虚夹湿月经后期膏方：上党参、血燕根（包）、甜杏仁、牛膝、冬瓜子、炒生地黄、山药、川石斛、炒杜仲、乌骨藤、黑芝麻各 90 克，北沙参、大麦冬（去心）、炒枯芩、橘叶、橘络、京玄参、炒丹参、当归身、赤芍、白芍、池菊炭、炒黄柏各 45 克，海蛤壳（打）、生石决明各 150 克，生薏苡仁、煅磁石、白果肉（打）、核桃仁各 120 克，绵芪皮、仙鹤草、黄玉金各 60 克，藕节炭 20 枚，女贞子 9 克。上药浓煎 2 次，滤汁去渣，加驴皮胶（上胶陈酒烊化）120 克，再加枇杷叶膏 120 克，川贝母粉 60 克，煎熬，再入白纹冰糖 500 克，文火收膏，以滴水成珠为度。每次 15 毫升，每日 3 次，口服。适用于肝肾内亏，冲任失调，夹有气滞血瘀，湿热互蕴，乃见月事后期，色暗夹有瘀块，腰酸带下，口干，左胁隐痛，舌苔黄腻，脉来细弱的患者。

闭　经

闭经通常分为原发性闭经和继发性闭经两类。前者系指少女 16 岁第二性征已发育，但月经还未来潮者，或少女 14 岁尚无第二性征发育者，后者则指以往曾已建立月经周期，因某种病理性原因而月经停止，持续时间相当于既往 3 个月经周期以上的总时间或月经停止 6 个月者。青春期前、妊娠期、哺乳期以及绝经后期出现的无月经均属生理性闭经，故本节不予讨论。闭经按病变部位分为子宫性、卵巢性、垂体性、下丘脑性闭经。正常月经周期的建立有赖于下丘脑-垂体-卵巢轴的神经内分泌调节以及靶器官子宫内膜对性激素的周期性反应，其中任何一个环节发生障碍都有导致闭经的可能。除此之外，全身性疾病如营养不良，慢性消耗性疾病如贫血、结核、糖尿病等可引致闭经。肾上腺皮质功能失调、甲状腺功能失调以及生活环境的骤然改变，精神因素刺激等亦可引发闭经。闭经不是一个独立疾病，而是许多疾病的临床表现。

本病中医学称为"女子不月""月事不来""血枯"。闭经病因不外虚实两类。虚者多因冲任空虚无血可下所致，实者多因冲任阻隔，经血不得下行所致。临床上常按肝肾不足、气血虚弱、阴虚血燥、气滞血瘀、寒凝血瘀、痰湿阻滞、脾肾阳虚、肾虚肝郁、肾虚痰阻、肝脾不调等辨证论治。

【膏方集成】

1. 血枯闭经型膏方：阿胶、白术、白芍、熟地黄、何首乌、鸡血藤、山药各300克，当归、川芎、陈皮、枸杞子、丹参、益母草、红花、桃仁、泽兰各250克，党参、黄芪、大枣各200克。如腰酸腿软，头晕耳鸣明显者加黄精200克，菟丝子、桑寄生、杜仲各150克；如有性欲淡漠者加淫羊藿、鹿角各150克，紫河车100克。上药除阿胶外，余药加水煎煮3次，滤汁去渣，合并滤液，加热浓缩成清膏，再将阿胶加适量黄酒浸泡后隔水炖烊，冲入清膏和匀，最后加冰糖300克收膏即成。每次15～30克，每日2次，开水调服。适用于因肝肾不足，或气血虚弱，使精枯血少，无血可下，月经由量少而减至闭经，面色苍白或萎黄，神情困乏，头晕耳鸣的患者。

2. 太乙膏：大黄120克，玄参、生地黄、赤芍、当归、白芷、肉桂各60克，麻油600毫升，黄丹420克。黄丹研细末备用，麻油熬诸药，去渣，黄丹收膏。外用，外贴关元穴或患处，每日1次。适用于月经不行，结块作痛，及疮痛，不论脓成与否。

3. 血竭膏：大黄100克，醋适量。大黄研细末，与醋同熬成膏。每次10克，每日1次，热酒化开，睡前送服。适用于经闭，小

腹刺痛拒按的患者。

4. 解痛经山楂膏：鲜山楂10枚，赤芍3克，生姜15克。上药共捣成膏，备用。外用，外敷脐部，纱布覆盖，胶布固定，再热熨，每次热熨30分钟，每日1次，连用3～5次。适用于闭经，少腹冷痛的患者。

5. 行瘀膏：大黄128克，芒硝64克，柴胡、天花粉、桃仁、当归、生地黄、红花、穿山甲、莪术、三棱、川芎各32克，乳香、没药、肉桂各22克，川乌10克。麻油熬，黄丹收，花蕊石32克，血竭15克另搅研。贴患处。适用于因瘀血引起的闭经。

痛　经

经期及行经前后出现明显下腹部疼挛性疼痛、坠胀或腰酸痛等不适，影响生活和工作者，称为痛经。痛经仅发生在有排卵的月经周期，分为原发性和继发性两种，原发性痛经无盆腔器质性病变，常见于妇女初潮后6个月至1年内或排卵周期建立初期，多为功能性痛经。继发性痛经是盆腔器质性疾病的结果。如子宫内膜异位症、盆腔炎或宫颈狭窄、宫内异物等所致的痛经。本节仅讨论原发性痛经。原发性痛经的产生与行经时子宫内膜释放前列腺素水平较高有关。内在或外来的精神刺激可使痛阈降低。思想焦虑、恐惧以及生化代谢物质均可通过中枢神经系统刺激盆腔神经纤维而引起疼痛。下腹部疼痛是痛经的主要症状，多发生在经前或经期1～2日，呈阵发性绞痛、刺痛、灼痛、掣痛、隐痛、坠痛等，拒按或喜按，疼痛时间数小时至2～3日不等，随后逐渐减轻至消失。严重疼痛可牵涉至腰骶、外阴、肛门等部位，或伴有恶心、呕吐、坐卧不宁、面色苍白、冷汗淋漓、四肢厥冷等全身症状。腹部检查无肌紧张及反跳痛。

本病中医学称为"经行腹痛""经期腹痛""经痛"等。中医学认为痛经主要由情志所伤、起居不慎或六淫等引起。并与体质因素、经期及其前后特殊的体内环境有一定关系。其病机主要是因经期受到上述致病因素的影响，导致冲任气血运行不畅，子宫经血

受阻，以致"不通则痛"，或冲任子宫失于濡养而"不荣而痛"。之所以随月经周期发作，是与经期前后特殊的生理环境变化有关。因为平时子宫藏精气而不泻，血海由空虚到满盈，变化缓慢，致病因素对冲任、子宫影响表现不明显。而经前、经期血海由满盈到溢泻，应以通为顺。若受致病因素影响，冲任子宫阻滞，则不通则痛，经血下泻必耗气伤血，冲任子宫失养则不荣而痛。痛经病位在冲任、子宫，变化在气血，表现为痛证。临床分类有虚实之别，虚证多为气血虚弱、肝肾亏损、阳虚内寒、肝脾不和，实证多为气滞血瘀、寒湿凝滞或湿热下注，以及气虚血瘀、阳虚肝郁等虚实夹杂证。

【膏方集成】

1. 虚证痛经膏方：阿胶、熟地黄、龟甲胶各200克，党参250克，黄芪、白芍各300克，当归、延胡索、川楝子各150克，川芎60克，香附100克，陈皮50克。如有小腹冷痛，喜按，喜暖者加艾叶150克，肉桂20克；如为腰膝酸软疼痛者加桑寄生、五加皮各150克，淫羊藿、巴戟天各100克。上药除龟甲胶、阿胶外，余药加水煎煮3次，滤汁去渣，合并滤液，加热浓缩成清膏，再将阿胶加适量黄酒浸泡后隔水炖烊，冲入清膏和匀，最后加冰糖300克，收膏即成。每于经前10日开始服用。每次15～30克，每日2～3次，开水调服。可连服3～6个经期。适用于因气血不足、肝肾两亏导致胞脉失于濡养而作痛的患者，临床表现为小腹疼痛而稍缓和，喜按，喜暖，腹痛大多发生在月经后期，月经量少而色淡。

2. 血益桂膏：益母草、茯苓各9克，桂枝、白术、当归、泽泻、香附各6克，川芎、延胡索各4.5克，香油120毫升，黄丹120克。除黄丹外，用香油将余药炸枯去渣，加入黄丹收膏，摊于牛皮纸上备用。外用，外贴脐部或关元穴。适用于经期腹痛，或经后小腹隐痛、舌淡脉细等。

3. 寒痛膏：乌药、砂仁、木香、延胡索、香附、甘草各10克，白酒适量。上药共为细末，酒调为膏备用。外用，外敷脐部，胶布固定，每日1次。适用于痛经。

4. 痛经宁膏：肉桂、茴香、当归、延胡索、乌药、虎杖各1.5克，干姜、川芎、蒲黄、五灵脂、樟脑、冰片各1克。上药共为细末，用适量凡士林调和成膏状。外用，贴敷于关元穴上，外用纱布固定，每日换药1次。适用于冲任虚寒引起的痛经。

5. 定痛膏：乳香、没药各20克，川芎、丁香、水蛭各15克，当归、冰片各1克。上药共为细末。外用，经前5日开始，取上药8克，热酒调成膏状，分贴脐中、关元穴，上用伤湿止痛膏覆盖，早、晚用热水袋各外熨30分钟，24小时换药1次，连用至月经干净。适用于痛经。

6. 痛经膏热敷袋：川乌头、徐长卿、艾叶、威灵仙、红花、冰片各适量。上药共为细末，用甘油搅拌成膏剂再加入发热剂，混匀，适量装入无纺布复合袋，立即封口，再装入复合塑料袋，封口。外用，剪开塑料外袋，取出发热包，用手轻揉或抖动数次，10分钟后发热，将多面孔朝外，装入固定袋，固定于下腹部，其发热温度保持40 ℃～70 ℃，持续使用36～48小时。3个月为1个疗程。适用于痛经。

7. 止痛膏：党参、赤芍、川芎、延胡索各30克，三七粉9克。上药共为极细末，和匀，以米醋调和成软膏状。外用，用时取30克，分别敷于两足心涌泉穴和肚脐上，上盖敷料，胶布固定。每日换药1次。10次为1个疗程或加内服，每次取药末5克，用温开水冲服，每日3次。适用于子宫内膜异位症患者。症见痛经、肛坠、不孕、性交痛等。

经前期综合征

经前期综合征是指妇女在黄体周期反复出现影响日常生活和工作的躯体、行为方面改变的综合征，如烦躁易怒、精神紧张、神经过敏、头晕、头痛、失眠、乳房胀痛、水肿、泄泻、身痛、发热、口舌糜烂、大便下血等症状，严重者影响生活质量。经前期综合征至今尚无确切的病因，可能与卵巢激素、中枢神经和自主神经系统失调综合作用有关。多见于25～45岁妇女，伴随月经周期性发作，症状出现在月经前 7～14 日，经前 2～3 日症状明显加重，月经来潮后症状明显减轻或消失。常因家庭不和睦或工作紧张诱发。

中医学无本病名，属于"经行头痛""经行乳房胀痛""经行发热""经行身痛""经行泄泻""经行浮肿"等范畴。《中医妇科学》将本病称为"月经前后诸证"。中医学认为妇女行经之前，阴血下注冲任，血海充盈，而全身阴血相对不足，脏腑功能失调，气血失和，则出现一系列证候。月经以血为本，肝藏血，肾藏精，精化血，脾统血，主运化，是气血生化之源，因此月经的产生与肾、肝、脾的关系尤为密切。故肝、脾、肾功能失调，气血、经络受阻是导致经前期综合征的重要因素。临床常见的病因有肝郁气滞、肝肾阴虚、脾肾阳虚、气血虚弱、瘀血阻滞、瘀热互结、气滞湿阻等。

【膏方集成】

1. 牛黄膏：牛黄 7.5 克，朱砂 1.5 克，郁金、牡丹皮各 9 克，樟脑、甘草各 3 克，蜂蜜适量。上药共为细末，炼蜜为膏，每次 3～8 克，每日 2～3 次，开水化服。适用于妇女经期受邪，热入血室，发热及神志错乱。

2. 蒸劳膏：党参、生地黄、熟地黄各 60 克，酒白芍、炒柴胡、防风、秦艽、赤茯苓、牡丹皮、地骨皮、麦冬、当归、贝母、知母、胡黄连各 30 克，薄荷、甘草各 15 克，鳖肉 120 克，猪胆 1 枚，猪脊筋 1 条，麻油 1500 毫升，黄丹 800 克。麻油熬诸药，去渣，黄丹收膏。外用，贴背正中处，每日 1 次。适用于妇女骨蒸劳热。

3. 血虚气郁血滞经行腹痛膏方：吉林参须（另炖汁，冲入收膏）、橘叶、橘络各 30 克，炒当归、炒白术各 60 克，炒白芍、川楝子、制香附、黄玉金、炒池菊、衣豆、乌药、江枳壳（麸炒）、砂仁、香橼皮、鸡血藤各 45 克，大川芎 24 克，延胡索 65 克，炒续断、炒熟地黄、沙苑子、云茯苓、紫石英、海螵蛸、焦楂炭、沉香曲各 90 克，煅石决明 120 克。上药浓煎 2 次，滤汁去渣，加驴皮胶（陈酒烊化）180 克，再入白纹冰糖 300 克，文火收膏，以滴水成珠为度。每次 15 毫升，每日 3 次，口服。适用于经行腹痛，腰酸带

下，胸脘痞满，头痛，呼吸不畅等。

4. 冲任失调经行腹痛膏方：别直参（另炖汁，冲入收膏）、西砂仁（杵）各 30 克，潞党参、甜冬术、全当归（小茴香 15 克同炒）、杭白芍（桂枝 15 克同炒）、紫丹参、甘枸杞、牛膝、厚杜仲、续断、川楝子、焦建曲、云茯苓、福泽泻、女贞子各 90 克，炙黄芪（防风 15 克拌）、桑寄生、大枣、龙眼肉各 120 克，生地黄、熟地黄各 12 克，抚川芎、制香附、延胡索、软柴胡、青皮、陈皮、广木香、炙甘草各 45 克。上药精选道地药材，水浸一宿，浓煎 3 次，滤汁去渣，加驴皮胶 90 克，龟甲胶 120 克（上胶陈酒烊化），煎熬，再入紫河车（研末）60 克，白纹冰糖 500 克，文火收膏，以滴水成珠为度。每次 15 毫升，每日 3 次，口服。适用于经行腹痛较剧，每次淋漓达半个月方净，面㿠少荣，形瘦神倦，腰酸，足胫痛，白带绵绵，舌淡红，苔少，脉象细弱的患者。

5. 肝脾不和经前乳痛膏方：人参须（另炖汁，冲入收膏）、潞党参、炙黄芪、甜冬术、当归身、炒白芍、生地黄、熟地黄（砂仁 24 克同拌炒）、抚川芎、银柴胡（鳖血拌炒）、地骨皮各 90 克，制香附、延胡索、广郁金、焦六曲、清炙草、细青皮各 45 克，淮小麦 30 克，云茯神、炒酸枣仁、甘枸杞、广木香、大枣、橘叶、橘核、紫丹参、续断、厚杜仲、桑椹、龙眼肉各 120 克。上药精选道地药材，水浸一宿，浓煎 3 次，滤汁去渣，加驴皮胶 90 克，龟甲胶 120 克（上胶陈酒烊化），煎熬，再入白纹冰糖 500 克，文火收膏，以滴水成珠为度。每次 15 毫升，每日 3 次，口服。适用于肝脾失调，荣血内亏，导致月经超前。平日面色萎黄、头晕腰痛，心悸盗汗、日晡潮热，舌淡红脉细弦的患者。

围绝经期综合征

围绝经期是妇女由生育期到老年期的一个过渡阶段，它包括绝经前期、绝经期和绝经后期。绝经指月经停止 12 个月，是每一个妇女生命进程中必然发生的生理过程，它提示卵巢功能衰退，生殖能力终止。围绝经期

指围绕绝经的一段时期，包括从接近绝经、出现与绝经有关的内分泌、生物学和临床特征起至最后一次月经后一年的期间。围绝经期综合征是指妇女在绝经前后由于性激素减少所致的一系列躯体及精神心理症状，如月经紊乱、情志异常、潮热汗出、眩晕耳鸣、心悸失眠、浮肿便溏等。围绝经期的最早变化是卵巢功能衰退，表现为卵泡对 FSH 敏感性下降，对促性腺激素刺激的抵抗性逐渐增加，然后才表现为下丘脑和垂体功能退化。由于卵巢功能衰退，雌激素分泌逐渐减少，绝经后妇女体内仅有低水平雌激素，以雌酮为主。绝经过渡期 FSH 水平升高，呈波动型，LH 仍可在正常范围，但 FSH/LH 仍 <1。

中医学无本病名，其症状于"年老血崩""老年经断复来""脏躁""百合病"等病证中可见散在记载，现《中医妇科学》将本病归属于"经断前后诸证"范畴。认为妇女进入围绝经期，肾气渐衰，天癸将竭，冲任二脉虚损，精血不足，气血失调，脏腑功能紊乱，肾阴阳失和而致。临床常见的为肾阴虚、肾阳虚或肾阴阳两虚、肝肾阴虚、心肾不交、肾虚肝郁、心阴虚、痰火扰心等证型，故肾虚为致病之本，可以涉及他脏而发病。

【膏方集成】

1. 阴血亏虚膏方：潞党参、炙黄芪、炒白术、山药、大枣、核桃仁、炒熟地黄各 120 克，炒当归、焦白芍、沙苑子、续断、茯神、炒酸枣仁、侧柏炭、贯众炭、木耳炭、厚杜仲、煅牡蛎、菟丝饼、川楝子、香附炭、海螵蛸各 45 克，浮小麦、桑寄生各 90 克。上药浓煎 2 次，滤汁去渣，加驴皮胶、龟甲胶各 120 克（上胶陈酒烊化），煎熬，再入白纹冰糖 500 克，文火收膏，以滴水成珠为度。每次 15 毫升，每日 3 次，口服。适用于阴血内亏月经淋漓不断的患者。

2. 肝肾内亏膏方：人参须（另煎汁，冲入收膏）30 克，绵芪皮、云茯神、制何首乌、当归身、沙苑子、黑芝麻（捣包）、甜杏仁（去皮尖）、柏子仁各 90 克，野白术、山茱萸、玳瑁片、生白芍、炒池菊、法半夏、冬桑叶（水炙）、新会陈皮、侧柏炭、炙款冬花

各 45 克，川贝母 60 克，煅牡蛎 150 克，炒熟地黄（砂仁 18 克拌炒）120 克，龙眼肉、核桃仁各 180 克。上药浓煎 2 次，滤汁去渣，加驴皮胶、龟甲胶各 120 克（上胶陈酒烊化），煎熬，再入白纹冰糖 250 克，文火收膏，以滴水成珠为度。每次 15 毫升，每日 3 次，口服。适用于肝肾内亏年老血崩患者。

3. 心火痰热膏方：太子参、北沙参、竹茹、江枳壳、大麦冬、宋半夏、紫丹参、合欢花、首乌藤各 45 克，细生地黄、辰茯神各 120 克，川雅连（水炒）15 克，福泽泻、冬青子、牛膝、连翘（带心）、生酸枣仁、沙苑子各 90 克，青龙齿、珍珠母、生石决明各 150 克，京玄参、炒贝母各 60 克，黛灯心 20 束，黑芝麻 100 克。上药浓煎 2 次，滤汁去渣，加驴皮胶 180 克，鳖甲胶 120 克（上胶陈酒烊化），煎熬，再入白纹冰糖 500 克，文火收膏。以滴水成珠为度。每次 15 毫升，每日 3 次，口服。适用于老年心火痰热，心火旺盛，夜寐失眠、醒后不能安卧之症。

4. 心肾不交膏方：潞党参、生地黄、熟地黄、茯神、炒泽泻、柏子仁、女贞子、青龙齿、炒酸枣仁、炒杜仲、续断、甜杏仁、天花粉各 90 克，京玄参、山茱萸、山药、粉牡丹皮、紫丹参、炒当归、生白芍、天冬、麦冬、炒池菊、川黄柏、炒玉竹、竹沥半夏各 45 克，湘莲须 24 克，橘叶 30 克，煅牡蛎、核桃仁各 120 克。上药浓煎 2 次，滤汁去渣，加驴皮胶（陈酒烊化）120 克，煎熬，再入金樱子膏 120 克，白纹冰糖 180 克，文火收膏，以滴水成珠为度。每次 15 毫升，每日 3 次，口服。适用于心肾不交，月经紊乱的患者。

5. 肾阴虚型膏方：生地黄、何首乌、枸杞子、女贞子、龟甲胶、阿胶各 200 克，熟地黄、山药、白芍、墨旱莲、黑大豆各 300 克，山茱萸、菟丝子、鳖甲胶、川牛膝、酸枣仁、茯苓各 150 克，远志 100 克。如有阴虚火旺，面红，烦躁者加黄柏、知母各 100 克；如有阴虚便秘，口干者加麦冬 200 克，天冬、天花粉各 150 克；如有血压增高者加夏枯草、珍珠母各 300 克，菊花 100 克。上药除阿胶、龟甲胶、鳖甲胶外，余药加水煎煮 3 次，滤汁去渣，合并滤液，加热浓缩成

清膏,再将龟甲胶、鳖甲胶加适量黄酒浸泡后隔水炖烊,冲入清膏和匀,最后加蜂蜜300克收膏即成。每次15～30克,每日2次,开水调服。适用于绝经前后肾阴衰弱、精血不足,使阴不潜阳所致的患者。临床表现为烘热汗出、烦躁易怒、心悸失眠,头晕耳鸣等。

6. 肾阳虚型膏方:仙茅、龟甲胶各100克,淫羊藿、杜仲、山茱萸、熟地黄、山药、枸杞子、何首乌、桑寄生各150克,菟丝子300克,当归50克,鹿角胶、阿胶各200克。如怕冷明显者加附子30克,肉桂10克;如小便清长者加覆盆子、桑螵蛸、益智各150克;如耳鸣严重者加磁石200克,柴胡30克,石菖蒲150克。上药除阿胶、鹿角胶、龟甲胶外,余药加水煎煮3次,滤汁去渣,合并滤液,加热浓缩成清膏,再将鹿角胶、龟甲胶加适量黄酒浸泡后隔水炖烊,冲入清膏和匀,最后加蜂蜜300克收膏即成。每次15～30克,每日2次,开水调服。适用于因肾阳虚衰,脏腑功能紊乱所致的患者,临床表现为虚烦不宁、面色晦暗、面目水肿、精神委靡、腰酸腿软、手足不温等。

绝经后出血

绝经期妇女月经停止1年或1年以上者被称为绝经。绝经后又出现阴道流血者则称为绝经后出血。绝经后出血为一种临床症状,发病原因多种,大抵原因或为内分泌紊乱以及生殖道炎症,或因子宫、卵巢良恶性肿瘤所致。临床常见自然绝经1年后发生阴道不规则出血,或接触性出血,量少,持续1～2日净。部分患者白带增多,呈血性或脓血样,有臭味,或伴有乳房胀痛,下腹部坠胀、疼痛,下腹部包块,低热等。如出血反复发作,或经久不止,或伴腹胀、消瘦等要注意恶性病变。妇科检查可见外阴阴道萎缩或外阴溃疡,尿道肉阜,阴道溃疡,阴道炎,血性分泌物,宫颈、宫体小于正常子宫;或宫颈糜烂、外翻,宫颈息肉;或子宫增大,下腹部一侧发现包块。若因生殖器官恶性病变所致者,预后不良,应及时发现,采取相应的措施。

本病中医学称为"年老经水复行"或"妇女经断复来"。本病主要机制是肾气衰竭,天癸竭尽,冲任脉虚,以致胞宫失养,封藏失职,而致经断复来。亦可因脏腑功能失调,气血失常,阴阳虚损所致。临床上常按肾阴虚、脾虚肝郁、湿热下注、湿毒瘀结等辨证论治。

【膏方集成】

1. 肾阴内亏膏方:上党参、炒熟地黄(砂仁24克拌炒)、大芡实、核桃仁各120克,清炙黄芪、山药、云茯苓、炒杜仲、炒续断、牛膝、桑寄生、制黄精、女贞子、桑椹、金毛狗脊、黑芝麻、炒泽泻各90克,野白术、丝瓜络、油当归、菟丝饼、炒陈皮各45克,山茱萸、甘枸杞各60克。上药浓煎2次,滤汁,加龟甲胶、驴皮胶各120克(上胶陈酒烊化),煎熬,再入金樱子膏180克,白纹冰糖300克,文火收膏,以滴水成珠为度。每次15毫升,每日3次,口服。适用于肾虚内亏,致中年妇女带经断复来,眩晕耳鸣、腰痛等症。

2. 脾虚气滞膏方:上党参、清炙黄芪、山药、黑料豆、沙苑子、云茯苓、黑芝麻(捣包)、生地黄、熟地黄(砂仁24克拌炒)、熟女贞子、桑椹、炒杜仲、炒续断、金毛狗脊、桑寄生、海螵蛸各90克,炒白术、香橼皮、川黄柏(盐水炒)、山茱萸、当归身、大白芍、椿皮各45克,甘枸杞60克,煅牡蛎150克,核桃仁120克。上药浓煎2次,滤汁去渣,加驴皮胶120克,龟鹿二仙胶60克(上胶陈酒烊化),煎熬,再入白纹冰糖500克,文火收膏,以滴水成珠为度。每次15毫升,每日3次,口服。适用于绝经期妇女头晕腰酸,背脊灼热疼痛,乃后肝肾不见阴血内亏之证。

3. 调理冲任膏方:益母草、潞党参、炙甘草、生地黄、枸杞子、续断、云茯苓、炒当归、熟地黄、女贞子、仙鹤草、炙黄芪、焦白术、白芍各200克,地榆皮、艾叶、侧柏叶、炮姜炭各100克,桑寄生、龙眼肉各150克。上药浓煎2次,滤汁去渣,加驴皮胶120克,龟鹿二仙胶60克(上胶陈酒烊化),煎熬,再入白纹冰糖500克,文火收膏,以滴水成珠为度。每次 15 毫升，每日 3 次，口服。适用于绝经后妇女冲任不调，复来经，量多色淡。

4. 围绝经期综合征膏方：续断、柏子仁、制香附、大麦冬各 12 克，淮小麦 30 克，料豆衣、菟丝子各 24 克，金毛狗脊、炒酸枣仁、太子参、炒白芍、焦谷芽、焦麦芽各 15 克，五味子 3 克，广陈皮、炙甘草各 6 克。上药浓煎 3 次，取汁去渣，另用西洋参、上等枫斗各 100 克，煎取，浓汁冲入调匀，取鳖甲胶、阿胶各 150 克，冰糖 250 克烊化收膏。每日早、晚各服一食匙，开水冲服。适用于围绝经期情绪不稳定，入夜兴奋、难以入睡，时有烘热汗出，腰酸乏力，大便干结，舌质红，苔少，脉象弦细的患者。

5. 围绝经期肾阳虚膏方：淫羊藿、杜仲、山茱萸、熟地黄、山药、枸杞子、何首乌、桑寄生各 150 克，菟丝子 300 克，当归 50 克，鹿角胶 200 克，仙茅、龟甲胶各 100 克。如为怕冷明显者加附子 30 克，肉桂 10 克；如是小便清长者加覆盆子、桑螵蛸各 150 克。上药除鹿角胶、龟甲胶外，余药加水煎煮 3 次，滤汁去渣，合并滤液，加热浓缩成清膏，再将鹿角胶、龟甲胶加适量黄酒浸泡后隔水炖烊，冲入清膏和匀，最后加蜂蜜 300 克收膏即成。每次 15～30 克，每日 2 次，开水调服。适用于围绝经期妇女肾阳虚，临床多表现精神委靡，腰酸腿软，手足不温等。

急性乳腺炎

急性乳腺炎指乳房急性化脓性感染，是哺乳期妇女的常见病症，尤以初产妇为多见。本病多因乳汁淤积或乳头破裂，继发细菌感染。初起时环侧乳房肿胀疼痛，患处有压痛的硬块，表面皮肤红热，同时全身发热。炎症继续发展，乳痛呈搏动性，可出现高热寒战，化验室检查白细胞增高。炎块常在数日内软化，形成脓肿，或浅或深。表浅者可自行向外溃破，深层者除慢慢向外溃破外，还可向深部浸润，形成乳房后脓肿。

本病中医学称为"乳痈"。因发病时期和原因不同而有不同的名称。如在哺乳期发生者称为"外吹乳痈"，在怀孕期发生者称为"内吹乳痈"。临床所见前者较多，后者较少。中医学认为，该病系由产后体虚，又感受外邪，壅而化热，伤及乳络，或因郁怒伤肝，气滞血凝，饮食厚味，阳明蕴热，致乳络失宣，乳汁淤积，酿成脓肿。故临床上常按肝胃郁热、肝郁气滞、风热壅盛、热毒炽盛、正虚邪恋等辨证论治。

【膏方集成】

1. 一醉膏：石膏。取石膏不拘多少，煅赤，放于地上，用碗盖住去火毒，为细末蜜制成膏。每次 9 克，每日 1～2 次，温酒送服。适用于乳痈红肿疼痛。

2. 丹参膏：丹参、白芷、赤芍各 30 克，猪膏 250 克，醋 100 毫升。将上药研细，用醋浸泡，用猪膏文火煎至白芷变色，去渣备用。外用，外涂患处，每日 1～2 次。适用于乳痈，乳房红肿疼痛，或致乳房硬结。

3. 瓜蒂膏：北瓜蒂 30 克，香油适量。上药煅烧存性，为细末，香油调匀备用。外用，外敷患处，每日 2～3 次。适用于妇女乳头破裂疼痛，或乳头生疮，破烂疼痛。

4. 瓜叶黄柏膏：鲜南瓜叶 60 克，黄柏 15 克。上药共合捣备用。外用，外敷患处，每日 3 次。适用于乳痈。

5. 乳吹膏：川乌、草乌、天南星、白芷各 30 克，生地黄、当归、白芍各 60 克，麻油 300 毫升，铅粉 100 克。麻油熬前 7 味药，去渣，铅粉收膏。外用，外贴患处，2 日 1 次。适用于乳痈。

6. 枸杞膏：枸杞叶 50 克，醋适量。上药捣烂，醋调匀备用。外用，外敷患处，每日 1 次。适用于乳痈。

7. 黄花膏：野黄花根 60 克。上药捣烂备用，或捣烂后用甜酒炒热备用。外用，外敷患处，每日 3 次。适用于乳痈初起。

8. 白荆菖芍膏：紫荆皮 15 克，独活 12 克，石菖蒲、白芷、赤芍各 9 克，白酒适量。上药共为细末，酒调匀备用。外用，外敷患处，每日 2 次。适用于乳痈。

乳腺囊性增生病

乳腺囊性增生病又称慢性囊性乳腺病，

中医膏方全书（珍藏本）

亦称纤维囊性乳腺病，是乳腺间质的良性增生。增生可发生于腺管周围并伴有大小不等的囊肿形成，也可以发生在腺管内而表现为上皮的乳头样增生，伴乳管囊性扩张，还可是小叶实质增生。本病为妇女常见病之一，多发年龄是30～50岁。本病症状与月经周期密切相关，而且患者有较高的流产率。病理改变常见导管、腺泡以及间质不同程度增生。病理类型分为乳痛征型、普通型腺病小叶增生症型、纤维腺病型、纤维化型以及囊肿型，各型之间的病理改变有不同程度的移行。本病常伴月经不调，乳房胀痛，有周期性，常发生或加重于月经前期，经后可减轻或消失，也可视情志的变化而增重或减轻，双侧或单侧乳房内有肿块，乳头溢液。

本病属于中医学"乳癖"范畴。主要因情志内伤，肝脾受损或肝肾两亏，冲任失调，致使乳房气滞血瘀，痰瘀凝结而成病。冲任失调，痰瘀互结为本病之本。证型可分为肝郁气滞、肝肾阴虚、肝脾不和、肝郁痰凝、肝郁化火、肝郁血瘀、冲任失调。

【膏方集成】

1. 肝郁气滞痰凝膏方：柴胡90克，当归、白术、浙贝母、半夏、预知子、枳壳、天冬、薜荔各100克，川芎、玫瑰花各60克，白芍、川楝子、香附、娑罗子、阿胶各150克，夏枯草300克。如乳头刺痛者加赤芍150克，王不留行、郁金各100克；如乳胀有块者加橘核90克，蜂房100克；如烦躁、尿黄者加牡丹皮、栀子各100克，麦冬150克。上药除阿胶外，余药加水煎煮3次，滤汁去渣，合并滤液，加热浓缩成清膏，再将阿胶加适量黄酒浸泡后隔水炖烊，冲入清膏和匀，再加蜂蜜300克收膏即成。每次15～30克，每日2次，开水调服。适用于乳房胀痛明显，经前加重，经后则减轻或消失，胸闷胁胀，烦躁易怒等。

2. 肝肾阴虚膏方：熟地黄、枸杞子、女贞子、山药、茯苓、玄参、阿胶各150克，当归、天冬、贝母各100克，夏枯草300克，海藻、白芍、鳖甲胶各200克，香附60克。如为腰膝酸软者加桑寄生、菟丝子各150克，杜仲100克；如为阴虚火旺，潮热盗汗者加

地骨皮、牡丹皮各150克；如有乳房胀痛者加川楝子150克，山慈菇60克，橘核90克。上药除鳖甲胶、阿胶外，余药加水煎煮3次，滤汁去渣，合并滤液加热浓缩成清膏，再将阿胶、鳖甲胶加适量黄酒浸泡后隔水炖烊，冲入清膏和匀，最后加蜂蜜300克收膏即成。每次15～30克，每日2次，开水调服。适用于乳房胀痛，腰酸乏力，神疲倦怠，月经量少等。

3. 十三太保膏：公丁香、荜茇、细辛、百草霜各60克，蜂房、十三太保丹各10克，太乙药肉90克，加乳香、没药各1.5克，烊化拌匀均摊膏敷贴。5日换贴。适用于乳癖、瘰疬等一切色白漫肿之阴性肿疡。

4. 消核散：肉桂90克，公丁香、细辛、姜黄、生半夏、制乳香各15克。各药分别研为细末后和匀。外用，搽在消散膏上贴患处。适用于乳房肿块、乳癖、乳核等。

5. 山药物膏垫：三七3克，儿茶、川芎、红花、穿山甲、延胡索、制乳香、没药、大黄各10克，芒硝20克，三棱、透骨草各12克。上药共为细末，加蜂蜜100克调膏。外用，用时将膏散布于乳罩状海绵垫上，用较轻薄细柔软的布袋封包，直接放在肿块上再将乳罩带上固定药垫，25日为1个疗程。月经来潮取下，月经干净后继用。适用于乳腺囊性增生。

6. 消癖膏方：芒硝、葱白各适量。将上2味药捣成糊状，将药敷患部，纱布覆盖，胶布固定，每日1次。10次为1个疗程（同时内服化癖消疬汤）。适用于乳癖。

乳 腺 癌

乳腺癌是女性乳房最常见的肿瘤，在妇女仅次于宫颈癌。多发生于40～60岁绝经前后的妇女，男性极少发病。雌激素中的雌酮和雌二醇对乳腺癌的发病有明显作用，催乳素在乳腺癌的发病过程中有促进作用。乳腺癌的病理类型甚多，有小叶原位癌、浸润性小叶癌、腺癌、管内癌、湿疹样癌、黏液癌、髓样实体癌、单纯实体癌、弥散型癌、粉刺癌、乳头状癌。乳腺癌的临床特征是乳房部

肿块，质地坚硬，推之难移，溃后凸如泛莲或菜花，或凹陷如岩穴。

本病中医学称为"乳岩""乳痞""妒乳""石痈"等。认为乳腺癌的发生多因气血两虚、六淫入侵、肝脾损伤、冲任失调、脏腑功能失调等，致使气滞血瘀、痰浊结聚、毒邪蕴结，遏阻于乳中而成本病。故临床常分为肝郁痰凝、肝郁化火、冲任失调、毒邪蕴结、痰结瘀滞、气血两虚、肝肾阴虚等证型。

【膏方集成】

1. 水仙膏：水仙花根20克，盐或醋适量。上药捣烂，加入食盐少许或陈醋适量调匀备用。外用，外敷患处，干即换。适用于乳房肿块。

2. 中药热敷方：瓜蒌、连翘、川芎、香附、红花、泽兰、大黄、芒硝、丝瓜络、鸡血藤各30克。将上药装2个白布袋中，其大小以覆盖乳房为度，将药袋置锅中蒸热，外敷乳房患部，2个药袋交替使用，药袋不宜过热，以皮肤能耐受为度，勿烫伤。临用时向药袋上撒乙醇或少许烧酒，每次热敷半小时，用完后，装药袋用塑料布包好，留待用。该方药热敷10次左右，药效即已消失，均勿内服。适用于乳房肿块。

3. 琥珀膏：大黄60克，郁金、天南星、白芷各30克，大蒜适量，白酒50毫升。前4味药共为细末，入大蒜捣烂，酒调匀。外用，外敷患处，纸盖，每日1次。适用于痰瘀凝结而成的乳癖。

4. 乳脐膏：蒲公英、木香、当归、白芷、薄荷、栀子各30克，地丁、瓜蒌、黄芪、郁金各18克，麝香4克。上药共为细末。煎汤滤汁去渣，调蜂蜜制膏。外用时，先用75%乙醇将脐部清洗干净，待干后将药膏0.4克填于脐部，然后将干棉球轻压膏剂上按摩片刻取用4厘米×4厘米大小普通医用胶布密封贴脐上，3日1次。8次为1个疗程。适用于乳腺增生患者。

5. 益气养阴口服液：党参、白术、黄芪、天冬、麦冬、枸杞子、牡丹皮、鹿角霜、生地黄各9克，木香、五味子各6克，天花粉15克。上药加水煎煮3次，滤汁去渣，合并3次滤液，加热浓缩成口服液，每毫升含

生药2克，储瓶备用。每次20毫升，每日2次。适用于神疲乏力，腰膝疲软，胸闷腹胀，舌淡，脉沉细等。

6. 加减扶元和中膏：党参45克，白术、茯苓、归身、续断、黄芪、炒谷芽、鸡内金各30克，香附、熟地黄各18克，砂仁、佩兰草各12克，生姜、半夏各24克，大枣20枚，冰糖250克。上药以水熬透，去渣再熬浓，兑冰糖为膏。每服1匙，白开水冲服。适用于腹部胀痛较轻，按之舒适，面色㿠白，气促心慌，体倦乏力，恶心呕吐，食欲不振，口渴不欲饮，胸闷不适，大便溏薄，面浮肢肿，自汗，舌胖或有齿痕，苔薄或白腻，脉细小的患者。

7. 丹地白苓膏：生地黄、牡丹皮、山茱萸、茯苓各150克，知母、黄柏各100克，蒲公英、白花蛇舌草、生薏苡仁各300克，白毛藤200克。上药加水煎煮3次，滤汁去渣，合并3次滤液，加热水浓缩成清膏状，再加蜂蜜300克收膏即成。每次15～30克，每日2次，白开水调服。1个月为1个疗程。每疗程间隔3日，再服下一个疗程。适用于卵巢癌，乳腺癌。

8. 白龙膏：白及30克，五倍子15克，白蔹9克，醋适量。上药共为细末，醋调为膏。外用，敷患处，每日2次。适用于局部疼痛、间歇性隐痛，夜间尤其压痛明显者。

9. 白芥膏：白芥子15克，鸡蛋2枚。白芥子研细末，加鸡蛋清调膏备用。每次10～15克，每日2次。适用于肉瘤疼痛等症状。

10. 加味军醒膏：乳香、没药各100克，麝香、牛黄、雄黄、熊胆各3克，蜈蚣200克，蜂房300克。上药加水煎煮3次，滤汁去渣，合并3次滤液，加热浓缩成清膏，再加蜂蜜300克收膏即成。每次15～30克，每日2次，开水调服。适用于各种恶性肿瘤。

11. 癌痛贴膏：天花粉100克，大黄、黄柏、姜黄、芙蓉叶、芒硝、徐长卿各50克，生天南星、白芷、苍术、乳香、没药各20克，雄黄30克，甘草10克。上药共为极细末，过筛和匀，储瓶备用。外用，用时取此散适量，用食醋调匀，摊于油纸上（厚约5

毫米），敷贴于癌肿部位和背部相应腧穴上，隔日1次。适用于各种癌肿疼痛。

12. 消瘤散：老生姜、雄黄各等份；消瘤膏：香油500克，铅粉165克。①消瘤散配制法：将大块老生姜去掉叉芽，挖洞，姜壁约0.5厘米厚，装入雄黄粉末，再用挖出的姜末将口封上，口压紧，放于旧瓦片上，用炭火慢慢焙干7～8小时，焙至金黄色，脆而不焦，一捏即碎，即可研粉，过80目筛，密储备用。②消瘤膏配制法：将香油用武火加温至起泡，不停地搅动，扇风降温，至满锅全是黄泡时，即取下稍冷片刻，后再置火上加温约300℃，在冷水中使香油能滴水成珠时，取下稍冷片刻，再放火上，然后将铅粉均匀缓缓倒下，用木棒不停地搅动，直到满锅都是深金色大泡时，即可取下，连续搅动数分钟，后用冷水1碗沿锅边倒下，去毒收膏。后摊贴在准备好的不同大小的膏药纸上，备用。外用，用时取膏药1张，烘烤软化，靠膏中心部位撒上薄薄一层"消瘤散"。即贴于肿瘤部位，药粉面积要大于肿瘤区，每2日换药1次。1～3个月为1个疗程。必要时可继续贴之。适用于各种肿瘤患者。

13. 石见穿膏：石见穿30克，半枝莲20克，白英25克，党参6克，天葵子、生黄芪各9克。上药加水煎煮3次，滤汁去渣，合并3次滤液，加热浓缩成清膏状，加糖适量收膏即成。每次30～60克，每日3次，开水调服。适用于各型癌症患者。

14. 夏枯草膏：川楝肉（盐水炒）、橘核（盐水炒）、赤芍、天葵子、炒枳实、煨三棱、煨莪术各100克，海藻、昆布各150克，蒲公英、紫花地丁各300克，夏枯草、白花蛇舌草各600克。上药加水煎煮3次，每次煮沸1小时，过滤，合并3次滤液，加热浓缩成清膏状，再加蜂蜜600克煮沸10～15分钟收膏即成。每次15～30克，每日3次，开水调服。6周为1个疗程。每疗程间隔3～4日，再续服下一个疗程。适用于腰痛腹胀，尿血或腰腹部肿块，纳差，恶心，呕吐，身体消瘦，虚弱贫血，舌质淡，舌苔薄白，脉沉细无力或弱的癌症患者。

15. 三炭龙蛇膏：白花蛇舌草、大蓟、小蓟、车前子、六一散、半枝莲、龙葵各30克，槐花、贯众炭、藕节炭、蒲黄炭、赤芍各15克，萹蓄、鸡内金、土茯苓各20克，生地黄12克，黄柏、知母、生甘草各10克。上药共为极细末，加入蜂蜜600克，调匀，储瓶备用。每次10～15克，每日3次，开水冲服。1个月为1个疗程。适用于小便短赤带血，潮热盗汗，口燥咽干，腰膝酸软，腰痛腹部肿块，舌质红，脉细数的患者。

多囊卵巢综合征

多囊卵巢综合征又称 Stein-Leventhal 综合征，是以发病多因性、临床症状呈多态性为主要特征的一种内分泌综合征。多发于围青春期到30岁左右的女性。大多患者表现体内雄激素过多和持续无排卵状态，是导致育龄女性月经紊乱最常见的原因之一。其发病原因迄今未明。患者临床症状可见月经稀发或闭经、不孕、多毛和肥胖等症状，双侧卵巢呈多囊样增大。

根据其症状，本病属于中医学"闭经""崩漏""癥瘕"等范畴。本病的主要病因病机为脏腑功能失常，气血失调，冲任二脉受损，胞脉不畅，血海蓄溢失常而发本病。临床多因肾虚、脾肾两虚、痰湿阻滞、肝经郁热、气滞血瘀、肾虚血瘀所致。故常按此辨证论治。

【膏方集成】

1. 阿胶膏方血枯闭经型膏方：阿胶、熟地黄、何首乌、鸡血藤、山药、丹参、益母草各300克，党参、黄芪、当归、枸杞子、桃仁、大枣各200克，白术100克，白芍、川芎、红花、泽兰各150克，陈皮30克。如腰酸腿软，头晕耳鸣明显者加黄精200克，菟丝子、桑寄生、杜仲各150克；如有性欲淡漠者加淫羊藿、鹿角各150克，紫河车100克。上药除阿胶外，余药加水煎煮3次，滤汁去渣，合并滤液，加热浓缩为清膏，再将阿胶加适量黄酒浸泡后隔水炖烊，冲入清膏和匀，最后加冰糖300克收膏即成。每次15～30克，每日2次，开水调服。适用于因肝肾不足，或气血虚弱，使精枯血少，无血可下，月经有量少而减至闭经，面色苍白或萎黄，神情困乏，头晕耳鸣的患者。

2. 行瘀膏：大黄128克，芒硝64克，柴胡、天花粉、桃仁、当归、生地黄、红花、穿山甲、莪术、三棱、川芎各32克，乳香、没药、肉桂各22克，川乌10克。麻油熬，黄丹收，加花蕊石32克，血竭15克另搅研。外用，贴患处。适用于因瘀血引起的闭经。

3. 红芥椒良糊：白芥子30克，花椒、红花、高良姜各9克，牛乳适量。上药共为细末，牛乳调糊备用。外用，外敷小腹，2小时内取下，每日3～4次，主治癥瘕。

4. 魏硝糊：阿魏末0.6克，朴硝60克。上药为细末备用。先用湿面粉做条圈将患处固定，将阿魏末撒入圈内，再将朴硝撒在上面，用布敷之。葱白捣乱炒热，乘热布包患处，以腹内觉舒适为度。2日1次，以瘥为度。适用于妇女腹部肿块。

5. 阿胶平时膏方：鳖甲胶、赤芍、茯苓、生牡蛎、石见穿各200克，当归、白芍、川芎、三棱、莪术、桃仁、黄芪各150克，香附、党参各100克，桂枝、青皮各60克，夏枯草300克，陈皮50克。如有内热较甚，口干，尿黄，便秘者去桂枝，加生地黄200克，牡丹皮150克，栀子100克。将上药除鳖甲胶外，余药加水煎煮3次，滤汁去渣，合并滤液，加热浓缩成清膏，再将鳖甲胶加适量黄酒浸泡后隔水炖烊，冲入清膏和匀，最后加蜂蜜300克收膏即成。每次15～30克，每日2次，开水调服。适用于气血推动无力，体内瘀块凝结的患者。

6. 阿胶经期膏方：阿胶、当归、白术、三七、香附各100克，川芎50克，白芍、仙鹤草、熟地黄各300克，黄芪、花蕊草、茜草、龟甲胶、鳖甲胶各150克，桃仁60克，鹿衔草200克。如出血量多且有血块者去桃仁、川芎，加蒲黄100克，五灵脂150克；如腹痛明显者加川楝子、延胡索各150克；如有腹冷性寒者，加艾叶60克，肉桂、附子各30克。上药除龟甲胶、鳖甲胶、阿胶外余药加水煎煮3次，滤汁去渣，合并滤液，加热浓缩成清膏，再将龟甲胶、鳖甲胶、阿胶加适量黄酒浸泡后隔水炖烊，冲入清膏和匀，最后加蜂蜜300克收膏即成。每次15～30克，每日2次，开水调服。适用于经期因寒凝胞宫，冲任失调的患者。

中医膏方全书（珍藏本）

第二十八章　女性生殖系统炎症

阴道炎症

病原体侵入阴道，使阴道黏膜产生炎症，白带出现量、色、质的异常，称为阴道炎。临床常见的有滴虫阴道炎、阴道假丝酵母菌病、老年性阴道炎及细菌性阴道病。各年龄层次的妇女均可发生阴道炎，为妇科生殖器炎症中最常见的疾病。不注意卫生，或分娩、流产、阴道手术、性交不洁、长期子宫出血、盆腔炎白带的刺激以及腐蚀性药物的损伤等改变阴道的酸碱度，破坏妇女阴道的自然防御功能，潜在的致病菌迅速繁殖，外界病原体如滴虫、真菌等相继侵入而引起阴道炎症。此外，幼女及绝经后的妇女，由于雌激素缺乏，阴道细胞内不含糖原，故防御能力差，易患幼女阴道炎及老年性阴道炎。引起阴道炎的病原体种类繁多，临床常见的病原体有大肠埃希菌、金黄色葡萄球菌、链球菌、淋病奈瑟菌以及阴道毛滴虫、假丝酵母菌、阿米巴原虫等。因病因不同临床表现亦有不同。

中医妇科无"阴道炎"之病名，因临床以带下增多，阴部瘙痒为主症，故属于"带下病""阴痒"的范畴。中医学认为引起本病的病因主要有内伤和外邪两类。内伤由脾虚肾亏，气化失司，水湿运化无权，蕴而化湿化浊，流注带脉，带脉失约而成。或因肝经郁热，肝旺侮土，脾虚失摄，水湿内聚，蕴而化热，湿热下注所致。或经期摄生不慎、性生活不洁，湿毒之邪内侵，直伤带脉而致。

滴虫阴道炎

因感染阴道毛滴虫而引起的阴道炎症，称为滴虫阴道炎。它是妇科最为常见的阴道炎症，具有较强的传染性。有些患者感染阴道毛滴虫而无炎症反应，称为带虫者。患者常有不洁性交史，或有阴道毛滴虫污染源接触史。黄色或脓性泡沫状白带增多，外阴瘙痒，如炎症波及泌尿系时，可有尿频、尿痛等刺激症状。常可引起不孕。检查可见阴道、宫颈黏膜充血红肿，常有散在的出血点及草莓状小红疹，阴道后穹有多量黄色泡沫状分泌物。白带化验找到阴道毛滴虫。

中医学认为本病的发生多因湿热内蕴，虫毒侵蚀所致。临床常见湿热下注、肾虚湿盛证型。

【膏方集成】

1. 蛤冰膏：煅蛤粉 3 克，樟丹 4.2 克，冰片 1.2 克。上药共为极细末，以液状石蜡调匀成膏，收储密封备用。外用，先用 1∶1000 苯扎溴铵清洗患部后，取本膏涂擦患部，以消毒纱布覆盖，每日 2 次。适用于白带增多，色白或黄，呈泡沫状或脓性，甚或杂有赤带，外阴瘙痒，心烦失眠，舌苔薄腻，脉弦的患者。

2. 黄青流浸膏：黄柏、苦参、白鲜皮、蛇床子、青椒各 150 克。上药加水煎煮 2～3 次，每次煎半小时，合并滤液，加热浓缩至 1∶1，分装灭菌备用。外用，用时取浸膏 10 毫升，加热水（60 ℃～80 ℃）稀释成 300 毫升，熏洗阴部，每日 2 次。适用于白带增多，色白或黄，呈泡沫状或脓性，甚或杂有赤带，外阴瘙痒，舌苔薄腻，脉弦的患者。

3. 益肾止带膏：鹿角胶、菟丝子、蒺藜、芡实、金樱子各 200 克，龟甲胶、杜仲、莲子、山茱萸、桑螵蛸各 150 克，肉苁蓉、山药、煅龙骨、煅牡蛎各 300 克。上药除鹿角胶、龟甲胶外，其余药物加水煎煮 3 次，滤汁去渣，合并滤液，加热浓缩成清膏，再将鹿角胶、龟甲胶加适量黄酒浸泡后隔水炖烊，冲入清膏和匀，最后加蜂蜜 300 克收膏。每次 15～30 克，每日 2 次，开水调服。适用于带下增多，色白，呈泡沫状，外阴瘙痒，腰脊酸楚，神疲乏力，舌苔薄腻，脉细软的患者。

4. 白带膏：细生地黄、核桃仁各 120 克，玄参、当归、牡丹皮、白芍、地骨皮、川牛膝、川楝子、白术、肥玉竹各 45 克，党参、山药、茯苓、桑螵蛸、女贞子、杜仲、续断、芡实、金银花各 90 克，再加驴皮胶、鳖甲胶各 120 克，冰糖 250 克。上药精选道地药材，加水煎煮 2～3 次，滤汁去渣，合并滤液，加热浓缩成清膏，再加驴皮胶、鳖甲胶加适量黄酒浸泡后隔水炖烊，冲入清膏和匀，然后加冰糖搅匀，文火收膏。用时每次取本膏适量，每日 2～3 次，开水调服。适用于经事超前，口疮齿痛，便闭，湿热下注，带脉失固，腰背酸楚，白带绵绵的患者。

5. 双凤膏：防风、海风藤、栀子、高良姜、威灵仙、牛膝、桃仁、熟地黄、柴胡、白鲜皮、全蝎、枳壳、白芷、甘草、黄连、细辛、白芍、玄参、猪苓、前胡、麻黄、桔梗、僵蚕、升麻、地丁、大黄、木通、陈皮、川乌、生地黄、香附、金银花、知母、薄荷、当归、杜仲、白术、泽泻、青皮、黄柏、杏仁、黄芩、穿山甲、天麻、蒺藜、苦参、乌药、羌活、半夏、茵陈、浙贝母、五加皮、续断、山药、白及、桑白皮、苍术、独活、荆芥、芫花、藁本、连翘、远志、草乌、益母草、五倍子、天南星、何首乌、大风子各 30 克。香油 500 毫升，炸上药至枯，过滤去渣，再入黄丹 2500 克，并加入以下细料搅拌即成。细料组成：乳香、没药、血竭、轻粉、樟脑、龙骨、海螵蛸、赤石脂各 30 克。外用，取膏药适量化开，贴脐腹，纱布覆盖，胶布固定。适用于带下，崩漏患者。

6. 地榆膏：地榆 500 克。用水 1500 毫升煎药，去渣后煎至稠汤即可。每次 10～15 克，每日 2 次，口服。适用于赤白带下的患者。

7. 坐药龙盐膏：茴香 1 克，枯矾 1.5 克，高良姜、当归尾、酒防己、木通各 3 克，丁香、炮川乌各 4.5 克，龙骨、肉桂各 6 克，厚朴 9 克，延胡索 15 克，全蝎 5 克。上药共为细末，炼蜜为丸。如弹子大，绵裹线扎。纳入阴道，每日换药 1 次。适用于赤白带下，脐腹疼痛者。

阴道假丝酵母菌病

由假丝酵母菌感染所致的阴道炎，称为阴道假丝酵母菌病，又称阴道念珠菌病。患者外阴奇痒，带下量多，呈白色乳凝状或豆腐渣样，妇科检查小阴唇内侧及阴道黏膜附有白色膜状物，阴道分泌物悬滴涂片发现芽孢和假菌丝或白假丝酵母菌。

中医学认为引起本病的原因有外因及内因两种。外因由寒湿外侵，湿久蕴热，湿热阻滞带脉所致；内因为脾肾两虚，运化失职，湿浊内生，蕴而生虫所致。临床常见脾虚湿盛、肾虚湿阻、肝经湿热证型。

【膏方集成】

1. 健脾止带膏：党参、茯苓、芡实各 200 克，白术、白芍、莲子各 150 克，山药、薏苡仁、白扁豆、煅龙骨、煅牡蛎各 300 克，白果、苍术各 100 克，陈皮、甘草各 50 克，升麻 30 克。上药加水煎煮 3 次，滤汁去渣，合并滤液，加热浓缩成清膏，再加蜂蜜 300 克，收膏即成。每次 10～15 克，每日 2 次，开水调服。适用于带下色白、稀薄量多、神疲乏力，纳差便溏，舌淡，苔薄白，脉濡细的患者。

2. 健脾补肾膏：党参、干姜、甘草、五倍子各 10 克，炮附片、白术、补骨脂各 12 克。上药共为极细末，和匀，以米醋适量调和成软膏状，收储备用。外用，用时取药膏适量，外敷于肚脐，封固即可，3～5 日换药 1 次。适用于带下增多，色白如豆渣样，腰脊酸楚，面色㿠白，神疲乏力，外阴瘙痒，舌淡，苔薄白，脉细数的患者。

3. 清热利湿膏：栀子、黄柏各 100 克，龙胆、黄芩、泽泻、甘草各 50 克，牛膝、生地黄各 150 克，车前子、土茯苓各 300 克，茯苓、猪苓、椿皮各 200 克。上药加水煎煮 3 次，滤汁去渣，合并滤液，加热浓缩成清膏，再加入白砂糖 300 克收膏即成。每次 15～30 克，每日 2 次，开水调服。适用于白带增多，色白如乳块状或豆渣样，外阴瘙痒，舌红，苔黄腻，脉弦的患者。

4. 益肾止带膏：鹿角胶、菟丝子、蒺藜、芡实、金樱子各 200 克，龟甲胶、杜仲、莲子、山茱萸、桑螵蛸各 150 克，肉苁蓉、山药、煅龙骨、煅牡蛎各 300 克。上药除鹿角胶、龟甲胶外，其余药物加水煎煮 3 次，滤汁去渣，合并滤液，加热浓缩成清膏，再将鹿角胶、龟甲胶加适量黄酒浸泡后隔水炖烊，冲入清膏和匀，然后加蜂蜜 300 克，收膏即成。每次 10～15 克，每日 2 次，开水调服。适用于带下增多，色白如豆渣样，腰脊酸楚，面色㿠白，神疲乏力，外阴瘙痒，舌淡，苔薄白，脉细数的患者。

5. 萹蓄合膏：萹蓄 30 克，生薏苡仁 20 克，川牛膝、瞿麦各 10 克，滑石 15 克，通草 5 克，厚朴 6 克。上药共为极细末，用液状石蜡调成膏。外用，先用 1：1000 苯扎溴铵清洗患部后，取本膏涂擦患部，以消毒纱布覆盖，每日 2 次。适用于白带增多，色白如乳块状或豆渣样，外阴瘙痒，舌苔薄白，脉细濡的患者。

6. 参苓白术膏：党参、茯苓、芡实各 200 克，白术、白芍、莲子各 150 克，山药、薏苡仁、白扁豆、煅龙骨、煅牡蛎各 300 克，陈皮、甘草各 50 克，升麻 30 克。上药加水煎煮 3 次，滤汁去渣，合并滤液，加热浓缩成清膏，再加蜂蜜 300 克收膏即成。每次 15～30 克，每日 2 次，开水调服。适用于白带增多，色白如乳块状或豆渣样，外阴瘙痒，舌苔薄白，脉细濡的患者。

细菌性阴道病

细菌性阴道病是由于阴道内正常菌群失调所致的一种混合感染。曾被命名为嗜血杆菌阴道炎、加德纳尔菌阴道炎、非特异性阴道炎，现称细菌性阴道病。称细菌性是由于阴道内有大量不同的细菌，称阴道病是由于临床及病理特征无炎症改变并非阴道炎。本病实际是正常寄生在阴道内的细菌生态平衡（菌群）失调。患者阴道分泌物增多，灰白色，稀薄，均匀，有腥臭味，可伴有轻度外阴瘙痒或烧灼感。胺臭味试验阳性。10%～40% 的患者可无临床症状。

中医学认为妇女由于摄生不慎，或阴部手术消毒不严，或值经期、产后胞脉空虚等，致湿热、湿毒之邪直犯阴器、胞宫，湿热蕴结，湿毒损伤任带二脉而发为带下病。故临床按湿热、湿毒辨证。

【膏方集成】

1. 清利止带膏：龙胆、甘草各 50 克，栀子、黄柏各 100 克，黄芩、泽泻、牛膝、生地黄各 150 克，茯苓、猪苓、椿皮各 200 克，车前子、土茯苓各 300 克。上药加水煎煮 3 次，滤汁去渣，合并 3 次滤液，加热浓缩成清膏，再加白砂糖 300 克，收膏即成。每次 15～30 克，每日 2 次，开水调服。适用于带下量多，色黄呈脓性或浆液性，有臭气，阴部坠胀，灼热疼痛，或瘙痒，或少腹疼痛，胸胁、乳房胀闷，口苦咽干，尿黄，大便不实，舌红，苔黄腻，脉弦滑的患者。

2. 赤白带膏：炒知母、炒黄柏、椿皮、鸡冠花、赤石脂各 120 克，白花蛇舌草、土茯苓、白英、墨旱莲各 300 克，制大黄、炒牡丹皮各 100 克，贯众炭、海螵蛸、熟女贞子各 150 克。上药加水煎煮 3 次，滤汁去渣，合并 3 次滤液，加热浓缩成清膏，再加白砂糖 300 克，收膏即成。每次 15～30 克，每日 2 次，开水调服。适用于带下量多，色黄质稠如脓，气味臭秽，阴部坠胀灼痛，或小腹疼痛坠胀，或发热，心烦口渴，小便短赤或黄少，大便干结，舌红，苔黄干，脉滑数的患者。

老年性阴道炎

妇女绝经后，由于雌激素水平低下，阴道局部抵抗力降低，致病菌入侵繁殖引起的阴道炎症，称为老年性阴道炎。临床上本病不但见于老年妇女，亦发生于手术切除卵巢或盆腔放射治疗以及卵巢功能早衰，雌激素缺乏的中青年妇女。患者出现带下增多，呈黄水样，阴部灼痒干涩，外阴、阴道呈老年性并有急性炎症改变的症状和体征，排除真菌和滴虫感染，即可诊断。

中医学认为本病由于年过七七或损伤冲任，导致肝肾亏损，冲任虚衰，阴虚内热，任脉不固，带脉失约所致。临床分为肝肾阴虚、湿热下注、阳虚寒湿、阴阳两虚证型。

【膏方集成】

1. 黄连膏：黄连、姜黄、当归、黄柏各18克，生地黄72克，香油800毫升，黄蜡120克。上药以香油浸泡2日，文火煎熬枯去渣，再入黄蜡熔化成膏即得。外用，先用0.5％醋酸或1％乳酸冲洗阴道，再用本膏涂阴道壁，每日1次。10次为1个疗程。适用于带下增多，色黄秽臭，甚则呈脓样，口干口苦，小便黄赤，大便干结，苔薄黄腻，脉弦数的患者。

2. 大海龙膏：大海龙1对，生附子75克，零陵香、穿山甲、锁阳、冬虫夏草、高丽参、花椒、母丁香各15克，香油1000毫升，黄丹325克，阳起石、麝香各25克。将上药按中医传统方法炼制成膏，摊膏（每张取3克摊如钱大）备用。外用，用时取膏温热化开，贴于两足心涌泉穴上，10日一换。适用于带下增多，色白，腰膝酸软，畏寒怕冷，唇青，舌淡，苔白腻，脉沉缓的患者。

3. 红藤膏：红藤、生谷芽、薏苡仁各300克，黄柏、蒲公英各120克，败酱草、白鸡冠花、牡丹皮各100克，土茯苓240克，甘草60克。上药加水煎煮3次，滤汁去渣，合并3次滤液，加热浓缩成清膏，再加冰糖300克，收膏即成。每次15～30克，每日2次，开水调服。适用于带下增多，色黄秽臭，甚则呈脓样，口干口苦，小便黄赤，大便干结，苔黄腻，脉弦数的患者。

4. 固精保元膏：党参、黄芪、当归各15克，甘草、苍术、五味子、远志、白芷、白及、红花、紫梢花、肉桂各10克，附子6克。上药加以麻油1000毫升煎熬，滤过去渣，黄丹收膏，加入鹿角胶32克，乳香、丁香各6克，麝香1克，芙蓉膏6克，搅匀分摊。每次15～30克，每日2次，开水调服。

适用于一切腹痛、痞块、梦遗、五淋、白浊、妇女赤白带下，经水不调者。

5. 万应宝膏：生地黄、苍术、枳壳、五加皮、莪术、桃仁、山柰、当归、川乌皮、乌药、三棱、大黄、何首乌、草乌、防风、刘寄奴、猪牙皂、川芎、官桂、独活、威灵仙、赤芍、天南星、香附、荆芥、白芷、海风藤、续断、藁本、高良姜、独活、麻黄、甘松、连翘各9克。用麻油2000毫升，入药煎枯，去渣，下净血余60克溶化，再下黄丹900克，熬搅成膏，再下细料搅匀后离火稍凉后摊涂备用。细料组成：肉桂、麝香（后入）各3克，附子片、木香各6克，冰片、洋樟、茴香、乳香、没药、阿魏、细辛各9克，共为细末。外用，治月经不调，赤白带下，贴关元穴。治五劳七伤、筋骨疼痛、负重伤力、腰膝酸软，贴两膏肓、两肾俞穴。治积聚痞块贴患处。适用于月经不调，赤白带下，五劳七伤，积聚痞块者。

6. 固精益肾暖脐膏：韭子、蛇床子、射干、肉桂、硫黄各30克，花椒90克，麻油1000毫升，母丁香3克，黄丹（飞净）360克，麝香（另研）9克，独头蒜（捣烂）1枚。将前5味用麻油浸泡半个月，入锅内熬枯去渣，入黄丹，再熬至滴水成珠，软硬适宜，搅匀成膏。外用，临用时以大红缎摊，膏药面如酒杯口大，将硫黄、丁香、麝香末用蒜捣烂成丸，如豌豆大，按于膏药内，贴脐。适用于妇女禀赋不足气弱，子宫寒冷不孕者、带下者、崩漏者。

宫颈炎

宫颈炎是子宫颈的急、慢性炎症病变，包括子宫颈阴道部炎症及子宫颈管炎症，为育龄期妇女的常见病。急性宫颈炎多发生于产褥感染、感染性流产和子宫颈损伤，或与尿道炎、膀胱炎、阴道炎、子宫内膜炎并存。慢性宫颈炎多由急性期转变而来，或因经期感染、性生活不洁引起，临床最为多见，约占已婚妇女半数以上。急性宫颈炎的病理改变为子宫颈红肿，子宫颈管黏膜充血水肿，可见脓性分泌物经子宫颈外口流出，慢性宫颈炎病理变化可见子宫颈糜烂、子宫颈肥大、子宫颈息肉、子宫颈腺囊肿、子宫颈管炎。主要表现为阴道分泌物增多。急性宫颈炎阴道分泌物呈黏液脓性，可伴有外阴瘙痒及灼热感，或见经期出血、性交后出血等症状。此外，常有尿频、尿急、尿痛等下泌尿道症状。慢性宫颈炎分泌物呈乳白色黏液状，有时为淡黄色脓性或带血性。子宫颈息肉、重度糜烂患者易有血性白带或性交后出血。急性宫颈炎妇科检查可见子宫颈充血、水肿、黏膜外翻，有脓性分泌物从子宫颈管流出，子宫颈触痛，触之易出血。慢性宫颈炎可见子宫颈有不同程度的糜烂、肥大、充血、水肿，或质硬，或见息肉、裂伤、外翻及宫颈腺囊肿等病变。宫颈炎常并发不孕、宫颈癌、盆腔炎。因此，积极预防和治疗宫颈炎，对维护妇女健康，预防宫颈癌均有重要意义。

中医学无本病名记载，因其以带下增多、色质气味异常改变为临床主要症状，故属"带下病"范畴。中医学认为带下病多由湿邪蕴结，影响任带二脉，任脉不固，带脉失约而成。有外邪和内伤两类，其中内湿之邪，多由脾虚生湿，肾虚失固所致，外湿多为感受湿热之邪。临床常见脾虚生湿、肾虚失固、湿热下注等证型。

【膏方集成】

1. 白带膏：细生地黄、煅牡蛎、核桃仁各120克，京玄参、白术、当归身、生白芍、地骨皮、炒牡丹皮、炒黄芩、肥玉竹、川牛膝、川楝子各45克，炒党参、山药、云茯苓、桑螵蛸、熟女贞子、炒杜仲、炒续断、大芡实、黑芝麻各90克，再加驴皮胶、鳖甲胶各120克，冰糖250克。上药浓煎2次，滤汁去渣，再加驴皮胶、鳖甲胶煎熬，入冰糖搅匀，文火收膏。每取本膏适量，每日2～3次，开水冲服。适用于白带异常，经事超前，口疮齿痛，便秘，湿热下注，带脉失固，腹背酸楚，白带绵绵的患者。

2. 参苓白术膏：党参、茯苓、芡实各200克，白术、白芍、莲子各150克，山药、薏苡仁、白扁豆、煅龙骨、煅牡蛎各300克，陈皮、甘草各50克，升麻30克。上药加水煎煮3次，滤汁去渣，合并滤液，加热浓缩

成清膏，再加蜂蜜300克收膏即成。每次15～30克，每日2次，开水调服。适用于白带增多，绵绵不断，色白或淡黄，质黏稠，无臭味，面色萎黄或淡白，神疲，倦怠，纳少便溏，腹胀足肿，舌质淡胖，苔白或腻，脉缓弱的患者。

3. 补肾膏：鹿角胶、菟丝子、蒺藜、芡实、金樱子各200克，龟甲胶、杜仲、莲子、山茱萸、桑螵蛸各150克，肉苁蓉、山药、煅龙骨、煅牡蛎各300克。上药除鹿角胶、龟甲胶外，其余药物加水煎煮3次，滤汁去渣，合并滤液，加热浓缩成清膏，再将鹿角胶、龟甲胶加适量黄酒浸泡后隔水炖烊，冲入清膏和匀，最后加蜂蜜300克收膏。每次15～30克，每日2次，开水调服。适用于白带清冷，质稀如水，久下不止，无臭味，面色苍白无华，腰脊酸楚，大便稀薄或五更泄泻，尿频清长，或夜尿增多，舌苔薄白或无苔，脉沉迟的患者。

4. 清热利湿膏：龙胆、甘草各50克，栀子、黄柏各100克，黄芩、泽泻、牛膝、生地黄各150克，车前子、土茯苓各300克，茯苓、猪苓、椿皮各200克。上药加水煎煮3次，滤汁去渣，合并滤液，加热浓缩成清膏，再加入白砂糖300克收膏即成。每次15～30克，每日2次，开水调服。适用于带下量多，色黄或黄白相兼，质稠有臭味，或伴少腹胀痛，胸胁胀痛，心烦易怒，口干口苦但不欲饮，舌红，苔黄腻，脉弦数的患者。

5. 半夏膏：生半夏50克，蜂房、枯矾、儿茶各9克，冰片3克。上药共为细末，和匀，储瓶备用，用时用醋调制成膏。外用，用时取药末30克，以米醋调和成软膏状，分别贴敷于肚脐和足心涌泉穴（双）上，上盖敷料，胶布固定，每日换药1次。10次为1个疗程。适用于带下量多，色黄，质稠有臭味，或伴少腹胀痛，口干口苦但不欲饮，舌红，苔黄腻，脉数的患者。

盆 腔 炎

女性内生殖器官（子宫、输卵管和卵巢）及其周围结缔组织、盆腔腹膜发生炎症，称为

中医膏方全书（珍藏本）

盆腔炎。本病是妇科常见病之一，多见于已婚生育年龄之妇女。按其发病部位，有子宫内膜炎、子宫肌炎、输卵管炎、卵巢炎、盆腔结缔组织炎、盆腔腹膜炎等。炎症可局限于一个部位，也可以几个部位同时发病。临床可分为急性与慢性两种。急性盆腔炎的主要病理变化是受累的局部组织充血水肿，有浆液性或脓性渗出物，常使子宫、输卵管、卵巢及大网膜、肠管、盆腔壁发生粘连，形成盆腔包块。急性盆腔炎有可能引起弥漫性腹膜炎、败血症、脓毒血症，甚至感染性休克而危及生命。典型症状：高热或伴寒战，下腹剧痛有坠胀感，伴尿频便秘，白带量多呈脓性、有臭味。慢性盆腔炎常表现为慢性子宫内膜炎、慢性输卵管炎与输卵管积水、输卵管卵巢炎与输卵管囊肿、慢性盆腔结缔组织炎。表现：时有低热，腰骶下腹坠痛不适，劳动后、月经前后、性交后疼痛加剧，时伴尿频、白带增多、经期延长、月经过多等。慢性盆腔炎由于顽固难愈，反复发作，影响妇女的健康和工作，故应予重视及积极防治。

中医学根据急性期以发热、腹痛、带下多为临床特征，与"带下病""热入血室""产后发热"等病证相似，慢性期以腹痛包块、带下多、月经失调、痛经、不孕为临床表现，故又属于"癥瘕""带下""痛经""腹痛""月经不调""不孕"等病证范畴。急性盆腔炎多在产后、流产后、宫腔内手术处置后，或经期卫生保健不当之际，邪毒乘虚侵袭，稽留于冲任及胞宫脉络，与气血相搏结，邪正交争，而发热疼痛，邪毒炽盛则腐肉酿脓，甚至泛发为急性腹膜炎、感染性休克。常见热毒炽盛、湿热瘀结等证型。慢性盆腔炎常因经行产后，胞门未闭，风寒湿热之邪，或虫毒乘虚内侵，与冲任气血相搏结，蕴结于胞宫，反复进退，耗伤气血，虚实错杂，缠绵难愈。常见湿热瘀结、肝郁气滞、气滞血瘀、寒湿凝滞、气虚血瘀、肝肾不足、脾肾两虚、热瘀互结等证型。

急性盆腔炎

【膏方集成】

1. 银翘红酱解毒膏：金银花、连翘、红藤、败酱草各15克，牡丹皮、栀子、赤芍、桃仁、薏苡仁、延胡索各9克，川楝子、乳香、没药各6克。上方配5剂，合在一起，加水煎煮3次，滤汁去渣，合并滤液，加热浓缩，加适量白糖，文火收膏。每次15～30克，每日3次，白开水送服。适用于高热恶寒，甚或寒战，头痛，下腹疼痛拒按，口干口苦，精神不振，恶心纳少，大便秘结，小便黄赤，带下量多，色黄如脓，秽臭，舌苔黄糙或黄腻，脉洪数或滑数的患者。

2. 阿魏化痞膏：阿魏、苏合香、木鳖子（去皮）各10克，羌活、独活、玄参、肉桂、赤芍、大黄、白芷、天麻、红花、朴硝、没药、生地黄、穿山甲各3克，血余30克，麝香1克，麻油1200克，黄丹12克。上药除麝香（研细，伴膏熬成兑入）外，将其他药入油内浸泡一昼夜，放入铁锅内用文火熬至药枯，滤汁去渣，称准净油（按一丹二油之比）下黄丹，用槐枝（鲜）搅拌，以滴水成珠为度，放入水内24小时去火毒后方可应用。外用，将膏药放入温水待其软化后，摊棉布上贴患处，每隔2～3日换一次药。适用于下腹部疼痛拒按，经量增多，经期延长，淋漓不止，大便溏或燥结，小便短赤，舌红有斑点，苔质紫暗，脉弦涩的患者。

3. 八味消炎膏：大黄、黄柏、侧柏叶、生地榆各50克，泽兰、薄荷各30克，金银花、蒲公英各40克。上药共为细末，和匀，以炼蜜调和成膏状，备用。外用，用时取本膏适量，分作2饼，一饼贴脐中，一饼贴下腹部或少腹部痛侧，外以纱布覆盖，胶布固定，每日换药1次，直至治愈为止。适用于急性盆腔炎局部发热较甚者。

4. 盆腔消炎膏：当归、白芍、红花各500克，生地黄、益母草各240克，川芎、牛膝、牡丹皮、桂枝、黄芩、黄柏、刘寄奴、蒲黄、桃仁各120克，郁金、艾叶、乳香、没药、血竭各90克，冰片9克，香油500毫升，广丹200克。上药除乳香、没药、冰片、广丹、血竭外，其余药物放入香油内浸泡24小时，置火上熬煎，炸枯后过滤去渣，再加入乳香、没药、血竭、冰片（均为细末）搅匀，溶化后再滤在锅内煎熬，待滴水成珠时

中医膏方全书（珍藏本）

加入广丹收膏。外用，每取适量膏药加温化开，分作2份，令患者平卧，用温水擦净肚脐和小腹部或少腹部（痛侧），先涂香油或风油精，把药膏趁热贴敷上，反复4次（约1小时）热敷后再留贴上述部位，每日1次。10次为1个疗程。适用于急性盆腔炎与慢性盆腔炎患者，需配合抗感染治疗。

5. 消化膏：炒干姜30克，草红花24克，肉桂15克，生附子、麻黄各21克，白芥子、胆南星各18克，生半夏25克，红娘子、红芽大戟各3克，香油2500毫升。将上药用香油炸枯去渣，然后按每0.5千克油兑入樟丹240克，即成膏药，再按每0.75千克油兑入麝香4克，藤黄面30克，摊成膏药，大膏药每张6克，小膏药每张3克。下腹部疼痛为主者，用小膏药微火化开后贴归来、水道穴，两侧穴交替使用；以腰痛为主，贴命门、肾俞、气海俞、阳关穴；以腰骶坠痛为主者，贴关元俞、膀胱俞、上髎、次髎穴；有炎症包块者，用大膏药贴敷于局部皮肤上。一般夏季每12小时换药1次，冬季2日换药1次。12次为1个疗程。逢月经期停药。适用于盆腔炎。

6. 香山膏：公丁香10颗，大茴香、山柰各1颗。将上药研细成粉，取一般药膏基质9克，熔化加入细粉，用牛皮纸12厘米见方，摊药直径10厘米左右。外用，贴小腹或腹部压痛明显处，临贴时另加入麝香0.25～0.3克，若疼痛不明显者加樟脑0.3克代替麝香。适用于急、慢性盆腔炎腹痛明显者。

7. 消症膏：肉桂、白芥子、胆南星、三棱、莪术、乳香、没药各18克，炒干姜、川红花、生半夏、生附子、藤黄面、川黄柏各20克，红娘子、红芽大戟各3克，麝香45克。先将前15味药共为细末，再入麝香同研和匀，储瓶备用，勿令泄气。外用，用时取上药粉15～20克，以麻油或米醋调和成膏状，分作2饼：一饼贴脐中，一饼贴阿是穴（包块处）外以纱布覆盖，胶布固定。每日或隔日换药1次。12次为1个疗程。逢经期时停用。适用于急性盆腔炎包块型。

8. 三香膏：花椒、大茴香、乳香、没药、降香末各等份。将上药共为细末，加干面粉适量调匀，以高粱酒适量调和成软膏状。收储外用。用时取药膏适量，摊布或纱布上，贴敷患处，上用热水袋热熨，每日熨2次。适用于急、慢性盆腔炎有包块、单用内服药往往奏效不显著者。

9. 补益肝肾膏：丹参、熟地黄各200克，当归、杜仲各100克，山药、茯苓各300克，川芎30克，山茱萸、菟丝子、白芍、枸杞子各150克，龟甲胶250克。如带下量多、色白者加鸡冠花、白果各150克，芡实20克；如腹痛绵绵、喜按者加延胡索100克，徐长卿150克，鸡血藤300克；如腹部有包块、胀痛明显者加三棱、莪术各150克。将上药除龟甲胶外，余药加水煎煮3次，滤汁去渣，合并滤液，加热浓缩成清膏，再将龟甲胶加适量黄酒浸泡后隔水炖烊，冲入清膏和匀，然后加蜂蜜300克收膏即成。每次15～30克，每日2次，温开水调服。适用于急性盆腔炎（肝肾不足型）患者。多表现为少腹酸痛、腰膝酸软、带多质稀等。

慢性盆腔炎

1. 银花红藤膏：金银花、红藤、蒲公英、紫花地丁、生鳖甲各300克，连翘、茵陈、椿皮各200克，败酱草、延胡索、生蒲黄各150克，香附100克，琥珀粉20克，甘草50克。上药除琥珀粉外加水煎煮3次，滤汁去渣，合并滤液，加热浓缩成清膏后，加入琥珀粉调匀，再加入白砂糖300克收膏即成。每次15～30克，每日2次，开水调服。适用于低热起伏，少腹隐痛，或腹痛拒按，带下增多，色黄黏稠或秽臭，尿赤便秘，口干欲饮，舌黯滞，苔黄腻，脉弦数的患者。

2. 桃红四物膏：桃仁、川楝子各200克，红花、柴胡各100克，当归、赤芍、延胡索各150克，川芎、乳香、没药、陈皮各60克，青皮90克，甘草30克，蜂蜜300克。上药加水煎煮3次，滤汁去渣，合并滤液，加热浓缩成清膏，再加蜂蜜300克收膏即成。每日15～30克，每日2次，开水调服。适用于少腹胀痛或刺痛，带下增多，经行腹痛，血块排出则痛减，经前乳胀，情志抑郁，舌黯滞，有瘀点或瘀斑，苔薄，脉弦弱的患者。

3. 补益肝肾膏：熟地黄、丹参各 200 克，山药、茯苓各 300 克，山茱萸、菟丝子、白芍、枸杞子各 150 克，杜仲、当归各 100 克，川芎 30 克，龟甲胶 250 克。上药除龟甲胶外，余药加水煎煮 3 次，滤汁去渣，合并滤液，加热浓缩成清膏，再将龟甲胶加适量黄酒浸泡后隔水炖烊，冲入清膏和匀，最后加蜂蜜 300 克收膏即成。每次 15～30 克，每日 2 次，开水调服。适用于少腹疼痛，绵绵不休，腰脊酸楚，膝软乏力，白带量多，质稀，头晕目眩，颧红口干，手足心热，神疲乏力，舌黯苔白，脉细软的患者。

4. 地骨皮膏方：当归、牡丹皮、白芍、菟丝子、续断、莲子各 12 克，生地黄、地骨皮、益母草各 15 克，川芎 6 克，知母、银柴胡、乌药各 10 克，甘草 3 克。上药配至 5～10 剂，将药合在一起，加水煎煮 3 次，滤汁去渣，合并滤液，加热浓缩，加适量白糖，文火收膏。每次 15～30 克，每日 3 次，白开水送服。适用于下腹部疼痛结块，缠绵日久，痛连腰骶，经行加重，经血量多有块，带下量多，精神不振，疲乏无力，食少纳呆，舌体暗红，有瘀点瘀斑，苔白，脉弦涩无力的患者。

5. 化瘀止痛膏：桃仁、生地黄、川楝子各 200 克，红花、柴胡各 100 克，当归、赤芍、延胡索各 150 克，川芎、乳香、没药、陈皮各 60 克，丹参、蜂蜜各 300 克，青皮 90 克，甘草 30 克。上药加水煎煮 3 次，滤汁去渣，合并滤液，加热浓缩成清膏，再加蜂蜜 300 克收膏即成。每次 15～30 克，每日 2 次，开水调服。适用于少腹刺痛，胀痛拒按，白带增多，月经失调，舌紫暗，苔薄，脉涩的患者。

6. 坤炎膏：炮姜、红花各 30 克，附子、肉桂、麻黄、半夏、天南星各 20 克，白芥子 15 克，商陆 10 克。上药用 2500 毫升香油炸枯去渣，然后按每 500 克油膏放入麝香 2 克，藤黄面 30 克，摊成药膏，每一大张药膏 6 克，每一小张药膏 3 克。外用，贴在腹部肚脐以下，背部贴在命门穴，夏季每日换药 1 次，冬天每 2 日换药 1 次。15 日为 1 个疗程。

适用于慢性盆腔炎。月经期停用。

7. 中药膏：当归、白芍、广丹、红花各 50 克，生地黄、益母草各 30 克，川芎、牛膝、牡丹皮、桂枝、黄柏、黄芩、刘寄奴、蒲黄、桃仁各 15 克，郁金、艾叶、延胡索、乳香、没药、血竭、白芷、薄荷各 10 克，冰片 1 克，香油 60 克。上药除乳香、广丹、没药、血竭、冰片外，余药放入香油内泡半小时，置火上煎熬，炸枯后滤渣。再加入乳香、没药、血竭、冰片熔化后再滤。在锅内文火煎熬，至滴水成珠时，加入广丹，离火，置阴凉处放 48 小时，以去火毒，备用。外用，药膏趁热敷于小腹上，然后加热（约 1 小时）热敷后再换 1 次药膏，保留贴腹部，每日 1 次。10 次为 1 个疗程。适用于腹部疼痛结块，缠绵日久，痛连腰骶，经行加重，经血量多有块，带下量多，精神不振，疲乏无力，食少纳呆的患者。

8. 沙蒿子膏：沙蒿子 60 克，蒲公英 30 克，赤芍 12 克，夏枯草 15 克，川楝子、三棱、莪术、乳香、没药、红花、白芷、透骨草、土鳖虫各 10 克。如有寒者去蒲公英，加桂枝 10 克，小茴香 9 克。上药共为细末，用冷开水调成膏糊状备用。外用，贴敷于下腹部约 3 小时，如变干，取下再用冷开水浸渍，再敷患处，可反复使用，但如果黏性小了，效果也就没有了。病情不愈，可以继续使用，直到痊愈为止。可配合中药内服：地丁、土茯苓、延胡索各 10 克，香附 9 克，败酱草、红藤、丹参、黄芪、赤芍各 15 克，当归 12 克。热重者加蒲公英；气滞血瘀重者加红花、桃仁、川楝子；湿热重者加黄柏、薏苡仁。有包块者加海藻、夏枯草；冷痛者去地丁、红藤，加桂枝、乌药。水煎服。10 日为 1 个疗程。适用于盆腔炎，腹部疼痛结块，缠绵日久，痛连腰骶，经行加重，经血量多有块，带下量多，精神不振，疲乏无力，食少纳呆的患者。

宫 颈 癌

宫颈癌是最常见的妇女恶性肿瘤之一。宫颈癌的发病年龄呈双峰状，35～39 岁和

60～64 岁人群高发。人乳头瘤病毒（HPV）是宫颈癌主要危险因素。早年性生活、性生活不洁或紊乱、经期及产褥期卫生不良、多产等与患宫颈癌密切相关。此外，感染衣原体、人巨细胞病毒、单纯疱疹病毒Ⅱ型者，配偶有性病史或配偶患阴茎癌者，长期口服避孕药者，有吸烟史者易患宫颈癌。宫颈浸润癌的主要病理类型有鳞状细胞癌和腺癌。早期宫颈癌常无症状及明显体征，宫颈可光滑或与慢性宫颈炎无差异。随着病情发展可出现以下症状及体征。①阴道流血：早期多为接触性出血，后期则为不规则阴道出血。出血量多少主要取决于病灶大小及侵及间质内血管情况，晚期若侵及大血管也可造成大出血。②阴道排液：多数患者有阴道排液量增多，白色或血性，稀薄如水样或米泔状，有腥臭，晚期因癌组织破溃，组织坏死，继发感染等有大量脓性或米汤样恶臭白带。③晚期症状：根据癌灶所侵及部位的不同而有不同的继发症状。邻近组织器官及神经受累时可出现尿频、尿急、大便秘结、里急后重、下肢肿痛等，癌肿压迫或侵及输尿管时可导致输尿管梗阻、肾盂积水，最后引起尿毒症。宫颈原位癌，镜下早期浸润癌及极早期宫颈浸润癌，局部均无明显改变，子宫颈光滑或为轻度糜烂。随着病变的进一步发展，可出现不同的体征。外生型患者可有息肉状、乳头状、菜花状赘生物，常被感染，质脆触之易出血。内生型则见子宫颈肥大，质硬，子宫颈膨大如桶状，子宫颈表面光滑或有结节。当晚期癌组织坏死脱落时可形成溃疡或空洞并有恶臭。阴道壁被侵及时则可见赘生物生长，宫旁组织受累时妇科检查可扪及宫旁组织增厚、结节状、质硬甚或为冰冻盆腔。

　　根据宫颈癌的主要临床表现，其相当于中医学的"五色带""癥瘕""恶疮""阴疮""崩漏"等证。本病的发生，内因七情郁结，气滞血瘀，外因湿热、湿毒内浸，滞留胞中，邪毒积聚，损伤任冲及五脏而发病。常见肝郁化火、肝肾阴虚、湿热瘀毒、脾肾阳虚、虚寒瘀滞、气血虚弱等证型。总之，本病以正虚冲任失调为本，湿热瘀毒凝聚为标，正虚邪实。

【膏方集成】

　　1. 二虫昆藻膏：蜈蚣 2 条，全蝎 6 克，昆布、海藻、当归、续断、半枝莲、白花蛇舌草各 24 克，白芍、茯苓、香附各 15 克，柴胡 9 克，云南白药 3～5 克。上药除蜈蚣、全蝎、云南白药外，余药加水煎煮 3 次，滤汁去渣，合并 3 次滤液，加热浓缩成稠膏，再将蜈蚣、全蝎研细末和云南白药兑入稠膏中，再加入适量糖浆加热浓缩成膏，储瓶备用。每次 10 克，每日 2 次，口服。1 个月为 1 个疗程。适用于少腹胀痛，口苦而干，赤白带下，时有腥臭，尿黄便干，舌质红，苔黄腻，脉滑数的患者。

　　2. 利湿解毒膏：当归尾 20 克，赤芍、苍术、猪苓、青木香各 12 克，土茯苓 60 克，乳香、没药各 10 克，金银花、槐花各 15 克，生薏苡仁、冬瓜子各 30 克，全蝎 6 克，蜈蚣 2 条。上药加水煎煮 3 次，滤汁去渣，合并 3 次滤液，加热加蜂蜜浓缩成膏，储瓶备用。每次 20 克，每日 2～3 次，口服。1 个月为 1 个疗程。适用于经水淋漓不尽，少腹坠胀，舌淡红，苔腻滑，脉沉细弦的患者。

　　3. 地龟膏：丹参、黄芪、茜草各 75 克，海螵蛸粉、南沙参、紫花地丁、蒲公英、炙龟甲、阿胶各 150 克，生甘草、炙白蔹、制乳香、炙没药、皂角刺各 50 克，白花蛇舌草 300 克。上药除阿胶外，余药加水煎煮 3 次，至味尽滤汁去渣，合并 3 次滤液，加热浓缩成清膏，再将阿胶用黄酒浸泡，隔水炖烊，兑入膏内，搅匀，然后再加蜂蜜 300 克，收膏即成。每次 20 克，每日 3 次，开水调服。适用于头晕耳鸣，五心烦热，便秘尿赤，有时阴道流血，赤白带下，其味恶臭，舌质红，苔黄白，脉弦细或细弱的患者。

　　4. 黑白膏：鲜黑皮（隔山消）、鲜百部、鲜三白草、鲜万年青、鲜萱草根各 500 克，鲜佛甲草、鲜白蔹、鲜天冬各 750 克，鲜射干、百合、沙参各 250 克，鲜薏苡根 560 克，木通 90 克，凤尾草 120 克，石韦 150 克，生地榆 300 克，大枣 2500 克。上药加水煎煮 3 次，至味尽滤汁去渣，合并 3 次滤液，加热浓缩成清膏，再加红糖 1500 克，蜂蜜 2000 克，至熔化和匀，收膏即成，储缸备用。每次 15～30 克，每日 2～3 次，开水调服。适用于带下量多，质稀薄，秽臭不重，阴道出血量多，舌质淡，边见齿印，苔薄，脉滑的患者。

5. 二草解毒膏：败酱草、茜草、白头翁、半枝莲、川黄连、桂枝、三棱、莪术、土茯苓各 20 克，黄芩、川黄柏、红花、桃仁、山药、桑寄生、续断、牡丹皮、生地黄各 15 克，党参、生黄芪各 25 克，穿山甲、鸡内金各 10 克。上药加水煎煮 3 次，滤汁去渣，合并 3 次滤液，加热加蜂蜜浓缩成膏，储瓶备用。每次 10 克，每日 3 次，开水调服。1 个月为 1 个疗程。适用于头晕耳鸣，五心烦热，便秘尿赤，有时阴道流血，赤白带下，其味恶臭，舌质红，苔黄白，脉弦细或细弱的患者。

6. 蒲银液：蒲公英、金银花、土茯苓、半枝莲、薏苡仁、茵陈各 30 克，野菊花 15 克。上药加水煎煮 3 次，滤汁去渣，合并 3 次滤液，加热浓缩成口服液，每毫升含生药 2 克，储瓶备用。每次 20 毫升，每日 2～3 次，口服。1 个月为 1 个疗程。适用于少腹胀痛，口苦而干，赤白带下，时有腥臭，小便黄，舌质红，苔黄腻，脉滑数的患者。

7. 散灵破瘀膏：水蛭、牵牛子、地龙、路路通、紫草、莪术、刘寄奴、透骨草、徐长卿各 10 克，威灵仙 15 克，虻虫、土鳖虫、血竭各 6 克。另加麦芽糖、蜂蜜各 60 克，糖浆 400 克，收膏。每次 25～35 克，每日 2 次，早、晚空腹开水冲服。适用于小腹疼痛，皮肤青紫，压痛拒按，发热口干，大便干结、小便黄赤，舌质暗，苔黄，脉弦数或涩的患者。

8. 白龙膏：白及 30 克，五倍子 15 克，白蔹 9 克，醋适量。上药共为细末，醋调为膏。外用，外敷患处，每日 2 次。适用于局部疼痛、间歇性隐痛，夜间尤其，压痛明显者。

9. 白芥膏：白芥子 15 克，鸡蛋 2 枚。白芥子研细末，加鸡蛋清调膏备用。每次 10～15 毫升，每日 2～3 次，开水调服。1 个月为 1 个疗程。适用于减轻癌性疼痛。

10. 蛇莲膏：白花蛇舌草 60 克，夏枯草 45 克，半枝莲、半边莲各 30 克，橘核、海藻、昆布、红花、桃仁、莪术各 15 克，土鳖虫、川楝子、三棱各 10 克，生薏苡仁 25 克，生甘草 8 克。上药加水煎煮 3 次，滤汁去渣，合并 3 次滤液，加热浓缩成稠膏，再调蜂蜜制成膏，储瓶备用。每次 20 克，每日 2 次，开水调服。适用于腹胀有块，伴腹水，口干苦不欲饮，大便干燥，尿黄灼热，阴道不规则出血，舌质暗，脉弦滑或滑数的患者。

11. 解毒膏：白英、马鞭草、龙葵各 30 克，蛇果草 24 克。上药加水煎煮 3 次，滤汁去渣，合并 3 次滤液，加热浓缩成膏，储瓶备用。每次 10 克，每日 2 次，开水调服。适用于腹胀有块，大便干燥，尿黄灼热，阴道不规则出血，舌质暗，脉弦数的患者。

12. 清热消瘤膏：铁树叶、预知子、白花蛇舌草、半枝莲各 30 克，蜂房、白术各 9 克，陈皮 6 克。上药加水煎煮 3 次，滤汁去渣，合并 3 次滤液，加热浓缩成膏，储瓶备用。每次 10 克，每日 2～3 次，开水调服。适用于腹胀，有积块，身热心烦，口干咽燥，舌红，苔薄黄，脉弦的患者。

13. 益气养阴膏：党参、白术、黄芪、天冬、麦冬、枸杞子、牡丹皮、鹿角霜、生地黄各 9 克，木香、五味子各 6 克，天花粉 15 克。上药加水煎煮 3 次，滤汁去渣，合并 3 次滤液，加热浓缩成膏，储瓶备用。每次 10 克，每日 2 次，开水调服。适用于神疲乏力，腰膝疲软，胸闷腹胀，舌淡，脉沉细的患者。

14. 加减扶元和中膏：党参 45 克，白术、茯苓、当归身、续断、黄芪、炒谷芽、鸡内金各 30 克，香附、熟地黄各 18 克，砂仁、佩兰各 12 克，生姜、半夏各 24 克，大枣 20 枚，冰糖 250 克。上药以水熬透，去渣再熬浓，兑冰糖为膏。每服 1 匙，白开水冲服。适用于腹部胀痛较轻，按之舒适，面色㿠白，气促心慌，体倦乏力，恶心呕吐，食欲不振，口渴不欲饮，胸闷不适，大便溏薄，面浮肢肿，自汗，舌胖或有齿痕，苔薄或白腻，脉细小的患者。

15. 丹地白苓膏：生地黄、牡丹皮、山茱萸、茯苓各 150 克，知母、黄柏、蒲公英、白花蛇舌草、生薏苡仁各300克，白毛藤200克。上药加水煎煮3次，滤汁去渣，合并3次滤液，加热水浓缩成清膏状，再加蜂蜜300克收膏即成。每次15～30克，每日2次，白开水调服。1个月为1个疗程。每疗程间隔3日，再服下一个疗程。适用于卵巢癌、乳腺癌。

16. 白龙膏：白及30克，五倍子15克，白蔹9克，醋适量。上药共为细末，醋调为膏。外用，外敷患处，每日2次。适用于局部疼痛、间歇性隐痛，夜间尤其压痛明显者。

17. 加味军醒膏：乳香、没药各100克，麝香、牛黄、雄黄、熊胆各3克，蜈蚣200克，蜂房300克。上药加水煎煮3次，滤汁去渣，合并3次滤液，加热浓缩成清膏，再加蜂蜜300克收膏即成。每次15～30克，每日2次，开水调服。适用于各种恶性肿瘤。

18. 癌痛贴膏：天花粉100克，大黄、黄柏、姜黄、芙蓉叶、芒硝、徐长卿各50克，生天南星、白芷、苍术、乳香、没药各20克，雄黄30克，甘草10克。上药共为极细末，过筛和匀，储瓶备用。外用，用时取本散适量，用食醋调匀，摊于油纸上（厚约5毫米），敷贴于癌肿部位和背部相应腧穴上，隔日1次。适用于各种癌肿疼痛。

19. 消瘤散：老生姜、雄黄各等份；消瘤膏：香油500克，铅粉165克。①消瘤散配制法：将大块老生姜去掉叉芽，挖洞，姜壁约0.5厘米厚，装入雄黄粉末，再用挖出的姜末将口封上，口压紧，放于旧瓦片上，用炭火慢慢焙干7～8小时，焙至金黄色，脆而不焦，一捏即碎，即可研粉，过80目筛，密储备用。②消瘤膏配制法：将香油用武火加温至起泡，不停地搅动，扇风降温，至满锅全是黄泡时，即取下稍冷片刻，后再置火上加温，约300℃，在冷水中使香油能滴水成珠时，取下稍冷片刻，再放火上，然后将铅粉均匀缓缓倒下，用木棒不停地搅动，直到满锅都是深金色大泡时，即可取下，连续搅动数分钟，后用冷水1碗沿锅边倒下，去毒收膏。后摊贴在准备好的不同大小的膏药纸上，备用。外用，用时取膏药1张，烘烤软化，靠膏中心部位撒上薄薄一层“消瘤散”。即贴于肿瘤部位，药粉面积要大于肿瘤区，每2日换药1次。1～3个月为1个疗程，必要时可继续贴之。适用于各种肿瘤患者。

20. 石见穿膏：石见穿30克，半枝莲20克，白英25克，党参6克，天葵、生黄芪各9克。上药加水煎煮3次，滤汁去渣，合并3次滤液，加热浓缩成清膏，加糖适量收膏即成。每次30～60克，每日3次，开水调服。适用于各型癌症患者。

21. 夏枯草膏：川楝肉（盐水炒）、橘核（盐水炒）、赤芍、天葵子、炒枳实、煨三棱、煨莪术各100克，海藻、昆布各150克，蒲公英、紫花地丁各300克，夏枯草、白花蛇舌草各600克。上药加水煎煮3次，每次煮沸1小时，过滤，合并3次滤液，加热浓缩成清膏，再加蜂蜜600克煮沸10～15分钟收膏即成。每次15～30克，每日3次，开水调服。6周为1个疗程。每疗程间隔3～4日，再续服下一个疗程。适用于腰痛腹胀，尿血或腰腹部肿块，纳差，恶心，呕吐，身体消瘦，虚弱贫血，舌质淡，舌苔薄白，脉沉细无力或弱的患者。

22. 三炭龙蛇膏：白花蛇舌草、大蓟、小蓟、车前子、六一散、半枝莲、龙葵各30克，槐花、贯众炭、藕节炭、蒲黄炭、赤芍各15克，萹蓄、鸡内金、土茯苓各20克，生地黄12克，黄柏、知母、生甘草各10克。上药共为极细末，加入蜂蜜600克，调匀，储瓶备用。每次10～15克，每日3次，开水冲服。1个月为1个疗程。适用于癌症小便短赤带血，潮热盗汗，口燥咽干，腰膝酸软，腰痛腹部肿块，舌质红，脉细数的患者。

子宫肌瘤

子宫肌瘤是女性生殖器官中最常见的一种良性肿瘤，主要由子宫平滑肌细胞增生而成。其间有少量纤维结缔组织，但并非是肌瘤的基本组成部分，故又称子宫平滑肌瘤。子宫肌瘤多见于30～50岁之间的妇女，以40～50岁发生率最高，20岁以下少见，绝经后肌瘤可逐渐萎缩。按肌瘤发展过程中与子宫肌壁的关系分为3类：肌壁间肌瘤、浆膜下肌瘤和黏膜下肌瘤。活检可见实质性球形、单个或多个，大小不一，肌瘤长大或多个融合时则呈不规则状。肌瘤质地较子宫肌硬，压迫周围肌壁纤维形成假膜，与正常肌壁间有一层疏松网状间隙，内有血管，肌瘤表面色淡，有光泽，切面呈灰白色，可见漩涡状或编织状结构。镜检可见肌瘤主要由梭形平滑肌细胞和不等量纤维结缔组织构成。肌细胞大小较一致，排列成漩涡状，杆状核。肌瘤因供血不足而出现玻璃样变、囊性变、红色样变、肉瘤样变、脂肪变性。也可出现钙化及继发感染。临床常见月经异常，表现为月经量多，经期延长，或不规则阴道出血。黏膜下肌瘤伴坏死感染时可见持续不规则阴道出血或血性脓性排液。若子宫肌瘤大于3个月妊娠子宫大小时，患者自己可扪及下腹正中，有一实性、不活动、无压痛包块。常见于浆膜下肌瘤患者。肌瘤位于前壁下段可压迫膀胱引起尿频、尿急，位于宫颈部肌瘤可引起排尿困难、尿潴留，子宫后壁肌瘤可压迫直肠可引起下腹坠胀不适、便秘等。浆膜下肌瘤蒂扭转时可有急性腹痛，肌瘤红色样变时有剧烈腹痛伴发热。长期月经量多可引发继发性贫血。肌瘤改变输卵管位置或造成输卵管梗阻或黏膜下肌瘤影响孕卵着床，可引起不孕，肌壁间肌瘤可造成流产。

本病中医学归属于"石瘕""癥瘕"范畴，但因其症状、体征不同，部分病例因出血较多或淋漓不净，又可合并属崩漏的范畴。本病乃因郁怒伤肝，肝郁气滞，气滞血瘀，瘀血内阻，或经期、产时、产后摄生不慎，风寒湿邪乘虚而入，或脾肾阳虚，运化无力，痰湿内生，均可导致湿、痰、郁、瘀等聚结胞宫，发为本病。临床多从气滞血瘀、寒湿凝滞、痰湿瘀阻、湿热夹瘀、阴虚血热、气虚不固论治。

【膏方集成】

1. 肌瘤平时膏：当归、白芍、川芎、三棱、莪术、桃仁、黄芪各150克，青皮、柴胡各60克，陈皮50克，炙甘草30克，党参、香附各100克，茯苓、生牡蛎、石见穿各200克，鳖甲胶300克。上药除鳖甲胶外，余药加水煎煮3次，滤汁去渣，合并滤液，加热浓缩成清膏，再将鳖甲胶加适量黄酒浸泡后隔水炖烊，冲入清膏和匀，最后加蜂蜜300克收膏即成。每次15～30克，每日2次，开水调服。适用于月经量多，血色淡红，血质稀薄，时有血块，但小腹不疼，面色萎黄无华，气短懒言，舌体胖，舌质暗，苔白，脉缓弱的患者。

2. 肌瘤经期膏：党参、黄芪、花蕊花草、茜草、龟甲胶、鳖甲胶各150克，白术、当归、香附、三七、阿胶各100克，白芍、熟地黄、仙鹤草各300克，桃仁60克，川芎50克，鹿衔草200克。上药除龟甲胶、鳖甲胶、阿胶外，余药加水煎煮3次，滤汁去渣，合并滤液，加热浓缩成清膏，再将龟甲胶、鳖甲胶、阿胶加适量黄酒浸泡后隔水炖烊，冲入清膏和匀，最后加红糖300克收膏即成。每次15～30克，每日2次，开水调服。适用于经行量不多，偶尔崩下，经色暗红，头晕心悸，腰酸，口干咽燥，大便干结，舌红，苔薄，脉细数的患者。

3. 抗瘤膏：苏木18克，土鳖虫（烤熟）2个，干漆、牛膝（酒炒）、猪牙皂各15克，白胡椒9克，三棱（酒炒）、肉桂、莪术（酒炒）、木香、鸡骨炭、京丹（炒）各30克，细辛12克，麝香1.5克。上药分别炮制合格后，共为细末，用文火熬香油1000毫升，至油滴水成珠时，加入药末，约煎20分钟后，再下丹，以油提出连绵不断为度，收储备用。外用，用时取布1块，取膏药60克，用温水温软后，摊在布上，将患处用黄酒洗净贴上膏药。保留半个月，不愈再贴。适用于月经后期，量少色黯有块，或量多色黯，经期延长，下腹冷痛喜温，四末不温，带多色白清稀，大便不坚，舌质淡紫，苔薄白而润，脉沉紧的患者。

4. 香槟膏：香附、槟榔、三棱、莪术、芫荑、莱菔子、青皮、大黄、穿山甲、干姜、巴豆、延胡索、使君子、天南星各60克，阿魏90克，沉香、木香、丁香、芦荟、硫黄、雄黄各15克，青黛粉30克，香油5000毫升，樟丹1860克。先将香油熬沸，离火下樟丹搅匀熬成膏药，再将上药研成细末掺入膏药内搅匀即成。摊于布帛上，向内对折，收储备用。外用，用时取膏药微火熔开贴于肚脐上，屡用效佳，孕妇勿贴。适用于腹中食积痞块，胸胁胀痛，肚腹疼痛以及妇女癥瘕血块等症。

5. 二龙膏：活甲鱼、苋菜各 500 克，三棱、莪术各 30 克，乳香、没药各 150 克，木香 60 克，沉香、肉桂各 135 克，麝香 1 克，香油 7500 毫升，樟丹 3120 克。先将前 4 味药用香油炸枯，去渣，下樟丹熬成膏药基质，再取乳香、没药、木香、沉香、肉桂、麝香，共为细末，每 1500 克膏药基质中兑入上研细末 0.3 克，中贴掺细料 0.18 克，小贴掺细料 0.09 克，收储备用。外用，用时取膏药温热化开，贴于肚脐上。适用于癥瘕积块，肚腹胀痛，腹泻痢疾，干血痨症。

6. 抗癌膏：紫草、生黄芪、金银花、山豆根、白花蛇舌草、紫丹参、薏苡仁、黄柏各 1500 克，香橼 750 克。上药共为细末，过 100 目筛，和匀，炼蜜为膏。每次 10～20 克，每日 3 次，口服。适用于肌瘤晚期，形体消瘦，口干咽燥，大便干结，五心烦热，脉细弦数，舌红少苔或有裂纹的患者。

7. 消瘤散：老生姜、雄黄各等份；消瘤膏：香油 500 克，铅粉 165 克。①消瘤散配制法：将大块老生姜去掉叉芽，挖洞，姜壁约 0.5 厘米厚，装入雄黄粉末，再用挖出的姜末将口封上，口压紧，放于旧瓦片上，用炭火慢慢焙干 7～8 小时，焙至金黄色，脆而不焦，一捏即碎，即可研粉，过 80 目筛，密储备用。②消瘤膏配制法：将香油用武火加温至起泡，不停地搅动，扇风降温，至满锅全是黄泡时，即取下稍冷片刻，后再置火上加温，约 300 ℃，在冷水中使香油能滴水成珠时，取下稍冷片刻，再放火上，然后将铅粉均匀缓缓倒下，用木棒不停地搅动，直到满锅都是深金色大泡时，即可取下，连续搅动数分钟，后用冷水 1 碗沿锅边倒下，去毒收膏。后摊贴在准备好的不同大小的膏药纸上，备用。外用，用时取膏药 1 张，烘烤软化，靠膏中心部位撒上薄薄一层"消瘤散"，即贴于肿瘤部位，药粉面积要大于肿瘤区，每 2 日换药 1 次。1～3 个月为 1 个疗程，必要时可继续贴之。适用于各种肿瘤患者。

卵巢癌

卵巢癌为妇科常见肿瘤，可发生于任何年龄，多见于生育期妇女。其死亡率居妇科恶性肿瘤首位。卵巢癌以浆液性乳头状囊腺癌和黏液性乳头状囊腺癌最常见，其次为恶性生殖细胞肿瘤，性腺间质细胞肿瘤较少见。早期可无症状，多在手术中或病理检查确诊。腹部包块迅速长大，伴疼痛、发热、贫血、无力及恶病质表现。妇科检查腹部膨隆，可扪及肿块，无压痛，常有移动性浊音。

本病属于中医学"肠覃"范畴。认为本病由脏腑、气血功能失调以及气滞、血瘀、痰浊、湿热之邪单独或复合作用于机体，气血乖逆，瘀血内停，积于胞脉、胞络之中，日久而成。临床分为脾胃虚弱，寒湿伤胃，胃肠滞热，湿阻中焦，气虚、阴虚、气阴两虚证型。

【膏方集成】

1. 蛇莲膏：白花蛇舌草 60 克，夏枯草 45 克，半枝莲、半边莲各 30 克，橘核、海藻、昆布、红花、桃仁、莪术各 15 克，土鳖虫、川楝子、三棱各 10 克，生薏苡仁 25 克，生甘草 8 克。上药加水煎煮 3 次，滤汁去渣，合并 3 次滤液，加热加蜂蜜浓缩成膏，储瓶备用。每次 10 克，每日 2 次，开水调服。适用于腹胀有块，伴腹水，口干苦不欲饮，大便干燥，尿黄灼热，阴道不规则出血，舌质暗，脉弦滑或滑数的患者。

2. 解毒膏：白英、马鞭草、龙葵各 30 克，蛇果草 24 克。上药加水煎煮 3 次，滤汁去渣，合并 3 次滤液，加热加蜂蜜浓缩成膏，储瓶备用。每次 10 克，每日 2 次，开水调服。适用于腹胀有块，大便干燥，尿黄灼热，阴道不规则出血，舌质暗，脉弦数的患者。

3. 清热消瘤膏：铁树叶、预知子、白花蛇舌草、半枝莲各 30 克，蜂房、白术各 9 克，陈皮 6 克。上药加水煎煮 3 次，滤汁去渣，合并 3 次滤液，加热加蜂蜜浓缩成膏，储瓶备用。每次 10 克，每日 2～3 次，开水调服。适用于腹胀，有积块，身热心烦，口干咽燥，舌红，苔薄黄，脉弦的患者。

中医膏方全书（珍藏本）

4. 益气养阴膏：党参、白术、黄芪、天冬、麦冬、枸杞子、牡丹皮、鹿角霜、生地黄各9克，木香、五味子各6克，天花粉15克。上药加水煎煮3次，滤汁去渣，合并3次滤液，加热加蜂蜜浓缩成膏，储瓶备用。每次10克，每日2次，开水调服。适用于神疲乏力，腰膝疲软，胸闷腹胀，舌淡，脉沉细的患者。

5. 加减扶元和中膏：党参45克，白术、茯苓、当归身、续断、黄芪、炒谷芽、鸡内金各30克，香附、熟地黄各18克，砂仁、佩兰各12克，生姜、半夏各24克，大枣20枚，冰糖250克。上药以水熬透，去渣再熬浓，兑冰糖为膏。每服1匙，白开水冲服。适用于腹部胀痛较轻，按之舒适，面色㿠白，气促心慌，体倦乏力，恶心呕吐，食欲不振，口渴不欲饮，胸闷不适，大便溏薄，面浮肢肿，自汗，舌胖或有齿痕，苔薄或白腻，脉细小的患者。

6. 丹地白苓膏：生地黄、牡丹皮、山茱萸、茯苓各150克，知母、黄柏各100克，蒲公英、白花蛇舌草、生薏苡仁各300克，白毛藤200克。上药加水煎煮3次，滤汁去渣，合并3次滤液，加热水浓缩成清膏状，再加蜂蜜300克收膏即成。每次15～30克，每日2次，白开水调服。1个月为1个疗程。每疗程间隔3日，再服下一个疗程。适用于卵巢癌。

7. 白龙膏：白及30克，五倍子15克，白蔹9克，醋适量。上药共为细末，醋调为膏。外用，外敷患处，每日2次。适用于局部疼痛、间歇性隐痛，夜间尤其压痛明显者。

8. 白芥膏：白芥子15克，鸡蛋2枚。白芥子研细末，加鸡蛋清调膏备用。用于可减轻肉瘤疼痛等。

9. 加味军醒膏：乳香、没药各100克，麝香、牛黄、雄黄、熊胆各3克，蜈蚣200克，蜂房300克。上药加水煎煮3次，滤汁去渣，合并3次滤液，加热浓缩成清膏，再加蜂蜜300克收膏即成。每次15～30克，每日2次，开水调服。适用于各种恶性肿瘤。

10. 癌痛贴膏：天花粉100克，大黄、黄柏、姜黄、芙蓉叶、芒硝、徐长卿各50克，生天南星、白芷、苍术、乳香、没药各20克，雄黄30克，甘草10克。上药共为极细末，过筛和匀，储瓶备用。外用，用时取本散适量，用食醋调匀，摊于油纸上（厚约5毫米），敷贴于癌肿部位和背部相应腧穴上，隔日1次。适用于各种癌肿疼痛。

11. 消瘤散：老生姜、雄黄各等份；消瘤膏：香油500克，铅粉165克。①消瘤散配制法：将大块老生姜去掉叉芽，挖洞，姜壁约0.5厘米厚，装入雄黄粉末，再用挖出的姜末将口封上，口压紧，放于旧瓦片上，用炭火慢慢焙干7～8小时，焙至金黄色，脆而不焦，一捏即碎，即可研粉，过80目筛，密储备用。②消瘤膏配制法：将香油用武火加温至起泡，不停地搅动，扇风降温，至满锅全是黄泡时，即取下稍冷片刻，后再置火上加温，约300℃，在冷水中使香油能滴水成珠时，取下稍冷片刻，再放火上，然后将铅粉均匀缓缓倒下，用木棒不停地搅动，直到满锅都是深金色大泡时，即可取下，连续搅动数分钟，后用冷水1碗沿锅边倒下，去毒收膏。后摊贴在准备好的不同大小的膏药纸上，备用。外用，用时取膏药1张，烘烤软化，靠膏中心部位撒上薄薄一层"消瘤散"。即贴于肿瘤部位，药粉面积要大于肿瘤区，每2日换药1次。1～3个月为1个疗程，必要时可继续贴之。适用于各种肿瘤患者。

12. 石见穿膏：石见穿30克，半枝莲20克，白英25克，党参6克，天葵子、生黄芪各9克。上药加水煎煮3次，滤汁去渣，合并3次滤液，加热浓缩成清膏，加糖适量收膏即成。每次30～60克，每日3次，开水调服。适用于各型癌症患者。

13. 夏枯草膏：川楝肉（盐水炒）、橘核（盐水炒）、赤芍、天葵子、炒枳实、煨三棱、煨莪术各100克，海藻、昆布各150克，蒲公英、紫花地丁各300克，夏枯草、白花蛇舌草各600克。上药加水煎煮3次，每次煮沸1小时，过滤，合并3次滤液，加热浓缩成清膏，再加蜂蜜600克煮沸10～15分钟收膏即成。每次15～30克，每日3次，开水调服。6周为1个疗程。每疗程间隔3～4日，再续服下一个疗程。适用于腰痛腹胀，尿血或腰腹部肿块，纳差，恶心，呕吐，身体消瘦，虚弱贫血，舌质淡，舌苔薄白，脉沉细无力或弱的患者。

14．三炭龙蛇膏：白花蛇舌草、大蓟、小蓟、车前子、六一散、半枝莲、龙葵各30克，槐花、贯众炭、藕节炭、蒲黄炭、赤芍各15克，萹蓄、鸡内金、土茯苓各20克，生地黄12克，黄柏、知母、生甘草各10克。上药共为极细末，加入蜂蜜600克，调匀，储瓶备用。每次10～15克，每日3次，开水冲服。1个月为1个疗程。适用于癌症小便短赤带血，潮热盗汗，口燥咽干，腰膝酸软，腰痛腹部肿块，舌质红，脉细数的患者。

第二十九章 其他妇产科疾病

子宫脱垂

子宫从正常位置沿阴道下降，宫颈外口达坐骨棘水平以下，甚至子宫全部脱出于阴道口外，称为子宫脱垂。子宫脱垂常伴有阴道前、后壁膨出。分娩损伤为子宫脱垂最主要的病因。慢性咳嗽、长期排便困难、经常超重负荷（肩挑、长期站立、举重、蹲位）、腹部巨大肿瘤、大量腹水等均使腹内压力增加，迫使子宫向下移位。盆底组织发育不良或退行性变、营养不良引起支持子宫的组织薄弱、多次分娩也是子宫脱垂的病因。轻度患者一般无不适，中度以上患者常有不同程度的腰骶部疼痛或下坠感，站立过久、劳累后或腹压增加时症状明显，卧床休息后减轻。重度子宫脱垂者，常伴有排尿排便困难，或便秘，或遗尿，或存在残余尿及张力性尿失禁，易并发膀胱炎。脱出的块状物即使休息后也不能自行回缩，通常需用手推送才能将其还纳至阴道内，甚至经手也难以回纳。脱出在外的子宫及阴道黏膜长期与衣裤摩擦导致子宫颈、阴道壁溃疡，甚至出血，继发感染时，有脓血分泌物渗出。

本病属于中医学"阴挺""阴挺下脱""阴脱""阴薯""阴菌"等范畴。因多发生在产后，故又称"产肠不收"。现在规范中医病名称为"阴挺"。主要机制是冲任不固，带脉提摄无力。临床常从湿热、气虚、肾虚等进行辨证论治。

【膏方集成】

1. 阴挺膏：龙胆、柴胡、泽泻、车前子、生地黄、栀子、桔梗、金银花各90克，败酱草、炒升麻、红藤、生牛蒡子、蒲公英各240克，藿香50克，生谷芽600克，琥珀末（包煎）60克。上药加水煎煮3次，滤汁去渣，合并滤液加热浓缩成清膏，再加蜂蜜300克，收膏即成。每次15～30克，每日2次，开水调服。每1料为1个疗程。适用于阴挺（湿热型）患者。症见脱处肿痛、面色垢腻、心烦内热或身热自汗、口苦胸闷、胃呆、夜寐不安、大便秘结、小便短赤、脉滑数、舌质红绛、苔黄腻。

2. 五子升提膏：五味子、菟丝子、韭菜子、蛇床子、五倍子各等份，升麻减半。上药共为细末，和匀，储瓶备用。外用，用时取本散30克，用米醋适量调和成稀糊膏状，外敷于双手心劳宫穴和肚脐上，外加包扎固定。每日换药1次。10次为1个疗程。适用于子宫脱垂（肾虚型）患者。

3. 子宫下垂膏：全当归、山药、白术（土炒）各130克，生黄芪250克，鹿角胶、大党参、云茯苓各100克，柴胡50克，升麻80克，生甘草60克，大枣50枚。如若有精神倦怠、口淡无味、手足不温、气虚甚等症状者加高丽参（研末兑入）30克，嫩桂枝50克；完谷不化、口唾清涎者加煨干姜6克；腹胀甚，不思饮食，偏于气滞者加广陈皮、炒青皮各80克；小腹频数者加益智160克。上药除鹿角胶外，余药加水煎煮3次，滤汁去渣，合并滤液，加热浓缩成清膏，再将鹿角胶加适量黄酒浸泡后，冲入清膏和匀，然后加蜂蜜200克，红糖100克，收膏即成。每次15～30克，每日2次，开水调服。适用于子宫下垂（中气下陷型）患者。症见子宫脱出阴门外一二寸，不痛不痒、少腹结胀常感下坠、行动不便等。舌淡苔灰薄、脉滑虚或沉弱。

不孕症

　　夫妇同居 2 年以上，有正常性生活，未避孕而未受孕者，称为不孕症。婚后未避孕从未妊娠者称为原发性不孕，曾有过妊娠而后未避孕连续两年未再孕者称为继发性不孕。原发性不孕发生率高于继发性不孕。阻碍受孕的因素与女方和男方均有关系。女性不孕病因以排卵障碍和输卵管因素居多。见于下丘脑性无排卵、垂体功能障碍性无排卵、先天性卵巢发育不全、多囊卵巢综合征、卵巢早衰、卵巢功能性肿瘤、卵巢对促性腺激素不敏感综合征等卵巢疾患，甲状腺及肾上腺皮质功能亢进或低下，重症糖尿病等影响卵巢功能，导致不排卵；慢性消耗性疾患，重度营养不良，导致排卵障碍。此外，子宫发育不良、子宫畸形、子宫黏膜下肌瘤、子宫内膜炎、内膜结核、宫腔粘连等均可影响受精卵着床，导致不孕。宫颈黏液异常、宫颈炎、宫颈肌瘤、宫颈免疫学功能异常，影响精子通过，均可造成不孕。会阴、阴道发育异常、炎症以及瘢痕均可造成不孕。男性不育病因主要是生精障碍与输精障碍。男女双方若缺乏性生活的基本知识，或男女双方盼子心切造成的精神过于紧张，或存在免疫因素亦可导致不孕。不同原因引起的不孕者伴有不同的症状。如排卵功能障碍引起者，常伴有月经紊乱、闭经或多毛或肥胖等。生殖器官病变引起不孕症者，又因病变部位不同而症状不一。如输卵管炎引起者，有些伴有下腹痛、白带增多等；子宫内膜异位症引起者，常伴有痛经、经量过多，或经期延长，性交痛；宫腔粘连引起者常伴有周期性下腹痛，闭经或经量少；免疫性不孕症患者可无症状。通过男女双方全面检查找出原因，是不孕症的诊治关键。

　　"不孕"之病名，《素问·骨空论》曰："督脉者……此生病……其女子不孕。"前人将原发性不孕称为"全不产"，将继发性不孕称为"断绪"或"断续"。中医学认为，肾气盛，天癸成熟，并使任脉流通，冲脉气盛，作用于子宫、冲任，使之气血调和，男女适

时交合，两精相搏，则胎孕乃成。若肾气虚衰，损及天癸，冲任失调，气血失和，均能影响胎孕之形成。"五不女"是先天性的生理缺陷如螺、纹、鼓、角、脉而致的不孕，则非药物所能奏效。故中医临床上常见肾虚、血虚、肝郁、瘀血阻滞、痰湿内阻、湿热内蕴等证型。

【膏方集成】

　　1. 安阳固本膏：乌药、白芷、木通、当归、赤芍、大黄、续断、椿皮、川牛膝、杜仲、附子、锁阳、红花、巴戟天各 36 克，艾叶、香附、肉桂、益母草各 72 克，金樱子 18 克，血竭 14.4 克，乳香、没药、儿茶各 7.2 克。上药除肉桂、血竭、乳香、没药、儿茶外，余药均入香油（适量）浸泡并炸枯，滤油去渣，炼油，投入黄丹（适量）搅匀收膏，离火，再将肉桂、血竭、乳香、没药、儿茶均为细末，投入药油中和匀即得，待温后，摊膏，每张重 25 克。外用，用时将膏药温热化开，贴于肚脐上。适用于女性宫寒不孕、经前腹痛、月经不调，男性精液稀薄、精子少、腰膝冷痛。

　　2. 通管膏：①虎杖、菖蒲、王不留行各 60 克，当归、山慈菇、穿山甲、肉苁蓉各 30 克，生半夏、细辛、生附子各 15 克。②乳香、没药、琥珀各 30 克，肉桂、蟾酥各 15 克。先将①组药加水煎煮 3 次，滤汁去渣，合并滤液，加热浓缩，再将②组药物共研为细末与浓缩液和匀，烘干后研末。储瓶备外用。用时每取药末 5 克，加白酒、蜂蜜适量，麝香少许，再加风油精三四滴调匀即为膏。脐眼先用肥皂水洗净乙醇消毒后，将药膏纳入脐眼内外覆盖纱布，固定。最后用红外线灯（250 安）照射 20 分钟（灯距 30～40 厘米）。每日用热水袋热敷脐眼 1～2 小时。无红外线灯可用 100 瓦灯泡代替，适当调整灯距及照射时间。每日换药 1 次。适用于输卵管阻塞不孕患者。

　　3. 复孕膏：生地黄、熟地黄、杭白芍、当归身、陈阿胶、炒远志、鹿角胶、巴戟天各 100 克，醋柴胡、酒川芎各 50 克，杜仲、续断、艾叶各 60 克，炒山茱萸 120 克，淡苁蓉 200 克，炙甘草 30 克。上药除阿胶、鹿角

胶外，余药加水煎煮滤汁去渣，合并滤液，加热浓缩成清膏，再将阿胶、鹿角胶加适量黄酒浸泡后隔水炖烊，冲入清膏和匀，然后加蜂蜜300克收膏即成。每次15～30克，每日2次，开水调服。适用于肝肾亏损、血海空虚、冲任失调、提摄无力之不孕症患者。症见经行无定期、时前时后、月经每至经量多，只能睡卧不能行动、时有带下、腰酸、身倦、目眩、耳鸣、睡不安、多噩梦、婚后多年不孕、舌淡、脉沉细而软。

4. 天紫红女金膏：黄芪（炙）、地榆（醋炙）、酸枣仁（盐炙）、党参、海螵蛸、山药（酒炒）、黄芩（酒炙）、益母草、白芍、熟地黄、炒阿胶、白术各53克，茯苓、续断（酒炙）、荆芥（醋炙）、肉苁蓉、桑寄生、杜仲、川芎各40克，艾叶（醋炙）、当归、香附（醋盐炙）各80克，麦冬、椿皮、陈皮、肉桂、三七（熟）、益智、砂仁各27克，甘草（炙）、延胡索（醋炙）、小茴香（盐炙）、木香各13克，丁香7克。上药加水煎煮滤汁去渣，合并滤液，加热浓缩成清膏，再加蜂蜜500克收膏即成。每次15～30克，每日2次，温开水送服。适用于气血两亏、肾虚宫冷、月经不调、崩漏带下、腰膝冷痛、宫冷不孕的患者。

5. 一草膏：益母草5000克，当归、川芎各360克，熟地黄500克，白芍250克，红糖2500克，蜂蜜1000克。先将前5味药加水煎煮3次，滤汁去渣，合并滤液，加热浓缩成清膏，再加红糖、蜂蜜和匀收膏即成。每次10～20克，每日2次，开水调服（黄酒亦可）。适用于血亏虚弱、经脉不调、溺血便血、崩漏下血、胎漏难产、久不受孕的患者。

6. 实证膏：桃仁、茯苓、当归各150克，白芍、熟地黄各200克，川芎60克，红花、香附各100克，川牛膝15克，桂枝50克，甘草30克。如胁肋胀痛者去熟地黄，加川楝子100克，延胡索150克，柴胡、玫瑰花各60克；如形肥困倦者去熟地黄、白芍，加苍术150克，半夏100克，陈皮60克；如输卵管阻塞者加穿山甲、土鳖虫各100克，路路通150克；如盆腔炎严重者加红藤、败酱草各200克，蒲公英300克。上药加水煎煮3次，滤汁去渣，合并滤液，加热浓缩成清膏，再加红糖300克，收膏即成。每次15～30克，每日2次，开水调服。用于不孕症（实证）患者。表现为月经先后不定、经色紫暗或有小血块、经期腹痛、精神抑郁，或形体肥胖、胸闷乏力等。

7. 虚证膏：当归100克，熟地黄、肉苁蓉、鸡血藤各300克，鳖甲胶、龟甲胶、白术、菟丝子、茯苓、阿胶、淫羊藿各150克，白芍、枸杞子各200克，香附、炙甘草各60克。如若怕冷、手足不温者加附子30克，肉桂15克；若五心烦热者去淫羊藿，加生地黄、女贞子、墨旱莲各150克；若失眠健忘者加五味子100克，酸枣仁、龙眼肉各60克；偏阳虚者去鳖甲胶，加鹿角胶150克；若腰酸腿软较重者加杜仲、桑寄生各150克，狗脊100克。上药除龟甲胶、鳖甲胶、阿胶外，余药加煎煮3次，滤汁去渣，合并3次滤液，加热浓缩成清膏，再将龟甲胶、鳖甲胶、阿胶加适量黄酒浸泡后隔水炖烊，冲入清膏和匀，然后加蜂蜜300克，收膏即成。每次15～30克，每日2次，开水调服。可连服数料膏方。适用于不孕症（虚证）患者。表现为月经延期、量少色淡、性欲减退、头晕眼花、腰酸腿软等。

8. 益肾促孕膏：淫羊藿、菟丝子各20克，桑寄生、山药、续断、白芍、覆盆子、茺蔚子、枸杞子各15克。上药共为细末，和匀，储瓶备用。外用，用时每取本散30克，以米醋适量调和成稀糊状，外敷于双手心劳宫穴和肚脐上，包扎固定。每日换药1次。以3个月经周期为1个疗程。适用于不孕症（肾虚型）患者。

9. 归母种子膏：当归、生地黄、川楝子、延胡索、川芎、佛手、黄芪各150克，青皮、乌药、淫羊藿、仙茅、鸡血藤、陈皮各100克，益母草、丹参、菟丝子各200克。上药加水煎煮3次，滤汁去渣，合并3次滤液，加热浓缩成清膏，再加蜂蜜200克，赤砂糖100克，和匀收膏即成。每次15～30克，每日2次，开水调服。适用于妇女不孕症。

子宫内膜异位症

子宫内膜异位症是指具有生殖功能的子宫内膜组织出现在子宫腔被覆黏膜以外的身体其他部位而引起的病症。本病以侵犯卵巢者最常见，多发生于育龄妇女，初潮前无发病者，绝经后或切除卵巢后异位内膜组织可逐渐萎缩吸收，子宫内膜异位症的发病与卵巢的周期性变化有关。子宫内膜异位症的主要病理变化为异位内膜随卵巢激素的变化而发生周期性出血，伴有周围纤维组织增生和粘连形成，以致在病变区出现紫褐色斑点或小泡，最后发展为大小不等的紫蓝色实质结节或包块。临床表现为痛经和持续下腹痛、月经失调、不孕、性交痛，因异位内膜侵犯部位不同，患者可出现腹痛、腹泻、便秘或尿痛、尿频，甚则有周期性血便、血尿。此外，身体其他任何部位有内膜异位种植和生长时，均可在病变部位出现周期性疼痛、出血或块物增大。疼痛多发生在经期前后或经期。巨大的卵巢子宫内膜异位囊肿可在腹部扪及囊块和囊肿破裂时可出现腹膜刺激征。典型的盆腔子宫内膜异位症在盆腔检查时，可发现子宫多后倾固定，直肠子宫陷凹、宫骶韧带或子宫后壁下段等处扪及触痛性结节，子宫旁一侧或双侧附件区扪到与子宫相连的囊性偏实不活动包块，可有轻压痛。若病变累及直肠阴道隔，可在阴道后穹部扪及或看到隆起的紫蓝色斑点、小结节或包块。

中医学无本病名记载，但此症状及体征属"痛经""癥瘕""月经不调""不孕症"的范畴。子宫内膜异位症属中医学的血瘀证。多由外邪入侵、情志内伤、素体因素或手术损伤等原因，导致机体脏腑功能失调，冲任损伤，气血失和，血液离经，瘀血形成，留结于下腹而发病。瘀血阻滞，脉络不通，则见痛经；瘀积日久，形成癥瘕；瘀血阻滞胞脉，两精不能结合，以致不孕；瘀血不去，新血不能归经，因而月经量多或经期延长。临床常见病因有气滞血瘀、寒凝血瘀、湿热瘀结、肾虚血瘀、气虚血瘀、痰瘀互结等。

【膏方集成】

1. 止痛膏：党参、赤芍、川芎、延胡索各30克，三七粉9克。上药共为极细末，和匀，以米醋调和成软膏状储瓶备用。外用，用时取本膏30克，分别外敷于两足心涌泉穴和肚脐上，上盖敷料，胶布固定。每日换药1次。10次为1个疗程或加内服，每次取药末5克，每日3次，用温开水冲服。适用于子宫内膜异位症。症见痛经、肛坠、不孕、性交痛等。

2. 虚证痛经膏方：阿胶、熟地黄、龟甲胶各200克，党参250克，黄芪、白芍各300克，当归、延胡索、川楝子各150克，川芎60克，香附100克，陈皮50克。如有小腹冷痛，喜按，喜暖者加艾叶150克，肉桂20克；如为腰膝酸软疼痛者加桑寄生、五加皮各150克，淫羊藿、巴戟天各100克。上药除龟甲胶、阿胶外，余药加水煎煮3次，滤汁去渣，合并滤液，加热浓缩成清膏，再将阿胶加适量黄酒浸泡后隔水炖烊，冲入清膏和匀，最后加冰糖300克，收膏即成。每于经前10日开始服用。每次15～30克，每日2～3次，开水调服。可连服3～6个经期。适用于因气血不足，肝肾两亏导致胞脉失于濡养而作痛的患者，临床表现为小腹疼痛而稍缓和，喜按，喜暖，腹痛大多发生在月经后期，月经量少而色淡。

3. 血益桂膏：益母草、桂枝、茯苓各10克，白术、当归、泽泻、香附各6克，川芎、延胡索各4.5克，香油120毫升，黄丹120克。上药除黄丹外，用香油将余药炸枯去渣，加入黄丹收膏，摊于牛皮纸上备用。外用，外贴脐部或关元穴。适用于经期腹痛，或经后小腹隐痛，舌淡脉细的患者。

4. 寒痛膏：乌药、砂仁、木香、延胡索、香附、甘草各10克，白酒适量。上药共为细末，酒调为膏备用。外用，外敷脐部，胶布固定，每日1次。适用于痛经。

5. 痛经宁膏：肉桂、茴香、当归、延胡索、乌药、虎杖各1.5克，干姜、川芎、蒲黄、五灵脂、樟脑、冰片各1克。上药为细末，用适量凡士林调和成膏状。外用，贴敷于关元穴上，外用纱布固定，每日换药1次。

适用于冲任虚寒引起的痛经。

6. 定痛膏：乳香、没药各 20 克，川芎、丁香、水蛭各 15 克，当归、冰片各 1 克。上药共为细末。外用，经前 5 日开始，取上药 8 克，热酒调成膏状，分贴脐中、关元穴，上用伤湿止痛膏覆盖，早、晚用热水袋外熨各 30 分钟，24 小时换药 1 次，连用至月经干净。适用于痛经。

7. 痛经膏热敷袋：川乌头、徐长卿、艾叶、威灵仙、红花、冰片各适量。上药为细末，用甘油搅拌成膏剂再加入发热剂，混匀，适量装入无纺布复合袋，立即封口，再装入复合塑料袋，封口。剪开塑料外袋，取出发热包，用手轻揉或抖动数次，10 分钟后发热，将多面孔朝外，装入固定袋，固定于下腹部，保持温度 40 ℃～70 ℃，持续使用36～48 小时。3 个月为 1 个疗程。适用于痛经。

盆腔静脉淤血综合征

盆腔静脉淤血综合征又称卵巢静脉综合征，是引起妇科盆腔疼痛的重要原因之一。多见于 30～50 岁的经产妇女，以慢性下腹部疼痛、腰骶疼痛、极度疲乏为主症的一种妇科常见难治疾病。因其症状涉及广泛，而患者自觉症状与客观检查常不相符合，在体征上常与慢性盆腔炎相混淆，故本类患者常被误诊为慢性盆腔炎或慢性附件炎而久治不愈。任何使盆腔静脉血液流出盆腔不畅或受阻的因素，均可以导致盆腔静脉淤血。大体病理所见为外阴静脉充盈以致曲张，阴道黏膜紫蓝着色，子宫颈肥大、水肿，颈管黏膜常呈外翻性糜烂，周围有黏膜紫蓝着色，有时可在子宫颈后唇看到充盈的小静脉，子宫颈分泌物很多。手术所见绝大多数患者子宫后倒在骶凹中，表面呈紫蓝色淤血或黄棕色瘀斑及浆膜下水肿，可看到充盈、曲张的子宫静脉，两侧卵巢静脉丛像一堆蚯蚓状弯曲在后倒的子宫体侧方，输卵管系膜内的静脉也较正常明显增粗、充盈，有的呈静脉瘤样。镜下子宫内膜间质水肿，静脉充盈、扩张。卵巢一般较大、充血，导致乳房胀痛。遇到有阔韧带裂伤及三度子宫后倾者，直肠子宫陷

凹内可有 30～80 毫升的淡蓝色浆液性液体。临床常见症状有盆腔不适，下腹部坠胀痛，低位腰痛，性感不快，月经改变（通常是月经量多，周期延长似功能失调性子宫出血，但部分患者月经反而减少），痛经，白带过多，乳房疼痛及肿胀，膀胱和尿道症状（尿频、尿痛或血尿，但是尿常规正常。膀胱镜检查仅发现膀胱三角区静脉充盈和水肿。有时会有痔疮出血，直肠坠痛。一般多在经前期出现），极度疲劳，自主神经功能紊乱（常感到心悸、胸闷、气短、嗳气、心烦，容易激动，多梦，头痛、关节痛或精神抑郁、好哭流泪，腹胀、排气不畅，眼球胀等）。

中医学认为本病的发生多因情志所伤、起居不慎，多产房劳或六淫为害。临床常见有气滞血瘀、寒湿凝滞、气虚血瘀、肝肾亏损等原因，致使冲任瘀阻，盆腔气血运行不畅，脉络不通而为病。总之本病虚实夹杂，本虚标实。瘀血的形成，常与以下因素有关：气滞血瘀、肝肾亏虚、气虚血瘀、寒湿凝滞、湿热血瘀、热结血瘀等，故常按此辨证治疗。

【膏方集成】

1. 消症膏：肉桂、白芥子、胆南星、三棱、莪术、乳香、没药各 18 克，炒干姜、川红花、生半夏、生附子、藤黄面、川黄柏各 20 克，红娘子、红芽大戟各 3 克，麝香 45 克。先将前 15 味药共为细末，再入麝香同研和匀，储瓶备用，勿令泄气。外用，用时取上药粉 15～20 克，以麻油或米醋调和成膏状，分作 2 饼：一饼贴脐中，一饼贴阿是穴（包块处），外以纱布覆盖，胶布固定。每日或隔日换药 1 次。12 次为 1 个疗程。逢经期时停用。适用于慢性盆腔炎包块型。

2. 八味消炎膏：大黄、黄柏、侧柏叶、生地榆各 50 克，泽兰、薄荷各 30 克，金银花、蒲公英各 40 克。上药共为细末，和匀，以炼蜜调和成膏状，备用。外用，用时取本膏适量，分作 2 饼，一饼贴脐中，一饼贴下腹部或少腹部痛侧。外以纱布覆盖，胶布固定。每日换药 1 次，直至治愈为止。适用于盆腔瘀血综合征局部发热较甚者。

3. 盆腔消炎膏：当归、白芍、红花各 500 克，生地黄、益母草各 240 克，川芎、牛

《中医膏方全书（珍藏本）》

膝、牡丹皮、桂枝、黄柏、黄芩、刘寄奴、蒲黄、桃仁各 120 克，郁金、艾叶、乳香、没药、血竭各 90 克，冰片 9 克，香油 500 毫升，广丹 200 克。上药除乳香、没药、血竭、冰片、广丹外，其余药物放入香油内浸泡 2 小时，置火上煎熬，炸枯后滤油去渣，再加入乳香、没药、血竭、冰片（均为细末）搅匀，熔化后再滤在锅内煎熬，待滴水成珠后再加入广丹，边加边搅拌均匀，收膏即可。外用，用时每取本膏适量加温化开，分作 2 饼。摊于布上，令患者平卧，用温水擦净肚脐和小腹部或少腹部痛侧，先涂香油或风油精，把膏药趁热贴敷肚脐上和小腹部或少腹部痛侧上（以不烫伤皮肤为原则），反复 4 次（约 1 小时）热敷后再留贴上述部位。每日 1 次。10 次为 1 个疗程，至治愈为度。适用于急、慢性盆腔炎。

4. 盆腔消炎膏：当归、白芍、红花各 500 克，生地黄、益母草各 240 克，川芎、牛膝、丹参、桂枝、黄柏、黄芩、刘寄奴、蒲黄、桃仁各 120 克，郁金、艾叶、乳香、没药、血竭各 90 克，冰片 9 克，香油 5 千克，广丹 200 克。上药除乳香、没药、血竭、冰片、广丹外，其余药物均放入香油内浸泡 2 小时，置文火上煎熬，炸枯后滤油去渣，再加入研细的乳香、没药、血竭、冰片和匀，再炼至滴水成珠时，加入广丹搅匀，摊膏备用。外用，用时将膏药温热化开后，令患者平卧，以温水擦净小腹部，先涂香油，再将膏药趁热贴敷小腹部（以不烫伤皮肤为原则）凉后再换热膏药，反复 4 次（约 1 小时）热敷后再换 1 张膏药留贴腹部。每日 1 次。10 次为 1 个疗程。适用于盆腔炎。

5. 三香膏：花椒、大茴香、乳香、没药、降香末各等份。上药共为细末，加干面粉适量调匀，以高粱酒适量调和成软膏状。收储外用。用时取药膏适量，摊布或纱布上，贴敷患处，上用热水袋热熨，每日熨 2 次。适用于慢性盆腔炎有包块、单用内服药往往奏效不显著者。

6. 阿魏化痞膏：阿魏、木鳖子（去皮）、苏合香各 10 克，羌活、独活、玄参、肉桂、赤芍、大黄、白芷、天麻、红花、朴硝、没

药、生地黄、穿山甲各 3 克，麝香 1 克，血余 30 克，麻油 1200 毫升，黄丹 12 克。上药除麝香（研细，待膏熬成兑入）外，将余药入麻油内浸泡一昼夜，放入铁锅内用文火熬至药枯，滤油去渣。再称准净药油（按一丹二油之比）下丹，用槐枝（鲜）搅拌，以滴水成珠为度，放入水内 24 小时去火毒后方可应用。外用，将膏药放入温水待其软化后，摊于棉布上，外贴敷患处。每隔 2~3 日换药 1 次。主要用于血瘀癥瘕、肿块。适用于慢性盆腔炎包块、子宫肌瘤的患者。

7. 消化膏：炒干姜 30 克，红花 24 克，肉桂 15 克，白芥子、胆南星各 18 克，生半夏、生附子、麻黄各 21 克，红娘子、红芽大戟各 3 克，香油 2500 毫升，樟丹 240 克，麝香 4 克，藤黄面 30 克。先将前 10 味药用香油炸枯，滤油去渣，然后按 500 克药油兑入樟丹 240 克，即成膏油，再按每 750 毫升膏油兑入麝香 4 克，藤黄面 30 克搅匀，摊成膏药。大膏药每张重 6 克，小膏药每张重 3 克，收储备用。单用本膏外敷治疗。以下腹部疼痛为主者用小膏药微火温化后，外贴归来、水道穴，两侧交替使用；以腰痛为主者，外贴命门、肾俞、气海俞、阳关穴；以腰骶坠痛为主者，外贴关元俞、膀胱俞、上髎、次髎穴；有炎性包块者，用大膏药贴敷局部皮肤上。在夏季，一般每 12 小时换药 1 次，冬季每 2 日换药 1 次。12 次为 1 个疗程。月经期停用。适用于慢性盆腔炎。

8. 补益肝肾膏：丹参、熟地黄各 200 克，白芍、枸杞子、山茱萸、菟丝子各 150 克，当归、杜仲各 100 克，山药、茯苓各 300 克，川芎 30 克，龟甲胶 250 克。如带下量多、色白者加鸡冠花、白果各 150 克，芡实 20 克；如腹痛绵绵、喜按者加延胡索 100 克，徐长卿 150 克，鸡血藤 300 克；如腹部有包块、胀痛明显者加三棱、莪术各 150 克。上药除龟甲胶外，余药加水煎煮 3 次，滤汁去渣，合并滤液，加热浓缩成清膏，再将龟甲胶加适量黄酒浸泡后隔水炖烊，冲入清膏和匀，然后加蜂蜜 300 克收膏即成。每次 15~30 克，每日 2 次，温开水调服。适用于慢性盆腔炎（肝肾不足型）患者。多表现为少腹

酸痛、腰膝酸软、带多质稀等。

9. 解毒利湿膏：金银花、紫花地丁、红藤、蒲公英、生鳖甲各 300 克，败酱草、延胡索、玄参、生蒲黄各 150 克，香附 100 克，连翘、椿皮、茵陈各 200 克，琥珀粉 20 克，生甘草 50 克。如若带下量多、色黄黏稠者加土茯苓 150 克，茯苓 20 克，萆薢 200 克；如尿痛不畅、小便短赤者加金钱草 300 克，滑石 200 克，瞿麦 150 克；如腹痛胀痛明显者加枳实 100 克，大腹皮 150 克。上药除琥珀粉外，余药加水煎煮 3 次，滤汁去渣，合并滤液，加热浓缩成清膏后，加入琥珀粉调匀，再加白砂糖 300 克，收膏即成。每次 15～30克，每日 2 次，温开水调服。适用于慢性盆腔炎（湿热蕴结型）患者。多表现为少腹隐痛、低热起伏、带多秽臭、色黄等症。

10. 温通消块膏：花椒、大茴香、三棱、莪术、降香末各等份。上药共为细末，和匀，储瓶备外用。用时取本散 30 克，用干面粉适量、高粱酒少许（适量），调和成软膏状，平摊于纱布上，贴于痛处，上用热水袋热敷，每日 2 次。适用于慢性盆腔炎有包块者。

11. 桃仁盆腔炎膏：莪术、三棱、桃仁、延胡索各 50 克，丹参 100 克，土茯苓、川黄柏各 15 克，冰片 3 克。上药共为细末，和匀。勿令泄气，用时调制。外用，用时取本散 30 克，以米醋适量调和成软膏状，分别外敷于双足心涌泉穴和肚脐上。上盖敷料，胶布固定，每日换药 1 次。1 个月为 1 个疗程。适用于慢性盆腔炎（包块型）患者。

12. 化瘀止痛膏：生地黄、川楝子、桃仁各 200 克，柴胡、红花各 100 克，延胡索、赤芍、当归各 150 克，川芎 6 克，丹参 300克，乳香、没药、陈皮各 60 克，青皮 90 克，甘草 30 克。如若带下量多、色黄者加墓回头、白术各 150 克，白芷 10 克；如腹部有包块、刺痛者加三棱、莪术、穿山甲各 100 克；如乳房胀满疼痛者加预知子、娑罗子各 100克。上药加水煎煮 3 次，滤汁去渣，合并滤液加热浓缩成清膏，再加蜂蜜 300 克，收膏即成。每次 15～30 克，每日 2 次，温开水调服。适用于慢性盆腔炎气滞血瘀型患者。多表现为少腹刺痛、胀痛拒按、性交痛、白带

增多、月经失调等。

外阴瘙痒

外阴瘙痒是由多种原因引起的一种症状，是妇科疾病中较常见的症状之一。瘙痒的部位常在阴蒂、小阴唇、大阴唇、会阴及肛门周围。各个年龄段的妇女均有发生，瘙痒程度不一，严重者坐卧不安，以致影响工作和生活。假丝酵母菌阴道炎和滴虫阴道炎是引起外阴瘙痒最常见的原因。阴虱、疥疮也可导致发痒。此外，外阴鳞状上皮细胞增生、药物过敏或化学品刺激、不注意外阴局部清洁、擦伤、寻常疣、疱疹、湿疹、糖尿病、肿瘤等均可引起外阴瘙痒。黄疸、维生素 A、维生素 B 缺乏、贫血、白血病等慢性病患者出现外阴瘙痒时，常为全身瘙痒的一部分。以上某种原因刺激，内皮组胺样物质增多，使血管扩张，内皮水肿，刺激神经而传至中枢引起瘙痒。常系阵发性发作，也可为持续性。可因夜间床褥过暖或精神紧张、劳累或食用刺激性食品而加重。如因白带浸渍而可见局部潮湿发红，若因长期搔抓或反复刺激，可使皮肤出现抓痕、增厚、粗糙或色素减退。

本病属于中医学"阴痒"范畴。中医学认为，本病发生的病因病机主要是肝、肾、脾功能失常。肝脉绕阴器，肝主藏血，为风木之脏，肾藏精，主生殖，开窍于二阴，脾主运化水湿。若肝经郁热，脾虚生湿，湿热蕴郁外阴，或肝肾不足，血虚生风，阴部失于濡养，而至阴痒，前者为实证，后者为虚证。如感染湿毒之邪、虫蚀于阴部所致阴痒，为发病的外因，多为实证。临床上常见的有肝经湿热、肝肾阴虚和血虚生风等证型。

【膏方集成】

1. 消斑膏：①补骨脂、生狼毒、淫羊藿各 9 克，白鲜皮 6 克，蛇床子、徐长卿各 15克，薄荷 1 克。②即 1 号消斑膏去薄荷，加0.1%泼尼松粉拌匀而成。③即 1 号消斑膏去生狼毒、薄荷，加白花蛇舌草、一枝黄花各30 克。④即 1 号消斑膏去薄荷，加丙酸睾酮，制成 0.2%的霜剂药膏。方①用其乙醇浸出液，回收浓缩后制成霜剂。方②加泼尼松拌

匀而成。方③按方①制法用乙醇浸液浓缩而成。方④加丙酸睾酮，制成 0.2% 的霜剂储备外用。外用，随症选用，取少许涂擦于局部。每日 1～2 次。3 个月为 1 个疗程。适用于硬化性萎缩性苔藓、外阴皮炎、不典型增生等患者（无溃破者用方①，用方①有过敏者用方②，局部有感染、溃破皲裂者用方③，外阴萎缩或有粘连者用方④），如若同时配合内服消斑丸效果更佳。

2. 治白膏：①血竭 40%，马齿苋 20%，生蒲黄 20%，樟丹 10%，延胡索 5%，枯矾 5%。②血竭 20%，生蒲黄 50%，樟丹 10%，蛤粉 10%，白芷 5%，铜绿 5%。将上列两方，各为极细末，制成软膏储备外用。随症选用，外涂患处（局部），每日 1 次。适用于硬化性萎缩性苔藓、非特异性外阴炎、非典型增生、外阴神经性发炎、妇女外阴湿疹等。[皮肤粗厚者用方①，皮肤黏膜菲薄者用方②，可同时配合内服方及外洗方。a. 内服方：丹参 30 克，鸡血藤 45 克，当归、桂枝、赤芍、紫苏、白芷、巴戟天、淫羊藿各 15 克，牡丹皮 20 克。水煎服。如若有少气无力、头晕自汗、局部萎缩明显症状者加黄芪 30 克，陈皮 10 克；口干舌燥、手足心热者加女贞子、墨旱莲、枸杞子各 15 克。局部肥厚、角化较甚者加三棱、莪术各 10 克。阴痒甚、带下多者加土茯苓、薏苡仁各 15 克。b. 外洗方：马齿苋 30 克，艾叶、花椒、硼砂各 10 克。水煎外洗患处。每日 1 次。先外洗，后涂药。加减：阴痒甚加生蒲黄、当归各 15 克。]

3. 外用白斑膏：枯矾、槟榔各 30 克，硇砂、硼砂各 0.3 克，雄黄 9 克，香油 80 毫升，冰片 1.5 克，凡士林 80 克。先将上列固体药物研成细粉，过 120 目筛和匀，再与香油研匀，再入凡士林研匀，即得。香油与凡士林的用量比例，可根据需要稠度适当调节而成。外用，用时取药膏适量，涂敷患部，每日 1～2 次。适用于外阴白斑、皮肤发白、肥厚粗糙及萎缩瘙痒等。

4. 白斑膏：荆芥、蒺藜、百部、蛇床子、苦参各 4 克，地肤子、防风各 2 克，白矾、硼砂、青矾各 1.2 克，凡士林 900 克，液状石蜡 20 毫升。先将凡士林热熔后，加入上药（研细末）、液状石蜡搅拌均匀即成。外用，用时取本膏涂敷患处。适用于外阴白斑、湿疹。

5. 外阴炎膏：煅蛤粉 5 克，樟丹 7 克，冰片 2 克。上药共为极细末，和匀，用液状石蜡适量，调和成软膏状。外用，先用 1：1000 苯扎溴铵清洗患部后，将药膏涂于患部，表面覆盖纱布。每日 2 次。适用于外阴炎、外阴湿疹、外阴溃疡。

6. 阴蚀黄连膏：乳香粉、青黛面各 50 克，黄连膏 400 克。上药混合均匀，调和成膏。外用，用时取药膏适量外敷患处。适用于女阴溃疡阴蚀、过敏性阴茎部溃疡。

7. 杏仁膏：杏仁（汤浸去皮，研）250 克，白芷、川芎、生干地黄各 50 克，猪脂、羊髓各 150 克。上药各为细末，和匀，以猪脂、羊髓拌和令匀，以慢火煎熬，使白芷色黄，绞去渣，膏成。外用，用时取药膏如枣大，绵裹纳阴中，频频换之。适用于妇女阴疮。

8. 外阴白斑膏：绿矾、砒石、密陀僧、轻粉各 0.6 克，补骨脂 1.2 克，五灵脂 1.18 克。上药共为极细末，和匀，用凡士林 30 克调和成软膏状。外用，每晚涂搽局部（阴部），止痒作用强。适用于外阴白斑。

9. 消白膏：樟丹、白花蛇舌草、延胡索各 15 克，枯矾 9 克，蛇床子、狼毒、蒲公英、血竭各 30 克，生蒲黄、黄柏、苦参各 20 克，冰片 1.5 克。先将蛇床子、狼毒、蒲公英、黄柏、苦参、白花蛇舌草等 6 味药加水煎煮 3 次，3 次汁合并用文火浓缩成流浸膏，再将生蒲黄、樟丹、延胡索、枯矾、血竭和冰片共为极细末，和入浸膏中拌匀即成。外用，用时取膏涂于患部（阴部），每日 2 次。适用于外阴白斑。

10. 青马一四膏：青黛 30 克，鲜马齿苋 120 克。先将马齿苋捣烂，入青黛加麻油和匀，储备外用。用时取膏外涂患处，每日 2 次。适用于外阴瘙痒、湿疹。

11. 阴疮膏：米粉 1 酒杯，芍药、黄芩、牡蛎、附子、白芷各 25 克。将上药以不入水猪脂 500 克煎熬之，微火上，三上三下，候白芷色黄、去渣收膏，储备外用。取本膏涂敷患部（阴部），每日2次。适用于男女阴部湿疹。

12. 康复灵药膏：大黄240克，儿茶、紫草各100克，冰片7克。将冰片研细，儿茶粉碎成细粉。取大黄酌予碎断，与适量香麻油同置锅内炸枯，去渣，再加入紫草浸泡72小时，滤去紫草，滤液浓缩成365毫升，加入蜂蜡适量，搅匀，稍放冷，加入冰片和儿茶细粉，混匀，即成膏。外用，将药膏涂于患处，每日2次。适用于外阴瘙痒，外阴溃疡。

13. 康妇宁膏：白芷、蛇床子、花椒、土木香、冰片各等份。将上药择净，如法制为膏剂即成。外用，涂于洗净的患处，每日2～4次。适用于外阴炎、外阴溃疡、阴道炎等引起的外阴或阴道充血，肿胀，灼热，疼痛，分泌物增多或局部溃疡、糜烂、瘙痒等。

14. 竹红菌素软膏：竹红菌的乙醇提取物。将上药择净，制为暗红色的油膏即成。外用，涂于患处，并进行光照（光源可用照明用高压荧光汞灯、红外线灯、白炽灯或日光照晒）30分钟，每日1次。适用于外阴白色病变，瘢痕疙瘩，外阴瘙痒及外阴炎。

15. 京万红烫伤膏：穿山甲、地榆、当归、白芷、紫草、乳香、没药、血竭、栀子、大黄、冰片各等份。将上药煎汤滤汁去渣，将滤液兑适量香油浓缩为油膏。外用，局部常规清洗后，取本油膏少许外搽会阴部瘙痒处，每日3～4次。10日为1个疗程。连续1～2个疗程。适用于外阴瘙痒症。

16. 洁尔阴软膏：蛇床子、艾叶、独活、石菖蒲、苍术各等份。将上药煎汤滤汁去渣，将滤液兑适量香油浓缩为油膏。外用，涂于患处，每日2～4次。适用于外阴瘙痒，妇女湿热带下，真菌性阴道炎、滴虫阴道炎及非特异性阴道炎等。

17. 地黄八味膏：熟地黄100克，山药、山茱萸各50克，茯苓、牡丹皮、泽泻各40克，桂枝、炮附子各30克。上药择净，水煎3次，3液合并，文火浓缩，加入蜂蜜适量煮沸收膏即成。每次20克，每日2次，温开水适量送服。适用于老年性阴道炎。

18. 紫白苦参油膏：紫草30克，白鲜皮20克，苦参15克。上药择净，共为细末，加入香麻油内，浸泡7日后过滤取汁加热浓缩为油膏，备用。外用，局部常规清洗后，取药液外搽患处，每日2～3次，连续5～10日。适用于外阴瘙痒症。

19. 黄连甘乳膏：黄连粉、乳香粉各30克，炉甘石粉60克，去湿药膏（或凡士林）210克。将上药择净，研细，调匀成膏。外用，每次适量，外涂患处，每日3次。适用于下肢溃疡（臁疮）、女阴溃疡（阴蚀）瘙痒，脓疱疮（黄水疮）。

20. 阴蚀黄连膏：乳香粉、青黛面各30克，黄连膏240克。将上药择净，与黄连膏调匀即成。外用，每次适量，外涂患处，每日3次。适用于女阴溃疡，过敏性阴茎部溃疡，瘙痒等。

21. 收干生肌膏：乳香、没药各30克，琥珀6克，血竭12克，儿茶15克，炉甘石21克，凡士林180克。将上药择净，研细，调匀成膏。外用，每次适量，外涂患处，每日3次。适用于疖、痈破溃后，水火烫伤，女阴溃疡（阴蚀），下肢溃疡（臁疮）等的清洁肉芽疮面。

22. 阴疮膏方：米粉50克，白芍、黄芩、牡蛎、附子、白芷各18克，猪膏500克。将上药择净，研细，用猪膏煎至白芷色黄，滤净，纳米粉调匀即成。外用，每次适量，外涂患处，每日3次。适用于外阴瘙痒，外阴溃疡，口疮等。

23. 羊脂杏仁膏：羊脂、杏仁各500克，当归、白芷、川芎各30克。将上药择净，研细，用羊脂和匀，置锅内蒸熟即成。外用，每次适量，外涂患处，每日3次。适用于阴中痛，生疮等。

24. 莽草膏：莽草12克，当归、川芎、大戟、细辛、芫花、花椒、附子、闹羊花、景天、菵藋根各30克，苦参60克。将上药择净，研细，用猪膏1000克同煎，候附子黄赤时，滤净，收储。外用，每次适量，外涂患处，每日3次。适用于外阴瘙痒，荨麻疹，搔痒后肿起等。

25. 冰黄膏：黄连60克，冰片21克，麝香 15 克，轻粉 38 克，硫黄 3 克。将上药择净，研细备用。取黄连入锅中，加水 2 份，煎至 1 份，滤净，文火收膏，加余药调匀即成。外用，每次适量，外涂患处，每日 3 次。适用于妇女阴蚀疮。

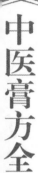

第四篇　儿科疾病

第三十章　新生儿疾病

新生儿黄疸

新生儿黄疸又称新生儿高胆红素血症，是指新生儿时期由于胆红素代谢异常引起血液及组织中胆红素水平升高而出现皮肤、黏膜及巩膜发黄的临床现象。本病在新生儿期较其他年龄常见，据报道，如按肉眼观察约50％足月儿和80％以上的早产儿均有此症状。当血中未结合胆红素过高时，能导致神经细胞中毒性病变，引起预后严重的胆红素脑病（核黄疸），危及生命。本病包括生理性黄疸和病理性黄疸。生理性黄疸是由于胆红素生成过多、肝细胞摄取胆红素功能差、形成结合胆红素功能差、排泄结合胆红素功能差、胆红素的肠肝循环增加等原因造成的，主要表现为皮肤、黏膜及巩膜发黄。病理性黄疸是当血未结合胆红素明显增高时，可导致神经细胞中毒性病变，进而直接威胁小儿生命或造成严重的中枢神经系统后遗症，故对本病的诊断、治疗应予以高度重视。

本病中医学称为"胎黄"或"胎疸"，是指以肤黄、目黄、尿黄为特征的一种病证。隋巢元方《诸病源候论·小儿杂病诸候》曰："小儿在胎，其母脏气有热，熏蒸于胎，至生下小儿遍体皆黄，谓之胎疸也。"清沈金鳌《幼科释谜》曰："胎黄者，小儿生下，遍身面目皆黄，状如金色，壮热，大便不通，乳食不思，啼哭不止，此胎黄之候。"中医学关于黄疸的分类始于《金匮要略》，后世常分为阳黄与阴黄两类。阳黄常由湿热引起，病程较短，黄色鲜明，多伴有实热之象，常见于新生儿感染伴有发热及黄疸、新生儿肝炎综合征、新生儿溶血病等溶血性或肝细胞性黄疸。阴黄常因寒湿与脾阳不振而致，病程较长，黄色晦暗，多伴有寒湿之象，可见于早产儿黄疸、黄疸持续较久者如先天性胆道畸形等阻塞性黄疸。黄疸的病因，从六淫分析，以湿邪为主，且有湿热与寒湿之分。目前的临床证型分为湿热发黄、寒湿发黄、湿热酿毒、瘀血胎黄、胎黄动风、脾虚湿郁。

【膏方集成】

1. 茵陈利湿膏：茵陈 30 克，茯苓、猪苓、泽泻、车前子各 15 克。上药共为细末，水调为膏备用。外用，外敷脐部，纱布、胶布固定，每次 3～5 小时，每日 1～3 次，现制现用。适用于新生儿皮肤及面目发黄，日久不退，黄色较黯，纳少腹胀，大便稀溏等症。

2. 消胎黄膏：车前子 10 克，栀子、黄芩各 9 克，大黄 8 克，鲜茵陈汁 20 毫升。前 4 味药为细末，茵陈汁调膏备用。外用，外敷脐部，纱布、胶布固定，每日 1～3 次。适用于新生儿黄疸，皮肤色黄鲜明，发热，烦躁，尿黄，便秘等症。

3. 解毒消黄膏：水牛角、黄连、栀子、天麻各 10 克，鲜茵陈汁 20 毫升。水牛角为细末，黄连、栀子、天麻共为细末，茵陈汁调膏备用。外用，外敷脐部，纱布、胶布固定，每次 6～12 小时，每日 1～2 次。适用于胎黄，发热喘促，拒食或呕吐，皮肤瘀斑或抽搐或昏迷，舌质绛红、苔黄纹紫的患儿。

4. 茵陈瓜蒂豆矾膏：赤小豆、甜瓜蒂、丝瓜蒂各 7 粒，鲜茵陈汁适量，白矾少许。前 3 味药为细末，茵陈汁调膏备用。外用，外敷脐部，纱布、胶布固定，每日 1～3 次。适用于新生儿黄疸。

5. 肝炎黄疸膏：甜瓜蒂、石韦各 3 克，虎杖 6 克，垂柳叶 9 克，醋适量。上药为细末，每次取药末 5 克，醋调为膏。外用，外敷脐部，纱布包扎，每日 1 次。适用于黄疸色鲜明，小便短黄、发热口干、舌红、脉滑数的患儿。

新生儿寒冷损伤综合征

新生儿硬肿症是指新生儿期所发生的周身或局部发冷，皮肤和皮下脂肪变硬，兼有水肿及全身多器官功能损害的一种严重疾病。不兼水肿者，称为新生儿硬化症。单纯由于寒冷所致者，称为新生儿寒冷损伤综合征。本病多见于未成熟儿和低出生体重儿，常发生于冬春季节，若由于早产或感染所引起，夏季亦可发病。由于新生儿特别是早产儿体温调节中枢不成熟，体表面积相对较大，血管多，易于散热，不能有效地保温，且新生儿皮下脂肪成分以饱和脂肪酸较多，熔点高，在寒冷、摄乳量不足、缺氧、感染及休克等诱发因素作用下，可导致微循环障碍，体温低下，使皮下脂肪凝固硬化，血流缓慢，血淤致组织缺氧，毛细血管壁损伤，渗透性增加而出现水肿。本病为新生儿期特有的常见病，病变过程中可并发肺炎和败血症，严重者由于微循环障碍进一步发展，可发生弥散性血管内凝血和休克，常合并肺出血而死亡。本病病死率高，其病因目前尚不完全清楚，发病与寒冷、感染性和非感染性疾病等因素有关。预后较差，病死率高达 25%～75%。

本病属于中医学"五硬""胎寒""血瘀""寒厥"等范畴。隋《诸病源候论》曰："儿在胎之时，母取冷过度，冷气入胞，令儿着冷。"明《婴童百问》曰："五硬则仰头取气，难以动摇，气壅疼痛连胸膈间，脚手心如冰冷而硬……恐面有心腹硬者，此症性命难保。"《万氏家藏育婴秘诀》则提出对本症的治疗"宜服温补之剂"。古代医家对本病的病因病机、治法方药及预后已有一定的认识，多由患儿先天禀赋不足，阳气虚衰，寒邪乘袭，伤及脾肾之阳，寒凝血滞，阳气不能温煦肌肤，营于四末，而致肌肤硬肿，亦有感受温热之邪，血热互结，气滞血瘀而致肌肤

硬肿者。目前的临床证型分为阳气虚衰、寒凝血涩、热毒蕴结、瘀血内阻、气血不和、风寒侵袭、寒湿困脾等。

【膏方集成】

1. 硬肿软化膏：当归、红花、川芎、赤芍、透骨草各 15 克，丁香 9 克，川乌、草乌、乳香、没药各 7.5 克，肉桂 6 克。上药共为细末，混合均匀，加入凡士林 1000 克调成膏糊状，储瓶备用。在西药治疗的基础上，待患儿体温恢复到 36 ℃以上时，取膏适量，加温熔化，涂敷在消毒纱布上，敷于硬肿上，胶布固定，每日定时换药 1 次，直至痊愈。适用于寒凝血瘀型新生儿硬肿症。

2. 乳没十味膏：乳香、没药、川乌各 8 克，肉桂 6 克，丁香 9 克，当归、红花、川芎、赤芍、透骨草各 15 克。上药共为细末，混合均匀，加入凡士林 500 克调成膏糊状备用。外用，取膏适量，涂敷在消毒纱布上，敷于硬肿上，给予保暖，防止烫伤，每 2 日换 1 次药。适用于新生儿硬肿症。

3. 硬肿外敷膏：丹参 15 克，川芎、红花各 6 克，当归、桃仁各 10 克，赤芍 12 克，肉桂 2 克。上药共为细末，混合均匀，加入凡士林 30～50 克调成膏糊状备用。外用，用时将膏加温至 37 ℃左右，均匀敷于硬肿上，厚 2～3 毫米，外用纱布包裹。轻度每日换药 1 次，中重度每日换药 2～6 次。3～5 日为 1 个疗程。适用于新生儿硬肿症。

4. 葱姜膏：生姜、生葱、淡豆豉各 30 克。以上药捣碎均匀，酒炒成膏，热敷于局部。适用于寒凝血涩型硬肿症患儿。

5. 丁香膏：丁香 6 克，川乌、草乌、乳香、没药、干姜各 15 克，肉桂 12 克，红花、当归各 30 克。上药共为细末，用羊毛脂及凡士林搅拌成 50% 软膏。外用，每日 1 次，涂抹硬肿部位，外用纱布包裹。适用于新生儿硬肿症。

6. 二乌软膏：川乌、草乌各 15 克，肉桂、炮姜各 20 克，红花、当归、川芎、赤芍各 30 克。上药共为细末，加凡士林配成 10% 油膏备用。外用，先按摩皮肤硬肿部位，使硬肿部位发热、发红并变软，然后用纱布涂以中药软膏，稍加热后敷贴于硬肿局部，并

给予热水袋敷，每12小时按摩1次并换药。适用于新生儿硬肿症。

新生儿缺氧缺血性脑病

新生儿缺氧缺血性脑病是由于围生期窒息、缺氧所导致的脑缺氧缺血性损害。缺氧是指血液供应中氧含量减少，主要引起脑水肿及神经元坏死；缺血是指脑血流灌注量的减少，主要引起脑血管梗死及白质软化。缺氧缺血两者互为因果。脑组织以水肿、软化、坏死和出血为主要病变。病理表现为脑血流改变、脑组织生化代谢改变、神经病理学改变。临床以神经系统异常为特征，主要表现为意识障碍，肌张力、原始反应异常，惊厥，颅内压增高，脑干功能障碍。多见于严重窒息的足月新生儿。危重者可死于新生儿早期，幸存者往往留有神经系统损伤后遗症，如智力低下、癫痫、脑性瘫痪、共济失调等。目前国内新生儿窒息的发生率在不同条件的医院及地区为3%～10%，病死率为2%～15%，近年来由于产科监护技术的进展，本病的发病率远超过产伤性颅内出血，是围生期足月儿脑损伤的常见原因。本病足月儿多见，是导致儿童神经系统伤残的常见原因之一。

本病属于中医学"胎惊""胎痫""惊风""昏迷""囟填"等范畴。胎惊者，乃妊妇调适乖常，胎儿受病，生后屡发惊风的病证。宋钱乙《小儿药证直诀》认为，胎惊者"盖血气未实，不能胜任乃发搐也"。明确指出搐搦与血气不足（如缺血、缺氧）有关。《小儿卫生总微论方》称胎惊的病因为"儿在母腹未生之前，因有所惊，胎内感之"。《新刊仁斋直指》亦有"胎惊风，以胎妇调适乖常，饮酒嗜欲，忿怒惊扑，母有所触，胎必感之"之说。同时说明引起本病的主要病因是产前（出生前）因素。由于妊妇调适乖常，常常导致胎儿禀赋不足（包括气血不足），以致风疾内蕴，疾生风，风生惊。目前的临床分为轻度胎惊，中度胎惊，重度胎惊。

【膏方集成】

1. 百枝膏：人参、防风、天麻各30克，麦冬、白附子、僵蚕、羌活、石菖蒲各15克，朱砂6克，麝香3克，蜂蜜适量。上药共为细末，水煎，滤汁去渣，滤汁兑蜂蜜，加热浓缩成膏。用时每次1克，每日1～2次，荆芥汤送服，不可过量。适用于小儿禀赋怯弱，感受惊邪，心神恍惚，睡眠不安。

2. 竹沥膏：制附子、水牛角各3克，厚朴、白术各1克，麻黄1.5克，全蝎5克，竹沥水适量。上药共为细末，水煎，滤汁去渣，滤汁兑蜂蜜，加热浓缩成膏。用时每次1克，每日1～3次，薄荷汤送服。适用于先天失养，气血亏虚，脾虚发搐的患儿。

3. 青黛膏：天麻、白附子、朱砂各3克，蝎梢1.5克，白花蛇（酒炙）、天竺黄、青黛各6克，麝香0.3克，蜂蜜适量。上药共为细末，水煎，滤汁去渣，滤汁兑蜂蜜，加热浓缩成膏。用时每次1克，每日3次，薄荷汤送服。适用于小儿惊风，昏闷，手足冷。

4. 郑氏祛风膏：朱砂、蝎尾、当归、栀子、川芎、龙胆、羌活、防风、大黄、甘草各3克，麝香0.03克，薄荷、淡竹叶各10克，白砂糖适量。前13味药共为细末，前药除麝香外煎水滤汁3次，合3次滤汁加蜂蜜和麝香加热浓缩成膏。3岁患儿每次1克，每日2～3次，薄荷、淡竹叶煎汤化服，不可随意加大服药剂量。适用于筋脉拘急、面红目青、惊风抽搐、胎风等。

5. 一醉膏：乳香、天麻、安息香、全蝎、蜈蚣各6克，麝香0.3克，制附子4克，麻黄、酸枣仁各12克，酒、蜜各适量。上药共为细末，入酒、蜜热浓缩成膏，储瓶备用。每次1克，每日1～3次，开水调服。适用于小儿惊风，风涎流注经络，神志昏寐。

6. 宁神膏：茯神30克，朱砂5克，麦冬15克，麝香0.3克，蜜适量。上药共为细末，蜜炼为膏，朱砂禁火煅。每次1克，每日1～2次，薄荷汤送服，不可过量，不可久服。适用于小儿惊风。

7. 乌附膏：雄黄6克，川乌、附子各15克。上药共为极细末，调麻油和匀成膏。外用，每用适量，用生葱（根、叶）捣烂，入药膏。适用于小儿囟陷（脑积水）。

中医膏方全书（珍藏本）

新生儿脐炎

新生儿脐炎是一种急性脐蜂窝织炎。临床可分为急性脐炎和慢性脐炎。急性脐炎是由于断脐时或生后脐残端被细菌污染引起的炎症，常见菌是金黄色葡萄球菌、大肠埃希菌、乙型溶血性链球菌或铜绿假单胞菌，以脐部红赤、肿胀、渗出、溃烂、出血等为主要特征。慢性脐炎可以是急性脐炎的转归，或在脐创口未愈时，由于不适当地应用爽身粉、脐带粉一类的异物刺激而形成脐部肉芽肿。若细菌由此进入血液可发生新生儿败血症，临床不可忽视。

本病属于中医学"脐湿""脐疮""脐疮肿""脐红或脐烂"范畴。中医学认为本病是由于断脐时或断脐后，水湿邪毒侵入脐部所致。邪毒浸淫肌肤，营卫失和，气血凝滞，邪毒蕴结，化热生脓，故见脐部红、肿、热、痛，甚至化脓溃烂而成疮疾。邪伤脉络可见脓中有血，邪正相搏，营卫郁遏，则见寒热。若正气不足，邪毒内攻脏腑，则可发生严重变证。早在隋《诸病源候论》中已有脐疮的记载，并曰："脐疮由初生断脐，洗浴不即拭燥，湿气在脐中。因解脱遇风，风湿相搏，故脐疮久不瘥也。"发病多与出生断脐不慎，脐端护理不适宜，污染邪秽有关。目前的临床证型分为脐湿染邪、脐疮毒盛、脐血染毒、脐突。

【膏方集成】

1. 大蛎朴硝膏：煅牡蛎、大黄各 15 克，朴硝 3 克，田螺 2 枚。前 3 味药共为细末，用田螺浸水，调药末成膏备用。外用，外敷脐部，包扎固定，每日 1 次。适用于小儿脐突溃烂。

2. 杏仁膏：杏仁 30 克。上药为细末，水调为膏备用。外用，外敷脐部，纱布、胶布包扎固定，每日 1 次。适用于小儿脐赤肿痛。

3. 杏髓膏：杏仁、猪脑髓各 15 克。上药研匀为膏。外用，外敷患处，每日 1 次。适用于小儿脐部湿肿、经久不愈。

4. 南瓜白糖膏：南瓜瓢 10 克，白糖 5

克。上药共捣为膏，备用。外用，外敷脐部，纱布、胶布固定，每日 1～2 次。适用于小儿脐疮、糜烂湿润久治不愈。

5. 突必平膏：杏仁 6 克，香油适量。上药为细末，油调为膏备用。现制现用，外用，外敷脐部，包扎固定，每日 1～2 次。适用于小儿脐突。

6. 姜竹膏：生姜 120 克，慈竹叶 10 克。上药共捣为膏备用。外用，外敷硬处，每日 1～3 次。适用于小儿脐周硬痛。

7. 豆椒艾盐膏：豆豉、胡椒、食盐、艾叶各等份。上药共为细末，用热饭调和成膏备用。外用，外敷脐部，包扎固定，每日 1～3 次。适用于小儿脐突。

新生儿破伤风

新生儿破伤风是由破伤风梭菌引起的一种急性感染性疾病。当处理脐带时，破伤风梭菌可通过接生者污染的手、未消毒的剪刀或敷料而将破伤风梭菌带入脐部。若受外伤，伤口染菌，亦可感染。该菌可产生两种外毒素：痉挛毒素和溶血毒素。外毒素可沿神经轴索或经血液、淋巴道传至中枢神经系统及全身。最后毒素作用在脊髓前角细胞和运动神经终末器，引起全身横纹肌持续性收缩或阵发性痉挛症状。常在生后 6～7 日发病，主要表现为苦笑面容、牙关紧闭、全身强直性痉挛。中华人民共和国成立前，本病是新生儿死亡的一个主要原因，中华人民共和国成立后由于推广无菌接生法，其发病率已大幅度降低，但尚未完全消灭。

本病属于中医学"脐风""撮口脐风"范畴，被列为"初生恶候"。由于本病发病后首先出现牙关紧闭的表现，故又称"锁口风"。本病常在生后六七日发病，又称"四六风""七日风"，认识到脐风是由于断脐不洁，感染秽毒之邪所致。邪毒侵入脐带创口后，郁结脐部，则脐肿生疮；邪入肝肾，筋脉拘急，牙关紧闭，角弓反张；邪入心脾，结于口舌，则口噤舌强，痰涎壅塞，乳不能吮；邪入于肺，喘促屏气，啼叫不止，阳气衰败，则四肢厥逆，爪甲青黑。《幼幼集成》曰："客风乘虚而入，内伤于肾，肾传肝，肝传心，心传脾，脾传肺，蕴蓄其毒，发为脐风。"目前的临床证型分为风邪犯表，邪犯肝经，气阴两虚。

【膏方集成】

1. 五通膏：生地黄、生姜、葱白、莱菔子、田螺各等份。上药共捣烂搅拌成膏，外涂脐四周，约1厘米厚，每日1～2次。适用于小儿脐风。

2. 脐风糊膏：枯矾、硼砂各8克，朱砂2克，冰片、麝香各0.2克。上药共为细末，水调成膏备用。外用，外敷脐部，纱布、胶布固定，每日1次。适用于小儿脐风，啼哭不出，四肢搐搦。

3. 蜂窝膏：马蜂窝、蜂蜜各适量。马蜂窝烧存性，研细末，蜂蜜调膏备用。外用，外敷脐部，每日1次。适用于小儿脐风。

4. 蜗牛蒔萝膏：蜗牛10个，蒔萝0.15克。蜗牛去壳捣烂，蒔萝末入蜗牛中研匀为膏。外用，外涂口部，每日1～2次。适用于小儿脐风。

5. 僵蚕蜂蜜膏：僵蚕末、蜂蜜各适量。上药共调匀成膏，储瓶备用。外用，外涂肛门或敷脐部，每日1～3次，以愈为度。适用于小儿脐风。

6. 涌泉膏：吴茱萸3份，胆南星1份。上药共为细末，和匀，用醋适量调和成软膏状，备用。外用，用时取药膏20～30克，分贴敷双侧足心涌泉穴上，用纱布包扎固定。每次12小时后取下，每日1次。适用于小儿流涎症。

7. 百枝膏：人参、防风、天麻各30克，麦冬、白附子、僵蚕、羌活、石菖蒲各15克，朱砂6克，麝香3克，蜂蜜适量。上药为细末，加热加蜂蜜浓缩成膏。每次1克，

每日1～2次，荆芥汤送服，不可过量。适用于小儿禀赋怯弱，感受惊邪，心神恍惚，睡眠不安。

8. 竹沥膏：制附子、水牛角各3克，厚朴、白术各1克，麻黄1.5克，全蝎5克，竹沥水适量。上药为细末，加热加蜂蜜浓缩成膏。每次1克，每日1～3次，薄荷汤送服。适用于先天失养，气血亏虚，脾虚发搐的患儿。

9. 青黛膏：天麻、白附子、朱砂各3克，蝎梢1.5克，白花蛇（酒炙）、天竺黄、青黛各6克，麝香0.3克，蜂蜜适量。上药为细末，加热加蜂蜜浓缩成膏。每次1克，每日3次，薄荷汤送服。适用于小儿惊风，昏闷、手足冷。

10. 郑氏祛风膏：朱砂、蝎尾、当归、栀子、川芎、龙胆、羌活、防风、大黄、甘草各3克，麝香0.03克，薄荷、淡竹叶各10克，蜂蜜适量。前13味药共为细末，前药除麝香外，煎水滤汁3次，合3次滤汁加蜂蜜和麝香加热浓缩成膏。3岁患儿每次1克，每日2～3次，薄荷、淡竹叶煎汤化服，不可随意加大服药剂量。适用于筋脉拘急、面红目青、惊风抽搐、胎风等患儿。

11. 一醉膏：乳香、天麻、安息香、全蝎、蜈蚣各6克，麝香0.3克，制附子4克，麻黄、酸枣仁各12克，酒、蜜各适量。上药为细末，入酒、蜜加热浓缩成膏，储瓶备用。每次1克，每日1～3次，开水调服。适用于小儿惊风，风涎流注经络，神志昏寐。

12. 宁神膏：茯神30克，朱砂5克，麦冬15克，麝香0.3克，蜜适量。上药为细末，蜜炼为膏，朱砂禁火煅。每次1克，每日1～2次，薄荷汤送服，不可过量，不可久服。适用于小儿惊风。

《中医膏方全书（珍藏本）》

第三十一章　小儿内科疾病

病毒性心肌炎

病毒性心肌炎是病毒（柯萨奇B病毒为主）侵犯心脏，引起局限性或弥漫性心肌间质性炎性浸润和心肌纤维的变性或坏死性病变，有的可伴有心包或心内膜炎症改变。临床症状轻重不一，轻者可无症状，重者可致心力衰竭，严重心律失常，心源性休克，甚至猝死。根据其临床症状、病程及转归可分为亚临床型、轻型自限型、猝死型、隐匿进行型、慢性迁延性心肌炎和急性重症心肌炎。本病的发病机制尚不完全清楚，目前已知病毒可直接侵犯心肌纤维引起变性或坏死性病变。通过柯萨奇病毒感染小鼠急性心肌炎实验研究，至少有两种与病毒感染有关的心肌损伤机制已经明确，一种是病毒的溶细胞作用，另一种是病毒诱导产生的细胞毒T淋巴细胞（CTL）对感染的心肌细胞的杀伤作用。此外，在本病发病机制中，亦可能有变态反应或自身免疫反应参与。本病目前尚无特殊治疗，一般采取综合治疗措施。

中医学认为本病因正气不足，邪毒内含于心而致病。系急性感染起病者，可从"温病"论治，以心律失常为主，自觉心前悸动者，归属于"心悸""怔忡"范畴；以胸闷胸痛为主者，可参照"胸痹"论治；病情迁延，反复心阳不振、心脏扩大、心动悸者，属于"心痹"范畴。中医学虽无"心肌炎"之病名，但对其病因病机和治疗等很早即有论述。如《诸病源候论》曰："心藏于神而主血脉，虚劳损伤血脉，致令心气不足，因为邪之所乘，则使惊而悸动不安。"文中已言明正气不足，热毒侵心为本病发生的关键。而《伤寒

论》则曰"伤寒脉结代，心动悸，炙甘草汤主之"。其中所拟炙甘草汤沿用至今，已成为治疗心悸的重要方剂。本病以外感温热邪毒为主要发病因素，而劳累过度、情志损伤等亦可致病。病位主要在心，涉及肺、脾、肾。病机要点为邪犯人体，心气受损，痰饮内停或瘀血阻络。主要病理产物为痰饮及瘀血。究其病性，在本为心气不足，属虚，在标为热毒、痰饮、瘀血，属实。临证治疗宜标本兼治，祛邪扶正并重。急性期以清热解毒、益气养心为法，恢复期则以逐痰祛瘀，养心安神为要。目前的临床证型分为风热邪毒、湿热邪毒、心阳虚脱、气阴两虚、气虚血瘀、气血淤滞、瘀血阻滞、痰气郁阻、痰瘀互阻、正虚邪恋、心气不足、心血不足、心阴不足、阳虚气滞、阴阳两虚、心脾两虚、心肾阳虚等。

【膏方集成】

1. 益心复脉膏：人参、炙甘草各30克，黄芪、丹参、甘松各100克，灵芝、当归各50克，麦冬60克。上药洗净，加水浸泡，煎煮2次，去渣取汁，加热浓缩，兑入适量蜂蜜，加热收膏，冷却收储。每次10～20毫升，每日3次，口服。适用于气虚血瘀，脉率不齐型病毒性心肌炎后遗症患者。

2. 灵芝山楂膏：灵芝、麦冬各100克，山楂200克，蜂蜜适量。将上药洗净、去杂质。加水浸泡，煎熬2次，去渣取汁，加热浓缩，兑入适量蜂蜜，加热收膏，冷却收储。每次1～2匙，每日3～4次，口服。适用于病毒性心肌炎恢复期，证属气阴虚损、瘀血阻络者。

高热惊厥

惊厥是大脑皮质运动神经元异常放电所致的全身或局部肌肉暂时地不随意地抽动，多数伴有意识障碍。高热惊厥主要见于颅外感染，颅内感染所致惊厥不称为高热惊厥。高热惊厥是婴幼儿时期特有的一种因发热而诱发的惊厥状态，为小儿惊厥中最常见的一种。指初次惊厥发病在1个月到6岁之间，在上呼吸道感染或其他感染性疾病的早期，当体温升高在38℃以上时突然发生的惊厥。按发作特点和预后分为两类：简单性高热惊厥和复杂性高热惊厥。婴幼儿大脑皮质神经细胞分化不全，神经元的树突发育不全，轴突髓鞘未完全形成，神经兴奋易于泛化，且神经递质之间的不平衡（γ-氨基丁酸为中枢神经的主要抑制性递质，乙酰胆碱为主要兴奋性递质），合成γ-氨基丁酸的酶或辅酶缺乏或不成熟，可能是小儿易发生惊厥的因素之一。临床表现为突然起病，意识丧失，双手握拳，头向后仰，眼球固定，双目发直，眼露白睛，口吐白沫，牙关紧闭，抽动不已。严重者可有颈项强直，角弓反张，呼吸不整，双唇青紫，两便失禁。持续数秒至数分钟或更长，继而转入嗜睡或昏迷状态。小儿惊厥的发病率为成人的10～15倍。高热惊厥多发生于冬春季节，多随年龄的增长而消失，少数病例因反复发作而导致脑部损害，可留下瘫痪、失语、痴呆等后遗症。本病发病突然，症情凶险，若不及时抢救，可危及小儿生命。

本病中医学称为"惊风"，是古代儿科四大症之一。病名较早见于宋《太平圣惠方》。《幼科释谜·惊风》曰："小儿之病，最重惟惊。"与惊风相关的病名有"天吊""客忤""中恶""瘛疭""抽搐""发搐""搐搦""痉病"等。明寇平《全幼心鉴》把惊风的临床表现归纳为搐、搦、掣、颤、反、引、窜、视八候。搐指肘臂伸缩，搦指十指开合，掣指势如相扑，颤指手足头身动摇，反指身向后仰，引指臂若开弓，窜指两目发直，视指眼露白睛而不灵活。惊风分急惊风与慢惊风两大类，本节仅叙述急惊风，其最突出的证候是惊风痰热。惊指昏谵惊叫，恐惧不安；风指牙关紧闭，口角牵引，窜视搐搦，项背反张；痰指痰涎壅盛，深度昏迷，或痰鸣如锯；热指高热谵妄，唇颊嫩红，两便秘涩，烦渴饮冷。目前的临床证型分为风热致惊，暑邪致惊，温邪内陷，湿热疫毒，暴受惊恐，痰热惊风，食滞惊风，热毒炽盛，外感风邪证，痰壅气逆证。

【膏方集成】

1. 急惊秘风膏：胆南星、全蝎各32克，牛蒡子、半夏、枳实各15克，朱砂12克，巴豆仁、猪牙皂各10克，大黄48克，牵牛子24克。上药用麻油熬，黄丹收，摊膏备用。外用，用时取膏药温热化开，贴肺俞穴处。适用于小儿急惊风症、咳嗽、惊痫、发搐、发热、痰喘、痰涎上逆、痰涎跌倒。

2. 慢风膏：炙黄芪、党参、炮附子各32克，白术64克，煨肉豆蔻仁、白芍（酒炒）、炙甘草各15克，丁香10克，炮姜炭6克。上药用麻油熬，黄丹收，摊膏备用。外用，用时取膏药温热化开，掺肉桂末少许，贴脐上，再以黄米熬汤调伏龙肝敷膏上。适用于慢惊风。

3. 栀黄熄风膏：栀子20克，明雄黄5克，冰片1克，蜈蚣、白颈蚯蚓各1条，鸡蛋清1枚，麝香（另研）0.4克。先将前4味药共为细末，与蚯蚓同捣烂，再与鸡蛋清调和成糊状，收储备用。外用，先取麝香粉填入脐窝，再取药糊膏盖于麝香上，同时另以药糊敷于百会、关元穴，外以纱布固定，敷24小时后用温热水洗掉药物。适用于小儿高热、急惊风。

4. 熄风镇惊膏：全蝎8只，蜈蚣、守宫各2条，飞朱砂、樟脑各3克。上药共为细末，和匀，用蜂蜜适量调成糊膏状，备用。外用，用时取膏药适量，敷于囟门及肚脐处，上盖纱布，胶布固定，每日换药1次，以愈为度。适用于慢惊风患儿（成昏迷状态者）。

5. 镇惊膏：大黄300克，天竺黄、甘草各150克，淡全蝎90克，钩藤、薄荷、龙胆、木瓜、橘红各60克。上药加水煎煮3次，滤汁去渣，合并滤液，加热浓缩成清膏，每500克清膏兑蜂蜜1000克，每膏500克兑

《中医膏方全书（珍藏本）》

朱砂面 39 克，搅匀收膏即可。1 岁以内患儿每次 3 克，2 岁以上者每次 6 克，每日 1～2 次，白开水冲服。适用于高热惊风、咳嗽、呕吐痰涎、昏迷不醒、面红身热、惊痫抽搐、烦躁口渴、大便秘结、小便短涩的患儿。

6. 镇惊熄风膏：地龙、石菖蒲各 20 克，全蝎 12 克，青蒿 6 克，薄荷、牛黄、羚羊角、黄连、白芍各 3 克。上药烘干，共为细末，和匀，与凡士林或麻油调和成软膏状，储膏备用。外用，用时取药膏适量外敷于小儿肚脐和囟门上，上盖敷料，胶布固定，每日换药 1 次。适用于小儿惊风。

7. 龙脑地黄膏：大黄、甘草各 5 克，雄黄 1.5 克，麝香、冰片各 0.5 克，蜜适量。上药为细末，蜜炼为膏。每次 1 克，每日 1～2 次，薄荷汤送服，不可过量，不可久服，雄黄禁火煅。适用于小儿急、慢惊风，痰热阻肺。

8. 一醉膏：乳香、天麻、安息香、全蝎、蜈蚣各 6 克，麝香 0.3 克，制附子 4 克，麻黄、酸枣仁各 12 克，酒、蜜各适量。上药为细末，入酒、蜜加热浓缩成膏，储瓶备用。每次 1 克，每日 1～3 次，开水调服。适用于小儿惊风，风涎流注经络，神志昏寐。

9. 蚕蜜膏：僵蚕 3 克，蜂蜜 5 克。僵蚕为细末，加入蜂蜜混匀。每日 1 剂，分 4 次服，忌与生葱同服。适用于小儿外感惊风。

10. 青金膏：乌梢蛇 10 克，蝎梢、天麻、白附子、青黛各 5 克，制附子 8 克，麝香 0.5 克，天竺黄 3 克，蜜适量。诸药为细末，蜜炼为膏。每次 1 克，每日 1～3 次，人参、薄荷煎汤调服。适用于小儿慢惊风，身体强直，痰涎壅盛，甚至昏昧。

11. 百枝膏：人参、防风、天麻各 30 克，麦冬、白附子、僵蚕、羌活、石菖蒲各 15 克，朱砂 6 克，麝香 3 克，蜂蜜适量。上药共为细末，加热浓缩成膏。每次 1 克，每日 1～2 次，荆芥汤送服，不可过量。适用于小儿禀赋怯弱，感受惊邪，心神恍惚、睡眠不安。

12. 竹沥膏：制附子、水牛角各 3 克，厚朴、白术各 1 克，麻黄 1.5 克，全蝎 5 克，竹沥水适量。上药为细末，加热浓缩成膏。

每次 1 克，每日 1～3 次，薄荷汤送服。适用于先天失养，气血亏虚，脾虚发搐的患儿。

13. 青黛膏：天麻、白附子、朱砂各 3 克，蝎梢 1.5 克，白花蛇（酒炙）、天竺黄、青黛各 6 克，麝香 0.3 克，蜜适量。上药为细末，加热浓缩成膏。每次 1 克，每日 3 次，薄荷汤送服。适用于小儿惊风，昏闷、手足冷。

14. 郑氏祛风膏：朱砂、蝎尾、当归、栀子、川芎、龙胆、羌活、防风、大黄、甘草各 3 克，麝香 0.03 克，薄荷、淡竹叶各 10 克，蜂蜜适量。前 13 味药共为细末，前药除麝香外煎水滤汁 3 次，合 3 次滤汁加蜂蜜和麝香加热浓缩成膏。3 岁患儿每次 1 克，每日 2～3 次，薄荷、淡竹叶煎汤化服，不可随意加大服药剂量。适用于筋脉拘急、面红目青、惊风抽搐、胎风等患儿。

15. 宁神膏：茯神 30 克，朱砂 5 克，麦冬 15 克，麝香 0.3 克，蜜适量。上药为细末，蜜炼为膏，朱砂禁火煅。每次 1 克，每日 1～2 次，薄荷汤送服，不可过量，不可久服。适用于小儿惊风。

小儿腹泻

小儿腹泻是由多病原、多因素引起的一组疾病，临床以腹泻、呕吐及水、电解质平衡紊乱为主要表现。发病年龄多在 2 岁以下，1 岁以内者约占半数。本病一年四季均可发生，尤以夏秋两季多见。根据病因可分为感染性腹泻和非感染性腹泻两类，病程在 2 周内者称急性腹泻，2 周～2 个月者为迁延性腹泻，病程在 2 个月以上者则为慢性腹泻。肠道不同部位的感染，其大便性状不同，小肠炎症所致腹泻的粪便呈蛋花样或稀水样，混有胆汁而呈黄绿色，有时呈米汤样白色粪便，每日大便 3～6 次。每日大便可无腹痛，而常有腹泻。结肠炎所致腹泻，大便次数多，每日 10～15 次或更多，而量少，混有黏液、脓血为其特征，常伴有腹痛或里急后重。腹泻主要与大肠蠕动增快，分泌与吸收功能的失调有关。水在肠上皮的吸收和分泌是按被动方式进行的，而 NaCl 或其他溶质如糖和氨基酸的吸收和分泌则按主动方式进行，需要从启动的钠泵（钠钾 ATP 酶）获得能量。肠吸收的部位在肠绒毛腔面刷状缘的柱状上皮细胞，分泌则在隐窝细胞进行。水伴随 Na 的吸收而吸收，Cl 的分泌而分泌，任何减少 Na，水的吸收和（或）增加 Cl，水分泌的过程均可导致腹泻。如果腹泻治疗不及时，将危及小儿生命。慢性腹泻，则严重影响小儿的生长发育。

本病中医学称为"泄泻"。泄者大便稀薄，势犹缓和，泻者大便直下，如水倾注。病名始见于《内经》。《素问》中有"濡泄""溏泄""飧泄""洞泄"等记载。言小儿泄泻则首见于隋巢元方《诸病源候论》。历代儿科专著从多方面论述了本病的脉因证治，其中较为系统且实用的证治分类见于《医宗金鉴·幼科杂病心法要诀》，其概括指出："小儿泄泻须认清，伤乳停食冷热惊，脏寒腹虚飧水泻，分消温补治宜精。"引起小儿泄泻的原因有感受外邪、内伤饮食、脾胃虚弱、脾肾阳虚。经辨证目前的临床证型分为伤食证、风寒证、湿热证、脾虚证、脾肾阳虚证、寒湿证、气阴两伤证、阴竭阳脱证、惊证、脐寒证、水邪停滞证、脾虚湿困证。

【膏方集成】

1. 小儿腹泻膏：五倍子（炒黄）、干姜各 10 克，吴茱萸、公丁香各 5 克，白酒适量。上药共为细末，加酒制成直径 5 厘米，厚度约 2 厘米的药膏备用。外用，外敷脐部，纱布、胶布固定，每日 1 次。适用于小儿脾胃虚寒，泄泻如水样。

2. 人参膏：人参 30 克，白术、丁香、藿香各 15 克，白扁豆 0.3 克，蜜适量。上药共为细末，蜜炼为膏。每次 1 克，每日 3 次，生姜汤化服。适用于小儿泄泻，口渴呕逆。

3. 助胃膏：肉桂、白茯苓、白术、藿香叶、砂仁、炙甘草各 90 克，豆蔻、肉豆蔻（煨）、木香、丁香、人参各 30 克，橘红、山药各 120 克，蜜适量。上药共为细末，蜜炼为膏。3 岁以下每次 3 克，3 岁以上每次 6 克，每日 2～3 次，米汤化服。适用于小儿胃气虚弱，肠鸣泄泻、乳食不进、腹胁胀满、吮乳便青，或时夜啼，胎寒腹痛。

4. 止泻膏：炒苍术、炒白术、车前子、茯苓、煨诃子、炒薏苡仁各 10 克，吴茱萸、丁香、胡椒、炒山楂各 6 克，香油适量。上药共为细末，香油调膏备用。外用，外敷脐部，纱布、胶布固定，每日 1 次。适用于小儿脾虚湿困所致的慢性腹泻。

5. 川椒膏：花椒 10 克，麝香膏 1 张。花椒研末备用。将药末填满肚脐，外贴麝香膏，并用胶布固定，每日 1 次。适用于小儿脾虚便溏、脘腹冷痛等症。

6. 没食子膏：没食子 3 克，人参、诃子、白术各 6 克，丁香 35 克，炙甘草 15 克，香附子 37 克，朱砂 0.5 克。上药为细末，加水煎，滤汁去渣 3 次，再加蜂蜜加热浓缩成膏。每次 0.5 克，每日 3 次，白术汤送服。适用于小儿感寒夹惊，胃气虚弱，大便泄泻。

7. 肉豆蔻膏：肉豆蔻、白术各 6 克，人参、甘草、丁香、木香、藿香各 3 克，蜜适量。上药共为细末，蜜炼为膏。每次 3 克，每日 2～3 次，米汤饮下或空腹奶前服。适用于小儿气滞夹惊，大便清泻，腹痛不食。

脑性瘫痪

脑性瘫痪简称脑瘫，指出生前到出生后 1 个月以内因各种原因所致的非进行性脑损伤，以婴儿期内出现中枢性运动障碍及姿势异常为临床特征，可伴有智力低下、惊厥、听觉或视觉障碍及学习困难。病理改变为不同程度的大脑皮质萎缩，脑回变窄，脑沟增宽，皮质下白质疏松，甚至囊性变、脑积水等。脑性瘫痪是小儿时期常见的一种伤残情况，其发病率在我国为 0.18%～0.4%，与国外报道的 0.15%～0.5%相近。

本病属于中医学"瘫证""中风""五迟""五软"范畴，表现为肌张力低下者，可归属"痿证"，智力严重低下者，可归属"痴呆"。中医学认为本病的发生乃因先天胎禀不足，胎中受惊致产后肾气亏虚，风痰阻络而出现瘫痪、痴呆等症。脑性瘫痪主要病位在肝、脾、肾三脏。肝主筋，肝血不足，筋失所养，则筋强不柔，肢体强硬，张而不弛；脾主肉，脾气不足，肉失所养，则肌肉萎弱，肢体软瘫；肾主骨，肾精不足，则骨槁肢削，强直变形。故本病大多属虚证，若血瘀痰阻，脑窍闭塞，亦可见实证。目前的临床证型分为肝脾不足，肝肾亏虚，脾胃虚弱，气血虚弱，脾虚水泛，肾精不足，肝肾阴虚，瘀阻脑络，痰瘀互阻。

【膏方集成】

1. 脑瘫Ⅰ号膏：山药、牛膝、巴戟天、菟丝子、仙茅、杜仲、淫羊藿、酸枣仁、远志、当归、石菖蒲、防风、僵蚕各 100 克，鹿角霜 150 克，肉桂 20 克。上药共为细末，混合均匀，每包装 25 克备用。外用，每次用药粉 25 克，以温水加乙醇调敷背俞穴，每次约 10 小时，每日 1 次。20 日为 1 个疗程。适用于"五迟"。

2. 脑瘫Ⅱ号膏：党参、白术、山药、菟丝子、牛膝、当归各 100 克，陈皮、川芎、升麻、柴胡各 50 克，肉桂 20 克，黄芪 300 克，鹿角霜 150 克。上药共为细末，混合均匀，每包装 25 克备用。外用，每次用药粉 25 克，以温水加乙醇调制成膏。外敷背俞穴，每次约 10 小时，每日 1 次。20 日为 1 个疗程。适用于"五软"。

3. 小儿脑瘫膏：生附子、远志、煅龙骨、煅牡蛎、益智、石菖蒲、鹿角片各 250 克。上药为细末加入冰片 50 克，外用，用醋调制成膏敷体穴。取风池、风府、百会、四神聪、大椎、身柱、命门、腰阳关、肾俞、秩边、环跳、曲池、合谷、足三里、绝骨穴。每次取 3～5 穴，每日 1 次，连敷 30 次以上。适用于脑瘫患儿。

4. 强颈膏：生附子、天南星各等份，姜汁适量。将前 2 味药粉碎为末过筛，以姜为汁调和为膏。外用，取膏贴胶布中间，贴敷于天柱穴上，每 2 日换 1 次。适用于脑瘫患儿。

5. 热熨方：菖蒲 20 克，艾叶 30 克，羌活 10 克，穿山甲 3 克，川芎、茯苓、五味子各 12 克。上药为细末，调拌鸡蛋清或麻油制成膏剂，温热备用。外用，趁热贴敷关元穴、囟门。适用于五迟症。

维生素 D 缺乏性佝偻病

维生素 D 缺乏性佝偻病是小儿一种常见慢性营养缺乏症，多见于 3 岁以下婴幼儿，占佝偻病的 95% 以上。本病系因体内维生素 D 缺乏致全身性钙、磷代谢失常，钙盐不能正常沉着于骨骼生长部位，最终致骨骼畸形。临床表现为骨骼改变，肌肉和神经精神症状。佝偻病发病缓慢，不易引起重视。近年重度维生素 D 缺乏性佝偻病的发病率已显著减少，但轻、中度佝偻病的发病率仍较高。佝偻病使小儿抵抗力下降，容易合并肺炎及腹泻等疾病，严重影响小儿正常生长发育，是我国儿科重点防治的四病之一。

本病属于中医学"五迟""五软""鸡胸""龟背""解颅""疳证"等范畴。乃因先天禀赋不足，后天失调，气血生化乏源，五脏六腑皆失所养，终致骨弱不坚，发育障碍。目前的临床证型分为脾虚气弱，肾精亏损，肾虚骨弱，阳气虚衰。

【膏方集成】

1. 壮骨膏：石菖蒲、北五味、制附子、肉桂、熟地黄各 18 克，山茱萸、巴戟天、远志肉、肉苁蓉、麦冬、续断、骨碎补、牛膝、当归身、大枣各 27 克，北黄芪 36 克，牛骨髓 300 克。上药共为细末，牛骨髓蒸熟和药末拌匀，加蜂蜜 300 克制成膏。每次 15～30 克，每日 3 次，淡盐汤送服。适用于小儿软骨病（小儿三四岁不能行走、肢软无力者）。

2. 河车蚣蝎膏：紫河车 1 具，蜈蚣 10 条，全蝎 30 克。上药用文火焙干，共为极细末，用酒适量调和，再加蜂蜜 200 克和成膏状。每次 5～10 克，每日早、晚各服 1 次，温开水送服。适用于小儿佝偻病。

3. 龙菟膏：菟丝子 30 克，党参、北黄芪各 10 克，白术、陈皮、柴胡、郁金、五味子各 6 克，龙骨、牡蛎各 20 克。上药加水煎煮 3 次，滤汁去渣，合并滤液加蜂蜜 100 克，加热浓缩成膏。每次 1～2 克，每日 3 次，温开水送服。适用于小儿佝偻病（肝脾不调型）。临床多见夜啼、烦躁、多汗之症，为早期轻型。

4. 益肾膏：大熟地黄 30 克，巴戟天、牛膝各 12 克，蒸当归身、续断、枸杞子、菟丝子、山茱萸各 18 克，生龟甲 20 克，鹿角霜 6 克，炙甘草 10 克。上药加水煎煮 3 次，滤汁去渣，合并滤液加蜂蜜 200 克，加热浓缩成膏。每次 1～2 克，每日 3 次，温开水送服。适用于小儿佝偻病。

5. 治痿膏：黄芪 60 克，茯苓、续断各 15 克，党参、苍术、丹参、川牛膝、鸡血藤各 30 克，赤芍、木瓜、穿山甲各 12 克。上药共为细末，依法加工，制成膏剂。每次 1～2 克，每日 3 次，温开水送服。适用于小儿五软、五迟。

6. 参黄膏：党参、生黄芪、黄精各 30 克，土茯苓、陈皮各 20 克，丁香 3 克。上药水煎 3 次，合并药液，加红糖浓缩成膏。每次 10～20 克，分 3～4 次服，口服。10 日为 1 个疗程。适用于小儿佝偻病。

7. 调元散：干山药 15 克，白芍、茯苓、茯神各 6 克，白术、人参、熟地黄、当归、川芎、黄芪各 7.5 克，甘草 4.5 克，石菖蒲 3 克。上药共为细末，和匀，加蜂蜜浓煎成膏。每次 6～9 克，每日 2 次（婴儿、乳母同用），口服。适用于小儿先天元气不足所致颅脑开解、肌肉消瘦、腹大而胀、语迟、行迟、手足如筒、神色昏慢、齿生迟等症状。

小儿厌食症

小儿厌食症是指小儿长期食欲不振，厌恶进食的病症。由于喂养不当、饮食失节而致脾胃运化受纳功能失调。可因局部与全身疾病影响消化功能，或因中枢神经系统受人体内外环境刺激的影响，对消化功能的调节失去平衡。厌食不包括因外感时邪引起的突然食欲不振及某些慢性疾病而出现的长期食欲不振。西医中的神经性厌食仅指由于精神因素引起的一类厌食。如家长采取各种方法强迫小儿进食，影响小儿情绪，形成了条件反射性拒食，可发展为厌食。厌食主要受营养性疾病、心理因素、药物毒物的影响。临床表现以厌恶进食为主，可伴有进食后脘腹作胀，甚至恶心呕吐，大便不调，面色欠华，

形体偏瘦。若患儿明显消瘦，则已转化为疳证。本病各个年龄都可发生，以 1～6 岁为多见。城市儿童发病率较高。发病无明显季节性，但夏季暑湿当令，可使症状加重。

厌食一症，古代无专门论述，但医籍中提到的"恶食""不思饮食""不嗜食"颇似本病。脾与胃互为表里，脾主运化，胃主受纳。脾为阴土，喜燥而恶湿，得闭则运，胃为阳土，喜润恶燥，以阴为用。故饮食不节，喂养失调，损伤脾胃，胃阴伤则不思进食，脾阳伤则运化失职。主要病因是喂养不当，多病久病及先天不足，其病机为脾胃运化失健。若长期不愈者，会气血不充，易于感受外邪，合并贫血，或缓慢消瘦，逐渐转为疳证。目前的临床证型分为脾失健运，脾胃气虚，胃阴不足，乳食不洁，食积化热，痰湿中阻，虫积伤脾，脾虚肝亢。

【膏方集成】

1. 敷脐膏：炒麦芽、焦山楂、炒神曲各 10 克，炒鸡内金 5 克，炒莱菔子 6 克。上药共为细末，和匀，储瓶备用。外用，上药为 1 次量，取上药粉，加面粉和水适量调成糊状，于睡前敷患儿肚脐上，外用纱布固定，次晨取下，每日 1 次。5 次为 1 个疗程。适用于小儿厌食症。

2. 和胃膏：焦三仙 100 克，佩兰叶 50 克，党参、白术、茯苓各 30 克，砂仁、枳壳各 15 克。上药共为细末，和匀，以生姜汁调和成糊状，储瓶备用。外用，取膏 30 克，外敷于双足心涌泉穴和肚脐上，上盖敷料，胶布固定，每日换药 1 次。10 次为 1 个疗程。适用于食欲不振（纳呆），小儿厌食症。

3. 杏仙膏：杏仁（去皮）、栀子、砂仁、小红枣各 15 克，焦三仙 30 克，黍米 1 撮，藿香 10 克。将上药中小红枣、黍米放入碗中，加适量水，上锅蒸 20 分钟取出，待凉后，将枣核去除，其余 5 味药共为细末，加入上 2 味药共捣烂如泥，调成膏糊状，储瓶备用。外用，取膏 30 克，外敷于两手心劳宫穴和肚脐上，上盖敷料，胶布固定，每日换药 1 次。适用于食欲不振（纳呆），小儿厌食症。

4. 健脾消食膏：枳实 300 克，太子参 120 克，焦山楂、茯苓、白术、陈皮、神曲、

麦芽各 90 克，鸡内金 60 克。上药加水煎煮 3 次，滤汁去渣，合并滤液，加热浓缩成清膏，再加饴糖 300 克，冰糖 200 克，收膏，储瓶备用。每次 10～15 克，每日 2 次，开水调服。适用于小儿食欲不佳（脾虚失运型）。表现为面色萎黄，不思饮食，甚至拒食，若强行进食后则会恶心呕吐，腹胀、苔白不厚或薄腻。

5. 养胃消食膏：玄参、炒麦芽、麦冬、生地黄、沙参、石斛、玉竹、山药各 90 克，鸡内金、乌梅各 60 克，甘草 20 克，饴糖 150 克，黑芝麻、冰糖各 100 克。上药除黑芝麻外，余药加水煎煮 3 次，滤汁去渣，合并滤液，加热浓缩成清膏，黑芝麻研碎后，冲入清膏和匀，最后加蜂蜜 300 克，冰糖 200 克，收膏即成。每次 10～15 克，每日 2 次，开水调服。适用于小儿食欲不佳（胃阴不足型），症见不思饮食、口干多饮、大便干结、唇红色干、皮肤干燥、舌苔多为剥苔或无苔。

6. 益气健脾膏：党参、茯苓、白术、山药、白扁豆各 90 克，砂仁、桔梗各 30 克，陈皮 60 克，莲子 100 克，芡实 150 克。上药除莲子、芡实外，余药加水煎煮 3 次，滤汁去渣，合并滤液，加热浓缩成清膏，莲子、芡实煮熟至透烂，研碎，调入清膏和匀，最后加蜂蜜 300 克，冰糖 200 克，收膏即成。每次 10～15 克，每日 2 次，开水调服。适用于小儿食欲不佳（脾胃气虚型），症见面色白或萎黄，形体瘦弱，食欲不振，食少或厌食。若进食稍多则大便不通或大便溏泄，舌质淡苔薄白。

7. 董氏开胃膏：胡黄连、陈皮、枳壳各 3 克，三棱、莪术各 6 克，谷芽 9 克。上药为细末，储瓶备用。外用，每晚取 10 克，用醋调制成膏糊状，贴敷于神阙穴及命门穴，晨起除之。连续 4 周为 1 个疗程。适用于小儿厌食症。

8. 清解消食膏：青黛、厚朴各 3 份，丁香、芒硝各 2 份，冰片 0.5 份。上药为细末，同时以蛋清或米饮少许调成药膏。外用，取药膏适量，敷于脐部，外用纱布覆盖，胶布固定，每日一换。适用于小儿厌食症，症见虚烦内热，大便秘结，腹胀腹痛等。

第三十二章　小儿感染性疾病

鹅口疮

鹅口疮又称雪口病，是由白假丝酵母菌感染所致的口炎。临床表现以口腔、舌面满布白屑，状如鹅口为特征。白假丝酵母菌常存在于正常人口腔、肠道、阴道、皮肤等处，新生儿可在出生时产道感染，或被污染的乳具感染而致病。婴儿常因体质虚弱，营养不良，消化不良，长期使用广谱抗生素或激素等因素，致消化道菌群失调，白假丝酵母菌繁殖，故常见真菌性肠炎的同时并发鹅口疮。主要临床表现是口腔黏膜高起出现乳白色、微高起斑膜，周围可波及整个口腔黏膜，甚至到咽、气管，可危及生命。临床症状可作为确诊依据。本病多见于新生儿及营养不良、腹泻、长期使用广谱抗生素或激素的患儿。

中医学亦称本病为"鹅口疮"。隋巢元方在《诸病源候论·鹅口候》中对本病已有论述，其曰："小儿初生口里白屑起，乃至舌上生疮，如鹅口里，世谓之鹅口。"指出了本病的发病年龄与临床表现。明陈实功《外科正宗·鹅口疮》在确立病名的基础上，对本病临床表现做了进一步描述："鹅口疮皆心脾二经胎热上攻，致满口皆生白斑雪片，甚则咽间叠叠肿起，致难乳哺，多生啼叫。"中医学认为，本病病因有虚实之分。实证为胎热内蕴，口腔不洁，感受秽浊之邪，蕴积心脾。口为脾之窍，舌为心之苗，脾脉络于舌，心脾积热，上熏口舌而发病。虚证多由胎禀不足，如早产儿生长发育尚未完善，皮肤娇嫩，容易损伤皮肤黏膜，引起本病。又如病后失调，久泻久利，津液大伤，脾胃亦虚，气阴皆耗，虚火循经上炎而致本病。目前的临床证型分为心脾积热，虚火上浮，脾虚湿泛，肺胃热甚。

【膏方集成】

1. 三子膏：莱菔子、白芥子、地肤子各10克，食醋适量。上药用沙锅文火炒至微黄，共为细末，将食醋煮沸，放置冷却至温热，再倒入药末，调成膏状。外用，把药膏分次涂至直径为2厘米的纱布上，分别贴敷于两足涌泉穴，胶布固定，每日换药1次，敷3～5次。适用于鹅口疮。

2. 吴附膏：吴茱萸、附子各10克。上药共为细末，用米醋调成膏，储瓶备用。外用，将膏敷于两足涌泉穴，胶布固定，每日1次。适用于鹅口疮。

3. 豆腐渣膏：豆腐渣120克，芭蕉根、番薯各60克，硫黄粉30克。将上药共研如烂泥膏状，储瓶备用。外用，用时将本膏外敷患处，成脓时敷患处四周，留顶端，以备排脓，每日1次。适用于鹅口疮、幼儿急疹、水痘、麻疹、发毒、疔疮。

4. 四圣膏：绿豆、豌豆各49粒，珍珠、血余炭各0.3克。上药共为细末，调和成膏状储瓶。外用，先用银针破疱头，以泄毒血，刺后取药膏敷患处，每日涂敷数次。适用于鹅口疮。

5. 玉颜膏：黄柏30克，绿豆粉、生甘草各120克，红花60克。上药共为极细末，和匀，用香油调和成软膏，储瓶备用。外用，用时取膏适量，从耳前、眼唇面上并涂之，每日3～5次。适用于鹅口疮初出。

6. 银石膏：金银花、生石膏各30克，玄参、紫草、泽泻各15克，薄荷9克，荆芥6克。上药加水煎煮3次，滤汁去渣合并滤液，加蜂蜜200克，加热浓缩成膏。每次

《中医膏方全书（珍藏本）》

《中医膏方全书（珍藏本）》

10～20 克，每日 3 次，口服。适用于小儿鹅口疮、幼儿急疹（风热夹湿型）。

7. 三粉膏：红粉、官粉、轻粉各等份。上药混合共为细末，予蜂蜜制成膏剂。外用，如若疮口破溃则禁用。同时随症配合汤剂内服。内外并治，疗效佳。适用于鹅口疮破溃。

8. 万灵膏：紫草茸 60 克，山豆根 30 克，升麻、葛根、蝉蜕、僵蚕、白附子、连翘各 10 克，全蝎 15 个，生甘草、雄黄各 5 克，麝香、蟾酥各 3 克，将上药前 12 味共为细末和匀，把蟾酥用好酒炖化和上药细末用蜂蜜调为膏。每次 3～5 克，每日 1 次，紫草汤送下。适用于鹅口疮略有发热患儿。

幼儿急疹

幼儿急疹又称婴儿玫瑰疹，是婴幼儿期一种急性出疹性传染病，临床以持续高热 3～5 日，热退疹出为特征。全身症状轻微。本病因死亡者罕见，缺乏病理资料，其发病机制不十分清楚。目前专家多认为，人类疱疹病毒经呼吸道侵入血液，引起病毒血症，出现相应的临床症状和体征。此病可见于一年四季，多见于冬春两季，发病年龄多见于 6～18 个月小儿，3 岁以后少见。无男女性别差异。患病后可获持久免疫力。

本病属于中医学"温病"范畴，由于疹子形态与麻疹相似，又好发于哺乳期小儿，因此中医古代文献又称"奶麻""假麻"。其传染性不强，多为散发，偶见流行，预后良好。《幼科准绳》中有"小儿有出一两次麻者，出轻而日数少者，名奶疹子。出稍重而日数多者，名正疹子。又出于痘前者，名奶疹子。处于痘后者，名正疹子"的记载，详述了麻疹与奶疹的区别。中医学认为，本病病因为外感风热时邪。风热时邪由口鼻而入，首伤肺卫，故初起见有肺卫表证。继而邪郁化热，邪热蕴郁肺胃，肺胃气分热盛，故见高热、烦渴，或伴呕吐、泄泻等症。由于机体抗邪有力，热蕴肺胃数日，与气血相搏而发于肌肤，邪热得以外泄，故热退疹出。目前的临床证型分为肺胃蕴热（发热期），疹出邪退（出疹期）两型。

【膏方集成】

1. 香菜膏：鲜芫荽（香菜）、鲜紫苏叶、鲜葱白各适量。混合诸药捣至融烂，加入面粉少许，再捣至极融，调匀如膏状，备用。外用，用时取膏药贴敷于肚脐和两足心（涌泉穴）上，用纱布固定。每日换药 1 次。一般敷药 2～3 次，疹子透齐，热退。适用于幼儿急疹，麻疹初起，隐现出不透。

2. 豆腐渣膏：豆腐渣 120 克，芭蕉根、番薯各 60 克，硫黄粉 30 克。将上药共研如烂泥膏状，储瓶备用。外用，用时将本膏外敷患处，成脓时敷患处四周，留顶端，以备排脓，每日 1 次。适用于鹅口疮、幼儿急疹、水痘、麻疹、发毒、疔疮。

3. 葱椒糖：葱白（带根须）适量，胡椒 7 粒，红糖 10 克。胡椒为细末，葱白切碎，3 味共捣烂，敷肚脐约 3 小时。适用于幼儿急疹。

4. 冰芩乳膏：黄芩、大黄、甘草、冰片各适量。黄芩酒炙后取作 12 份，大黄酒炙后取作 8 份，甘草 3 份，共研细粉，过 120 目筛，加冰片 1 份，用水包油型乳化剂基质 76 份，制成乳膏。外用，涂患处。适用于幼儿急疹。

5. 银石膏：金银花、生石膏各 30 克，玄参、紫草、泽泻各 15 克，薄荷 9 克，荆芥 6 克。上药加水煎煮 3 次，滤汁去渣合并滤液，加蜂蜜 200 克，加热浓缩成膏。每次 10～20 克，每日 3 次，口服。适用于小儿鹅口疮、幼儿急疹（风热夹湿型）。

6. 气血双补膏：人参、炙黄芪各 6 克，生姜 3 大片，糯米 1 团，川芎 3 克，官桂 1.5 克。上药 6 味，同捣成膏，外敷于脐部。适用于气血两虚型幼儿急疹。

流行性腮腺炎

流行性腮腺炎是由腮腺炎病毒引起的急性呼吸道传染病。全年皆可发病，冬春季节尤为多见。多发于学龄前及学龄期儿童。其临床特征为腮腺的非化脓性肿胀及疼痛，发热，轻度全身不适。由于腮腺炎病毒对性腺、胰腺等各种腺体组织及脑、脑膜等神经组织具有亲和力，有引发多种腺体组织或脏器受损的倾向，故睾丸炎、胰腺炎、脑膜脑炎为其常见的并发症。流行性腮腺炎通过患儿及隐性感染者的唾液飞沫传播，冬春季多见，在集体儿童机构中易暴发流行。本病主要以流行病学史，腮腺非化脓性肿大，咀嚼时疼痛，腮腺管口红肿作为诊断依据。血清学检查及病毒分离可以确诊。本病尚无特殊药物治疗，主要是对症治疗。本病预后良好，患病后可获终身免疫。

本病中医学称为"痄腮"，又称"虾蟆瘟""鸬鹚瘟"。隋《诸病源候论》曰："风热毒气客于咽喉颌颊之间，与气血相搏，结聚肿痛。"论述了痄腮的病因、病位、病机和病证。中医学认为流行性腮腺炎是由风温邪毒引起的急性传染病。以其腮部漫肿，疼痛具有传染性而称之为"痄腮""大头瘟"，病因责之于风温邪毒。病机关键是温毒循经传变，壅阻少阳经脉，结于腮下。病在少阳可内传厥阴。病属温热毒邪，治宜清热解毒，散结消肿。病之初，以清解达邪为主。病邪循经内传则宜清泻肝经，解毒通络。中医药治疗本病疗效确切。目前的临床证型分为温毒在表，邪在少阳，热毒壅结，邪陷心肝，毒窜睾腹，热结少阳，痰热郁结。

【膏方集成】

1. 腮腺炎膏：穿山甲、乳香、没药、赤芍、连翘、栀子、生大黄、大青叶、板蓝根各 10 克，五灵脂 50 克。上药共为细末，蜜炼为膏。外用，取膏药摊在纱布上，敷贴于腮肿部位，30～36 小时换药 1 次。适用于小儿流行性腮腺炎。

2. 复方泽漆膏：鲜泽漆 1000 克，鲜地丁 50 克，金银花 30 克，冰片 0.5 克。将上药洗净去尘，切碎，置入锅中，加清水 2000 毫升，煎沸 30 分钟后过滤，弃去药渣，收取过滤液 1200 毫升，再用文火煮浓缩至膏状，随后加入冰片，和匀装罐备用。外用，取膏药摊在纱布上，敷贴于腮肿部位，间日换药 1 次。适用于小儿流行性腮腺炎。

3. 消肿膏：吴茱萸、虎杖、紫花地丁、板蓝根、天南星各 10 克，大黄 5 克，冰片 9 克。上药共为细末，和匀，储瓶备用。外用，用时每取本散 30 克，用陈醋调成膏，分敷于两手心，并加敷患处，外包扎固定，每日或隔日换药 1 次，中病即止。适用于小儿流行性腮腺炎。

4. 石膏仙人掌膏：生石膏 30 克，仙人掌 1 块。将仙人掌去刺，与石膏共捣成膏，备用。外用，每次取膏适量，外敷于患处，外加包扎固定，每日或隔日换药 1 次，适用于小儿流行性腮腺炎。

5. 油石软膏：桐油 15 毫升，生石灰 30 克。用水溶化生石灰，等石灰沉淀后，取其水，和入桐油中，和匀即成，备用。外用，将本软膏涂于患处，每日 1～2 次。适用于痄腮热红肿疼痛（腮腺炎）。

6. 复方腮腺膏：生天南星、生半夏、黄药子、狼毒、川贝母、五倍子各 9 克，白矾 30 克。上药共为细末，取大葱 7 根（不去根须）置一铁锅中，加水 1500 毫升，煮沸 1～1.5 小时后捞出，加上述粉药，调匀后，再加生蜂蜜 120 克调和，熬成膏状。外用，取膏药摊在纱布上，敷贴于腮肿部位，每日或间日换药 1 次。适用于小儿流行性腮腺炎。

7. 蒲蒜膏：蒲公英、石蒜各等份。将上药捣烂成泥，加入陈醋调匀成膏状。外用，取膏敷贴于患处，外用纱布包扎固定，每日或间日换药 1 次。适用于小儿流行性腮腺炎。

8. 石竺膏：天竺黄、生石膏、雄黄各 6 克，马牙硝、甘草各 3 克。上药共为细末，加入陈醋调匀成软膏状，备用。外用，取膏敷贴于患处，外用纱布包扎固定，每日或间日换药 1 次。适用于小儿痄腮（腮腺炎）。

9. 五倍子膏：五倍子 120 克，蜂蜜 60 克，醋（炖调）250 克。先将五倍子用新锅焙黄，再加蜂蜜入锅内同五倍子炒干，离火后轧成细末。外用，用时把醋熬开与药末调成膏，涂于纱布上贴患处，隔日换药 1 次。适用于流行性腮腺炎。

10. 三黄二香膏：黄连、黄柏、生大黄各 50 克，乳香、没药各 25 克。上药共为细末，将药末放入沸油煎 30 分钟后用黄丹粉收膏。用时先将膏加热烊化取少许沾于敷料上，外贴患处，每日 1 贴。适用于小儿痄腮（腮腺炎）。

中医膏方全书（珍藏本）

中医膏方全书（珍藏本）

11. 术姜矾膏：苍术、高良姜、枯矾各等量。取上药压粉 3 克与葱白 1 根共捣成膏。外用，贴脐，常规方法固定，煎绿豆汤频饮取汗。适用于瘟疫、大头瘟。

12. 肉白膏（独角膏）：肉桂、白芷、赤芍、玄参、乳香、当归各 30 克，独角莲、大黄各 15 克，没药 9 克，生地黄 45 克，麝香 1.5 克，樟丹 100 克，连翘 24 克，轻粉 6 克。除乳香、没药、麝香、轻粉另研成细粉后入外，余药用香油 2000 毫升油炸去净渣，加樟丹收膏。外用，贴患处。适用于疮疖、痄腮（腮腺炎）。

传染性单核细胞增多症

传染性单核细胞增多症是由 EB 病毒（EBV）引起的一种急性或亚急性自限性传染病。主要病理改变为淋巴组织的良性增生，并不化脓，肝、脾、心肌、肾上腺、肺、中枢神经均可受累，表现为异常的淋巴细胞浸润。病毒侵入人体后，首先感染咽部淋巴样组织中的 B 淋巴细胞，因淋巴组织中的 B 淋巴细胞具有 EB 病毒的受体故首先受累，带病毒的 B 淋巴细胞可激活 T 淋巴细胞，使其增殖并转化为细胞毒性效应细胞，杀伤被病毒感染的 B 淋巴细胞，使疾病得以控制而呈自限性。临床以不规则发热、咽峡炎、肝脾大及淋巴结肿大、周围血中出现大量异型淋巴细胞、血清嗜异性抗体反应阳性为特征。本病潜伏期为 30～50 日。儿童较短，为 4～15 日。起病或急或缓，常有不适、头痛、恶心、腹痛、疲乏等前驱症状，持续 1～2 周。80％ 的患者有发热、咽痛及颈后淋巴结肿大三联征。

本病以发热为其主要症状，以外感温热毒邪为其主要病因，且又有一定的流行特点，故归属于中医学"温病""温疫"范畴。温热毒邪从口鼻而入，先犯肺卫，邪郁肺卫，症见发热、恶寒、头痛、咳嗽、咽痛；邪犯胃腑，胃气上逆而见恶心呕吐、食欲不振。小儿为纯阳之体，邪毒极易化热生火，肺胃热盛，则肌肤皆热而见大热大汗，热势鸱张，炼津成痰，痰火瘀结，充斥表里，则见烦渴，热毒上攻，瘀滞经络则颈部淋巴结肿大，血行受阻，血流不畅，气血瘀滞，发为腹中痞块，扪及肝脾大，湿热内蕴，胆汁外溢，发为黄疸，热入营血，灼伤脉络，迫血妄行，可见皮下紫癜。热毒内陷心肝，则见昏迷、搐搦，痹阻脑络，可致口眼㖞斜、失语、吞咽困难、肢体瘫痪。火毒上攻咽喉，则咽喉红肿溃烂，壅塞呼吸道，可致窒息。热甚伤阴，心失所养，可见心悸怔忡、脉律失常。若气阴耗损而余邪未清，可有低热缠绵、精神委靡、口干少饮、颧红盗汗。热毒之邪为致病的主要因素，而痰和瘀则是病变过程的病理产物，同时又形成新的致病因素，故引发出诸多复杂的证候表现。目前的临床证型分为温毒犯肺，热毒炽盛，湿热蕴结，痰热流注，热瘀肝胆，热灼营阴，瘀毒阻络，毒窜脑络，正虚邪恋。

【膏方集成】

1. 地龙浸膏片：地龙 1000 克。取地龙粗粉，按渗漉法，用 25％乙醇湿润 2 小时后，以 25％乙醇为溶媒，浸渍 24 小时，以每分钟 50 毫升/50 克之速度渗漉，渗出液达生药之 4 倍量时，即停止渗漉，将渗出液以 60 ℃减压，回收乙醇，以 60 ℃浓缩成稠膏，测定其含量，加辅料适量，加入 0.2％苯甲酸防腐，压制成片即得。每片内含总提取物 100 毫克，片重 0.3 克。包装备用。每次 1～3 片，每日 2 次，温开水送服。适用于传染性单核细胞增多症伴小便不通，中风痫病，耳鸣，耳聋及惊风等症。

2. 青蒿鳖甲膏：青蒿、鳖甲、知母、生地黄、牡丹皮、栀子、连翘、玄参、麦冬各 50 克。将上药加水煎煮浓缩成膏。每次 10～20 克，每日 3 次，口服。适用于低热盗汗，五心烦热，口干唇燥，大便秘结，小便短黄，咽红赤，淋巴结、肝脾大触痛，舌红绛，苔剥，脉细数的患者。

第三十三章 小儿心理障碍性疾病

注意缺陷障碍

注意缺陷障碍又称儿童多动症，为儿童时期慢性行为改变及学习困难常见原因之一。自本病首次报道后的100多年间，许多学者对本病进行了大量研究。由于各自研究的角度不同，结论也不尽一致，诊断名称一度十分混乱，如儿童活动过多综合征、轻微脑功能障碍综合征、注意力不足症、脑损伤综合征等。以动作过多，不安宁，注意力不集中为突出的症状，伴有冲动、易激惹等心理行为障碍或性格缺陷。常有不同程度的学习困难，但患儿的智能正常或接近正常，有时出现动作不协调、性格或其他行为的异常，本病国外发病率4～12岁为2%～20%。国内4～16岁发病率1.3%～10%，男性多于女性，男女比值为（2～9）：1。关于本病的发病机制，目前尚不清楚，有人提出与素质有相当大的关系，有遗传倾向，精神发育损害或延迟，大脑神经元之间信息传递发生障碍，抑制性突触与兴奋性突触互相制约的程序发生紊乱，儿茶酚胺含量明显增加及5-羟色胺含量明显减少。另外，其他因素为环境因素，教养不当等可能与本病有密切的关系。本病的诊断上，由老师、家长提供的病史至关重要。动作过多，注意力不集中，学习困难，行为问题，任性冲动及认识功能的障碍等症状持续6个月以上，体格检查无明显的神经系统阳性体征。

本病在古代医籍中未见专门记载，根据其神志涣散，多语多动，冲动不安，可纳入"脏躁""躁动"证中。由于患儿智能正常或接近正常，但活动过多，思想不易集中而导致学习成绩下降，故又与"健忘""失聪"证有关。中医古籍对本病无系统论述，但对类似症状则很早即有记载，如《灵枢·行针策》曰："……重阳之人，其神易动，其气易往……言语善疾，举足善高，心肺之藏气有余。"由此可知，古代医家已认识到神志不宁，多动易往等思维、情志方面的失调，属于心肺藏气有余，对后世颇有启发。其病因主要有先天禀赋不足，产伤和外伤，生长发育影响等。本病的病机主要为阴阳失调，心、脾、肝、肾功能不足。本病的辨证以虚为主，疾病过程中也可有痰浊、湿热、瘀血等兼证出现。对本病的治疗，中医学已积累了一定的经验，不仅达到了西医所无法比拟的效果，而且有着现代医学的不可比拟性。目前的临床证型分为精血不足、神智不聪、心肾阳虚、脾虚生湿、痰热扰心、肾阴不足、肝阳偏旺、心脾不足、血不养心。

【膏方集成】

1. 知柏胡桃膏：知母、黄柏、石菖蒲、甘草、何首乌、淫羊藿、麦冬各60克，煅龙骨、煅牡蛎、龟甲胶、黑芝麻各150克，牡丹皮、生地黄、淮小麦各100克，核桃仁250克。上药除龟甲胶、黑芝麻、核桃仁外，余药加水煎煮3次，滤汁去渣，合并滤液，加热浓缩成清膏，再将龟甲胶加适量黄酒浸泡后隔水炖烊，黑芝麻、核桃仁研碎后，冲入清膏和匀，最后加饴糖200克，收膏即成。每次15～30克，每日2次，开水调服。适用于肾阴不足型患儿，表现为手足多动，性格暴躁，易激动，冲动任性，注意力不集中，大便偏干，夜眠翻身多，舌红。

2. 益心健脾膏：党参、黄芪、淮小麦、白术各100克，茯苓、当归、丹参、大枣各

《中医膏方全书（珍藏本）》

60 克，远志、柴胡、升麻各 50 克，甘草 30 克，黑芝麻 150 克，核桃仁 250 克。上药除黑芝麻、核桃仁外，余药加水煎煮 3 次，滤汁去渣，合并滤液，加热浓缩成清膏，黑芝麻、核桃仁研碎后，冲入清膏和匀，最后加饴糖 300 克，收膏即成。每次 15～30 克，每日 2 次，开水调服。适用于心脾气虚型患儿，表现为神思涣散，神疲乏力，形体消瘦或虚胖，多动而不暴躁，言语冒失，做事有头无尾，记忆力差，可伴自汗盗汗，偏食，舌淡，苔白，脉细。

3. 芍麻珍珠膏：白芍、天麻、珍珠母各 100 克，枸杞子、女贞子、首乌藤、柏子仁、生牡蛎各 150 克，大枣 50 克。上药加水煎煮 3 次，滤汁去渣，合并滤液，加热浓缩成清膏，再加饴糖 300 克，收膏即成。每次 15～30 克，每日 3 次，开水调服。1 个月为 1 个疗程。适用于以动作过多、不安宁、注意力不集中为突出的症状，伴有冲动、易激惹等心理行为障碍或性格缺陷。

4. 龙牡钩藤膏：生地黄、茯苓、钩藤、菖蒲各 150 克，生龙骨、生牡蛎各 300 克，炙远志 50 克，琥珀 2 克。上药加水煎煮 3 次，每次煮沸 1.5～2 小时，滤汁去渣，合并滤液，加热浓缩成清膏，再加饴糖 300 克，收膏即成。每次 15～30 克，每日 3 次，开水调服。半个月为 1 个疗程。适用于以动作过多、不安宁、注意力不集中为突出的症状。

5. 小儿多动膏：炙龟甲、远志、当归、制附子、鹿角片、五味子各 100 克，石菖蒲、益智各 150 克。上药为细末，用白酒制成膏饼敷穴，每日 1 次。连敷 3～6 个月。适用于以动作过多、不安宁、注意力不集中为突出的症状，伴有冲动、易激惹等心理行为障碍或性格缺陷。

抽动秽语综合征

抽动秽语综合征又称进行性或多发性抽搐，是一种以运动、言语和抽搐为特点的综合征或行为障碍。其临床特征为慢性、波动性、多发性运动肌（头、面、肩、肢体、躯干等肌肉）快速抽动，伴有喉部不自主的发音及猥秽语言。有人报道多发性抽搐症患者脑内儿茶酚胺（包括多巴胺）的更新率加速，因而推测本病为基底核的功能障碍。也有人认为本病与精神因素关系密切。本病特征是患儿频繁挤眼、皱眉、皱鼻子、噘嘴等，继之耸肩、摇头、扭颈、喉中不自主发出异常声音，似清嗓子或干咳声。少数患儿控制不住地骂人说脏话。症状轻重常有起伏波动的特点。感冒、精神紧张可诱发和加重，其中约半数患儿伴有注意缺陷障碍。日久则影响记忆力，使其学习落后，严重者因干扰课堂秩序而被迫停学。发病年龄多在 2～12 岁，男孩发病率较女孩约高 3 倍，发病无季节性，病程持续时间长，可自行缓解或加重。

中医文献中无此病名。其临床表现与中医学的"痰证""风证"有相关之处，属于"惊风""抽搐""瘛疭""筋惕肉瞤"等范畴。中医学认为抽动秽语综合征病因有先后天之分。先天因素是先天禀赋不足而致阴阳失调，如遗传因素而致基因缺陷，产伤而致头颅损伤、难产、剖宫产、出生时窒息等均为患儿禀赋异常。后天因素包括病毒感染、头部外伤、肝气郁结、情志不遂、痰火内盛、环境改变、心神不宁、活动量增加、心情过于激动等。先天和后天因素共同作用，致使阴阳失调，阴不制阳，阳躁而动。阴虚而致阳亢是本病主要的发病机制，肝风痰火是本病主要的致病因素。中医学有"怪病多由痰作祟"和"风胜则动"的理论，按痰证、风证论治，已取得一定疗效。目前的临床证型分为肝风内扰、痰热中阻，脾虚痰聚，肝脉失调，肾阴亏损，肝风内动，肝气郁结，气郁化火，肝肾阴虚、肝阳上亢。

【膏方集成】

1. 镇惊膏：大黄 300 克，天竺黄、甘草各 150 克，淡全蝎 90 克，钩藤、薄荷、龙胆、木瓜、橘红各 60 克。上药加水煎煮 3 次，滤汁去渣，合并滤液，加热浓缩成清膏，每 500 克清膏兑蜂蜜 1000 克，每膏 500 克兑朱砂面 39 克，搅匀收膏即可。1 岁以内每次 3 克，2 岁以上者每次 6 克，每日 1～2 次，白开水冲服。适用于小儿高热惊风、咳嗽、呕吐痰涎、昏迷不醒、面红身热、惊痫抽搐、烦躁口渴、大便秘结、小便短涩。

2. 镇惊熄风膏：地龙、石菖蒲各 20 克，全蝎 12 克，青蒿 6 克，薄荷、牛黄、羚羊角、黄连、白芍各 3 克。上药烘干，共为细末，和匀，与凡士林或麻油调和成软膏状，储膏备用。外用，用时取药膏适量外敷于小儿肚脐和囟门上，上盖敷料，胶布固定，每日换药 1 次。适用于小儿惊风。

3. 龙脑地黄膏：大黄、甘草各 5 克，雄黄 1.5 克，麝香、冰片各 0.5 克，蜜适量。上药为细末，蜜炼为膏。每次 1 克，每日 1～2 次，薄荷汤送服，不可过量，不可久服，雄黄禁火煅。适用于小儿急、慢惊风，痰热阻肺证。

4. 急惊秘风膏：胆南星、全蝎各 32 克，牛蒡子、半夏、枳实各 15 克，朱砂 12 克，巴豆仁、猪牙皂各 10 克，大黄 48 克，牵牛子 24 克。上药用麻油熬，黄丹收，摊膏备用。外用，用时取膏药温热化开，贴肺俞穴处。适用于小儿急惊风症、咳嗽、惊痫、发搐、发热、痰喘、痰涎上逆、痰涎跌倒。

5. 慢风膏：炙黄芪、党参、炮附子各 32 克，白术 64 克，煨肉豆蔻仁、白芍（酒炒）、炙甘草各 15 克，丁香 10 克，炮姜炭 6 克。上药用麻油熬，黄丹收，摊膏备用。外用，用时取膏药温热化开，掺肉桂末少许，贴脐上，再以黄米熬汤调伏龙肝敷膏上。适用于慢惊风。

6. 栀黄熄风膏：栀子 20 克，明雄黄 5 克，冰片 1 克，蜈蚣、白颈蚯蚓各 1 条，鸡蛋清 1 枚，麝香（另研）0.4 克。先将前 4 味药共为细末，与蚯蚓同捣烂，再与鸡蛋清调和成膏，收储备用。外用，先取麝香粉填入脐窝，再取药膏盖于麝香上，同时另以药膏敷于百会、关元穴，外以纱布固定，敷 24 小时后用温热水洗掉药物。适用于小儿高热、急惊风。

7. 熄风镇惊膏：全蝎 8 只，蜈蚣、守宫各 2 条，飞朱砂、樟脑各 3 克。上药为细末，和匀，用蜂蜜适量调成糊膏状，备用。外用，用时取膏药适量，敷于囟门及肚脐处，上盖纱布，胶布固定，每日换药 1 次，以愈为度。用于慢惊风患儿（呈昏迷状态者）。

8. 一醉膏：乳香、天麻、安息香、全蝎、蜈蚣各 6 克，麝香 0.3 克，制附子 4 克，麻黄、酸枣仁各 12 克，酒、蜜适量。上药为细末，入酒、蜜加热浓缩成膏。每次 1 克，每日 1～3 次，开水调服。适用于小儿惊风，风涎流注经络，神志昏寐。

9. 蚕蜜膏：僵蚕 3 克，蜂蜜 5 克。僵蚕为细末，加入蜂蜜混匀。每日 1 剂，分 4 次服，忌与生葱同服。适用于小儿外感惊风。

10. 青金膏：乌梢蛇 10 克，蝎梢、天麻、白附子、青黛各 5 克，制附子 8 克，麝香 0.5 克，天竺黄 3 克，蜜适量。上药为细末，蜜炼为膏。每次 1 克，每日 1～3 次，人参、薄荷煎汤调服。适用于小儿慢惊风，身体强直，痰涎壅盛，甚至昏昧。

11. 百枝膏：人参、防风、天麻各 30 克，麦冬、白附子、僵蚕、羌活、石菖蒲各 15 克，朱砂 6 克，麝香 3 克，蜂蜜适量。上药为细末，加热加蜂蜜浓缩成膏。每次 1 克，每日 1～2 次，荆芥汤送服，不可过量。适用于小儿禀赋怯弱，感受惊邪，心神恍惚、睡眠不安。

12. 竹沥膏：制附子、水牛角各 3 克，厚朴、白术各 1 克，麻黄 1.5 克，全蝎 5 克，竹沥水适量。上药除竹沥水外，余药为细末，加热加蜂蜜浓缩成膏。每次 1 克，每日 1～3 次，薄荷汤送服。适用于先天失养，气血亏虚，脾虚发搐的患儿。

13. 青黛膏：天麻、白附子、朱砂各 3 克，蝎梢 1.5 克，白花蛇（酒炙）、天竺黄、青黛各 6 克，麝香 0.3 克，蜂蜜适量。上药为细末，加热加蜂蜜浓缩成膏。每次 1 克，每日 3 次，薄荷汤送服。适用于小儿惊风，昏闷，手足冷。

14. 郑氏祛风膏：朱砂、蝎尾、当归、栀子、川芎、龙胆、羌活、防风、大黄、甘草各 3 克，麝香 0.03 克，薄荷、淡竹叶各 10 克，白砂糖适量。前 13 味药共为细末，前药除麝香外，煎水滤汁去渣 3 次，合 3 次滤汁加蜂蜜，和麝香加热浓缩成膏。3 岁患儿每次 1 克，每日 2～3 次，薄荷、淡竹叶煎汤化服，不可随意加大服药剂量。适用于筋脉拘急、面红目青、惊风抽搐、胎风等。

《中医膏方全书（珍藏本）

15．宁神膏：茯神 30 克，朱砂 5 克，麦冬 15 克，麝香 0.3 克，蜜适量。上药为细末，蜜炼为膏，朱砂禁火煅。每次 1 克，每日 1～2 次，薄荷汤送服，不可过量，不可久服。适用于小儿惊风。

第五篇 传染性疾病

第三十四章　病毒感染疾病

病毒性肝炎

病毒性肝炎是由多种肝炎病毒引起的常见传染病，具有传染性强、传播途径复杂、流行面广、发病率较高等特点。临床以乏力、食欲减退、恶心、呕吐、肝脾大及肝功能损害为主要表现，部分患者可有黄疸和发热。依据病原体的不同，病毒性肝炎分为甲型、乙型、丙型、丁型和戊型5种，其中甲型和戊型主要表现为急性肝炎，乙、丙、丁型主要表现为慢性肝炎并可发展成肝硬化和肝细胞癌。

在中医学史籍中，有大量的文献有本病之类似的记载。远在 2000 多年前的《黄帝内经》即有"湿热相交，民病疸"的记载，并论述了黄疸型肝炎的基本特征及主要病机。东汉张仲景提出了"诸病黄家，但利其小便"的治疗原则，其首创的茵陈蒿汤、栀子柏皮汤、茵陈五苓散、麻黄连翘赤小豆汤等一直沿用至今。唐孙思邈《千金要方》曰："凡遇时行热病，多必内瘀发黄"，对黄疸具有传染性已有所认识。病毒性肝炎在中医学分类中属于"肝热病""肝著""肝瘟""黄疸"等范畴。临床多分为肝胆湿热，湿热毒蕴，湿困脾胃，肝郁气滞，肝胃不和，肝郁脾虚，寒湿困脾，瘀滞肝络，肝肾阴虚，毒入营血，疫毒内闭等证型。

【膏方集成】

1. 福贴膏：牡蛎、茵陈、枳壳各30克，三棱、莪术、鳖甲、桃仁、穿山甲、虎杖、连翘、白花蛇舌草各15克，桃叶12克，柴胡、蜂房、黄芩各10克，甘草6克。上药共为细末备用。外用，右乳头下5厘米处，局部清洁消毒，取上述药末30克，用蜂蜜调成膏糊状外敷，用纱布及塑料薄膜覆盖，胶布固定。每周更换敷贴1次。可连续治疗3个月。适用于慢性乙型病毒性肝炎。

2. 清肝退黄膏：茵陈50克，土茯苓、蒲公英、金钱草、鲜茅根各20克，猪苓、泽泻各12克，木瓜、薏苡仁、柴胡、甘草各10克。恶心不欲食者加神曲、白术12克。上药水煎用蜂蜜调成膏糊状。外敷，用纱布及塑料薄膜覆盖，胶布固定。每日早、晚各15毫升，开水冲服。适用于身目俱黄如橘子色，倦怠乏力，脘闷纳少，恶心欲呕，腹部胀满，右胁肋疼痛，或畏寒、发热，小便深黄，口苦等症状的患者。

3. 桃杏膏：桃仁、杏仁各30克，栀子、桑枝各15克。上药共为细末，加醋适量，调成膏。外用，敷神阙穴，每2日换药1次。适用于慢性肝炎患者。

4. 干姜敷脐膏：干姜、白芥子各适量。共为细末，储瓶备用。外用，每取药末适量加温开水调如膏状敷肚脐孔，上盖胶布固定，口中觉有辣味时除去。每日1次。10次为1个疗程。适用于肝炎后阴黄状，其黄疸色黄灰暗不鲜明，不发热，便稀乏力，四肢乏力的患者。

5. 附子敷脐膏：茵陈60克，附子、干姜各30克。共为细末炒热蜜制成膏，填满肚脐孔，取剩余部分布包裹于脐上，外用布包扎，每日换药1次。适用于慢性肝炎患者。

6. 理气祛瘀膏：柴胡60克，青皮90克，陈皮、郁金、制香附、当归、莱菔子、阿胶、山楂各100克，桃仁、三棱、莪术、鳖甲胶各150克，丹参、鸡血藤各300克，生甘草30克。上药除鳖甲胶、阿胶外，余药加水煎煮 3 次，滤汁去渣，合并滤液，加热浓缩成清膏，再将鳖甲胶、阿胶加适量黄酒浸泡后隔水炖烊，冲入清膏和匀，最后加蜂蜜 300 克收膏即成。每次 15～30 克，每日 2 次，开水调服。适用于气滞血瘀所致的肝区胀痛或刺痛，按之硬而不坚，面色晦暗，体倦乏力的患者。

7. 补虚化瘀膏：生地黄、当归、党参、白术、制大黄、穿山甲、阿胶各 100 克，川芎 60 克，白芍、生黄芪、茯苓、山药、黄精、何首乌、三棱、莪术、鳖甲胶各 150 克，丹参 300 克，土鳖虫 90 克。上药除鳖甲胶、阿胶外，余药加水煎煮 3 次，滤汁去渣，合并滤液，加热浓缩成清膏，再将鳖甲胶、阿胶加适量黄酒浸泡后隔水炖烊，冲入清膏和匀，最后加蜂蜜 300 克收膏即成。每次 15～30 克，每日 2 次，开水调服。适用于正虚瘀结所致的肝区疼痛逐渐加重，按之坚硬，面色黧黑，形体消瘦，食欲不振，头晕眼花的患者。

8. 复肝膏：蜂蜜、蜂蜡、紫苏子（炒熟，粉碎）、香油各 250 克。取香油、蜂蜡加热溶化成液体，加入蜂蜜搅拌，继续加温至表面有一层白色絮状泡沫时，撤离火源，放置 10 分钟，倒入紫苏子，搅拌成膏状，再冷凝成块。成人每次 15 克，每日 3 次，白开水送服。适用于肝区疼痛，腹大胀满，小便短少，脉弦患者。

9. 治肝膏：丹参 100 克，胡黄连、附子、柴胡、金银花、连翘、黄柏、牡蛎、党参、赤芍、当归、焦三仙、苍术、厚朴各 50 克，大黄 250 克，牵牛子、郁金、香附、砂仁各 25 克，槟榔片 30 克，芒硝 200 克，麝香 0.6 克，活乌鸡 1 只。先将前 20 味药共为细末，后用芒硝、麝香、乌鸡泥（活体拔毛，杀死后去头足，不用铁器，用石头砸成肉糊，加米醋适量，制成 1000 克左右）、白酒 100 毫升，与上述药末共捣拌均匀成膏，分摊于 1 块布上，待用。外用，用时取药布膏敷于肝区，卧床休息，24 小时后将药膏取下，继续卧床休息 3～5 日。可连续外敷 2～3 次。适用于肝硬化，急、慢性肝炎。

10. 参芪四物膏：生地黄、当归、党参、白术、大黄、阿胶、人参、蛤蚧、穿山甲各 100 克，川芎 60 克，白芍、黄芪、茯苓、山药、黄精、何首乌、鳖甲胶、莪术各 150 克，丹参 300 克，土鳖虫 90 克。上药除阿胶、鳖甲胶、人参、蛤蚧外，其余药物加水煎煮 3 次，滤汁去渣，合并滤液，加热浓缩成清膏，人参另煎兑入，蛤蚧研粉调入，再将阿胶、鳖甲胶加适量黄酒浸泡后隔水炖烊，冲入清膏和匀，最后加蜂蜜 300 克收膏即成。每次 15～20 克，每日 2 次，开水调服。适用于肝区疼痛逐渐加重，按之坚硬，面色黧黑，形体消瘦，食欲不振，头晕眼花的患者。

流行性乙型脑炎

流行性乙型脑炎简称乙脑，是由乙脑病毒引起的一种以中枢神经系统病变为主的急性传染病。主要侵犯大脑，故又称大脑炎。乙脑有明显的季节性，一般在夏秋季节流行，尤其以 7、8、9 月为发病高峰。本病病原体为乙脑病毒（B 组乙媒病毒），主要通过蚊虫传播。临床表现以急骤起病，突发高热、头昏头痛、嗜睡、昏迷、惊厥、呼吸衰竭以及出现脑膜刺激征等为主要特征，多发生于儿童及青壮年。部分患者治愈后有后遗症，如痴呆、半身不遂、精神失常、记忆力和智力减退等。并发症以肺感染最为常见，其次是泌尿系感染、褥疮、败血症、口腔炎，可并发消化道应激性溃疡伴大出血，严重者可引起死亡。

《素问·热论》曰："先夏至日为温，后夏至日为病暑。"病暑即暑温。根据乙脑的好发季节及其临床特点，可将其归于中医学"暑温"范畴。《伤寒论》《金匮要略》中有关于本病的描述，如其所论痉病，"病者身热足寒，项强急，恶寒，时头热，面赤目赤，独头动摇，卒口噤，背反张者，痉病也""痉为病，胸满口噤，卧不着席，脚挛急，必齘齿，可用大承气汤"。明清时代，随着温病学说的形成和发展，对本病有了深入的认识。如张凤逵指出暑风的证候表现有"角弓反张""手足搐挛"，与乙脑的临床表现相似。吴鞠通在《温病条辨》中对本病有具体的描述：

"夏至以后，秋以前，天气炎热，人病暑温。"其所述症状点皆为乙脑临床所常见症状。根据本病发生的季节性特点和临床特征，在温病学中将其归于"暑温""伏暑"以及"暑厥""暑风"等范畴，由于本病的临床证候有时表现出湿郁蒸的特点，所以也有人将其归属于"湿温"范畴。

【膏方集成】

1. 乙脑膏：生石膏 45 克，知母、连翘、淡竹叶各 30 克，矮地茶、大青叶、板蓝根、重楼各 40 克。上药共为细末，混合均匀，并加入适量白酒调和成软膏状，备用。外用，用时取药膏适量，贴敷于两手心（劳宫穴）上，外以纱布包扎固定，每日换药 1 次。适用于乙脑。

2. 平肝熄风滋阴潜阳膏：丹参、茯苓、远志、龙齿、石菖蒲、陈皮、白术、枳实、木香、朴硝、青礞石、黄芩、法半夏各 30 克，制大黄、甘草、胡黄连、胆南星各 15 克，沉香 10 克，煅磁石 60 克。抽搐较甚者加全蝎 10 克，钩藤 30 克。上药加水煎煮 3 次，滤汁去渣，合并药液，加热浓缩，加入适量炼蜜，文火收膏。每次 1 匙，每日 3 次，白开水送服。适用于平常容易肝阳上亢，肝肾阴虚，肝风内动的患者，多见于头痛头晕、面红目赤、烦躁易怒，舌红苔黄，脉细弦数。

3. 二石龙蚕膏：石菖蒲、地龙、僵蚕、硼砂各 30 克，赭石 100 克。上药共为细末，混合均匀，并加入适量白酒调和成软膏状。外用，用时取本膏外敷于双手心劳宫穴和肚脐上，包扎固定。每日换药 1 次。10 次为 1 个疗程。适用于风痰闭阻证，多见于平素常感眩晕、胸闷、多痰，发作前可有加剧之先兆。发作时突然昏仆，神志不清，四肢抽搐，双目呆滞，喉间痰鸣，也可见短暂神志不清，或精神恍惚而无抽搐者。其舌苔白腻，脉弦滑。

4. 牛黄膏：牛黄 7.5 克，朱砂、郁金、牡丹皮各 9 克，冰片、甘草各 3 克。上药共为细末，加热加蜂蜜浓缩成膏。每次 3 克，每日 1～2 次，开水化服。适用于神志失常，语无伦次，喧扰不宁，舌红苔黄，脉数实患者。

5. 灵丹膏：丹参 60 克，首乌藤 20 克，灵芝、大枣各 10 克。上药加水煎煮 2～3 次，滤汁去渣，合并滤液，兑入蜂蜜继续加热浓缩成膏。储瓶备用。每次 10～15 克，每日 3 次，口服。适用于中毒后，势已较缓，妄言妄为，呼之亦能自制，但有疲怠之象，寝不安寐，口干便难，舌尖红无苔，有剥裂，脉细数的患者。

6. 平肝安神膏：酸枣仁（炒）500 克，首乌藤 600 克，钩藤 200 克，郁金 150 克。上药加水煎煮 3 次，滤汁去渣，合并 3 次滤液，加热浓缩成清膏，再加蜂蜜 300 克收膏即成。每次 15～30 克，每日 2 次，白开水调服。适用于中毒后恢复治疗，肝阳上亢型神经衰弱的患者，多见于失眠多梦、面红目赤、眩晕耳鸣，头目胀痛，面红目赤，急躁易怒，心悸健忘，失眠多梦，腰酸腿软，口苦咽干，舌红，脉细数。

7. 无忧膏：淮小麦 300 克，大枣、柏子仁、白芍、生地黄、黄芪、党参、茯苓、龟甲胶各 150 克，炙甘草、当归、白术、郁金、香附、合欢皮、龙眼肉、阿胶、炙远志各 100 克，酸枣仁 200 克，川芎 60 克。上药除阿胶、龟甲胶外，余药加水煎煮 3 次，滤汁去渣，合并滤液，加热浓缩成清膏，再将阿胶、龟甲胶加适量黄酒浸泡后隔水炖烊，冲入清膏和匀，最后加蜂蜜 300 克收膏即成。每次 15～30 克，每日 2 次，开水调服。适用于中毒后恢复治疗，适用于郁伤心脾证。多见于精神恍惚、多思善虑、心神不宁、失眠健忘、头晕神疲、食欲不振。

8. 清心膏：生地黄、熟地黄、山药、茯苓、川牛膝、鳖甲胶各 150 克，山茱萸、泽泻、牡丹皮、郁金、栀子、龟甲胶各 100 克，柴胡 60 克，珍珠母 300 克，磁石 200 克。上药除龟甲胶、鳖甲胶外，余药加水煎煮 3 次，滤汁去渣，合并滤液，加热浓缩成清膏，再将龟甲胶、鳖甲胶加适量黄酒浸泡后隔水炖烊，冲入清膏和匀，最后加蜂蜜 300 克收膏即成。每次 15～30 克，每日 2 次，开水调服。适用于阴虚火旺证患者，多见于情绪不宁、头晕眼花、心烦易怒、失眠健忘、腰酸遗精。

9. 金樱子膏：金樱子肉 10 千克。上药捣碎，加水煎煮 3 次，滤汁去渣，合并 3 次滤液，加热浓缩成清膏，再加蜂蜜适量（或600 克）收膏即成。每次 15 克，每日 2 次，开水调服。适用于中毒后表现为小便不禁及梦遗滑精，脾虚下利的患者。

10. 复方桑椹膏：桑椹清膏、制黄精各125 克，山海螺 250 克，炙甘草、大枣各31.25 克，炒冬术、金樱子、女贞子各93.75克，炒白芍、熟地黄、麦冬、首乌藤、墨旱莲各62.5 克，橘皮 46.875 克。上药除桑椹清膏外，橘皮等 13 味药酌予切碎，用水煎2～3 次，至煎出液基本味尽，煎出液分次过液合并，浓缩成稠膏状，加入烊尽的砂糖510克液及桑椹清膏，充分搅拌，再浓缩成稠膏。每次 15 克，每日 2～3 次，开水调服。适用于中毒后康复治疗，表现为神经衰弱血虚阴亏型患者。其症状为心悸不寐，头昏目眩，多梦易醒，头痛绵绵，面色少华，舌淡、苔薄白，脉细弱。

脊髓灰质炎

脊髓灰质炎是由脊髓灰质炎病毒引起的急性传染病。临床主要表现是发热、咽痛及肢体疼痛，部分病例可发生肢体麻痹，病情严重的患者可因呼吸麻痹而死亡。本病多发生于小儿，故俗称"小儿麻痹症"。本病在我国发病率较高，自 20 世纪 60 年代广泛应用脊髓灰质炎疫苗以来，发病率大幅度下降。

本病中医学称为"软脚瘟"，前期为外感时邪，属于"温病"范畴，后期出现肢体瘫软不用，属于"痿证"范畴。早在《素问》即对本病的病因病机有所论述，该书曰："湿热不攘，大筋软短，小筋弛长，软短为拘，弛长为痿。"并提出"治痿独取阳明"的治则。明《温疫明辨》曰："时疫初起，腿胫痛酸者，太阳筋脉之郁也……兼软者，俗名软脚瘟，往一二日死。"首次记载了"软脚瘟"的病名。

【膏方集成】

1. 小儿麻痹膏：川芎、防风、黄芪、赤芍、红花各 12 克，羌活、独活、乳香各 10克，当归 20 克，冰片 3 克。上药共为细末，调凡士林或收药物熬炼成膏剂。外用，外贴敷背心、胸中、脐中、命门、八髎、委中穴位，配合温灸。适用于小儿麻痹症，发热，咽痛及肢体疼痛的患者。

2. 马乌起痿膏：马钱子、川乌、草乌、当归、红花、桃仁、黄芪、穿山甲、土鳖虫各等份。上肢瘫痪加桂枝、片姜黄，下肢瘫痪加牛膝、木瓜。可随症酌定。上药共为细末，入蜂蜜适量调和成软膏状，储瓶备用。外用，用时取膏药适量，平摊于纱布上，贴敷于患肢关节处和循经取穴上（一般各取 2个或 3 个穴位）。上盖油纸，外加纱布包扎固定，不可过紧。并常用热水袋置药上热熨之。每日或隔日换药 1 次。适用于小儿麻痹症瘫痪期，发热，咽痛及肢体疼痛的患者。

3. 通经活血膏：五倍子、血竭、乳香、没药、赤芍、红花、土鳖虫、雄黄、马钱子各等份。上药共为极细末，以等量之蜂蜜调成膏状，储瓶备用。外用，将药膏敷在患肢的阳面各关节处。其面积等于该关节阳面之大小，如下肢麻痹，可在足关节、膝关节及足心涌泉穴等处敷之。每日换药 1 次。为防止渗蜜，药膏的外面可加一层油纸，再以纱布绷带缠好，但不要扎得过紧，以免阻碍血液循环。适用于小儿麻痹症热退成瘫后，发热，咽痛及肢体疼痛的患者。

4. 牛膝河车五加皮方：川牛膝、五加皮、紫河车粉各 20 克，猪或牛骨髓干 30 克。上药共为细末，合匀备药。外用，取药粉适量与食醋调成羹，分别敷于患者肚脐与涌泉穴上。纱布覆盖，胶布固定。适用于小儿麻痹症，肢体瘫痪者。

5. 通络起痿膏：三七、五倍子、血竭、乳香、没药、水蛭、蜈蚣、土鳖虫、雄黄、马钱子、冰片、川芎各等份。上药共为细末，用蜂蜜调成糊膏状装瓶备用。外用，用时取本药膏摊于纱布上，外面盖一层油纸（或塑料薄膜），敷于患处或直接将药膏涂于患处。用绷带包扎（不可过紧）。一般涂敷整个上、下肢或关节处。适用于小儿麻痹症瘫痪期的患者。

6. 加减身痛逐瘀膏：当归、赤芍、川

芎、桃仁、延胡索各 120 克，穿山甲、土鳖虫、没药各 60 克，牛膝 100 克，甘草 50 克，三七粉 30 克。上药除三七外，加水煎煮 3 次，滤汁去渣，合并药液，加热浓缩，加入适量炼蜜，拌入三七粉，和匀，文火收膏。每次 1 汤匙，每日 3 次，白开水送下。适用于小儿麻痹症脉络瘀阻型患者。多见于久病体虚，四肢痿弱，肌肉瘦削，手足麻木不仁，四肢青筋显露，可伴有肌肉活动时隐痛不适。舌痿不能伸缩，舌质暗淡或有瘀点、瘀斑，脉细涩。

7. 参苓白术膏：莲子、薏苡仁、砂仁、桔梗、白扁豆、茯苓、人参、甘草、白术、山药各 100 克。上药浓煎 3 次，去渣取汁，加蜂蜜烊化收膏。每次 15～30 克，每日 2 次，开水化服。适用于小儿麻痹症脾虚湿盛型患者，多见于兼见纳差气短，便溏，面色无华，神疲无力，苔薄白，脉细弱。

8. 脏真亏损腑燥足痿膏：党参、云茯苓、北秫米（包）、细生地黄、沙苑子、炒蒺藜、牛膝（盐水炒）、炒续断、炒杜仲、黑芝麻各 90 克，西绵芪、蛤蚧肉各 60 克，甜冬术、肥玉竹、江枳壳、炒竹茹、新会皮、山茱萸、制何首乌、当归身、大白芍、炒池菊各 45 克，煅牡蛎 150 克，大枣、核桃仁 120 克。上药浓煎 2 次，滤汁去渣，加驴皮胶、龟甲胶各 120 克（上胶陈酒烊化），煎熬，再入桑椹子膏 180 克，白纹冰糖 500 克，文火收膏，以滴水成珠为度。每次 15～30 克，每日 3 次，口服。适用于小儿麻痹症后期热伤阴精症患者，多见于腿足酸软，大便燥结，乃属阴血耗伤，肠液枯涸。

9. 健脾温肾膏：淫羊藿、黄芪、党参各 300 克，巴戟天、白术、陈皮各 120 克，当归、升麻、柴胡各 90 克，鸡血藤 150 克。上药加水煎煮 3 次，滤汁去渣，合并 3 次滤液，加热浓缩成清膏。再加蜂蜜 200 克，蔗糖 100 克收膏即成。每次 15～30 克，每日 3 次，白开水送下。适用于热伤阴精肺脾气虚，肾阳不足型患者。多见于兼见纳差气短，面色无华，神疲无力，苔薄白，脉细弱。

狂犬病

狂犬病是由狂犬病病毒所致，人患狂犬病通常是由病兽以咬伤方式传给人。本病是以侵犯中枢神经系统为主的急性传染病。临床表现为特有的恐水症，咽肌痉挛，进行性瘫痪等。病死率几乎达 100%。作为医者，必须坚定未死的人皆可以医治的信念，应全力去尝试挽救患者的生命，绝不能因为 100% 的病死率而放弃对患者的治疗。

狂犬病在我国俗称"疯狗咬""痫犬咬"等，亦有称"恐水病""怕水疯""癫咬病"等。历代医籍中有不少本病的记载，如《千金方》曰："凡狂犬咬人著讫，即令人狂。"《巢氏病源》曰："猘犬齿疮，重发，则令人狂乱。如猘狗之状。"此与现代所称之狂犬病基本一致。

【膏方集成】

1. 贴敷方：番薯叶、马钱子各适量。同捣烂，敷于伤处。适用于狂犬咬伤。

2. 牛黄膏：牛黄 7.5 克，朱砂、郁金、牡丹皮各 9 克，冰片、甘草各 3 克。上药共为细末，加入适量蜂蜜加热浓缩成膏。同时每次 3 克，每日 1～2 次，开水化服。适用于狂犬病患者语无伦次，喧扰不宁，神志失常，舌红苔黄，脉数实者。

3. 癫狂停膏：黄连、栀子各 9 克，玄参 60 克，赭石、生石膏各 120 克，郁金 15 克，大黄（研末兑入）、石菖蒲各 12 克、麦冬、丹参、珍珠母、生地黄各 30 克，沉香、胆南星各 10 克，朱砂、甘草各 3 克。上药除大黄、沉香、朱砂外，余药加水煎煮 3 次，滤汁去渣，合并滤液，再将大黄、沉香、朱砂研末兑入和匀加热加糖浆浓缩成膏。每次 10 克，每日 3 次（温服）。10 日为 1 个疗程。适用于后期康复治疗。表现为行动异常，情志激昂，打人毁物。

4. 止狂膏：生大黄（研末兑入）、赤芍各 400 克，桃仁 200 克，郁金 150 克。先将后 3 味药加水煎煮 3 次，滤汁去渣，合并 3 次滤液，加热浓缩成清膏，再将大黄粉兑入和匀，然后加蜂蜜 300 克收膏即成。每次 15～30

克，每日 3 次，开水调服。1 料为 1 个疗程。适用于后期治疗。表现为面色晦滞，情绪躁扰不安，多言不序，恼怒不休，甚至登高而歌。大便不通，舌质紫暗，有瘀斑，少苔或薄黄苔干，脉弦细或细涩。

5. 灵丹膏：丹参 60 克，首乌藤 20 克，灵芝、大枣各 10 克。上药加水煎煮 2～3 次，滤汁去渣，合并滤液，兑入适量蜂蜜，加热浓缩成膏。每次 5 克，每日 3 次。开水调服。适用于势已较缓，妄言妄为，呼之亦能自制，但有疲惫之象，寝不安寐，口干便难，舌尖红无苔，有剥裂，脉细数的患者。

6. 清心膏：生地黄、熟地黄、山药、茯苓、川牛膝、鳖甲胶各 150 克，山茱萸、泽泻、牡丹皮、郁金、栀子、龟甲胶各 100 克，柴胡 60 克，珍珠母 300 克，磁石 200 克。上药除龟甲胶、鳖甲胶外，余药加水煎煮 3 次，滤汁去渣，合并滤液，加热浓缩成清膏，再将龟甲胶、鳖甲胶用适量黄酒浸泡后隔水炖烊，冲入清膏和匀，最后加蜂蜜 300 克收膏即成。每次 15～30 克，每日 2 次，开水调服。适用于阴虚火旺证患者，多见于情绪不宁、头晕眼花、心烦易怒、失眠健忘、腰酸遗精。

流行性感冒

流行性感冒简称流感，是流感病毒引起的急性呼吸道传染病。本病为全球性疾病，且四季皆可发病，以冬春季节为多见。本病病原体分为甲、乙、丙 3 型，其中起主要作用的是甲型病毒，主要通过飞沫传播，传染性强，常引起局部流行或大流行。临床特点为起病急，全身中毒症状明显，如发热、剧烈头痛、全身酸痛，而呼吸道症状较轻。婴幼儿、老年人和体弱之人易并发肺炎。流感常突然发生，迅速蔓延，传播的速度和范围与人口的密集程度和交通状况有关。散发流行以冬春季节为多，大流行则无明显季节性。流感传染源主要是急性期患者，以患病后 2～3 日传染性最强。除新生儿外，其他人群普遍易感。病后有一定的免疫力，但由于流感病毒各型之间无交叉免疫力，且流感病毒不断

发生变异，特别是甲型病毒经常发生抗原变异，故流感常反复发病。

中医学无"流行性感冒"的病名，但有类似流感的记载。《素问·骨空论》曰："风者，百病之始也……风从外入。令人振寒，汗出、头痛、身重、恶寒。"这些描述类似西医的感冒。张仲景的《伤寒杂病论》详论太阳表证，总结其症状是发热，恶寒或恶风，头项强痛，脉浮紧或浮缓。创制了麻黄汤、桂枝汤著名方剂。对后世治疗流感有指导意义。隋巢元方《诸病源候论·时气病诸候》曰："时气病者，是春时应暖而反寒，夏时应热而反冷，秋时应凉而反热，冬时应寒而反温，此非其时而有其气，是以一岁之中，病无长少。率相似者，此则时行之气也。"时行病是由时行之气所致，这种感冒就称为时行感冒。"一岁之中，病无长少，率相似者"。这是时行感冒区别于普通感冒的重要特征。清徐灵胎《医学源流论·伤风难治论》曰："凡人偶感风寒，头痛发热，咳嗽涕出，俗语谓之伤风……乃时行之杂感也。"指出了流感的临床表现和传染性强的特点。综观现代的流行性感冒，总属于中医学"外感病"的范畴，清林佩琴《类证治裁·伤风》提出"时行感冒"之名，非常接近流感。本病的证治，散见于伤寒的太阳病、阳明病、少阳病，温病的风温、春温、湿温、暑温、秋燥等病当中。

【膏方集成】

1. 复方紫苏膏：紫苏叶、贯众、薄荷、生姜、葱白各等量。取上药各 15～30 克，共捣烂如厚膏状、储藏备用。外用，需要时，取本药膏 15～20 克，敷在脐上，外敷以纱布，加胶布固定。每日换药 1 次。适用于流感。

2. 避瘟膏：绿豆粉、生石膏各 300 克，白芷、滑石各 30 克，麝香 3 克，甘油 45 克，冰片 24 克，薄荷水 36 克。先将前 4 味药共为微细末，再兑入后 4 味药，调匀密储备用。外用，如用于治病取 1 克药粉用冷水或白酒调膏，分别贴敷于囟会、太阳穴处，用胶布固定即可，每日 1 次。如用于本病的预防，取药粉 0.3 克，用绢包塞入鼻腔，左右交替，

每日 2 次。适用于流感。

3. 银翘解毒膏：荆芥穗 12 克，金银花、连翘各 30 克，苦桔梗、淡竹叶、甘草、豆豉各 15 克，薄荷、炒牛蒡子各 18 克。以上各药熬汁滤渣，合并滤液，熬沸浓缩，收清膏。每清膏 500 克兑蜂蜜 1000 克，和匀，收膏装瓶。每次 30 克，每日 2 次，白开水冲服。适用于流感患者，症见咽喉肿痛，发冷发热，咳嗽，两腮红肿（痄腮）。

4. 叶胡膏：紫苏叶、前胡、党参、枳壳、半夏、广陈皮、桔梗、云茯苓、葛根、木香、甘草、远志各 12 克。上药用麻油 150 毫升熬药至焦枯，过滤，去渣，加黄丹（研细）12 克，搅匀收膏。外用，每取本药膏适量，摊贴支气管区和锁骨切迹上方。隔日或 3 日换药 1 次。适用于流感，伤风咳嗽（气管炎）。

5. 时氏热毒清膏：金银花、大青叶各 20 克，荆芥、薄荷、桔梗、藿香、神曲、蝉蜕各 12 克，芦根 30 克，甘草 9 克。上药加热加水煎汤滤汁去渣，将滤液中兑入蜂蜜煎膏。每次 15 克，每日 3 次，口服。至体温恢复正常再反跳停药。高热患者药后体温不减，剂量增加 1/3～1/2，至体温下降再恢复原剂量。适用于小儿上呼吸道感染、流感高热者。

6. 四季抗病毒膏：鱼腥草、芦根各 50 克，连翘、苦杏仁各 30 克，荆芥、菊花、甘草各 20 克，桔梗、桑叶、薄荷、紫苏叶各 10 克，糖浆 500 毫升。将上药煎汤滤汁，取滤液兑糖浆浓煎成膏。成人每次 10～20 克，每日 3 次；小儿 2～5 岁每次 5 克，5～7 岁每次 5～10 克，每日 3 次；口服。适用于上呼吸道感染，病毒性感冒，流感等病毒性感染患者，症见头痛，发热，流涕，咳嗽等。

7. 复方黄柏膏：黄柏 30 克，薄荷 2 克，冰片 3 克，水基质 65 克。将黄柏加水煎 30～60 分钟，取汁，入薄荷细粉、冰片细粉，溶于黄柏液内，然后将药液与水基质混匀成膏，分装于肠管内。每管 6 克，备用。外用，取本膏少许涂入两鼻孔内，适量即可，每日 3 次。适用于预防感冒。

8. 地榆软膏：地榆、大蒜各 10 克，薄荷 2 克，冰片 4 克，食醋精 10 毫升，凡士林 100 克。先将地榆洗净切片，加冷水浸泡 1～2 小时，加热煮沸 30 分钟，过滤去渣，待冷至 50 ℃再缓缓加入食盐并搅拌，有沉淀析出即可。静置 12 小时，上清液弃去，取沉淀物干燥备用。另将大蒜捣烂如泥，备用。先将薄荷研细，加入冰片、地榆粉研细混匀，再加入蒜泥、适量香精充分调匀，最后加入食醋精迅速调匀后，立即加入凡士林调匀成褐色软膏。外用，每次用软膏 0.2 克涂于双侧鼻腔内，每日睡前涂鼻 1 次。适用于预防感冒。

9. 防感膏：黄芪 150 克，党参、白术、板蓝根各 100 克。易患风寒感冒者，加防风 30 克。上药加清水煎煮 2 次，混合，再将药渣压榨取汁，与煎液混合过滤，浓缩至 200～300 毫升。另取砂糖（红、白糖均可）或蜂蜜适量，与浓缩液混合拌匀，再炼。放入茶杯内备用。本膏分 10 次服，每日 2 次，口服。如无不良反应，一般可连服 1 个月，多数能减少感冒的发生。适用于体虚，冬春季易患伤风感冒者。

麻　疹

麻疹是麻疹病毒引起的急性呼吸道传染病。主要症状有发热、上呼吸道炎、眼结膜炎等。而以皮肤出现红色斑丘疹和颊黏膜上有麻疹黏膜斑为其特征。可以引起肺炎、喉炎、脑炎等并发症。本病虽然一年四季都可发生，但多流行于冬春季节，传染性很强。好发于儿童，尤以 6 个月以上，5 岁以下的幼儿为多见。本病患过 1 次以后，一般终身不再发病。

中医学有关麻疹的记载，早在《伤寒论》《诸病源候论》《千金要方》等书中就有"发斑""瘾疹""赤疹""疳疹"的记载。后世医家对麻疹的论述更为详细，特别是清谢玉琼之《麻科活人全书》对麻疹的病因病机、辨证论治与用药等均做了详细的论述。麻疹的发病原因，主要由于感受麻毒时邪，流行传染所致。麻毒时邪，从口鼻吸入，侵犯肺脾。麻疹的病程，一般可分为"初热""见形""恢复"（又称收没）3 个阶段。早期主要表现为肺卫症状，如发热、咳嗽、喷嚏、流涕等。类似伤风感冒，此为疹前期。脾主肌肉和四肢，麻毒邪入气分，皮疹出现全身达于四末，疹点出齐，为正气祛邪外泄，是为出疹期。疹透之后，邪随疹泄，热去津伤，即为疹子收没的疹回期。这是麻疹发病的一般规律。麻疹以外透为顺，内传为逆。如果正虚不能托邪外泄，或因邪盛化火内陷，均可导致麻疹透布不顺，产生合并症，即属逆证、险证。若经过顺利，则预后良好。但年幼体弱，正气不足，护理失宜，再感外邪，或邪毒较重，正不胜邪，麻毒不能顺利外透，极易引起"逆证"或"险证"而危及生命。

【膏方集成】

1. 香菜膏：鲜芫荽（香菜）、鲜紫苏叶、鲜葱白各等份。混合诸药捣至融烂，加入面粉少许，再捣至极融，调匀如膏状，备用。外用，用时取膏药贴敷于肚脐和两足心（涌泉穴）上，用纱布固定。每日换药 1 次。一般敷药 2～3 次，疹子透齐，热退。适用于麻疹初起，隐现出不透的患者。

2. 透疹熨脐膏：鲜浮萍（红色者）、鲜芫荽、鲜紫草各 30 克。诸药混合捣烂，然后黄酒适量炒热，以厚布包裹，制成 1 个熨袋备用。外用，嘱患儿卧于床上，将炒热后放温的药袋置于患儿脐窝上反复熨之。并将炒热药袋再熨脊椎骨两旁，自上而下反复熨数分钟，并熨 1～2 次即可使疹子透发。适用于麻疹出不透的患者。

3. 生萝卜敷膏：生萝卜适量。捣烂成膏敷足心。热极者，用燕窝泥捣烂，鸡蛋清调敷脐部，热退去之。适用于小儿麻疹。

4. 葱椒糖膏：葱白（带根须）适量，胡椒 7 粒，红糖 10 克。胡椒为细末，葱白切碎，3 味共捣烂成膏，敷肚脐约 3 小时。适用于麻疹。

5. 麻疹腹痛膏：芒硝、冰片、雄黄各 3 克。上药共为末，水调药粉成膏敷脐中。适用于麻疹后腹痛甚者。

6. 麻疹膏：防风、全蝎、大黄、石膏各等量。上药共为末，蛋清调制成膏敷脐部。适用于麻疹。

水痘与带状疱疹

水痘与带状疱疹是由同一病毒即水痘-带状疱疹病毒所引起的不同表现的两种疾病。水痘是原发性感染，是一种急性传染病。以全身出现水疱疹为特征。带状疱疹是潜伏在感觉神经节的水痘-带状疱疹病毒经再激活后引起的皮肤感染。其特征是沿着感觉神经在相应节段引起疱疹。水痘在中医学中与西医学同名，又称"水花""水疱"。带状疱疹称为"蛇串疮"，又称"蛇丹""缠腰火丹"等。

两病在中医典籍中均阐述颇详，所述内容对现今的临床诊疗尚具有现实指导意义。临床上根据病情可分为风毒犯表，热毒蕴结肌肤，肝胆热盛，脾湿内盛，气滞血瘀等证型，而以肝胆热盛型最为多见。

【膏方集成】

1. 冰芩乳膏：黄芩、大黄、甘草、冰片各适量。黄芩酒炙后取作 12 份，大黄酒炙后取作 8 份，甘草 3 份，共为细粉，过 120 目筛，加冰片 1 份，用水包油型乳化剂基质 76 份，制成乳膏。外用，涂患处。适用于带状疱疹、疮疡。

2. 双柏膏：侧柏叶、大黄各 60 克，黄柏、薄荷、泽兰各 30 克。上药共为细末，将药粉和蜂蜜调成膏。外用时取药膏 30 克兑适量冷开水调敷患处，每日 2 次。适用于带状疱疹水疱未溃者。

3. 带状疱疹验膏：金银花 30 克，川黄连 4 克，青黛、冰片各 3 克，生甘草 6 克。若属风火型者加防风 9 克。先将黄连、金银花、甘草用开水 50 毫升浸泡 24 小时后，入冰片、青黛均研，加 75% 乙醇 20 毫升，合匀，储藏备用。外用，用消毒药棉蘸药液涂患处，每日 3 次。适用于湿热型带状疱疹。

4. 大膏膏：大黄、石膏、青黛、全蝎、防风各等份。上药 5 味，共研细末，入沸油添黄丹粉收膏。外用时取适量敷于脐部。适用于痘疹毒。

5. 泄热解毒膏：生大黄、升麻、川芎、乌药、神曲各 2 克，麻黄 1 克，白蚯蚓 1 条。上药 7 味，同捣烂，敷于脐部。适用于痘疹毒重。

6. 气血双补法：人参、炙黄芪各 6 克，生姜 3 大片，糯米 1 团，川芎 3 克，官桂 1.5 克。上药同捣敷于脐部。适用于气血两虚，浆不满者。

7. 龙蝉散：地龙 30 克，蝉蜕 15 克。上药同研为散，加黄蜡制成药膏，乳香汤调敷于脐部。适用于黑陷发搐，目直喘急者。

8. 大黄五倍子膏：生大黄、黄柏各 2 份，五倍子、芒硝各 1 份。上药共为细末，加凡士林调成 30% 的软膏备用。外用，临用时常规消毒破损处，将药膏平摊于纱布或麻纸上约 0.2 厘米厚，贴敷患处，隔日换药 1 次。适用于带状疱疹水疱溃破，糜烂渗液者。

9. 疡毒膏：滑石 90 克，甘草 15 克，黄连、地榆各 30 克，冰片 3 克。上药共为细末，香油调成油膏。外用，外敷患处，每日换药 1 次。适用于带状疱疹渗液者。

10. 雄黄膏：雄黄、枯矾、血余炭各 30 克，冰片 4 克。上药共为极细末，储瓶备用。外用，将患处用生理盐水清洗，再将药粉放于洁净瓷盘内用麻油调成糊状，外涂患处，以覆盖病变部位为度，每日涂药 2 次，直到结痂为止。适用于带状疱疹各期。

11. 龙柴膏：龙胆、粉牡丹皮各 15 克，柴胡、木通、生甘草各 10 克，黄芩、生山楂、京赤芍、泽泻、车前子各 30 克，鲜生地黄、紫草各 40 克。上药加水煎煮 2 次，滤汁去渣，合并 2 次煎液，加热浓缩成清膏，加适量白糖和匀，文火收膏。每次 6 克，每日 2 次，白开水冲服。适用于带状疱疹局部皮损大多消退，但患处仍疼痛不止，夜寐不安，精神疲倦，舌质暗紫有瘀点，苔白，脉细涩的患者。

12. 带状疱疹膏：石灰 30 克，50% 乙醇 100 毫升。将石灰浸入盛有 50% 乙醇 100 毫升的瓶内，密储 24 小时。外用，使用时振荡摇匀，外涂患处，每日 4～6 次，敷后待干后包扎即可。适用于带状疱疹初发期。

13. 黛连油膏：黄连、黄柏、姜黄各 9 克，当归尾 15 克，生地黄 30 克，芝麻油 360 毫升，黄蜡 80～120 克。用芝麻油将药物煎枯，去渣存油，下黄蜡 120 克（冬季减至 80

克），熔化过滤，冷却成膏。外用，用时取膏 20 克，加青黛粉 1 克，搅匀后外敷，每日 1～2 次。适用于带状疱疹皮损见红斑、水疱明显，灼热刺痛者。

14. 四黄大枣膏：黄连、黄柏、大黄、雄黄、大枣、白矾各 10 克。先将上药共研成极细粉末，再用适量米醋调成膏状，储瓶备用。外用，外敷患处，每日 3 次。适用于带状疱疹身热、水疱、疼痛明显、夜寐不安、精神疲倦的患者。

15. 二黄柏枝膏：雄黄、大黄各 15 克，柏枝 50 克，冰片 3 克，麻油适量。将柏枝烧成灰，与雄黄、大黄为极细末，麻油放在勺中加热，沸后倒入药末，凉后入冰片搅拌成糊状。外用，用药膏均匀地涂敷患处，外用敷料包扎，每日早、晚各 1 次。适用于带状疱疹有低热，疲乏，全身不适，局部皮肤灼热，疼痛，感觉过敏的患者。

16. 特效蛇丹膏：黄连 30 克，重楼 50 克，明雄黄 60 克，琥珀、白矾各 90 克，蜈蚣 20 克。先将蜈蚣放入烘箱内烧黄，然后分别取药研细末，经 100 目筛选过，混匀装瓶备用。取药粉适量，用麻油调成糊状，即成膏。外用，使用时先在皮损处以生理盐水清洗局部，并用灭菌球揩干，然后将本膏涂布在灭菌纱布上敷贴患处，胶布固定。每日换药 1 次。适用于带状疱疹皮损色淡疱壁松弛。

流行性腮腺炎

流行性腮腺炎是由腮腺炎病毒引起的急性呼吸道传染病。主要通过飞沫经呼吸道传播，其主要特征为腮腺非化脓性肿胀、疼痛、发热并咀嚼受限，有累及各种腺体组织或脏器的倾向。本病好发于冬春两季，且以儿童罹患为多，亦同时见于成年人。散发为主，亦可引起流行。个别病例可并发睾丸炎、脑膜脑炎等，但一般预后较好，患病后可获终身免疫。

本病中医学称为"痄腮""虾蟆瘟""鸬鹚瘟""衬耳风"等，属于"温毒"范畴。《素问·至真要大论》即有类似本病的记载。其后的论述详细而确切，《疡科心得》曰：

"夫鸬鹚瘟者……生于耳下，或发于左，或发于右或左右齐发，初起形如鸡卵，色白濡肿……此症永不成脓，过后自然消散。"有的还指出可并见睾丸炎，如《冷庐医话》曰："痄腮之证……肿痛将退，睾丸忽胀……致睾丸肿痛。"多部医书将本病以"瘟"命名，以示其传染性。《疡医准绳》明确指出"此症多传染"。清代吴鞠通推荐普济消毒饮，此方沿用至今。

【膏方集成】

1. 天竺膏（雄竺散膏）：天竺黄、石膏、牙硝、甘草、雄黄各 6 克。研细和匀，敷患部。适用于小儿痄腮（腮腺炎），腮腺非化脓性肿胀、疼痛、发热并咀嚼受限。

2. 肉白膏（独角膏）：肉桂、白芷、赤芍、玄参、乳香、当归各 30 克，独角莲、大黄各 15 克，没药 9 克，生地黄 45 克，麝香 1.5 克，樟丹 100 克，连翘 24 克，轻粉 6 克。除乳香、没药、麝香、轻粉另研成细粉后入外，余药用香油 2000 毫升炸去净渣，加樟丹法收膏。外用，贴患处。适用于疮疖、痄腮（腮腺炎）、腮腺非化脓性肿胀、疼痛、发热并咀嚼受限。

3. 青黄膏：青黛 1 份，大黄 2 份。共为细末，装瓶备用。外用，醋调外敷腮肿处。适用于小儿痄腮（腮腺炎）。

4. 三黄二香膏：黄连、黄柏、生大黄各 50 克，乳香、没药各 25 克。上药共为细末，将药末放入沸油煎 30 分钟后，用黄丹粉收膏。同时先将膏加热烊化取少许沾于敷料上，外贴患处，每日 1 贴。适用于小儿痄腮（腮腺炎）。

5. 术姜矾膏：苍术、高良姜、枯矾各等量。取上药压粉 3 克与葱白 1 根共捣成膏。外用，贴脐，常规方法固定，煎绿豆汤频饮取汗。适用于瘟疫、大头瘟。

6. 腮腺炎膏：穿山甲、乳香、没药、赤芍、连翘、栀子、生大黄、大青叶、板蓝根各 10 克，五灵脂 50 克。上药共为细末，用炼好的蜂蜜调成膏状，储罐备用。外用，取冷却后的药膏，摊于纱布上（摊药范围略大于腮肿部位），每 30～36 小时换药 1 次。适用于小儿流行性腮腺炎。

7. 消肿膏：吴茱萸、虎杖、紫花地丁、板蓝根、天南星各 10 克，大黄 5 克，冰片 9 克。上药共为细末，和匀，储瓶备用。外用，用时每取本散 30 克，用陈醋适量调和成稀糊状。外用，分敷于两手心（劳宫穴）并加敷患处，外加包扎固定。每日或隔日换药 1 次，中病即止。适用于流行性腮腺炎。

8. 石膏仙人掌膏：生石膏 30 克，仙人掌 1 块。将仙人掌去刺，与石膏共捣成泥状，备用。外用，每取本药膏适量，外敷于患处，外加包扎固定，每日或隔日换药 1 次。适用于流行性腮腺炎。

流行性出血热

流行性出血热又称肾综合征出血热，是由汉坦病毒引起的自然疫源性疾病。汉坦病毒主要分布于亚洲，其次为欧洲和非洲，美洲病例较少。目前世界上 31 个发病国家和地区中，我国疫情最重，其次为俄罗斯、韩国和芬兰。我国除青海和新疆外，其余 29 个省市和自治区均有病例报告。临床上以发热、出血和肾脏损害三大特征以及发热期、低血压休克期、少尿期、多尿期、恢复期为主要特点。

本病属于中医学"温疫""疫疹""疫斑"范畴。清代余师愚的《疫疹一得》其所述症状，如头痛如劈，遍体炎炎，骨节烦痛，腰如被杖，烦躁不安，四肢逆冷，胸膈遏郁，红丝绕目，衄血斑疹等与本病之临床表现极为相似。近代中医辨证大多从温病角度考虑，一般认为与中医文献上所说之伏气温病接近。中医学认为，本病的发生，主要由于正气不足，温热病邪与外来寒邪或湿邪相合，由口鼻或皮毛侵入机体，由表入里，分布三焦、经络、脏腑，酿成卫气营血 4 个阶段邪正相争、胜负转化的过程。5 期中又概括分为疫毒侵袭、湿郁血瘀与邪退正虚、气阴两亏两大病机阶段。而湿、热、瘀、毒几乎存在于疾病的全过程，病程有顺传逆传，变证险证，复杂多变的病理特征。温邪或寒邪初感，先犯卫表，邪正相争，故见恶寒发热，头痛腰痛，全身酸痛，此期多为时短暂，温邪迅速传入气分，或寒邪入里化热，燔灼阳明，火性上炎，见面红如醉，目赤咽红，壮热口渴。病邪夹湿，内蕴脾胃，则见恶心、呃逆、呕吐、腹痛腹泻、身重肢困等。邪犯营血，热伤血络，则发斑疹，甚则吐衄便血。热邪内闭，瘀毒内壅，或邪入少阴，耗阳伤气，发为热厥，症见呕恶烦渴，神昏肢厥。如正气衰败，阳气将绝，邪入少阴而寒化，发为寒厥，则见面白唇青，冷汗淋漓，即低血压休克期。如湿热蕴结下焦，膀胱结而气化不利，初为尿频赤涩，欲解不得，继则少尿、尿闭。如邪渐退而正渐复，正气鼓舞，水湿外渗，则见多尿。总之，正邪相争，湿郁热伏，气滞血瘀，阴阳失衡，肾精亏耗等是本病的基本病理过程。

【膏方集成】

1. 滋阴宁血膏：生地黄、玄参、忍冬藤、板蓝根各 150 克，棕榈炭、阿胶珠、炒蒲黄、地榆炭各 100 克。上药加水煎煮 3 次，滤汁去渣，合并 3 次滤液，加热浓缩成清膏，然后加蜂蜜 300 克收膏即成。每次 15～30 克，每日 2 次，开水调服。适用于肝肾阴虚患者，症见发斑，小便色赤，视物不清，烦躁易怒，腰膝酸软，头晕耳鸣，口渴咽干，手足心热，舌红少苔，脉细数。

2. 补中益气膏：党参、黄芪各 150 克，白术、当归、柴胡、陈皮、茯苓、山药、茜草、地榆炭各 120 克。若大便溏、腹痛可用参苓白术散加马齿苋 30 克，槐花、侧柏叶各 120 克，荆芥穗 60 克。上药加水煎煮 3 次，滤汁去渣，合并 3 次滤液，加热浓缩成清膏，然后加蜂蜜 300 克收膏即成。每次 15～30 克，每日 2 次，开水调服。适用于脾胃气虚患者，症见发斑，小便色淡红，日久不愈，肢倦乏力，少气懒言，面色无华，纳差，便溏，舌淡、体胖、边有齿痕，苔白，脉沉细。

3. 五子衍宗黄芪膏：黄芪 300 克，枸杞子、车前子（另包）各 200 克，菟丝子 150 克，五味子 60 克，覆盆子 100 克。上药加水煎煮 3 次，滤汁去渣，合并 3 次滤液，加热浓缩成清膏，然后加蜂蜜 300 克收膏即成。每次 15～30 克，每日 2 次，开水调服。适用于肝肾阴虚患者，症见发斑，小便色赤，视物不清，烦躁易怒，腰膝酸软，头晕耳鸣，口渴咽干，手足心热，舌红少苔，脉细数。

4. 芪归大补膏Ⅱ：大枣、防风各 90 克，鹅不食草、女贞子、墨旱莲、谷芽、麦芽、山药、菟丝子、淫羊藿、桑寄生各 150 克，续断、狗脊、白术、苍耳子、辛夷、枸杞子、山楂、功劳叶各 120 克，桂枝、甘草、九香虫、炮甲片、刺猬皮各 60 克，鸡内金、葛根、白茅根各 100 克，龙葵、马鞭草、黄芪、薏苡仁各 200 克。另以生晒参粉、紫河车粉各 50 克，蜂蜜、阿胶各 200 克，冰糖 500 克，黄酒为引。上药除阿胶、蜂蜜、生晒参粉、紫河车粉、炮甲片外，余药加水煎煮 3 次，滤汁去渣，合并 3 次滤液，加热浓缩成清膏，再将阿胶、生晒参粉、紫河车粉、炮甲片加适量黄酒浸泡后隔水炖烊，冲入清膏和匀，然后加蜂蜜 300 克收膏即成。每次 15～30 克，每日 2 次，开水调服。适用于气虚血瘀型患者，症见乏力气短、腰部刺痛，面色黧黑，血尿不断，舌边瘀紫，脉沉涩。

5. 清营膏：水牛角 300 克，玄参、牛膝、麦冬、金银花各 100 克，连翘、生地黄各 150 克，黄连 120 克。若尿色深、血尿加白茅根 100 克，小蓟 150 克。上药加水煎煮 3 次，滤汁去渣，合并 3 次滤液，加热浓缩成清膏，再加蜂蜜 300 克收膏即成。每次 15～30 克，每日 2 次，开水调服。适用于热毒内侵患者，症见恶寒，发热，头痛，身痛，腰酸痛或皮疹，发斑，汗出，口干，咽干，尿少，尿色深，甚则血尿，舌红或红绛，苔黄，脉浮数。

非典型肺炎

2002 年 11 月，我国广东暴发传染性非典型肺炎。本病很快在中国香港以及世界上 20 余个国家地区流行，当时病因尚未完全明确，所以引起全球民众、各国政府和科研人员的高度关注。到 2003 年 3 月初，世界卫生组织 WHO 就传染性非典型肺炎向全球发布了卫生警报，并将本病命名为严重急性呼吸综合征（SARS），将引起本病的病毒命名为 SARS 病毒，后在全球科学家的努力下，证明 SARS

中医膏方全书（珍藏本）

病毒为变异冠状病毒。冠状病毒可能来源于野生动物如果子狸、山猪、兔、猫、鸟、蛇、獾等。传染性非典型肺炎暴发的显著特点是传播途径主要以近距离飞沫通过呼吸道传播和密切接触传播为主。在家庭和医院有明显的聚集现象。该病具有起病急、传播快、人群普遍易感和病死率较高等特点。主要临床症状是：高热，呼吸道症状（包括咳嗽、气短、呼吸困难），胸部 X 线片可见肺部阴影，外周血白细胞降低（尤其是淋巴细胞减少）。初步的资料提示传染性非典型肺炎临床病程的轻重程度和结局可能与接受病毒感染的量、机体抵抗病毒的能力（主要包括机体非特异性和特异性的免疫应答）和是否及时采取有效的治疗等有关。此外影响病程发展的危险因素还有患者的年龄、怀孕、疲劳、以前是否患有其他疾病（如糖尿病、高血压等）等。一般以前患有糖尿病的老年人、孕妇发病较重，预后较差，病死率较高。

传染性非典型肺炎以显性感染为主，可能有隐性感染者，但较少见。主要通过近距离空气飞沫和密切接触传播，具有较强的传染性，结合患者主要表现为发热、头痛、全身酸痛、干咳、少痰、气促等症状，应属于中医学"肺系温病"范畴。邪自口鼻而入，即王叔和所曰："非其时而有其气，是以一岁之中，长幼之病每相似者，此则时行之病也。"初为尿频赤涩，欲解不得，继则少尿、尿闭。如邪渐退而正渐复，正气鼓舞，水湿外渗，则见多尿。总之，正邪相争，湿郁热伏，气滞血瘀，阴阳失衡，肾精亏耗等是本病的基本病理过程。

【膏方集成】

1. 非典型肺炎实用 1 号膏：芦根、金银花、鱼腥草、黄芩、连翘各 100 克，蝉蜕 50 克。上药加水煎煮 3 次，滤汁去渣，合并滤液，加热浓缩成清膏，再加蜂蜜 150 克，收膏即成。每次 15～30 克，每日 2 次，开水调服。适用于非典型肺炎初期（邪在肺卫）：发热 1～3 日患者，症见发热，咳嗽，头痛，全身酸痛，舌红、苔白或白腻，脉滑数。

2. 非典型肺炎实用 2 号膏：炙麻黄、生石膏、鱼腥草、栀子、板蓝根、金银花各 100 克，杏仁、黄芩、丹参各 50 克，珍珠母（粉）30 克，水牛角（粉）60 克。上药除珍珠母、水牛角外余药加水浓煎 3 次，再加入珍珠母、水牛角调配成清膏，再加蜂蜜 200 克收缩成膏。每次 15～30 克，每日 2 次，开水调服。适用于非典型肺炎壮热期（邪热壅肺）：发热 3～5 日患者，症见高热，咳嗽，口渴，多汗，舌红、苔黄厚或黄腻，脉滑数。

3. 非典型肺炎实用 3 号膏：生石膏、生地黄、水牛角、栀子、鱼腥草各 100 克，丹参、郁金各 60 克，冰片 20 克，麝香 5 克。上药除麝香外余药加水煎煮 3 次，加入麝香浓煎成清膏，再加蜂蜜 200 克收缩成膏。每次 15～30 克，每日 2 次，开水调服。适用于非典型肺炎热毒期（气营两燔、毒热互结）：发热 5 日以上患者，症见持续高热，面红赤，咳嗽，气促，舌深红或红绛、苔黄厚而干或黑，脉滑数或沉弦数。

4. 非典型肺炎实用 4 号膏：黄芩、桑白皮、全瓜蒌、丹参、款冬花、紫菀各 100 克。上药加水浓煎成清膏，再加蜂蜜 100 克收缩成膏。每次 15～30 克，每日 2 次，开水调服。适用于非典型肺炎患者，症见热已退或热退未尽，喘憋，咳嗽气促，气短明显，舌红、苔白或黄而黏，脉数有力。

5. 非典型肺炎实用 5 号膏：太子参、黄芪、山茱萸、丹参、麦冬各 100 克，红参 20 克。上药除红参外余药加水煎煮 3 次，再加入红参（粉）浓煎成清膏，再加蜂蜜 100 克收缩成膏。每次 15～30 克，每日 2 次，开水调服。适用于非典型肺炎宗气外脱患者。症见呼吸频数，心率加快，汗多，神疲，舌红或淡红、苔薄白，脉细数无力。

6. 非典型肺炎实用 6 号膏：吉林人参、黄芪、丹参各 100 克，制附子 30 克，干姜 60 克，炙甘草 50 克。上药加水浓煎成清膏，再加蜂蜜 100 克收缩成膏。每次 15～30 克，每日 2 次，开水调服。适用于非典型肺炎元气外脱患者。症见呼吸浅促，心率加快，大汗出，四肢凉冷，舌淡红或淡紫，脉疾数无力。

7. 非典型肺炎实用 7 号膏：太子参、麦冬、焦三仙、丹参各 100 克，红参 20 克。上药除红参外余药加水煎煮 3 次，再加入红参

（粉）浓煎成清膏，再加蜂蜜 100 克收缩成膏。每次 15～30 克，每日 2 次，开水调服。适用于非典型肺炎心脾两虚型患者。症见体虚乏力，心悸气短，食欲不振，舌质淡，脉细无力。

艾滋病

艾滋病（AIDS）即获得性免疫缺陷综合征，是由人类免疫缺陷病毒（HIV）引起的人体免疫功能缺损，而易发生各种机会性感染和恶性肿瘤的临床综合征。本病不仅传染性强、流行极广，而且病死率极高。到目前为止本病尚缺乏理想的预防和治疗方法，因本病具有极大的危害性，没有明显的季节性，主要与高危人群密切接触传染为主。其病原体为 HIV，主要通过艾滋病患者和 HIV 携带者的精液、血液、阴道分泌物等传染；其次是治疗性输血和注射血液制品。分娩及哺乳等均可传染；其他有报道称皮肤移植、脏器移植、角膜移植等一切提供脏器者是 HIV 携带者而被感染。临床特点为起病缓慢，开始为无症状期，可持续 2～5 年，发病时出现倦怠感，发热持续不退，食欲不振和原因不明的体重减轻，继而出现腹泻、盗汗、淋巴结肿大等全身症状。

以往中医古籍内没有本病证治的记载。一般认为，本病属于中医学"瘟疫""温病""温毒""虚劳"等范畴。许多文献报道说明，按照中医辨证论治方法，尤其是运用中医温病学理论和证治方法，对本病进行治疗，能取得较好的疗效，特别是在改善患者症状、延长生命方面效果较为明显。另外，在中药成方和单味药研究方面也证实了中药对抑制本病病毒和提高人体免疫功能方面的作用。所以中医药防治艾滋病，有较好的前景引起全世界医学界的广泛兴趣和重视。

【膏方集成】

1. 滋肾填精膏：川芎 30 克，龙眼肉 50 克，山茱萸、杜仲、鹿角胶各 100 克，熟地黄、山药、枸杞子、何首乌、丹参、茯苓、鹿角胶、龟甲胶各 150 克，白芍 200 克，桑椹 250 克。上药除鹿角胶、龟甲胶外，余药煎煮 3 次，滤汁去渣，合并滤液，加热浓缩成清膏，再将鹿角胶、龟甲胶加适量黄酒后隔水炖烊，冲入清膏和匀，最后加蜂蜜 300 克收膏即成。每次 15～30 克，每日 2 次，白开水调服。服药期内，忌食一切辛辣及生冷食品。同时应注意自我调控，保证睡眠充足，适当参加体育锻炼，做到劳逸结合，身心健康，保持精神愉快，忌烟酒，少食脂肪，宜吃鸡蛋、瘦肉等以保证营养。适用于 HIV 引起的人体免疫功能缺损肾精不足者，表现为记忆力减退，失眠多梦，腰膝酸软，心悸胸闷等的患者。

2. 人参滋补膏：人参 30 克，干地黄、熟地黄、白术、续断各 150 克，合欢皮 200 克，菟丝子、墨旱莲、桑寄生各 300 克，狗脊、首乌藤各 400 克，仙鹤草 500 克，鸡血藤 600 克，蔗糖 167 克。上药加水煎煮 3 次，滤汁去渣，合并滤液。静置 2 日以上，取上清液，浓缩后加蔗糖，再加入人参煎液，搅匀，浓缩至稠膏即得。每次 15～30 克，每日 2 次，白开水调服。适用于 HIV 引起的人体免疫功能缺损气阴亏虚者，表现为面色无华，精神疲惫，四肢无力，腰膝酸软，失眠健忘，头晕耳鸣，须发早白，脉沉细等的患者。

3. 养心安神膏：川雅连 15 克，黛灯心 20 克，太子参、北沙参、细生地黄、淡竹叶、竹茹、江枳壳、大麦冬、半夏、紫丹参、合欢花、首乌藤各 45 克，炒川贝母 60 克，北秫米、冬青子、牛膝、连翘（带心）、京玄参、沙苑子、生酸枣仁、黑芝麻各 90 克，茯神 120 克，青龙齿、珍珠母各 150 克。上药浓煎 2 次，滤汁去渣，加驴皮胶 180 克，鳖甲胶 120 克（上胶陈酒烊化），煎熬，再入冰糖 500 克，文火收膏，以滴水成珠为度。每日早、晚开水冲服一大匙。适用于 HIV 引起的人体免疫功能缺损心神不宁者，症见心慌不安，心跳加快，夜寐不安，醒后心烦不能安卧者。

4. 育阴清热膏：香附 30 克，甘草、池菊花、黑豆衣、当归、粉丹皮各 45 克，厚杜仲、墨旱莲、地骨皮、细黄芩、女贞子、川石斛各 60 克，大生地黄、西洋参、炒酸枣仁、茯神、大熟地黄、党参、沙苑子、椿皮、

中医膏方全书（珍藏本）

制何首乌、大天冬、柏子仁、海螵蛸、杭白芍、生白术、橘白各 90 克。上药水煎 3 次，去渣再煎至极浓，加阿胶、龟甲胶各 150 克熔化冲入收膏，以滴水成珠为度。每日早、晚开水冲服一大匙。服药期内，忌食一切辛辣及生冷食品。适用于 HIV 引起的人体免疫功能缺损阴虚内热者，症见心悸不已，头晕目眩，口干舌燥，女性还可见月经过多，甚至一月再至者。

5. 天王补心膏：西洋参、青龙齿、酸枣仁、茯苓、茯神、生地黄、熟地黄各 120 克，黄连 30 克，肉桂 15 克，桔梗 60 克，生晒参、当归、天冬、麦冬、远志、柏子仁、丹参、炒知母、炒黄柏、玄参、山茱萸、牡丹皮、龟甲胶、鹿角胶、阿胶各 90 克，冰糖 250 克。将西洋参和生晒参一起用清水煎煮 30 分钟，去渣取汁。将除龟甲胶、鹿角胶、阿胶、西洋参、生晒参、冰糖以外的药物一起研成细末，用水煎煮 3 次，分别去渣取汁。将 3 次所得的药液合并在一起，调入参汁、龟甲胶、鹿角胶、阿胶和冰糖，用小火煎煮浓缩至呈膏状，装入瓷瓶中保存。每次 20 毫升，每日 3 次，温开水送服。适用于 HIV 引起的人体免疫功能缺损心阴不足者，表现为心悸不宁、心烦少寐、头目昏眩、五心烦热、耳鸣、腰膝酸楚、男子遗精、女子经少经闭、舌质红、脉细数等阴虚火旺症状。

6. 疏肝补血膏：沉香粉、血竭各 15 克，降香 30 克，天麻 45 克，吉林人参（另煎）、西洋参（另煎）、小青皮、橘红、炒枳壳各 60 克，柴胡、黑栀子、生蒲黄、法半夏、杏仁、桃仁、预知子、赤芍、海藻、川郁金、红花、菖蒲、白苏子、葶苈子、苍术、白术、川芎、桑白皮、云茯苓、菟丝子各 90 克，紫丹参、鸡血藤、南山楂、沙苑子各 150 克，灵芝 180 克，黄芪、熟地黄各 300 克。上药浓煎去渣，文火熬糊，入鳖甲胶 120 克，冰糖 500 克，熔化收膏。每日晨以沸水冲饮 1 匙。适用于 HIV 引起的人体免疫功能缺损肝血不足者，表现为心胸阵痛，如刺如绞，固定不移，入夜为甚，伴有胸闷心悸，面色晦暗，胸隐痛，久发不愈，心悸盗汗，心烦少寐、腰酸膝软、耳鸣头晕等。

7. 归参膏：党参、黄芪、鹿衔草、鸡血藤、龙眼肉、当归、川芎、白芍、何首乌、桂枝、生蒲黄、甘草各 100 克。气虚明显以红参易党参 100 克，阳虚明显加附子、肉桂各 100 克，血虚明显加阿胶、丹参各 100 克，妇女经少加益母草、桑寄生各 100 克。上药加水煎煮 3 次，滤汁去渣，合并 3 次滤液，浓煎，另加麦芽糖、蜂蜜各 60 克，糖浆 500 克，加热浓缩成收膏，储瓶备用。成人每次 10～20 克，每日 3 次，口服。1 个月为 1 个疗程。适用于 HIV 引起的人体免疫功能缺损气血瘀滞者。

8. 阿龟地黄膏：熟地黄、枸杞子、菟丝子、黄精、桑椹、肉苁蓉、阿胶、山药各 150 克，何首乌、茯苓各 200 克，山茱萸、龟甲胶各 100 克，上药除阿胶、龟甲胶外，余药加水煎煮 3 次，滤汁去渣，合并 3 次滤液，加水浓缩成清膏，再将阿胶、龟甲胶加适量黄酒浸泡后隔水炖烊，冲入清膏和匀，再加蜂蜜 300 克收膏即成。每次 10～20 克，每日 2 次，开水冲服。适用于 HIV 引起的人体免疫功能缺损所致的肝肾不足证，表现为形体消瘦，头晕头痛，腰膝酸痛，或先天不足者。

9. 阿胶补血膏：阿胶、熟地黄、党参、黄芪、枸杞子、白术各等份，另加麦芽糖、蜂蜜各 60 克，糖浆 500 克，加水浓煎收膏。每次 15～30 克，每日 2 次，早、晚空腹开水冲服。适用于 HIV 引起的人体免疫功能缺损脾虚弱，久病体弱所致的心悸健忘，面色萎黄，头昏目眩，或短气乏力，多汗自汗，或食欲不振，脘腹虚胀等症的患者。

10. 调元肾气膏：生地黄（酒煮）120 克，山茱萸、山药、牡丹皮、白茯苓各 60 克，人参、当归身、泽泻、麦冬、龙骨、地骨皮各 30 克，木香、砂仁各 9 克，黄柏（盐水炒）、知母各 15 克，另加蜂蜜 20 克，加水浓煎收膏。每次 20～35 克，每日 2 次，早、晚餐后用开水冲服。适用于 HIV 引起的人体免疫功能缺损所致肾阴受损，阴虚生内热，低热、消瘦、肾气亏而失荣等症的患者。

11. 鸡血藤膏：鸡血藤、熟地黄、大枣、何首乌各 150 克，丹参 125 克，党参 100 克，当归 90 克，女贞子、枸杞子各 50 克，白芍

75 克，肉棒 15 克。上药加水煎煮 3 次，滤汁去渣，合并 3 次滤液，加水浓缩成清膏，再加蜂蜜 300 克收膏即成。适用于 HIV 引起的人体免疫功能缺损所致气阴两亏证。

12. 参芪苓术膏：黄芪、白术、陈皮、半夏、谷芽各 100 克，党参、神曲、阿胶、枳壳各 150 克，茯苓 200 克，炙甘草、升麻各 30 克，柴胡 50 克，厚朴 60 克，薏苡仁

300 克。上药除阿胶外余药加水煮煎 3 次，滤汁去渣，合并 3 次滤液，加热浓缩成清膏状，最后加蜂蜜 300 克，收膏即成。每次 15～30 克，每日 2 次，开水调服。适用于 HIV 引起的人体免疫功能缺损，表现为形体消瘦伴脾胃虚弱，食欲不振，呕吐恶心，腹泻便溏等症状。

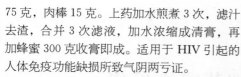

第三十五章　细菌感染疾病

伤寒与副伤寒

伤寒与副伤寒（甲、乙、丙），分别是指由伤寒沙门菌和副伤寒甲、乙、丙 3 种沙门菌引起的急性肠道传染病。伤寒基本病变是小肠淋巴组织增生、坏死，故又称肠伤寒。典型的临床表现包括稽留热，全身中毒症状，相对性缓脉，玫瑰疹，脾大与白细胞减少，少数患者可并发肠出血与肠穿孔。这两种病临床表现相似，副伤寒较伤寒为轻。本病一年四季均可发生，但以夏秋季为发病和流行高峰。传染源是患者及带菌者，病菌随感染者的大小便及呕吐物排出体外，通过污染的水源、手、食物、食具、苍蝇、蟑螂等传播，传染性极强，常引起局部地区的暴发和流行。近几十年来发病率呈下降趋势，但日常生活传播的散发病例时有发生，偶尔也有小规模的流行，最多见的是水源污染造成的暴发流行，其次是食物型暴发流行。人群对伤寒普遍易感，以儿童及青少年发病为多，病后可获强而持久的免疫力，很少再次罹患。

从本病的临床表现、病理演变规律及发病季节来看，与中医温病学中的"湿温"颇为相似，归属于中医学"湿温"范畴。

【膏方集成】

1. 青龙膏：白花蛇（不蛀者）180 克，狗脊、天麻各 30 克。先将白花蛇用白酒煮，去皮骨，置新土瓦上焙干，取肉 30 克，烘干，与狗脊、天麻同为细末，储瓶备用。用银盂子盛无灰酒 3 升，入上药，重汤煮稠如膏，用银匙拌匀，再取生姜 15 克，细磨取汁同熬成膏，瓦罐收藏。每次半汤匙，每日 2 次，用好酒半盏搅匀服，或汤亦可，食前服

之极佳。适用于营卫不和，阳少阴复，手脚举动不快的患者。

2. 地龙浸膏片：地龙 1000 克。取地龙粗粉，按渗漉法，用 25％乙醇湿润 2 小时后，以 25％乙醇为溶媒，浸渍 24 小时，以每分钟 50 毫升/50 克之速度渗漉，渗出液达生药之 4 倍量时，即停止渗漉，将渗出液以 60 ℃减压，回收乙醇，以 60 ℃浓缩成稠膏，测定其含量，加辅料适量，加入 0.2％苯甲酸防腐，压制成片即得。每片内含总提取物 100 毫克，片重 0.3 克。包装备用。每次 1～3 片，每日 2 次，温开水送服。适用于伤寒发热，小便不通，中风痛病，耳鸣，耳聋及惊风的患者。

3. 肘后黑膏：鲜生地黄 60 克，淡豆豉、猪板油（净猪油）各 15 克，雄黄（冲入）0.9 克，麝香（冲入）0.3 克。先将生地黄、淡豆豉加清水煎 3 次，滤渣，取 3 汁混合，浓缩，入猪油拌匀，再熬，离火待冷，再入雄黄、麝香搅成膏，储罐备用。每服适量，每日 2～3 次，口服。适用于温毒血热发斑者。

4. 黑膏方：生地黄 250 克，豆豉 100 克。上 2 味，以猪膏 1000 克合之，煎五六沸，令三分减一，绞去渣，末雄黄、麝香如大豆者，内中搅和，尽服之，毒便从皮中出则愈，忌芜荑。适用于温毒发斑，大疫难救患者。

5. 白虎汤膏：石膏 120 克，知母、粳米各 36 克，生姜、葱白、蒜头各 6 克，韭白、白菊花、炙甘草、益母草各 12 克，槐枝、柳枝、冬青枝、枸杞根、桑叶各 24 克，白芥子 1.5 克，木瓜、石菖蒲各 3 克。将上药浸泡于 1160 克芝麻油内，冬十、秋七、夏五、春三日，置锅内慢火熬至药枯去渣，熬药油成，

下黄丹收存，再入雄黄、青黛各 6 克，木香、芦荟各 3 克，后入牛胶（酒蒸化）12 克，搅匀制成膏，分摊于红布上，折叠备用。外用，将膏药加温变软，揭开待稍温，贴于大椎、曲池穴处。适用于流行性乙型脑炎、流行性脑脊髓膜炎、肠伤寒、斑疹伤寒、中暑、大叶性肺炎、小儿麻疹的邪在气分阳明热盛期患者。

6. 清阳膏：薄荷 38 克，防风、连翘、牛蒡子、天花粉、玄参、黄芩、黑栀子、大黄、朴硝各 23 克，生地黄、天冬、麦冬、侧柏叶、石菖蒲、甘遂、羚羊角粉、知母、桑白皮、地骨皮、黄柏、郁金各 15 克，丹参、苦参、贝母、黄连、川芎、白芷、天麻、独活、前胡、柴胡、牡丹皮、赤芍、当归、秦艽、紫苏、香附、蔓荆子、干葛根、升麻、藁本、细辛、桔梗、枳壳、橘红、半夏、胆南星、大青叶、山豆根、山慈菇、杏仁、桃仁、龙胆、蒲黄、紫草、葶苈子、忍冬藤、大戟、芫花、牵牛子、甘草、木通、五倍子、猪苓、泽泻、车前子、瓜蒌子、皂角、石决明、木鳖子、蓖麻子、白芍、穿山甲、僵蚕、蝉蜕、全蝎、犀角片各 8 克，红花、白术、官桂、蛇蜕、川乌、白附子各 4 克，滑石、生姜、荆芥穗、莲须、葱白、大蒜各 30 克，槐枝、柳枝、桑枝、白菊花、白凤仙全株各 250 克，小蓟、芭蕉（如无用桑叶）、淡竹叶、桃枝、苍耳草、益母草、马齿苋、薄菜、芙蓉叶各 60 克。上药用麻油 8500 克，分两起熬枯去渣，再合并熬药油成，分两起下药。药量以药油 500 克用上药 180～210 克为宜，频搅，以一滴试之，不爆，再下炒铅粉 500 克，雄黄、白矾、硼砂、青黛、轻粉、乳香、没药各 30 克，生石膏 240 克，牛胶（酒蒸化）120 克，搅匀收膏。外用，热毒发斑贴心口、背心、神阙穴，烦渴贴胸背、心口或背后第 3 胸椎，脏腑火症贴胸背、神阙穴。适用于上焦风热，表里俱热，三阳症均治，头痛，痈肿毒气攻心、作呕不食的患者。

7. 牛黄七宝膏：牛黄、冰片、麝香各 1.5 克，朱砂 7.5 克，轻粉 1 克，白面 15 克，寒水石（烧）10 克。上药共为细末，滴水和丸。每次 0.5～1 克，小儿减半，每日 1 次，温开水调服。适用于伤寒时疫，热毒暑病，发热胸痞，身发黄斑、狂躁迷闷的患者。

细菌性食物中毒

细菌性食物中毒是进食被细菌或者细菌毒素污染的食物引起的急性感染中毒性疾病。根据临床表现的不同分为胃肠型与神经型两大类，胃肠型食物中毒以急性胃肠炎为主要表现，神经型食物中毒以神经系统症状为主要特征，后者若抢救不及时病死率较高。

中医学文献中有许多类似细菌性食物中毒之记载，对其主症、病因、证治均有较详细的论述。《素问·举痛论》曰："寒气客于肠胃之间，膜原之下，血不能散，小络急引，故痛。""……寒气客于肠胃，厥逆上出，故痛而呕也。"《内经》首先指出了本病风、热、寒、湿的致病特点，张仲景较系统地论述了呕吐、泄泻的辨证论治，提出了行之有效的方剂。《类证治裁·霍乱》曰："霍乱多发于夏秋之交……饮食生冷失节，清浊相干，水谷不化。"指出本病的发生为外邪与饮食密切相关，常常兼而有之。现代医家将本病归属于中医学"类霍乱"范畴。

【膏方集成】

1. 细菌性食物中毒 1 号膏方：葛根、黄芩、火炭母、神曲、藿香、白芷、茯苓、木香、泽泻、甘草、连翘、羌活各 80 克。上药加水煎煮数次，浓缩成清膏，再加蜂蜜 200 毫升收膏。每次 15～20 克，每日 3 次，口服。适用于热重于湿的患者。

2. 细菌性食物中毒 2 号膏方：偏湿重者予葛根、黄芩、火炭母、神曲、藿香、白芷、茯苓、木香、泽泻、甘草、陈皮、炒白扁豆各 80 克。将上药加水煎煮数次，浓缩成清膏，再加蜂蜜 200 毫升收膏。每次15～20 克，每日 3 次，口服。适用于湿重于热的患者。

3. 参芪二黄膏：炙黄芪、党参各 200 克，白术、茯苓、山药各 150 克，白芍 300 克，黄芩、干姜、陈皮、柿蒂各 60 克，川黄连 30 克，炙甘草 90 克。上药加水煎煮 3 次，滤汁去渣，合并滤液，加热浓缩成清膏，再加蜂蜜、饴糖各 200 克收膏即成。每次 15～

30 克，每日 2 次，开水调服。适用于脾胃虚弱所致的偶尔有吞咽困难、泛吐清水、疲乏无力、食欲不振的患者。

4. 二夏膏：半夏、竹茹、郁金、牡丹皮、栀子各 100 克，炙甘草、陈皮各 60 克，茯苓、枇杷叶、夏枯草、白芍、川楝子各 150 克，川黄连 50 克。上药加水煎煮 3 次，滤汁去渣，合并滤液，加热浓缩成清膏，再加蜂蜜、饴糖各 200 克收膏即成。每次 15～30 克，每日 2 次，开水调服。适用于肝胃郁热所致的急躁易怒、胸骨后有烧灼样疼痛，可连及两胁肋，食后症状加重，口苦口干，泛吐酸苦水的患者。

5. 二术丹参膏：丹参、郁金、枳实、半夏、厚朴、苍术、白术、紫苏、沙参各 100 克，瓜蒌皮、茯苓、旋覆花各 150 克，陈皮 60 克。上药加水煎煮 3 次，滤汁去渣，合并滤液，加热浓缩成清膏，再加蜂蜜、饴糖各 200 克收膏即成。每次 15～30 克，每日 2 次，开水调服。适用于痰气互阻所致的吞咽时有顿阻感、嗳气呃逆、呕吐痰涎、胸腹部胀闷的患者。

6. 五味瓜蒌膏：生栀子、淡豆豉、制半夏各 100 克，黄连 50 克，瓜蒌 300 克。上药加水煎煮 3 次，滤汁去渣，合并滤液，加热浓缩成清膏，再加蜂蜜、饴糖各 100 克收膏即成。每次 15～30 克，每日 2 次，开水调服。适用于脾胃湿热所致的胸骨后烧灼痛，胃脘隐痛嘈杂，口苦黏腻，恶热饮，口吐酸水或苦水，口干口臭，口渴不喜饮，纳少，大便干，苔黄腻，脉濡数的患者。

7. 复方甘桔膏：桔梗、黄芩、桃仁、法半夏各 30 克，甘草 15 克，金银花 50 克，山豆根、北沙参、石斛各 20 克，锡类散 10 支，蜂蜜 300 克。先将前 9 味药共为细末，掺入锡类散同研和匀，炼蜜为膏。每次 5～10 克，每日 3 次，于餐前开水调服。15 日为 1 个疗程。适用于阴虚胃燥所致胸骨后灼热感，反酸嗳气，时作干呕，口干咽燥，渴喜冷饮，似饥而不欲食，大便干结，舌红少苔，脉细数的患者。

细菌性痢疾

细菌性痢疾简称菌痢，是全球性的传染病，也是我国夏秋季节的常见肠道传染病。是志贺菌属（痢疾杆菌）引起的肠道传染病。其基本病理变化为结肠黏膜化脓性、溃疡性炎症。主要临床表现为发热，腹泻，腹痛，里急后重和黏液脓血便。病情轻重悬殊，依病程可分急性、慢性两期。菌痢在我国各地区全年均有发生，以 5～9 月为高发期。传染源是患者和带菌者，急性菌痢早期患者粪便排菌量大，传染性强。志贺菌属通过粪-口途径传播，以污染的手为媒介，或因食物和水受直接或间接（苍蝇、蟑螂）污染而经口感染，是散发病例的主要传播途径，而集体食堂或供水系统受污染可造成食物型或水型的暴发流行。人群对志贺菌属普遍易感。患者以学龄前儿童和青壮年为多。

中医学文献中所述"下利""滞下""痢疾""赤白痢""五色痢"等病证与本病相似。张仲景在《金匮要略》将痢疾与泄泻统称下利，认为"圊脓血，以有热故也"并创立了清热燥湿、凉血解毒的白头翁汤和温涩固下的桃花汤，沿用至今。晋唐至宋元对痢疾的病因病机证治认识日趋成熟，隋《诸病源候论·痢疾诸候》认为痢由于岁时寒暑不调，外受风邪或夹冷热之气，或饮食起居无常引起，并与脾胃、大小肠之血气不和有关。刘河间在《素问玄机原病式·热类》中主张通因通用，调气行血治疗痢疾。指出"必先导涤肠胃，次证根本，然后辨其风冷暑湿而为治法""行血则便脓自愈，调气则后重自除"。明清时代对痢疾的认识日臻完善。《顾松园医镜》提出治痢疾四忌："一忌温补""一忌大下""一忌发汗""一忌利小便"。除现代医学中的急性细菌性痢疾之外，慢性细菌性痢疾，急、慢性阿米巴痢疾以及溃疡性结肠炎等疾病均可参照古代文献中对痢疾的认识进行辨治。

【膏方集成】

1. 便血红痢膏：椿皮 250 克，酸梨 500 克，鲜生姜 9 克，红糖 120 克。先将椿皮多加水熬剩 500 毫升，去渣取汁，再将姜梨捣汁去渣，将汁兑在一起，放生锅内熬沸，再下红糖，搅匀成膏，储罐备用。每日早、晚各服一汤匙，开水冲服。适用于赤痢，便血。

2. 马齿苋膏：鲜马齿苋 500 克，红糖、白糖各 200 克。将马齿苋全草洗净，捣烂搅汁，纱布过滤，将红糖、白糖加水融化入药汁，上文火煎熬，浓缩成膏。每次 20～30 毫升，每日 2～3 次，温开水送服。用量可视年龄大小增减。适用于痢疾，发热，腹泻，腹痛，里急后重和黏液脓血便。

3. 诸葛行军散：生姜 1.5 克，硝石 1 克，牛黄 0.5 克，雄黄 25 克，硼砂 18 克，冰片、麝香、珍珠各 15 克。上药共为细末，装瓶密封备用。外用时，取药适量，填入脐中，以填满为度，上置姜片 1 枚，用枣核大艾炷放姜片上灸 6～9 壮，灸毕，药末用膏药固定脐内。适用于痢疾，发热，腹泻，腹痛，里急后重和黏液脓血便。

4. 苦参马齿苋膏：干苦参、干马齿苋各 90 克。将上 2 味药放入砂锅中烘脆，共为细末，收入瓶中封存备用。临用时，取药末 15 克，以温开水调和拌匀做成药膏，贴于患者脐孔上，外用橡皮膏黏紧，每日换药 1 次。适用于细菌性痢疾，发热，腹泻，腹痛，里急后重和黏液脓血便。

5. 大黄丸：大黄。上药研细末，蜜制成膏，纳脐孔中。适用于热痢，发热，腹泻，腹痛，里急后重和黏液脓血便。

6. 十香暖脐膏：肉豆蔻 90 克，木通 200 克，泽泻、猪苓、苍术、高良姜、厚朴、肉桂各 100 克。上药以香油 2500 毫升，炸枯去渣，入樟丹收膏，收储备用。外用，贴脐。适用于脾阳虚损导致的大便时溏时泻，迁延反复，饮食减少，腹胀不舒，喜温喜按，稍进油腻，则大便次数增加，面色萎黄，神疲倦怠，舌淡苔薄腻，脉细弱的患者。

7. 腹泻膏：白胡椒 9 克，干姜 6 克，鲜姜、葱白各适量，香油或豆油 500 毫升，樟丹 250 克。先将香油或豆油、白胡椒、干姜、鲜姜、葱白置小锅内浸泡 6～8 小时，然后加温，直至将上述药物炸枯，滤油去渣。再炼油至滴油成珠，再放入樟丹，边放边搅，待

出现大量泡沫呈黑褐色时，取下小锅，取少许膏置冷水中，以不粘手为度，再放冷水中72 小时去火毒，温化后将膏药涂于小方纸或布上制成 200 贴。放阴凉处备用。外用，用时将膏药用文火化开，贴于肚脐眼上，隔日一换。适用于脾阳虚损导致的大便时溏时泻，迁延反复，饮食减少，腹胀不舒，喜温喜按，稍进油腻，则大便次数增加，面色萎黄，神疲倦怠，舌淡苔薄腻，脉细弱的患者。

8. 白参止泻膏：白术、芡实各 200 克，白芍、枳壳、山药各 300 克，陈皮、党参、柴胡各 100 克，乌药 60 克，白扁豆、石榴皮各 150 克，甘草 30 克。以上 12 味药，加水煎煮 3 次，滤汁去渣，合并滤液，加热浓缩成清膏，再加蜂蜜 300 克，拌匀收膏即成。每次 15～30 毫升，每日 2 次，开水调服。适用于肝郁脾虚导致平时多有胸胁胀闷，嗳气食少，每因抑郁恼怒或情绪紧张之时，发生腹痛泄泻，舌淡红，脉弦的患者。

9. 参芪术膏：党参、茯苓、白术、山药各 200 克，黄芪、薏苡仁各 300 克，白扁豆、莲子、阿胶各 150 克，砂仁、人参各 50 克，陈皮、桔梗各 100 克。以上 13 味，除莲子、阿胶、人参外，余药加水煎煮 3 次，滤汁去渣，合并滤液，加热浓缩成清膏，人参另煎兑入，莲子炖至酥烂捣成泥状后调入，再将阿胶加适量黄酒浸泡后隔水炖烊，冲入清膏，和匀，最后加蜂蜜 300 克，收膏即成。每次 15～30 克，每日 2 次，开水调服。适用于脾胃虚弱导致大便时溏时泻，腹痞满胀痛，不欲饮食，水谷不化，稍进油腻之物，则大便次数增多，饮食减少，脘腹胀闷不舒，面色萎黄，肢倦乏力，舌淡苔白，脉弦的患者。

10. 加味四神膏：补骨脂、肉豆蔻、鹿角胶各 150 克，吴茱萸 50 克，五味子、干姜各 100 克，党参、白术各 200 克。上药除鹿角胶外，余药加水煎煮 3 次，滤汁去渣，合并滤液，加热浓缩成清膏，再将鹿角胶加适量黄酒浸泡后隔水炖烊，冲入清膏，和匀，最后加蜂蜜 300 克，收膏即成。每次 15～30 克，每日 2 次，开水调服。适用于脾肾阳虚导致的大便时溏时泻，迁延反复，饮食减少，腹胀不舒，喜温喜按，稍进油腻，则大便次

《中医膏方全书（珍藏本）》

449

数增加，面色萎黄，神疲倦怠，舌淡苔薄腻，脉细弱的患者。

11. 党参膏：党参 28800 克。将上药加水煎煮 3 次，滤汁榨净，合并 3 次滤液及榨出液，过滤，加热蒸发成清膏（浓汁），加入冰糖 10000 克，熬煎，和匀收膏。每次 1 汤匙，每日 2 次，开水化服。适用于大便时溏时泻，腹痛满胀痛，不欲饮食，水谷不化，稍进油腻之物，则大便次数增多，饮食减少，脘腹胀闷不舒，面色萎黄，肢倦乏力，舌淡苔白，脉弦的患者。

12. 桂金止泻膏：肉桂、鸡内金各 3 克，硫黄、枯矾、五倍子各 6 克，白胡椒 1.5 克，吴茱萸 5 克，葱白 5 根。上药除葱白外，其余诸药共为细末，再入葱白共捣烂如泥，再加食醋适量调和拌匀成膏。外用，用时取本膏适量，平摊脐中，按紧，上盖敷料，外以胶布固定。每日 1 次，每次贴敷 2～3 小时揭下。适用于脾肾阳虚导致的大便时溏时泻，迁延反复，饮食减少，腹胀不舒，喜温喜按，稍进油腻，则大便次数增加，面色萎黄，神疲倦怠，舌淡苔薄腻，脉细弱的患者。

13. 涩肠止泻膏：一组：补骨脂、肉豆蔻、吴茱萸、诃子、五味子、附子各 20 克，赤石脂、芡实、莲子各 30 克，禹余粮、乌梅、石榴皮、椿皮、金樱子各 24 克，炮姜、干姜各 12 克。二组：生姜、韭白、榆白、桃枝各 12 克，益母草、蕹菜、车前草、石菖蒲、花椒、白芥子各 3 克，皂角、赤小豆各 6 克。将以上两组药物浸泡于 1580 克芝麻油内，冬十、秋七、春五、夏三日，置锅内慢火熬至药枯去渣，熬药油成，下黄丹收存，再入炒铅粉 30 克，松香 24 克，密陀僧、生石膏各 12 克，陈壁土、白矾、轻粉各 6 克，官桂、木香各 3 克，后入牛胶（酒蒸化）12 克，拌匀制成膏，分摊于红布上，折叠备用。外用，将膏药加温变软，贴于天枢、神阙、上巨虚穴处。适用于久泻久痢导致的肛门下脱，形寒肢冷，腰膝酸软，舌淡苔白，脉象沉细的患者。

14. 肠安膏：黄芪 15 克，肉桂、黄连各 3 克，公丁香、冰片各 5 克，白术、白及、白芷各 10 克，白头翁 30 克，小茴香 6 克。上药共为细末备用。外用，每次取上药末 5～6 克，用米醋调成稠膏状，敷于神阙穴，伤湿止痛膏覆盖固定，2 日换药 1 次。1 个月为 1 个疗程。适用于脾肾阳虚导致的大便时溏时泻，迁延反复，饮食减少，腹胀不舒，喜温喜按，稍进油腻，则大便次数增加，面色萎黄，神疲倦怠，舌淡苔薄腻，脉细弱的患者。

弯曲菌肠炎

弯曲菌肠炎是由空肠弯曲菌引起的急性肠道传染病。临床上以起病急，有发热、腹痛、腹泻、恶心、呕吐、血性便，粪便中有较多中性粒细胞和红细胞为特征。轻症腹泻水样便，重症粪便带黏液、血、脓，如细菌性痢疾，甚至有血样便。大便每日 6～10 次，量不多，重症可达 20 次。国外报道小儿空肠弯曲菌肠炎血便占 60%～90%，国内报道占 3%～10%，可能由于不同型别菌株致病的原因。病程中可并发肠系膜淋巴结炎、阑尾炎、胆囊炎或败血症。

依据弯曲菌肠炎的主要临床表现来看，可以将其归属于中医学"泄泻""腹痛""下利"等范畴。《内经》中对泄泻的病因病机作了较详细的说明，认为风、寒、热、湿侵袭以及饮食、起居、情志失宜均可以导致泄泻。张景岳在《景岳全书·泄泻》提出了利小便治疗泄泻的方法，临床也以湿邪所导致的泄泻为多见。

【膏方集成】

1. 肠炎止泻膏：秦皮 60 克，黄柏 50 克。将上药加水浓煎，再调蜂蜜浓缩成膏。每次 10～20 克，每日 4 次，口服。5 日为 1 个疗程。适用于肠炎患者，症见发热，腹痛，腹泻，恶心，呕吐，血性便，粪便中有较多中性粒细胞和红细胞为特征。若腹泻严重（每日超过 6 次）者加用诃子肉、肉豆蔻各 30 克研粉与秦皮、黄柏同煎成膏，服用方法同上。如若食欲减退、腹胀者加炒白术、炒山楂各 30 克研粉末，同黄柏、秦皮共煎成膏，用时同上。如若腹痛、便血者加地榆炭、炒延胡索等量研粉各 30 克，同黄柏、秦皮共煎成膏，用法同上。

2. 二白膏：白胡椒 3 克，白芥子 5 克，香附 9 克，广木香 6 克，生姜（去皮）适量。先将前 4 味药共为细末，和匀，取生姜捣烂绞汁调和成膏。外用，用时取药膏适量，作饼，贴敷肚脐上按紧，外以纱布覆盖，胶布固定。每日换药 1 次，中病即止。适用于寒气凝滞导致的腹痛、腹胀、排便习惯和大便形状异常，舌淡红、苔白，脉沉迟。

3. 水蓬膏：水蓬花、大黄、当归尾、芫花、大戟、穿山甲、三棱、莪术、秦艽、芦荟、血竭、肉桂各 15 克。先将水蓬花等前 9 味药酌予碎断，另取麻油 7200 克，置锅内加热，将水蓬花等 9 味药末倒入，炸枯，捞出残渣，取油过滤，即为药油。取药油依法炼制，去火毒，再将芦荟、肉桂、血竭碾为细粉，和匀过 80～100 目筛，即成细料。取膏油加热熔化，待爆音停止，水汽去尽，晾温，兑入细料搅匀，摊膏，收储备用。外用，温热化开，贴敷于患处或肚脐上。适用于瘀阻肠络导致的腹泻日久，泻后有不尽感，腹部有刺痛，痛有定处，按之痛甚，面色晦暗，口干不欲多饮，舌边有瘀斑，或舌质暗红，脉弦涩。

4. 资生健脾膏：党参、茯苓各 60 克，炒白术、炒柏子仁各 45 克，砂仁（研）、木香、山药、厚朴各 30 克，陈皮、炒枳实各 36 克，炒三仙（即炒山楂、炒麦芽、炒神曲）120 克，炙甘草 15 克。上药加水煎煮 3 次，滤汁去渣，合并滤液，文火加热浓缩，加入适量炼蜜为膏。每次 12 克，每日 2 次，白开水冲服。适用于脾胃气虚导致的大便时溏时泻，水谷不化，不思饮食，食后脘闷不舒，稍进油腻与刺激性食物大便次数明显增多，上腹部隐隐作痛，面色萎黄，精神疲惫，舌淡苔白，脉缓。

5. 阳和启脾膏：党参、白术、黄芪、鹿角、当归、香附各 45 克，白芍、川芎、独活、附子、干姜、阿魏、橘皮、三棱、花椒、草果各 30 克。用麻油 1500 克将上药炸枯，去渣，再熬油至滴水成珠，下飞净黄丹 560 克，再将肉桂、沉香、丁香各 9 克，研细末，候油冷，加入搅匀，成坨，每坨 140 克，候去火气，3 日后方可摊贴，装瓷罐内备用。外用，贴于神阙穴或脐上脐下。适用于黎明之前，脐周作痛，肠鸣即泻，泻后痛减，大便溏薄，多有不消化食物，腰腹部畏寒明显，四肢欠温，或夜尿增多，舌质淡胖，苔白，脉沉细无力的患者。

6. 养阴益胃膏：北沙参、麦冬、玉竹、白芍、石斛、天冬、龟甲胶、阿胶各 150 克，生地黄 200 克，淡竹叶、枸杞子各 100 克。上药除龟甲胶、阿胶外，余药加水，煎煮 3 次，滤汁去渣，合并滤液，加热浓缩成清膏，再将龟甲胶和阿胶以适量黄酒浸泡后隔水炖烊，冲入清膏和匀，最后加蜂蜜、饴糖各 200 克收膏即成。每次 15～30 克，每日 2 次，开水调服。适用于肠道津亏导致的顽固性便秘 3～4 日一行，硬结难下，大便为卵石状、羊屎状，部分患者可在左下腹触及条索状包块，少腹疼痛，伴失眠、头痛、烦闷、手足汗出，舌红苔少或苔燥，脉弦。

7. 归芪口服液：当归、黄芪各 30 克，鸡血藤、何首乌、大枣各 50 克，丹参、黄精、女贞子、炙甘草各 15 克。上药加水煎煮 3 次，滤汁去渣，合并 3 次滤液，加水浓缩成清膏，再加蜂蜜 300 克收膏即成。每次 10～20 克，每日 2 次，开水冲服。适用于脾胃亏虚引起的营养不良患者。表现为形体消瘦，食欲不振，恶心欲呕。

布氏菌病

布氏菌病又称波状热，是由布鲁菌属引起的变态反应性传染病。主要传染源是羊、牛、猪等家畜，属人畜共患的疾病。布鲁菌属分为 6 型及 19 个生物型，感染人群者主要有羊、牛、猪型，但以羊型的致病力最强。布鲁菌属是经皮肤或黏膜侵入人体而发病的。布鲁菌属主要寄生于单核细胞内，抗生素不容易进入，所以本病全部治愈有难度，部分患者体内的布鲁菌属虽被杀灭，感染过程已停止，但仍可出现由纤维化而形成的瘢痕性改变，产生残余症状如关节强直等。本病发病后病变极为广泛，几乎所有器官及组织均可被侵犯，所以临床表现也很复杂。临床主要表现为发热、乏力、关节痛、肌肉痛，男性出现睾丸炎或附睾炎。神经痛、肝大，淋巴结肿大为其特点。本病还有并发症，常见的有布氏菌性脑膜炎和心内膜炎。

布氏菌病近几年来在我国有明显的上升趋势，发病的人群也由原来的农牧民，扩展到兽医、皮毛商人和运输司机、学生等人群。中医学对布氏菌病无明显记载，根据本病的临床表现急性期属于中医学"温病"范畴，慢性期属于中医学"痨证"和"虚损"的范畴。

【膏方集成】

1. 三仁汤膏：杏仁 20 克，滑石 40 克，豆蔻 25 克，半夏 35 克，淡竹叶、厚朴各 30 克，薏苡仁 60 克。将上药加水煎煮，浓缩成清膏，再加蜂蜜 200 毫升加热收膏。每次 10～15 克，每日 3 次，口服。适用于布氏菌病初期邪在上焦头痛，恶寒身痛，胸闷，午后微热，自汗，舌白不渴，面色淡黄，脉弦细而濡者。

2. 甘露消毒膏：藿香、豆蔻各 30 克，连翘 60 克，厚朴、郁金各 20 克，黄芩、茵陈、通草、滑石各 35 克，薄荷、金银花各 100 克，薏苡仁 50 克。将上药加水煎煮，浓缩成清膏，再加蜂蜜 300 毫升加热收膏。每次 10～15 克，每日 3 次，口服。适用于布氏菌病邪在中焦气分，头痛，身痛，高热，自汗，或微恶风寒，胸满痞闷，舌黄，脉濡或细数者。

3. 解毒活血膏：金银花、薏苡仁、连翘各 150 克，赤芍、牡丹皮、桃仁、红花各 30 克，生地黄、黄芩、黄连各 40 克，青蒿 20 克。将上药加水煎煮，浓缩成清膏，再加蜂蜜 300 毫升加热收膏。每次 10～15 克，每日 3 次，口服。适用于布氏菌病邪在中焦血分，午后发热，燥热，面赤，口唇焦红，舌绛苔少，周身关节刺痛，动转不利，睾丸肿大，脉弦数或细数者。

4. 加减宣痹膏：汉防己 80 克，杏仁、蚕沙、滑石各 60 克，连翘、赤小豆、海桐皮、三棱、半夏各 40 克，薏苡仁 100 克，姜黄 20 克。将上药加水煎煮，浓缩成清膏，再加蜂蜜 300 毫升加热收膏。每次 10～15 克，每日 3 次，口服。适用于布氏菌病邪在下焦

体温不高或微热，自汗，周身关节疼痛，筋脉拘急，或下肢痿软无力，舌色灰暗，面目萎黄，脉伏弦细或缓者。

5. 加减小柴胡膏：制半夏、生甘草各 40 克，柴胡、黄芩、通草、牛膝、党参各 60 克，薏苡仁 80 克。将上药加水煎煮，浓缩成清膏，再加蜂蜜 200 毫升加热收膏。每次 10～15 克，每日 3 次，口服。适用于布氏菌病邪在中焦，午后身热恶寒，寒热往来，头疼心烦，呕吐，胸满胁胀，口苦，全身痛，脉弦者。

白　喉

白喉是白喉棒状杆菌引起的急性呼吸道传染病。其临床特征是咽、喉、鼻等处假膜形成和全身毒血症状，重者可发生中毒性心肌炎及末梢神经麻痹。病后多有终身免疫力，二次患者极少。近年来，由于预防接种的广泛实施，白喉的流行已得到控制，其发病率明显减少，重症病例及病死率已极为少见。白喉主要是一种儿科疾病，人群的感染率为 10%，有时发生暴发流行。未经治疗的白喉患者病死率常达 30%～40%，在流行时期超过 50%。经抗生素治疗能使病死率降至 5%～10%。

中医学很早即有许多关于本病的记载，最早见于《内经》，称之为"喉痹"。宋、明代又称"缠喉风""镇喉风"。本病属中医学"温病"范畴，中医文献中的"喉痹""喉风""锁喉风""白蚁疮""白缠喉""白喉风"等均为本病。至 1864 年张绍修所著《时疫白喉捷要》则正式提出了"白喉"的病名。其他医家对本病的临床特征、预防治疗及预后判断作了详尽的描述，为我国劳动人民的保健事业作出了杰出的贡献。

【膏方集成】

1. 细辛膏：茗叶细辛、米饭各 16 克。将细辛同米饭搅拌成膏状，包脐眼。适用于白喉。

2. 白喉膏：藏青果、薄荷叶、凤凰衣各 6 克，黄柏粉、川贝母、儿茶各 3 克，冰片 1.5 克。将上药煎汤滤渣 3 次，取滤液合并加

蜂蜜浓煎成膏。用时取适量膏烊于冷开水含服。适用于白喉中期，喉中溃烂，腐肉不脱。

3. 白喉灵膏：赤小豆、大黄、芙蓉叶各12克，牛蒡子、文蛤、燕窝泥各9克。上药为细末，以葱汁，陈茶叶泡汁，白酒适量调制成膏，微炒加温待冷后敷颈部痛处。适用于白喉。

百日咳

百日咳是由百日咳鲍特菌所引起的一种儿童期常见的急性呼吸道传染病，其临床特征以阵发性、痉挛性咳嗽，并伴有间断性"鸡啼样"吸气性吼声为主要表现，病程可长达2～3个月，故称"百日咳"。幼婴患本病时以阵发性青紫窒息、屏气为主要表现，伴淋巴细胞增高及肺炎、脑病等并发症，病死率高。近年来幼婴及成人发病有增多趋势。

中医学对本病的认识较早，隋巢元方《诸病源候论》中关于"顿咳""肺咳"等描述就与本病极为近似。也有称"鹭鸶咳""疫咳"，因其咳时为阵发性连续咳嗽，伴有深吸气声如鹭鸶之鸣，且颈项伸引，形如鹭鸶，故名为鹭鸶咳。如"咳而引颈项，唾涎沫，引舌本"，这是百日咳具有的特殊症状。至清代对本病的认识更臻于完善。如《温病条辨·解儿难》曰："凡小儿连嗽数十声，不能回转，半日方如鸡声者，千金苇茎汤合葶苈大枣泻肺汤主之。"不仅症状描述与现代近似，而且提出清肺金泻肺气的治法。为后世对本病认识和治疗奠定了基础。

【膏方集成】

1. 阿魏膏：阿魏3克。阿魏研细末用黄蜡调制成膏备用。外用，水调后外贴天突穴，胶布固定，每日1次。适用于百日咳患者，表现为阵发性连续咳嗽，伴有深吸气声如鹭鸶之鸣，且颈项伸引，形如鹭鸶。

2. 茅橘膏：化州毛橘红6克，白茅根12克，冰糖60克。文火煎橘红、冰糖，下白茅根再煮，去渣，收膏备用。每次3～9克，每日3次，温开水调服。忌食辛燥。适用于百日咳患者，表现为阵发性连续咳嗽，伴有深吸气声如鹭鸶之鸣，且颈项伸引，形如鹭鸶。

3. 胡桃梨糖膏：核桃仁、冰糖各30克，梨肉150克。共捣泥，加水适量煮熟备用。每次5克，每日3次，开水送服。适用于百日咳。

4. 甜刀豆膏：刀豆100粒，白糖适量。刀豆炒熟为细末，分为10份，每份加白糖少许，水调成膏，蒸熟。每次1份，每日2次，开水送服。连服10日。可酌情加大每日剂量后缩短疗程。现蒸现服。适用于百日咳。

5. 黄百膏：黄连粉、车前子各10克，百部50克。上药用水熬煎1小时过滤，取两次滤液加蜂蜜以文火浓缩成膏，备用。每千克体重每次3克，每日3～4次，口服。忌辛辣厚味。适用于百日咳患者，表现为阵发性连续咳嗽，伴有深吸气声如鹭鸶之鸣，且颈项伸引，形如鹭鸶。

6. 马鞭草膏：鲜马鞭草500克，蜂蜜100克。马鞭草洗净，熬取浓汁，蜂蜜收膏备用。3岁以下患儿每次3克，3岁以上患儿每次6克，每日3次，白开水送服。适用于百日咳。

7. 蚱蜢膏：蚱蜢6只。洗净捣烂成膏备用。每次2只，每日3次，甘百煎冲服。适用于百日咳。

8. 必胜膏：马齿苋500克，猪脂、蜂蜜各200克。马齿苋榨汁加猪脂、蜂蜜同熬成膏。外用，厚涂肿痛处，每日1次。适用于百日咳，小儿痘疮初起，尚未化脓。

猩红热

猩红热是由A群乙型溶血性链球菌引起的急性呼吸道传染病。其临床特征为发热、咽峡炎、全身弥漫性鲜红色皮疹和疹后脱屑。皮疹呈鲜红色弥漫性鸡皮样红斑疹，自下而上连成片，疹间无正常皮肤。皮疹在肘窝、腋窝、腕等处密集如线，称为"帕巴线"，面部口周往往无皮疹，出现"口周苍白圈"，患儿的舌头，鲜红如杨梅，又称"杨梅舌"。少数患者病后可出现变态反应性心、肾、关节并发症。

中医学很早就有类似本病的记载，汉张仲景在《金匮要略》中所曰"阳毒之为病，面斑如锦纹，咽喉痛，吐脓血"颇与本病类似。清金葆三在《烂喉丹痧辑要》中进一步记载有"烂喉痧"一证："于冬春之际，不分老幼，遍相传染，发则壮热烦渴，丹密肌红，宛如锦纹，咽痛肿烂，一团火热内炽……孰知初起之时，频进解肌散表，温毒外达。多有生者。"清叶天士《临证指南医案·卷五·疫门》朱某的医案上写道："疫疠秽邪，口鼻吸受，分布三焦，弥漫神识，不是风寒客邪，亦非停滞里症，故发散消导，即犯津液之戒，与伤寒六经大不相同。今喉痛，丹疹，舌如朱，神躁暮昏，上受秽邪，逆走膻中，当清血络，以防结闭，然必大用解毒以驱其秽，必九日外不致昏愦，冀其邪去正复：犀角，连翘，生地黄，玄参，菖蒲，郁金，银花，金汁。"对本病的发病特点、发病季节、年龄、证候、治法等作了详尽论述，中医学根据本病的临床特点及具有传染性等，又称"丹痧""疫喉痧""烂喉痧""烂喉丹痧"等，民间俗称"喉痧""番痧"。

【膏方集成】

1. 解肌透疹膏：荆芥穗、射干、马勃、前胡、连翘各 80 克，蝉蜕 20 克，甘草、葛根、牛蒡子各 150 克，桔梗、淡豆豉、竹茹、浮萍各 60 克，僵蚕 50 克。将上药浓煎后加蜂蜜 300 毫升加热收膏。每次 10～20 克，每日 3 次，口服。适用于丹痧初起，恶寒发热，咽喉肿痛，妨碍咽饮，遍体酸痛，烦闷泛恶等症者。

2. 加减麻杏石甘膏：麻黄、甘草、薄荷各 20 克，熟石膏 80 克，杏仁、僵蚕、川贝母各 60 克，鲜竹叶 100 克，玄参、连翘、射干各 40 克。将上药浓煎后加蜂蜜 300 毫升加热收膏。每次 10～20 克，每日 3 次，口服。适用于恶寒发热，咽喉肿痛，或咳嗽气逆之重症者。

3. 加减升麻葛根膏：蝉蜕、荷叶、薄荷叶、川升麻、甘草各 20 克，连翘、莱菔子、炙僵蚕、葛根各 60 克，桔梗、赤芍、金银花各 40 克。将上药浓煎后加蜂蜜 300 毫升加热收膏。每次 10～20 克，每日 3 次，口服。适用于皮疹满布但头面鼻没有，身热泄泻，咽痛不腐之症。

4. 乌梅鲜皮膏：乌梅、白鲜皮各 150 克，防风、柴胡、生甘草、五味子、苦杏仁各 90 克。上药加水煎煮 3 次滤汁去渣，合并 3 次滤液，加热浓缩成清膏，每 100 克清膏加炼蜜 200 克，和匀，文火收膏。每次 15 克，每日 2 次，白开水冲服。适用于皮疹色白，遇风寒则加重，得暖则减，口不渴者。

5. 乌梅膏：乌梅 10 枚，氯苯那敏 30 片，甘草末 15 克。先将乌梅去核，研为细末，将氯苯那敏、甘草末混合研为细末，再与乌梅粉拌匀，用米醋调成软膏状，装瓶备用。外用，治疗时取药膏适量，贴敷于神阙穴处，上盖纱布，胶布固定。每日换药 1～2 次。适用于风团鲜红，灼热剧痒，遇热则皮疹加重，伴有发热、恶寒、咽喉肿痛者。

6. 封脐硬膏：黄芪、徐长卿、黄芩、葛根、牡丹皮、生地黄、地龙、苦参各 220 克，松香 400 克，蜂蜡 50 克，香油 10 毫升，薄荷脑 5 克，氮酮 16 毫升。制作硬膏，分作为小张。外用，用时取 1 张贴神阙穴，2 日换 1 次。5 贴共 10 日为 1 个疗程。适用于各型荨麻疹。

7. 青金膏：金钱草 740 克，青盐 24 克。金钱草捣烂，加盐制成膏以备用。外用，外敷患处，每日 2～3 次。适用于皮疹色白，遇风寒则加重，得暖则减，口不渴者。

8. 青蒿退疹膏：鲜青蒿 60 克。上药捣烂为泥膏备用。外用，外敷患处，每日 2～3 次。适用于猩红热、皮肤瘙痒患者。

9. 乌蛇膏：乌梢蛇、当归、木鳖子、枳壳、大黄各 30 克，天麻、附子、僵蚕、天南星、桂心、细辛、吴茱萸、羌活、苍术、防风、牛膝、花椒、葛根、白芷各 15 克，醋 150 毫升，腊月猪脂 1 千克。上药共为细末，以醋浸 12 小时，后入猪脂中煎，待白芷变黄紫色，去渣成膏。外用，外摩患处，每日 2 次。适用于风团片大，色红，瘙痒剧烈，发病时可伴有脘腹疼痛，神疲纳呆，大便秘结或泄泻，甚至恶心呕吐者。

10. 地骨皮汤拭之膏：地骨皮 240 克，白槐 120 克，白矾末、盐各 30 克。上药共为粗末，以水 9 升，煎取 2 升去渣，再煎浓缩成膏。外用，用棉签蘸药膏涂拭患处，每日

3～5次。适用于风疹瘙痒者。

11. 青羊脂膏：青羊脂、寒水石、白芷、白及、黄柏、防风、黄芪、升麻各120克，甘草、赤芍各90克，淡竹叶、石膏各50克，猪脂500克。除猪脂、石膏、淡竹叶外，余药共为粗末。先以水8升，煮石膏、淡竹叶至4升时去渣，药液浸诸药，入猪脂合煎，去渣成膏。外用，用时外敷患处，每日1～2次。适用于风热赤疹，搔之成疮。

12. 野葛膏：野葛90克，制附子15克，牛蒡子根200克，猪脂500克。上药切细，用醋拌浸12小时，再加入猪脂用文火煎，去渣备用。外用，用时外摩患处，每日3～5次。适用于风疹、瘾疹、肿痒疹。

13. 摩风膏：防风、羌活、川芎、白蔹、细辛、花椒、当归、闹羊花各0.9克，白及、丹参、桂枝、制附子、制乌头、杏仁、皂荚、莽草、苦参、玄参各30克，腊月猪脂1千克，米醋200毫升。上药切细，以米醋拌匀，3日后以火微妙令干，入猪脂内，以文火煎1日，去渣备用。外用，用时每次10～20克，每日1次，先点手上，再外摩患处。适用于瘾疹瘙痒或风疾瘥后，肌肉顽麻，遍体疮癣。

流行性脑脊髓膜炎

流行性脑脊髓膜炎简称流脑，是由脑膜炎奈瑟菌引起的急性化脓性脑膜炎。临床以突起高热、剧烈头痛、频繁呕吐、皮肤黏膜瘀点、不同程度的意识障碍、脑膜刺激征及脑脊液呈化脓性改变等为其特征。流脑冬春季为高峰，儿童发病率较高。初期症状和一般呼吸道感染的症状相似，随着病情的加重，出现剧烈的头痛及喷射样呕吐，患儿表情淡漠、嗜睡或烦躁甚至抽风、昏迷。婴儿患流脑后，囟门突出，眼睛发直，不吃奶，尖声哭叫。流脑最有诊断价值的表现是皮肤出血点。出血点在病后1～2日内出现，分布于躯干与四肢，尤以臀部及下肢为多见。开始时出血点只有散在的几个，然后迅速发展成大小不等的瘀点及瘀斑，甚至呈大片瘀斑。出血点早期为鲜红色，继而变成暗红或深紫色，严重者大片坏死。本病在世界各地均有流行，

呈流行或散发性，经空气传播，如不及时治疗，死亡率较高。

根据本病的流行季节及临床特征，本病属于中医学"春温""风温""温疫"范畴。由于本病传变迅速，卫、气、营、血界限不明显，常见卫气同病或气营两燔。暴发型起病急骤，病势凶险，发作即呈毒入营血，逆传心包等危候。

【膏方集成】

1. 香薷油膏：香薷油2%，石蜡12%，凡士林86%。称取凡士林和石蜡加温熔融，混合冷却至60℃以下，加入香薷油不断搅拌均匀，凝固即成。外用，每取本油膏涂鼻，每日3次。适用于流行性脑脊髓膜炎患者，表现为突起高热、剧烈头痛、频繁呕吐、皮肤黏膜瘀点、不同程度的意识障碍、脑膜刺激征。

2. 水蛭膏：水蛭30～60克。将上药焙干，研为细末备用。外用，每取本药粉适量，以冷开水调和成膏状，敷于后发迹至第7颈椎，外以纱布包扎固定。每日换药1次。适用于流行性脑脊髓膜炎患者，表现为突起高热、剧烈头痛、频繁呕吐、皮肤黏膜瘀点、不同程度的意识障碍、脑膜刺激征。

结核性脑膜炎

结核性脑膜炎为原发性结核常见而严重的并发症，多见于儿童，常在结核原发感染后1年以内发生，尤以初染结核后3～6个月最常见。多见于3岁以内的婴幼儿，约占60%。是小儿结核病死亡的主要原因，成人中则青年居多。近年来中老年人发病率有所增加，虽然抗结核药可以使病情得到缓解或治愈，但病死率仍相当高。发病原因是结核分枝杆菌多数经血行侵入，少数可由邻近组织（如中耳或乳突、颅骨、脊柱）的结核病灶直接蔓延。结核性脑膜炎可由脑脊膜的血源性结核感染，也可经血至脉络丛形成结核结节后再感染软脑膜、蛛网膜及脑室。早期以渗出为主，大量纤维素性渗出物汇集于脑底部及脑干周围，渗出物的聚积、粘连、机化可致脑神经或传导束受累及脑水肿、脑萎

缩，脑部血管在发病初期为动脉炎随后腔管变窄。局部血栓形成，脑实质则发生梗死及脑软化。临床表现主要有发热、倦怠、盗汗、精神委靡、消瘦、恶心呕吐，继而头痛、颈项强直、手足抽搐、昏睡谵妄、两便失禁等。脑脊液检查蛋白增高，糖、氯化物均下降，细胞数中度增高。少数病例可出现斜视、复视、瞳孔改变、面神经瘫痪，之后由半昏迷变成深昏迷、肢体瘫痪，最后因循环呼吸中枢麻痹而死亡。有的则出现严重后遗症，常见的有脑积水、精神障碍、视神经萎缩、偏瘫、癫痫及下丘脑功能障碍所致的肥胖、尿崩症、糖尿病等。

中医学认为，本病是由于人体正气亏耗，脾胃虚损，气血不足，抗病力降低，痨虫（结核分枝杆菌）乘虚而入，病邪郁热化火，窜入营血而酿成。痨虫极易耗伤津液气血，常致肺阴不足、脾虚肝旺、阴血亏损、风热郁蒸，阴血不足，血不养筋，虚风内动，脾虚肝旺，肝胃不和，胃气上逆如火盛热极，肝风内动，邪窜营血，心窍被蒙，气伤阴耗，久病阴血枯涸，元气亏虚，出现阴阳俱虚。损伤脑膜、脑神而成疾。本病属于中医学"温病""痉证""真头痛""脑痨"范畴。中医药在缓解症状上有优势，但针对病因治疗还需要结合西医学抗结核治疗。

【膏方集成】

1. 乌梢蛇膏：乌梢蛇、穿山龙各 50 克，蜈蚣 6 条，全蝎 10 克，功劳叶 100 克，百部、猫爪草、丹参、僵蚕各 60 克，守宫 6 条。将上药加水浓煎兑入 200 毫升蜂蜜加热成膏。每次 10～20 克，每日 3 次，口服。适用于结核性脑膜炎（脑痨痉、真头痛）患者。症见患者肥胖，满月脸，痛苦面容，时而呕吐，畏光，捶头欲死，显现难忍之状，低热、精神不振、躁动不安，舌红少苔，脉细数者。

2. 自拟蚣黄芎芷膏：蜈蚣、全蝎各 5 条，羚羊角、冰片、安息香各 5 克，牛黄、雄黄各 2 克，水牛角、菖蒲各 20 克，白芷、川芎各 30 克。上药粉碎，过 100 目筛，①将蜈蚣、全蝎等份置乳钵中研匀倾出。②将菖蒲、白芷、川芎等份置乳钵中研匀倾出。③将羚羊角、水牛角研匀置乳钵内，分次加

入冰片，安息香轻研，研匀后，将牛黄和雄黄混合粉，顺序加入，每加一味药都要充分研匀。④将①、②步已研好的混合粉加入，研匀，至颜色均匀一致，再加蜂蜜 100 毫升加热凝膏。每次 5～10 克，每日 3 次，口服。适用于结核性脑膜炎患者，症见高热烦躁，神昏谵语，右半身抽搐，尿赤便闭，观其舌质红绛，苔黄燥，脉弦数，综合患者情况，辨证为热入营血，邪入清窍者。

3. 结脑膏：白芍、生地黄、竹沥、姜半夏、茯苓、丹参、连翘各 60 克，地龙、全竭、蜈蚣、木瓜各 50 克，旋覆花、泽兰、天麻各 40 克。若咳剧者可加炙远志、杏仁；若热重者加水牛角、黄芩；若抽搐者加钩藤、珍珠母；若呕甚者加赭石、西砂仁。将上药加水浓煎兑入 200 毫升蜂蜜加热成膏。每次 10～20 克，每日 3 次，口服。适用于结核性脑膜炎患者。症见风痰火毒内攻，风毒内袭经脉，上扰神明所致者。

4. 补气养血膏：党参、黄芪、天麻、白术、茯苓、白芍、酸枣仁、生地黄、熟地黄、山药、黄精各 150 克，白术、当归、龙眼肉、大枣各 100 克，阿胶 200 克，升麻、柴胡各 60 克，木香 30 克。上药除阿胶外，余药加水煎煮 3 次，滤汁去渣，合并滤液，加热浓缩成清膏，再将阿胶加适量黄酒浸泡后隔水炖烊，冲入清膏和匀，最后加蜂蜜 300 克收膏即成。每次 15～30 克，每日 2 次，开水调服。适用于中风气血不足型患者，多见于头晕心悸，面黄神疲，气短乏力，半身不遂，舌强语謇，偏身麻木。舌胖淡暗，或有瘀斑，苔薄白或白腻。

5. 半夏白术天麻膏：制半夏、天麻、陈皮各 50 克，白术 100 克，泽泻 120 克，生牡蛎 200 克，钩藤 75 克。先将牡蛎单独煎煮 3小时，共 2 次，滤出药汁，合并在一起，将钩藤单独加水煎煮 20 分钟 2 次，滤出药汁，合并在一起，余药加水煎煮 2 次，取汁，将药汁合并，牡蛎、钩藤之药汁也并入，沉淀，取上面清汁加热炼制成清膏，再加入适量白糖，文火收膏。每次 1 匙，每日 2 次，白开水冲服。适用于痰浊内阻证患者，多见于形体肥胖，胸腹痞满，神识昏蒙，半身不遂，

口眼㖞斜，四肢不温，喉中痰鸣，舌质暗淡，苔腻，脉弦滑。

6. 羌活愈风膏：十全大补汤加羌活、独活、防风、白芷、麻黄、细辛、柴胡、前胡、秦艽、蔓荆子、薄荷、菊花、苍术、厚朴、枳壳、半夏、黄芩、生地黄、知母、枸杞子、杜仲、石膏、地骨皮、防风各等份。麻油熬，黄丹收。贴膻中穴。每日 1 贴。适用于气血不足，上焦和体表容易受邪者。

7. 抗栓胶囊：黄芪 50 克，当归、丹参、牛膝、地龙、红花各 20 克，独活、秦艽、桃仁、胆南星、枳实各 10 克，赤芍 15 克。先取上药 1/10 粉碎成粗粉，其余药加水煎煮 2 次，每次 1.5 小时，合并煎液，过滤液浓缩成稠膏与上述药材粗粉混匀，烘干，研成细粉，过筛混匀，分别装入胶囊，每粒 0.25 克，分装备用。每次 4 粒，每日 3 次，温开水送服。适用于气虚血瘀型患者，多见于舌质暗淡，舌体胖大，舌苔白腻，面色无华，脉象无力。

8. 冬令调补膏：人参须（另炖汁，冲入收膏）30 克，天冬、麦冬、炙百部、泽泻各 60 克，肥玉竹、南沙参、北沙参、炙黄芪、甜冬术、山茱萸（盐水炒）、山药、地骨皮、女贞子、云茯苓、功劳叶、野百合、全当归、炒白芍、甘枸杞、沙苑子各 90 克，生地黄、熟地黄各 190 克，清炙草、冬虫夏草、牡丹皮、橘白络各 45 克，京玄参、煅龙骨、煅牡蛎各 120 克，五味子 24 克。上味精选地道药材，水浸一宿，浓煎 3 次，滤汁去渣，加驴皮胶 180 克，龟甲胶、鳖甲胶各 120 克（上胶陈酒烊化），煎熬，再入川贝母粉 45 克，白纹冰糖 500 克，文火收膏，以滴水成珠为度。每次 15～30 克，每日 2 次，开水调服。适用于气阴内伤，肺肾俱虚患者，症见日晡潮热，腰痛经淋带下，头晕目眩，两耳蝉鸣，干咳咽燥，痰红时见，舌淡红苔少，脉来濡细带数。

9. 补肾温脾膏：党参、清炙黄芪、山药、黄厚附片、山茱萸（盐水炒）、全当归（土炒）、霞天曲、炒白芍（吴茱萸 15 克同炒）、川杜仲、桑寄生、牛膝（吴茱萸 15 克同炒）、金毛狗脊、软柴胡、炙鸡内金、益

智、煨肉豆蔻、巴戟天肉、炒酸枣仁、焦建曲、云苓神各 90 克，清炙草、煨木香、江枳壳（麸炒）、制香附、大麦冬、青皮、陈皮各 45 克，莲子、焦白术、大熟地黄（砂仁 24 克拌炒）、核桃仁各 60 克。上味精选道地药材，水浸一宿，浓煎 3 次，滤汁去渣，加驴皮胶 180 克，龟甲胶、鳖甲胶各 120 克（上胶陈酒烊化），煎熬，再入川贝母粉 45 克、白纹冰糖 500 克，文火收膏，以滴水成珠为度。每次 15～30 克，每日 2 次，开水调服。适用于脾肾两虚患者，症见头晕足软，背脊酸痛，大便溏泻，日二三次，腹胀食后尤甚，肠鸣矢气，口干少津，夜寐易醒，舌红中剥少苔，脉濡弱无力者。

10. 参芪益肾膏：上党参、绵芪皮、山药、炒泽泻、晚蚕沙、生草梢、桑椹、女贞子、炒杜仲、续断、牛膝、火麻仁、黑芝麻各 90 克，野白术、粉萆薢、炒黄柏、五加皮、稆豆衣、陈皮各 45 克，云茯苓、核桃仁、白果肉各 120 克，土茯苓、煅牡蛎各 150 克，汉防己、山茱萸各 60 克。上药浓煎 2 次，滤汁去渣，加驴皮胶、龟甲胶各 120 克（上胶陈酒烊化），煎熬，再入白纹冰糖 500 克，文火收膏，以滴水成珠为度。每次 15～30 克，每日 2 次，开水调服。适用于脾虚湿热腰痛患者，症见小溲刺痛，头晕腰痛，足肿，脉细滑者。

原发型肺结核

肺结核是由结核分枝杆菌引起的慢性肺部感染性疾病，占各器官结核病总数的 80%～90%，其中痰中排菌者称为传染性肺结核。本病开放性肺结核患者的排菌是结核传播的主要来源。传播途径主要为患者与健康人之间经空气传播。营养不良等是人群结核病高发的主要原因之一。临床表现主要为长期低热、盗汗、咳嗽、少痰、咯血等。临床上可分为原发型肺结核、血行播散型肺结核、继发型肺结核 3 种。原发型肺结核为结核分枝杆菌初次侵入身体后发生的原发感染，是小儿肺结核的主要类型，占儿童各型肺结核总数的 85.3%。原发型肺结核包括原发综

合征与支气管淋巴结结核。前者乃肺部原发灶和局部淋巴肿大症同时存在，后者以胸腔内淋巴结为主而肺部原发灶或因范围极小，或原发病灶已经吸收至 X 线检查无法查出，仅遗留局部淋巴结肿大，故临床诊断为支气管淋巴结结核，两者合并为一型，即为原发型肺结核。

本病属于中医学"肺痨"范畴，古人又称"瘰疬""肺疳"等。中医学认为患者先天禀赋不强，后天嗜欲无节，酒色过度、忧思劳倦、久病体衰时，正气亏耗为内因，外受"痨虫"所染，邪乘虚而入，而致发病。病位在肺，肺主呼吸，受气于天，吸清呼浊，肺气虚，则卫外不固，水道通调不利，清肃失常，声嘶音哑。子盗母气则脾气受损，而倦怠乏力，纳呆便溏。肺虚肾失滋生之源，肾虚相灼金，上耗母气，而致骨蒸潮热，经血不调，腰酸滑精诸症，若肺金不能制肝木，肾虚不能养肝，肝火偏旺，上逆侮肺，则见胸胁掣痛，性急易怒，肾虚水不济火，还可见虚烦不寐，盗汗等症。一般来说，初起肺体受损，肺阴受耗，肺失滋润，继则肺肾同病，兼及心肝，阴虚火旺，或肺脾同病，致气阴两伤，后期阴损及阳，终致阴阳俱伤的危重结局。《十药神书》记载了 10 个治痨方剂，至今对临床治疗仍有指导意义。

【膏方集成】

1. 百部膏：百部 50 克，白芥子 30 克，麝香适量。上药共为细末（前 2 味）备用。用食醋适量调和成膏状，备用。外用，先取麝香在两手心（劳宫穴）各放少许，再取本膏 15 克分敷其上（劳宫穴），外包扎固定。每日换药 1 次。1 个月为 1 个疗程。适用于肺结核。

2. 生贝膏：鲜生地黄 3840 克，川贝母 7200 克，党参 3600 克，沉香、琥珀各 20 克。先将鲜生地黄、川贝母、党参煎汁 3 次，榨净，将各次所煎药汁澄清过滤，并浓缩成浓汁状。再加入沉香、琥珀（均研为细粉），拌匀，用白蜜 1440 克收膏。每次 1 汤匙，每日 2 次，开水化服。适用于虚劳干咳，肺结核。

3. 黄白膏：大生地黄 2000 克，白茯苓 360 克，北沙参（另研细末和入）180 克，白蜜 1000 克。将生地黄洗净，与白茯苓共同煎熬 3 次，过滤，去渣取汁。将 3 次煎液合并滤清浓缩，加入白蜜成膏，再将北沙参细粉和入拌匀即可，储罐备用。每次 12 克，每日 1～2 次，早、晚开水和服。适用于肺结核久咳，潮热，咳血。

4. 新参膏：鲜生地黄 2000 克，吉林人参 90 克，茯苓 360 克，白蜜 1000 克。以鲜生地黄同白蜜熬沸过滤去渣，将茯苓、人参研细末入煎汁和匀，装入瓷瓶。每次 1 汤匙，每日 3 次，白开水冲服。适用于虚痨，肺痿干咳。

5. 玉竹膏：玉竹、冰糖各 2500 克。将玉竹水煎 3 次，过滤去渣取汁，将 3 次煎液合并，滤清浓缩，加入冰糖溶化，拌匀收膏，瓷瓶收储备用。每次 9 克，每日 1 次，开水或淡盐水送服。适用于肺结核干咳、燥咳及慢性支气管炎。

6. 六汁膏：雪梨汁 1000 毫升，鲜茅根汁、生藕汁、生地黄汁各 500 毫升，大麦冬（煎汁）、生莱菔汁各 150 毫升。先将六汁混合，过滤去渣取汁，慢火煎熬成膏状，加白蜜 150 克，饴糖、柿霜各 120 克，生姜汁半匙，熬煎成膏，收储备用。每次 3 汤匙，每日 3 次，温开水送服。适用于吐血，咳痰，肺痿干咳，便秘，便血。

7. 芝冰膏：杨树汁（即杨树掉下的穗状花絮，状如毛虫）1500～2000 克，冰片 15 克。先洗净杨树汁，放入铜锅熬水，把水熬成红色，过滤去渣，将药水再放到铜锅里，用急火熬，随时搅动。待熬成汤状后，改用慢火熬成糨糊状，再入冰片，搅匀，盛入瓷器内备用。外用，按患处大小，取膏适量摊到患处。过三四日如发痒，可用热水毛巾敷两次，即可止痒。每贴药膏可贴 10 日左右，用热盐水洗患处，再换新膏。适用于肺结核，淋巴结结核。

8. 坎离膏：黄柏、知母、核桃仁（去皮尖）、蜂蜜各 120 克，生地黄、熟地黄、天冬、麦冬各 60 克，杏仁 21 克。先将黄柏、知母以及童便 3 碗，侧柏叶 1 把，加清水 8 碗，煎至 4 碗去渣，又将二冬、二地入汁内，添水两碗煎汁，去渣，再捣烂如泥，另用水

1～2碗熬熟搅汁入前汁内。将杏仁、桃仁用水捣烂，再滤，勿留渣，同蜂蜜入前药汁内。用武火煎沸，文火熬成膏，瓷罐收储封口。入水内去火毒。忌铜铁器。每次3匙，每日3次，口服。适用于慢性肺结核患者。

败血症

败血症是由细菌感染引起的严重病症，指病原菌侵入血液并在其中繁殖，产生毒素，引起严重的全身症状和感染性病灶。其临床特征为发热，有中毒症状，肝脾大和血培养阳性，重者发生感染性休克。败血症与菌血症、毒血症、脓毒败血症不同。菌血症指细菌仅在血液中生存，但不产生毒素，毒血症指血液内含毒素而无细菌存在，如果在败血症的基础上，病原菌汇集定位于某些组织、器官，形成脓肿，则称为脓毒败血症。

中医学无"败血症"的病名，从本病的发病原因、临床症状及其转归来看，本病属于中医学"温病""温毒"范畴。又由于本病常见迁徙性化脓病灶损害的特征，又与中医学的"疔疮走黄""疽毒内陷""脓毒流注"等相似。

【膏方集成】

1. 银石膏：金银花、生石膏各30克，玄参、紫草、泽泻各15克，薄荷9克，荆芥6克。上药加水煎煮3次，滤汁去渣合并滤液，加蜂蜜200克，加热浓缩成膏。每次10～20克，每日3次，口服。适用于疔疮走黄、疽毒内陷。

2. 万灵膏：紫草茸、金银花、连翘各60克，山豆根30克，升麻、葛根、蝉蜕、僵蚕、白附子、连翘各10克，全蝎15个，生甘草、雄黄各5克，麝香、蟾酥各3克。将上药前12味共为细末和匀，把蟾酥用好酒炖化和上药细末用蜂蜜调为膏。每次10～15克，每日3次，紫草汤送下。适用于菌血症。

3. 大柴胡汤膏：柴胡、黄芩、枳实、制半夏、白芍各27克，大黄18克，生姜36克，大枣12枚。辅药：葱白、蒜头、韭白各6克，槐枝、柳枝、冬青枝、枸杞根、桑叶各15克，益母草、菊花各2克，干姜、石菖蒲各3克。用麻油120克将上药浸泡，上锅熬枯，去渣，熬油，频搅，再入炒铅粉30克，松香、牛胶（酒蒸化）、密陀僧各12克，陈壁土、赤石脂、官桂、樟脑各6克，雄黄、白矾、木香、丁香、乳香、没药、轻粉各3克，搅匀收膏。外用，使用时将膏药化开，贴于大椎、天枢穴上。孕妇禁贴。适用于疔疮走黄有少阳、阳明证者。

4. 金银花膏：金银花500克，玄参、伸筋草、桑枝各150克，透骨草、当归、桂枝、没药各100克，川蜈蚣4条。上药共为细末，加凡士林1000毫升调成膏糊状备用。外用，使用时将本膏加温熔化，取适量涂于消毒纱布上，敷于下肢痛处，胶布固定，每日1次。10日为1个疗程。连续应用2个疗程。适用于败血症午后发热者。

5. 八珍汤大膏药：当归、熟地黄各150克，川芎75克，白芍、党参、炒白术、茯苓各100克，甘草50克，辅以生姜、葱白、韭白、薤白、蒜头、干艾、侧柏叶各30克，槐枝、柳枝、桑枝、冬青枝、菊花、桃枝各120克，苍耳草、凤仙草、石菖蒲、白芥子、莱菔子、花椒、大枣、乌梅各15克。上药用油适量，以干药500克用油1500克，鲜药500克用油1000克来计算，分熬丹收，再入铅粉150克，密陀僧、松香各60克，雄黄、白矾、轻粉、降香、乳香、没药各15克，另用龟甲胶、鹿甲胶各30克，酒蒸化搅匀收膏。外用，敷于膻中、膈俞穴。适用于败血症愈后出现疲乏无力，自汗盗汗，面色无华，贫血消瘦，行动气促，有时咳嗽伴有低热，口干而不喜饮，舌质红或深红，脉细弱或大而数的患者。

第三十六章　立克次体病

流行性斑疹伤寒

流行性斑疹伤寒又称虱传斑疹伤寒，普氏立克次体是流行性斑疹伤寒和斑疹伤寒的病原体。它为短杆状，（0.8～2 微米）×（0.3～0.6 微米），也可长达 4 微米，单个存在或呈短链状。当人受到感染后，经 10～14 日的潜伏期，临床特点是骤然发病，有剧烈头痛、周身痛和高热，4～7 日后出现皮疹，严重的为出血性皮疹。有的还伴有神经系统、心血管系统等症状和其他实质器官损害。流行性斑疹伤寒在人口密集和昆虫繁盛的环境内比较严重。当流行时，患者平均死亡率 20%，严重时可达 70%。病原体借人虱在人群中传染，所以灭虱是预防流行性斑疹伤寒的重要措施。中华人民共和国成立前，本病发病率高，常有流行。中华人民共和国成立后已经基本控制，目前仅有少数散发病例。

本病中医学称为"温毒发斑"，又称"瘟毒发斑"。

【膏方集成】

1. 肘后黑膏：鲜生地黄 60 克，淡豆豉、猪板油（净猪油）各 15 克，雄黄（冲入）0.9 克，麝香（冲入）0.3 克。先将生地黄、淡豆豉加清水煎 3 次，滤渣，取 3 汁混合，浓缩，入猪油拌匀，再熬，离火待冷，再入雄黄、麝香搅拌成膏，储罐备用。每服适量，每日 2～3 次，口服。适用于温毒血热发斑患者。

2. 黑膏方：生地黄 250 克，豆豉 100 克。上 2 味以猪膏 1000 克合露之，煎五六沸，令三分减一，绞去渣，末雄黄、麝香如大豆者，内中搅和，尽服之，毒便从皮中出则愈。忌芜荑。适用于温毒发斑，大疫难救的患者。

3. 白虎汤膏：石膏 120 克，知母、粳米各 36 克，生姜、葱白、蒜头各 6 克，炙甘草、韭白、白菊花、益母草各 12 克，槐枝、柳枝、冬青枝、枸杞根、桑叶各 24 克，白芥子 1.5 克，木瓜、石菖蒲各 3 克。将上药浸泡于 1160 克芝麻油内，冬十、秋七、夏五、春三日，置锅内慢火熬至药枯去渣，熬药油成，下黄丹收存，再入雄黄、青黛各 6 克，木香、芦荟各 3 克，后入牛胶（酒蒸化）12 克，搅匀制成膏，分摊于红布上，折叠备用。外用，将膏药加温变软，揭开待稍温，贴于大椎、曲池穴处。适用于流行性乙型脑炎、流行性脑脊髓膜炎、肠伤寒、斑疹伤寒、中暑、大叶性肺炎、小儿麻疹的邪在气分阳明热盛期。

4. 清阳膏：薄荷 38 克，防风、连翘、牛蒡子、天花粉、玄参、黄芩、黑栀子、大黄、朴硝各 23 克，丹参、苦参、浙贝母、黄连、川芎、白芷、天麻、独活、前胡、柴胡、牡丹皮、赤芍、当归、秦艽、紫苏、香附、蔓荆子、干葛根、升麻、藁本、细辛、桔梗、枳壳、橘红、半夏、胆南星、大青叶、山豆根、山慈菇、杏仁、桃仁、龙胆、蒲黄、紫草、葶苈子、忍冬藤、大戟、芫花、牵牛子、甘草、木通、五倍子、猪苓、泽泻、车前子、瓜蒌子、皂角、石决明、木鳖子、蓖麻子、白芍、穿山甲、僵蚕、蝉蜕、全蝎、犀角片各 8 克，红花、白术、官桂、蛇蜕、川乌、白附子各 4 克，荆芥穗、滑石、生姜、莲须、葱白、大蒜各 30 克，槐枝、柳枝、桑枝、白菊花、白凤仙全株各 250 克，小蓟、芭蕉（如无用桑叶）、淡竹叶、桃枝、苍耳草、益母草、马齿苋、蕹菜、芙蓉叶各 60 克，生地黄、天冬、麦冬、知母、桑白皮、地骨皮、黄柏、郁金、甘遂、羚羊角粉、侧柏叶、石菖蒲各 15 克。上药用麻油 8500 克，分两起熬枯去渣，再合并熬药油成，分两起下药。药量以药油 500 克用上药 180～210 克为宜，频搅，以一滴试之，不爆，再下炒铅粉 500克，雄黄、白矾、硼砂、青黛、轻粉、乳香、没药各 30 克，生石膏 240 克，牛胶（酒蒸化）120 克，搅匀收膏。外用，热毒发斑贴心口、背心、神阙穴；烦渴贴胸背、心口或背后第 3 胸椎；脏腑火症贴胸背、神阙穴。适用于上焦风热，表里俱热，三阳症并治，头痛，痈肿毒气攻心、作呕不食的患者。

5. 牛黄七宝膏：牛黄、冰片、麝香各1.5 克，朱砂 7.5 克，轻粉 1 克，白面 15 克，寒水石（烧）10 克。上药共为细末，蜜制成膏。每次 0.5～1 克，小儿减半，每日 1 次，温开水调服。适用于伤寒时疫，热毒暑病，发热胸痞，身发黄斑，狂躁迷闷的患者。

6. 青龙膏：白花蛇（不蛀者）180 克，狗脊、天麻各 30 克。先将白花蛇用白酒煮，去皮骨，置新土瓦上焙干，取肉 30 克，烘干，与狗脊、天麻同研细末，储瓶备用。用银盂子盛无灰酒 3 升，入上药，重汤煮稠如膏，用银匙拌匀，再取生姜 15 克，细磨取汁同熬成膏，瓦罐收藏。每次半汤匙，每日 2次，用好酒半盏搅匀服，或汤亦可，食前服之极佳。适用于营卫不和，阳少阴复，手脚举动不快的患者。

7. 地龙浸膏片：地龙 1000 克。取地龙粗粉，按渗漉法，用 25% 乙醇湿润 2 小时后，以 25% 乙醇为溶媒，浸渍 24 小时，以每分钟50 毫升 /50 克之速度渗漉，渗出液达生药之 4倍量时，即停止渗漉，将渗出液以 60 ℃减压，回收乙醇，以 60 ℃浓缩成稠膏，测定其含量，加辅料适量，加入 0.2% 苯甲酸防腐，压制成片即得。每片内含总提取物 100 毫克，片重 0.3 克。包装备用。每次 1～3 片，每日2 次，温开水送服。适用于伤寒发热，小便不通，中风痫病，耳鸣，耳聋及惊风的患者。

恙 虫 病

恙虫病又称丛林斑疹伤寒，恙虫病立克次体是恙虫病（丛林斑疹伤寒）的病原体。本病首先在日本发现，目前，我国东南沿海地区和台湾省也有病例报告。在日本，患者的死亡率约有 60%。这种病原体由恙螨叮咬侵入人体，随血液扩散至血管内皮细胞中生长，发病。储藏病原体的动物为野生啮齿动物并借螨传播。得了恙虫病，先是被叮咬处出现溃疡，周围有红晕，溃疡上盖有黑色焦痂，此外，还有皮疹，并造成神经系统、循环系统以及肝、肺、脾等损害症状。临床上以发热、焦痂（或溃疡）、淋巴结肿大及皮疹等为特征。

中医学文献中有"沙虱毒"病的记录，类似本病。《肘后方·治卒中沙虱毒方》曰："山水间多有沙虱甚细，略不可见。人人水浴及以水澡浴，此虫在水中，着人身，及阴天雨行草中，亦着人，便钻人皮里。其诊法：初得之，皮上正赤，如小豆黍米粟粒，以手摩赤上，痛如刺，三日之后，令百节强，疼痛寒热，赤上发疮，此虫渐入至骨，则杀人。"本病属于中医学"温毒"范畴。

【膏方集成】

1. 水仙膏方：水仙花根，不拘多少，剥去老赤皮与根须，入石臼捣制成膏，敷肿处，中留一孔出热气，干则易之，以肌肤上生黍米大小黄疮为度。外用，适量。温毒敷本膏后，皮间有小黄疮如黍米者，不可再敷本膏，过敷则痛甚而烂。适用于温毒外肿、一切痈疮。

2. 治沙虱毒膏：麝香、大蒜各适量。合捣，用羊脂同大蒜、麝香搅制成膏。欲用取敷疮上。适用于沙虱毒，周围有红晕，溃疡上盖有黑色焦痂的患者。

3. 水沉膏：五灵脂、白及各等份。上药共为细末，水调为膏。外用，外敷患处，每日 1～2 次。适用于疮疡溃破。

4. 乌犀膏：玄参、乌犀、荆芥、大黄各等份，蜜适量。上药共为细末，炼蜜为膏。每次 3 克，每日 3 次，薄荷汤送下。适用于惊热疮疾。

5. 腻粉膏：轻粉、胡粉、黄连、生甘草各 30 克，松脂 15 克，猪油 180 克。猪油煎松脂，去渣，余药为细末，入油搅匀制成膏，装入瓷盒备用。外用，外涂疮上，每日 3～4 次。适用于热毒疮疡。

6. 二黄青黛膏：黄连、黄柏各 30 克，青黛 20 克，冰片 5 克，枯矾 10 克，绿豆粉 12 克。上药为末，加入凡士林 1000 克，调匀制膏。外用，湿性者用消毒棉球擦去脓液，再将干药粉撒于患处，干性者用植物油调敷局部，每日 2 次。若为小儿患者，可用双层纱布包盖。适用于各型脓疱疮。

7. 寒水石软膏：寒水石 30 克，黄连 12 克，滑石 18 克，冰片 3 克。上药共为细末，用凡士林调成 50% 药膏。外用，敷患处，每日 1 次。适用于脓疱疮皮疹以脓疱为主者。

8. 青黛膏：青黛 60 克，石膏、滑石各 120 克。上药为细末，和匀，用植物油调成膏。外用，外涂患处，每日 2～3 次。适用于皮疹以水疱、脓疱为主者。

9. 野菊二石膏：野菊花、生大黄各 30 克，枯矾、青黛各 15 克，煅石膏、煅炉甘石各 100 克，玄明粉 20 克。上药共为细末，过细箩筛后加入冰片和植物油制成膏，储瓶备用。外用，用时先用淡盐水或生理盐水洗净疮面脓痂，擦干，撒上药膏，暴露。局部渗出液过多，可直接撒药，每日 1～2 次。适用于各型脓疱疮。

第三十七章　钩端螺旋体病

钩端螺旋体病是由各种不同血清型的致病性钩端螺旋体（简称钩体）所引起的一种急性传染病。钩体的宿主非常广泛，鼠类和猪是两大主要传染源。人类通过接触动物带菌尿液、污染的疫水和泥土经皮肤、黏膜而感染。菌体于 1 周内在血液循环和内脏中繁殖，形成钩体血症，钩体裂解后释出的毒性物质，主要造成肝、肺、肾、中枢神经系统、肌肉和全身微血管等损伤，出现全身中毒症状。症状及病情的轻重，与人体免疫状态及感染钩体的型别有关。

本病属于中医学"暑温""湿温""伏暑"范畴，其发生大多有明显的季节性。因农民在收割时被感染又喻为"稻田病""稻热病""打谷黄""秋收热"。钩体病肺出血型又类似中医学所说的"暑瘵"。近年来有学者将本病命名为"稻瘟病"。早在《内经》即有本病所致出血的类似记载："岁火太过，炎暑流行，肺金受刑，民病血溢、血泄。"清《温病条辨》记载治"暑温""伏暑"有些方剂，现代仍用于治疗钩体病。

【膏方集成】

1. 九制茜膏：茜草 500 克，蜂蜜 1000 克。茜草为细末，加蜂蜜调匀为膏，每日蒸晒 1 次，连续蒸晒 9 次。每日晨 20～30 克，水冲服。适用于吐血、咳血。

2. 杜察膏：老枇杷叶（刷去毛，净绵包，浓煎去渣）56 片，雅梨汁 1 饭碗，藕节汁（梨、藕酱均与枇杷叶同煎）1 茶杯，大枣（煮熟去皮核，连原汤汁研成膏）240 克，炼白蜜、川贝母各 30 克，红莲子（煮熬，去衣芯，连原药研成膏）、生薏苡仁（去芯，煮熟，连原汤研成膏）各 120 克。上药通入锅内熬稠，入瓷瓶重煮，煮一炷香（约半小时），成膏备用。冬日可多制，夏日须逐日小料。每次 1 汤匙，每日 3～5 次，以开水调

服。适用于骨蒸劳热，症见腰酸，肢软，羸瘦，遗泄，咳痰，吐血，以及一切阴虚火动之证。

3. 陈艾良姜膏：陈艾、爵床各 150 克，良姜秆 600 克。上药捣制成膏。外用，外敷腓肠肌，每日 1～2 次。适用于钩端螺旋体病。

4. 清热凉血膏：生地黄、牡丹皮各 75 克，玄参、赤芍各 60 克，犀角、紫草、大青叶、板蓝根、白茅根各 50 克，牛黄 30 克，槐枝、柳枝、桑枝、蕹菜、小蓟、芭蕉、桃枝、芙蓉叶各 24 克，侧柏叶、石菖蒲各 6 克。将上药浸泡于 2270 克芝麻油内，冬十、秋七、夏五、春三日，置锅内慢火熬至药枯去渣，熬药油成，下黄丹，再入炒铅粉 30 克，雄黄、白矾、硼砂、青黛、轻粉、乳香、没药各 3 克，生石膏 24 克，后入牛胶（酒蒸化）12 克搅匀制成膏，分摊于红布上，折叠备用。外用，将膏药加温变软，揭开待稍温，贴于大椎、膏肓、膈俞、血海穴处。适用于暑热入营血。

5. 养肺阴膏：麦冬、山药、天冬、南沙参、玉竹、生地黄、熟地黄各 15 克，阿胶、当归、羊乳根、冬虫夏草、桔梗、蜂蜜、贝母各 10 克，甘草 6 克，百合、黄精、石斛各 12 克，葱白、槐枝、柳枝、桑枝各 36 克，全株干凤仙草 18 克，白芥子、核桃仁、石菖蒲、白果仁、大枣、乌梅、粟壳、莱菔子各 9 克。用麻油 1350 克，将上药熬枯去渣，熬油成下丹搅匀，再入肉桂、丁香、木香、降香（沉香尤佳）各 10 克，搅匀收膏。外用，将膏药化开，摊贴于肺俞、天突、鱼际穴上。适用于肺阴亏损证，干咳无痰，或痰少而黏，咽干，声哑，或咳血，潮热盗汗，舌红少苔，脉细数的患者。

第三十八章　原虫感染疾病

阿米巴病

肠阿米巴病

　　肠阿米巴病是溶组织内阿米巴原虫侵犯结肠内引起的疾病。受感染的人，多数处于无症状的病原体携带状态，也有部分由于阿米巴滋养体侵袭组织引起腹泻、黏液血便等症状，称为阿米巴痢疾。溶组织阿米巴有滋养体和包囊两种形态，唯包囊能传播疾病，它是原虫的感染型。慢性患者和无症状的包囊排出者通过粪便排出包囊，污染食物和水，人饮食被污染的水和食物，就可致病。被吞食的包囊在小肠下部，在胰蛋白酶的作用下去包囊，成为滋养体，并在一定条件下，侵入肠壁，大量繁殖，造成肠壁损害，形成阿米巴病特有的口小底大的烧瓶样溃疡，严重的溃疡病变可深及肌层，腐蚀血管，引起大出血，甚至造成肠穿孔。慢性期纤维组织增生，使肠壁增厚，肠腔狭窄。本病易于复发成为慢性病，也可发生肝脓肿、肠穿孔等并发症。

　　中医学古籍中未将本病与细菌性痢疾相区别。因其易于反复发作，易于演变成慢性，故多将它归属于"久痢""奇恒痢"的范畴。近几十年始将阿米巴痢疾作专病研究，当今除按"痢疾"一般理论辨证论治外，还较多地发现了专治本病的方药，其中以石榴皮、白头翁、鸦胆子的疗效确切，且有临床和实验研究佐证。

　　【膏方集成】

　　1. 痢疾膏：地锦草、铁苋菜、凤尾草各5000克，白糖2225克。将上药切碎，称量配齐，加清水浸没，先以武火煎至沸腾，再以文火继续煮1.5～3小时后过滤，将药渣如上法再煎煮1次。合并2次过滤浓缩至每毫升含生药1克，再将白糖放入滤液中，继续加热直至浓缩成膏。用时每次10克，每日3次。口服。适用于急、慢性痢疾、肠炎。

　　2. 便血红痢膏：椿皮250克，酸梨500克，鲜生姜9克，红糖120克。先将椿皮多加水熬剩500毫升，去渣取汁，再将姜、梨捣汁去渣，将汁兑在一起，放生锅内熬沸，再下红糖，搅匀成膏，储罐备用。每日早、晚各服1汤匙，开水冲服。适用于赤痢、便血。虚寒痢者忌服。

　　3. 马齿苋膏：鲜马齿苋500克，红糖、白糖各200克。将马齿苋全草洗净，捣烂绞汁，纱布过滤，将红糖、白糖加水溶化入药汁，上文火煎熬，浓缩成膏。每次20～30毫升，每日2～3次，温开水送服。用量可视年龄大小增减。适用于痢疾。

　　4. 二豆膏：巴豆1粒，绿豆、胡椒各3粒，大枣2枚。前3味药为细末，与大枣共捣烂如膏备用。外用，外敷脐部，胶布固定，每次15～30分钟，每日1～3次。适用于寒积食滞所致下痢腹痛、里急后重。

　　5. 芙蓉膏：鲜木芙蓉叶7张，黏米50克。共捣烂为膏备用。每日1剂，冲开水服，分3次服完。适用于噤口痢。

　　6. 诸葛行军散：生姜1.5克，硝石1克，牛黄0.5克，雄黄25克，硼砂18克，冰片、麝香、珍珠各15克。上药共为细末，装瓶密封备用。外用时，取药适量，填入脐中，以填满为度，上置姜片1枚，用枣核大艾炷放姜片上灸6～9壮，灸毕，药末用膏药固定脐内。适用于痢疾。

7. 苦参马齿饼：干苦参、干马齿苋各90克。将上药放入沙锅中烘脆，共为细末，收入瓶中封存备用。外用时，取药末15克，以温开水调和拌匀做成小药饼，贴于患者脐孔上，外用橡皮膏粘紧，每日换药1次。适用于细菌性痢疾。

8. 平胃桂姜熨：平胃散120克，肉桂15克，生姜90克。上药装入药袋，置于神阙穴及脐中，上覆以毛巾，用热敷，每次30～45分钟，每日2次。适用于痢疾。

9. 加味平胃熨：苍术、厚朴、陈皮、炙甘草、黄连、吴茱萸、大黄、枳壳、当归、白芍、黄芩、木香、槟榔各10克。上药共为粗末，装入布袋中备用。外用，贴脐。适用于痢疾。

10. 大黄丸：大黄为细末，水和为丸，纳脐孔中。适用于热痢。

11. 十香暖脐膏：肉豆蔻90克，木通200克，泽泻、猪苓、苍术、高良姜、厚朴、肉桂各100克。上药以香油2500毫升，炸枯去渣，入樟丹收膏，收储备用。外用，贴脐。适用于脾阳虚损导致的大便时溏时泻，迁延反复，饮食减少，腹胀不舒，喜温喜按，稍进油腻，则大便次数增加，面色萎黄，神疲倦怠，舌淡苔薄腻，脉细弱。

12. 腹泻膏：白胡椒9克，干姜6克，鲜姜、葱白各适量，香油或豆油500毫升，樟丹250克。先将香油或豆油、白胡椒、干姜、鲜姜、葱白置小锅内浸泡6～8小时，然后加温，直至将上述药物炸枯，滤油去渣。再炼油至滴油成珠，再放入樟丹，边放边搅，待出现大量泡沫呈黑褐色时，取下小锅，取少许膏置冷水中，以不粘手为度，再放冷水中72小时去火毒，温化后将膏药涂于小方纸或布上制成200贴。放阴凉处备用。外用，用时将膏药用文火化开，贴于脐眼上，隔日一换。适用于脾阳虚损导致的大便时溏时泻，迁延反复，饮食减少，腹胀不舒，喜温喜按，稍进油腻，则大便次数增加，面色萎黄，神疲倦怠，舌淡苔薄腻，脉细弱。

13. 白参止泻膏：白术、芡实各200克，白芍、枳壳、山药各300克，陈皮、党参、柴胡各100克，乌药60克，白扁豆、石榴皮各150克，甘草30克。以上12味药，加水煎煮3次，滤汁去渣，合并滤液，加热浓缩成清膏，再加蜂蜜300克，拌匀收膏即成。每次15～30毫升，每日2次，开水调服。适用于肝郁脾虚导致平时多有胸胁胀闷，嗳气食少，每因抑郁恼怒或情绪紧张之时，发生腹痛泄泻，舌淡红，脉弦。

14. 参芪苓术膏：党参、茯苓、白术、山药各200克，黄芪、薏苡仁各300克，白扁豆、莲子、阿胶各150克，砂仁、人参各50克，陈皮、桔梗各100克。以上13味药，除莲子、阿胶、人参外，余药加水煎煮3次，滤汁去渣，合并滤液，加热浓缩成清膏，人参另煎兑入，莲子炖至酥烂捣成泥状后调入，再将阿胶加适量黄酒浸泡后隔水炖烊，冲入清膏，和匀，最后加蜂蜜300克，收膏即成。每次15～30克，每日2次，开水调服。适用于脾胃虚弱导致大便时溏时泻，腹痞满胀痛，不欲饮食，水谷不化，稍进油腻之物，则大便次数增多，饮食减少，脘腹胀闷不舒，面色萎黄，肢倦乏力，舌淡苔白，脉弦。

15. 加味四神膏：补骨脂、肉豆蔻、鹿角胶各150克，吴茱萸50克，五味子、干姜各100克，党参、白术各200克。上药除鹿角胶外，余药加水煎煮3次，滤汁去渣，合并滤液，加热浓缩成清膏，再将鹿角胶加适量黄酒浸泡后隔水炖烊，冲入清膏，和匀，最后加蜂蜜300克，收膏即成。每次15～30克，每日2次，开水调服。适用于脾肾阳虚导致的大便时溏时泻，迁延反复，饮食减少，腹胀不舒，喜温喜按，稍进油腻，则大便次数增加，面色萎黄，神疲倦怠，舌淡苔薄腻，脉细弱。

16. 党参膏：党参28800克。将上药加水煎煮3次，滤汁榨净，合并3次滤液及榨出液，过滤，加热蒸发成清膏（浓汁），加入冰糖10000克，熬煎，和匀收膏。每次1汤匙，每日2次，开水化服。适用于大便时溏时泻，腹痞满胀痛，不欲饮食，水谷不化，稍进油腻之物，则大便次数增多，饮食减少，脘腹胀闷不舒，面色萎黄，肢倦乏力，舌淡苔白，脉弦的患者。

《中医膏方全书（珍藏本）》

17. 桂金止泻膏：肉桂、鸡内金各 3 克，硫黄、枯矾、五倍子各 6 克，白胡椒 1.5 克，吴茱萸 5 克，葱白 5 根。上药除葱白外，余药共为细末，再入葱白共捣烂如泥，再加食醋适量调和拌匀成膏。收储备用。外用，用时取本膏适量，平摊脐中，按紧，上盖敷料，外以胶布固定。每次贴敷 2～3 小时揭下，每日 1 次。适用于脾肾阳虚导致的大便时溏时泻，迁延反复，饮食减少，腹胀不舒，喜温喜按，稍进油腻，则大便次数增加，面色萎黄，神疲倦怠，舌淡苔薄腻，脉细弱。

18. 涩肠止泻膏：一组：补骨脂、肉豆蔻、吴茱萸、诃子、五味子、附子各 20 克，赤石脂、芡实、莲子各 30 克，禹余粮、乌梅、石榴皮、椿皮、金樱子各 24 克，炮姜、干姜各 12 克。二组：生姜、韭白、榆白、桃枝各 12 克，益母草、蕹菜、车前草、石菖蒲、花椒、白芥子各 3 克，猪牙皂、赤小豆各 6 克。将以上两组药物浸泡于 1580 克芝麻油内，冬十、秋七、春五、夏三日，置锅内慢火熬至药枯去渣，熬药油成，下黄丹收存，再入炒铅粉 30 克，松香 24 克，密陀僧、生石膏各 12 克，陈壁土、白矾、轻粉各 6 克，官桂、木香各 3 克，后入牛胶（酒蒸化）12 克，拌匀制成膏，分摊于红布上，折叠备用。外用，将膏药加温变软，揭开贴于天枢、神阙、上巨虚穴处。适用于久泻久痢导致的肛门下脱，形寒肢冷，腰膝酸软，舌淡苔白，脉象沉细。

19. 肠安膏：黄芪 15 克，肉桂、黄连各 3 克，公丁香、冰片各 5 克，白术、白及、白芷各 10 克，白头翁 30 克，小茴香 6 克。上药共为细末备用。外用，每次取上述药末 5～6 克，用米醋调成稠膏状，敷于神阙穴，伤湿止痛膏覆盖固定，2 日换药 1 次。1 个月为 1 个疗程。适用于脾肾阳虚导致的大便时溏时泻，迁延反复，饮食减少，腹胀不舒，喜温喜按，稍进油腻，则大便次数增加，面色萎黄，神疲倦怠，舌淡苔薄腻，脉细弱。

肝阿米巴病

肝阿米巴病是肠阿米巴病最多见的并发症，当肠腔溶组织阿米巴滋养体通过门静脉达到肝脏后，引起肝细胞溶解坏死成为脓肿，即为本病，故又称阿米巴肝脓肿。临床表现以长期发热，右上腹或右下胸疼痛，肝大并有压痛为特征。B 超检查可发现肝区脓肿，位置以右叶居多。

根据本病的临床表现，中医诊属"胁痛""肝痛"范畴。并认为其发病系感受毒邪，或酒食不节，抑郁恼怒，以致肝胆郁热，内热化火，瘀毒蕴结，血败肉烂，乃成本病。按病情的发展可分早、中、后 3 期，病机为温热毒邪内蕴，肝胆疏泄不利，病变主要在肝胆，涉及脾胃。

【膏方集成】

1. 芥蛋膏：白芥子 30 克，鸡蛋 2 枚。白芥子为细末，加鸡蛋清共调为膏备用。外用，外敷痛处，30 分钟后将药翻面再敷，30 分钟后去药，每日 1 次。适用于胁痛。

2. 吴萸膏：吴茱萸 9 克，陈醋适量。吴茱萸为细末，醋调为膏备用。外用，外敷痛处，每日 1 次。适用于胁痛。

3. 阿魏膏：阿魏 1.5～3 克，伤湿止痛膏 1 张。将阿魏放于膏药上，烘烤膏药待阿魏溶化备用。外用，外贴痛处，每日 1 次。适用于右胁痛。

4. 川椒消水膏：花椒 100 克，炙鳖甲、三棱、莪术、阿魏各 15 克，白酒适量。上药共为细末，酒调成膏备用。外用，外敷脐部，胶布固定，再用热水袋熨脐部，每次 30～60 分钟，每日 2～3 次。适用于肝脾大、疼痛。

5. 三黄绿豆膏：大黄、黄连、黄柏、栀子、绿豆各等份。上药为细末，用蜂蜜、茶水各半调拌成糊膏状，均匀敷于患处，用纱布覆盖，外用胶布固定，每日更换 1 次。适用于肝痛。

6. 理气祛瘀膏：柴胡 60 克，青皮 90 克，陈皮、郁金、制香附、当归、莱菔子、阿胶、山楂各 100 克，桃仁、三棱、莪术、鳖甲胶各 150 克，丹参、鸡血藤各 300 克，生甘草 30 克。上药除鳖甲胶、阿胶外，余药加水煎煮 3 次，滤汁去渣，合并滤液，加热浓缩成清膏，再将鳖甲胶、阿胶加适量黄酒浸泡后隔水炖烊，冲入清膏和匀，最后加蜂蜜 300 克收膏即成。每次 15～30 克，每日 2 次，开水调服。适用于气滞血瘀所致的肝区胀痛或刺痛，按之硬而不坚，面色晦暗，体倦乏力等。

7. 补虚化瘀膏：生地黄、当归、党参、白术、制大黄、穿山甲、阿胶各 100 克，川芎 60 克，白芍、生黄芪、茯苓、山药、黄精、何首乌、三棱、莪术、鳖甲胶各 150 克，丹参 300 克，土鳖虫 90 克。上药除鳖甲胶、阿胶外，余药加水煎煮 3 次，滤汁去渣，合并滤液，加热浓缩成清膏，再将鳖甲胶、阿胶加适量黄酒浸泡后隔水炖烊，冲入清膏和匀，最后加蜂蜜 300 克收膏即成。每次 15～30 克，每日 2 次，开水调服。适用于正虚瘀结所致的肝区疼痛逐渐加重，按之坚硬，面色黧黑，形体消瘦，食欲不振，头晕眼花。

8. 治肝膏：丹参 100 克，牡蛎、党参、胡黄连、附子、柴胡、金银花、苍术、厚朴、连翘、黄柏、赤芍、当归、焦三仙各 50 克，大黄 250 克，牵牛子、郁金、香附、砂仁各 25 克，槟榔片 30 克，皮硝 200 克，麝香 0.6 克，活乌鸡 1 只。先将前 20 味药共为细末，后用皮硝、麝香、乌鸡泥（活体拔毛，杀死后去头足，不用铁器，用石头砸成肉糊，加米醋适量，制成 1000 克左右）、白酒 100 毫升，与上述药末共捣烂拌匀成膏，分摊于 1 块布上，待用。外用，用时取药布膏敷于肝区，卧床休息，24 小时后将药膏取下，继续卧床休息 3～5 日。可连续外敷 2～3 次。适用于长期发热，右上腹或右下胸疼痛，肝大并有压痛的患者。

9. 复方猫眼草膏：鲜猫眼草、金针棵根茎、大葱各 1650 克。将上药放入铁锅内，加水煎 35～48 小时，药液熬至 2000～2500 毫升时，经挤压、去药渣，将药液过滤后，放入砂锅内继续用文火煎煮，浓缩至 250～300 毫升，即趁热摊置于浆过的家织布或帆布上。外用，用时先制好膏药，待黏稠不烫时，以脐为中心贴敷腹部。每次贴敷 5～7 日，或直至膏药脱落，必要时可隔 3～7 日再敷第 2 剂。适用于长期发热，右上腹或右下胸疼痛，肝大并有压痛的患者。

10. 消肿利水膏：大戟、芫花、甘遂、海藻、甘草、莱菔子、益母草各 15 克，牛膝 10 克，葱白 30 克。将葱白捣烂如泥，再将上药共为细末，然后与葱泥混合均匀，并加适量食醋调和成膏状，备用。外用，先用麝香少许或生姜涂擦脐周皮肤，再敷膏药，上盖 4 层敷料，用绷带包扎。注意敷药后腹部皮肤颜色改变和患者感觉，一般用药 60 分钟，腹内肠鸣，肛门排气，相继排尿，腹胀减轻，尿量增加。个别患者敷药后，皮肤发痒，潮红，如有疼痛难忍，立即取下膏药，用香油涂之，休息 1～2 日，药量减半再用，每 1～2 日敷药 1 次，每次 3～6 小时，每张膏药用 1 次。可专用本膏外敷，亦可配合用内服药。适用于肿胀，癃闭。

11. 软肝膏：太子参、鳖甲各 30 克，白术、茯苓各 15 克，褚实子、菟丝子各 12 克，丹参 18 克，萆薢 10 克，甘草 6 克，土鳖虫 3 克，三棱、莪术各 9 克。上药共为细末，以陈醋调匀成软膏状备用。外用，用时取膏药 30～45 克，分贴敷于肝区，肝俞穴上，外以纱布盖上，胶布固定。隔日换药 1 次。10 次为 1 个疗程。适用于长期发热，右上腹或右下胸疼痛，肝大并有压痛的患者。

12. 复方参芪膏：土鳖虫、石柱参各 15 克，青皮 30 克，七厘散 9 克，郁金、鸡内金各 18 克，黄芪、山药、蛤蚧各 50 克，党参 80 克，鳖甲胶 100 克，人参 20 克。上药除鳖甲胶、七厘散外，余药加水煎煮 3 次，滤汁去渣，合并滤液，加热浓缩成清膏，人参另煎兑入，蛤蚧研粉调入，再将鳖甲胶加适量黄酒浸泡后隔水炖烊，冲入清膏和匀，最后加蜂蜜 300 克收膏即成。每次 15～20 克，每日 2 次，开水调服。适用于长期发热，右上腹或右下胸疼痛，肝肿大并有压痛的患者。

疟 疾

疟疾是以按蚊为传播媒介、由疟原虫引起的传染病。因疟原虫种类的不同，可分间日疟、三日疟、恶性疟及卵形疟等。临床以间歇性发作的寒战、高热、大汗后缓解及多次复发后出现脾大、贫血等为其特征。卵形疟较为少见，恶性疟发作不规则，且病情凶

中医膏方全书（珍藏本）

《中医膏方全书（珍藏本）》

险。疟疾是世界上危害最严重的寄生虫病，据统计，全球有 20 亿以上的人口常处于本病的威胁之中，受感染者每年约 3 亿，其中发病者有 12 亿，而死亡则达 300 万人之多，遍及全球热带、亚热带、温带地区。1987 年国内统计资料表明，有 15 个省、自治区 546 个县近 3 亿人口仍受到疟疾的威胁，其中 7 个省的 29 个县发病率超过 1%，恶性疟疾仍在 7 个省、自治区部分县市流行，虽然大力防治，现每年发患者数仍有 10 万以上，恶性疟约占 10%，以海南、云南两省为甚。

我国对疟疾的认识较早，公元前 1200 年前的甲骨文即有"疟"的记载。而《黄帝内经》中已有"疟论""刺疟论篇"等专篇论述疟疾病因病机、症状及针刺等治疗方法。后代医家对疟疾作了更详细的分类，如现代医学所指的疟疾典型发作，属"正疟"，依据临床表现的不同还有"温疟""寒疟""湿疟"之别，恶性疟属"瘴疟"，日久不愈，体虚贫血称"劳疟"，当疟疾导致脾大时，则称"疟母"。运用常山、蜀漆、柴胡、青蒿等药物组成截疟之方，不仅至今仍为临床采用，而且在此基础上开发出"青蒿素"等，为防治疟疾提供了新的有效药物。

【膏方集成】

1. 巴豆膏：巴豆 4 粒，普通黑膏药 3 张。将巴豆去壳捣烂如泥，分置黑膏药中，备用。外用，取置药黑膏药，再用白纸将巴豆盖上，并钻数孔，当疟疾发作前贴于大椎及双侧内关穴上，按紧贴牢。适用于疟疾。

2. 盐浆膏：面粉 3 克，食盐 5 克。将面粉置器皿内，加清水 30 毫升调匀，加热使其成糨糊状，再将食盐研细和入糨糊内，拌匀，备用。外用，待疟疾发作前 1～2 小时外敷阿是穴，用拇指、示指捏起该穴皮肤，用毫针挑刺三针（呈三角状，深约 6 毫米），捏出少量血液，以盐水棉球擦净后，将本膏涂于软纸片或敷料上覆于刺破点，然后用胶布固定，4 小时后去掉即可。适用于三日疟。

3. 猪胆膏：高良姜（油炒）、炮干姜各 30 克，猪胆汁适量。先将上药前 2 味共为细末，再以猪胆汁调和成膏，备用。以热酒半盏，调匀本膏，发时服。适用于脾胃虚弱，遂作疟疾，寒多热少，又治秋深寒疟。

4. 复方鳖甲膏：鳖甲 48000 克，阿胶 7200 克，冰糖 2400 克，黄酒 1440 克，香油 720 克。先取鳖甲加清水浸泡 4～5 周后，取出洗净，再泡一二日，取出置室外，经日晒、夜露、雨淋，以色洁白无腥气为度。再加水煎取绞汁，约煎 24 小时，将汁取出，再煎，如此煎煮 3～4 次，取汁去渣，丝棉过滤，将煎汁合并入缸，加白矾少许，撒入搅匀，静置澄清。取上层清汁，入锅内加热熬炼，至汁转浓成水胶状时，改用文火，徐徐炼之，并不停搅拌，防止结底，另取黄酒 75 毫升，温热倒入，再减火力，微炼。浓缩至胶汁色渐黄色时，将阿胶、冰糖用黄酒温化过滤，入胶锅待炼至能"挂旗"时，再入香油，炼至黄褐色时，出胶切块备用。每次 3～9 克，温开水或黄酒炖化服之。适用于阴虚血亏，骨蒸潮热及癥瘕积聚，久疟不愈等症。孕妇慎服。

5. 外台时气膏：鳖甲、茵陈、栀子、芒硝各 64 克，大黄 160 克，常山、炒杏仁各 93 克，巴豆仁 38 克。麻油熬，黄丹收膏。外用，贴肚脐上。适用于一切时气，瘴气病，黄疸，疟疾，赤白痢疾。

第三十九章　蠕虫感染疾病

血吸虫病

日本血吸虫病是指日本血吸虫、埃及血吸虫、曼氏血吸虫寄生人体所致的疾病。在我国是由日本血吸虫所引起的。寄生在门静脉系统所引起的寄生虫病。本病系人畜共患疾病，经皮肤接触有尾蚴的疫水而感染。临床上急性期以发热，肝大并压痛，嗜酸性粒细胞增加，慢性期有腹泻或下痢，晚期可发展为肝硬化，伴明显门静脉高压、巨脾与腹水。日本血吸虫病在我国流行的历史很久。在长沙马王堆出土的西汉女尸及湖北江陵出土的西汉男尸体内均发现典型的血吸虫卵，表明2100余年以前，在我国长江流域，已有日本血吸虫病流行。

本病中医学称为"蛊毒""蛊胀"或"积聚"等，由"夏月在水中，人行水上及以水洗浴"所引起。早在隋《诸病源候论·虫蛊候》就有"由水毒气结于内，令腹渐大""发病之初体作乍冷乍热"。临床根据不同表现，分别归属于"蛊毒""蛊胀""积聚"或"单腹胀"等。中医学认为，本病的病因是虫毒，虫毒从皮肤侵入人体后，损伤脾胃，脾胃不和，运化无权，而有四肢乏力、腹泻等症。水毒气结，聚积于内，而致气滞血瘀。肝藏血，主疏泄，肝失疏泄，肝郁气滞，则失其条达功能。到了晚期，肝脾损伤，脉络瘀阻，升降失常，清浊相混，痰浊内生气机受阻而成鼓胀。《医门法律·胀病论》曰："胀病亦不外水裹气结、血瘀。"病延日久，肝脾日虚，久病穷必及肾，引起肾阳虚损。肾阳不足，脾胃失其温养，肾阴亏虚，肝木无以滋养，而致肝脾益虚。肾虚则气化不利，水浊血瘀壅结更甚，使虚者愈虚，实者愈实，以致病情危重。在病机上主要是肝、脾、肾三脏病变引起气、血、水等瘀积于腹内而发病。本病属于中医学"鼓胀""水蛊""蛊胀""水毒""积聚"等范畴。中医药辨证治疗，对缓解症状，改善体质，促进机体的恢复，将起到较好的作用。

【膏方集成】

1. 半边莲膏：半边莲100克，黑丑、白丑各6克。上药加水煎煮3次，每次煮1小时。过滤，合并3次滤液，并浓缩成稀膏状（约150克），储存备用。每次25克，每日3次，餐前空腹时服。适用于晚期血吸虫病，肝硬化腹水。

2. 百部膏：百部250克，蜂蜜60克。百部加水2500毫升，煎至500毫升过滤，再浓缩成膏，加入蜂蜜调匀，装罐备用。每次20克，早、晚各服1次，开水送服。适用于肺吸虫病。

3. 鼓胀膏：鸡内金、陈香橼各10克，砂仁、沉香各3克，生姜30克，大蒜27克，葱白1根，猪肚适量。前4味药为细末，与余药共捣烂如膏状。外用，敷于患者的肚脐上，盖以油纸及敷料，胶布固定，每2日换药1次。8次为1个疗程。适用于鼓胀。

4. 逐水膏：甘遂、大戟、蝼蛄、车前子、牵牛子、芫花各适量。上药共研为细末，放脐上，并贴以膏药。主治鼓胀。

5. 阿魏硼砂膏：阿魏、硼砂各30克。上药共为末，用白酒调成膏，敷脐部，外用布带束住。适用于肝硬化腹水。

6. 消坚膏：吴茱萸、蝼蛄各20克，甘遂、大黄各5克。上药共为细末，和匀，过筛，储存备用。外用，用时取药末30克，以蜂蜜适量，调和成软膏状，分别贴敷于足底涌泉穴和肚脐上，上盖敷料，胶布固定。每日换药1次。10次为1个疗程。适用于早期肝硬化及晚期肝硬化腹水。

7. 柴胡散结膏：柴胡60克，青皮90克，陈皮、郁金、香附、当归、莱菔子、人参、山楂各100克，鸡血藤300克，生甘草30克，桃仁、三棱、莪术、鳖甲胶各150克，蛤蚧50克。上药除鳖甲胶外，余药加水煎煮3次，滤汁去渣，合并滤液，加热浓缩成清膏，人参另煎兑入，蛤蚧研粉调入，再将鳖甲胶加适量黄酒浸泡后隔水炖烊，冲入清膏和匀，最后加蜂蜜300克收膏即成。每次15～20克，每日2次，开水调服。适用于肝硬化（气滞血瘀型）患者，表现为肝区胀痛或刺痛，按之硬而不坚，面色晦暗，体倦乏力。

8. 参芪四物膏：生地黄、当归、党参、白术、大黄、穿山甲、人参、阿胶各100克，川芎60克，白芍、黄芪、茯苓、山药、黄精、何首乌、莪术、鳖甲胶各150克，丹参300克，土鳖虫90克，蛤蚧50克。上药除阿胶、人参、蛤蚧外，余药加水煎煮3次，滤汁去渣，合并滤液，加热浓缩成清膏，人参另煎兑入，蛤蚧研粉调入，再将阿胶加适量黄酒浸泡后隔水炖烊，冲入清膏和匀，最后加蜂蜜300克收膏即成。每次15～20克，每日2次，开水调服。适用于肝硬化（体虚郁结型）患者，症见肝区疼痛逐渐加重，按之坚硬，面色黧黑，形体消瘦，食欲不振，头晕眼花。

9. 腹水草膏：腹水草10克。上药洗净，取全草加水煎煮3次，滤汁去渣，合并滤液，加热浓缩成清膏，加冰糖30克，熬成糊状收膏即成。每次15克，每日2次，空腹时白开水调服。适用于肝硬化腹水，血吸虫病腹水。

10. 阿魏化痞膏：①三棱、莪术、穿山甲、大黄、当归、蜣螂、白芷、厚朴、香附、大蒜、生川乌、生草乌、使君子、蓖麻子、胡黄连各60克，黄丹3000克，香油8000毫升。②阿魏240克，樟脑、雄黄、肉桂各180克，乳香、没药、芦荟、血竭各36克。先将香油入锅内，烧热，投入①组药前15味药，

熬至药物焦枯，捞出药渣，以文火继续熬炼至滴水成珠时徐徐加入黄丹，边加边搅拌，熬制成膏，离火，再将②组药共为细末，按500克膏油调入药粉15克，和匀收膏，摊入备好的膏药布上对折，收储备用。外用，用时取膏药热烘软化后，贴于患处和肚脐上。适用于气滞血凝，腹部肿块，肝脾大，胸胁胀满，肚腹疼痛以及妇女癥瘕血块。

11. 虎蛇膏：党参、黄芪各125克，薏苡仁、山药、白扁豆、虎杖、白花蛇舌草各150克，丹参、当归、白术、人参、阿胶各100克，神曲、焦麦芽、焦山楂、生甘草、蛤蚧各50克。上药加水煎煮3次，滤汁去渣，合并滤液，加热浓缩成清膏，人参另煎兑入，蛤蚧研粉调入，再将阿胶加适量黄酒浸泡后隔水炖烊，冲入清膏和匀，最后加蜂蜜300克收膏即成。每次15～20克，每日2次，开水调服。适用于早期肝硬化。

12. 愈肝膏：党参、白术、赤芍、白芍、枸杞子、制何首乌、黄精、木香、云茯苓、陈皮各9克，山茱萸3克，黄芪、刘寄奴、鬼箭羽、生地黄、熟地黄、鳖甲、龟甲、丹参、茵陈各12克，当归6克，柴胡、甘草各4.5克，大枣5枚，人参100克，阿胶、蛤蚧各50克。上药除阿胶、人参、蛤蚧外，其余药物加水煎煮3次，滤汁去渣，合并滤液，加热浓缩至100毫升，最后加蜂蜜30克溶解即成。每次15～20克，每日2次，开水调服。适用于肝硬化腹水。

13. 田基黄膏：茵陈、泽泻各90克，栀子、枳壳各30克，大黄、猪苓各60克，马鞭草120克，田基黄150克，泽泻、水红花子、六一散各75克，人参100克，阿胶、蛤蚧各50克。上药除阿胶、人参、蛤蚧外，其余药物加水煎煮3次，滤汁去渣，合并滤液，加热浓缩成清膏，人参另煎兑入，蛤蚧研粉调入，再将阿胶加适量黄酒浸泡后隔水炖烊，冲入清膏和匀，最后加蜂蜜300克收膏即成。每次15～20克，每日2次，开水调服。适用于肝硬化腹水。

14. 车前桂遂膏：车前草30克，肉桂9克，甘遂6克，独头蒜2个，葱白3根。前3味药共为细末，加入独头蒜、葱白，共捣烂

如膏状，敷于脐上，盖以纱布，胶布固定，再用热水袋熨于患处。每日换药热熨1次。10次为1个疗程。适用于肝硬化腹水。

15. 肝硬化膏：熟附子片、党参各60克，生黄芪24克，冬虫夏草15克，土鳖虫、炒蒲黄各9克，海金沙、补骨脂、夜明砂各12克，肉桂、槟榔、厚朴、广藿香各6克。上药加水煎煮3次，滤汁去渣，合并滤液，加热浓缩成清膏状，储存备用。每日早、中、晚各服1汤匙。适用于肝硬化腹水。

16. 治肝膏：丹参100克，牡蛎、党参、胡黄连、附子、柴胡、金银花、苍术、厚朴、连翘、黄柏、赤芍、当归、焦三仙各50克，大黄250克，牵牛子、郁金、香附、砂仁各25克，槟榔片30克，皮硝200克，麝香0.6克，活乌鸡1只。备用。先将前20味药共为细末，后用皮硝、麝香、乌鸡泥（活体拔毛，杀死后去头足，不用铁器，用石头砸成肉糊，加米醋适量，制成1000克左右）、白酒100毫升，与上述药末共捣烂拌匀成膏，分摊于1块布上，待用。外用，用时取药布膏敷于肝区，卧床休息，24小时后将药膏取下，继续卧床休息3～5日。可连续外敷2～3次。适用于肝硬化腹水。

17. 复方猫眼草膏：鲜猫眼草、金针楱根茎、大葱各1650克。将上药放入铁锅内，加水煎35～48小时，药液熬至2000～2500毫升时，经挤压、去药渣，将药液过滤后，放入沙锅内继续用文火煎煮，浓缩至250～300毫升，即趁热摊置于浆过的家织布或帆布上。外用，用时先制好膏药，待黏稠不烫时，以脐为中心贴敷腹部。每次贴敷5～7日，或直至膏药脱落，必要时可隔3～7日再敷第2剂。适用于肝硬化腹水。

18. 消肿利水膏：大戟、芫花、甘遂、海藻、甘草、莱菔子、益母草各15克，牛膝10克，葱白30克。将葱白捣烂如泥，再将上药共为细末，然后与葱泥混合均匀，并加适量食醋调和成膏状，备用。外用，先用麝香少许或生姜涂擦脐周皮肤，再敷膏药，上盖4层敷料，用绷带包扎。注意敷药后腹部皮肤颜色改变和患者感觉，一般用药60分钟，腹内肠鸣，肛门排气，相继排尿，腹胀减轻，

尿量增加。个别患者敷药后，皮肤发痒，潮红，如有疼痛难忍，立即取下膏药，用香油涂之，休息1～2日，药量减半再用，每1～2日敷药1次，每次3～6小时，每张膏药用1次。可专用本膏外敷，亦可配合用内服药。适用于肿胀，癃闭。

钩虫病

钩虫病是由十二指肠钩虫和（或）美洲钩虫寄生于人体小肠所致的疾病。临床上以贫血、营养不良、胃肠功能失司为主要表现。重者可致发育障碍及心功能不全。轻者可无症状，称为钩虫感染。动物的钩虫或其幼虫亦偶可感染人体，如狗、猫的锡兰钩虫、犬钩虫等偶尔在人肠内发育为成虫，巴西钩虫的幼虫则引起皮肤的匐行疹。

中医学对人体寄生虫早有认识，虽未见到明确记载"钩虫"的古代医学文献资料，却有类似钩虫的记载，如隋巢元方《诸病源候论》有"九虫"之说，金张从正《儒门事亲》中"食劳黄"等均与钩虫病相似，在病名上又有"黄肿""黄胖""黄病"等不同。对于本病的病因，除虫积、食积外，还与"秽毒"有关，且认识到本病的发生与职业有关。如陆伊山《农田余话》曰："黄胖以常触毒秽所致""作园土，治蔬菜，其人必痫黄。"明代医家明确提出本病与"黄疸"在病因病机、临床表现上不尽相同。如明孙文胤《丹台玉案》曰："人有病黄肿者，不可误以为黄疸。盖黄疸者，遍身金黄，眼目俱黄，而面目肿状，又呼曰黄肿。黄肿之黄则其色带白，而眼目如故。虽同出于脾胃，而病形不同，医者当审而治之。"

【膏方集成】

1. 乌韭膏：乌韭3克，饴糖30克，米泔水适量。乌韭为细末，加入饴糖及米泔水共调匀为膏备用。每次1剂，每日2次，连服3～5日。适用于钩虫病，黄肿。

2. 雄矾膏：雄黄9克，白矾6克，菜油适量。共为细末，菜油调膏备用。外用，外涂患处，每日1～2次。适用于钩虫病感染初期。

3. 花椒贯楝膏：花椒 15 克，贯众、苦楝皮各 30 克。上药加水 200 毫升煎煮，去渣，将药汁浓缩成膏备用。外用，外敷脐部，每次 7～8 克，每日 2 次。适用于虫疾，腹痛。

4. 杀虫膏：桃枝、李枝、梅枝、桑枝、石榴枝各 50 克，青蒿 10 克，葱白（连根）7 根，生蓝叶 7 片，黑牵牛子 30 克，苦楝根、大黄各 15 克，槟榔 24 克，三棱（醋炒）、煨莪术、雷丸、芜荑、使君子、木香、甘遂、猪牙皂、五灵脂、雄黄各 9 克，白矾、轻粉、朱砂各 3 克，麝香 1 克，麻油 2000 毫升，黄丹 800 克。除猪牙皂后 6 味药为细末备用外，麻油熬诸药，去渣，黄丹收膏，加后 6 味药末混匀。外用，外贴脐部，每日 1 次。适用于各种寄生虫病。

5. 四物膏：当归、熟地黄、川芎、白芍各 30 克。上药共为细末，水调为膏备用。外用，外敷脐部，纱布、胶布固定，每日 1 次。适用于血虚面色萎黄、心悸健忘、唇甲苍白等症。

蛔 虫 病

蛔虫病是蛔虫寄生于人体小肠所引起的疾病。蛔虫是寄生在人体的最大线虫之一，成虫分雌雄，寄生于人体小肠内。雌虫生殖能力强，卵分受精卵与未受精卵两种。受精卵随粪便排出后，2～3 周发育成感染性虫卵，感染性虫卵被人吞食后，即在小肠内孵出幼虫，幼虫钻入肠黏膜，经淋巴或小血管，沿门静脉，再经肝、下腔静脉、右心到达肺，幼虫在肺内进行 2 次蜕皮，穿过肺部微血管，经肺泡、气管而至喉部，然后再被吞下，经食管、胃到达小肠，在小肠内发育成成虫。蛔虫在人体内生存期 1～2 年，幼虫在移行过程中还可窜入其他器官，如脑、脊髓、心、肾、脾、甲状腺等处，严重感染时可在尿中发现虫体。蛔虫性喜钻孔乱窜，特别当人体有发热不适时，蛔虫易在肠道内窜动而引起各种严重的合并症。病程早期当其幼虫在体内移行时可引起呼吸道与过敏症状，当成虫在小肠内寄生时则可引起腹痛等肠道功能紊乱。

大多数为无症状感染。患者可发生胆道蛔虫病与蛔虫性肠梗阻等严重并发症。蛔虫钻入胆道而引起的胆道蛔虫症尤为常见。蛔虫病在世界各国均有发病，农村感染率可达 90% 以上。全世界约 1/4 人口有蛔虫感染，主要在发展中国家，它是危害我国农民健康的主要寄生虫病之一。年龄方面，以儿童时期最为常见，其中以 5～15 岁的儿童发病率最高。它影响小儿的生长发育，有时可危及生命。

蛔虫中医学称为"蛟""蜻""蟜""长虫"等。《灵枢·厥病》篇曰："肠虫有虫瘕及蛟蛕心腹痛，懊恼，作肿聚，往来上下行，痛有休止，腹热，喜渴涎出者，是蛟蜻也。"《伤寒论》中有"蛔厥"体征的阐述，《金匮要略》专篇论述了"蜩虫虫病"。我国历代医家对蛔虫病均有研究。如《诸病源候论》《千金要方》《外台秘要》《景岳全书》等，在对蛔虫病的认识与临床治疗方面均积累了丰富的经验。

【膏方集成】

1. 驱虫膏：茴蒿花 2.5 千克，石灰 0.5 千克，蔗糖适量。取已测定含量的茴蒿花，加石灰粉碎，并搅拌，置于 50 升的大搪瓷桶中，加水 25 千克（pH＝11～12），直火煮沸 40 分钟至 1 小时（不断搅拌），布袋吊滤，待浓缩到原体积的 1/3 时，取出浓缩液，加适量蔗糖调味，测定含量，做到一定浓度或根据山道年含量折算服用量。按茴蒿花中山道年的含量，成人每次 65～80 毫克，口服，并应与酚酞或其他盐类泻剂同用。适用于肠蛔虫病。

2. 驱蛔膏：苦楝树根白皮、大血藤各 100 克，萹蓄（全草）120 克，单糖浆 800 毫升。取上药前 3 味用水煎 2 次，每次煮沸 1 小时，合并煎液，过滤，浓缩至 200 毫升，加入单糖浆 800 毫升，搅匀即成 1000 毫升继续加热浓缩成膏，储瓶备用。成人每次 10 克，每日 1 次，小儿减半，口服，上午 9～10 时或下午 2～3 时一次顿服。适用于肠蛔虫病。

3. 药醋膏：香附末 12 克，皂荚 2 枚，食盐 30 克，米醋 30 毫升。皂荚打碎，将香附、皂荚、食盐共放入锅内炒出香味，入米醋拌匀为膏，用纱布包好备用。外用，趁热熨痛处，冷则再炒，加醋 30 毫升后再热熨，连续用之，痛止为止。适用于蛔虫病，腹痛。

4. 葱糖膏：葱汁 10 毫升，红糖适量。红糖切碎，入葱汁共调匀为膏备用。口服，空腹顿服。适用于蛔虫病。

5. 胆蛔膏：使君子仁、槟榔、大黄、乌梅、花椒、苦楝皮、桑白皮、木香各等份。上药为细末，用酒调成糊膏状。外用，取药膏适量（约 45 克），分别敷于神阙、胆俞穴上，外用纱布覆盖，胶布固定。适用于胆道蛔虫症。

6. 驱蛔膏：花椒 15 克，贯众、苦楝皮各 30 克。上药加水熬成浓膏。外用，外贴患儿脐眼，即下蛔虫。适用于小儿蛔虫病。

7. 雄黄膏：雄黄 30 克。雄黄为细末，调入鸡蛋清 2 枚，在瓷碗中拌匀，用清油煎成薄膏饼，备用。外用，待膏饼不太热时，贴肚脐上，外用纱布包扎好，虫即随大便下。适用于蛔虫病。

蛲 虫 病

蛲虫病是人蛲虫寄生于人体盲肠所引起的疾病。也可在阑尾、结肠、直肠及回肠下段寄生，重度感染时，也可在小肠上段甚至胃及食管等部位寄生。蛲虫病是小儿常见的寄生虫病。感染蛲虫的小儿可以见到肛门、会阴部瘙痒及睡眠不安。蛲虫病患者是本病的唯一传染源，成人与儿童均可感染，以儿童发病率为高，尤其以 2～9 岁为最高，常在儿童集体机构中造成流行，成人多因家庭中与感染儿童接触而患病。本病分布于世界各地，无季节和性别的差异。主要症状是肛门周围及会阴部瘙痒，尤以夜间为甚，夜卧不安，局部皮肤炎症。此外，尚有精神不安，食欲不振，恶心，呕吐，腹部不适，或遗尿，失眠。偶因蛲虫爬入女孩外阴、尿道、阴道，可发生尿道炎、阴道炎。若钻入阑尾，可致阑尾炎。

中医学对本病认识较早，如汉司马迁《史记》曰："病蛲得之于寒湿。"隋巢氏著《诸病源候论》专列"蛲虫候"篇。《圣济总录·蛲虫》曰"蛲虫咬人下部"，后世各家著

作中均有蛲虫的论述。本病中医学亦称为蛲虫病。

【膏方集成】

1. 蛲纤膏：生百部粉 31 克，雷丸粉 9 克，麝香 0.15 克。上药共为极细末，入凡士林 1 倍量搅拌成软膏状，收储备用。外用，于每晚睡前以棉签蘸药膏涂擦肛门周围，并涂入肛门少许，每日 1 次，直到治愈为止。适用于肠蛲虫病精神不安，食欲不振，恶心，呕吐，腹部不适，或遗尿的患者。

2. 蛲虫膏：百部 30 克，香油 60 克。上药同入锅，微火同煎，药枯去渣，加白蜡 25 克，拌匀，制成膏剂，放入罐内冷却待用。外用，每晚先用淡盐水将肛门及会阴部位洗净擦干，再将药膏涂于肛门及会阴部附近，连擦数日即愈。适用于蛲虫病，精神不安，食欲不振，恶心，呕吐，腹部不适，或遗尿的患者。

3. 蛲虫散（膏）：百部、鹤虱、苦参、榧子肉、槟榔各等份。上药共为极细末，和匀，储瓶备用。每次 9～15 克，每日 2 次，温开水送服。同时取本散 10 克，用凡士林适量调和成软膏状，涂擦肛门及会阴部，每日 3 次。适用于蛲虫病精神不安，食欲不振，恶心，呕吐，腹部不适的患者。

4. 百黄散（膏）：百部、苦楝根皮、雷丸、大黄各等份。散剂：上药共为极细末，和匀、储瓶备用。膏剂：即用凡士林入药粉调和成软膏状，备用。取散剂，每次 5～6 克，每日 2～3 次，温开水送服，小儿剂量酌减。外用，取膏剂涂擦肛门及会阴部附近，每日 3 次。适用于蛲虫病精神不安，食欲不振，恶心，呕吐，腹部不适的患者。

5. 大枣膏：蒸大枣 1 枚，水银 15 克。上药共研令水银星尽，捻为挺子，约长 3 厘米，用纱布包裹。外用，将药于夜晚放入肛门中，以次日虫出为有效。适用于蛲虫病，肛门瘙痒。

6. 百部膏：百部 9 克，凡士林（或蜂蜜）适量。百部为细末，以凡士林或蜂蜜调匀为膏备用。外用，临睡前涂肛门，每日 1 次。适用于蛲虫病精神不安，食欲不振，恶心，呕吐，腹部不适的患者。

中医膏方全书（珍藏本）

7. 鹤虱膏：鹤虱 15 克，猪油 30 克。鹤虱炒熟后为细末，猪油调膏备用。成人每次 1.5 克，每日 3 次，开水送服，小儿酌减。适用于蛲虫病精神不安，食欲不振，恶心，呕吐的患者。

肠绦虫病

肠绦虫病是各种绦虫寄生于人体小肠所引起的疾病的总称。常见者为猪肉绦虫病和牛肉绦虫病，系因进食含有活囊尾蚴的猪肉或牛肉而感染。绦虫病在我国分布较广，猪肉绦虫病散发于华北、东北、西北一带，地方性流行区仅见于云南，牛肉绦虫病于西南各省及西藏、内蒙古、新疆等自治区均有地方性流行，本病的流行和饮食习惯及猪、牛饲养方法不当有密切关系。绦虫的成虫寄生在人的小肠内，随粪便排出妊娠节片和虫卵被猪、牛吞食后，卵壳在其十二指肠内消化、六钩蚴脱出，钻过肠壁进入肠系膜小静脉及淋巴循环输往全身，以横纹肌为主要寄生部位，发育成囊尾蚴，称为囊虫。含囊虫的猪肉称为米猪肉。人吃了未煮熟的米猪肉或含囊虫的牛肉后，包囊即被消化，囊虫头节吸附于肠壁，从颈节不断生出节片，2～3 个月发育为成虫。成虫在人肠内寿命有数年至 20 年。

古代医籍将绦虫称为白虫或寸白虫。对绦虫的形态、感染途径很早即有明确的认识，并寻找到效果良好的治疗药物。如《诸病源候论·寸白虫候》曰："寸白者，九虫内之一虫也。长一寸、而色白，形小褊。"《景岳全书·诸虫》曰："寸白虫，此虫长寸许，色白其状如蛆。母子相生，有独行者，有个个相接不断者，故能长至一二丈。"而早在《千金要方·九虫》里，就采用槟榔、石榴根皮等治疗绦虫病。

【膏方集成】

1. 消痞狗皮膏：生地黄、枳壳、苍术、五加皮、桃仁、山柰、当归、川乌、陈皮、乌药、三棱、草乌、川大黄、何首乌、柴胡、防风、刘寄奴、猪牙皂、川芎、官桂、羌活、赤芍、威灵仙、天南星、香附、荆芥、白芷、海风藤、藁本、续断、高良姜、独活、麻黄、甘松、连翘各 15 克。用麻油 2 千克，将上列诸药炸枯去渣，下净血余（即人发）100 克熔化，下黄丹 1500 克，熬成万应珍膏。取万应珍膏 750 克加入下列细料药：阿魏 50 克，肉桂、公丁香各 25 克，木香 20 克，乳香、没药各 30 克，麝香 5 克，搅匀即成消痞狗皮膏。外用，用时将膏药微火熔开，贴于肚脐上，贴牢。适用于腹中积聚痞块，肠寄生虫病，胸胁胀满，肚腹疼痛以及妇女癥瘕血块，痢疾等。

2. 南瓜子膏：南瓜子仁 24～48 克。上药捣泥备用。每次 1 剂，每日 1 次，白糖水送服，服后 1～2 小时再服泻下剂（如蓖麻油等）。适用于绦虫。

3. 杀虫膏：桃枝、李枝、梅枝、桑枝、石榴枝取向东的各 7 茎，苦楝根 7 寸，生蓝叶 7 片，葱白（连根）7 根，牵牛子（半生半熟）、青蒿各 30 克，大黄 15 克，槟榔 24 克，三棱（醋炒）、煨莪术、雷丸、芜荑、使君子、木香、甘遂、猪牙皂、五灵脂、雄黄各 9 克，白矾、轻粉、朱砂各 3 克。用麻油 1080 克将上药炸枯，去渣，熬油至滴水成珠，兑入黄丹适量搅匀，再入雄黄、白矾、轻粉、朱砂拌匀，候冷加麝香少许搅和，摊贴油纸上备用。外用，将膏药化开，贴神阙穴上。适用于肠寄生虫病。

4. 驱虫膏：使君子、苦楝根皮、大蒜、南瓜子各 60 克，槟榔、贯众、雷丸、榧子、鹤虱、芜荑、鹤草芽各 40 克，葱白、韭白、红凤仙、白凤仙、槐枝、柳枝、桑枝各 30 克，榆枝、桃枝（均连叶）各 24 克，石菖蒲、莱菔子各 6 克，佛手、小茴香、艾叶各 3 克。将上药浸泡于 2370 克芝麻油内，冬十、秋七、夏五、春三日，置锅内慢火熬至药枯去渣，熬药油成，下黄丹收存，再入松香、生石膏各 12 克，陈壁土、白矾各 6 克，雄黄、轻粉、砂仁、白芥子、花椒、木香、檀香、官桂、乳香、没药各 3 克，后入牛胶（酒蒸化）12 克，或加苏合香，拌匀制成膏，去火毒，加麝香分摊于红布上，折叠备用。外用，将膏药加温变软，揭开加麝香少许，贴于神阙、天枢穴处。适用于肠寄生虫病。

5. 酒醋膏：醇酒 50 毫升，蜜 30 克，蜡 9 克，常山苗 30 克。上药放入铜锅内，以慢火熬膏。每次 2 克，拂晓以温水送服。适用于各种虫疾。

猪囊尾蚴病

猪囊尾蚴病又称囊虫病，是猪带绦虫的幼虫寄生于人体所致的传染病。因误食猪带绦虫卵而感染。绦虫病患者是唯一传染源，其感染方式如下。①内在自身感染：患有绦虫的患者，由于呕吐或肠道逆蠕动，使绦虫妊娠节片回流至胃内，虫卵在十二指肠内孵化逸出六钩蚴，钻过肠壁进入肠系膜小静脉与淋巴循环而输送至全身和脑，发育成猪囊尾蚴虫。②外在自身感染：绦虫患者的手部沾染虫卵，污染食物，经口而感染。③外来感染：患者自身并无绦虫寄生，因摄入附有虫卵的蔬菜或瓜果后而感染。猪囊尾蚴主要寄生在皮下组织、肌肉和中枢神经系统，以寄生在脑组织者最为严重。根据病灶分布部位和临床特点可分为 4 型。①脑实质型：猪囊尾蚴结节散布脑实质内，灰质较白质为多。一般在活虫的周围组织反应较小，死虫的周围炎症反应较大，并有程度不等的纤维组织增生。邻近脑组织往往有水肿和反应性星形细胞增生，从而引起神经系统功能障碍。②脑室型：猪囊尾蚴结节寄生于脑室系统内，以第四脑室最多见。结节游离于脑室内或黏附于脑室壁，引起脑脊液循环梗阻而致脑积水和颅内压增高。③脑底型：猪囊尾蚴结节位于脑底池内，常成串或多发，引起颅底蛛网膜炎和粘连而产生脑神经麻痹、交通性脑积水等症状。④脊髓型：多发于胸段脊髓，髓内或髓外均可发生。青壮年发病率高。

中医学认为虫邪乘虚而进入人体，是本病的发生原因。入侵的虫邪，阻滞体内津液的运行，造成以下病理变化：①痰浊流注于皮里膜外则生痰核。②痰浊化火，引动肝风，则为肝风内动。③痰浊化火，上扰心神，则为心神不宁。④痰浊蒙蔽清窍，则为诸窍不利。本病属于中医学"虫证""痫证"等范畴。

【膏方集成】

1. 大黄膏：大黄 9 克，雄黄、丹参、黄芩各 0.5 克，商陆 30 克，猪脂 500 克，雷丸、附子各 15 克。上药共为细末，猪脂熬膏，入药煎熬，去渣，下雄黄，搅匀，储瓷瓶中。外用，外涂囟门及手足、脊背、胁肋处，每日 1～3 次。适用于小儿痫证。

2. 辰砂膏：朱砂、芒硝各 3 克，硼砂、全蝎各 1.5 克，珍珠、麝香各 0.9 克，生白蜜适量。上药共为细末，生白蜜调膏。每次 0.5 克，每日 1～2 次，薄荷汤送服。适用于小儿痫证，口噤目闭、啼声不出。

3. 雄黄膏：牛黄、珍珠、赭石、僵蚕、蕤仁各 5 克，雄黄 3 克，蜜适量。上药共为细末，炼蜜为丸，每丸 0.5 克。每次 1～2 丸，每日 1～2 次，人参汤送服。适用于小儿痫证。

4. 紫永膏：紫永（即紫汞）、天南星各 3 克，蝎梢 7 枚，炙附子 10 克，生姜 15 克，朱砂、轻粉各 2 克，大枣 5 枚。取枣与紫永同研为泥，入余药研匀为膏。每次 0.5 克，每日 2～3 次，薄荷汁调服。适用于小儿惊痫，手足搐搦。

5. 定心膏：竹沥 8 克，朱砂 3 克，葛根汁 50 毫升，火麻仁、牛黄、麝香各 0.5 克，绿豆粉 30 克。上药研匀为膏。每次 0.5～1 克，每日 1～3 次，人参汤调服。适用于小儿欲发痫证。

6. 杀虫膏：桃枝、李枝、梅枝、桑枝、石榴枝取向东的各 7 茎，牵牛子（半生半熟）、青蒿各 30 克，苦楝根 23 厘米，生蓝叶 7 片，葱白（连根）7 根，大黄 15 克，槟榔 24 克，三棱（醋炒）、煨莪术、雷丸、芫荑、使君子、木香、甘遂、猪牙皂、五灵脂、雄黄各 9 克，白矾、轻粉、朱砂各 3 克。用麻油 1080 克将上药炸枯，去渣，熬油至滴水成珠，兑入黄丹搅匀，再入雄黄、白矾、轻粉、朱砂拌匀，候冷加麝香少许搅和，摊贴油纸上备用。外用，将膏药化开，贴神阙穴上。适用于脑猪囊尾蚴病。

第六篇 眼耳鼻咽喉口腔科疾病

第四十章　眼科疾病

睑腺炎与睑缘炎

睑腺炎

　　眼睑有两种腺体，在睫毛根部的称为皮脂腺，其开口于毛囊，另一种靠近结合膜面埋在睑板里的称为睑板腺，开口于睑缘。睑腺炎就是这两种腺体的急性化脓性炎症。睑腺炎又称麦粒肿，分为两种。①外睑腺炎：睫毛的毛囊部的皮脂腺受金黄色葡萄球菌感染，称为睑缘疖，俗称"针眼"，卫生条件差、体质弱或屈光不正的人，易得此病。得病时，眼睑局部红肿、充血和触痛，近睑缘部位可触到硬结，有时耳前淋巴结肿大并有触痛，甚至有怕冷、发热、全身不适等症状。数日后毛囊根部出现黄色脓点，脓排除后症状逐渐好转而痊愈。外睑腺炎化脓后如任其自破排脓，常因瘢痕收缩而引起眼睑变形、外翻、上下睑裂闭合不全等后遗症，所以应引起注意。②内睑腺炎：又称睑板炎。开始眼睑红肿，但因睑板较深，新的疼痛较重。脓肿未溃破时在睑结膜上常露出黄色脓头，成熟后可自行穿破排脓而愈。

　　本病中医学称为"土疖"，俗称"针眼"，"针眼"的病名最早见于《诸病源候论》。中医学认为针眼的病因病机为风邪外袭，客于胞睑化热，风热煎灼津液，变生疮疖，或过食辛辣炙热之品，脾胃积热，循经上攻胞睑，致营卫失调，气血凝滞，局部酿脓，或身体余热未清，热毒蕴伏，或素体虚弱，卫外不固而易感风邪者，常反复发作。

睑缘炎

　　睑缘炎俗称"烂眼边"，是睑缘的一种慢性炎症。睑缘炎可因细菌、脂溢性皮肤炎或局部的过敏反应所引起，且常合并存在。导致睑缘表面、睫毛、毛囊及其腺组织的亚急性或慢性炎症，根据临床的不同特点，睑缘炎可分为鳞屑性睑缘炎、溃疡性睑缘炎、眦角性睑缘炎3种类型。睑缘炎主要是由于睑皮脂腺及睑板腺分泌旺盛，皮脂溢出多，合并轻度感染所致。其中鳞屑性睑缘炎多为酵母样真菌或糠疹癣菌，溃疡性睑缘炎以金黄色葡萄球菌为主，眦角性睑缘炎则是摩-阿双杆菌感染引起。其他如风沙、烟尘、热和化学因素等刺激，屈光不正、眼疲劳、睡眠不足、全身抵抗力降低、营养不良、如维生素B_2缺乏等都是引起3种类型睑缘炎的共同诱因。

　　本病属于中医学"睑弦赤烂"范畴。中医学认为本病多因脾胃蕴热，或脾胃湿热，或心火内盛，复受风邪，风、热、湿三邪相搏，上攻睑弦而发。风盛则痒，湿盛则烂，热盛则赤，故致睑弦红赤、溃烂、刺痒。

　　【膏方集成】

　　1. 清茶油膏：生清油（菜子油）、茶叶末各适量。茶叶为极细末，用等量生清油与茶叶末调为糊状，装于瓷罐内备用。外用，眼部用敷料纱布1块，厚3～4层，挑本膏涂于纱布，盖单纱布1块（防止药汁入眼）贴于患处，胶布条固定。湿热敷1～3次，每次20分钟，每日一换，以脓尽肿消为止。不热敷无效。适用于眼丹，麦粒肿红肿痒痛者。

　　2. 清凉膏：大黄、朴硝、黄连、黄柏、

赤芍、当归、细辛、薄荷、芙蓉叶各等份。上药共为细末，用生地黄汁、鸡蛋清、蜂蜜调匀成软膏状，收储备用。外用，取膏贴太阳穴及眼胞中。适用于睑腺炎红肿疼痛，脓未破者。

3. 麦粒肿膏：黄柏、大黄、栀子、白芷各 30 克，秦艽、生天南星、陈皮各 20 克，天花粉、蜂蜡各 90 克，苍术 40 克，芝麻油 500 克。先将大黄等 9 味药除去杂质，烘干混合粉碎，过 120 目筛，将芝麻油置锅内加热至 150 ℃左右，掺入药粉，恒温 1 小时，炼去油中水分，杀死微生物。将蜂蜡用另一容器化开，透过 2 层纱布过滤于油内，并不断搅匀至冷成膏。外用时，剪 1 块与麦粒肿大小相近的脱脂棉片，将膏药涂于上面，贴于患处，戴上眼罩，以作防护。每日换药 1 次。适用于火热炎上之睑腺炎。

4. 双天膏：天花粉、天南星、生地黄、蒲公英各等份。焙干研成细末，用食醋和液状石蜡调成膏状，经高压消毒后备用。外用，根据睑腺炎的大小，用不同量的膏剂，每日换药 1 次。适用于外感风热，邪毒或辛辣厚味，脾胃蕴毒，致营卫失调，热毒上攻，壅阻于胞睑成疾的患者。

5. 天南星膏：天南星、生地黄各等份，蜂蜜适量。将天南星、生地黄共为细末，用蜂蜜调匀，装瓶备用。外用，将药贴于患侧的太阳穴，每日 1 次。适用于风热或脾胃热毒证。

6. 胆连油膏：胆矾 9 克，黄连 4.5 克，鸡子黄适量。前 2 味药共为细末，将药末同鸡子黄入油调成膏备用。外用，外涂于患处，每日 2～3 次，适用于眼缘炎。

7. 金黄散油膏：大黄、黄柏、姜黄、白芷、青皮各 50 克，胆南星、厚朴、冰片各 20 克，天花粉 10 克，红花、密蒙花各 30 克，蒺藜 60 克，凡士林 4000 克。上药除凡士林、冰片外，共为细末，混合，过 80～100 目筛，热后把药末摊放面白纸上（1 毫米厚），用紫外线距药末 1～1.2 米照射 30 分钟。另将凡士林溶解，把药末不断倾入凡士林中，按顺时针方向边搅动边加入，待凡士林即将成膏固状时，加入冰片粉调成膏状，封闭储存备用。

外用，用 0.25%氯霉素眼药水清洁结膜囊后，涂入四环素可的松眼膏，然后取本膏 1 克，贴敷眼皮患处，加敷料包盖。每日换药 1 次。适用于各种睑缘炎。

8. 黄白软膏：川黄连 3 克，银珠 1 克，大白及 1 块。先将川黄连加清水 100 毫升，文火慢煎至约 50 毫升时，离火过滤，将药汁储存备用。外用，取洗净的砚池 1 块，滴入黄连汁 10 滴，再撒入银珠粉少许于黄连汁中，将大白及切片（平）按摩银珠使成糊状，用消毒后的羊毛笔尖蘸取药糊适量，涂于患处。每日早、晚各 1 次。适用于各类睑腺炎。

9. 协毒膏：川大黄 90 克，木香 30 克，玄参、白蔹、射干、芒硝各 60 克。上药共为极细末，和匀，以鸡蛋清调和如膏状，储存备用。外用，用时取适量，敷贴眼睑针眼处，药干即换之。适用于针眼目红肿痛。

10. 急星膏：急性子、生天南星各等份。上药共为细末，混合均匀，用麻油适量调和成糊状，储存备用。外用，将糊状油膏涂在纱布上，敷贴患处，每日换药 1 次，并将热毛巾或热水覆盖患处，每次 15～20 分钟，每日 3 次。适用于各类睑腺炎。

11. 二天地黄膏：天花粉、天南星、生地黄、蒲公英、川黄连各等份，或加野菊花等份。上药共为极细末，和匀，用食醋和液状石蜡搅匀成膏状，经高压消毒后，储存备用。外用，涂擦眼睑，每日 3 次。适用于各类睑腺炎。

12. 八宝眼癣膏：炉甘石 30 克，硼砂、珊瑚、琥珀各 6 克，朱砂 3 克，黄丹、冰片各 1.5 克，荸荠粉 9 克，凡士林 150 克，椰子油 75 克。上药共为细末，逐味混合，和匀备用。用时将凡士林和椰子油同放入瓶缸内，隔水在文火上烊炖，取出趁热将上列药粉投入，搅拌均匀，冷却即成软膏。外用，用时取本膏适量，涂于患处，每日 3～4 次。适用于各类睑腺炎，睑缘炎。

13. 凤凰油膏：煅炉甘石 30 克，硼砂 15 克，冰片 3 克，凤凰油（鸡黄油）适量。先将硼砂、冰片研细末，然后加炉甘石粉，和匀，以蛋黄油调匀糊状，储存备用。用时取少量外敷眼睑患处。适用于各类睑缘炎。

14. 眼癣曲软膏：槟榔 12 克，松香 90 克，黄蜡、覆盆子叶各 60 克，菜油适量（约 120 克）。将覆盆子叶捣汁 1 小盅候用，将菜油用文火缓缓熬之，再加入槟榔，待枯，去槟榔渣，入覆盆子叶汁及松香与黄蜡 3 味，搅匀，共研成膏。外用，取膏适量，涂眼睑患处，每日 3 次。适用于严重溃疡性睑缘炎引起的眼睑缘缺陷者。

15. 麻蜂膏：海螵蛸、制炉甘石各 30 克。上药共为细末，用细筛去壳和渣，再研细末，用麻油和蜂蜜适量，调成软膏状，储存备用。外用，每次少许，涂于患处，每日 2～3 次。适用于各种睑缘炎，尤以湿疹性睑缘炎为佳。

16. 蚕沙膏：晚蚕沙 15 克。将上药置瓦内文火焙焦，研细，用香油调成糊状，储存备用。外用，每次少许涂患处，每日 3 次。适用于睑缘炎，尤以鳞屑性睑缘炎为佳。

17. 黄星软膏：煅枯矾、生天南星各 3 克，黄柏 6 克。先将黄柏、天南星研成极细末，再入枯矾同研细均匀，储存备用。外用，用时取药粉适量，用鸡蛋调匀为软膏状，以消毒过的羊毛笔蘸药膏适量涂擦患处。每日早、晚各 1 次。适用于睑腺炎。

18. 琥珀膏：轻粉、朱砂、花椒、琥珀各等份，麻油适量。上药共研细末，和匀，再用麻油同调成膏状。外用，每用少许，涂擦患处，每日 1～2 次。适用于丹毒已溃者。

19. 曾青膏：曾青 50 克，龙脑、冰片少许，朱砂、乳香、琥珀、珍珠各 0.5 克。上药共为细末，和匀，细如面相似酥膏状。储存备用。外用，每夜点眼。适用于睑腺炎。

20. 二石膏：炉甘石 30 克，川黄连 9 克，硼砂、青黛、琥珀各 6 克，轻粉、朱砂各 3 克，黄丹、冰片各 1.5 克，白凡士林 150 克，椰子油 75 克。上药分研细末，逐味混合。共为极细末，和匀备用。用时取凡士林与椰子油同放入瓷缸内，隔水用文火烊炖，取出趁热将上列药粉徐徐加入，搅拌均匀，冷却后即成软膏。外用，用时每取本膏适量，涂擦患处，每日 3～5 次。适用于睑缘炎。

21. 开明膏：炉甘石、石膏、银朱、片脑各 240 克，生滑石 27 克，梅花片 6 克。上药共为极细末，和匀备用。用时以蜜调匀成软膏状，储存备用。外用，每用少许，涂擦患处，每日 1～2 次。适用于溃疡性睑缘炎。

22. 虫眼秘膏：覆盆子叶、花椒各 10 克。上药加水煎煮 3 次，滤汁去渣，合并滤液，再熬成膏。外用，用笔蘸膏，涂点患处，每日 2～3 次。适用于睑缘炎。

23. 妙应膏：壁虎粪适量。用津唾与壁虎粪研成膏，储存备用。外用，取膏涂睫毛周围，每日早晨以温水洗去，再涂。适用于胎赤眼，连睫赤烂，昏暗，服药久久不应者。

24. 覆盆膏：覆盆子叶 3 克，干姜 0.15 克，枯矾 0.3 克。上药共为细末，和匀，以蜂蜜调匀成软膏状，储存备用。外用，取药膏适量摊于布上，贴患处，白日取下，至晚上又换肥猪肉片贴患处，一夜即愈。适用于风赤疮痍，亦治睑缘赤烂。

25. 万金膏：荆芥、防风、川黄连、蛤蜊各 15 克，铜绿 1.5 克，苦参 12 克，薄荷 3 克。上药共为细末，和匀，水泛为丸，如弹子大，储存备用。外用，每次 1 丸，每日 3 次，热水化开，乘热洗患处。适用于睑缘炎。

26. 炉蜂膏：炉甘石 30 克，硼砂 15 克，冰片 3 克。上药共为细末，和匀，加蜂蜜适量，调成膏状，储存备用。外用，每用少许，点内外眼缘，亦可点眼内，每晚 1 次。适用于眦角性睑缘炎，因慢性泪囊炎经常流泪所致湿疹性睑缘炎。

27. 犀黄膏：犀黄眼药粉适量，1% 黄降汞软膏适量。上药调匀为软膏状，储存备用。外用，每取少许，点涂眼缘，每日 2 次。适用于溃疡性睑缘炎。

28. 红灵丹油膏：雄黄、乳香、没药各 18 克，煅硼砂 30 克，青礞石、冰片、火硝各 10 克，朱砂 60 克，麝香 3 克。上药除冰片、麝香外，余药共为极细末，最后加入冰片、麝香再研细，和匀。凡士林适量烊化，冷却，再将药物徐徐加入，和匀成膏，储存备用。外用，将油膏均匀涂在纱布上贴眼睑患处。每日换药 1 次。适用于眼胞菌毒初起及一切痈疽未溃者。

29. 鸡蛋黄油膏：鸡蛋 1 枚，鱼肝油精 1 毫升，冰片 0.1 克，凡士林 10 克。先将鸡蛋连壳煮熟，只取蛋黄，入铜器内，先文火，后武火，炒至色黑出油。凡士林先加热，150℃1小时灭菌，趁热加入鱼肝油精，鸡蛋黄油，搅拌，以120目筛过滤，放冷至约50℃加入冰片匀细即得储存备用。外用，先用生理盐水清洁病灶，然后以手指蘸少许药膏，涂于眼缘或皮肤上，每日2～3次。如是眼睑炎，则需用手指稍用力摩擦片刻，使药效投过到组织深部。适用于各型睑缘炎，过敏性睑腺炎。

30. 龙脑膏：龙脑1.5克，空青0.15克，大黄、黄连、野驼脂各15克，鹅脂90克，熊胆30克，芒硝3克。先将芒硝、黄连、大黄3味药放入脂中，于微火上煎5～7沸，去渣，次将龙脑、熊胆、空青研极细末，入前脂中搅拌均匀，纳瓷瓶中备用。外用，每用药膏一黍米大，点眦头，每日2～3次。适用于远年赤烂，胎烂及热毒。

31. 白龙脑膏：白龙脑3克，蕤仁7.5克，苦杏仁7枚。上药共捣烂如泥为膏，用人乳汁调和冷匀。储存备用。外用，每以少许，点目眦头，每日2～3次。适用于赤眦脸赤烂。

32. 苦胆膏：猪苦胆1个，老蚯蚓1条，白糖水适量，珍珠2个，冰片1.5克，炉甘石2.5克。上药共为极细末，和匀，加入猪胆汁、白糖水调成糊状，储存备用。外用，用鸡毛蘸膏涂敷眼缘炎处，每日2次。适用于风火烂眼。

33. 杏仁膏：苦杏仁0.6克，黄柏10克，秦皮、细辛、白芷、当归、乳香、腻粉各15克，猪脂150克，黍90克。先将苦杏仁、秦皮、细辛、白芷、黄柏、当归打粉过粗筛，用银器融猪脂于酥内，再入上药煎，令药赤色，滤去药膏，再煎，至取药于冷处，滴如稠膏即离火。再入乳香、轻粉，急用槐枝搅拌均匀，膏成，入瓷器内，3日后用。外用，用膏涂抹赤烂处，每日数次。适用于胎赤。

34. 点眼膏：蜂蜜125克，曾青、蕤仁各0.3克，芒硝30克，胆矾、麝香各1.5克，乳香、龙脑各3克。上药除龙脑外，余药共为细末，备用。先将蜂蜜倾入瓷瓶内，再用

药末封口，另一锅内放水加热，瓶悬水中不着底，自早晨至中午，取出候冷，过滤，入龙脑于内搅拌收膏。外用，每用少许点两眦，每日3～4次。适用于眼胎赤及生疮。

35. 敷眼膏：人中白、郁李仁、轻粉、淀粉各0.3克，龙脑3克，盐绿0.15克。上药共为细末，于瓷盆内盛之，用蜂蜜少许调匀成膏状。外用，先用温水洗净患处，后敷药少许，一宿不得洗去，每夜敷之。适用于眼胎赤肿痛。

36. 㶉肿膏：轻粉少许，黄蜡、赭石各15克，细瓷末、黄柏末各30克，麻油30毫升。上药共为细末，涂抹患处，每日1～2次。适用于睑硬睛，初患之时，时觉疼胀，久则睑硬肿，睛珠疼痛。

泪腺炎、泪囊炎与流泪症

泪腺炎

泪腺炎是由各种传染病引起的，如腮腺炎、流行性感冒、伤寒、肺炎、急性咽喉炎等，也可以是周围组织炎症蔓延的结果。另外还有原因不明者，一般均称为原发性，双侧或单侧发病，睑部泪腺较眶部泪腺易受累。泪腺炎分为两种，一种为急性泪腺炎，一种为慢性泪腺炎。急性泪腺炎，临床上少见，多发生于小儿或青年人。多数为单侧发病，炎症可限于睑部或眶部泪腺，也可全部受累。急性泪腺炎以泪腺部胀痛和流泪开始，然后上睑外1/3水肿，伴有炎性上睑下垂及耳前淋巴结肿大、压痛。慢性泪腺炎表现为泪腺慢性充血和单纯肥大，一般无疼痛，可有轻微胀感，伴有上睑下垂。眼球被推向鼻下方运动受限，有复视，但很少发生眼球突出。

本病属于中医学"胞肿如桃"范畴。多为风热毒邪客于胞睑肌肤之间，或脾肺壅热，上犯胞睑，或肝经实热传脾，风热壅于胞睑，或脾失健运，痰湿内聚，与气血混结于胞睑所致。

泪囊炎

泪囊炎是由于鼻泪管的阻塞或狭窄而引起。常见于沙眼、泪道外伤、鼻炎、鼻中隔偏曲、鼻息肉、下鼻甲肥大等阻塞鼻泪道，泪液不能排出，长期滞留在泪囊内。泪液中的细菌，如肺炎链球菌、金黄色葡萄球菌等在此滋生，刺激泪囊壁，引起泪囊黏膜慢性炎症，泪囊区红肿疼痛，或有发热。检查见泪囊区皮肤红肿发硬，并有压痛。肿胀可蔓延至眼睑，鼻根及本侧颊部，患侧耳前淋巴结肿大。数日后形成脓肿，甚至破溃流脓。或者急性炎症消散后，皮肤愈合不良，形成瘘管。这是一种比较常见的眼病，好发于中老年妇女，农村多见。

本病属于中医学"漏睛疮"范畴，本病多由于风热邪毒侵袭，停留泪道，积伏日久，蓄腐成脓，或心有伏火，脾蕴湿热，循经上犯内眦，积聚成脓，浸渍泪窍，或椒疮邪毒侵犯泪窍，窍道闭塞，复加风热邪毒外袭所致。

流泪症

流泪症是以泪液经常溢出睑弦而外流为临床特征的眼病之总称。有冷泪与热泪之分。热泪多为暴风客热、天行赤眼、黑睛生翳等外障眼病的症状之一。冷泪系目无明显的赤痛翳障而流泪，泪水清冷稀薄。多见于老年人。西医病因分析：①沙眼衣原体急性发病，可导致畏光流泪，眼内异物感，有较多黏液或黏液性分泌物。②泪道堵塞不畅，可导致流泪不止。③溢泪症，是指眼睛好像哭泣一样，流泪不停，遇到强光照射或到了秋冬季节，吹了冷风，就开始流泪。

本病属于中医学"冷泪"（《银海精微》）范畴。又称"目风泪出""无时泪下"（《诸病源候论》）"冲风泣下"（《原机启微》），《证治准绳》明确将本病分为"迎风冷泪"与"无时冷泪"两类。中医学认为本病系肝肾不足、命门火衰、泪泉不固所致，或肝胆火炽，迫液上沸，或兼风邪侵袭泪窍，窍道不通而成。

主要分以下两种情况：①冷泪，无时不泪下，泪水清稀，迎风更甚，泪无热感，不痛不痒，久则目昏。②热泪，两眼不红不肿，流泪黏浊，频频不止，泪有热感，视物模糊，遇风更甚。

【膏方集成】

1. 五灰膏：荞麦 200 克，石灰 60 克，青桑柴 100 克，煅砒石 9 克，煅白矾 30 克。荞麦、青桑柴烧灰，将青桑柴同石灰加水共熬干，研细末待用，砒石、白矾共为细末，水 1000 毫升煎熬至 250 毫升，入余药末搅匀即成。每次适量，每日 3 次，外涂擦眼睑。适用于泪腺炎，畏光羞明，目涩难开。

2. 地花人乳膏：生地黄 30 克，红花 6 克，人乳适量。前 2 味药捣烂，入人乳调匀备用。外用，外敷眼睑，每日 2～3 次。适用于慢性泪腺炎患者。表现为泪腺慢性充血和单纯肥大，一般无疼痛，可有轻微胀感，伴有上睑下垂。眼球被推向鼻下方运动受限。

3. 红枣葱白膏：大枣 6 枚，葱白 4 根。枣去核，同捣为泥备用。外敷眼睑，每日 2～3 次。适用于泪囊炎症状轻者。

4. 拈痛膏：炉甘石、白矾、冰片、蜂蜜各适量。以上前 3 味药为极细末，其比例为 3∶2∶1，与蜂蜜和匀，制成膏状。装瓶密闭备用。外用，取敷料 7 厘米×5 厘米大，共 4 层，将适量药膏置于敷料 3、4 层之间，摊平，敷于患眼，用胶布固定，隔日一换。适用于急性泪腺炎以泪腺部胀痛和流泪开始，伴有炎性上睑下垂及耳前淋巴结肿大、压痛。

5. 清通泪液膏：金银花、黄柏、黄芩、黄连、石膏、炉甘石各等份。上药等量，煎至 30% 浓度，垂液漏斗过滤 3 次，装入 250 毫升无菌盐水瓶内加 0.03 克尼泊金防腐剂加盖，用 105 ℃流通蒸气灭菌 30 分钟备用。外用，鼻泪管探通后，灌注 10 毫升本膏，每周 2 次。10 日为 1 个疗程。适用于以泪液经常溢出睑弦而外流为临床特征的眼病。

6. 排脓液：白芷、黄芪、川芎、黄柏、金银花各 15 克，薄荷（后入）6 克。上药水煎后用过滤器过滤，澄清浓缩为 250 毫升，封口高压消毒备用。外用，用排脓液冲洗泪道，每周 3 次，连续治疗 2 周。泪道不通者，在冲洗 1 周后，无脓性物时，谨慎作泪道探通，然后再行冲洗治疗。适用于泪囊炎，由于鼻泪管的阻塞或狭窄而引起。泪液不能排出，长期滞留在泪囊内者。

7. 明目黄连膏：蕤仁、防风、薄荷各 12 克，当归、川黄连、生地黄各 15 克。上药加水煎煮 3 次，滤过去渣，合并滤液，加热水浓缩成浸膏，另加白糖，熬至 120 克，再加梅片（研细加入）9 克，调和成软膏状，储存备用。外用，用时每次取少许敷于眼部患处，每日 2～3 次。适用于肺胃火盛，眼边溃烂，迎风流泪。

8. 蕤仁春雪膏：蕤仁（去渣）12 克，上梅片 1.5 克。先将蕤仁研细，入上梅片同研细和匀，用蜂蜜 3.6 克搅匀收膏。外用，每用少许，以玻璃棒点入眼角内，每日 2～3 次。适用于目赤羞明，痛痒流泪。

9. 桑椹膏：鲜桑椹、淡竹叶各 50000 克，上药加水煎 3 次，滤汁去渣合并滤液，加热浓缩成清膏，再加冰糖适量（每 500 克清膏加入冰糖 1000 克）搅拌收膏。每次 9～15 克，每日 1～2 次，以白开水调服。适用于眼目痛痒流泪。

眼干燥症

眼干燥症是一种以侵犯泪腺为主的慢性自身免疫性疾病。主要表现为干燥性角膜结膜炎。本病多发于 40～60 岁的女性患者，也就是在绝经期间。临床表现：开始时眼部可有异物感、发痒、干燥以致烧灼觉，眼泪减少，并有一定程度的视物模糊和畏光现象。眼干燥症可分为两大类。一方面由于全身疾病如干燥综合征、关节炎、糖尿病等使泪腺不能产生足够的泪液引发眼干燥症，另一方面是由于环境因素，如长期使用电脑，眨眼次数常减少，角膜得不到湿润，眼睛就会出现干燥酸涩的症状而诱发眼干燥症。

本病属于中医学"白涩症""干涩昏花症"范畴。中医学理论认为，黑睛属风轮，在脏为肝，肝开窍于目，泪为肝之液，肝藏血，津血同源，生理上相互补充，病理上相互影响，阴血不足则津液无以化生，故两目

干涩。环境污染、手术等外界刺激可伤及眼部脉络，使津血不能润泽眼目，且久视伤血，血虚则津亏泪少，目失润泽而出现目珠干涩感、异物感、烧灼感、痒感、畏光、眼红、视物模糊、视力下降等。气血长久不能润养双目，甚至会血络闭阻，濡润无源，以致目失血养而不得视。

【膏方集成】

1. 滋阴润燥膏：菟丝子、女贞子、枸杞子各 15 克，菊花、茯神、酸枣仁、夏枯草、当归、生地黄、五味子、淫羊藿、麦冬各 12 克，石决明、珍珠母各 30 克。上药浓煎，另加饴糖 50 克，麦芽糖 40 克，糖浆 500 毫升，收膏。每日 3 次，每次 20 毫升，口服。适用于开始时眼部可有异物感、发痒、干燥以致烧灼觉，眼泪减少者。

2. 陈氏经验膏：熟地黄、白芍、北沙参、黄精、乌梅、枸杞子各 20 克，当归、知母、玄参、天冬、麦冬、山茱萸、陈皮、甘草、石斛、天花粉各 15 克，阿胶适量。上药除阿胶外，余药加水煎煮 3 次，滤汁去渣，合并滤液，加热浓缩成清膏，再将阿胶加适量黄酒浸泡后隔水炖烊，冲入清膏和匀，最后加饴糖 300 克收膏即成。每次 15～30 克，每日 2 次，开水调服。适用于有一定程度的视物模糊和畏光现象或由于环境因素，如长期使用电脑，眨眼次数常减少，角膜得不到湿润的患者。

3. 蜂蜜滴眼膏：取纯净的新鲜蜂蜜 100 毫升，加入无菌蒸馏水 300 毫升，装入无菌盐水瓶内，高压消毒 30 分钟，冷却后分装消毒眼药瓶内，置阴凉干燥处备用。外用，每次 1 滴，每日滴眼 6 次。适用于眼干燥症患者。

4. 大黄䗪虫膏：大黄、生地黄各 300 克，甘草 90 克，黄芩、桃仁、杏仁、虻虫、水蛭、蛴螬各 60 克，赤芍 120 克，干漆、土鳖虫各 30 克。上药浓煎，炼蜜为膏。每次 15 克，每日 3 次，温开水送服。适用于眼干燥症，表现气血瘀血型者。

5. 自拟滋阴降火膏：白术、生地黄、白芍、玄参、麦冬、五味子、石斛、沙苑子、柴胡各 10 克，熟地黄、枸杞子、菊花、金银

花各 15 克，天花粉 9 克，甘草 6 克，葛根、西洋参、蒲公英各 20 克。上药浓煎，另加饴糖 500 克，糖浆 200 克，收膏。每次 15 毫升，每日 3 次，口服。适用于眼干燥症，伴口干、皮肤干燥者。

6. 调元肾气膏：生地黄（酒煮）120 克，山茱萸、山药、牡丹皮、白茯苓各 60 克，人参、当归身、泽泻、麦冬、龙骨、地骨皮各 30 克，木香、砂仁各 9 克，黄柏（盐水炒）、知母各 15 克，另加蜂蜜 20 克，收膏。每次 20～35 克，每日 2 次，早、晚餐后，开水冲服。适用于肾阴受损，阴虚生内热，低热、消瘦，肾气亏而失荣等症的患者。

7. 补气健脾膏：菟丝子 240 克，蒺藜、覆盆子、白莲须、炒党参、炙黄芪、地骨皮、稽豆衣、泽泻、川杜仲、制何首乌、郁金、紫丹参、大生地黄、金樱子、续断各 120 克，墨旱莲 300 克，枸杞子 100 克，山药、南芡实、云茯苓、女贞子、合欢皮、金毛狗脊、焦谷芽、焦麦芽各 150 克，炒白术、山茱萸各 90 克，赤小豆、生薏苡仁、五味子各 30 克，炙远志 50 克，广陈皮 60 克。上方浓煎 3 次，取汁去渣，另用紫河车 100 克冲入调匀，取阿胶、鳖甲胶各 150 克，冰糖 250 克烊化收膏。每日早、晚各服一食匙，开水调服。适用于脾肾气虚患者，症见小便色淡红，日久不愈，肢倦乏力，少气懒言，面色无华，纳差，便溏，舌淡、体胖、边有齿痕，苔白，脉沉细。

结 膜 炎

结膜炎是眼科的常见病、多发病，是结膜组织对有害因子产生的一种防御反应。由于结膜位置暴露，直接与外界接触，很容易受到病原微生物感染、外伤或一些物理、化学性刺激。因为结膜上血管神经丰富，对各种刺激反应敏感，所以，当结膜受到损害后，就会出现结膜血管扩张充血，分泌物增多及眼部刺激症状。结膜充血和分泌物增多是各种类型的结膜炎所共有的两个基本特征，但是，由于引起结膜炎的病因不同，其组织损伤和炎症反应的程度、表现也各不相同。

本病属于中医学"暴风客热""暴发火眼""天行赤眼"范畴，俗称"火眼""红眼病"。本病多由于风热之邪外袭，客于内热阳盛之人，风热相搏，而交攻于目而发，或风热内侵，致肝经热盛，邪毒炽盛而致，或暴风客热或天行赤眼治疗不彻底，外感风热，客留肺经，或饮食不节，过食辛辣，嗜酒过度，致使脾胃蕴积湿热，上熏于目，或肺阴不足，或热病伤阴，阴虚火旺，上犯结膜等。

【膏方集成】

1. 木香软膏：木香、附子各 30 克，朱砂 0.3 克，龙脑 1.5 克，青盐 45 克，牛酥、鹅酥各 120 克。以上附子、木香捣为细末，入后 5 味药，同研均匀，以慢火熬成膏。外用，每用少许，不计时候头顶摩之。适用于各类结膜炎患者。

2. 黄风软膏：黄柏、生地黄各 500 克，黄连、当归、甘草各 240 克，防风、姜黄各 120 克，菊花 60 克。上药共煎，去渣浓缩，每 60 毫升浓汁加蜜 150 克，入冰片 1.5 克制成膏。外用，用玻璃管蘸取少量，点眼角。适用于暴发火眼，红肿痛痒，流泪怕光，眼边红烂的患者。

3. 五黄膏：黄柏、黄芩各 30 克，黄连 15 克，大黄、黄丹各等份。上药为细末，用葱汁、浓茶水各半调成糊膏样，均匀敷于两侧太阳穴和眼眶，如干，以茶水润之。适用于暴发火眼，红肿疼痛的患者。

4. 山栀二仁膏：桃仁、杏仁、栀子各 7 粒，鸡蛋 1 枚，面粉 1 撮，白酒半小盅。先将两仁捣烂，与鸡蛋清、面粉、白酒调成糊膏状，均匀敷于双侧足心涌泉穴上，每日换药 1 次。适用于急性结膜炎，红肿痛痒，流泪怕光，眼边红烂的患者。

5. 黄连膏：黄连 480 克。将药洗净、捣碎置锅内，以适量清水煎煮，水量蒸发减少时，适当续水，经 5～6 小时，将汁水取出过滤静置，续入清水再煎。如此 3～4 次，将残渣取出压榨，榨出汁与合并液静置沉淀，用双层布过滤，再用丝绵过滤静置。将清汁置锅内加热熬炼，表面起泡沫时，随时捞出，汁转浓汁时，即降低火力，同时用铜勺轻入锅底不停地搅动，防止焦化。炼成稠膏，取

《中医膏方全书（珍藏本）》

少许滴于能吸潮的纸上为度，每膏 30 克，另取老蜜 30 克，合并入锅微炼，搅拌均匀，取出过滤，除去泡沫，待凉即得，储瓶备用。每次 10 克，每日 3 次，口服。适用于心火上升引起的暴发火眼，目肿作痛，畏光羞明。

6. 红眼病膏：金银花、蜂蜜、板蓝根各 500 克，羊胆 1 枚，牛胆 1 枚，绒盐（或用氯化钠）18 克，硼砂、芦荟、硼酸各 10 克，冰片 20 克，麝香 2 克，尼泊金乙酯 0.2 克。金银花、板蓝根煎汤取汁 1500 毫升，羊胆 1 枚，放入玄明粉 5 克，阴干或干燥箱烘干。上二胆如制作不便，可用人工牛黄 10 克，绒盐 18 克，硼砂、硼酸、冰片研末后入，麝香后入，芦荟后入，蜂蜜收膏，加用尼泊金乙酯，即成。外用，直接点涂于患眼眼结膜囊。适用于结膜炎出现结膜血管扩张充血，分泌物增多及眼部刺激症状。

7. 清凉膏：大黄、朴硝、黄连、黄柏、赤芍、当归、细辛、薄荷、芙蓉叶各等份。上药为细末，和匀，用生地黄汁，鸡蛋清，蜂蜜调匀成软膏状，储存备用。外用，取膏贴于太阳穴及眼胞上。适用于暴赤火眼，肿痛难开，及外障眼，并打扑损眼的患者。

8. 大黄膏：大黄末、解毒子、木香各等份。上药为细末，过目筛和匀，储存备用。外用，用时取药粉适量，水调如膏，匀摊于布上或纸上，贴眼睑上，频频换之。适用于暴赤眼痛，脑热者。

9. 五胆膏：熊胆、鲭胆、鲤胆、猪胆、羊胆、川蜜各等份。将胆及蜜入银桃或铜桃内，微火熬成膏，取起，去火毒，候用。外用，用时取膏点患眼，每日 4～5 次。适用于一切火热赤眼，流泪烂眼，怕热羞明，或痛或痒的患者。

10. 白氏眼药（白敬宇眼药）：珍珠 15 克，麝香 7.5 克，熊胆 60 克，冰片 489 克，硇砂 3 克，炉甘石 495 克，石决明 300 克，海螵蛸 283.5 克。先将珍珠、冰片、熊胆、麝香分别研为极细末，余药将硇砂和炉甘石等 4 味共轧为极细粉，过 120～140 目筛，再将麝香细粉置乳钵内，依次与熊胆、珍珠配均匀，再陆续掺入硇砂、炉甘石等 4 味极细粉配研均匀，过 120～140 目筛，和匀，储存备用。

外用，用玻璃棒蘸取冷开水点在大眼角内，然后再蘸药粉少许，点在大眼角内，每日 2～3 次，点后适当休息。适用于暴发火眼，角膜赤红，眼边刺痒，溃烂肿痛的患者。

11. 马氏眼药（马应龙眼药）：炉甘石 270 克，珍珠 3.6 克，熊胆 5.1 克，硇砂 2.7 克，冰片 72 克，硼砂 5.4 克，麝香、琥珀各 4.5 克。上药分别为细末或极细末，过 120～140 目筛，再将麝香细粉置乳钵内，依次与熊胆、珍珠配均匀，再陆续掺入硇砂、炉甘石等 4 味极细粉配研均匀，过 120～140 目筛，和匀，储存备用。外用，用玻璃棒蘸取冷开水点在大眼角内，然后再蘸药粉少许，点在大眼角内，每日 2～3 次，点后适当休息。适用于暴发火眼引起的红肿刺痛，或气蒙火蒙，胬肉，迎风流泪，眼边赤烂的患者。

12. 紫金钉膏：炉甘石 120 克，冰片 6 克，大青盐 3 克，石膏、凡士林、液状石蜡各 100 克。先将炉甘石、冰片、石膏、大青盐共为极细末，再将凡士林，液状石蜡加热熔化，离火将上药粉徐徐加入，调和成软膏状。外用，挤少许眼膏涂入眼内，每日 3 次。适用于风火烂眼，暴发赤肿，眼涩眼痒，视物不清，即可用于结膜炎，角膜炎，沙眼，睑缘炎。

13. 链子软膏：莲子草、青盐、牛酥各 90 克，吴蓝、玉竹、栀子、槐子、犀角屑、络石、玄参、朴硝、大青、空青各 60 克，淡竹叶 2 把，石长生 30 克。将清油 200 毫升，先用微火煎熬，次下诸药，添火煎炼 30 沸，布绞去渣，拭锅，再用微火炼之，入酥及盐，朴硝、空青等末，炼如稀涕，又以绵绞，纳入瓷器中盛备用。外用，临床时取膏少许，涂摩头顶上。适用于结膜炎。

14. 神效七宝膏：蕤仁 100 克，硼砂 15 克，朱砂 0.3 克，冰片 20 克。上药共为细末，和匀以蜂蜜调成软膏状，储存备用。外用，每用取少许点眼，每日 2～3 次。适用于结膜炎，红肿痛痒，流泪怕光，眼边红烂的患者。

15. 明目黄连膏：防风、姜黄各 120 克，菊花 60 克，黄连、当归、甘草各 240 克，黄柏、生地黄 500 克。上药加水浓煎 3 次，滤汁去渣，合并滤液，浓缩成膏，每 60 毫升浓汁加蜂蜜 150 克，入冰片末 1.5 克，拌匀收膏，储存备用。外用，用玻璃滴管蘸取少许，点眼角。适用于暴发火眼，红肿痒痛，流泪怕光，眼边红烂的患者。

16. 龙脑黄连膏：梅片 7.5 克，淡硇砂 3 克，黄连膏 120 克。上 2 味药为细末，用黄连膏调成软膏状，储存备用。外用，每用取少许，于早、晚各点眼角 1 次。适用于肝火上升，目红难开，畏光羞明，热痛多泪，睛缘赤烂的患者。

17. 明目化眼药膏：炉甘石 240 克，硼砂 18 克，石决明 15 克，珍珠 2.4 克，上梅片 180 克，牛黄、麝香各 3 克，海螵蛸、熊胆各 12 克，白凡士林 450 克。上 9 味药共合一处研为极细末，和匀，与凡士林调成软膏，储存备用。外用，每用少许，涂入眼内，每日 2 次。适用于结膜炎，迎风流泪，眼皮难开者。

18. 洗眼紫金膏：朱砂、硼砂、乳香、没药、赤芍、当归各 0.3 克，雄黄 6 克，麝香、黄连各 1.5 克。赤芍、当归、黄连共为细末，与诸药同研细、和匀，炼蜜调匀为饼，每 30 克分作 50 个，备用。外用，每用 2 个，温开水溶化洗之，每日 2 次。适用于结膜炎，眼睑赤烂者。

19. 三光眼药膏：金熊胆 15 克，炉甘石 150 克，薄荷冰 9 克，真梅片、西瓜霜各 60 克，硼砂 30 克，白凡士林 1860 克，香油 180 克。将炉甘石煅过，用黄连煎汤浸之，取上浮者，研为细末，再与其他药物混合，再研极细末，用白凡士林熔化，入香油和药粉调成膏，储存备用。外用，用玻璃棒蘸药膏少许，擦入眼睑内，每日 1～2 次。适用于流行性结膜炎，慢性结膜炎，沙眼，睑腺炎，眼丹等。

20. 茱附膏：吴茱萸 3 克，生附子 4.5 克。上药共为细末和匀，每取 7.5 克，以酒调匀成软膏状备用。外用，取本药膏分贴双足心涌泉穴上，上盖敷料，胶布固定。每日换药 1 次。5 次为 1 个疗程。适用于急性结膜炎。

21. 黄冰膏：黄连、大黄、陈皮各 10 克，冰片 3 克。上药共为细末，和匀，用时以冷开水调成膏，备用。外用，用时取本膏涂擦患眼，每日换药 1 次。适用于结膜炎，红肿痛痒，流泪怕光，眼边红烂的患者。

结膜下出血

由于结膜血管破裂或血管壁渗透性增强引起的出血，容易在组织疏松的球结膜下积聚，呈片状，边界清楚，称为结膜下出血。临床上可因外伤、剧烈咳嗽以及高血压、动脉硬化、血友病、败血症等全身性疾病所引起。球结膜下出血早期颜色鲜红，逐渐由红变黄而被吸收。一般 1 周可完全消退。不合并其他并发症的单纯性结膜下出血，预后良好。

本病属于中医眼科"白睛溢血"范畴。因其白睛表层出现片状出血，颜色鲜红，色似胭脂。《证治准绳·七窍门》又称"色似胭脂证"。结合临床及局部症状表现，其主要病因病机为外伤致目窍白睛脉络破裂。另外全身性疾病所致者或因邪热客于肺经，气血失调，或机体阴虚火旺，虚火上炎灼伤目络，或因呛咳、呕吐等使目络受损，以及血热上逆等均可导致白睛脉络受损，血不循经而外溢于络外，积于白睛里层与外膜之间而成本病。症见白睛某处溢血色鲜红，色似胭脂，或兼有胞睑青紫肿胀等。

【膏方集成】

1. 黄连润肌膏：黄连 30 克，紫草 90 克，黄柏、当归、生地黄各 60 克，麻油 1000 克，黄蜡 180 克。先将上药共放麻油内浸 4 个小时，倾入铜锅内，用慢火煎服至药枯为度，以纱布去药渣，把煎好之药油倒在先放好的黄蜡的干净瓷缸中候冷即成紫红色软膏。外用，用棉棒蘸取药涂擦患处。适合于结膜下出血初期，血色鲜红者。

2. 七宝膏：梅花 9 克，珍珠、水晶、白蜜、紫贝齿各 30 克，石决明、琥珀各 20 克，空青、玛瑙各 15 克，冰片 0.6 克。上药为极细末，除冰片、白蜜外，余药用水 1500 毫升入沙锅内煮煎，煎至 800 毫升，加白蜜，再煎至 500 毫升成膏，入冰片末即可。外用，每晚临睡时用膏点眼。适用于结膜下出血、

中医膏方全书（珍藏本）

目昏红肿、赤痛者。

3. 归芍红花膏：当归、大黄、栀子、黄芩、红花、赤芍各 12 克，甘草、白芷、防风、生地黄、连翘各 10 克。上药浓煎。另加饴糖 200 克，糖浆 500 克，收膏。每次 15 毫升，每日 3 次，口服。若眼睑厚硬，睑结膜充血明显，乳头较多者，可酌加牡丹皮以助凉血散瘀退赤；若沙涩畏光、分泌物多、流泪较重者，可酌加金银花、蒲公英、板蓝根等增强清热解毒之功；若角膜血管翳严重或角膜浸润者，可酌加草决明、木贼、蝉蜕以退翳明目。

4. 龙脑黄连膏：川黄连 250 克，龙脑 5 克。先将黄连绞碎，入瓷器中，加水 3 碗，文火慢熬，使成大碗，过滤去渣，入薄瓷瓶内，水浴浓缩成膏约半盏许，入龙脑搅匀收膏，储存备用。外用，每日少许点眼，不拘时候点之。适用于目中赤脉为火，紧涩羞明，赤脉灌睛。

5. 散血膏：紫金皮、白芷、大黄、姜黄、天南星、大柏皮、赤小豆、寒水石各等份。上药共为极细末，和匀，以生地黄汁调和成软膏状，储存备用。外用，取药膏适量，敷眼四周，每日换药 2～3 次。适用于眼赤肿不能开，结膜下出血，血色鲜红者。

6. 青蓝膏：大青叶、板蓝根、忍冬藤、蒲公英、野菊花、夏枯草各 20 克，谷精草、赤芍、桑白皮、连翘、蒺藜、紫草各 15 克，薄荷、生甘草各 8 克。上药加水煎煮 3 次，滤汁去渣，合并滤液，加热加蜂蜜浓缩成膏，储存备用。每次 10 克，每日 3 次，口服，小儿剂量酌减。适用于流行性出血性结膜炎。

7. 明眸膏：苍术、柴胡、苦参、玄参、生地黄、赤芍、当归、川芎、荆芥、薄荷、大黄、芒硝、黄连、麻黄、白芷、细辛、龙胆、黄芩、黄柏、栀子、茺蔚子、五倍子、决明子、羌活、连翘、芙蓉叶、胆南星、桃仁、杏仁、蝉蜕、蛇蜕、木贼、穿山甲、石菖蒲、红花、乳香、生姜、没药各 30 克，水牛角 60 克，丁香、槐枝、桑枝、柳枝、桃枝、枸杞根、淡竹叶、菊花各 150 克，麻油 4000 毫升，黄丹 2000 克，石膏、松香、黄蜡各 120 克，羊胆 2 枚。黄丹为细末收膏用，

石膏、松香为细末，与黄蜡、羊胆另置，先用麻油熬丁香、槐枝、桑枝、柳枝、桃枝、枸杞根、淡竹叶、菊花、生姜。去渣后入余药熬成膏，黄丹收，入石膏、松香、黄蜡、羊胆搅匀。用时取适量外敷。适用于结膜炎、结膜充血。

8. 四味膏：鲜嫩桑叶、鲜薄荷、野菊花各等份，人乳适量。上药共捣烂如泥状，加入人乳适量调和成软膏状。外用，用时取药膏适量，均匀涂于纱布上，或者直接取膏，贴敷患眼，每日 2～3 次。适用于结膜炎，结膜下出血。

9. 石梅膏：熊胆 9 克，珍珠、青黛、硼砂各 15 克，大梅片 30 克，羊脑 1 对，炉甘石 90 克。先将炉甘石用炭火煅透，和匀，另加入蜂蜜 240 克调匀成软膏状，储存备用。外用，用细滑的玻璃或骨针蘸药膏适量，点涂患眼内眦，每日 3 次，至愈合为度。适用于一切风火眼痛，翳膜，红胀，流泪，沙眼的患者。

10. 清凉膏：大黄、朴硝、黄连、黄柏、赤芍、当归、细辛、薄荷、芙蓉叶各等份。上药共为细末，和匀，用生地黄汁、鸡蛋清、蜂蜜调匀成膏状。储存备用。外用，取膏贴太阳穴及眼胞上。适用于暴赤火眼，肿痛难开及外障眼。

巩 膜 炎

巩膜炎是巩膜基质的炎症，以眼痛、眼红和视力减退为主要临床特征，其病情和预后均比表层巩膜炎严重。本病多见于中青年人，女性明显多于男性，双眼发病为 50% 以上。本病病情顽固，易反复发作，并发症较多，如硬化性角膜炎、葡萄膜炎和青光眼等，严重者可发生巩膜葡萄肿，甚至穿孔。

本病属于中医学"火疳"（《证治准绳》）之重症范畴，病情严重，属眼科急症。本病多因肺、心、肝三经火热亢盛，上攻白睛深层，火邪郁滞无从宣泄，煎灼血络，血热瘀滞而成。轻者肺热壅滞，重者心肺火郁，甚至肝肺实火上攻，其病机特点主要为热壅血瘀。

【膏方集成】

1. 散风除湿活血膏：羌活、独活、防风、当归、川芎、赤芍、鸡血藤各50克，前胡、苍术、白术、忍冬藤、红花、枳壳各30克。上药浓煎，加饴糖500克，蜂蜜300克，收膏。每次10克，每日3次，口服。适用于浅层巩膜炎症，可见巩膜表层及球结膜弥漫性充血、水肿或呈鲜红色结节隆起。

2. 还阴救苦膏：黄连、黄柏、黄芩各30克，知母、连翘、龙胆各20克，川芎、红花、当归各15克，柴胡、羌活、防风、细辛、藁本、苍术、炙甘草、升麻、桔梗、生地黄各10克。上药共煎，去渣浓缩，每60毫升浓汁加蜂蜜150克，入饴糖300克，收膏。每次20毫升，每日3次，口服。适用于深层巩膜炎症属风热火毒者，症见发病较急，巩膜成弥漫性紫红色，或有结节，疼痛拒按者。

3. 紧皮膏：石燕2枚，石榴皮、五倍子各10克，黄连、白矾各5克，铜绿1.5克，阿胶、鱼胶、水胶各12克，冰片、麝香各1克。石燕煅，前6味药共为细末，用水800毫升，文火煎熬，并不停地搅拌为糊状，入胶搅化。再入已研细的冰片、麝香搅匀成膏。外用，外涂上下眼睑，每日3～5次。适用于巩膜基质的炎症，以眼痛、眼红和视力减退为主要临床特征，伴眵多羞明、目涩难开者。

4. 珠黄散：犀黄3克，珍珠粉、朱砂、麝香各2克。上药共为细末，瓷瓶收储。每日点2次。适用于巩膜炎早期。

5. 菊花决明膏：石决明、石膏（另研极细末入药）、木贼、川羌活、炙甘草、防风、菊花、蔓荆子、川芎、黄芩、草决明各15克。上药浓煎，辅以山药、莲子、核桃仁各150克，大枣、阿胶各200克，冰糖50克，收膏。每次20毫升，每日3次，口服。适用于巩膜炎肺热壅滞，重者心肺火郁者。

6. 散血膏：紫金皮、白芷、大黄、姜黄、天南星、大柏皮、赤小豆、寒水石等各等份。上药共为细末，和匀，以生地黄汁调和成软膏状，储存备用。外用，用时取药适量，敷眼4周，每日换药2～3次。适用于眼赤不能睁、睛痛热泪如雨的患者。

7. 一点必效膏：公猪胆（去皮取汁）1枚，白蜜1.2克，乳汁1克，荸荠粉0.6克，冰片0.06克。先将猪胆汁入铜锅内熬成膏，入白蜜、乳汁、荸荠粉共熬15分钟，再入冰片（为细末）和匀成膏，储瓶备用，勿泄气。外用，取少许点入目中，每日3～5次。渐觉翳轻，又将胆皮晒干，做成小绳，火烧炭存性，研细，点入目中。适用于一切翳障。

8. 白蔹膏：白蔹、白及、白芷、突厥子各50克，牛酥250克。先将前4味药共为细末，用牛酥煎熬为膏，储存备用。外用，早晨取膏涂在眼内，半夜涂亦可。适用于风牵睑出外障患者。

角膜炎与角膜基质炎

角膜炎主要表现为不同程度的视力下降，疼痛，畏光，流泪，眼睑疼挛，睫状充血，角膜浸润混浊，角膜溃疡，严重者可引起虹膜睫状体炎，出现前房积脓、瞳孔缩小、虹膜前后粘连等。如角膜溃破，虹膜脱出，可出现角膜葡萄肿及继发性青光眼，若溃口不能修复，可形成角膜瘘，出现感染性眼内炎，甚则全眼球炎，终为眼球萎缩。角膜基质炎是角膜炎的一种，也是青少年中常见的一种眼病。角膜基质炎虽可由致病微生物直接侵犯角膜基质所致，但大多数属于免疫反应。先天性梅毒为最常见的原因，结核、单纯疱疹、带状疱疹、麻风、腮腺炎等病也可引起本病。

角膜炎属于中医学"聚星障"范畴，角膜基质炎属于中医学"混睛障"范畴。中医学认为这两种病多因风热毒邪上犯于目，或肝经风热或肝胆热毒蕴蒸于目，热灼津液，瘀血凝滞引起，或邪毒久伏，耗损阴液，肝肾阴虚，虚火上炎所致等。

【膏方集成】

1. 退云散眼膏：黄柏、黄连、黄芩、栀子、连翘、大黄、菊花、当归、赤芍、薏仁霜、川芎、羌活、白芷、薄荷、荆芥、防风、蛇蜕、木贼各3克，制炉甘石60克，海螵蛸6克，珍珠粉1.2克，西黄、熊胆各0.6克，朱砂0.3克，麝香、冰片各0.75克，地塞米松200毫克。先将前18味药（除蕤仁霜外）水煎2次，取汁将制炉甘石浸入药汁内，晒干、研细，与海螵蛸（加蕤仁霜）等10味药研细，混合，研至极细，过细筛存储备用。外用，每日3次，以极少量药粉点于睑结膜囊内，闭眼休息20分钟。适用于角膜溃疡，及近返期斑，云翳患者。

2. 小菊花膏：黄连、黄芩、大黄、菊花、羌活、苍术、荆芥、防风各等份，蜜适量。上药为细末，炼蜜成膏。每次10克，每日2次。适用于角膜炎，伴畏光流泪，视力下降的患者。

3. 明眸膏：苍术、柴胡、苦参、玄参、生地黄、赤芍、当归、川芎、荆芥、薄荷、大黄、芒硝、黄连、麻黄、白芷、细辛、龙胆、黄芩、黄柏、栀子、茺蔚子、五倍子、决明子、羌活、连翘、芙蓉叶、胆南星、桃仁、杏仁、蝉蜕、蛇蜕、木贼、穿山甲、石菖蒲、红花、乳香、生姜、没药各30克，水牛角60克，丁香、槐枝、桑枝、柳枝、桃枝、枸杞根、淡竹叶、菊花各150克，麻油4000毫升，黄丹2000克，石膏、松香、黄蜡各120克，羊胆2枚。黄丹为细末收膏用，石膏、松香为细末，与黄蜡、羊胆另置，先用麻油熬丁香、槐枝、桑枝、柳枝、桃枝、枸杞根、淡竹叶、菊花、生姜。去渣后入余药熬成膏，黄丹收，入石膏、松香、黄蜡、羊胆搅匀。用时取适量外敷。适用于角膜炎，风热之邪上犯目者。

4. 女贞膏：主药：黄连、黄芩、黄柏、黄芪、连翘、薄荷、栀子、山豆根各90克，冬青叶200克，菊花、千里光、密蒙花各100克。附药：炉甘石30克，朱砂、熊胆、血竭各0.03克，乳香、沉香、珍珠、琥珀、牛黄、冰片、麝香各0.3克，硼砂0.9克，胡黄连4.5克，石蟹、丁香各3克，蜂蜜适量。主方药水煎浓汁，去渣再熬，加蜂蜜少许，成膏备用。将附方药共为细末，入膏内搅匀，装配备用。外用，用棉签挑少许药，点目内眦、外眦。适用于角膜炎初、中期患者。

5. 珍珠眼药膏：珍珠粉20克，冰片3克，硼砂2克，医用眼膏基质75克。上药分为细末，与医用眼膏基质调和成软膏状，收

储备用。外用，每次取膏药如绿豆大，涂入结膜囊内，每日2～4次，同时敷药后用温热敷或蒸气熏洗30分钟。适用于角膜炎，眼部疼痛，畏光，流泪，眼睑痉挛，睫状充血者。

6. 七宝膏：珍珠、水晶、紫贝齿各50克，石决明、琥珀各1.5克，玛瑙、龙脑各25克。上药共为细末，加水浓煎，入蜜15克，研和为膏，储存备用。外用，每取少许，于每夜临睡时点眼，早晨不点。适用于角膜炎。

7. 胆汁二连膏：川黄连、胡黄连各1克，牛胆汁、蜂蜜各50毫升。先将川黄连、胡黄连洗净晒干，研为粗末，加蒸馏水适量煎2次，集2次煎出液放冷后滤过，滤出汁盛于蒸发皿中，加入牛胆汁、蜂蜜。测定酸碱度，酌加硼砂、硼酸、精制食盐、冰片，使之呈中性，以减少点眼时的刺激性，消毒，储存备用。外用，眼睑带状疱疹之涂抹，其余眼疾用之点眼。每日4～6次。适用于眼睑带状疱疹，角膜溃疡，急性流行性结膜炎，沙眼，泡性眼炎，边缘性角膜溃疡，树枝及盘状角膜炎，蚕食性角膜溃疡，角膜软化症。

8. 抹顶膏：子鹅脂、牛酥、木香各50克，盐花4.5克，朱砂、龙脑各0.5克。上药共为细末，和匀，以脂酥调成膏状，储存备用。外用，将药膏适量涂抹头顶上，每日2次。适用于花翳白陷。

9. 通和膏：轻粉0.3克，猪脑子50克，乳香0.5克，苦杏仁20个，均入口中嚼，候津液满口，吐入瓷器中，置火上煎冷四边沸，过滤，再加入脑子皂角子大，研匀成膏，储存备用。外用，每取少许点眼，每日3～5次。适用于眼赤涩，翳膜遮睛，时多热泪。

10. 慈竹膏：黄柏适量，慈竹1段。将黄柏末满倾竹筒内，用砖对立，置竹子砖上，两头各安净碗，以干竹火烧，冷汤出，收之，备用。外用，每取少许点眼，每日3～5次。适用于一切赤眼障翳。

白 内 障

晶状体混浊称为白内障。白内障发生的危险因素主要有老化、糖尿病、遗传、免疫、

辐射、过度调节、吸烟、饮酒、糖皮质激素的应用、全身及局部营养障碍等。无论什么原因，只要晶状体发生变性和混浊，变成不透明，以致影响视力，就称为白内障。白内障根据其病因和形态学特征而分类，临床上将其分为先天性白内障、老年性白内障、外伤性白内障、并发性白内障等几种类型。

本病属于中医学"内障"范畴，内障多因年老体衰，肝肾亏损，精血不足，脾虚失运，气血亏虚，精血不能上荣于目所致。此外，血虚肝旺，肝经郁热上扰或阴虚夹湿热上攻也可致晶珠混浊。

【膏方集成】

1. 神妙膏：炉甘石、羊胆各 120 克，人乳适量，甘草、羌活、细辛、黄连、贝母、菊花、当归、生地黄、防风、荆芥、木贼、黄芩、大黄、白芷、川芎、苍术、猪苓、泽泻、白术、薄荷、桔梗、石斛、赤芍、蔓荆子、草决明、牛蒡子、青葙子、菟丝子、车前子、夏枯草、地骨皮各 15 克。炉甘石用布袋装盛，与诸药加水，煮 72 小时，取袋去药不用，将炉甘石放入瓷器内，入乳汁，火烤 8~10 分钟，再将炉甘石为细末即成。外用，取适量点眼。适用于白内障火热上扰，视力下降者。

2. 熊胆膏：炉甘石 6 克，琥珀、朱砂各 1.5 克，玛瑙、珊瑚、黄连各 9 克，煅珍珠 0.9 克，熊胆 1 枚，冰片、麝香各 0.6 克。将黄连煎浓汁去渣，炉甘石火煅后在药汁里淬，汁尽为度，上药分为细末，和匀收膏。外用，点目内眦，每日 2~3 次。适用于老年性白内障。

3. 消障膏：熟地黄、山药、山茱萸、肉苁蓉、玄参、石斛、石决明子、枸杞子、女贞子、茺蔚子、决明子、党参、茯苓、防风、黄芩、知母、车前子、五味子、细辛、桔梗各等份。上药浓煎，辅以西洋参、大枣、阿胶各 150 克，莲子 300 克，冰糖 30 克，收膏。每次 15 毫升，每日 2 次，口服。适用于各类疾病所致的白内障。

4. 白内障膏：生地黄、熟地黄、谷精草、焦山楂、鸡血藤、草决明、石决明各 15 克，珍珠母、山药、泽泻、枸杞子、菊花、

蒺藜、茯苓、何首乌各 10 克，丹参、党参、白术各 20 克，当归、远志、酸枣仁、白芍各 30 克。浓煎。上药需浸一宿，以武火煎取 3 汁，沉淀滤清，文火收膏，加入东阿胶（陈酒烊化）、白冰糖，最后加大枣、核桃仁，熬至滴水成珠为度。每次 10 毫升，每日 1 次，温开水调送，清晨最宜。适用于白内障，晶状体发生变性和混浊，变成不透明，以致影响视力者。

5. 石斛夜光膏：麦冬、天冬、茯苓、阿胶、人参、生地黄、熟地黄各 30 克，牛膝（酒浸）、砂仁、枸杞子各 23 克，决明子 24 克，川芎、犀角末、沙苑子、羚羊角末、枳壳（炒）、石斛、五味子（炒）、青葙子、肉苁蓉、防风、川黄连、甘草各 15 克，菊花、山药、菟丝子（酒煮）各 20 克。上药除阿胶外浓煎，加水煎煮 3 次，滤汁去渣，合并滤液，加热浓缩成清膏，再将阿胶加适量黄酒浸泡后隔水炖烊，冲入清膏和匀，最后加蜂蜜 300 克收膏即成。每次 20~30 克，每日 3 次，温酒盐汤送服。适用于白内障，视物模糊，伴头晕耳鸣，腰膝酸软，舌淡脉细，或面白畏冷，小便清长，脉沉弱的患者。

6. 滋补膏：生地黄、玄参、麦冬、车前子、牡丹皮、女贞子、石斛各 12 克，山茱萸 9 克，山药、丹参、桑椹各 15 克，石决明（先煎）30 克。上药加水煮 3 次，滤汁去渣，合并滤液，加热加蜂蜜浓缩成膏，储存备用。每次 10 克，每日 2 次，口服。1 个月为 1 个疗程。适用于老年性白内障初中期患者。

7. 摩顶膏：生麻油 2000 毫升，莲子草汁 1000 毫升，淡竹叶 1 握，槐子 31 克，曾青 30 克，酥、盐花各 90 克，栀子叶、朴硝、玉竹、长石、大青叶、吴蓝各 45 克。上药除生麻油、酥外，余药细锉，以厚布裹。先下生麻油，酥在锅内煎，以莲子草汁尽为度。入药熬至膏成，去渣。储存备用。外用，于每夜临卧时，取药膏半勺涂于头顶上，不住手摩，冷消散入发内。觉脑中清凉为度。适用于肾虚致目昏暗，风毒上攻，脑脂下流，变为白内障的患者。

8. 明目膏：生地黄、玄参、麦冬、车前子、牡丹皮、女贞子、枸杞子、石斛各 12

克，何首乌 9 克，山药、丹参、桑椹各 15 克，石决明 30 克。上药共为细末，和匀，储存备用。外用，用时每取药末 15 克，以人乳汁适量，调成稀糊状，外敷于双手心劳宫穴和患眼上，上盖敷料，胶布固定，每日换药 1 次。每次 10～15 克，每日 2 次，口服。适用于老年性白内障。

青 光 眼

青光眼是指与眼压升高有关的以视网膜神经纤维萎缩、视盘凹陷和视野缺损为主要特征的一组疾病，为临床常见病和主要致盲眼病。本病有一定的遗传趋向，在患者直系亲属中，10%～15% 的个体可能发生青光眼。由于青光眼是一种终身性疾病，为不可逆性盲，发病具有隐匿性和突然性，且早期诊断困难，因而加强对青光眼的早期诊治显得更具意义。

本病属于中医学"内障"范畴。多因情志抑郁，忧忿悖怒，肝气郁结，郁而化火，上扰清窍，或素有头风痰火，又因情志不舒，肝郁化火，痰火相搏，升扰于目，或劳瞻竭视，真阴暗耗，肝肾阴亏，阴不潜阳，肝阳上亢等致气血不和，脉络不利，玄府闭塞，神水瘀积，酿生本病。

【膏方集成】

1. 扛青膏：丁公藤、槟榔、蜂蜜各 500 克，绒盐（氯化钠）18 克，硼酸、芦荟、硼砂各 10 克，猴枣散 3 支，冰片 20 克，麝香 2 克，尼泊金乙酯 0.2 克。先将丁公藤、槟榔煎汤取汁 1500 毫升，绒盐、硼酸、硼砂、猴枣散后入，麝香研末后入下蜂蜜收膏，加尼泊金乙酯即成。外用，点眼缩瞳、同时眼压下降，45 分钟达极度，作为青光眼、肌无力瞳孔的常规药。

2. 回光膏：羚羊角（或山羊角 15 克代替）1 克，蛤蚧 1 对，阿胶、玄参各 15 克，知母、龙胆、荆芥、防风、制半夏、菊花各 10 克，僵蚕 6 克，细辛 3 克，茯苓、车前子各 20 克，川芎、人参各 5 克。上药加水煎煮 3 次，滤汁去渣，合并滤液，加热浓缩成清膏，人参另煎兑入，蛤蚧研粉调入，再将阿胶加适量黄酒浸泡后隔水炖烊，冲入清膏和匀，最后加蜂蜜 300 克收膏即成。每次 10 克，每日 3 次，口服。适用于青光眼，邪上犯目者，表现头痛眼胀，痛牵巅顶，眼压增高，视物昏矇，瞳孔散大，干呕吐涎沫，食少神疲，四肢不温，舌淡苔白，脉沉弦。

3. 青盲膏：制何首乌 12 克，蔓荆子、茺蔚子、当归身、天冬、麦冬各 9 克，桑叶 10 克，制女贞子 8 克，龟甲 15 克，菊花 6 克，熟地黄 24 克，藁本、荆芥、山茱萸、天麻、杜仲各 5 克。上药加水煎煮 3 次，滤汁去渣，合并滤液，加热浓缩成清膏，再加鹿角胶、白参各 30 克（打粉），收膏即成。每次 15～30 克，每日 2 次，开水调服。适用于青光眼患者，表现为视物模糊，虹视，眼压中等度升高，瞳孔散大，时愈时发，腰膝酸软。

4. 慢性青光眼膏：防风、羌活、白芷、川芎、菊花各 5 克，细辛、天麻、蝉蜕各 3 克，石决明 24 克，生地黄 15 克，密蒙花、石斛各 9 克，僵蚕 6 克，石决明、炙鳖甲、炙龟甲（先煎）各 25 克，桑叶、野菊花、沙苑子（盐水炒）各 10 克，阿胶、白冰糖各适量。除阿胶、白冰糖外，上药需浸一宿，以武火煎取 3 汁，沉淀滤清，文火收膏，加入阿胶（陈酒烊化）、白冰糖，最后加大枣、核桃仁各 10 克，熬至滴水成珠为度。每次 10 毫升，每日 2 次，温开水调送。适用于慢性青光眼，风邪上犯者。

5. 消障膏：黄芪 60 克，白术、远志、丹参各 25 克，三棱、大枣、莪术、川贝母、当归、牛膝各 10 克，龙眼肉、木香、赤芍各 15 克，枸杞子、党参各 30 克，磁石 20 克，生姜 6 克。上药焙干，共为细末，炼蜜为丸。每次 10 克，每日 2 次，温开水送服。适用于各类青光眼的辅助治疗。

6. 蓝实膏：蓝实、决明子、青葙子、枳壳（炒）、黄连、地肤子、川大黄、甘菊花、甘草、茺蔚子、车前子、蕤仁、羚羊角、防风、干生地黄、细辛、赤茯苓各 15 克，兔肝 1 具，鲤鱼胆 1 枚。上药浓煎，辅以山药、莲子、核桃仁各 150 克，大枣、阿胶各 200 克，冰糖 50 克，收膏。每次 20 克，每日 2 次，清粥下。适用于青光眼，视网膜神经纤维萎缩，视盘凹陷和视野缺损者。

7. 青光眼膏：当归、白菊花、钩藤、生石决明各 150 克，生地黄、熟地黄、玄参、泽泻、土茯苓、车前子各 120 克，牛膝、赤芍、生牡蛎各 100 克，桂枝、生甘草各 50 克。上药加水煎煮 3 次，滤汁去渣，合并滤液加热浓缩成清膏，再加蜂蜜 300 克收膏即成，储存备用。每次 15～30 克，每日 2 次，白开水化服。半个月为 1 个疗程。适用于各类青光眼，头痛眼胀，痛牵巅顶，眼压增高，视物昏矇。

8. 明上膏：白砂蜜 500 克，黄丹 120 克，硇砂、乳香、青黛、轻粉、硼砂、冰片各 6 克，麝香 1.5 克，金星石、银星石、井泉石、云母石各 30 克，黄连、海螵蛸各 15 克。先用银器炒黄丹令紫色，次下白砂蜜，炒至紫色，入雪水煎沸，再将其他诸药同研细末，一并同煎，熬至滴水成珠，入水中浸泡 3 日以去火毒。取出。储存备用。外用，视病情轻重，以灯心草蘸药膏点大眦头，以眼湿为度。适用于怕光羞明，推眵有泪，视物茫茫，时见黑花。或眼生凤粟，或翳膜侵睛，时发痒痛。兼治口疮。

9. 二胆膏：乌梢蛇胆 1 枚，青鱼胆 1 枚，龙脑冰片 1 枚，净硼砂 5 克。先将硼砂、冰片共研成极细粉末，次加乌梢蛇胆全部胆汁，后加入鱼胆适量，调和如泥状，再调成细圆棒形，风干后置玻璃瓶内储存备用，用时将药物外敷于患处，每次 1 克，每日 3 次。适用于青光眼，眼胀头痛。

10. 加味明目膏：秦皮、乳香、胡黄连各 10 克，珍珠 5 粒，羚羊角粉、灯心草灰各 1.5 克，白蜜适量，冰片少许。先将前 3 味药共为细末，与珍珠粉、羚羊角粉、灯心粉、冰片同研和匀，用白蜜适量调成软膏状，储存备用。外用，用时每取药膏 15 克，分别外敷于双侧手心劳宫穴和患眼上。上盖敷料，胶布固定。每日或隔日换药 1 次。10 次为 1 个疗程。适用于青光眼，头痛眼胀，痛牵巅顶，眼压增高，视物昏矇。

葡萄膜病

葡萄膜由虹膜、睫状体、脉络膜三部分组成，三者相互连接，属于相同血源，故发生病变时，常相互影响。葡萄膜组织内血管密集，色素丰富，为眼内组织提供必要的营养，在保证生理光学交通中起着重要作用，但同时也易遭受各种疾病的损害，引起葡萄膜病变。在诸多葡萄膜疾病中，以葡萄膜炎最为多见，其次为肿瘤及先天异常等。

虹膜属于中医学"黄仁"（《银海精微》），又称"眼帘"（《中西医汇通医经精义》）"虹彩"（《眼科易知》），脉络膜属于中医学"视衣"，两者均属广义"瞳神"范畴，因而葡萄膜病归属于中医学"瞳神"疾病，由于目为肝窍，瞳神属肾，故葡萄膜病变常与肝肾有关。

【膏方集成】

1. 抑阳酒连膏：生地黄、独活、黄柏、防风、栀子、牛膝、黄连、防己、防风、知母、蔓荆子各 15 克，前胡、羌活、白芷、生甘草各 10 克，黄芩 12 克，寒水石 20 克。另加麦芽糖、蜂蜜各 60 克，糖浆 500 克，将上药除麦芽糖、蜂蜜、糖浆外，其余用水煎汁滤渣 3 次，合滤液加麦芽糖、蜂蜜、糖浆加热浓缩成膏。每次 15 毫升，每日 3 次，口服。适用于前葡萄膜炎证属风热夹湿者，病情缠绵或反复发作，眼痛，结膜充血者。

2. 炉甘石膏：炉甘石、赭石、黄芩各 30 克，黄连 40 克，冬蜜 250 克，诃子 2 枚，槐枝、柳枝各 49 条。将蜜炼出白沫，将炉甘石研成极细末，入蜜内熬成膏，槐、柳枝不住手搅，滤净，再将黄连 30 克，煎水熬成膏，过滤去渣，将两膏混合，拌匀，用瓷碗盛，蒸熬成膏，槐、柳枝顺搅不住手，互相枝条至尽，过滤，置地上以去火毒，收储备用。外用，每用少许点眼，每日 3～4 次，或以热水泡化洗眼，每日 3 次。适用于眼目昏花，视物不清的患者。

3. 仙鹤止血膏：红花 4.5 克，龙胆、黄芩各 60 克，丹参、菊花各 90 克，枸杞子、石斛、青葙子、决明子各 100 克，生地黄、墨旱莲、仙鹤草各 120 克。上药加水煎熬成 3 次，滤汁去渣，合并滤液，加热浓缩成清膏，再加蜂蜜 300 克收膏即成。每次 15～30 克，每日 3 次，白开水调服。适用于葡萄膜病变，前房出血或眼底出血者。

4. 五胆膏：猪胆汁、黄牛胆汁、羊胆汁、鲤鱼胆汁各 7.5 克，白蜜 60 克，胡黄连、青皮、川黄连、熊胆各 7.5 克。上药共为药粉，与胆汁、白蜜和匀，入瓷瓶内，密封。至饭上蒸，待饭熟为度。备用。外用，点眼，每日 3～5 次。适用于普通膜病变，视疲劳者。

5. 重明膏：黄丹、白砂糖各 60 克，柳枝 49 条，诃子（去核）4 个。将蜜炼过，绢滤盛于瓷器内，于炉上蒸，用手顺搅之，文武火不能太过，熬成金丝膏以用手捻不粘手为度，又用东南向槐枝，折寸长 100 枝，用 1500 毫升水煎至 500 毫升，将前膏用槐枝水溶解，稀稠得所，用净瓷瓶收储盖封，于地上放 3 日去火毒，再用绢滤过后备用。每次 10 克，每日 2～3 次，口服。适用于失明，葡萄膜病变，视神经改变的患者。

6. 补气养血膏：绵黄芪、淫羊藿、党参、炒白术、熟地黄、赤芍、全当归、甘草（蜜炙）、龙眼肉、制何首乌、白扁豆、山药、莲子、枸杞子、女贞子、桑椹、核桃仁、酸枣仁、柏子仁各 150 克，大川芎、苦桔梗各 80 克，炙远志 50 克，黑料豆、大枣、鸡血藤、薏苡仁、墨旱莲、首乌藤、谷芽、麦芽各 200 克，广陈皮、广木香、佛手皮、合欢皮、川牛膝各 90 克，淮小麦 250 克，云茯苓 180 克。上药加水煎煮 3 次，滤汁去渣，合并 3 次滤液，加热浓缩成清膏，再加蜂蜜 300 克收膏即成。每次 15～30 克，每日 2 次，开水调服。适用于气血不足，视物模糊，神疲乏力，面色苍白，头晕目眩的患者。

7. 温补肾阳膏：绵黄芪、阳起石、党参、败龟甲、谷芽、麦芽、神曲、仙茅、淫羊藿、甘锁阳、肉苁蓉、巴戟天、补骨脂、桑寄生、牛膝、核桃仁、覆盆子、菟丝子、吴茱萸、金樱子、芡实、制香附、全当归、狗脊、广陈皮、女贞子、枸杞子、川芎、续断肉、大杜仲各 150 克，熟附子、上肉桂各

90 克，鹿茸、金五味子各 50 克，蛇床子、韭菜子、川桂枝各 120 克，桑螵蛸 10 克，沉香片 60 克。上药加水煎煮 3 次，滤汁去渣，合并 3 次滤液，加热浓缩成清膏，再加蜂蜜 300 克收膏即成。每次 15～30 克，每日 2 次，开水调服。适用于肾阳不足，视物模糊，精神委靡，面色㿠白，怕冷，四肢不温的患者。

8. 滋肾膏：生地黄、熟地黄、山药、山茱萸各 128 克，牡丹皮、泽泻、白茯苓、锁阳、龟甲各 96 克，牛膝、枸杞子、党参、麦冬各 64 克，天冬、知母、黄柏（盐水炒）、五味子、肉桂各 32 克。麻油熬，黄丹收膏。外用，贴于心口和丹田。适用于肾阴亏虚、痰浊湿邪为患的患者，表现为视物模糊，小便短赤带血，潮热盗汗，口燥咽干，腰膝酸软，腰痛腹部肿块，舌质红，脉细数。

9. 脾肾双补膏：苍术、熟地黄各 500 克，五味子、茯苓各 250 克，干姜 32 克，花椒 15 克。麻油熬，黄丹收膏。外用，敷于肾俞、脾俞穴以温补脾肾。适用于脾肾两虚，视力下降，纳差，恶心，呕吐，身体消瘦，虚弱贫血，舌质淡，舌苔薄白，脉沉细无力或弱的患者。

玻璃体积血与玻璃体混浊

玻璃体积血

玻璃体是特殊的透明胶状结构，具有透明性、黏弹性和渗透性 3 个特征，是重要的屈光间质，位于玻璃体腔内，对维持眼球形状，缓冲外力对视网膜的震荡和对眼内组织代谢、物质交换等起重要作用。正常玻璃体无血管，代谢产物清除缓慢，一旦感染，易致病原体在此繁殖。玻璃体积血是指由眼内组织疾病或眼外伤所致血管破裂出血，血液进入玻璃体腔，导致视功能障碍的常见疾病。主要的临床表现是眼前有暗影飘荡或黑影遮挡。视力下降，严重者仅见光感。

本病属于中医学"云雾移睛"（《证治准

绳》）"暴盲"（《证治准绳》）"血灌瞳神"（《证治准绳》）"血贯瞳神"（《眼科菁华录》）"血灌瞳人内障"（《眼科纂要》）等范畴。多因情志内伤，肝气郁结，肝失调达，血行不畅，脉络瘀滞，久则脉络破损而出血，或肝肾阴亏，虚火上炎，致血不循经而溢于络外，或劳瞻竭视，致脾虚气弱，血失统摄，血溢络外，或过食肥甘厚味，痰湿内生，痰凝气滞，血脉瘀阻，迫血妄行，或撞击破伤目、手术创伤、血络受损等因素所致。

玻璃体混浊

玻璃体混浊不是病名而是玻璃体最常见的一种病理现象。正常玻璃体为蛋清样透明凝胶体，当发生玻璃体混浊时，玻璃体透明度遭到破坏，出现各种颜色、形状和大小的欠透明物质，临床表现为眼前黑影飘动，许多眼部疾病，特别是眼底病，患者往往是因为发现眼前有黑影飘动而就诊。

本病中医学命名为"云雾移睛"，是一个独立的病名，另外还属于"蝇翅黑花""视如蝇翼""萤星满目"等范畴。

【膏方集成】

1. 摩顶油膏：生油 1 升，乏铧铁 15 克，硝石、寒水石、芒硝、曾青各 30 克。后 5 味药共为细末，以纱布裹之，入油中浸 7 日，备用。外用，每次 6～20 克，于头顶及掌中摩之，每日 3 次。其油滴鼻中，每次 1 滴，每日 2～3 次。适用于各类玻璃体积血。

2. 明目熊胆膏：黄连 120 克，苦参、菊花各 60 克，蜂蜜 45 克，红花、薄荷各 30 克，当归 15 克。先将黄连、苦参、当归 3 味药洗净，将药洗净、捣碎、置锅内以适量清水煎煮，水量蒸发减少时，适当续水，经 5～6 小时，将汁水取出过滤静置，续入清水再煎。如此 3～4 次，将残渣取出压榨，榨出汁与合并液静置沉淀，用双层布过滤，再用丝绵过滤静置。将清汁置锅内加热熬炼，表面起泡沫时，随时捞出，汁转浓汁时，即降低火力，同时用铜勺轻入锅底不停地搅动，防止焦化。炼成稠膏。以不渗纸为度，再将方中蜂蜜加热融化微炼，过滤兑入稠膏中，均匀再炼，

除去泡沫，入缸等凉，兑入细料，过 100～120 目筛，搅匀，存储备用。每次 10 克，每日 3 次，口服。适用于风热引起的云雾移睛，迎风流泪眼睑痛痒，眼边溃烂。

3. 云雾移睛膏：生地黄、赤芍、当归、川芎、红花、桃仁、柴胡、川牛膝、蒲黄、茜草各 100 克，三七粉、桔梗、甘草各 30 克。上药除三七粉外，余药加水煎煮 3 次，滤汁去渣，合并滤液，加热浓缩成清膏，再调入三七粉，最后加饴糖 300 克收膏即成。每次 15～30 克，每日 2 次，开水调服。可连服数料，直到见效为止。适用于眼前有暗影飘荡或黑影遮挡，视力下降，严重者仅见光感的患者。

4. 清热解毒凉血膏：生地黄、板蓝根、生石膏各 30 克，赤芍、牡丹皮、紫草、淡竹叶、知母、金银花、连翘、黄芩、栀子各 9 克，甘草 3 克。上药浓煎，另加饴糖、蜂蜜各 60 克，糖浆收膏。每次 15 毫升，每日 3 次，口服。适用于玻璃体积血的患者，症见患眼前有黑影飘移遮挡，视力从轻度下降至完全失明不等。

5. 宁血膏：仙鹤草、墨旱莲、生地黄、栀子炭、柴胡、川芎、桔梗、赤芍、枳壳各 10 克，红花、当归、牡丹皮、丹参、密蒙花、芙蓉花、凌霄花、牛膝各 15 克，桃仁、白芍各 12 克，白及、白蔹、侧柏叶、白茅根各 20 克。上药浓煎，辅以山药、大枣、阿胶各 150 克，莲子 300 克，冰糖 30 克，收膏。每次 10 克，每日 3 次，口服。适用于一般患者全身症状不显，部分可有患眼发胀，胸胁闷痛等，舌红边有瘀点，脉弦细或沉涩，兼见头目作痛。

6. 洗眼金丝膏：黄连 15 克，雄黄 6 克，麝香 1.5 克，赤芍、朱砂、乳香、硼砂、当归各 7.5 克，蜂蜜适量。上药共为细末，蜂蜜调匀成膏。外用，用时加入清水，用以洗眼。适用于玻璃体积血初期患者。

7. 化瘀膏：生地黄、赤芍各 150 克，当归、红花、桃仁、柴胡、牛膝、蒲黄、茜草各 100 克，三七粉、桔梗各 30 克，甘草 50 克。上药除三七粉外，余药加水煎煮 3 次，滤汁去渣，合并滤液，加热浓缩成清膏，再

《中医膏方全书（珍藏本）》

调入三七粉，然后加饴糖300克搅拌收膏即成。每次15～30克，每日2次，白开水送服。适用于眼底出血，视力下降，甚至丧失，眼球胀痛或刺痛，胸胁胀满，面色晦暗者。

8. 仙鹤止血膏：红花4.5克，龙胆、黄芩各60克，丹参、菊花各90克，枸杞子、石斛、青葙子、决明子各100克，生地黄、墨旱莲、仙鹤草各120克。上药加水煎煮3次，滤汁去渣，合并滤液，加热浓缩成清膏，再加蜂蜜300克收膏即成。每次15～30克，每日3次，白开水调服。适用于前方出血及眼底出血患者。

9. 益气养阴膏：黄芪、山药各300克，生地黄、牡丹皮、黄精、茯苓、苍术、白术各150克，三七粉30克，阿胶200克。上药除三七粉、阿胶外，余药加水煎煮3次，滤液去渣，合并滤液，加热浓缩成清膏，再将阿胶加适量黄酒浸泡后，隔水炖烊，冲入清膏和匀，再调入三七粉，最后加饴糖300克收膏。每次15～30克，每日2次，白开水调服。适用于眼底出血，倦怠乏力，视力明显下降。

10. 滋补肝肾膏：生地黄300克，牡丹皮、玄参、山茱萸、龟甲胶、麦冬、女贞子、菟丝子各150克，三七粉30克，墨旱莲200克，阿胶100克。上药除阿胶、龟甲胶、三七粉外，余药加水煎煮3次，滤汁去渣，合并滤液，加热浓缩成清膏，再将阿胶、龟甲胶加入适量清水浸泡后隔水烊化，冲入清膏和匀，再调入三七粉，最后加入饴糖300克收膏即成。每次15～30克，每日2次，白开水调服。适用于眼底出血患者，表现为两目昏花，视物变形或盲无所见，腰膝酸痛等症状。

11. 加味三黄膏：生地黄、生黄柏、生大黄、生石膏、朴硝、当归尾、赤芍、细辛、泽兰、芙蓉叶、薄荷叶各等份。上药共为细末，和匀，用生地黄汁，鸡蛋清、白蜂蜜各适量调匀成软膏状，储存备用。外用，用时取药膏适量，贴患侧敷眼皮或太阳穴上，并加压包扎固定。每日换药1次，或睡前贴，次晨去。适用于眼外伤性出血患者。

糖尿病视网膜病变

糖尿病视网膜病变是糖尿病早期微血管并发症之一。在欧美是主要的盲眼病。本病发病与性别无关，多双眼发病。本病以视力下降，眼底出现糖尿病视网膜病变特征性改变为主要表现。糖尿病病程在5年以内发生糖尿病视网膜病变的占30%，而病程在10～14年者发生糖尿病视网膜病变的占80%，其致盲率为23.2%。本病早期眼部多无自觉症状，病久可有不同程度视力减退，眼前黑影飞舞，或视物变形，甚至失明。

本病属于中医学"视瞻昏渺""暴盲""青盲"等范畴。本病为虚实夹杂、本虚标实的证候特点：气阴两虚始终贯穿于病变发展的全过程，气阴两虚，气虚渐重，燥热愈盛，内寒更著，瘀血阻络，阴损及阳，阴阳两虚为其主要证候演变规律，而阳虚是影响病情进展的关键证候因素。

【膏方集成】

1. 金鹿膏：鹿茸、人参、五味子、山茱萸、补骨脂、肉苁蓉、牛膝、鸡内金各10克，玄参、茯苓各15克，熟地黄、麦冬、黄芪、地骨皮各30克。上药浓煎，另加木糖醇200克，搅匀，收膏。每次15毫升，每日3次，口服。适用于各类糖尿病性视网膜病变的辅助治疗。

2. 风硝炉硼膏：玄明粉10克，炉甘石粉3克，硼砂、冰片各1.5克，蜂蜜15克。将上药研末用蜂蜜调制成膏。外用，点眼，每日3～4次。适用于糖尿病视网膜病变视物模糊者。

3. 降糖膏：生地黄、山药、苍术、玄参、葛根、天花粉、丹参、黄芪、郁金、桃仁各等份。上药加水煎煮3次，滤汁去渣，合并滤液，加热浓缩成清膏，再加木糖醇、白参（打粉），收膏即成。每次15～30克，每日2次，开水调服。适用于糖尿病视网膜病变属气阴两虚者。症见气短神疲，不耐劳累者。

4. 降糖愈目膏：黄芪、天花粉、玉竹各30克，茯苓、生地黄、生石膏各20克，赤芍、淡竹叶、麦冬、天冬、石斛、当归、丹参、茜草、小蓟各 15 克。上药加水煎煮 3 次，滤汁去渣，合并滤液，加热浓缩成清膏，再加木糖醇，收膏即成。每次 15～30 克，每日 2 次，开水调服。适用于糖尿病性视网膜病变属肺为燥热者，症见无视昏花，烦渴欲饮者。

5. 糖网润燥膏：生地黄、玄参、麦冬、天花粉、山药各 30 克，玉竹、沙参、黄芪、丹参、菊花、夏枯草、金银花各 15 克。上药加水煎煮 3 次，滤汁去渣，合并滤液，加热浓缩成清膏，再加木糖醇，收膏即成。每次 15～30 克，每日 2 次，开水调服。适用于糖尿病视网膜病变证属阴虚燥热者。

6. 降糖膏：生黄芪 300 克，生石膏 180 克，芦根 150 克，天花粉、绿豆衣、葛根、生白果各 120 克，鸡内金、谷芽、麦芽、黑玄参、西洋参、佩兰叶各 100 克，野苍术、金石斛、鲜石斛各 60 克。上药用麻油 1490 克煎熬，捞去渣，熬油至滴水成珠，下黄丹粉入油锅并搅匀，离火，候温入生石膏 120 克，搅匀，收膏。每次 10～20 克，每日 2 次，开水调服。适用于糖尿病倦怠乏力，视力下降，自汗盗汗，气短懒言，口渴喜饮，五心烦热，心悸失眠，溲赤便秘者。

7. 地黄玄参膏：熟地黄、当归、山药、枸杞子、黄柏、知母、山茱萸、白芍、生地黄、玄参、肉苁蓉、麦冬、天花粉、天冬、黄芩各 300 克，五味子、红花、生甘草各 150 克。上药用麻油 1490 克煎熬，捞去渣，熬油至滴水成珠，下黄丹粉搅匀，离火，候温入生石膏 120 克，搅匀收膏。每次 10～20 克，每日 2 次，开水调服。适用于糖尿病，视物模糊，多食易饥，口渴喜饮，气短懒言，五心烦热，心悸失眠，尿频，便秘者。

8. 枸杞子膏：枸杞子、熟地黄、黄芪各 180 克，牛膝、麦冬、菟丝子、山茱萸、桑螵蛸各 150 克，白茯苓、牡蛎、鸡内金、天花粉各 120 克，牡丹皮 90 克。上药用麻油 1490 克煎熬，捞去渣，熬油至滴水成珠，下黄丹粉入油锅并搅匀，离火，候温益元散，搅匀，收膏。每次 10～20 克，每日 2 次，开水调服。适用于糖尿病，视物不清，口渴多饮，

尿量频多，混浊如脂膏者。

9. 山芪降糖膏：黄芪、山药各 300 克，知母、天花粉、玄参各 150 克，葛根、鳖甲胶各 200 克，黄连、五味子各 100 克。上药除鳖甲胶外，余药加水煎煮 3 次，滤汁去渣，合并 3 次滤液，加水浓缩成清膏，再加鳖甲胶适量黄酒浸泡后隔水炖烊，冲入清膏，和匀，再加元贞糖 80 克收膏即成。每次 10～30 克，每日 2 次，开水冲服。可连服数料，直至症状改善。适用于糖尿病早期患者。表现为体质尚壮，食欲旺盛，急躁易怒，耐力减退，头晕目眩，舌红。

10. 参麦降糖膏：太子参 300 克，麦冬、玉竹、赤芍、当归、桃仁各 150 克，红花、五味子各 100 克，地骨皮、龟甲胶各 200 克。上药除龟甲胶外，余药加水煎煮 3 次，滤汁去渣，合并 3 次滤液，加热水浓缩成清膏，再将龟甲胶加适量黄酒浸泡后隔水炖烊，冲入清膏和匀，再加元贞糖 80 克收膏即成。每次 10～20 克，每日 2 次，开水冲服。适用于糖尿病中期患者。表现为视力下降，多尿、多饮，多食，消瘦，疲乏，口舌咽干者。

11. 苓地二皮膏：生地黄、山药各 300 克，茯苓、泽泻、牡丹皮、山茱萸、龟甲胶、黄精、地骨皮各 150 克，制附子 100 克，肉桂 50 克。上药除龟甲胶外，余药加水煎煮 3 次，滤汁去渣，合并 3 次滤液，加水浓缩成清膏，再将龟甲胶适量黄酒浸泡后隔水炖烊，冲入清膏和匀，再加元贞糖 80 克收膏即成。每次 10～20 克，每日 2 次，开水冲服。适用于糖尿病晚期患者。表现为神疲乏力、胸闷心悸，头晕，气短，下肢水肿等症。

12. 黄芪膏：黄芪 2000 克，龟甲胶 500 克。上药加水煎煮 3 次，滤汁去渣，合并 3 次滤液，加水浓缩成清膏，再将龟甲胶适量黄酒浸泡后隔水炖烊，冲入清膏和匀，再加元真糖 1200 克收膏即成。每次 10～20 克，每日 2 次，开水冲服。适用于视力下降，虚损羸弱、消渴的患者。

高血压性视网膜病变

高血压性视网膜病变（HRP）指由高血

压引起的视网膜病变，根据高血压的类型分为急性 HRP 和慢性 HRP。本病的临床表现：高血压患者视力逐渐下降或骤降，或无眼部症状，偶然眼底检查发现。早期无自觉症状。由于多为单眼，且多发于儿童和青少年，故患者常无自觉，直至视力下降或瞳孔出现黄白色反射，或眼球外斜始引起注意而就诊。本病以高血压为发病基础，故降血压为最根本的防治措施。西医以维生素 B、维生素 C、维生素 E 及钙剂等促进眼底病变吸收，中医则结合全身及眼底改变进行辨证论治。

本病无对应中医病名，根据眼部症状可分别属于"暴盲""视瞻昏渺"（《证治准绳》）等中医学眼病范畴。

【膏方集成】

1. 滋潜活络膏：珍珠母、生龙骨、生牡蛎各 50 克，熟地黄、茺蔚子、牛膝各 30 克，丹参、女贞子、麦冬、天冬、石斛、沙参各 20 克，地龙、血竭、全蝎、钩藤各 15 克。上药浓煎，加饴糖 500 克，收膏。每次 100 毫克，每日 2 次，口服。适用于高血压性视网膜病变伴头晕，视物昏花，口干咽燥者。

2. 瘀血灌睛膏：党参、白术、黄芪、当归、云茯苓、远志各 20 克，酸枣仁、木香、地龙、鹿角胶、白参、川芎、桃仁、茺蔚子、菊花、夏枯草、甘草各 15 克。上药加水煎煮 3 次，滤汁去渣，合并滤液，加热浓缩成清膏，再加鹿角胶、白参（打粉），收膏即成。每次 15～30 克，每日 2 次，开水调服。适用于高血压性视网膜病变，症见口苦，急躁易怒，头晕头痛者。

3. 杏仁白蜜膏：杏仁、白蜜各适量。上药共研成膏备用。外用，点眼内，每日 2 次。适用于高血压性视网膜病变症状轻者。

4. 地星蜂蜜膏：生地黄 18 克，胆南星 9 克，蜂蜜适量。上药共捣泥，蜂蜜调匀备用。外用，外敷眼眶周围，每日 1～2 次，连用 5～10 日。适用于各类视网膜病变的辅助治疗。

5. 明眸膏：苍术、柴胡、苦参、玄参、生地黄、赤芍、当归、川芎、荆芥、薄荷、大黄、芒硝、黄连、麻黄、白芷、细辛、龙胆、黄芩、黄柏、栀子、茺蔚子、五倍子、决明子、羌活、连翘、芙蓉叶、胆南星、桃仁、杏仁、蝉蜕、蛇蜕、木贼、穿山甲、石菖蒲、红花、乳香、生姜、没药各 30 克，水牛角 60 克，丁香、槐枝、桑枝、柳枝、桃枝、枸杞根、淡竹叶、菊花各 150 克，麻油 4000 毫升，黄丹 2000 克，石膏、松香、黄蜡各 120 克，羊胆 2 枚。黄丹研细末收膏用，石膏、松香研细末，与黄蜡、羊胆另置，先用麻油熬丁香、槐枝、桑枝、柳枝、桃枝、枸杞根、淡竹叶、菊花、生姜。去渣后入余药熬成膏，黄丹收，入石膏、松香、黄蜡、羊胆搅匀。用时每次取少许敷于眼部，每日 1 次。适用于高血压性视网膜病变改善视力者。

6. 滋阴熄风膏：生白芍、赭石各 200 克，玄参、天冬、天麻、钩藤、杭白菊、龟甲胶、鳖甲胶各 150 克，生龙骨、生牡蛎各 300 克。上药除龟甲胶、鳖甲胶外，余药加水煎煮 3 次，滤汁去渣，合并滤液，加热浓缩成清膏，再将龟甲胶、鳖甲胶加适量黄酒浸泡后隔水炖烊，冲入清膏和匀，最后加蜂蜜 300 克收膏即成。每次 15～30 克，每日 2 次，开水调服。适用于平常容易阴虚风动者，多见于半身不遂、口舌㖞斜、言语蹇涩或不语、偏身麻木、眩晕耳鸣、烦躁失眠、手足心热等。

7. 育阴潜阳膏：琥珀 1.5 克，朱砂 1 克，胆南星 10 克，五味子 12 克，磁石 15 克，人参、杜仲、桑寄生、地龙各 18 克，生地黄、何首乌、石决明各 24 克，钩藤、沙苑子各 30 克。先将后 12 味药加水煎煮 3 次，滤汁去渣，合并滤液，加热浓缩成膏，再加蜂蜜 100 克收膏，最后将琥珀、朱砂研成细末，拌匀即成。每次 15～30 克，每日 3 次，餐后温开水冲服。如遇外感伤风，内伤食滞时停服，病愈后继续服用。服膏期内忌食一切辛辣及生冷食品。适用于高血压症见头晕，视物不清，心悸气短，寐差，时有胃痛，泛酸纳差，舌尖红无苔，脉细数无力者。

8. 降压膏：熟地黄 7500 克，臭牡丹 10000 克，桑枝 12500 克，冬青、夏枯草各 15000 克，槐角 25000 克。将以上生药洗净混合，用纱布袋装好，投入陶器缸内，加 3 倍量水（以淹没生药水面高出 10 厘米为度）浸泡 30 分钟，煮沸 2 小时，如此反复 2 次，分别过滤，合并药液，加入糖浆，过滤，浓缩至 57000 毫升即得。每次 1 调羹，每日 3 次，温开水调服。如遇外感伤风，内伤食滞时停服，病愈后继续服用。服膏期内忌食一切辛辣及生冷食品。2 个月为 1 个疗程。适用于各种类型高血压，伴视物模糊者。

9. 龙牡降压膏：白菊花、白芍各 60 克，枸杞子 100 克，玄参、桑椹各 150 克，牛膝、生地黄、女贞子、桑寄生、龟甲胶各 200 克，生龙骨、生牡蛎各 300 克。上药加水煎煮 3 次，滤汁去渣，合并滤液，加热浓缩成清膏，再将龟甲胶加适量黄酒浸泡后隔水炖烊，冲入清膏和匀，最后加蜂蜜 300 克，收膏即成。每次 15～30 克，每日 2 次，温开水调服。如遇外感伤风，内伤食滞时停服，病愈后继续服用。服膏期内忌食一切辛辣及生冷食品。适用于高血压患者，表现为眩晕耳鸣，视物不清，腰膝酸软，精神委靡，烦躁失眠等。

10. 降压灵膏：薄荷、小川黄连各 45 克，柴胡、明玳瑁各 60 克，紫贝齿、蛤蚧粉、山茱萸、泽泻、钩藤、白菊花、明天麻、海藻、粉丹皮、生栀子、桑皮叶、黄芩、炒知柏、莲子心、生蒲黄、半夏、云茯苓、川芎、赤芍、白芍、杏仁、桃仁、红花、苍术、白术、紫草各 90 克，生石决明、石韦、肥玉竹、紫丹参、沙苑子各 150 克，大生地黄、水牛角、黄芪各 300 克，地锦草 400 克。上药共煎浓汁，文火熬糊，再入鳖甲胶、龟甲胶 60 克，蛋白糖 500 克，熔化收膏。每日晨沸水冲饮一匙。如遇外感伤风，内伤食滞时停服，病愈后继续服用。服膏期内忌食一切辛辣及生冷食品。适用于高血压兼有高血糖，高血脂，面部潮红，心烦易怒，夜寐不安，头晕胸痞，易于气怯，小便混浊者。

视盘炎与球后视神经炎

视盘炎

视盘炎为视神经球内段或紧邻眼球的球后段视神经的急性炎症，如波及视网膜，又称视神经视网膜炎。本病主要临床表现为视力突降，常在一两日内降至 0.3 以下，甚至仅存光感或失明。可一眼或双眼发病。部分患者有患眼胀痛、转动疼痛或侧头痛。因全身、局部病变引起者，有原发病表现。

本病通常归属于中医学"暴盲"范畴。部分起病缓慢，视力渐渐下降者，则归属于中医学"视瞻昏渺"范畴。现在更准确地将其称为"目系暴盲"。本病多因六淫外感侵扰，上攻目系，或情志内伤，五志化火，灼伤目系，或气滞血瘀，壅阻目系，或肝肾亏损，久病体虚，产后等造成气血精亏，目系失养所致。

球后视神经炎

球后视神经炎为视神经穿出巩膜后至视交叉前的一段神经发生的炎症。本病的主要临床表现为急性者与视盘炎相同，以视力急剧下降，眼球转动时眶内胀痛为主。慢性者除视力下降明显外，有视力波动及昼盲现象，即光线越明亮视力反而越差。

本病急性者归属于中医学"暴盲"范畴，慢性者归属于中医学"视瞻昏渺""青盲"等范畴。中医学对本病的认识和视盘炎的大致相同，慢性者在病因病机上更重视内伤七情、五脏六腑功能失调、气滞血瘀等的关系，虚实夹杂等的情况更为多见。

【膏方集成】

1. 银公膏：金银花、蒲公英各 30 克，牡丹皮、栀子、当归、白芍、茯苓、白术、银柴胡、阿胶、荆芥、防风、枸杞子、菊花、山药、五味子各 10 克，甘草 5 克。上药加水煎煮 3 次，滤汁去渣，合并滤液，加热浓缩成清膏，再将阿胶加适量黄酒浸泡后隔水炖烊，冲入清膏和匀，最后加蜂蜜 300 克收膏即成。每次 15～20 克，每日 2 次，开水调服。适用于急性球后视神经炎患者。症见视力急剧下降，眼球转动时疼痛。

2. 明目消炎膏：生地黄、牡丹皮、黑栀子、连翘、夏枯草各 30 克，金银花、菊花、黄芩、赤芍、生石决明各 15 克，甘草 6 克。

上药加水煎煮 3 次，滤汁去渣，合并滤液，加热浓缩成清膏，再加鹿角胶、白参（打粉），收膏即成。每次 15～30 克，每日 2 次，开水调服。适用于球后视神经炎患者。症见患眼视力下降，或眼球转动时疼痛。全身伴心烦易怒，口干便干。

3. 清开灵膏：牛黄、水牛角、黄芩、金银花、栀子各 50 克。将上药煎水滤汁去渣，取滤汁兑蜂蜜加热浓缩成膏。每次 10 克，每日 3 次，口服。适用于急性球后视神经炎患者，证属肝胆火炽，热毒炽盛者。

4. 视盘炎膏：生地黄、决明子、栀子、牡丹皮、当归、白芍、桃仁、鹿角胶、白参、夏枯草各 20 克，石决明、菊花各 30 克。上药加水煎煮 3 次，滤汁去渣，合并滤液，加热浓缩成清膏，再加鹿角胶、白参（打粉），收膏即成。每次 15～30 克，每日 2 次，开水调服。适用于视盘炎属肝热上蒸，气血瘀滞者。

5. 凉血清肝膏：石决明、鹿角胶、白参、生地黄、赤芍、牡丹皮、栀子、黄芩、金银花、连翘、龙胆、淡竹叶各 30 克。上药加水煎煮 3 次，滤汁去渣，合并滤液，加热浓缩成清膏，再加鹿角胶、白参（打粉），收膏即成。每次 15～30 克，每日 2 次，开水调服。适用于视盘炎患者，症见眼视力突然下降，头疼眼痛者。

视盘水肿

视盘水肿又称视乳头水肿，是视盘的非炎症性水肿，它不是一个独立的疾病，常因颅内压增高或其他因素使视神经受到机械性压迫而产生的瘀血性水肿。如由全身性疾病与颅内压增高所致者，常双眼发生，由局部因素引起的多为单眼发生。临床症状有头痛、呕吐等，视力正常或有一过性黑矇，少数患者有复视。

本病早期视力不受影响，或稍感视物模糊，故可归属于中医学"视瞻昏渺"范畴，至晚期，若继发视神经萎缩而失明者，又属于"青盲"范畴。本病主要与肝、脾、肾有关。因肝主疏泄，又连目系，若肝经湿热，影响疏泄，致气机不畅，目内津液不得疏泄流通而发生肿胀，或因肝气郁久，肝木横克脾土，致脾湿不运，水湿停滞而产生目系水肿，或肾之阴精不足，不能济养肝阴，肝肾阴虚，阴不潜阳，肝阳上亢，气血不畅导致目系水肿。

【膏方集成】

1. 明目膏：鼠胆适量。取汁点目，每日 3～5 次。适用于青盲，雀目不见物者。

2. 白丁膏：白丁香 3 克，人乳适量。上药为细末，人乳调匀备用。点眼内每日 2 次。适用于视盘水肿症状轻者。

3. 开瘀消肿膏：谷精草、白术、泽泻、茯苓、柴胡、木通、牡丹皮、当归、猪苓、车前子、赤芍、白茅根各 20 克。上药加水煎煮 3 次，滤汁去渣，合并滤液，加热浓缩成清膏，备用。每次 10 克，每日 3 次，口服。适用于视盘水肿证属瘀血水停者，症见视物不清，头痛头胀，口渴，烦躁者。

4. 清肝解郁膏：银柴胡、茯苓、蝉蜕、菊花、木贼、沙苑子各 20 克，夏枯草、桔梗、生栀子、木通、阿胶、牡丹皮、枳壳、赤芍、甘草各 15 克。上药加水煎煮 3 次，滤汁去渣，合并滤液，加热浓缩成清膏，再将阿胶加适量黄酒浸泡后隔水炖烊，冲入清膏和匀，最后加蜂蜜 300 克收膏即成。每次 15～20 克，每日 2 次，开水调服。适用于视盘水肿证属肝经郁热，脉络不通者。

5. 视盘水肿经验膏：生地黄、枸杞子、白术各 15 克，熟地黄、茺蔚子、黄芪、车前子、泽泻各 12 克，白芍、当归、黄连、柴胡、猪苓、牛膝各 20 克，丹参、炙甘草各 30 克。将上药水煎 3 次，滤汁去渣，合滤液兑蜂蜜加热浓缩成膏。每次 10 克，每日 2 次。适用于视盘水肿各种症型患者。

视神经萎缩

视神经萎缩系因视神经退行性病变而致的视盘颜色变淡或苍白。临床上习惯将所有视盘颜色变淡均称为神经萎缩，而实际上有时视盘着色变淡可由其表面血管减少等而致，视力、视野等均无异常。一般本病的临床表现主要为视力明显下降，严重者无光感，或有视力突降史，久未恢复，眼外观无异常。

本病属于中医学"青盲"范畴，又称"黑盲"。病变多因先天禀赋不足，或久病体虚，气血不足，或劳伤肝肾，精气不足亏损，而目系失养，或肝肾气滞，气机不达，或外伤头目，经络受损，气滞血瘀等致目络瘀阻，玄府闭塞导致。病因及全身病机虽有多端，但最终局部病机主要有二：一为目系失养，二为目络瘀阻。

【膏方集成】

1. 肝脑膏：羊肝240克，兔脑2具，生地黄、熟地黄、菊花、甘草各30克，枣皮、生石决明、枸杞子、山药、磁石、天麻、蒺藜、青葙子、何首乌各60克，朱砂15克。上药浓煎2次，过滤去渣，两汁合并，以文火微加浓缩，加蜂蜜适量调匀收膏待用。每次1汤匙，每日3次，口服，服用半年。适用于视神经萎缩，肝肾亏虚，伴腰膝酸软者。

2. 龙珍膏：龙胆、槐角各10克，生珍珠27粒，冰片、雪水、竹上露水各少许，白蜜适量。先将前2味药共为细末，与珍珠粉、冰片同研，加入雪水、露水调匀，入白蜜调匀成软膏状。收储备用。外用，用时取药膏适量均匀涂于敷料上，贴敷患眼，包扎固定。每日换药1次。适用于视神经萎缩。

3. 还睛膏：胡黄连、青黛、当归、香附各15克，冰片5克。上药除冰片外，余药共为细末，入冰片同研细和匀，用白蜜调匀成软膏状，储存备用。外用，用时每取药膏适量，贴敷双侧内关、肝俞穴，外用以纱布盖上，胶布固定，2～3日换药1次。适用于视神经萎缩。

4. 乌贼蜂蜜膏：蜂蜜100克，海螵蛸粉5克。上药共研极细末，备用。外用，点眼，每日3次。适用于各类视神经萎缩辅助治疗。

5. 鱼胆膏：青鱼胆2枚，黄连、海螵蛸各3克。后2味药为细末，入胆汁调膏。外用，点眼，每日3～5次。适用于视神经萎缩，兼有余热者。

6. 四精膏：百草精（黑羊胆）、百花精（白蜂蜜）、百谷精（人乳）各等份。上药取汁混合，入锅内蒸30分钟后取出，收藏备

用。外用，用热水洗眼后，药膏点眼，每日3～5次。适用于青盲，视物不清者。

7. 知柏地黄膏：当归、生地黄、熟地黄各200克，野菊花250克，黄芩、黄柏、知母各120克，赤芍、玄参、丹参、决明子、川芎、青葙子各100克，龙胆、车前子各60克，水牛角粉30克。上药除水牛角粉外，余药加水煎煮3次，滤汁去渣，合并滤液加热浓缩成清膏，再将水牛角粉，加蜂蜜300克，冲入清膏搅拌收膏即成，储存备用。每次20克，每日3次，口服。1料为1个疗程。适用于视神经炎、视神经萎缩。

麻痹性斜视

麻痹性斜视是由于一条或数条眼外肌完全或不完全麻痹所引起的眼位偏斜，由支配眼外肌的神经核、周围神经或肌肉发生功能障碍所引起，为临床常见眼病，多为一眼发病，起病突然，伴有复视、头晕、恶心呕吐及步态不稳等症状。

中医学多根据主观症状命名，如以复视症状为主者，称为视歧、视一为二；如以眼位偏斜为主者，称为目偏视、神珠将反；如以上睑下垂为主症者，则称为上胞下垂、睑废；偏斜严重而角膜几乎不能见者，称为瞳神反背。其发病原因多由肝阳上亢，脾胃虚弱，中气不足，外受风邪等所致。

【膏方集成】

1. 正容膏：羌活、防风、白附子、胆南星、秦艽、僵蚕、制半夏各15克，木瓜、松节、甘草各10克，全蝎5克，蜈蚣3条。上药浓煎，辅以山药、莲子、核桃仁各150克，大枣、阿胶各200克，冰糖50克，收膏。每次15毫升，每日12次，口服。适用于麻痹性斜视起病急，眼球偏斜，视一为二，伴头痛眩晕者。

2. 养血地黄膏：熟地黄20克，白芍15克，当归12克，川芎、藁本、防风、白芷、羌活各9克，地龙10克，细辛3克。上药需浸一宿，以武火煎取3汁，沉淀滤清，文火收膏，加入东阿胶（陈酒烊化）、白冰糖各适量，最后加大枣、核桃仁，熬至滴水成珠为

度。每次 10 克，每日 3 次，温开水调送。适用于麻痹性斜视症属肝血不足、风邪中络者。

3. 正视膏：蜈蚣、蝉蜕、全蝎、制附子、黄芪、党参、秦艽、红花、防风、甘草各等份。加水煎煮 3 次，滤汁去渣，合并滤液，加热浓缩成清膏，人参另煎兑入，蛤蚧研粉调入，将阿胶加适量黄酒浸泡后隔水炖烊，冲入清膏和匀，最后加蜂蜜 300 克收膏即成。每次 10 克，每日 3 次，口服。适用于各类麻痹性斜视。

4. 眼外肌麻痹膏：党参、黄芪、当归、白芍、升麻、柴胡、羌活、防风各 20 克，僵蚕、全蝎、钩藤、陈皮、半夏、茯苓各 25 克。上药浓煎，另加入糖浆、蜂蜜适量制成膏，备用。每次 10 克，每日 3 次，口服。适用于眼外肌麻痹。

5. 化风膏：羌活、独活、荆芥、薄荷、川芎、蝉蜕各 12 克，防风、钩藤、天麻各 10 克，甘草 5 克。上药浓煎，加阿胶 200 克，冰糖 50 克，收膏。每次 15 毫升，每日 12 次，口服。适用于麻痹性斜视属风伤筋脉者。

老年性黄斑变性

老年性黄斑变性又称年龄相关性黄斑变性、衰老性黄斑变性，是多发生于 45 岁以上患者的黄斑区视网膜组织退行性病变，其病变包括黄斑区脉络膜玻璃膜疣、视网膜色素上皮区域性萎缩、黄斑区脉络膜新生血管膜、视网膜色素上皮细胞脱离、黄斑区盘状退行性变或盘状瘢痕等。本病的患病率随年龄增长而增高，由于其他致盲性眼病，如老年性白内障、青光眼等，可得到手术治疗，致盲率已明显降低。

根据本病的临床表现，属于中医学"视瞻昏渺""暴盲""青盲""视瞻有色"等范畴。老年人肝肾不足，精血亏虚，目失濡养或阴虚火炎，灼烁津液以致神光暗淡。包含不节，脾失健运，不能运化水湿，聚湿生痰，湿遏化热，上泛清窍，或脾气虚弱，气虚血瘀，视物错矇，或脾不统血，血溢络外而遮蔽神光。劳思竭视，耗伤气血或素体气血不足所致，以致昏不明。

【膏方集成】

1. 视瞻昏渺膏：黄芪、生地黄、黄精、山药、苍术、白术、牡丹皮各 300 克，三七粉 30 克，茯苓、苍术各 150 克，阿胶 200 克。上药除三七粉、阿胶外，余药加水煎煮 3 次，滤汁去渣，合并滤液，加热浓缩成浓膏，再将阿胶加适量清水浸泡后隔水炖烊，再调入三七粉，最后加饴糖 300 克，收膏即成。每次 15～30 克，每日 2 次，开水调服。适用于老年性黄斑迁延不愈者。

2. 玄参膏：生地黄、牡丹皮、玄参、山茱萸、女贞子、龟甲胶、菟丝子、麦冬各 150 克，三七粉 30 克，墨旱莲 200 克，阿胶 100 克。上药除阿胶、龟甲胶、三七粉外，余药加水煎煮 3 次，滤汁去渣，合并滤液，加热浓缩成清膏，再将阿胶、龟甲胶加适量清水浸泡后隔水炖烊，冲入清膏和匀，再调入三七粉，最后加饴糖 300 克，收膏即成。每次 15～30 克，每日 2 次，开水调服。适用于患眼视物不清，干涩不适，时有胀痛，眼底黄斑部出血，色鲜红，可有水肿、渗出的患者。全身症见腰膝酸软，手足心热，头胀胁痛，胸闷不适。

3. 甲复脉膏：党参 20 克，麦冬、生地黄各 30 克，炒酸枣仁、阿胶、炙龟甲各 16 克，炙甘草 10 克，大枣 5 枚。上药浓煎。除阿胶外，上药需浸一宿，以武火煎取 3 汁，沉淀滤清，文火收膏，加入阿胶（陈酒烊化）、白冰糖，最后加大枣、核桃仁，熬至滴水成珠为度。每次 10 克，每日 3 次，温开水调送。适用于老年性黄斑，湿性渗出期，突发一眼视物不见，或视力下降，视物变形，眼底检查黄斑区出血，并伴有渗出和水肿，头痛失眠者。

4. 拨云膏：蕤仁 1.5 克，青盐 0.3 克，猪胰 15 克。蕤仁去油，上药共捣如泥，存储备用。外用，外点眼部，每日 2～3 次。适用于各类老年性黄斑的辅助治疗。

5. 吹云膏：防风、青皮、甘草、当归、连翘各 2 克，生地黄 5 克，细辛 0.5 克，柴胡 1.5 克，黄连 9 克，蕤仁、升麻各 1 克，荆芥穗 3 克，蜂蜜适量。除连翘外，余药为细末，加 400 毫升水煎至 200 毫升，纳连翘，熬至

150 毫升去渣，文火再熬，加熟蜂蜜熬匀成膏。外用，点眼，每日 3 次。适用于老年性黄斑，自觉视物昏矇，视物变形，眼底见黄斑部水肿渗出者。

6. 补益肝肾膏：熟地黄 300 克，山药、菟丝子、白芍、沙苑子、山茱萸、枸杞子各 150 克，当归、黑芝麻、天麻、楮实子各 100 克，五味子、川芎各 60 克，龟甲胶 250 克。上药除龟甲胶、黑芝麻外，余药加水煎煮 3 次，滤汁去渣，合并滤液，加热浓缩成清膏，再将龟甲胶加适量黄酒浸泡后隔水炖烊，黑芝麻研碎后，一并冲入清膏和匀，然后加蜂蜜 300 克收膏即成，储存备用。每次 15～30 克，每日 2 次，白开水调服。适用于老年性黄斑病变、视力减弱者。

7. 双补气血膏：黄芪、白术、当归各 100 克，党参、白芍、茯苓、枸杞子、菟丝子、沙苑子、石斛、阿胶各 150 克，人参 50 克，升麻 30 克，柴胡、炙甘草各 60 克。上药除阿胶外，余药加水煎煮 3 次，滤汁去渣，合并滤液，加热浓缩成清膏，再将阿胶加适量黄酒浸泡后隔水炖烊，冲入清膏和匀，然后加蜂蜜 300 克收膏即成。每次 15～30 克，每日 2 次，白开水调服。适用于老年性视力减弱患者。症见视力减退，目光无神，伴神疲乏力者。

近 视 眼

近视是指眼在不使用调节时，平行光线通过眼的屈光系统折射后，焦点落在视网膜之前的一种屈光状态，在视网膜上则形成不清楚的像。远视力明显降低，但近视力尚正常，是临床常见病，在屈光不正中所占比例最高。

本病在中医学亦称"近视"（《目经大成》），又称"目不能远视"（《证治准绳》）或"能近祛远症"（《审视瑶函》）。《诸病源候论·目病诸候》曰："劳伤肝腑，肝气不足，兼受风邪，使精华之气衰弱，故不能远视。"《审视瑶函·内障》曰："肝经不足肾经病，光华咫尺视模糊。"过用目力，久视伤血，或肝肾两虚，禀赋不足以致目中神光不能发越

于远处，故见近视。

【膏方集成】

1. 近视贴穴膏：细辛、樟脑各 1.5 克，龙脑冰片 1 克。上药共为细末，过 140 目筛，入冬绿油 1 克，辣椒浸膏 0.5 克，凡士林 14.6 克，羊毛脂 8 克，搅拌均匀，最后加入麝香 0.3 克，充分混合，用液状石蜡适量调节稠度，密封备用。外用，每次取小米粒大的药膏，放入耳穴上，外用胶布固定。取耳穴为：肝、肾、脾、眼，配穴为：交感、枕、近视、新眼点、后眼。每次贴主穴加配穴 1 个或 2 个，5 日换药 1 次。3 次为 1 个疗程。适用于中小学生近视眼。

2. 三脑明目膏：生地黄、天冬、菊花各 30 克，枳壳 45 克，薄荷脑 3 克，龙脑冰片 1.5 克。先将前 4 味药共为细末，再加入后 2 味同研细末和匀，储存备用。外用，用时每取药末 16 克，以白蜜适量，调为稀糊状，外敷于双手心劳宫穴上，上盖敷料，胶布固定。每日换药 1 次。10 次为 1 个疗程。治疗各类近视眼。

3. 明目膏：熟地黄、当归、谷精草、玄参、白菊、青葙子各 30 克，枸杞子、桑椹、山药各 15 克。上药共为细末，和匀，储存备用。外用，用时取药末 20 克，以蜂蜜适量，调和成软膏状，外敷于双足底涌泉穴上，上盖敷料，胶布固定。每日或隔日换药 1 次。30 日为 1 个疗程。适用于各类近视眼。

4. 明目延龄膏：桑叶、菊花各 30 克，蜂蜜 150 克。上药前 2 味以水熬透，去渣，再熬浓汁，兑蜂蜜收膏。每次 1 匙，每日 3 次，开水冲服。适用于肝火上亢，头晕眼花，头痛眼赤，多泪的患者。

5. 胡麻膏：黑芝麻 1000 克，生麦芽 500 克。生麦芽加水煎至 1/3，倾黑芝麻于一瓷器中，加麦芽捣，内瓷中酿之。两复时尽，去却糟，煎取 1/3，盛置铜器中，猛火煮之，令稠成膏。每次 10 克，每日 3 次，口服。适用于肝肾不足者。

6. 九子还睛膏：枸杞子、桑椹、女贞子、丹参各 15 千克，何首乌、山茱萸、菟丝子、沙苑子、楮实子、茺蔚子、益智、淫羊藿各 10 千克，川芎 5 千克，黄柏 6 克。上

药按10：1浓缩，加适量饴糖、麦芽糖制成膏。每次15毫升，每日3次，口服。连服2年。适用于中低度近视患者，视近清楚，视远模糊，眼底或可见视网膜呈豹纹状改变。

7. 定志明睛膏：远志、石菖蒲、黄芪各300克，党参、茯神各100克，朱砂15克，丹参、玄参、天冬、麦冬、酸枣仁、柏子仁、木贼、菊花、桔梗各50克。上药浓煎，加蜂蜜、糖浆各500克，收膏。每次15毫升，每日3次，口服。适用于近视视力逐渐下降，近期突然视力急剧下降患者。查眼底高度近视视网膜退行性变，黄斑部有出血斑，色较鲜红者。

8. 复方生姜膏：鲜姜（洗净去皮）、黄连面、冰片各0.6克，白矾面6克。捣研成膏状，装瓶备用。外用，仰卧位，取3.3厘米长、1.6厘米宽的两层纱布条将眼盖好，在眉上一横指往下，鼻上一横指往上，两边至太阳穴区域内持药膏敷上，眼区可稍厚些。敷后静卧，待药膏自然干裂时为止。每日敷药1次。适用于各类近视患者。

9. 视力矫正膏：当归、鹅不食草、女贞子、枸杞子、白菊花、蝉蜕、青葙子、桑椹、天麻、党参、白术、白花蛇、全蝎、干姜各等份。上药为粉末，用凡士林香油调制而成。外用，将本膏均匀地涂在患者眼睛周围及眉头、眉中、眉尾及太阳穴处，上面覆盖一层纱布，将眼球露出。药膏保留6～8小时，每周治疗3次。适用于视近清楚，视远模糊，兼见耳鸣头晕目眩，少气懒言，疲倦无力，口苦咽干，脉虚数无力的患者。

第四十一章 耳科疾病

外耳道炎

外耳道炎又称弥漫性外耳道炎，系外耳道皮肤及皮下组织的弥漫性感染性炎症。多发于气候湿热的季节或地区。发病前多有脓耳、挖耳史，或有游泳、沐浴污水入耳病史。耳内疼痛或轻或重，讲话、咀嚼、张口时疼痛加重，或伴耳内作痒。检查可见外耳道皮肤弥漫性红肿糜烂，有少许黏脓性分泌物。病变可延及外耳道口，外耳道因肿胀而变狭窄，可伴耳前后皮肤红肿或疼痛。转为慢性者，可无明显症状，仅有耳部不适及痒感，检查见外耳道皮肤粗糙、增厚，轻度糜烂、结痂，外耳道狭窄。病变若波及鼓膜，可见鼓膜混浊增厚，标志不清，或有少量肉芽形成，伴耳鸣、听力减退、光锥消失。

本病中医学称为"耳疮"，以耳窍疼痛较剧，耳郭拒按，耳道红肿为主要表现。挖耳、污水入耳、中耳炎脓液刺激外耳道，以致风热湿邪搏结于耳窍，蒸灼耳道肌肤，致耳道漫肿、赤红、疼痛。若素体脾虚，则迁延日久，缠绵难愈。风热邪毒外侵，多因挖耳恶习，损伤耳道，风热之邪乘机侵袭，或因污水入耳，脓耳之脓液浸渍染毒而发，肝胆湿热上蒸，热毒壅盛，兼夹湿邪，引动肝胆火热循经上乘，蒸灼耳道，壅遏经脉，逆于肌肤可致耳道漫肿、赤红。《诸病源候论》卷二十九曰："耳疮候……风热乘之，随脉入于耳，与血气相搏，故耳生疮。"《外科正宗》卷四亦曰："浴洗水灌于耳中，亦致耳窍作痛生脓。"治疗上，依据证候，邪毒外侵则应祛风清热解毒；湿热搏结耳窍，则宜清泻肝胆，利湿消肿；脾虚湿困，治当清脾利湿消肿；

火毒壅盛，化腐酿脓，则宜清热解毒；血虚肝旺则养血清肝，疏风散热；若病久正虚，托毒无力，则应补益气血，托里解毒。

【膏方集成】

1. 虎蒲软膏：虎杖 500 克，蒲公英 150 克，紫花地丁 100 克，冰片 50 克。上药共为细末，和匀，即成虎蒲散，加入凡士林适量调和成软膏状，即为虎蒲软膏。用瓶储备外用。用时取药膏敷贴于患处，每日换药 1 次。对于暴露部位的痈疖，先清洗去脓痂，再用虎蒲散撒布疮上。外用纱布敷料固定。适用于耳鼻部疖肿。

2. 二黄一白栀子膏：栀子、大黄、白矾、雄黄（按 2：1：1：1/4 比例配制）。上药分别研为细末，按比例混合均匀，加凡士林适量调匀成 50% 软膏状，储瓶外用。在患部常规消毒后，持针器夹缝合外带 6 号尼龙线引流，尼龙线于囊肿外端流出 0.5 厘米，以利拆除时钳夹。阴证用本膏外敷，阳证用本膏除雄黄外敷。每隔 2～3 日换药 1 次，直到痊愈为止。适用于耳郭假性囊肿患者。

3. 五黄软膏：黄连、黄柏、天花粉、姜黄各 9 克，当归尾 15 克，重楼、蒲公英各 30 克，麻油 500 毫升，黄蜡 100 克。先将前 7 味药共为粗末，用麻油煎枯，过滤去渣留油，离火，待温，入黄蜡烊化，拌匀，冷后收膏，储瓶外用。用时取本膏适量，摩擦患处，每日涂数次。适用于耳部疖肿，以及其他部位疖肿，无论疮溃破与否均可用之。

4. 黄连软膏：黄连 3 克，鸡蛋 3 枚，四季葱白 10 根。先将黄连研为细末，次将鸡蛋打破取出，鸡蛋入黄连粉搅匀成软膏状，储瓶外用。用时先拿四季葱加清水煎汤，1 茶杯约 100 毫升，待温用脱脂药棉蘸药水洗净患处耳后根部之脓液。洗净拭干，再取本膏涂擦患处，每日早、晚各1次。适用于蚀耳疮。

5. 芙蓉叶膏：芙蓉叶、夏枯草、生大黄、泽兰、川黄连、黄芩、川黄柏各100克，冰片5克，凡士林适量。上药共为极细末，入冰片同研细和匀，用凡士林适量调和成软膏状，储瓶外用。用时每取药膏适量，外敷于患处，用消毒水纱布将耳郭包好。每日或隔日换药1次。直到痊愈为止。适用于耳郭假性囊肿患者。

6. 山羊膏：山羊须、荆芥、大枣各6克，轻粉1.5克。将前3味药烧灰存性，加入轻粉，共为极细末，加清香油适量，调和成糊膏状，储瓶外用。用时每取少许，涂擦患处，每日2～3次。3日为1个疗程。适用于小儿耳部湿疹。

耵聍栓塞与外耳道异物

耵聍栓塞是指外耳道内耵聍分泌过多或排出受阻，使耵聍在外耳道内聚集成团，阻塞外耳道。耵聍栓塞形成后，可影响听力或诱发炎症，是耳鼻咽喉科常见病之一。耵聍栓塞因程度及部位的不同而症状有异。外耳道未完全阻塞者，多无症状，患者有临床表现前来就诊时，往往可见到耵聍完全阻塞外耳道。中医学认为本病是以耳道闭塞感及听力减退，耳内有耵聍堵塞等为主要表现的外耳疾病。本病的发生多因风热邪毒入侵，致耵聍分泌增多，与尘垢互结成核，堵塞耳道，或脾经湿热上干于耳，致耵聍分泌呈糊状如稠油，黏滞难以排除，阻塞耳道，或挖耳不当，将耵聍推入耳道深部，积聚日久成核，或耳道狭窄，耵聍排出受阻，堵塞耳道而成。外耳道异物多见于儿童。成人多为挖耳或外伤时所遗留。亦见于虫类侵入而造成。

耳道异物属于中医学"异物入耳"范畴。常见的异物有蚊、蝇、蚂蚁、水蛭及豆类、果核、稻谷、砂石、碎玻璃等。如异物损伤耳道肌肤，邪毒乘虚外侵，可致皮肤红肿、疼痛。

【膏方集成】

1. 解毒消肿止痛膏：金银花、野菊花、赤芍、生地黄、天葵子、紫花地丁各150克，蒲公英300克，栀子、黄连、木通各100克。将上药加水煎煮3次，滤汁去渣，合并滤液，加热浓缩成清膏，再加蜂蜜300毫升加热收膏即成。每次15～20克，每日2次，开水调服。适用于因异物损伤耳道肌肤而致红肿、焮痛、糜烂者。

2. 栀子清肝膏：栀子、川芎、当归、柴胡、白芍、牡丹皮、牛蒡子、黄芩、黄连各100克，煅石膏200克，甘草60克。将上药加水煎煮3次，滤汁去渣，合并滤液，加热浓缩成清膏，再加蜂蜜300毫升加热收膏即成。每次15～20克，每日2次，开水调服。适用于耵聍堵塞耳道，取出耵聍后见耳道肌肤红肿糜烂者。

3. 甘露消毒膏：滑石150克，茵陈、黄芩、薄荷各60克，石菖蒲、木通、连翘、豆蔻、茯苓、白术、藿香、苍术各100克。将上药加水煎煮3次，滤汁去渣，合并滤液，加热浓缩成清膏，再加蜂蜜300毫升加热收膏即成。每次15～20克，每日2次，开水调服。适用于耵聍质稀如稠油、如枣泥且反复发生者。

中耳炎

中耳炎是累及中耳（包括咽鼓管、鼓室、鼓窦及乳突气房）全部或部分结构的炎性病变，好发于儿童。可分为非化脓性及化脓性两大类。非化脓性者包括分泌性中耳炎、气压损伤性中耳炎等，化脓性者有急性化脓性中耳炎和慢性化脓性中耳炎之分。特异性炎症太少见，如结核性中耳炎等。本章主要讲述化脓性中耳炎。化脓性中耳炎按照其发病的急缓分为急性化脓性中耳炎和慢性化脓性中耳炎。急性化脓性中耳炎是致病菌直接侵入中耳引起的中耳黏膜及鼓膜的急性化脓性炎症，病变范围包括鼓室、鼓窦、咽鼓管，并可延及乳突。慢性化脓性中耳炎系中耳黏膜、鼓膜或深达骨质的慢性化脓性炎症，多为急性化脓性中耳炎未及时治疗，或病变较重，经治疗未痊愈而成。急性化脓性中耳炎是因致病菌通过咽鼓管、鼓膜、血行感染等途径入侵而引起的中耳黏膜-鼓膜急性化脓性感染。病理改变分为感染期（早期）、化脓期、恢复期或融合期（并发症期）。慢性化脓性中耳炎除表现以黏膜炎性细胞浸润与增厚为特征的单纯型和以听骨等骨质坏死、鼓室肉芽与息肉生长为特征的骨疡型外，有其最特殊的病理改变为中耳胆脂瘤的形成和发展过程中对周围结构的侵袭性。胆脂瘤的重要特征是其上皮的高度增生性。急性化脓性中耳炎临床表现全身症状轻重不一，局部早期表现为耳堵，随即耳痛，耳痛表现为耳深部搏动性跳痛或刺痛，可向同侧头部和牙放射，吞咽或咳嗽时耳痛加重。早期鼓膜为放射状充血，继而弥漫性充血，膨隆，穿孔后溃口往往很小，分泌物呈搏动性流出如灯塔状（灯塔征）。慢性化脓性中耳炎表现为长期反复流脓，鼓膜穿孔，听力障碍，或有耳鸣，即耳漏、耳聋、耳鸣三联征。

本病中医学称为"耳脓""耳疳"。急性脓耳多因外感风热湿邪或风寒化热，肺气不清，上焦风热壅盛，与气血搏结于耳，或外感风热表邪失治，传于肝胆，致肝胆火热内盛，循经上蒸，内外热毒搏结于耳，其主要证候为风热犯耳及肝胆火热，临床上亦可见心火亢盛、肺热痰火上壅等证型。慢性脓耳多因脾虚生湿，浊阴上干，邪毒久稽于耳，或肾虚耳窍失养，湿浊邪毒久稽于耳，其主要证候为脾虚邪滞耳窍和肾阴虚或阳虚，骨腐耳窍。

【膏方集成】

1. 青黛油膏：青黛、川黄连、川黄柏各20克，枯矾15克，冰片2克，芝麻油150毫升。先将上药共研为极细末，再加芝麻油煎沸后离火，待冷却至温热时，加入药末，搅拌均匀，储瓶外用。用时先清洁患耳脓液后，蘸取稀膏滴入患耳内，每次2～3滴，每日2～3次。3日为1个疗程。适用于小儿中耳炎。

2. 倍矾油膏：五倍子9克，枯矾3克，苦参18克（慢性减半），冰片1.5克。先将五倍子烘干存性，苦参烘干研为极细末，再加入枯矾、冰片研极细末和匀，储瓶外用，切勿泄气。临用时，取本散1～3克以麻油调

和成稀糊状，即可使用。外用，用时应先用药棉将耳内脓液或残留药液擦拭干净，再用竹棍棒蘸药膏滴入耳内，每次每患耳各滴3～5滴，每日3～5次。适用于耳内疼痛，流脓水者（化脓性中耳炎），无论病程长短，均可使用。

3. 麝连膏：海螵蛸1克，麝香、冰片各0.3克，川黄连1.5克。上药共为极细末，置于有盖的干净小瓶内，加入注射用水5毫升，搅匀成稀糊状，浸泡备用。如脓液中夹有血液者，加红花0.5克。用时先在耳垂后凹处轻轻压挤排出脓液，然后取稀膏滴入耳中5滴。患侧耳道向上，静卧10分钟再活动。每日3次。适用于急、慢性化脓性中耳炎。

4. 矾冰油膏：冰片1.2克，枯矾1.8克，苦参、黄柏各6克，芝麻油45毫升。先用铁勺将芝麻油煎沸，撒入已研成细末的苦参、黄柏搅匀，沸后离火，待油凉后，再加入已研为细粉的冰片、枯矾，调和成稀糊膏状，储瓶外用。用时先拿过氧化氢洗净耳内的分泌物，洗净后挑稀膏滴入患耳内。每次2～3滴，每日1～2次。7日为1个疗程。适用于急、慢性化脓性中耳炎，外耳道疮疖破溃后的并发中耳炎。

5. 松香膏：猪油3克，松香1.5克。先将松香研为细末，后与猪油混合捣之如泥即成，储瓶外用。将本膏涂于患耳翳风穴，用纱布覆盖，固定，于24～48小时取下，如未痊愈，照上法贴第二次。适用于慢性化脓性中耳炎。

6. 吴茱萸膏：吴茱萸30克，川牛膝、苍耳子各15克，冰片3克。上药共为细末，和匀，以食醋调和成软膏状，储瓶外用。上药也可用时调制而成。用时取药膏15克，外敷于双足心涌泉穴上，上盖敷料，胶布固定，每次贴敷12～24小时，每日换药1次。10次为1个疗程。适用于化脓性中耳炎。

7. 龙脑膏：龙脑（研细）3.6克，椒目（研末）15克，杏仁（去皮）7.5克。上药共捣烂和匀，和丸如大枣核大，收藏外用。用时取丸绵裹塞耳中，每日2次。适用于化脓性中耳炎。

8. 耳炎白冰膏：人中白0.6克，冰片

0.4 克，木鳖子 0.15 克。上药共为细末，和匀，用人乳汁调和成稀糊膏状，储瓶外用。先清洗患耳，再用玻璃棒蘸药滴耳，每次滴 3～5 滴，每日 3 次。适用于急、慢性化脓性中耳炎。

梅尼埃病

梅尼埃病是因淋巴病变所致的发作性眩晕，属耳源性眩晕之一。其发作期突出表现为内淋巴液增多，膜迷路积水膨大，以蜗管及球囊部更为明显，前庭膜向前庭阶膨隆，严重者可使前庭阶闭塞，或通过蜗顶的蜗孔疝入鼓阶。球囊的水肿膨大，可使椭圆囊挤压扭曲，椭圆囊斑向壶腹脚移位，壶腹终顶受刺激而产生眩晕。大量免疫活性细胞在内耳聚集，外淋巴中抗体升高，是内耳免疫反应的特征表现。多见于 50 岁以下的中青年人，单耳或双耳相继发病。典型症状为突然发作的眩晕，伴耳鸣、听力下降、耳内胀满感。检查有自发性眼震，早期纯音听阈为低频下降型感音神经性聋，听力曲线为上升型，后期高频听力下降，变为平坦型。声导抗检查鼓室压图正常，重振阳性。甘油试验阳性。

本病中医学称为"真眩晕"。本病多为心脾气虚，清阳不升，水湿内停，痰浊内生，或肝肾亏虚，耳窍失养，在此基础上受外邪引动，致寒水上泛，痰浊阻隔而暴发眩晕。本病发作时以邪实为主，缓解后则主要为脏腑虚损。主要证候有肝阳上亢，痰浊中阻，肝肾阴虚，肾阳不足，气血亏虚等。

【膏方集成】

1. 止眩膏：潞党参、生黄芪、山茱萸、金钱草各 120 克，补骨脂、茵陈、川楝子、枸杞子、厚朴各 60 克，淫羊藿、明天麻、冬虫夏草、蕲蛇各 90 克。上药加水煎煮 4 次，滤汁去渣，合并滤液，加热浓缩为清膏，再加砂仁、木香各 24 克，鸡内金 60 克共为细末，合蜂蜜 1000 克冲入搅匀，缓缓收膏，储瓶备用。每日早、中、晚各服一大食匙，白开水调服。适用于耳源性眩晕恢复期。

2. 通窍止眩膏：半夏、茯苓、白芥子、石菖蒲各 20 克，川芎 10 克。上药共为细末，和匀，外用。用时每取本药粉 25 克，用陈醋调和成稀糊状，外敷于双手心劳宫穴和肚脐上，上盖敷料，胶布固定。每日换药 1 次，7 日为 1 个疗程。适用于耳源性眩晕。

3. 双仁膏：杏仁、桃仁各 12 克，栀子 3 克，胡椒 7 粒，糯米 11 粒。上药共捣烂为泥，以鸡蛋清调和成糊膏状，分 3 次用。于每晚临睡前敷贴涌泉穴，晨起除去，每日 1 次，每次贴 1 足，交替贴敷，6 次为 1 个疗程。适用于耳源性眩晕肝阳上亢型。

4. 钩藤膏：钩藤（后入）400 克，姜竹茹、泽泻各 300 克、法半夏 120 克。若热甚者加龙胆 300 克，栀子 150 克；若痰湿壅甚者加苍术 150 克，白术、白茯苓各 300 克；若耳鸣严重者加葱白 120 克，石菖蒲 200 克；若气虚者加党参、黄芪各 300 克。缓解后根据辨证分别选用杞菊地黄丸、六君子丸善后，以巩固疗效。上药加水煎煮 3 次，滤汁去渣，合并滤液，加热浓缩为清膏，再加蜂蜜 300 克收膏即成。每次 15～30 克，每日 2 次，口服。适用于耳源性眩晕。

5. 化痰熄风膏：胆南星 100 克，麦冬、石菖蒲、生地黄、牡丹皮、赤芍、生铁落、陈皮、法半夏各 150 克，合欢花、牡蛎、珍珠母、茯苓各 250 克，焦三仙 300 克。上药加水煎煮 3 次，滤汁去渣，合并滤液，加热浓缩成清膏，再加蜂蜜 200 克，饴糖 150 克搅匀收膏即成。每次 15～30 克，每日 2 次，白开水调服。适用于耳源性眩晕。

特发性突聋

特发性突聋又称突发性聋，是指短时间内迅速发生的原因不明的感音性聋，为耳科急症。其病理改变目前尚不清楚，可能为病毒通过血液循环进入内耳，导致基底细胞变性坏死，内耳微循环障碍，变态反应，铁代谢障碍等。多在清晨起床时、吹风及晚间突然发病，患者听力可在数分钟或数小时内急骤下降到最低点，耳聋程度可由中度、重度至全聋，或伴有耳鸣及眩晕。本病多发生于单耳，以 40～60 岁成年人发病率为高。听力曲线以高频下降型及平坦型居多，重振试验阳性。前庭功能检查可有自发性眼震、位置性眼震或半规管轻瘫。

本病中医学称为"暴聋"。病因病机为外感风寒或风热之邪，肺金不利，邪闭窗笼，暴怒伤肝，气郁化火，上扰清窍，肝阴不足，肝阳暴亢，上扰清窍，脾胃蕴热，痰火内生，上壅清窍，气机不利，气滞血瘀，痹阻窍络。其主要证候为风寒闭耳，风热闭耳，肝火上炎，气滞血瘀，痰火闭耳，阴虚阳亢等。

【膏方集成】

1. 磁石膏：磁石 600 克，葛根、骨碎补各 450 克，山药 300 克，白芍、川芎、生甘草各 150 克，酒大黄 50 克。若气血瘀滞者加丹参 300 克，赤芍 150 克，三棱 100 克；肝风内动者加钩藤 300 克，菊花、地龙各 150 克；肾阴虚者加女贞子 150 克。上药除大黄外，余药加水煎煮 3 次，滤汁去渣，合并滤液，加热浓缩成清膏，再将大黄研为细末，加饴糖 300 克（便秘用蜂蜜），一并冲入清膏内，搅匀，收膏即成。每次 15～30 克，每日 2 次，白开水调服。适用于肝郁肾虚，耳窍不通所致的耳鸣如蝉，夜间较甚，听力下降，或兼见头晕头痛，失眠，大便秘结，小便黄或频，舌红苔少或苔黄脉弦细。

2. 龙胆泻肝膏：柴胡、牡丹皮各 100 克，黄芩、车前子、泽泻、栀子、大黄各 150 克，川黄连、龙胆各 50 克。如心烦寐不安者加龙齿、炒酸枣仁各 300 克；急躁易怒者加川牛膝 150 克，郁金 100 克。上药加水煎煮 3 次，滤汁去渣，合并滤液，加热浓缩成清膏，再加蜂蜜 300 克，收膏即成。每次 10～20 克，每日 2 次，白开水调服。适用于耳鸣耳聋肝胆火盛型老年患者。多表现为突然耳鸣耳聋，头痛，面赤，口苦咽干，心烦易怒，大便秘结，舌红苔黄。

3. 清热化痰膏：半夏、黄芩、枳壳、竹茹、石菖蒲各 150 克，陈皮、柴胡各 100 克，黄连 50 克，生姜 15 克。心烦失眠者每日服莲子、枸杞子各 200 克；气血不足或湿困脾阳者加党参 450 克，法半夏、当归各 150 克，白术 300 克；同时加服硫酸亚铁 0.6 克或富马酸铁 0.4 克，每日 3 克，并给予维生素 C 和维生素 B$_6$ 口服。待听力提高后，铁剂用量改为最初剂量的 1/2。上药加水煎煮 3 次，滤汁去渣，合并滤液，加热浓缩成清膏，再加蜂蜜 300 克，收膏即成。每次 10～20 克，每日 3 次，口服。适用于特发性突聋患者。

4. 治耳鸣聋膏：当归、细辛、川黄连、防风、附子、白芷各 15 克。上药共为细末，以鲤鱼脑髓 30 克，加水（适量）合煎 3 次，取 3 汁混合浓缩成膏状，储瓶外用。每用少许，滴耳中，并以绵塞耳。每日 1 次。适用于耳鸣而聋者。

5. 通草膏：通草、细辛、桂心各 15 克，石菖蒲、独活各 30 克，附子、矾石各 6 克，当归、甘草各 12 克。上药共为细末，以白鹅脂（适量）调和成膏为丸，如核枣大，阴干，储瓶外用。每取 1 丸用绵裹纳耳中，每日换药 1 次，至耳鸣止为度。适用于耳鸣水入患者。

6. 参芪葛根膏：生黄芪、党参、丹参、葛根各 250 克，红花、桃仁、川芎、柴胡、三棱各 120 克，蔓荆子、赤芍、鸡血藤、钩藤各 100 克，生甘草 50 克。若头晕、头胀和头痛者加生石决明 300 克，生地黄 250 克，野菊花 200 克，白芷 100 克；若头晕，体倦乏力，视物不清者加黄精、枸杞子、白术各 100 克。上药加水煎煮 3 次，滤汁去渣，合并滤液，加热浓缩成清膏，再加蜂蜜 300 克收膏即成。每次 15～30 克，每日 2 次，白开水调服。20 日为 1 个疗程。适用于特发性突聋。

7. 散瘀通窍膏：当归、细辛、防风、草乌、石菖蒲各 15 克。如大便不爽者加大黄 60 克，槟榔 100 克；如胸闷不畅者加瓜蒌皮 300 克，桔梗 50 克，旋覆花 150 克。上药共为细末，和匀，储瓶外用。用时取药粉 20 克以人乳适量调和为稀糊状，外敷于双手劳宫穴或用脱脂棉裹药泥塞耳孔中，每日换药 1 次。10 日为 1 个疗程。适用于老年性耳聋耳鸣痰火郁结型患者。多表现为两耳蝉鸣，闭塞如聋，胸闷多痰，苔薄黄而腻。

8. 益气健脾膏：黄芪 200 克，人参、升麻、柴胡各 50 克，党参、茯苓、白术、葛根、蔓荆子、阿胶各 150 克，陈皮、枳壳各 30 克。如头昏、腰酸软者加熟地黄、菟丝子各 200 克；如心慌，乏力者加五味子 100 克，柏子仁 150 克。上药除人参、阿胶外，余药加水煎煮 3 次，滤汁去渣，合并滤液，加热浓缩成清膏，再加人参研细末，阿胶加适量黄酒浸泡后隔水炖烊，一并冲入清膏内和匀，然后加饴糖 300 克收膏即成。每次 15～30 克，每日 2 次，白开水调服。适用于老年性耳鸣耳聋中气不足型患者。多表现为耳鸣，或如蝉鸣，或如钟鼓，或如水激，久则耳聋，面色㿠白，倦怠乏力，神疲纳少，舌淡苔薄。

9. 补肾益精膏：柴胡 150 克，山茱萸、茯苓、龟甲胶、鳖甲胶、泽泻、牡丹皮、核桃仁各 100 克，磁石 300 克，熟地黄 400 克，生地黄 200 克。如腰膝酸软，舌干红者加女贞子、墨旱莲各 150 克；如气短乏力者加人参 100 克，黄芪 200 克。上药除龟甲胶、鳖甲胶、核桃仁外，余药加水煎 3 次，滤汁去渣，合并滤液，加热浓缩成清膏，再将龟甲胶、鳖甲胶加适量黄酒浸泡后隔水炖烊，核桃仁研碎后，冲入清膏和匀，然后加饴糖 300 克收膏即成。每次 15～30 克，每日 2 次，白开水调服。适用于老年性耳鸣，耳聋肾精亏损型患者。多表现为耳鸣，耳聋，兼有头晕目眩，腰酸遗精，舌质偏红。

10. 塞耳丹参膏：丹参、白术、川芎、附子（去皮脐）、花椒（去目炒去汗）、大黄、干姜、巴豆（去皮心）、细辛（去苗叶）、肉桂（去粗皮）各 15 克。将上药切碎，以醋泡一宿，熬枯去渣，用猪脂炼成 1500 克，同置银器中，微火熬成膏，倾入瓷盆中待凝后外用。用绵裹枣核大塞耳中。每日一换。适用于耳聋。

11. 鱼脑膏：石菖蒲、当归（切焙）、细辛（去苗叶）、白芷、附子（炮制）各 45 克。上药捣碎，加猪脂以微火煎，候香，滤渣，倾入盆中，待凝，储瓶外用。用绵裹核枣大，塞耳中。每日一换。适用于风聋神经性耳聋等患者。

感音神经性聋

由于耳蜗螺旋器毛细胞、听神经、听传导径路或各级神经元损害，致声音的感受与神经冲动传递障碍者，称为感音神经性聋。

感音神经性聋是耳科最大的难症之一，包括先天性聋、老年性聋、传染病源性聋、全身系统性疾病引起的耳聋、中毒性聋、自身免疫性聋等。其中先天性聋有耳聋易感性，与遗传基因有关，呈家族性；老年性聋为老年性改变，螺旋器变性，退行性改变，感音性高频听力下降，为不可逆性内耳病变引起；传染病源性聋为高热、带状疱疹及嗜神经病毒等病毒感染，损伤内耳听毛细胞；全身系统性疾病引起的耳聋多为高血压、动脉硬化、高脂血症、肾病、糖尿病、营养不良等所致；中毒性聋为滥用某些药物或长期接触某些化学制品损害内耳及前庭，导致耳聋。其临床表现也各异。先天性聋可发生于一侧，或双侧同时受累，耳聋程度轻重可不一致；老年性聋表现为中年以后双耳进行性对称性感音神经性聋，伴高音调耳鸣，鼓膜正常，纯音听力曲线以平坦型及高频下降为主，重振试验多阳性，言语识别率下降；传染病源性聋可为双耳或单耳程度不同的感音性聋，或伴前庭功能障碍；全身系统性疾病所致耳聋多为双侧对称性进行性听力下降，常伴有耳鸣；中毒性聋多表现为双侧对称性感音性聋，由高频向低频发展。

本病中医学称为"耳聋"。其病因病机为精血亏损，肝肾阴虚，髓海不足，耳窍失濡，肾阳亏虚，命门火衰，耳失温煦，功能失司，脾胃气虚，清阳不升，上气不足，耳窍失养，心脾两虚，气血不足，耳窍失养，功能失司，脏腑失调，气血不和，经脉运行不畅，耳窍络脉痹阻，阴血不足，络脉失充，日久耳窍络脉枯萎，痹塞不通，阳衰气弱，血滞不行，日久耳窍络脉痹阻。其主要证候为肝肾阴虚，肾阳亏虚，脾胃虚弱，心脾两虚，血瘀耳窍等。

【膏方集成】

1. 耳聋左慈膏：熟地黄、茯苓、泽泻、牡丹皮各 15 克，山茱萸、石菖蒲、五味子各 12 克，山药、磁石（先煎）各 30 克。若见肾阳亏虚，畏寒肢冷，或有阳痿，面色发白，头晕目眩，脉细弱者，宜温壮肾阳，可加熟附子 10 克，肉桂（焗服）3 克，补骨脂 15 克。将上药加水煎煮 3 次，滤汁去渣，合并滤液，加热浓缩成清膏，加适量黄酒冲入清膏和匀，最后加蜂蜜 300 毫升收膏即成。每次 15～20 克，每日 2 次，开水调服。适用于耳内常闻蝉鸣之声，昼夜不息，夜间较甚，以致虚烦失眠，听力渐降，兼头晕目暗，腰膝酸软，男子遗精，女子白淫。舌红少苔，脉细弱或细数。

2. 金锁正元膏：五倍子、茯苓各 240 克，补骨脂 300 克，巴戟天、肉苁蓉、胡芦巴各 500 克，龙骨、朱砂各 90 克。将上药加水煎煮 3 次，滤汁去渣，合并滤液，加热浓缩成清膏，加适量黄酒冲入清膏和匀，最后加蜂蜜 300 毫升收膏即成。每次 15～20 克，每日 2 次，开水调服。适用于久病耳鸣耳聋，鸣声细弱，入夜明显，或有头晕脑鸣，伴腰膝酸软，面色淡白，畏寒肢冷，小便清长或余沥不尽，夜尿多。舌淡嫩，脉沉迟的患者。

3. 益气聪明膏：黄芪 250 克，炙甘草 60 克，党参、白芍、升麻各 150 克，葛根 200 克，蔓荆子、石菖蒲各 120 克。将上药加水煎煮 3 次，滤汁去渣，合并滤液，加热浓缩成清膏，加适量黄酒冲入清膏和匀，最后加蜂蜜 300 毫升收膏即成。每次 15～20 克，每日 2 次，开水调服。适用于感音神经性聋患者。症见耳鸣耳聋，劳而更甚，或在蹲下站起时较甚，耳内有突然空虚或发凉感觉。倦怠乏力，纳少，食后腹胀，大便时溏，面色萎黄。唇舌淡红，苔薄白，脉虚弱者。

4. 通耳再聆膏：菖蒲、牡荆子、路路通、皂角刺各 60 克，远志 50 克，骨碎补、百合、葛根、青龙齿、荷叶各 100 克。将上药加水煎煮 3 次，滤汁去渣，合并滤液，加热浓缩成清膏，加适量黄酒冲入清膏和匀，最后加蜂蜜 300 毫升收膏即成。每次 15～20 克，每日 2 次，开水调服。适用于感音神经性聋患者。症见忽闻巨响、暴震或外伤后耳突聋，或耳聋日久，耳聋日渐加重，或觉眩晕不适，胸闷不舒，烦躁易怒。舌质淡暗或有瘀点瘀斑，脉弦细或弦者。

中医膏方全书（珍藏本）

第四十二章　鼻科疾病

急性鼻炎

急性鼻炎是由病毒感染引起的鼻黏膜的急性炎症。全年均可发病，尤以冬春季多见。本病多见以鼻病毒、腺病毒、流感或副流感病毒等感染。鼻腔分泌物 pH 值多呈碱性，溶菌酶活力降低。本病早期鼻内及鼻咽部干燥灼热感，鼻痒，喷嚏，伴有微恶寒、发热、周身不适等，检查见鼻黏膜略干红，中期鼻塞渐趋明显，清涕增多，嗅觉减退，讲话时呈闭塞性鼻音。检查见下鼻甲肿胀，鼻内充满水样分泌物或黏液性涕，后期分泌物渐转黏液性或黏脓性，不易擤出，鼻塞加重。

本病中医学称为"伤风鼻塞"，俗称"伤风"或"感冒"。其病因病机为外感风寒袭于皮毛，内舍于肺，清肃失司，邪壅鼻窍，风热外袭，或风寒化热，肺失清肃，邪壅清道，上犯鼻窍。主要证候为风寒袭鼻和风热犯鼻。

【膏方集成】

1. 斑蝥膏：斑蝥 100 克，水、醋、蜂蜜各适量。斑蝥生用，去头、翅研为极细末，储瓶备用。外用，每取斑蝥粉适量，以水、醋和蜂蜜调匀为稠糊状。患者取仰卧位，擦洗干净印堂穴，后将药膏直接涂于印堂穴，外以胶布贴盖，24 小时后去掉。1 次未愈者，1 周后，重复使用。适用于鼻炎。

2. 黄连膏：黄连、黄柏各 9 克，当归尾 15 克，生地黄 30 克，姜黄 3 克，黄蜡 120 克，香油 360 毫升。将香油投入锅内，再将黄连、当归尾、生地黄、黄柏、姜黄入油内煎熬至药枯，去渣，下黄蜡化尽，用纱布过滤，倾入瓷缸内以柳枝不时搅拌，候凝为度备用。外用，取药膏涂擦患处。亦可将纱布条入油膏内，做成黄连油布，贴于疮面。适用于各种燥疮，唇鼻干燥（干燥性鼻炎），肌肤皲裂。

3. 鼻炎膏（一）：朱砂 40%，血竭 30%，青黛 20%，新冰片 10%，薄荷脑少许。上药共为极细末，以蜂蜜（适量）调和成软膏，储瓶备用。外用，用棉签蘸药膏后缓缓塞入鼻腔中部。每日 2 次。适用于鼻炎。

4. 通鼻膏：盐酸麻黄碱、磺胺噻唑各 10 克，薄荷油 3.3 克，猪油、樟脑各 6.6 克，羊毛脂 100 克，水 40 克，凡士林适量（加至全量 1000 克）。取羊毛脂、凡士林分别在 150 ℃加热 30 分钟，过滤，羊毛脂放冷至 50 ℃加入盐酸麻黄碱溶液，与薄荷油、樟脑、猪油煎炒后，过 7 号筛。另取磺胺噻唑加入适量热凡士林中，过 7 号筛，加入剩余的凡士林，再与上述羊毛脂混合物搅匀收膏即得。外用，取药膏适量挤入鼻腔内，每日数次。适用于因伤风而引起的鼻黏膜充血、发炎及鼻塞。

5. 冰轻膏：冰片 1.5 克，轻粉 25 克。上药共为极细末，和匀，用凡士林 15 克，调和成软膏状，储瓶外用。每取本药膏少许，涂患侧鼻孔中。每日 7～8 次，至治愈为止。适用于急、慢性鼻炎，萎缩性鼻炎，过敏性鼻炎。

6. 龚氏鼻炎膏：葛根、生石膏各 30 克，麻黄 25 克，苍耳子 60 克，桂枝、黄芩、白芍、辛夷各 15 克，白芷 12 克，黄连、甘草各 10 克。将上药加水煎煮 3 次，滤汁去渣，合并滤液，浓缩为浸膏，加入蜂蜜 60 克收膏，储瓶备用。每日用消毒棉签蘸药膏涂擦鼻孔 2～3 次，连续用，不可间断，以愈为度。适用于鼻炎。症见鼻涕量或多或少，色或清或黄。重者鼻塞不通，伴有头昏、头胀、咽部不适等。若鼻塞严重，嗅觉不灵，伴有额头痛者，加服内治处方：金银花、白茅根、苍耳子各 30 克，荆芥穗、防风各 10 克，菊花、蔓荆子各 15 克，桑白皮、蝉蜕、僵蚕、桔梗、钩藤各 12 克。加减：鼻流清涕者去桑白皮、菊花，加羌活、白芷各 10 克；鼻流黄脓涕者去荆芥穗、防风，加黄芩 12 克。每日 1 剂，水煎服。屡用效佳。

7. 鼻炎膏（二）：①鲜野菊花、鲜石胡荽、鲜金钱草、鲜鹅不食草各适量。②麻黄、细辛、苍耳子、辛夷、白芷各 10 克，川芎 5 克，冰片 1.5 克。方①共捣烂如泥膏状，并取汁适量，备用。方②共为细末，和匀，以凡士林调匀成软膏状，收储备用。外用，方①将药渣（泥膏状）敷贴两足心涌泉穴上。外用纱布包扎固定。同时取鲜药汁滴鼻，每日 3 次。方②取药膏 20 克，外敷于两足心涌泉穴和肚脐上。上盖敷料，胶布固定均为每日换药 1 次。10 次为 1 个疗程。适用于鼻炎患者（急性鼻炎用方①，慢性鼻炎用方②）。

8. 鼻炎膏（三）：鹅不食草、金银花、辛夷、苍耳子各 15 克，黄芩、青黛、白芷、石菖蒲各 10 克，细辛、冰片各 5 克。上药共为细末，和匀，储瓶备用，勿令泄气。外用，用时每取药末 30 克，用陈醋适量，调匀稀糊状，外敷于双手心劳宫穴和肚脐上，上盖敷料，胶布固定。每日换药 1 次。10 次为 1 个疗程。适用于急、慢性鼻炎。

慢性鼻炎

慢性鼻炎是由各种原因引起的鼻黏膜及黏膜下组织的慢性炎症，包括慢性单纯性鼻炎和慢性肥厚性鼻炎。患慢性单纯性鼻炎时鼻黏膜血管扩张，血管和腺体周围有淋巴细胞及浆细胞浸润，杯状细胞增多，腺体分泌增强，但病理改变尚为可逆性。当发展为慢性肥厚性鼻炎时，静脉及淋巴回流受阻，以致血管显著扩张，渗透性增强，黏膜水肿，继而发生纤维组织增生，使黏膜肥厚或伴有鼻甲骨增生。慢性单纯性鼻炎有间歇性、交替性鼻塞，多在早、晚明显或加重，活动后

减轻，时有黏液性或黏脓性鼻涕，鼻塞时嗅觉减退明显，通畅时好转，鼻塞重时，讲话呈闭塞性鼻音，或有头部昏沉胀痛。鼻黏膜肿胀，以下鼻甲为明显，表面光滑、湿润，色泽多呈暗红，探针触之柔软有弹性，对 1% 麻黄碱收缩反应好。慢性肥厚性鼻炎鼻塞呈持续性和渐进性加重，可引起头昏、头痛，鼻分泌物较黏稠，嗅觉减退较明显，有较重的闭塞性鼻音，或伴有耳鸣、听力下降。鼻黏膜肥厚，鼻甲表面不平，下鼻甲前、后端及下缘，或中鼻甲前端呈结节状，桑椹状肥厚或息肉样变，通常以下鼻甲前端明显，其色或苍白，或暗红，触之多硬实，用探针轻压不出现凹陷，或凹陷后难以立即平复，对 1% 麻黄碱收缩反应不敏感。

本病中医学称为"鼻窒"。其病因病机主要因伤风鼻塞余邪未清，或屡感风邪久郁化热，内舍于肺与阳明经脉，肺失肃降，阳明经脉郁滞，郁热上干，与邪毒互结鼻窍，肺气不足清肃不力，邪滞鼻窍，脾气虚弱，运化失健，清阳不升，浊阴上干，邪毒滞鼻，日久深入脉络，血瘀鼻窍，窒塞不通。其主要证候为肺胃郁热熏鼻，气虚邪滞鼻窍，血瘀鼻窍，痰浊内阻。

【膏方集成】

1. 龙胆鼻炎膏：龙胆、鱼腥草各 150 克，柴胡、薄荷、防风、荆芥、川芎、枳实、蔓荆子、桔梗各 100 克，辛夷 120 克，细辛 50 克，白芷 90 克。上药加水煎煮 3 次，滤汁去渣，合并滤液，加热浓缩成膏，再加蜂蜜 300 克，收膏即成。每次 15～30 克，每日 2 次，白开水调服。适用于慢性鼻炎。

2. 黄柏鼻炎膏：黄柏、乳香各 25 克，蛇蜕 1.8 克，木鳖子 15 克，玄参、甲珠各 10 克，血余 5 克，没药 12.5 克，阿魏 2.5 克，豆油 500 毫升，樟丹（约为药后用量 1/3）。先将豆油放入锅内，加热使之微沸，放入血余、蛇蜕炸至断裂而微焦。将锅离火，清除药渣，再将油倒入锅内加热至冒白烟，入樟丹（已研细），离火，搅匀稍凉，投入乳香、没药、阿魏药面，搅拌，使之均匀成膏。摊膏，每贴膏药重 5 克。外用，先将鼻上部（两眼内角平行处）用湿布拭净，膏药用慢火

中医膏方全书（珍藏本）

烤或贴热水容器外壁，待全部变软，展开贴于鼻上部，用手揸按至牢。一般于睡前贴，早晨洗脸前揭下（用纸包严，一贴膏药可连用 3～5 日，直至不黏）。如有痕迹，可用棉花稍蘸豆油（或其他植物油）轻轻擦掉。适用于慢性鼻炎、过敏性鼻炎、干燥性鼻炎、萎缩性鼻炎等。

3. 鼻虫蚀膏：五倍子 5 克，胡麻油 50 毫升。将五倍子研为细末，入胡麻油调成软膏状，储备外用。用时取药膏涂擦患鼻内，每日 2～3 次。适用于慢性鼻炎（鼻窒塞发痒）。

4. 辛夷鼻炎膏：鹅不食草、金银花、辛夷、苍耳子各 15 克，黄芩、青黛、白芷、石菖蒲各 10 克，细辛、冰片各 5 克。上药共为细末，和匀，储瓶备用，勿令泄气。外用，用时每取药末 30 克，用陈醋适量，调成稀糊状，外敷于双手心劳宫穴和肚脐上，上盖敷料，胶布固定。每日换药 1 次。10 次为 1 个疗程。适用于急、慢性鼻炎。

5. 野菊花鼻炎膏：①鲜野菊花、鲜石胡荽、鲜金钱草、鲜鹅不食草各适量。②麻黄、细辛、苍耳子、辛夷、白芷各 10 克，川芎 5 克，冰片 1.5 克。方①共捣烂如泥膏状，并取汁适量，备用。方②共为细末，和匀，以凡士林调匀成软膏状，收储备用，外用，方①将药渣（泥膏状）敷贴两足心涌泉穴上。外用纱布包扎固定。同时取鲜药汁滴鼻，每日 3 次。方②取药膏 20 克，外敷于两足心涌泉穴和肚脐上，上盖敷料，胶布固定。均为每日换药 1 次。10 次为 1 个疗程。适用于鼻炎（急性鼻炎用方①，慢性鼻炎用方②）。

6. 金银花膏：金银花、夏枯草、生火麻仁、桔梗各 150 克，藿香 200 克，白芷、赤芍、川芎、苍耳子、炒防风、辛夷各 100 克，薏苡仁、蒲公英各 300 克，生甘草 90 克。若气虚者加黄芪 500 克；血虚者加当归 150 克、丹参 300 克。上药加水煎煮 3 次，滤汁去渣，合并滤液加热浓缩成清膏，再加蜂蜜 300 克收膏即成。每次 15～30 克，每日 2 次，白开水调服。适用于鼻炎。

7. 冰轻膏：冰片 1.5 克，轻粉 25 克。上药共为极细末，和匀，用凡士林 15 克，调

和成软膏状，储瓶外用。每取本药膏少许，涂患侧鼻孔中。每日 7～8 次，至治愈为止。适用于慢性鼻炎、萎缩性鼻炎、过敏性鼻炎。

8. 黄连膏：黄连、黄柏、姜黄各 9 克，当归尾 15 克，生地黄 30 克，香油 360 毫升。将香油入锅内，投入上药熬至焦枯，滤去渣，下黄蜡 120 克，熔化尽，搅匀。用夏布将油滤净，倾入瓷盆内，以柳枝不时搅之，候凝膏成，储备外用。每用少许，涂于鼻腔内，每日 2～3 次。适用于慢性鼻炎、鼻疮。

9. 四黄当归膏：黄连、黄柏、姜黄各 9 克，当归尾 15 克，生地黄 30 克。将上药用香油 375 毫升，煎至焦枯，去渣滤清，加黄蜡 125 克，熔化尽拌匀收膏，储瓶备外用。每取药膏少许，涂擦于鼻疔上，每日 3 次。适用于慢性鼻炎、热毒滞鼻、血瘀鼻窍的患者。

10. 鼻疔膏：金银花、蒲公英、重楼各 30 克，血竭、朱砂、胆矾、蟾酥各 10 克，京墨 3 克，麝香 45 克。先将后 6 味药共为极细末，和匀，待用，再将前 3 味药加水煎煮 2 次，合并滤液（约 1000 毫升）浓缩至 500 毫升再加入上述药粉搅拌均匀成软膏状，储瓶备外用。取药膏涂于患处，每日 3～5 次。适用于鼻窒、鼻疔及一切疔毒，肿毒，鼻疮。

11. 通草膏：通草、炮附子、细辛各等份。上药共为细末，和匀，以蜂蜜适量调和成软膏状，储备外用。用时以药棉裹药膏适量，塞入患鼻中，每日换药 1 次。适用于鼻窒、鼻痛，或并发鼻息肉，鼻疮。

12. 虎蒲软膏：虎杖 500 克，蒲公英 150 克，紫花地丁 100 克，冰片 50 克。上药共为极细末，和匀，储瓶备用，即为虎蒲散。用凡士林调匀成软膏状，即为虎蒲软膏备外用。将软膏用合适的片状器械涂于患处（患鼻）或涂于小纱布上敷于患鼻，每日换药 1 次。对于暴露部位的疖肿，先冲洗脓痂，再用虎蒲散撒在肿疖上，外用纱布固定。适用于鼻窒、耳鼻部疖肿。

13. 五黄膏：川黄连、川黄柏、姜黄各 12 克，当归尾、虎杖、蒲公英各 15 克，生地黄 35 克，麻油 60 毫升，黄蜡 150 克。将上药用麻油炸至焦枯，过滤去渣，待温加入黄蜡

烊化搅匀，冷后收膏。储瓶备外用。用时每取药膏少许，外涂疖肿处，每日 3 次。适用于鼻窒、耳鼻疖肿。

14. 硫黄膏：硫黄 80 克，雄黄 20 克，樟丹 10 克，凡士林 200 克。先将前 3 味药共为细末，和匀，再入凡士林，调和成软膏状，储瓶备外用。用时以棉签蘸药膏适量，涂布于疮面，可沿鼻小柱上端，右鼻孔逆时针，左鼻孔顺时针，旋转涂布，尽量不要涂及鼻腔黏膜。每日 1～2 次。适用于鼻前庭炎。

15. 利香膏：当归、木香、通草、细辛、蕤仁、川芎各 10 克，白芷 15 克，羊髓 120 克，猪脂 100 克。将前 8 味药入猪脂以微火合煎，待白色变黄膏即成。滤汁去渣，收储备外用。用时取膏如小豆大，纳鼻中，每日 2 次。适用于鼻腔痛（或瘵）。若先患热后鼻中赤烂疮者，以黄芩、栀子代当归、细辛。

干燥性鼻炎与萎缩性鼻炎

干燥性鼻炎是以鼻黏膜干燥、充血，鼻分泌物减少为主要表现的鼻腔疾患。萎缩性鼻炎是以鼻腔黏膜、骨膜及骨质发生萎缩及鼻内有脓痂形成为主要特征的鼻病。干燥性鼻炎主要病理为鼻黏膜干燥变薄，部分上皮细胞纤毛消失，分泌腺退化萎缩而致分泌功能减退。有时可出现黏膜浅层溃疡。萎缩性鼻炎其病变早期鼻黏膜仅呈慢性炎症改变，继而发展为进行性萎缩。黏膜与骨部血管逐渐发生闭塞性动脉内膜炎和海绵状静脉丛炎，血管壁结缔组织增殖，管腔缩小或闭塞，黏膜、腺体、骨膜及骨质萎缩、纤维化。干燥性鼻炎有自觉鼻腔干燥少涕，伴有鼻内异物感、灼热感，容易鼻出血，检查可见鼻黏膜干燥充血，附有少许干痂。萎缩性鼻炎有鼻腔或咽喉干燥不适，女性每于月经期症状加重，嗅觉障碍较重，甚至香臭不分，鼻腔堵塞感，鼻腔容易出血。经常头昏、头痛，早、晚吸入冷空气时尤甚。前鼻镜检查见鼻腔黏膜干燥枯萎，鼻甲变小，尤以下鼻甲为甚，鼻腔宽大，甚则从鼻腔可直接看到鼻咽部。鼻腔有大量黄绿色痂皮充塞。

干燥性鼻炎中医学称为"鼻燥"，病因病机为气候干燥或燥热，环境多尘，肺津不足，鼻窍失濡，肺肾阴亏，甚则虚火灼肺，鼻窍失养，脾虚土不生金，则肺金不充，鼻窍失养，恣食烟酒、辛辣炙煿之品，致脏腑积热，循阳明经上干清窍，鼻受熏蒸。其主要证候有燥邪伤鼻，阴虚鼻窍失濡，气虚鼻窍失养，肺胃郁热熏鼻等。萎缩性鼻炎中医学称为"鼻槁"，内因多以肺、脾、肾虚损为主，外因多为受燥热邪毒侵袭，以致伤津耗液，鼻失滋养，加之邪灼黏膜，发生脉络瘀阻，黏膜干枯萎缩而为病。燥热之邪侵袭，多先伤肺，燥气伤肺，津液受灼，则枯涸不能上承，致使鼻窍黏膜干萎。邪热伤络，败津伤肌，则鼻涕污秽，痂皮多，时有血丝涕，若肺肾阴虚，虚火循经上炎，津液被耗，可致黏膜干燥，涕痂积留，咽干灼热微痛，若肺脾气虚，肺不能输布津液，脾不能生化气血，使鼻失濡养，清窍干燥，故黏膜枯萎，痂皮受湿热熏蒸，化腐生脓则鼻涕如浆如酪，鼻气腥臭难闻。其主要证候有阴虚肺燥，肺肾阴虚，阴虚湿热熏鼻，肺胃郁热熏鼻，气虚阴亏等。

【膏方集成】

1. 黄柏鼻炎膏：乳香、黄柏各 25 克，玄参、甲珠各 10 克，蛇蜕 1.8 克，木鳖子 15 克，血余 5 克，没药 12.5 克，阿魏 2.5 克，豆油 500 毫升，樟丹（约为药后用量 1/3）。先将豆油放入锅内，加热使之微沸，放入血余、蛇蜕炸至断裂而微焦。将锅离火，清除药渣，再将油倒入锅内加热至冒白烟，入樟丹（已研细），离火，搅匀稍凉，投入乳香、没药、阿魏药面，搅拌，使之均匀成膏。摊膏，每贴膏药重 5 克。外用，先将鼻上部（两眼内角平行处）用湿布拭净，膏药用慢火烤或贴热水容器外壁，待全部变软，展开贴于鼻上部，用手揣按至牢。一般于睡前贴，早晨洗脸前揭下（用纸包严，一贴膏药可连用 3～5 日，直至不黏）。如有痕迹，可用棉花稍蘸豆油（或其他植物油）轻轻擦掉。适用于慢性鼻炎，变应性鼻炎，干燥性鼻炎，萎缩性鼻炎等。

2. 冰轻膏：冰片 1.5 克，轻粉 25 克。上药共为极细末，和匀，用凡士林 15 克，调和成软膏状，储瓶外用。每取本药膏少许，涂患侧鼻孔中。每日 7～8 次，至治愈为止。适用于慢性鼻炎，萎缩性鼻炎，变应性鼻炎。

3. 冰菊鼻炎膏：野菊花 10 克，冰片 1 克，蜂蜜 60 克。将冰片研末，再将野菊花放在蜂蜜内隔水蒸 1～2 小时，取出野菊花，待温度稍降低后（约 35 ℃）再将研好的冰片面放入蜂蜜内调匀即成。储瓶备用，勿泄气。外用，用棉签蘸少许药膏，涂入患鼻腔内，每日 3 次。适用于萎缩性鼻炎。治病时可同时加用内服汤剂，药用天花粉、桑叶、炙刺猬皮各 10 克，鱼腥草、生地黄各 15 克，上药水煎 2 次混合，分 2 次内服。每日 1 剂。10 日为 1 个疗程，至治愈为止。

4. 塞鼻膏：桃树嫩叶尖适量。将桃树叶捣烂如绒成棉球状，储备外用。取药球塞入患鼻中。用药 10～20 分钟后，清涕量增多，待不能忍受时，方可弃药。每药球可连用 4 日。每日换药 1～2 次。连续用药 7 日。适用于萎缩性鼻炎。

5. 滴鼻膏（液）：夏枯草 9 克，辛夷、苍耳子各 3 克。上药共为极细末，用芝麻油适量调和成稀糊状，储瓶备用。外用，每取本膏适量，滴入患鼻中，每次 2 滴，每日 2～3 次。1～2 周为 1 个疗程。适用于萎缩性鼻炎。

6. 黄连膏：当归尾 15 克，生地黄 30 克，黄连、黄柏各 9 克，姜黄 3 克，黄蜡 120 克，香油 360 毫升。将香油投入锅内，再将黄连、当归尾、生地黄、黄柏、姜黄入油内煎熬至药枯，去渣，下黄蜡化尽，用纱布过滤，倾入瓷缸内以柳枝不时搅拌，候凝为度备用。外用，取药膏涂擦患处。亦可将纱布条入油膏内，做成黄连油布，贴于疮面。适用于各种燥疮，唇鼻干燥（干燥性鼻炎），肌肤皲裂。

变应性鼻炎

变应性鼻炎又称过敏性鼻炎，是指主要发生于鼻黏膜，并以 I 型（速发型）变态反应为主的疾病，包括常年性变应性鼻炎和花粉症。一般病理表现包括鼻黏膜组织间隙水肿、毛细血管扩张、通透性增高、腺体分泌增加、嗜酸性粒细胞聚集等。组胺等炎性介质引起毛细血管扩张，腺体分泌增加，使大量渗出液在结缔组织内存留，压迫表浅血管，使黏膜呈现苍白色。主要表现为每日数次阵发性发作喷嚏，每次多于 3 个，甚至连续 10 个以上，多在晨起或夜晚接触变应原后立刻发作，流大量清涕，鼻痒，呈虫爬行感或奇痒难忍，鼻塞，鼻黏膜检查呈苍白水肿，或淡白、灰白，或淡紫色，鼻腔可见清稀鼻涕。合并感染可见黏膜充血，反复发作者可有中鼻甲息肉样变或肥大。

本病中医学称为"鼻鼽"，认为其发生不外乎内外因，内因素体虚寒、肺虚不固及脾肾阳虚，外因风寒异气（变应原）入侵。病机表现为脏腑功能失调，以肺、脾、肾之虚损为主，其病主要在肺，但与脾、肾有密切的关系。由于肺气虚，卫表不固，腠理疏松，风寒乘虚而入，犯及鼻窍，邪正相搏，肺气不得通调，津液停聚，鼻窍壅塞，遂致打喷嚏流清涕。肺气的充实，有赖于脾气的输布，脾气虚弱，可致肺气不足，肺失宣降，津液停聚，寒湿久凝鼻部而致病。肾主纳气，为气之根，若肾的精气不足，气不归元，肾失摄纳，气浮于上可致喷嚏频频，若肾之阳气不足，寒水上泛，则致鼻流清涕不止。主要证候有肺气虚弱、风寒犯鼻，肺脾气虚、水湿泛鼻，肾气亏虚、鼻失温煦，临床还可见肺经郁热，气虚血滞，表寒里热等证型。

【膏方集成】

1. 冰轻膏：冰片 1.5 克，轻粉 25 克。上药共为极细末，和匀，用凡士林 15 克，调和成软膏状，储瓶外用。每取本药膏少许，涂患侧鼻孔中。每日 7～8 次，至治愈为止。适用于慢性鼻炎，萎缩性鼻炎，变应性鼻炎。

2. 七味鼻炎膏：辛夷、苍耳子、蝉蜕、五味子、防风、白术各 10 克，黄芪 30～50 克（肺气虚则重用）。上药共为细末，和匀，储瓶备外用。用时每取药末 40 克，用白酒或食醋适量调和为糊状，分敷于双手心劳宫穴和肚脐上，敷料覆盖，胶布固定。每日换药 1 次。10 次为 1 个疗程。适用于变应性鼻炎（肺虚不固型）。

3. 八味鼻炎膏：辛夷、丝瓜络、鹅不食草、黄芪各 30 克，川黄柏、白矾各 15 克，蝉蜕、葶苈子各 9 克。上药共为细末，和匀，储瓶外用。用时每取本散 30 克，以食醋调匀成软膏状，外敷于双足心涌泉穴和肚脐上，上盖敷料，胶布固定。每日换药 1 次。10 次为 1 个疗程。适用于变应性鼻炎。

4. 益气祛风膏：黄芪 200 克，白术、防风、党参、苍耳子、辛夷、紫苏、荆芥各 100 克，蝉蜕 60 克，茯苓、山药、阿胶各 150 克，桔梗、生甘草各 30 克。如鼻塞流涕较重者加路路通 150 克，白芷 100 克，细辛 50 克；如反复感冒者加紫河车粉（兑入）30 克，生晒参粉（兑入）50 克。上药除阿胶外，余药加水煎煮 3 次，滤汁去渣，合并滤液，加热浓缩成清膏，再将阿胶加适量黄酒浸泡后隔水炖烊，冲入清膏和匀，然后加饴糖 300 克，收膏即成。每次 15～30 克，每日 2 次，白开水调服。适用于变应性鼻炎（肺虚邪滞型）患者。多表现为间歇性鼻塞，时轻时重，晨起鼻痒，喷嚏阵阵发作，鼻涕色白清稀，受寒后症状加重常伴神疲乏力，食少便溏等。

5. 活血祛风膏：当归、薄荷、桃仁、穿山甲、川芎各 100 克，赤芍、藿香、苍耳子、白芷、路路通各 150 克，细辛 50 克，陈皮、红花各 60 克，桔梗 30 克。如鼻涕黏稠，不易擤出者加生地黄、黄芩各 100 克，南沙参 150 克；鼻塞头痛较重者加地龙 100 克，僵蚕、蒺藜各 150 克。将上药加水煎煮 3 次，滤汁去渣，合并滤液，加热浓缩成清膏。再加蜂蜜 300 克收膏即成。每次 15～30 克，每日 2 次，白开水调服。适用于变应性鼻炎，气血瘀滞型患者。多表现为持续性鼻塞，喷嚏较少，鼻涕黏稠，嗅觉减退和迟钝，常伴有头昏头痛，鼻黏膜呈暗红色，鼻甲肿大且表面不光滑。

6. 辛夷软膏：辛夷叶（洗晾干）、杏仁（去皮）各 30 克，细辛、木香、木通、白芷各 15 克。上药除杏仁外，余药共为细末，次将杏仁捣烂如泥，加猪脂 30 克，同诸药末和匀，于石瓦器中熬成软膏，赤黄色为变，于地上放冷，入冰片（研末）3 克拌匀，储备外用。每用少许涂鼻中。每日 2 次。适用于小

儿变应性鼻炎，小儿鼻久流清涕。

7. 细辛膏：细辛、花椒、干姜、川芎、吴茱萸、附子各 20 克，猪牙皂 15 克，桂心 30 克，猪脂 180 克。先将前 8 味药，用苦酒浸泡 24 小时。猪脂入锅熬油去渣后，入上药煎熬至附子变成黄色止，取出药渣存药油，储备外用。用药棉签蘸药油塞入患鼻孔中，每日 3 次。适用于变应性鼻炎。

8. 三味鼻炎膏：杏仁、附子、细辛各等份。上药共为极细末，和匀，入麻油适量调和成稀糊状，储瓶备外用。每用本膏涂或滴鼻，每日 3 次，或用药棉签蘸药膏涂鼻或塞鼻，每日 3 次。适用于变应性鼻炎。

9. 复方麝香膏：白芥子、细辛、甘遂、辛夷各等份，麝香适量。将上药前 4 味共为细末，储瓶备用。麝香研细另装密封，勿泄气。外用，用时取药末适量，用生姜汁调成厚糊状，做成如铜钱大的药饼。药面再放入少许麝香，分别贴敷于肺俞（双）、膏肓（双）、百劳（双）穴上。每次贴 6～8 小时后除去。10 日贴药 1 次。3～6 次为 1 个疗程。适用于变应性鼻炎。

10. 抗敏膏：白芥子 50 克，细辛、甘遂各 20 克，延胡索 10 克。将上药烘干，共为细末，和匀过筛，用新鲜生姜汁或蜂蜜调匀成药饼，药饼中心放麝香少许，储备外用。于夏季初伏时，取药膏贴敷百劳、肺俞、膏肓穴（均取双侧），纱布覆盖，胶布固定。6～8 小时后取下药饼。中伏时，贴敷大椎、风门（双）、脾俞（双）穴，4～6 小时后应取下。末伏时，贴敷大杼（双）、肺俞（双）、肾俞（双）穴，3～6 小时后取下。适用于变应性鼻炎。

11. 鼻衄膏：生黄芪 300 克，苍耳子、生地黄各 200 克，杭菊、牛蒡子、诃子肉、乌梅、辛夷、豨莶草各 150 克，防风、柴胡各 100 克，生甘草 90 克。将上药加水煎煮 3 次，滤汁去渣，合并滤液，加热浓缩成清膏，再加蜂蜜 300 克收膏即成。每次 15～30 克，每日 2 次，白开水调服。10 日为 1 个疗程。适用于变应性鼻炎。

12. 芪菊鼻炎膏：黄芪 150 克，杭菊花 120 克，羌活、防风、杏仁、辛夷、苍耳子各

90 克，甘草 60 克，薄荷（后入）、蝉蜕各 30 克。将上药加水煎煮 3 次（薄荷先煎 15 分钟），滤汁去渣，合并滤液，加热浓缩成清膏，再加蜂蜜 300 克收膏即成。每次 15～30 克，每日 2 次，白开水调服。适用于变应性鼻炎。

鼻窦炎

鼻窦炎是鼻窦黏膜的非特异性炎症，为一种鼻科常见多发病。可分为急性和慢性两类，急性化脓性鼻窦炎多继发于急性鼻炎，以鼻塞、多脓涕、头痛为主要特征，慢性化脓性鼻窦炎常继发于急性化脓性鼻窦炎，以多脓涕为主要表现，可伴有轻重不一的鼻塞、头痛及嗅觉障碍。平时注意锻炼身体，劳逸结合，衣着适度，多呼吸新鲜空气，避免鼻子干燥，不轻易滴用鼻药。对鼻腔病变及时诊治，邻近的病灶感染需治疗。化脓性鼻窦炎系鼻窦黏膜的化脓性感染。根据其起病分为急性化脓性鼻窦炎和慢性化脓性鼻窦炎。急性化脓性鼻窦炎多由肺炎链球菌、链球菌、金黄色葡萄球菌等化脓性球菌感染所致，多由于急性化脓性鼻窦炎治疗不当，以致反复发作，迁移不愈而转为慢性。急性化脓性鼻窦炎为急性化脓性病变，分为 3 期：卡他期主要为黏膜血管扩张充血，上皮肿胀，固有层水肿，炎性细胞浸润，纤毛运动迟缓，分泌亢进；化脓期出现上皮坏死，纤毛脱落，小血管出血，分泌物呈脓性；并发症期则因炎症侵及骨质或经血道扩散而可引起骨髓、眶、颅内并发症。慢性化脓性鼻窦炎按其上皮层及固有层病理变化分为乳头状增生型、水肿型、纤维型、腺体型、滤泡型。急性化脓性鼻窦炎常继发于上呼吸道感染或急性鼻炎，可出现明显的畏寒、发热、食欲减退、便秘、周身不适等，患侧持续性鼻塞、脓涕、头痛与局部疼痛，前组鼻窦炎引起的头痛多在额部和颜面部，后组鼻窦炎多位于颅底或枕部。慢性化脓性鼻窦炎主要为鼻部症状，表现为流脓涕为其特征性症状，鼻塞、嗅觉障碍、头痛。

本病中医学称为"鼻渊"，急鼻渊多属实

热之证，因外感风寒湿热，内传肺与脾胃、肝胆，或脾胃素有蕴热，因外邪引动，邪毒循经上蒸，壅滞于鼻。主要证候有风热犯鼻、胃热熏鼻、湿热蒸鼻。慢鼻渊有虚实之分，实者为郁热，病在肺和胆，虚者为气虚夹寒湿，病在肺、脾、肾。主要证候有肺经风热、窦窍不利，胆腑郁热、上犯窦窍，脾虚湿滞、窦窍不清，肺虚邪恋、留滞窦窍，肾虚寒凝、困结窦窍。

【膏方集成】

1. 蒲公英膏：蒲公英、黄芩、龙胆各 200 克，金银花 150 克，防风、白芷、野菊花各 120 克，辛夷 100 克，生甘草 60 克。如若头痛甚者加蔓荆子、羌活各 100 克；若头昏者加天麻、蒺藜各 100 克；若鼻塞甚者加威灵仙、木通各 100 克；若涕中夹血者加小蓟、地榆各 100 克。将上药加水煎煮 3 次，滤汁去渣，合并滤液，加热浓缩成清膏，再加蜂蜜 300 克收膏即成。每次 15～30 克，每日 2 次，白开水调服。7 日为 1 个疗程。适用于鼻窦炎。

2. 鼻渊膏：鹅不食草、辛夷各 30 克，冰片 5 克。上药共为极细末，和匀，储瓶备用，勿令泄气。外用，用时每取药末 20 克，用白酒或陈醋适量调匀成稀糊状，外敷于双手心劳宫穴，外加包扎固定。每日换药 1 次。10 日为 1 个疗程。适用于鼻渊。

3. 败酱草膏：败酱草、白芷、苍耳子、射干、黄芩、野菊花各 600 克。如若鼻塞流涕者加辛夷 120 克，皂角刺 100 克；若兼头痛者加葛根 150 克，蔓荆子 180 克；若涕中带血者加白茅根 300 克，焦栀子 150 克。将上药加水煎煮 3 次，滤汁去渣，合并滤液，加热浓缩成清膏，再加蜂蜜 500 克，收膏即成。每次 15～30 克，每日 2 次，白开水调服。适用于鼻窦炎。

4. 通草膏：通草、川芎、白芷各 1 克，当归、细辛、莽草、辛夷各 1.5 克。将上药切碎，用醋浸渍一宿，以不入水猪脂 70 克，煎熬至白芷色变焦黄即成，滤去渣，收储备外用。用药棉蘸药膏如枣核大，纳入鼻中。每日 3 次。适用于鼻渊，鼻腔疖。

5. 麻叶膏：天麻、桑叶、苍耳子、夏枯

草、僵蚕各 10 克，黄菊花、蒺藜、蔓荆子、钩藤、川芎、天南星（姜制）、白芷、甘草、藁本、木瓜、制香附、羌活各 15 克。上药共为极细末，和匀，用猪脂调和成软膏状，储瓶备外用。每取本膏少许，涂于鼻腔内，每日 2 次。适用于鼻窦炎。

鼻 出 血

鼻出血指血从鼻孔流出。轻者，仅涕中带血丝，严重者，血从口鼻涌出。是多种疾病的常见症状。其病理改变为全身及局部疾病各种原因导致鼻黏膜糜烂、毛细血管扩张破裂、脆性增加、凝血机制紊乱等引起出血。临床表现主要为鼻腔出血。

本病中医学称为"鼻衄"。其病因病机为肺经有热，复感风热或燥热之邪迫肺，肺失肃降，邪热上壅，可致鼻黏膜糜烂出血，情志不遂，暴怒伤肝，肝气郁结化火，或引动心火，致心火妄动，肝火上逆，脉络受损而衄血。素有脾胃积热，或因嗜食辛辣炙煿，火热内燔，上壅于鼻，肝血不足，肾阴亏损，虚火上炎，灼伤肺阴，鼻失濡养而出血。脾气虚，气血生化不足，脾不统血，血溢脉外。素体肺阴不足，或燥邪伤津，鼻失濡养，或外感燥邪，耗伤肺阴，燥火上炽，损伤鼻络。其主要证候为肺经壅热，肝火上逆，脾胃炽热，肝肾阴虚，脾不统血，阴虚肺燥等。

【膏方集成】

1. 山栀地黄膏：栀子炭 30 克，生地黄 40 克，韭菜根汁适量。先将前 2 味药共为细末，和匀备用。外用，用时每取本散 25 克，用韭菜根汁适量调和成糊状，外敷于双手心劳宫穴和肚脐上，上盖敷料，胶布固定。每日换药 1～2 次，中病即止。适用于鼻衄。

2. 鼻衄膏：桑白皮、白茅根各 300 克，黄芩 150 克，栀子炭、茜草、侧柏叶、紫草、当归、墨旱莲各 100 克，牛膝 60 克。上药加水煎煮 3 次，滤汁去渣，合并滤液，加热浓缩成清膏，再加蜂蜜 300 克收膏即成。每次 15～30 克，每日 2 次，白开水调服。适用于鼻衄（肺热壅盛型），包括各种原因所致者。

3. 双地止血膏：生地黄、熟地黄、当归各 150 克，白芍 120 克，川芎、香附、麦冬、阿胶、玄参、黑栀子、炒牡丹皮各 100 克，陈棕炭、白茅根、川贝母各 90 克。上药除川贝母、阿胶外，余药加水煎煮 3 次，滤汁去渣，合并滤液，加热浓缩成清膏。再将川贝母研细末，阿胶加适量黄酒浸泡后隔水炖烊，并加饴糖 300 克，一并加入清膏中搅匀，收膏即成。每次 15～30 克，每日 2 次，白开水调服。适用于虚火鼻衄。

4. 止衄膏：大蒜 31 克，栀子 15 克，川黄柏、牡丹皮、广郁金各 10 克。先将后 4 味药共为细末，大蒜捣烂，再将药末与大蒜泥共捣成膏，收储备用。外用，用时取本膏做成药饼 3 个，分别贴敷于两足涌泉穴，神阙穴（肚脐）上，外用纱布包扎，勿令脱落。当鼻中有蒜气味即效。适用于鼻衄。

第四十三章　口腔科疾病

白 塞 病

白塞病又称口、眼、生殖器三联征或白塞综合征，是以眼、口、生殖器反复出现破溃病损并伴有目赤成脓，皮肤起疖等为主要临床表现的病势缠绵难愈的疾病。本病是一种原因不明的全身性身体免疫疾病，除眼、口、阴部三联征症状外，尚可侵犯多系统、多器官各组织，如皮肤、关节、神经、心血管、消化、呼吸等系统，具有慢性、进行性、复发性的特点。

本病相当于中医学"狐惑病"。中医学认为本病由感受湿热毒气，或因热病后期，余热未尽，或脾虚湿浊之邪内生，或阴虚内热，虚火扰动等致湿热毒邪内蕴，弥散三焦，阻于经络，浸渍肌肤，伤津劫液，使气滞血瘀痰凝，形成虚实夹杂之候。初期多以邪实为主，中晚期则见虚中夹实、本虚标实之证。因本病早期多以邪实为主，治以清热除湿，泻火解毒为法；中晚期多见脾虚失运，或阴虚内热，湿热留结等虚实夹杂证候，治应攻补兼施，扶正祛邪。

【膏方集成】

1. 甘草泻心膏：丹参 30 克，甘草 20 克，连翘、金银花、茯苓、党参、佩兰各 15 克，黄芩、黄连、当归、赤芍各 10 克。上药浓煎，加半夏 9 克，干姜 6 克，另加麦芽糖、蜂蜜各 60 克，糖浆 500 克，收膏。成人每次 15 毫升，每日 3 次，口服。适用于伤寒痞证，胃气虚弱，腹中雷鸣，下利，水谷不化，心下痞硬而满，干呕心烦不得安，狐惑病患者，常用于急、慢性胃肠炎症、白塞综合征，产后口糜，泻痢等。

2. 清热除湿膏：土茯苓 30 克，赤小豆、板蓝根、鹿角各 25 克，连翘、桃仁各 15 克，当归、甘草各 12 克，守宫 4～8 条，泽泻 9 克。上药浓煎，辅以西洋参、大枣、阿胶各 150 克，莲子 300 克，冰糖 30 克，收膏。每日早、晚各 15 毫升，开水冲服。适用于狐惑病，急、慢性肠炎。

3. 甘露消毒膏：飞滑石 450 克，绵茵陈 330 克，淡黄芩 300 克，石菖蒲 180 克，川贝母、木通各 150 克，藿香、射干、连翘、薄荷、豆蔻各 120 克。咽颐肿痛甚者加山豆根 5 克，板蓝根、牡丹皮各 9 克。上药浓煎，辅以蜂蜜、麦芽糖各 60 克，糖浆 500 克，收膏。成人每次 15 毫升，每日 3 次，口服。适用于狐惑病，急、慢性肠炎。

4. 清热凉血膏：水牛角、金精石、寒水石各 30 克，赤芍、牡丹皮、生地黄各 15 克，玄参、泽泻各 12 克。上药浓煎，辅以西洋参、大枣、阿胶各 150 克，冰糖 30 克，收膏。每日早、晚各 15 毫升，开水冲服。适用于狐惑病，急、慢性肠炎。

5. 白塞膏：党参 15 克，白术、茯苓各 10 克，附子、肉桂、干姜、红花、三棱、莪术、甘草、半夏、当归尾、赤芍各 9 克。上药浓煎，加蜂蜜、麦芽糖各 60 克，糖浆 500 克，收膏。成人每次 15 毫升，每日 3 次，口服。适用于急、慢性胃肠炎症，白塞综合征等。

6. 八珍膏：黄芪 30 克，党参、连翘各 15 克，白术、茯苓、玄参、白芍、熟地黄、金银花各 12 克，当归、川芎各 10 克，炙甘草 6 克。上药浓煎，加麦芽糖、蜂蜜各 60 克，糖浆 500 克，收膏。成人每次 15 毫升，每日 3 次，口服。适用于伤寒痞证，气血亏虚的白塞病。

复发性口疮

复发性口疮是口腔黏膜中最常见的一种疾病，好发于唇、颊、舌缘等处，它表现为口腔黏膜出现圆形或椭圆形浅表性溃疡，有明显的灼痛，可单发或多发。有自限性，一般为7～14日自行愈合，可反复发作。

本病中医学称为"口疮""口破""口疡"。多由烦劳或五志过极以及饮食不节，郁热化火，火热熏灼口舌而成，或由于素体阴虚或久病热病耗阴，虚火浮越，上扰于口，腐烂口腔而成疮，辨证应首先分清实火和虚火。

【膏方集成】

1. 溃疡膏：茄子 100 克，猪头骨 30 克，地龙 25 克，侧柏叶 20 克，灯心草 15 克，冰片 10 克。将霜打过的茄子切片晾干研细，地龙、侧柏叶烤干研细，猪头骨放炉灶内煅透，灯心草直接用火烧成炭后研细，用食油或蜂蜜调和成膏。外用，将药膏涂于溃疡处，每日 2～3 次。适用于口腔溃疡，下肢溃疡，上肢溃疡，其他溃疡。

2. 黄石细辛膏：黄柏、生石膏、细辛各 2 克。上药共为细末，药粉用水调糊，敷脐部，纱布包扎。每日换药 1 次。连用 3～7 次为 1 个疗程。适用于口疮。

3. 积热口疮膏：大黄、硝石、白矾各 10 克，米醋、面粉各 8 克。上药共为细末，加入米醋、面粉，调和制成膏备用。临用时取膏药 2 小团，分别敷于患儿脐孔上和两足心，盖以纱布固定，每日 1 次，敷 3～4 次有效。适用于脾胃积热型口疮。

4. 归元贴膏：吴茱萸 200 克，肉桂 150 克，细辛、山药各 100 克。上药浓煎，加入冰片、薄荷脑、樟脑各 50 克，水杨酸甲酯 70 克，收膏，切断，盖衬加工成药物胶布。外用，每晚临睡前，将膏药贴于双侧涌泉穴，每晚换药 1 次。适用于复发性口疮。

5. 吴萸细辛膏：吴茱萸、细辛各 3 克。上药共为细末备用。将上述药末用醋调成膏状，敷于两足涌泉穴，外用纱布覆盖，胶布固定，每日贴敷 16 小时，休息 8 小时。6 日为 1 个疗程。适用于顽固性口疮。

6. 黛砂膏：玄明粉 12 克，硼砂、朱砂、青黛各 6 克，冰片 3 克。上药共为细末，每次适量，涂敷患处，每日 3 次。适用于实证口疮。

7. 草蜜膏：生甘草 10 克，蜂蜜 100 毫升。先将生甘草放入沙锅内加水 200 毫升，浸泡 20 分钟，再煎煮 30 分钟，滤去渣，浓缩至 20 毫升，然后加入蜂蜜，煮沸去除浮沫，装入消毒容器备用。外用，用时先将生理盐水清洗溃疡面，再用棉签蘸药膏点涂，每日 3～5 次。适用于口腔溃疡。

8. 口疮膏：向日葵秆、香油各 30 克。向日葵秆烧灰，香油调匀备用。外敷患处，每日 2～3 次。适用于口疮。

9. 百草蜂蜜膏：百草霜 18 克，蜂蜜 9 克。上药调匀备用，外涂患处，每日 2～3 次。忌食辛辣之品。适用于口腔溃疡。

10. 附子膏：附子、吴茱萸各 15 克，花椒 15 粒，醋 10 克，蓖麻子 30 粒。上药共为细末，醋调匀备用，外敷两脚心，纱布固定，每日 1 次。适用于口疮日久不愈。

疱疹性口炎

疱疹性口炎是由感染单纯疱疹病毒引起的。一般分为原发性疱疹性口炎和复发性疱疹性口炎。原发性疱疹性口炎常由首次感染Ⅰ型单纯疱疹病毒所引起。临床上表现为急性疱疹性龈口炎，以口、颊、舌、上腭、齿龈等处发红、起疱、溃烂等为特征。一年四季皆可发病，以儿童多见。

中医历代医家对本病的命名不一，有"口疳""口舌生疮""热度口疮"等，现多将其归入"口疳"范畴。因口为脾之窍，又称"脾瘅"。口疳乃素体心脾蕴热，嗜食肥甘，胃中积热，又复感外邪，饮食生冷，湿热相兼，其气上溢而发。素体阴虚或温热病后气阴两伤，虚火上炎口腔亦可致本病。复发性疱疹性口炎是潜伏在体内的单纯疱疹病毒，在一定条件下如感冒、发热、过度劳累等，使机体发生复发性损害。复发感染常在口唇或近口唇处出现成簇小水疱，进而溃破、渗出、结痂，故又称复发性唇疱疹。多见于成年人。本病中医学称为"口疳""热疮"或"热气疮"。由于外感风热或嗜食辛辣，脾胃积热，或素体阴虚，积热上冲口唇，使口唇热疮反复不已。

【膏方集成】

1. 黄连膏：生地黄 30 克，黄连、黄柏、姜黄、当归各 9 克。上药浓煎，文火将药炸枯，捞去渣再用纱布把油滤净，下黄蜡 120 克，熔化尽，倾入瓷皿内以柳枝搅之。用时取少许，涂于局部。适用于口疳。

2. 犀栀膏：黄连、栀子、生地黄、麦冬、当归、赤芍、玄参、连翘、桔梗各 15 克，犀角、薄荷、生甘草、升麻、葛根各 7.5 克。用麻油 720 克浸药，上锅熬枯，去渣，熬油至滴水成珠，加入黄丹粉频搅，离火，加入铅粉适量，拌药收膏备用。外用，临用时将牛黄清心丸 1 粒研碎，与药膏适量搅匀，摊涂患处。适用于疱疹性口炎。

3. 黄丹巴豆膏：巴豆仁 4 枚，黄丹 3 克。上药共炒至巴豆色黑为度，去巴豆不用，黄丹为细末，水调备用。取药膏少许涂疗上，每日 3～5 次。适用于热疮。

4. 三子膏：莱菔子、白芥子、地肤子、食醋各适量。上药用沙锅文火，炒至微黄，共为细末。将食醋煮沸，放置冷却至温热，再倒入药末，调和成膏状，储存备用。外用，将药膏分次涂于 2 厘米见方的纱布或白布上，使膏厚 2 毫米，见方 1 厘米左右，然后分别贴于患儿两足涌泉穴，胶布固定。每日换药 1 次。适用于小儿口疮。

5. 黄术膏：炙甘草 6 克，黄柏、炒白术、党参各 4.5 克。上药共为细末，混匀。用猪脂调和成膏状，储存备用。外用，每用少许，涂擦口腔患处，每日 2～3 次。适用于口疮。

6. 碧雪膏：芒硝、马牙硝、朴硝各 500 克，青黛、石膏、寒水石、滑石各 180 克。上药除青黛外，余药共为细末，甘草 500 克，煎水和上药粉均匀，再入火煎，用柳枝搅匀，入青黛又搅匀，倾入盆内，候冷结成块，研为细末，备用。外用，每取少许置口中噙化，如喉闭，每用少许吹入喉中。适用于一切积

热，口舌上疮，心喉闭，燥渴肿痛。

7. 砂蔻膏：豆蔻、白矾、上梅片各 3 克，硼砂 6 克，蜂蜜 30 克。先将豆蔻去壳，加入硼砂研成细末，白矾、上梅片另研末，将 4 药混匀后，与蜂蜜混匀放入缸内，文火熬开"三沸"即成。待温后加入上梅片，装瓶，封口备用。外用，先将口腔用 3％硼酸生理盐水或淘米水洗净，然后用消毒棉球涂抹本膏。抹药后将患儿头部低斜，使口涎流出，每日 2～3 次或更多，直至治愈为止。适用于鹅口疮。

龋病与牙髓炎

龋 病

龋病俗称"虫牙"。是在以细菌为主的多种因素影响下，牙齿硬组织在色、形、质各方面均发生变化的一种慢性、进行性、破坏性疾病。龋病是人类广泛流行的一种口腔常见病和多发病，它不仅使牙体硬组织崩溃、破坏咀嚼器官的完整性，还可继续向深部发展引起牙髓炎、根尖周病、颌骨及颌周炎症，甚至成为病灶，影响全身健康。

中医学对龋病早有认识，古代医书众多将本病因归纳为虫蚀、饮食肥甘厚味及外感风寒或骨髓气血不能荣盛所致。据此将其分为虚实两类。

牙髓病

牙髓病是牙髓组织发生的疾病，包括牙髓充血、牙髓炎、牙髓坏死和牙髓变性，其中以牙髓炎最常见。牙髓病多由感染引起，感染又多来自近髓或已达髓腔的深龋洞。牙髓的感染不仅引起牙齿剧烈疼痛，而且还可经根尖孔扩散到尖周组织，甚至继发颌骨炎症，或成为病灶影响全身健康。

本病中医学没有对应的病名，归属于"牙痛"范畴。牙痛病因多样，外感内伤，胃

热肾虚，气滞血瘀等均可引起牙痛，有寒热虚实牙痛之分。

【膏方集成】

1. 地黄膏：生地黄汁 35 毫升，当归 15 克，青盐 6 克，白芷 1.5 克，细辛 0.3 克。后 4 味药捣碎为末，以生地黄汁于银器中，慢火熬成膏。外用，涂患处，每日 3～4 次。适用于牙齿摇动，牙龈肿痛。

2. 二黄贴敷方：大枣 30 克，硼砂 12 克，青黛 6 克，冰片 5 克，白矾、黄柏、黄连、甘草各 3 克，乳香、没药各 0.5 克。上药共为细末，混匀，涂于患处，每日 2 次。适用于牙髓炎，牙龈红肿，出血，溃疡，松动。

3. 复方大黄膏：大黄、白及、白芷各 30 克，雄黄 10 克。上药研细末备用。取上药细末 10 克，加食醋少许，调成膏状，敷贴于患侧地仓、颊车穴连线与手阳明大肠经在面颊部循行线的交点处，上盖一层薄膜，再盖上一层纱布，用胶布固定，24 小时取下。适用于龋齿痛。

4. 固齿白玉膏：淀粉、五色龙骨、栀子各 6 克，麝香 0.3 克。上药共为细末，入黄蜡 30 克，熔化候冷，弄成饼状，摊于连四纸上，剪成条备用，贴于患处。适用于牙痛。

5. 牙髓失活膏：雪上一枝蒿 60 克，蟾蜍 10 克，羊毛脂 8 克，无水乙醇 5 克。雪上一枝蒿研成细末，取其中 2/3 药末浸于无水乙醇中，24 小时后过滤，将滤液中乙醇蒸出，得棕褐色胶状物，即乙醇提取物，将雪上一枝蒿乙醇提取物 1 克，雪上一枝蒿药末 0.5 克，蟾蜍细末 1 克，羊毛脂 0.8 克，共置于乳钵内，充分调匀，研磨成软膏备用。用时取少许涂患牙及牙龈，每日 2～3 次。适用于牙髓炎。

6. 韭椒膏：韭菜 10 克，花椒 20 粒，香油适量。将韭菜洗净，同花椒共研捣烂如泥，加入香油调和成膏糊状，收储备用。外用，用时取药膏涂病牙一侧的面颊上。药干再涂，数次即愈。适用于牙痛。

7. 乳香膏：白矾、滴乳香各等份。上药共为细末，以熔蜡调和成膏状，收储备用。外用，用时取药膏适量，填满龋洞。适用于

虫牙痛。

8. 护髓膏：金银花、黄芪、白及各 30 克，黄连 15 克，乳香、没药、连翘各 20 克，丁卡因 5 克，蜂蜜适量。先将前 7 味药捣研，过 7 号筛取细末，后与丁卡因、蜂蜜混合，消毒备用。外用，取米粒大药膏紧贴髓顶。适用于急、慢性牙髓炎。

牙龈炎、牙周炎与智齿冠周炎

牙龈炎

牙龈炎是发生于牙龈组织的炎症，临床以刷牙和咀嚼食物时牙龈出血为特征。多由于口腔不洁、牙菌斑、牙石堆积、食物嵌塞、不良修复体及牙颈部龋的刺激所引起，部分患者存在全身诱发因素，如慢性血液病、内分泌功能紊乱、维生素 C 缺乏及某些药物影响等。本病是世界范围广泛存在的疾病，治疗及时，多能痊愈，否则可发展为牙周炎。

本病属于中医学"齿衄"范畴。多因胃腑积热或肾阴不足，相火上炎所致，因牙龈属胃，牙齿属肾，阳明传入少阴，二经相搏则血出于牙缝。

牙周炎

牙周炎一般由牙龈炎发展而来。通常表现为牙龈、牙周膜、牙槽骨及牙骨质部位的慢性破坏性病损。其主要特征为牙周袋形成和袋壁的炎症，牙槽骨吸收与牙齿逐渐松动，它是导致成人牙齿丧失的主要原因。

本病属于中医学"牙宣"范畴。中医学认为齿为骨之余，乃肾之标，而上下牙床为手足阳明经所属，齿及齿龈均需气血的濡养，故本病主要由胃火上蒸、肾阴亏虚、气血不足等原因引起。

智齿冠周炎

智齿冠周炎是指智齿（第三磨牙）萌出

中医膏方全书（珍藏本）

不全或阻生时，牙冠周围软组织发生的炎症，表现为智齿周围牙龈及龈瓣红肿疼痛，甚则腮颊肿痛，牙关开合不利。由于阻生智齿的牙冠和被覆的龈瓣之间有一个盲袋，食物及细菌极易嵌塞于内，加之冠部牙龈因咀嚼食物而易损伤形成溃疡，当全身抵抗力下降、局部细菌毒力增强时可引起冠周炎的急性发作。

本病中医学称为"牙咬痈""合架风""尽牙痈""角架风"。多因饮食不节，过食辛辣厚味，胃肠蕴热，兼感风热之邪，外邪引动内火，风火相煽，循经搏聚于尽牙咬合处，气血壅滞，热灼肉腐则化脓成痈。

【膏方集成】

1. 白矾膏：大枣 30 克，硼砂 12 克，青黛 6 克，冰片 5 克，白矾、黄柏、黄连、甘草各 3 克，乳香、没药各 0.5 克。上药共为细末，混匀，取少许放于患处，每日 2 次。适用于牙周炎，牙龈红肿，出血，溃脓，牙齿松动。

2. 大黄丁香膏：大黄 12 克，丁香 10 克，冰片 6 克。上药共为细末，热米醋调敷两足心。适用于牙根腐烂。

3. 牙周清凝膏：黄柏 4 克，细辛 3 克，儿茶 2 克，硼砂、冰片各 0.5 克，蟾酥 0.01 克。上药共为细末，加入凝膏备用。用时取少许涂于患牙处，每日 3 次。适用于牙周病。

4. 朱青膏：松脂、猪脂各 60 克，朱砂、青矾、绿矾、白矾、芒硝、防风、细辛、黄蜡、当归、黄芪各 30 克。上药捣罗为细散，取麻油 90 毫升，先煎油沸，下猪脂及黄蜡，次下诸药煎沸，入瓷器收膏备用。外用，治疗时取少许药膏涂患牙处，每日 3 次。适用于牙周炎。

5. 玉带药膏：生龙骨 60 克，铅粉 45 克，冰片、麝香、硼砂各 7.5 克。上药共为细末，摊于绵纸上，刮匀，剪做 1 厘米宽，3 厘米长的药条，收瓷瓶备用。外用，用时将药 1 片贴患处。适用于牙龈炎。

6. 姜黄蒜膏：姜黄 3 克，蒜 1 瓣。先将姜黄研细末，同蒜捣烂。外用，治疗时先将薄棉按足底涌泉穴，后将药末隔棉敷上，用绢包好，包一夜。每日 1 次。适用于牙龈炎。

7. 丝瓜蜂蜜膏：丝瓜藤连根 6 克，蜂蜜适量。将丝瓜藤连根干燥研为细末，蜂蜜调匀。治疗时取药末少许涂牙龈乳头，每日 4～6 次。适用于牙龈炎。

8. 大黄苦参膏：大黄、紫荆皮各 2 克，苦参、甘草各 1 克，蜂蜜少许。上药共为细末，以凉开水、蜂蜜调匀。治疗时取药膏少许涂患牙处，每日 2 次。适用于牙龈炎。

9. 蜂露膏：蜂蜜 90 克，蜂房 1 个，大黄 30 克。将蜂房焙黄与大黄共为细末，和匀，用蜂蜜调和成软膏状，储存备用。外用，用时取药膏适量，涂擦患处。适用于萎缩性牙龈炎。

10. 莱菔膏：莱菔子 30 克，猪牙皂 2 个。上药共捣烂如泥膏状，调匀备用。外用，取膏外敷腮上火患牙处。适用于牙神经炎。

11. 护齿膏：防风、独活、槐枝各 90 克，当归、川芎、白芷、细辛、藁本各 30 克。上药共为细末，和匀，放入玻璃瓶，加香油（适量）浸泡 3 日后，倒入铁锅内熬炼去渣，再入白醋、黄蜡各 30 克熔化搅匀成膏，即掺入铅粉、乳香、没药、龙骨、白石脂、石膏、白芷各 15 克，麝香 1.5 克为细末，搅拌均匀，储存备用。外用，每取本膏适量，涂擦患处，再取一张好皮纸摊入药膏，贴敷患处。每日 1 次。适用于牙龈宣露。

第四十四章　咽喉科疾病

咽　炎

急性咽炎

急性咽炎为咽黏膜、黏膜下组织的急性炎症，常累及咽部淋巴组织，可继发于急性鼻炎或急性扁桃体炎，也有开始即发生于咽部者。病变常波及整个咽腔，也可局限于一处。常为上呼吸道炎症的一部分。其发病率占咽喉科基本疾病的7％～17％，占耳鼻咽喉科疾病的2％～6％。多见于秋冬及冬春之交。急性咽炎临床上以咽部红肿热痛逐渐增剧为主要症状。

本病属于中医学"喉痹"范畴，包括"风热喉痹"与"风寒喉痹"，尤以"风热喉痹"多见。急性咽炎临床上大致可分为风热、风寒、肺胃积热3种证型。其中风热型最常见，其咽喉部红肿热痛明显并逐渐加重，伴有外感证候，起病快，病程短，治疗效果好，恢复也快。风寒型临床上少见，寒象显著，且往往时间短，很快热化，转化为热邪内积症状。

慢性咽炎

慢性咽炎为咽部黏膜、黏膜下及其淋巴组织的慢性炎症。弥漫性炎症常为上呼吸道慢性炎症的一部分，而局限性炎症则多为咽淋巴组织的炎症。慢性咽炎临床上以咽喉干燥，痒痛不适，咽内异物感或干咳少痰为特征，病程长。症状易反复发作，往往给人们

不易治愈的印象。有人统计慢性咽炎发病率占咽喉部疾病的10％～12％，占耳鼻咽喉疾病的1％～4％。多发生于成年人。农村发病率较低。

本病属于中医学"喉痹"范畴，包括"虚火喉痹""阳虚喉痹""帘珠喉痹"等。本病多在脏腑阴阳气血虚损的基础上发生，一般病程较长。临床所见以阴虚为多。阳虚相对少见，亦有在阴虚或阳虚的基础上兼夹"痰凝"或"瘀血"而表现为虚中夹实者，故辨证治疗时须仔细区分。

【膏方集成】

1. 二白冰片膏：白芥子、冰片各20克，肉桂、木香、干姜、吴茱萸、白胡椒、延胡索、细辛各10克。上药共为细末，用60％的二甲亚砜调和成糊膏状，分3份摊于特制硫酸纸上备用，取适量均匀敷于合谷、天突穴上，外用胶布固定，2日换药1次。适用于急性咽喉炎。

2. 细辛膏：细辛、生附子、生吴茱萸各15克，大黄6克，上药共为细末，用米醋调成糊膏状，取药糊适量均匀敷于双足心涌泉穴上，外用胶布固定，每日换药1次。适用于慢性咽喉炎。

3. 紫金锭膏：紫金锭30克，参三七15克。上药共为细末，加醋调糊。外用，用时敷于颈前喉结上凹陷处，用纱布固定，并以醋经常保持湿润，隔日换药1次。适用于慢性咽喉炎，咽喉干痒疼痛。

4. 咽炎贴膏：柴胡、生地黄各15克，樟脑10克，枳壳、赤芍、川芎、桃仁、玄参、桔梗、当归、红花、冰片各9克，甘草6克，红丹400克。冰片、樟脑为细末，红丹置铁锅内炒干，取香油2000克置不锈钢锅

中，武火加热熬炼，不断搅拌，至油温达 300℃，滴水成珠，吹之不散。将红丹缓缓倒入炼油中，边加丹边用木棍搅拌，至皂化完全出现大量泡沫，膏液变成黑褐色，取少许滴入冷水中，捏之软而不粘手，将皂化完全的膏液趁热缓缓倒入冷水中，并不停搅拌，冷后将膏坨撕成碎块，放入冷水中浸泡 4～7 日，从水中取出膏块，置钢锅内，加热蒸干水分，熔化。待温度降至 60℃～70℃时，加入樟脑、冰片细粉搅匀，保持 50℃～60℃，每称取 3 克，摊于特制的膏药纸上，涂成圆形，盖塑料薄膜，即得。取天突、华盖、大椎穴。每日晚上贴，白天揭掉，4 个晚上更换 1 次。适用于急性咽喉炎，咽喉疼痛。

5. 贴敷膏：熟地黄、玄参各 15 克，山药、泽泻、茯苓、白芍、麦冬各 12 克，制附子、山茱萸、牡丹皮各 9 克，肉桂、五味子各 6 克。上药浓煎，至收膏，制成外用药膏。敷药面积为咽喉（廉泉至天突）的大部分，盖敷固定，次日揭去敷料，用生理盐水清洁皮肤再换药。适用于急性咽炎。

6. 乌梅膏：乌梅 30 克，山豆根、桂枝、紫菀各 18 克，白糖 50 克，蜂蜜 250 克。先将前 4 味药共为细末，过筛和匀，再与白糖拌匀后，再将蜂蜜加热与上药调匀成膏即得。每次 0.5～1 汤勺，每日 3 次，白开水调服。适用于慢性咽炎。

7. 吴茱萸膏：吴茱萸 30 克，生附子 6 克，麝香 0.3 克。上药共为细末，用米醋调和成软膏状，储存备用。外用，每日换药 1 次。10 次为 1 个疗程。或贴双足心涌泉穴和肚脐下。适用于一切火候痹（包括慢性咽炎，喉炎，咽喉炎等）。

8. 射干膏：射干 120 克，赤芍、羚羊角、木通、蔷薇根、升麻、生地黄各 60 克，艾叶 3 克，猪脂 500 克。将前 8 味药细切，以食醋 1000 毫升浸入一宿，用猪脂微火煎，醋尽为止，去渣，收膏，储存备用。口服，每服如杏仁许，吞咽干，细细咽之，每日 2 次。适用于慢性咽喉炎。

9. 青果膏：鲜青果 4800 克，山豆根 30 克，麦冬、胖大海、天花粉、诃子各 120 克，绵灯笼 160 克。上药加水煎煮 3 次，滤汁去渣，合并滤液，加热浓缩成清膏，每次 30 克清膏炼蜜 30 克，搅拌收膏，储存备用。每次 15 克，每日 2 次，白开水调服和冲服。适用于咽喉肿痛，音哑口燥舌干的急、慢性咽炎，喉炎。

10. 九味咽喉膏：党参、阿胶、五味子、乌梅、款冬花、浙贝母、桔梗、桑白皮、罂粟壳各 120 克。上药除阿胶外，余药加水煎煮 3 次，滤汁去渣，合并滤液，加热浓缩成清膏，再将阿胶加黄酒适量浸泡后隔水炖烊，加红糖 300 克，饴糖 100 克，一半冲入清膏内，至溶搅匀收膏即得。每日 15～20 克，每日 2 次，白开水调服。适用于慢性咽喉炎。

扁桃体炎与咽部脓肿

急性扁桃体炎

急性扁桃体炎是腭扁桃体的急性非特异性炎症，往往伴有一定程度的咽黏膜及其他咽淋巴组织的炎症（但以腭扁桃体的炎症为主），依其病理变化和临床表现可分为急性充血性扁桃体炎（又称卡他性或单纯性扁桃体炎）和急性化脓性扁桃体炎。本病是咽部的一种常见病、多发病。发病率占耳鼻咽喉科门诊的 3%～6%。本病多发于 10～30 岁，老年人少见。发病季节多在春秋。气温变化大的季节多发。

本病与中医学中"风热乳蛾""烂乳蛾"等的证候相类似。

慢性扁桃体炎

慢性扁桃体炎为腭扁桃体的慢性炎症，是耳鼻咽喉科临床上常见的多发病。慢性扁桃体炎的特点是常有急性发作病史，而平时多无明显自觉症状。慢性扁桃体炎的发病率较高，无论在耳鼻咽喉科门诊或住院行手术的患者中，所占比例较大。但对本病的诊断，目前尚无统一的衡量标准，因此其发病率在国内外的各家报道中，差别较大。慢性扁桃体炎可发生于任何年龄，但又随年龄的增长而减少。一般以小学至初中的少年儿童最多见，青年人次之，中年人较少，老年人很少见。男女性别差异不大。亦无明显季节间之差异。

本病属于中医学"乳蛾"范畴，若因肺肾阴虚而致者，又称"虚火乳蛾"。慢性扁桃体炎多为肺肾阴虚，虚火上炎型，但亦可见虚火夹湿，脾胃虚弱，肾阳亏虚及痰瘀互结等证型，临床上应辨证施治。

咽部脓肿

咽部脓肿是指发生于咽部及其邻近颈部筋膜间的化脓性感染。最易受侵及的间隙有扁桃体周围间隙、咽后间隙、咽旁间隙。除扁桃体周围间隙外，其余间隙相互有直接或间接的沟通。因此，间隙感染可以相互蔓延。各间隙位于肌肉深层，感染后局部引流不易，加之周围血管丰富，易发生菌血症或脓毒血症，致使症状较为严重。

本病中医学称为"喉痈"，意指本病发展迅速，可致咽喉肿塞、剧痛，吞咽困难，甚则阻塞呼吸，危及生命。

【膏方集成】

1. 花瓣膏：金银花、连翘、甘草、荆芥穗各12克，桔梗、淡豆豉、薄荷各9克，牛蒡子、淡竹叶各6克。上药浓煎，以麻油150毫升熬药去渣，加入黄丹150克收膏。外用，贴锁骨切迹上方和咽喉区，适用于伤风、扁桃体炎。

2. 黄连膏：黄连3份，吴茱萸2份。上药共为细末，混匀备用。取上药适量，加米醋调如糊膏状，于晚上入睡前敷双侧涌泉穴，油纸覆盖，胶布固定，次日晨取去。适用于咽喉肿痛。

3. 芩连膏：黄芩、黄连各10克，蒲黄、寒水石各6克，青黛、芒硝、玄明粉、儿茶、雄黄、硼砂、五倍子各3克，枯矾、薄荷、甘草各2克，牛黄、冰片各1克。上药共为细末，加入适量甘油、水调成糊状。外用，取适量如龙眼大小药膏，敷颈部两侧水突穴，

敷药后先贴油纸，再加纱布用胶布固定，每日1换。适用于扁桃体炎。

4. 生姜膏：牛髓150克，麻油、川芎、蟾酥各100克，秦艽、桂心各50克，母姜汁1000毫升。上药共为细末，放入姜汁中，煎至相淹濡，下髓、酥、油等，搅匀，以慢火煎成膏。不计时候服，以温酒调下1.5克。适用于咽喉肿痛，声嘶不出。

5. 蒲公英膏：蒲公英、板蓝根各500克。上药加清水浓煎3次，滤汁去渣，合并滤液，加热浓缩成稠糊膏，再加入白糖、蜂蜜各100～150克，搅拌收膏即成。每次10克，每日3次，口服。适用于急性乳蛾及咽喉炎。

6. 冰蝎膏：冰片5克，全蝎10克，菜油2毫升。先将全蝎、冰片捣碎，研细末，再调入菜油搅匀，做成如5分钱币大小的腰饼，备用。外用，取药饼用胶布贴于外廉泉穴。24小时换1次。适用于小儿急性扁桃体炎。

7. 消蛾膏：姜黄1片，大枣2枚，巴豆3粒。用时取上药泥膏适量，制作成丸，用绢布包好，棉线扎紧，一丸手握之，一丸塞入鼻孔中（男左女右）。盖被出汗即愈。如不出汗，再如法治疗1次。适用于扁桃体炎，咽喉疼痛。

8. 喉痛膏：乌蔹莓、生大黄各35克，冰片5克，猪胆汁15个。先将前2味药烘脆共研细末，再加冰片同研细末，和匀，次将猪胆汁剪破取汁，入铜勺内熬稠待冷，投入上列药粉调和成软膏状，储存备用。外用，每取软膏适量，摊于布片上，贴于下颌硬肿处，如发痒时再贴1次。适用于喉痈。

会厌炎

急性会厌炎为会厌的急性感染，炎症发生部位以会厌为主，可向杓会厌襞以及声门上区蔓延，故又称急性声门上喉炎。成人及儿童均可发病，但以成人较多见，男性多于女性，常发生于早春与秋末。炎症常局限于会厌，迅速产生剧烈水肿，并可形成会厌根部脓肿，导致会厌根部静脉回流受阻，加之

肿胀会厌的重力作用，极易堵塞喉入口，形成喉阻塞，尤以儿童为著。急性会厌炎的临床症状以咽喉疼痛、吞咽困难为主，表现为会厌肿胀如球并可形成痈肿，属咽喉痈疮范畴。

因发病部位在下喉，故中医学称为"下喉痈"。本病古代描述多散见于喉痹、喉风文献之中，清代《囊秘喉书》中始有相类似的专门记载。

【膏方集成】

1. 蒲土膏：蒲公英、土牛膝各等份。上药加水煎煮2～3次，合并滤汁，浓缩至每10毫升药液含蒲公英、土牛膝（干品）各15克时，加入适当防腐剂和糖精即成。储存备用。每次10毫升，每日3次，口服。10日为1个疗程。适用于咽喉肿痛。

2. 银参膏：金银花750克，玄参、夏枯草、板蓝根各150克，知母、沙参、黄柏、玉竹、桔梗、麦冬、玉蝴蝶各100克，薄荷、生甘草各60克。上药加水煎煮3次，滤汁去渣，加热水浓缩成清膏，再加蜂蜜300克收膏即成，储存备用。每次15～30克，每日2次，口含慢咽。适用于咽喉炎。

3. 芥冰膏：白芥子、冰片各10克，肉桂、木香、干姜、吴茱萸、白胡椒、延胡索、细辛各5克。上药共为细末，用60%的二甲基亚砜调成糊状，储存备用。外用，用时取药膏适量，分摊于特制硫酸纸上，然后贴敷于合谷、鱼际和天突穴上，外以胶布固定。每日换药1次，直至痊愈为止。适用于咽喉肿痛。

4. 导热消肿膏：生吴茱萸30克，生附子6克，麝香0.3克，大蒜汁、面粉各适量。先将前2味药共为细末，再入麝香同研和匀，用面粉搅拌加入大蒜汁调匀，制成两个药饼备用。外用，取药饼烘热，贴敷于双足心涌泉穴上，外用纱布覆盖，胶布固定，约3小时后脚心发热，则火气下行，病即自愈。适用于咽喉肿痛，急性咽喉炎，单纯性喉炎，咽炎以及慢性咽喉炎急性发作。

5. 生地黄消肿膏：生地黄1200克，人参、白茯苓各300克，沉香、琥珀、川贝母各15克。先将生地黄切碎，加水煎煮3次，滤汁去渣，合并滤液，浓缩成稠膏，入人参末、茯苓末、川贝母末，再入糖精60克，搅匀溶化，离火，再入琥珀末、沉香末和匀收膏。于清晨、午前用温酒各服数勺，沸汤即可。适用于虚劳干咳，咽喉肿痛。

6. 银翘解毒膏：马勃、浙贝母、桑叶、枳壳、黄芩、僵蚕、知母、黄柏各18克，连翘、金银花、葛根、大青叶、天花粉各60克，玄参、薄荷叶各48克，生栀子30克，赤芍24克，生石膏120克。上药加水煎煮3次，滤汁去渣，合并滤液，加热浓缩熬炼成清膏，每膏240克兑蜂蜜500克收膏，每膏740克兑羚羊角0.3克，冰片2.4克，搅匀收膏即得。每次15～30克，每日2次，白开水调服。适用于咽喉疼痛，夏月感冒，憎寒壮热，四肢酸懒，头痛咳嗽，两腮赤肿。

喉　炎

急性喉炎

急性喉炎是病毒和细菌感染所致的喉部黏膜急性炎性病变，属上呼吸道的急性感染性疾病之一。声音嘶哑是本病的主要症状，可伴喉痛，喉干不适，咳嗽多痰之症。急性喉炎占耳鼻咽喉科疾病的1%～2%，以寒冷的冬春季节发病较多见，常继发于急性鼻炎、急性咽炎之后，治疗不及时可转为慢性。其发病男性多于女性，发病与职业有关，如演员、售货员、教师等讲话较多者易患本病。常见喉部的急性炎症有：急性单纯性喉炎、儿童急性喉炎、急性喉气管支气管炎、急性会厌炎。此外，还有疱疹性喉炎、喉白喉、喉脓肿和喉软骨膜炎等。本文主要讨论喉部黏膜弥漫性卡他性病变的急性单纯性喉炎。本病成人患者的全身症状较轻，并发症亦较少。小儿患者则因喉腔较小，组织疏松，喉软骨柔软等解剖特征及抵抗力弱，咳嗽反射差等原因易致声门下喉炎和急性喉梗阻，甚者窒息死亡，故当警惕。

本病属于中医学"急喉瘖"范畴，又称"暴喑""瘁瘖"等，是喉瘖的一种。若小儿喉炎致咳哮声嘶，甚而呼吸困难者则属于中医学"急喉风""紧喉风"或"缠喉风"范畴。

慢性喉炎

慢性喉炎是指喉部黏膜的慢性非特异性炎症，是耳鼻咽喉常见的慢性疾病，多发于成人。临床上以声音嘶哑、干咳、喉痛、喉不适感为主要表现。

因病变程度的不同，慢性喉炎主要包括单纯性喉炎、肥厚性喉炎、萎缩性喉炎、结节性喉炎、声带息肉、喉黏膜变性和喉关节病。本病是急性喉炎反复发作或迁延不愈的结果。此外，长期用声不当或用声过度亦为其重要的原因。本病属于中医学"慢喉喑"范畴，又称"久病失音""久嗽声哑"，乃喉喑的一种。

【膏方集成】

1. 生姜膏：牛髓 150 克，麻油、川芎、蟾酥各 100 克，秦艽、桂心各 50 克，母姜汁 1000 毫升。上药共为细末，放入姜汁中，煎至相淹濡，下髓、酥、油等，搅匀，以慢火煎成膏，不计时候服，以温酒调下 1.5 克，适用于咽喉肿痛，声嘶不出。

2. 通声膏：五味子、款冬花、通草各 150 克，人参、细辛、青竹皮、桂心、菖蒲各 100 克，蟾酥 5 克，枣膏 3 升，白蜜 2 升，杏仁、姜汁各 1 升。上药以水 5 升，微火煎三下三上，取渣纳姜汁、枣膏、酥、蜜，煎令调和，酒服枣大二丸。适用于语声不出的患者。

3. 开喑膏：玄参 15 克，陈皮 12 克，天冬、麦冬、赤芍、枳壳、僵蚕、诃子、地龙、泽泻各 10 克，贝母、橘核、橘络各 6 克。浓煎，加入蜂蜜 30 克，收膏。每次 10 克，每日 3 次，口服。适用于失声患者。

4. 参斛膏：玄参、石斛各 15 克，板蓝根 9 克，木蝴蝶、凤凰衣、诃子各 6 克，桔梗、甘草各 3 克。外用，用时取药末适量，冷开水适量调为稀糊状，外敷于双手心劳宫、太渊穴上，外加压包扎固定。每日换药 1 次。适用于慢性喉炎。

5. 清金膏：青黛、蛤壳各 1.5 克，川贝母、天竺黄各 3 克，珍珠 0.15 克，钩藤、淡竹叶各 9 克，灯芯 2 扎。先将前 5 味药共为细末，待用，再将后 3 味药加清水一碗半，煎存 6 份，煎 2 次，过滤去渣，浓缩成清膏，再将药粉冲入搅匀成膏。上为 1 日剂量，分 2～3 次服。适用于喉炎。

6. 桑菊杏黄膏：桑叶、菊花、杏仁、射干、枇杷叶各 90 克，黄连、黄柏、玄参各 100 克，鱼腥草、芦根各 150 克，板蓝根 300 克，桔梗 60 克。甘草 30 克。上药加水煎煮 3 次，滤汁去渣，合并滤液，加热浓缩成清膏，再加蜂蜜 300 克搅拌收膏即得。每次 15～30 克，每日 2 次，白开水调服。适用于急性喉炎。

7. 双黄膏：生地黄、熟地黄、黄柏、知母、玄参、麦冬各 300 克，川贝母、僵蚕、诃子、木蝴蝶各 150 克，桔梗 60 克，甘草 30 克。上药加水煎煮 3 次，滤汁去渣，合并滤液，加热浓缩成成清膏，再加饴糖 300 克，拌匀收膏即得。每次 10 克，每日 3 次，口服。适用于慢性喉炎。

声带小结和息肉

声带小结又称声带结节，多见于职业用嗓者，亦可由慢性喉炎发展而成。声带息肉可由结节进一步发展而成，也可能为一孤立疾病。

根据临床表现，本病主要以声嘶为主，故属于中医学"喉瘖"范畴。现多以喉息肉概称声带息肉。

【膏方集成】

1. 生姜膏：牛髓 150 克，麻油、川芎、蟾酥各 100 克，秦艽、桂心各 50 克，母姜汁 1000 毫升。上药共为细末，放入姜汁中，煎至相淹濡，下髓、酥、油等搅匀，以慢火煎成膏，不计时候服，以温酒调下 1.5 克。适用于咽喉肿痛，声嘶不出。

2. 通声膏：五味子、款冬花、通草各 150 克，人参、细辛、青竹皮、桂心、菖蒲各

100 克，蟾酥 5 克，枣膏 3 升，白蜜 2 升，杏仁、姜汁各 1 升。上药以水 5 升，微火煎三下三上，取渣纳姜汁、枣膏、蟾酥、白蜜，煎令调和，酒服如枣大二丸。适用于语声不出的患者。

3. 纳气膏：党参、川芎、当归、熟地黄、白芍、茯苓、菟丝子、五味子、杜仲、橘红、巴戟天、半夏各 32 克，牛膝、白术、补骨脂、胡芦巴、益智、甘草各 15 克，石菖蒲 10 克，生姜 5 克，大枣 5 枚，麻油 500 毫升，黄丹 120 克。上药用麻油熬，黄丹收，摊膏备用。外用，贴脐及脐下。适用于肾虚失声的患者。

4. 铁笛丸：薄荷 120 克，连翘、川芎各 75 克，甘草、桔梗、百药煎各 60 克，大黄、诃子、砂仁各 30 克。上药共为细末，和匀过 80～100 目筛，炼蜜为丸。储存备用。每次 1 丸，每日 2～3 次，含口内徐徐融化咽下。适用于失音声哑的患者。

5. 响圣破笛丸：连翘、桔梗、甘草各 75 克，薄荷 120 克，大黄 30 克，川芎 45 克，百药煎 60 克。上药共为细末，鸡蛋清和为丸，每丸 6 克。每次 1 丸，每日 2 次，噙化。适用于喉暗，急、慢性喉炎及声带小结、声带息肉者。

喉 阻 塞

喉阻塞为喉部及其邻近组织导致的喉道狭窄，阻塞，发生不同程度的呼吸困难甚至窒息，故又称喉梗阻。根据喉阻塞的不同情况，临床上分为急性喉阻塞与慢性喉阻塞。一旦阻塞形成，则病情严重，可致患者窒息死亡。因儿童声门狭小，喉黏膜组织疏松，神经发育不稳定易受刺激而痉挛，故其急性喉阻塞发病率明显高于成人。慢性喉阻塞则多见于小儿的先天性喉畸形或成人。

中医学早在《内经》即有类似喉阻塞症状的记载。北周《集验方》、元代《瑞竹堂经验方》始有"急喉风"的病名，随后明《普济方》有"锁喉风"、《外科正宗》有"紧喉风"的描述。但自元代开始，《世医得效方》有喉风十八证，清《喉科紫珍集》亦有喉风十八证，《重楼玉钥》则分为喉风三十六证，其内容几乎涵盖了所有急性咽喉病症，以致喉风的概念不清，容易混乱。《中医耳鼻咽喉科学》教材始将喉阻塞归属于"急喉风"。

【膏方集成】

1. 牛胆膏：生甘草 250 克，青黛 100 克，芒硝 20 克，僵蚕 5 克。上药共为细末，用腊月黄牛胆入药在内，当风挂百日取出，再入研麝香少许，同研细。每服 1.5 克，用井花水调服或吹入喉中。适用于喉梗阻。

2. 琼玉膏：大生地黄 1000 克，云茯苓 180 克，人参 90 克，白蜜 500 克。先将大生地黄熬汁去渣，和匀蜜炼稠。人参、茯苓为细末，加入汁内搅拌，储存备用。3 日后去火气即可服用。每次 10～15 毫升，每日 3 次，温开水调服。适用于虚火喉痹，阴血亏虚，心火上炎所致咽喉干燥，微痛，午后较甚，并见面色萎黄，唇淡无华，皮肤枯燥者。

3. 虚喉膏：儿茶、蒲公英、川贝母各 9 克，牡蛎粉 2.4 克，西月珀 18 克，漂人中白 15 克，西牛黄 6 克，上梅片 1.8 克，麝香 0.9 克。上药各研极细末，过筛，混合同研和匀，再加香油适量，调制成膏，储存备用。外用，每取本膏涂抹咽喉患处，每日涂药数次。适用于喉痹，喉疳，喉癣等症，由阴虚火旺所致者。

4. 解毒膏：桔梗 15 克，生甘草 4.5 克，马勃 9 克，金银花、生石膏各 18 克，贝母 6 克，蝉蜕 3 克。上药加水煎煮 3 次，滤汁去渣，合并滤液，加热加蜂蜜，浓缩成膏。每次 10 克，每日 2 次，口服。5 日为 1 个疗程。适用于急性喉痹，喉蛾，喉痛。

咽异感症

咽异感症为咽的功能性病变，是咽部感觉异常的一种主观症状。临床一般泛指咽痛以外，无吞咽障碍的各种咽部的感觉异常或幻觉。咽部神经支配极为丰富，咽的感觉与运动神经除来自咽丛外，尚有来自迷走、舌咽、副神经以及颈交感神经与副交感神经，与全身许多器官构成广泛的联系，构成本病症状多变的生理基础。因此，在除外咽的器质性病变后，咽异感症常常可以追溯到某些心因性或心身性发病原因与症状特点。

本类咽异感症则属于心身性疾病，在临床上本类患者占有一定的比例，故又将咽异感症称为"癔球症""官能性咽异感症"。本病早在《内经》即有"喉中介介如梗"等类似症状的记载，宋《仁斋直指方》首次以"梅核气"命名，认为其发病与情绪有关，并有详细的症状描述。直至目前，中医学仍称为"梅核气"。

【膏方集成】

1. 半夏厚朴汤膏：生姜 75 克，茯苓 60 克，半夏、厚朴各 45 克，葱白、槐枝、柳枝、桑枝各 36 克，凤仙膏 18 克，白芥子、花椒、核桃仁、石菖蒲、白果仁、大枣各 9 克。将上药浸泡于 1420 克芝麻油内，置锅内慢火熬至药枯去渣，熬药油成，下黄丹收存，再入肉桂、丁香、降香、豆蔻各 9 克，后入牛胶（酒蒸化）36 克，搅匀制成膏，去火毒，分摊于红布上，折叠备用。每次 10 克，每日 3 次，口服。适用于痰气郁结之郁证之梅核气患者。

2. 杏仁膏：官桂、枇杷叶、人参各 20 克，杏仁 10 克。上药为细末，浓煎，加入蜂蜜 30 克，收膏。每次 10 毫升，每日 3 次，口服。适用于咽喉食即噎塞，如有物不下的患者。

3. 梅核气膏：党参、黄芪、生地黄各 300 克，茯苓、白芍、前胡、麦冬各 200 克，厚朴、阿胶、贝母、陈皮、炙甘草、半夏各 150 克，大枣 300 枚。上药加水煎煮 3 次，滤汁去渣，合并滤液，加热浓缩成清膏，将阿胶加适量黄酒浸泡后隔水炖烊，冲入清膏和匀，最后加蜂蜜 300 克收膏即成。每次 15～20 克，每日 2 次，开水调服。10 日为 1 个疗程。适用于梅核气。

4. 理气清热膏：柴胡、郁金、连翘各 100 克，合欢皮、栀子、阿胶、藏青果各 150 克，苍术、神曲各 60 克，川芎、甘草各 30 克。上药加水煎煮 3 次，滤汁去渣，合并滤液，加热浓缩成清膏，将阿胶加适量黄酒浸泡后隔水炖烊，冲入清膏和匀，最后加蜂蜜 300 克收膏即成。每次 15～20 克，每日 2 次，开水调服。10 日为 1 个疗程。适用于梅核气痰气郁结偏热型患者，伴口燥，心烦不安，脾气急躁等症状。

5. 理气散寒膏：半夏、厚朴、紫苏叶、苍术、陈皮各 100 克，枳壳、茯苓各 150 克，佛手、预知子各 90 克，桔梗、甘草各 60 克。上药加水煎煮 3 次，滤汁去渣，合并滤液，加热浓缩成清膏，将阿胶 150 克加适量黄酒浸泡后隔水炖烊，冲入清膏和匀，最后加蜂蜜 300 克收膏即成。每次 15～20 克，每日 2 次，开水调服。适用于梅核气痰气郁结偏寒型患者，兼见胸闷腹胀，食欲不振，大便溏薄者。

功能性失声

功能性失声系指发音器官正常，由精神性或功能性因素，即心身因素诱发的发音功能障碍。属于癔症的一种表现，故又有癔症性失声之称。

我国早在《内经》即有"暴喑"记载，并首创针刺治疗。《景岳全书》有"惊恐愤郁卒然致喑者，肝之病也"的记载，故中医学称为"肝郁失音"。

【膏方集成】

1. 麝斑膏：斑蝥 12 克，血竭、乳香、没药、全蝎、玄参各 2 克，麝香、冰片各 1 克。上药共为细末，装瓶备用，勿泄气。先在患者颈前按压，找到明显压痛点，用小块胶布剪一个小孔，对准压痛点贴上，挑药末如黄豆大置孔中，外用胶布固定。起疱后揭去胶布，以消毒针头刺破水疱，流出黄水，涂以甲紫，盖上敷料，数日可愈。适用于失声。

2. 菖远荷西膏：菖蒲、远志、薄荷、胆南星各 10 克。上药混合压粉。取药粉 2 克，以生姜汁调糊，放入脐内，胶布固定。适用于功能性失声。

3. 纳气膏：党参、川芎、当归、熟地黄、白芍、茯苓、菟丝子、五味子、杜仲、巴戟天、橘红、半夏曲各 32 克，牛膝、白术、补骨脂、胡芦巴、益智、甘草各 15 克，菖蒲 10 克，姜枣适量。浓煎，加入麻油，铅丹收膏。贴于脐下，胶布固定，适用于失声。

4. 清肺膏：枇杷叶、百合各 128 克，党参、陈皮、贝母、半夏、桔梗、茯苓、桑白皮、知母、枳壳、杏仁、款冬花、麦冬、地骨皮、黄芩、生地黄各 32 克，炒黄连、木通、五味子、紫苏子、诃子肉、菖蒲、甘草、生姜各 15 克。浓煎，加入麻油、铅丹收膏。用时取少许贴于胸口，胶布固定。适用于失声。

5. 通声膏：五味子、款冬花、通草各 150 克，人参、细辛、青竹皮、桂心、菖蒲各 100 克，蟾酥 5 升，枣膏 3 升，白蜜 2 升，杏仁、姜汁各 1 升。上药以水 5 升，微火煎三下三上，取渣纳姜汁、枣膏、蟾酥、白蜜，煎令调和，酒服如枣大二丸。适用于语声不出患者。

6. 贝母膏：浙贝母 150 克，莱菔子 100 克，款冬花 50 克，核桃仁 120 克，蜂蜜 250 克。先将浙贝母、莱菔子、款冬花共为极细末。然后加入核桃仁如泥状，再加入蜂蜜搅拌均匀，装入瓶内蒸 60 分钟，即可成膏。每日早、中、晚餐前 30 分钟各服 10 克，以温开水送服。适用于功能性失声。

7. 通音膏：川贝母 90 克，核桃仁 60 克，款冬花 30 克，蜂蜜 120 克。先将川贝母、款冬花共为细末，再加入核桃仁共捣烂如泥，加蜂蜜搅拌，用瓶盘置笼屉上蒸 1 小时即成膏状，储存备用。每日早、中、晚餐前 30 分钟各服 10 克，温开水送服。适用于失声症。

8. 滋肾开音膏：生地黄、金银花、玄参各 150 克，百合、熟地黄、麦冬各 200 克，桂枝 50 克，贝母、当归、桔梗、木蝴蝶各 100 克，蝉蜕 90 克，胖大海、生甘草、连翘各 60 克。上药加水煎煮 3 次，滤汁去渣，合并滤液，加热浓缩成清膏，再加蜂蜜 300 克，收膏即成。每次 15～30 克，每日 2 次，白开水调服。适用于慢性声音失哑患者，常伴有喉咙干燥，微有刺痛感，或局部有痒感，异物感，入夜后喉咙不适，干燥感觉更加明显，并常伴有干咳或咳吐少量的黏液痰，且多有清嗓子的动作。

第七篇　养生与美容

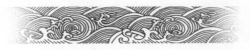

第四十六章　养生与美容

　　膏方养生、美容强调整体观念，认为人以五脏为中心，通过经络系统把六腑、五官、九窍、四肢百骸等全身组织器官联系成为有机的整体，并通过精、气、血、津液的作用来完成机体统一的功能活动。它们在生理上相互协同制约，病理上相互影响。利用整体观念探索人的生命规律，认为人的衰老是从外到内的，从形到神的，从局部到整体的过程。故延缓衰老、留住容颜当以调补气血，补益五脏为根本。中医膏方养生、美容要强调辨证，通过四诊合参，明辨证候，辨证调养。治疗时要注意因人、因时、因地而异。本章分别从补益阳气、补益阴血、补益脏腑、益寿延年、滋补美容论述。

补益阳气

　　阳气来源有二：一为先天性的，来自于父亲和母亲；二为后天性，主要从食物中吸收的水谷精气转化而来。而人的正常机体运转、工作、运动、性生活、情绪波动、适应气温变化、修复创伤等各项活动都是需要消耗阳气的。万物之生由乎阳，万物之死亦由乎阳。人之生长壮老，皆由阳气为之主。精血津液之生成，皆由阳气为之化。所以，"阳强则寿，阳衰则夭"，养生必须养阳。

【膏方集成】

　　1. 附子膏：盐杜仲、黄芪、地黄、山药、山茱萸、鸡血藤、牛膝各 300 克，附子、桂枝、肉苁蓉、淫羊藿、当归、红花各 200 克，茯苓 150 克，牡丹皮、泽泻、炒桃仁、赤芍、细辛各 100 克。上药浓煎，再加入冰糖 500 克，收膏。每次 15 毫升，每日 3 次，口服。适用于阳虚体质患者。

　　2. 鹿茸养元膏：天冬、紫梢花、甘草、续断、熟地黄、牛膝、菟丝子、远志、虎骨、淡苁蓉、杏仁、马钱子、谷精草、麦冬、蛇床子、大附子、生地黄、官桂各 9 克。上药用花生油 1120 克置锅内慢火熬至药枯去渣，下黄丹 240 克，入以下药末：人参、鹿茸、母丁香、雄黄、雌黄、阳起石、乳香、没药、鸦片灰、木香、蟾蜍、沉香、龙骨、赤石脂各 9 克，蛤蚧 1 对，制松香 120 克，后入麝香 9 克，拌匀制成膏，去火毒。每取 9 克摊红布上，折叠备用。外用，用时将膏药加温化软，揭开待稍温，贴于神阙穴上，或贴于腰眼上，1 个月换 1 次。适用于阳虚，色欲劳倦患者。

　　3. 无价宝膏：甘草 30 克，远志、牛膝、肉苁蓉、虎骨、续断、鹿茸、蛇床子、天冬、生大黄、熟地黄、肉豆蔻、川楝子、麦冬、紫梢花、木鳖子、杏仁、官桂、大附子、谷精草、菟丝子、金墨油各 15 克，雄黄、龙骨、硫黄、赤石脂、乳香、没药、木香各 10 克，沉香 9 克，阳起石、蟾蜍、丁香各 6 克，麝香 0.1 克，海马 2 对。用麻油 620 克，将甘草以下共 22 味药煎至黑色，去渣，下飞过黄丹 240 克，以柳枝不住手搅，频搅至不散为度，再下雄黄以下共 4 味药，稍熬，乳香以下共 9 味为细末，入膏内搅匀，离火，瓷器盛之，备用。外用，用时将缎或皮摊涂膏药贴小腹上，连贴 3 贴，5 日 1 换。9 日内常饮酒，引谷道肾经气通，再用 1 贴贴脐上。适用于阳虚患者。

　　4. 补气膏：山药、陈仓米各 30 克，桃枝 24 克，黄芪、太子参各 20 克，党参、明党参、黄精、紫河车、金雀根、狼把草、金雀花各 15 克，人参、白术、大枣各 12 克，白扁豆、饴糖、手参各 10 克，生姜、葱白、石菖蒲各 6 克。用麻油 1070 克浓煎，上药浸泡，上锅熬枯，熬油至滴水成珠，加黄丹粉频搅，再入炒铅粉 30 克，密陀僧、松香各 12 克，赤石脂、木香、砂仁、官桂、丁香、檀香、雄黄、白矾、轻粉、降香、制乳香、没药各 3 克，龟甲胶（酒蒸化）、鹿角胶（酒蒸化）各 6 克，搅匀收膏。外用，用时将膏药化开，贴于气海、关元、足三里、膻中、肺俞穴上。适用于气虚证（脾、肺气虚），倦怠乏力，食欲不振，脘腹虚胀，大便溏泻，甚或浮肿，脱肛，动则喘气，自汗等患者。

5. 参归膏：党参、当归、续断、延胡索、木瓜、甘草各 60 克，炙全蝎 50 克，炙蜈蚣 20 条，炙蜂房 2 只，积雪草、甘松各 30 克。上药共为极细末，储瓶或水泛为丸如梧桐子大，备用。每次 6 克，每日 3 次，水、酒各半加热送服。适用于腰背臀及下肢酸痛隐隐，按揉则舒，喜温恶寒，头晕如飘，目视昏花，动辄加重，一侧或两侧下肢软弱无力，甚者痿废不用，面色苍白，唇口麻木色白，舌淡，脉细弱无力的患者。

6. 杜仲膏：杜仲、牛膝、桑枝、豨莶草、鸡血藤、威灵仙各 150 克。上药加水煎煮 3 次，每次煮沸 1 小时，滤汁去渣，合并 3 次滤汁，加热浓缩成清膏，再加蜂蜜 300 克，收膏即成。每次 15～30 克，每日 2 次，温开水调服。适用于筋骨疼痛，四肢麻木，行走无力等症。

7. 参芪苓术膏：黄芪、白术、陈皮、半夏、谷芽各 100 克，党参、神曲、阿胶、枳壳各 150 克，茯苓 200 克，炙甘草、升麻各 30 克，柴胡 50 克，厚朴 60 克，薏苡仁 300 克。上药除阿胶外余药加水煎煮 3 次，滤汁去渣，合并 3 次滤液，加热浓缩成清膏状，最后加蜂蜜 300 克，收膏即成。每次 15～30 克，每日 2 次，开水调服。一料服完，可再制一料，直至症状改善为止。适用于骨质疏松患者伴脾胃虚弱，食欲不振，呕吐恶心，腹泻便溏等症状。

8. 芪术补虚膏：黄芪 200 克，白术、苍耳子、辛夷、生地黄、龟甲各 120 克，大枣、防风、乌梅各 90 克，川芎、桂枝、甘草、五味子各 60 克，白芷 30 克，干姜 10 克，葛根

100 克，柴胡 45 克，鹅不食草、女贞子、墨旱莲、谷芽、麦芽、山药、生地榆、茯苓、黄精各 150 克。另以生晒参粉、紫河车粉各 50 克，蜂蜜、阿胶各 200 克，冰糖 500 克，黄酒为引。上药除阿胶、蜂蜜、生晒参粉、紫河车粉外，余药加水煎煮 3 次，滤汁去渣，合并 3 次滤液，加热浓缩成清膏，再将阿胶、生晒参粉、紫河车粉加适量黄酒浸泡后隔水炖烊，冲入清膏和匀，然后加蜂蜜 300 克收膏即成。每次 15～30 克，每日 2 次，开水调服。适用于气阴不足，脾肾亏虚的患者，症见乏力气短，腰膝酸痛，手足心热，自汗咽干，舌淡红，苔薄白，脉细数无力。

9. 芪归大补膏：白术、苍耳子、辛夷、续断、狗脊、枸杞子、山楂各 120 克，大枣、防风各 90 克，桂枝、甘草、炮甲片各 60 克，淫羊藿、葛根各 100 克，鹅不食草、女贞子、墨旱莲、谷芽、麦芽、山药、菟丝子、桑寄生各 150 克，细辛 30 克，黄芪、龙葵、马鞭草、薏苡仁、蜂蜜、阿胶各 200 克。另以生晒参粉、紫河车粉各 50 克，冰糖 500 克，黄酒为引。上药除阿胶、蜂蜜、生晒参粉、紫河车粉、炮甲片外，余药加水煎煮 3 次，滤汁去渣，合并 3 次滤液，加热浓缩成清膏，再将阿胶、冰糖、生晒参粉、紫河车粉、炮甲片加适量黄酒浸泡后隔水炖烊，冲入清膏和匀，然后加蜂蜜 200 克收膏即成。每次 15～30 克，每日 2 次，开水调服。适用于气虚血瘀型患者，症见乏力气短、腰部刺痛，面色黧黑，血尿不断，舌边瘀紫，脉沉涩。

10. 芪归补膏：白术、苍耳子、辛夷、续断、狗脊、枸杞子、山楂、功劳叶各 120 克，大枣、防风各 90 克，桂枝、甘草、九香虫、刺猬皮、炮甲片各 60 克，葛根、鸡内金、白茅根各 100 克，鹅不食草、女贞子、墨旱莲、谷芽、麦芽、山药、菟丝子、淫羊藿、桑寄生各 150 克，龙葵、马鞭草、薏苡仁各 200 克。另以生晒参粉、紫河车粉各 50 克，蜂蜜、阿胶各 200 克，冰糖 500 克，黄酒为引。上药除阿胶、蜂蜜、生晒参粉、紫河车粉、炮甲片外，余药加水煎煮 3 次，滤汁去渣，合并 3 次滤液，加热浓缩成清膏，再将阿胶、生晒参粉、紫河车粉、炮甲片加

适量黄酒浸泡后隔水炖烊，冲入清膏和匀，然后加蜂蜜 300 克收膏即成。每次 15～30 克，每日 2 次，开水调服。适用于气虚血瘀型的患者，症见乏力气短、腰部刺痛，面色黧黑，血尿不断，舌边瘀紫，脉沉涩。

11. 芪归大补膏Ⅲ：黄芪、龙葵、马鞭草、薏苡仁各 200 克，白术、续断、狗脊、枸杞子、熟地黄、生地黄、山楂各 120 克，桂枝、甘草、炮甲片各 60 克，鹅不食草、女贞子、墨旱莲、谷芽、麦芽、山药、菟丝子、淫羊藿、桑寄生各 150 克，佛手、大枣、防风、乌梅、柴胡、炮附子各 90 克，葛根、鸡内金、白茅根各 100 克。另以生晒参粉、紫河车粉各 50 克，龟甲胶 150 克，冰糖 500 克，黄酒为引。上药除龟甲胶、生晒参粉、紫河车粉、炮甲片外，余药加水煎煮 3 次，滤汁去渣，合并 3 次滤液，加热浓缩成清膏，再将生晒参粉、紫河车粉、龟甲胶加适量黄酒浸泡后隔水炖烊，冲入清膏和匀，然后加蜂蜜 300 克收膏即成。每次 15～30 克，每日 2 次，开水调服。适用于气虚血瘀型的患者，症见乏力气短、腰部刺痛，面色黧黑，血尿不断，舌边瘀紫，脉沉涩。

12. 益气温阳膏：炙黄芪、炒白术、熟地黄、山药、炒白扁豆、淫羊藿、鹿角胶、阿胶、枸杞子各 250 克，防风、川芎、鸡内金各 100 克，菟丝子、山茱萸、杜仲、益智、仙茅各 180 克，制附子、砂仁、干姜各 60 克，乌药、陈皮各 90 克，茯苓 150 克，巴戟天、当归各 120 克，肉桂 50 克，紫河车 30 克。上药除鹿角胶、阿胶外，余药加水煎煮 3 次，滤汁去渣，合并滤液，再将鹿角胶、阿胶炖烊，冲入清膏和匀，最后加冰糖 500 克收膏即成。每次 15～20 克，每日 2 次，早、晚开水调服。适用于阳虚证患者。

补益阴血

阴是指体内的体液，包括血液、唾液、泪水、精液、内分泌及油脂分泌等。人体内的体液不足，机体就会失去相应的濡润滋养，所以阴虚体质的人表现出阴虚内热、阴虚阳亢、一派干燥不润的征象，比如消瘦、面色偏红、口干舌燥、喝水多但还是口渴等症状都是因为体内阴液不足出现的燥象。滋阴补血能使脏腑组织得到精血的充分濡养，使脏腑组织的功能恢复正常。

【膏方集成】

1. 固本膏：杜仲、熟地黄、附子、肉苁蓉、牛膝、木蝴蝶、续断、官桂、甘草各 120 克，生地黄、大茴香、小茴香、菟丝子、蛇床子、天麻子、紫梢花、鹿角各 45 克，羊腰 1 对，赤石脂、龙骨各 30 克。上药浸泡于 4000 克芝麻油内，冬十、秋七、春五、夏三日，至锅内慢火熬至药枯去渣，熬药油成，下黄丹 1440 克收存，再入雄黄、丁香、乳香、没药、沉香、木香各 30 克，麝香 0.9 克，阳起石 1.5 克，拌匀制成膏，分摊于红布上，折叠备用。外用，用时将膏药加温变软揭开，男子贴于肾俞穴（双）各 1 张，女子贴神阙穴处，15 日换 1 次。适用于阴虚患者。

2. 保精膏：鳖甲 1 个，熟地黄 240 克，菟丝子（酒制）、肉苁蓉（酒洗）各 120 克，天冬、麦冬、山药、续断、炒杜仲、巴戟天、车前子、枸杞子、山茱萸、茯苓、五味子、党参、柏子仁各 60 克，黄连、当归、白芍、远志、酸枣仁、覆盆子、金樱子、地骨皮、益智、茴香、石菖蒲、花椒、甘草、泽泻、黄柏、知母、龙骨、煅牡蛎、骨碎补各 30 克。上药浓煎，用麻油 5900 克，先熬鳖甲，炸枯去渣，入上药熬枯，去渣，加黄丹粉频搅，离火，加赤石脂 120 克搅匀，收膏备用。外用，用时将膏药化开，贴双肾俞穴上。适用于肾精不固患者。

3. 阿龟地黄膏：熟地黄、枸杞子、菟丝子、黄精、桑椹、肉苁蓉、山药、阿胶各 150 克，山茱萸、龟甲胶各 100 克，制何首乌、茯苓各 200 克。上药除阿胶、龟甲胶外，余药加水煎煮 3 次，滤汁去渣，合并 3 次滤液，加热浓缩成清膏，再将阿胶、龟甲胶加适量黄酒浸泡后隔水炖烊，冲入清膏和匀，最后加蜂蜜 300 克收膏即成。每次 15～30 克，每日 2 次，开水调服。1 料为 1 个疗程。适用于阴血不足，烦热，失眠多梦。

4. 参芪苓术膏：黄芪、白术、陈皮、制

半夏、谷芽各 100 克，党参、枳壳、神曲、阿胶各 150 克，茯苓 200 克，炙甘草、升麻各 30 克，柴胡 50 克，厚朴 60 克，薏苡仁 300 克。上药除阿胶外，余药加水煎煮 3 次，滤汁去渣，合并 3 次滤液，加热浓缩成清膏，再将阿胶加适量黄酒浸泡后隔火炖烊，冲入清膏和匀，最后加入蜂蜜 300 克，收膏即成。每次 15～30 克，每日 2 次，开水调服。一料服完，可再制一料，直至症状改善为主。适用于气血不足患者。

5. 阿胶补血膏：阿胶、熟地黄、党参、黄芪、枸杞子、白术各等份，另加麦芽糖、蜂蜜各 60 克，糖浆 500 克，收膏。每次 15～30 克，每日 2 次，早、晚空腹开水冲服。使用注意：感冒时暂停服用。适用于营养不良，肺脾虚弱，久病体弱所致的心悸健忘，面色萎黄，头昏目眩，或短气乏力，多汗自汗，或食欲不振，脘腹虚胀等症的患者。

6. 补气养血膏：绵黄芪、淫羊藿、党参、炒白术、熟地黄、赤芍、全当归、甘草（蜜炙）、龙眼肉、制何首乌、白扁豆、山药、莲子、枸杞子、女贞子、桑椹、核桃仁、酸枣仁、柏子仁各 150 克，大川芎、苦桔梗各 80 克，炙远志 50 克，黑料豆、大枣、鸡血藤、薏苡仁、墨旱莲、首乌藤、谷芽、麦芽各 200 克，广陈皮、广木香、佛手皮、合欢皮、川牛膝各 90 克，淮小麦 250 克，云茯苓 180 克。上药加水煎煮 3 次，滤汁去渣，合并 3 次滤液，加热浓缩成清膏，再加蜂蜜 300 克收膏即成。每次 15～30 克，每日 2 次，开水调服。适用于气血不足，神疲乏力、面色苍白、头晕目眩的患者。

补益脏腑

人体是一个以五脏为中心，并通过经络系统，把六腑九窍、四肢百骸等全身组织器官联系而成，是一个有机的整体，并通过精、气、神、血、津液的作用，完成人体的整体功能活动。脏腑、组织、器官之间，它们在生理上相互联系，在病理上相互影响，即人体在生理、病理上的整体性。在生理功能上它们相互资生，又相互制约。在病理变化上，

它们又相互影响。而每一个脏腑的病变都会影响到整体。如某一脏腑有病需要用药调治外，从整体而论，其他四脏也应给予调治。全面调治，治疗效果会更好。

【膏方集成】

1. 培元益寿膏：花椒、熟地黄、黑芝麻、桑枝各 30 克，天竺黄、蛇床子、韭菜、当归、茅苍术各 18 克，厚附子、菟丝子、牛膝、虎骨、天仙藤、片姜黄、肉桂、鹿茸各 15 克，远志、川羌活、续断各 12 克，麝香 3 克。用麻油 4000 克，浸上药 10 日，熬枯去渣，再熬至滴水成珠，兑入黄丹 600 克，搅匀离火，保温，入肉桂、鹿茸、麝香，用槐柳枝不住手搅匀，收膏备用。外用，用时摊贴于腰部，骨节，脐腹处，适用于肝肾虚损，筋骨失荣，经络不畅的患者。

2. 舒肝利肺和脉膏：生香附、宣木瓜、当归各 30 克，小青皮、续断、透骨草各 24 克，生穿山甲、川郁金、生白芍、乳香、没药、五加皮各 18 克，片姜黄、抚芎各 15 克，独活、麻黄、僵蚕各 12 克。上药浓煎，加入香油 2000 克，将药炸枯，去渣，入黄丹令其老嫩合宜，收膏备用。外用，用时将麝香 0.15 克撒于膏药上贴于肩井、肺俞穴上。适用于肝气郁滞，胸胁胀痛，筋脉失和的患者。

3. 解郁舒肺和脉膏：全当归、桑枝各 30 克，透骨草、鸡血藤各 24 克，生香附、丹参各 18 克，僵蚕、石菖蒲、青皮、赤芍、片姜黄各 15 克，紫苏梗、白芥子、橘络各 12 克。上药浓煎，用香油 1500 克，将药炸枯，去渣，兑入黄丹熬至老嫩合宜，收膏备用。外用，摊贴于肺俞穴。适用于肝气郁滞，胸胁胀痛，痰郁络阻的患者。

4. 保元固本膏：党参、炒白术、鹿角、当归、香附、生黄芪各 45 克，川芎、炙附子、独活、干姜、花椒、杜仲、鳖甲、草果仁、白芍各 30 克，肉桂、沉香、丁香各 9 克。上药浓煎，用麻油 1500 克，将药炸枯，去渣，熬油至滴水成珠，入飞尽黄丹 560 克，再将肉桂、沉香研细末，候油冷，加入搅匀成坨，重 120～150 克，候去火气再摊贴，膏成 3 日后方可贴用。外用，贴于神阙穴。适用于脾肾不足，肠胃功能失调的患者。

5. 寄生肾气膏：桑寄生、女贞子、生地黄、山茱萸、丹参、茯苓、薏苡仁、土茯苓、猪苓、骨碎补、透骨草、补骨脂、牛膝、车前子各 30 克，全蝎、蛇蜕各 15 克，另加麦芽糖、蜂蜜各 60 克，糖浆 500 克，收膏。每次 20～30 克，每日 2 次，早、晚空腹开水冲服。适用于患肢肿痛，局部皮肤暗红，腰酸腿软，面色苍白，遗精阳痿（或月经不调），身热口干，消瘦，乏力，唇淡舌暗少苔，脉沉细或细数的患者。

6. 知柏地黄膏：生地黄、山茱萸、女贞子、牡丹皮、骨碎补、补骨脂、透骨草、当归、黄柏、知母、肿节风各 30 克，自然铜、核桃树枝、寻骨风各 20 克，另加麦芽糖、蜂蜜各 60 克，糖浆 300 克，收膏。每次 20～30 克，每日 2 次，早、晚空腹开水冲服。适用于局部肿块肿胀疼痛，皮色暗红，疼痛难忍，朝轻暮重，身热口干，咳嗽、贫血清瘦，行走不便，全身衰弱，舌暗唇淡，苔少或干黑，脉涩或细数的患者。

7. 壮腰健肾膏：狗脊 1876 克，鸡血藤、钻骨风各 1150 克，金樱子 300 克，千斤拔 450 克，牛大力 350 克，桑寄生（盐酒制）563 克，菟丝子、女贞子各 94 克。上药共为细末，和匀，炼蜜为膏。每次 5 克，每日 2～3 次，温开水送服。适用于腰部疼痛，多为隐痛，时轻时重，反复发作，腰部酸软无力，喜按喜揉，足膝无力，遇劳更甚，卧则减轻，弯腰工作感到困难，若勉强弯腰则腰部疼痛加剧的患者。

8. 补虚固肾膏：补骨脂、山药、茯苓、山茱萸、当归、杜仲炭、萆薢、核桃仁、牡丹皮、牛膝、熟地黄、砂仁、小茴香、黄柏各适量。上药共为细末，和匀，炼蜜为膏。每次 10 克，每日 2 次，温开水送服。适用于腰部疼痛，多为隐痛，时轻时重，反复发作，腰部酸软无力，喜按喜揉，足膝无力，遇劳更甚，卧则减轻，弯腰工作感到困难，若勉强弯腰则腰部疼痛加剧的患者。

9. 调元肾气膏：生地黄（酒煮）120 克，山茱萸、山药、牡丹皮、白茯苓各 60 克，人参、当归身、泽泻、麦冬、龙骨、地骨皮各 30 克，木香、砂仁各 9 克，黄柏（盐水炒）、知母各 15 克，另加蜂蜜 20 克，收膏。每次 20～35 克，每日 2 次，早、晚餐后开水冲服。适用于营养不良，肾阴受损，阴虚生内热，低热、消瘦，肾气亏而失荣等症的患者。

10. 补气健脾膏：菟丝子 240 克，蒺藜、覆盆子、白莲须、炒党参、生黄芪、炙黄芪、地骨皮、稽豆衣、泽泻、川杜仲、制何首乌、郁金、紫丹参、大生地黄、金樱子、续断各 120 克，墨旱莲 300 克，枸杞子 100 克，山药、南芡实、云茯苓、女贞子、合欢皮、金毛狗脊、焦谷芽、焦麦芽各 150 克，炒白术、山茱萸各 90 克，赤小豆、生薏苡仁、五味子各 30 克，炙远志 50 克，广陈皮 60 克。上方浓煎 3 次，取汁去渣，另用紫河车 100 克冲入调匀，取阿胶、鳖甲胶各 150 克、冰糖 250 克烊化收膏。每日早、晚各服 1 食匙，开水调服。适用于脾肾气虚患者，症见小便色淡红，日久不愈，肢倦乏力，少气懒言，面色无华，纳差，便溏，舌淡、体胖、边有齿痕，苔白，脉沉细。

益寿延年

《黄帝内经》明确提出"天年"的概念，认为生命本质是生、长、老、死，认为衰老是自然规律，"法于阴阳，和于术数，食饮有节，起居有常，不妄作劳"是达到延年益寿的主要手段。大量中药膏方通过滋补调养和抗衰老，也可以达到益寿延年的目的。中医学认为脏腑亏虚是衰老的最主要病机，补益脏腑是延缓衰老最常用的治法，涉及补肾法、健脾法、养肝法、益心法、补肺法等诸多方面。大量研究资料已证实，具有补益虚损、调节脏腑功能特点的膏方，作用稳定、服用方便，而且有效成分含量高、生物利用度高。因此，服用膏方成为历代诸多名医推崇用于抗衰老以延年益寿的保健方法。延年益寿，补益调理需要一个较长时期，蜜膏效用比较缓和，且以滋补为主，因此膏方尤其适用于延缓衰老或年老体弱者服用。

【膏方集成】

1. 四季养生膏：黑芝麻（炒熟磨粉）350 克，阿胶 300 克，核桃仁（炒熟）280

克。上药浓煎，加入老冰糖（或蜂蜜）500克，滤渣取汁后再用文火浓缩至适量，浓缩时不断用勺子搅动药液，以防结底焦化，收膏，将上述药液加热至沸后加入阿胶（粉）和冰糖（或蜂蜜），用文火慢慢熬制，并用筷子或竹片不断搅拌至完全融化，继续文火加热直至表面起鸡蛋大小金黄色气泡，加入核桃仁、黑芝麻等搅匀后，盛入保鲜盒或不锈钢盘中（先在盒、盘壁上涂上麻油），待完全冷却后倒出，切成 2～3 厘米大小方形块状。注意收膏时应用文火，不能有焦臭异味。每次 2～3 块，每日 2 次，直接嚼服。服用清膏期间注意清淡饮食，应少食油腻、海鲜、辛辣之品，戒烟限酒，忌饮浓茶，忌食生萝卜。如遇感冒发热咳嗽及呕吐、腹泻、厌食等肠胃不适时以及月经来潮时暂停服用。

2. 茯苓膏：白蜜 1000 克，白茯苓 500克。白茯苓去黑皮，研为细末，以水漂去浮者，取下沉者。滤去水，晒干复为细末，再漂再晒，反复 3 次。细末拌白蜜和匀，每次 9克，每日 2 次，白开水送下。适用于体弱虚损，脾肺不足，食少便溏，少气乏力，耳鸣目眩，足膝无力的患者。

3. 枸杞子蜜膏：枸杞子 1000 克，蜂蜜适量。枸杞子洗净，加水适量浸泡，再加热煎煮，每 20 分钟取煎液 1 次，加水再煎，共取 3 次，合并煎液。再以小火煎熬浓缩成稠膏时，加蜂蜜 1 倍，至沸停火。待冷装瓶备用。每次 1 汤匙，每日 2 次，口服。适用于抗衰老。兼治头目眩晕，虚损久咳等症。

4. 百合蜜膏：干百合 300 克，蜂蜜 450毫升。将干百合、蜂蜜放在大碗内，再放进蒸锅内蒸 1 小时，趁热调匀。待冷却后装瓶罐中冷藏备用。食用时冲服，每次 1 汤匙，经常食用。适用于肺痨久咳、有脓痰、低热、烦闷等症，慢性支气管炎以及秋天肺燥或热邪伤及肺胃之阴所致咳嗽等。

5. 春季平补养生膏：山东金丝枣、黄精、山药、龙眼肉、白果、橘皮、砂仁、白花金针菇、宣木瓜提取物、东阿黄明胶、东阿阿胶、山楂等 16 种成分各等份。将上药除东阿黄明胶、东阿阿胶外，余药都研碎煎汤滤汁去渣 3 次，合滤液加东阿黄明胶、东阿

阿胶浓缩成膏。每次 10 克，每日 3 次，口服。适用于春季体力疲劳、脑力疲劳、容易感冒、面色无华、气短多汗、心慌失眠等亚健康状态。

6. 夏季清补养生膏：石斛（栽培）、黄精、山药、生薏苡仁、茯苓、枸杞子、橘皮、山楂、猴头菇、东阿黄明胶、东阿阿胶等 16种成分各等份。将上药除东阿黄明胶、东阿阿胶外，余药都研碎煎汤滤汁去渣 3 次，合滤液加东阿黄明胶、东阿阿胶浓缩成膏。每次 10 克，每日 3 次，口服。适用于夏季精神疲惫、四肢无力，皮肤失润、食欲不振等亚健康状态。

7. 秋季润补养生膏：野百合、枸杞子、桑椹、乌梅肉、北虫草粉、羊肚菌、银耳、刺梨浓缩汁、东阿龟甲胶、东阿阿胶等 16 种药各等份。将上药除刺梨浓缩汁、东阿龟甲胶、东阿阿胶外，余药都研碎煎汤滤汁 3 次，合滤液加东阿龟甲胶、东阿阿胶浓缩成膏。每次 10 克，每日 3 次，口服。适用于秋季头昏乏力、皮肤失润、口干唇燥、咽干少痰、大便偏干亚健康状态。

8. 冬季温补养生膏：益智、山东冬枣、龙眼肉、北虫草粉、肉桂粉、核桃仁、黑芝麻、蓝梅浓缩汁、东阿黄明胶、东阿鹿角胶、东阿阿胶等 16 种药各等份。将上药除蓝梅浓缩汁、东阿黄明胶、东阿鹿角胶、东阿阿胶外，余药都研碎煎汤滤汁 3 次，合滤液加东阿龟甲胶、东阿阿胶浓缩成膏。每次 10 克，每日 3 次，口服。适用于冬季畏寒怕冷、手足发凉、头晕耳鸣、腰膝酸软、夜尿增多、神疲乏力等亚健康状态。

9. 洞天长春膏：山药、泽泻各 31.3 克，白术、甘草各 62.5 克，南沙参、杜仲、川芎、百合、茯苓、白芍各 93.8 克，何首乌、牛膝、当归、陈皮各 125 克，党参、黄芪、狗脊、女贞子、覆盆子各 156.3 克，熟地黄250 克，糖 300 克。上药除糖外，加水煎煮 2次，滤取药汁，合并滤液，加热浓缩成清膏，再加糖搅匀，浓缩，滤过，收储备用。每次 9～15 克，每日 2 次，空腹温开水送服。如遇外感伤风，内伤食滞时停服，病愈后继续服用。服膏期内忌食一切辛辣及生冷食品。适

用于面色无华，倦怠乏力，耳鸣健忘，头晕目眩，自汗盗汗，口干咽燥，短气声怯，腰膝酸痛，遗精阳痿患者。

10. 卫生培元膏：鹿茸 8 克，远志、陈皮各 12 克，肉桂 16 克，炙甘草、川芎、丹参、酸枣仁、砂仁各 20 克，白术、当归、白芍各 40 克，黄芪、茯苓、杜仲、枸杞子各 60 克，人参、山药各 80 克，党参、熟地黄各 320 克。上药浓煎 2 次，加入蜂蜜 500 克，煎熬，滤汁去渣，文火收膏，以滴水成珠为度。每次 1 匙，每日 2 次，温开水冲服。如遇外感伤风，内伤食滞时停服，病愈后继续服用。服膏期内忌食一切辛辣及生冷食品。适用于健忘，手足不温，头晕目眩，神疲乏力，气短易汗出，腰膝酸软，大便不实，舌淡脉细患者。

11. 脑灵素膏：鹿茸 12.3 克，鹿角胶、人参各 24.6 克，龟甲 62 克，麦冬、酸枣仁、熟地黄、茯苓各 123 克，枸杞子、大枣各 246 克，蔗糖 369 克，五味子、苍耳子各 492 克，淫羊藿 615 克，黄精 738 克。先将人参、鹿茸、鹿角胶、龟甲、远志、茯苓、麦冬、黄精、蔗糖分研成细粉，其余药物加水煎煮 2 次，滤汁去渣，合并滤液，加热浓缩成膏，以滴水成珠为度。每次 1 匙，每日 2 次，温开水冲服。如遇外感伤风，内伤食滞时停服，病愈后继续服用。服膏期内忌食一切辛辣及生冷食品。适用于气血亏虚、心肾不足所致心悸怔忡，神疲乏力，遗精，阳痿，眩晕健忘，舌质淡红，苔薄白滑，脉沉细患者。

12. 延年益寿膏：山药（姜汁拌炒）、补骨脂（黑芝麻拌炒，去芝麻不用）各 125 克，川牛膝、菟丝子、甘枸杞、杜仲（去皮，姜汁拌炒）各 250 克，赤何首乌、白何首乌（黑豆拌蒸晒）、赤茯苓、白茯苓（人乳拌蒸晒）各 500 克，炼蜜 600 克。上药各如法炮制后，共研为细末，加炼蜜制成蜜膏，文火收膏，以滴水成珠为度。每次 1 汤匙，每日 2 次，空腹以开水化服。适用于面色萎黄，腰膝酸软，头晕目糊，耳鸣，心悸，失眠多梦，遇事善忘患者。

13. 康福补膏：川芎、甘草、远志各 40 克，生晒参、黄芪、山药、白扁豆、陈皮、

木香、半夏、茯苓、当归、枸杞子、白芍、熟地黄、金樱子、女贞子、菟丝子、核桃仁、牛膝、玉竹各 90 克，白术、何首乌、墨旱莲、续断各 150 克。先将生晒参加水煎煮 2 次，滤取汁备用，再将参渣与余药加水煎熬 2 次，滤汁去渣，与参汁混合，加热浓缩成膏，再加入砂糖 300 克，加热浓缩收膏即成。每次 15 克，每日 2 次，空腹温开水化服。如遇外感伤风，内伤食滞时停服，病愈后继续服用。服膏期内忌食一切辛辣及生冷食品。适用于缩窄性心包炎心悸气短，夜寐不宁，腰酸膝软，舌质淡胖，苔薄，脉细弱患者。

滋补美容

膏方能够调补气血、平衡阴阳、调节五脏六腑，使得内脏功能健康地运转，从身体内部散发出活力。若长期服用膏方，会使肤色亮丽，容颜不老，青春焕发。

【膏方集成】

1. 七白膏：白芷、白薇、白术各 30 克，白及 15 克，白茯苓、白附子、细辛各 9 克。上药共为细末，用鸡蛋清调和成膏，捏如人小指状，阴干，用油纸包扎备用。每夜洗净面部，将膏用温水于瓷器内磨汁，涂于面部，次晨可将膏涂洗去。适用于润泽面部，防皱，退面部暗黄。

2. 美容养颜膏：当归、白芍、柴胡、茯苓、白术、益母草、生地黄、熟地黄、制何首乌、枸杞子、制黄精、玉竹、醋香附、陈皮、阿胶等。上药除阿胶外，其余药物加水煎煮 3 次，滤汁去渣，合并滤液，加热浓缩成清膏，再将阿胶加适量黄酒浸泡后隔水炖烊，冲入清膏和匀，最后加蜂蜜 300 克收膏即成。每次 15～20 克，每日 2 次，开水调服。适用于妇女四季调养美容。

3. 养女膏：阿胶（山东东阿阿胶）、干龙眼肉各 500 克，干大枣（无核）、黑芝麻、核桃仁、黄酒各 1000 克，冰糖（甜度可自调）250 克。便秘，可加些松子仁。气虚怕冷，可加大龙眼肉用量。失眠严重，可加大枣用量。将食材同比例增加。将大枣、龙眼肉、黑芝麻、核桃仁、冰糖等打碎。将原料

《中医膏方全书（珍藏本）》

中医膏方全书（珍藏本）

放入一个有盖的盆子里倒入黄酒，搅拌均匀，盖好盖子（蒸汽水不能进去）。将盆子放入大锅内，隔水蒸。先用大火蒸30分钟，再用小火蒸2～3小时，完全蒸透即可。放凉后，可装入干燥的密封瓶中。食用量可因人而异。身弱多病：每次1～2勺，每日2次；妇女养生：每日1勺；睡眠不好：晚间1勺，利于睡眠；小孩每次可吃小半勺。特别要提醒的是，每次不宜贪多。本方适合秋冬日食用，春夏季慎用或减量。阿胶、大枣可以补血，黑芝麻、核桃仁能补肾，冰糖能润燥。服用1～2个月后，气色和血红蛋白会明显增加，特别适合妇女长年服用，也适合老年妇女补血、补肾等。可使头发黑亮、皮肤细腻有弹性，面部色斑减淡，甚至消退，皱纹减少，减缓衰老。

4. 祛痛养颜膏：山药、大枣、枸杞子、核桃粉、芝麻粉各100克，天麻、赤芍、白芍各50克，红花15克，阿胶200克，蜂蜜500克。把山药、大枣、枸杞子、天麻、赤芍、白芍、红花放进一个大沙锅里浸泡3小时，同时把阿胶掰碎，放进一个碗里，然后加入黄酒，酒量刚好没过药面。把沙锅放在火上，再加入一定量的水，先用大火烧开，再改用小火煎煮1.5小时。把已经浸泡好的阿胶放进蒸锅里，用中火蒸2～3小时。霜降或立冬开始吃，到立春前结束。每次1勺，约10克，每日早晚2次。妊娠期妇女慎用。

5. 玉容膏：甘松、山柰、茅香各15克，僵蚕、香白芷、白及、白蔹、白附子、天花粉、绿豆粉各30克，防风、零陵香、藁本各9克。上药共为细末，加入蜂蜜500克，调匀。每日早、晚蘸末擦面。适用于黄褐斑、雀斑。

6. 祛斑膏：大风子仁、杏仁、核桃仁、红粉、樟脑各50克。将前3味为细末，再加樟脑研为泥，装饼备用，红粉另装。外用，每晚用时取上药加少许麻油调匀，涂擦患处，过敏者不加红粉。适用于黄褐斑。

7. 中药面膜膏：当归、川芎、桃仁、红花、沙参、羌活、防风各10克，细辛4克。制成流浸膏加乳剂基质成霜剂。外用，首先洁面，然后将霜剂涂擦于面部，轻柔按摩10

分钟，用石膏粉倒模。每周2次。6次为1个疗程。适用于黄褐斑。

8. 麒麟消斑膏：血竭、参三七各12克，乳香、没药、葛根、杭白芍、川芎、香附、白芷各10克，冰片、甘草各6克。先将上药（血竭、冰片除外）焙干研粉，血竭、冰片分别为极细末后与上述药物混合均匀备用。外用，用药前先将肚脐用温开水洗净擦干，每次取药粉3～4克用米醋调成糊状敷于脐中，外加油纸或塑料薄膜隔湿，纱布覆盖，胶布或绷带固定。每5～7日换药1次。3次为1个疗程。适用于黄褐斑。

9. 祛斑增白膏：白芷、茯苓、当归、红花、沙苑子、夜明砂各6克。研末加蜂蜜调成糊状。外敷患处，每周1～2次。4次为1个疗程。适用于黄褐斑。

10. 三仁祛斑膏：大风子仁、杏仁、核桃仁、樟脑各40克。先将大风子仁、杏仁、核桃仁为极细末，再与红糖、樟脑一同研极细如泥，加麻油少许调和备用。外用，每晚临睡前外涂患处，次晨温水洗去。适用于黄褐斑。

11. 五白膏：白及、白芷、白附子、白蔹各6克，白丁香5克，当归10克，鸡蛋清适量。先将白及、白芷、白附子、白蔹、白丁香、当归共为极细末，调拌均匀，再用鸡蛋清调匀成膏备用。外用，每晚临睡前用温水洗脸后，外涂患处，次晨用温水洗去。适用于黄褐斑。

12. 复方当归药膏：当归、川芎、沙参、柴胡、防风、天花粉各20克，冬瓜子、白芷、白及、绿豆各10克。上药共为细末，过筛后混匀，冷开水调成稀糊状药膏。装瓶备用。外用，将药膏敷于面部，温热棉垫覆盖，30分钟后清除药膏，做地仓、迎香、太阳、瞳子髎、印堂等穴位按摩。适用于黄褐斑面部斑片呈黑褐色，以鼻为中心，对称分布于颜面，伴腰膝酸软无力，五心烦热，尿频，男子遗精，女子月经不调，舌红，少苔，脉沉细的患者。

13. 白玉药膏：玉竹、防风、当归、川芎、白芷、密陀僧各10克，施尔康1克。上药共为极细末后，用鸡蛋清或米醋适量调成稀糊膏状。低温保存，待用。外用，睡前涂患处，晨起洗去。同时内服祛斑美容汤：当归、白芍、制何首乌各12克，黄芪、桃仁、僵蚕、白附子、大枣各9克，山药15克，白术、赤芍、珍珠粉、白芷各10克。加水600毫升，煎成100毫升，每日3次（每日1剂），温服。内外合治1个月为1个疗程。适用于面部淡褐色斑片如尘土，或灰褐色，边界不清，分布于鼻翼、前额及口周，伴有神疲纳少，脘腹胀闷，或宿有痰饮内停，或带下清稀，舌质淡微胖，苔薄微腻，脉濡细的患者。

14. 柴香薄荷膏：柴胡、香附、薄荷各30克，栀子、陈皮、黄芩、赤芍、红花、丹参、牡丹皮各150克，川芎、黑大豆、赤小豆、金银花各250克，甘草50克，阿胶100克。如为口干便秘者加生地黄、麦冬各200克，玄参150克，生大黄30克；如为小便赤黄者加泽泻100克，木通60克。上药除阿胶外余药加水煎煮3次，滤汁去渣，合并滤液，加热浓缩成清膏，再将阿胶加适量黄酒浸泡后隔水炖烊，冲入清膏和匀，再加冰糖300克收膏即成。每次15～30克，每日2次，开水调服。适用于黄褐斑气滞血瘀型患者。

15. 二黄膏：熟地黄300克，山药、茯苓、女贞子、枸杞子、墨旱莲、黑大豆、赤小豆、金银花各250克，甘草50克，生地黄、何首乌、山茱萸、龟甲胶、鳖甲胶、阿胶各150克。如为烦热盗汗者加地骨皮、牡丹皮各150克；如为面色晦滞者加赤芍、丹参各150克，川芎60克。上药除龟甲胶、鳖甲胶、阿胶外余药加水煎煮3次，滤汁去渣，合并滤液，加热浓缩成清膏，再将龟甲胶、鳖甲胶、阿胶加适量清水浸泡后隔水炖烊，冲入清膏和匀，最后加冰糖300克收膏即成。每次15～30克，每日2次，开水调服。适用于黄褐斑肝肾阴虚患者。

16. 荆芷玉容膏：荆芥、菊花各25克，白芷、白及、木瓜、苦参、土茯苓、生晒参各50克。上药共研粗粉，加10倍水煎煮3次，每次1小时，滤过，混合，低温浓缩成稠膏状，加入雪花膏1000克，混匀，分装，灭菌。外用，每日2次外擦。8周为1个疗程。适用于各型黄褐斑患者。

图书在版编目（ＣＩＰ）数据

中医膏方全书 / 周德生，吴兵兵主编. -- 长沙 ：湖南科学技术
出版社，2018.9
（实用中医方药丛书）
ISBN 978-7-5357-9899-2

Ⅰ．①中… Ⅱ．①周… ②吴… Ⅲ．①膏剂－方书－中国 Ⅳ．①R289.6

中国版本图书馆 CIP 数据核字(2018)第 187724 号

实用中医方药丛书
中医膏方全书 （珍藏本）豪华精装版
主　　编：周德生　吴兵兵
责任编辑：李　忠
出版发行：湖南科学技术出版社
社　　址：长沙市湘雅路 276 号
　　　　　http://www.hnstp.com
湖南科学技术出版社天猫旗舰店网址：
　　　　　http://hnkjcbs.tmall.com
邮购联系：本社直销科 0731-84375808
印　　刷：湖南凌宇纸品有限公司
　　　　　（印装质量问题请直接与本厂联系）
厂　　址：长沙市长沙县黄花镇黄花工业园
邮　　编：410137
版　　次：2018 年 9 月第 1 版
印　　次：2018 年 9 月第 1 次印刷
开　　本：710mm×1020mm　1/16
印　　张：34.75
字　　数：950000
书　　号：ISBN 978-7-5357-9899-2
定　　价：98.00 元